中华医学会医师培训工程（高级系列）
CME TEXTBOOKS NATIONAL PROJECT 国家级继续医学教育项目教材
国家级继续医学教育项目教材

老年医学
高级教程

主编 / 李小鹰
中华医学会组织编著

中華醫學電子音像出版社
CHINESE MEDICAL MULTIMEDIA PRESS
北 京

图书在版编目（CIP）数据

老年医学高级教程 / 李小鹰主编. —北京：中华医学电子音像出版社，2018.12
ISBN 978-7-83005-002-3

Ⅰ. ①老… Ⅱ. ①李… Ⅲ. ①老年病学－资格考试－教材 Ⅳ. ① R592

中国版本图书馆 CIP 数据核字（2018）第 292037 号

老年医学高级教程
LAONIAN YIXUE GAOJI JIAOCHENG

主　　编：李小鹰
策划编辑：冯晓冬　史仲静
责任编辑：赵文羽
责任印刷：李振坤
出版发行：中华医学电子音像出版社
通信地址：北京市东城区东四西大街 42 号中华医学会 121 室
邮　　编：100710
E - mail：cma-cmc@cma.org.cn
购书热线：010-85158550
经　　销：新华书店
印　　刷：廊坊市佳艺印务有限公司
开　　本：889 mm×1194 mm　1/16
印　　张：36.25
字　　数：1210 千字
版　　次：2019 年 5 月第 1 版　　2019 年 5 月第 1 次印刷
定　　价（含习题卡）：280.00 元

内 容 提 要

本书为《中华医学会医师培训工程（高级系列）》丛书之一，专家们按照国家对高级卫生专业技术资格人员的专业素质要求，准确地介绍了老年医学基本理论和基本技术，重点阐述了常见老年病防治的新技术、新方法和国内外的发展现状及发展趋势，力求反映目前本专业发展的国际规范和前沿动态，巩固和提高临床医师的诊治、会诊、综合分析疑难病例及开展医疗先进技术的能力，同时还增加了测试题，作为考查医师对老年医学专业知识掌握情况的依据。全书分为3篇，共42章。第一篇为老年医学概论，重点阐述衰老、健康老龄化的概念，以及老年患者的评估、用药、康复等特点；第二篇为老年综合征与老年常见问题，包括痴呆、跌倒、衰弱、多重用药等；第三篇为常见老年疾病和病变，从神经系统、心血管系统、呼吸系统、消化系统、内分泌系统、骨骼肌肉系统、生殖系统等分类进行阐述，同时还阐述了老年感染、老年肿瘤等内容。本书实用性、指导性强，既可作为老年医学科专科医师规范化培养的重要参考用书，也可作为拟晋升高级职称应试者的复习指导用书。

本书配有习题卡，题型分为单选题、多选题、共同题干单选题和病例分析题，可帮助读者深入理解相关理论，检测专业知识掌握程度，提高临床诊疗思维能力。试题全部由本书撰写专家亲自拟定。

标注释义：正高级职称知识掌握程度　★★★（掌握）　★★（熟悉）　★（了解）

副高级职称知识掌握程度　△△△（掌握）　△△（熟悉）　△（了解）

《老年医学高级教程》

编委会

顾　　问　陈可冀　程蕴琳　陆惠华　陶国枢
　　　　　曾尔亢
主　　编　李小鹰
副 主 编　白小涓　董碧蓉　蹇在金　鲁　翔
　　　　　高海青　拓西平　李　华　郑松柏
编　　委（以姓氏笔画为序）

丁国宪　江苏省人民医院
于普林　北京医院
万　军　解放军总医院
马　辛　首都医科大学附属北京安定医院
王　林　天津医科大学第二医院
王　桦　武汉大学中南医院
王　鑫　北京医院
王小丹　解放军总医院
王建业　北京医院
方宁远　上海交通大学附属仁济医院
邓文慧　北京医院
左明章　北京医院
史大卓　中国中医科学院西苑医院
达万明　解放军总医院
成　蓓　华中科技大学同济医学院附属协和医院
吕　洋　重庆医科大学附属第一医院
刘　辉　北京医院
刘幼硕　中南大学湘雅二医院
刘学军　山西医科大学第一医院
刘晓红　北京协和医院
关　印　北京朝阳医院
许　乐　北京医院
孙　红　北京医院
孙　莉　陕西省人民医院
李　华　郑州大学第一附属医院
李　新　天津医科大学第二医院
李春霖　解放军总医院
杨继红　北京医院

吴　殷　北京老年医院
吴卫平　解放军总医院
宋光耀　河北省人民医院
宋岳涛　北京老年医院
张　玉　复旦大学附属华山医院
张　皓　中国康复研究中心北京博爱医院
张　蔷　天津医科大学总医院
张立海　解放军总医院
张存泰　华中科技大学同济医学院附属同济医院
张洪新　第四军医大学唐都医院
张晓英　解放军总医院
陆支越　北京医院
陈　伟　北京协和医院
陈　彤　北京医院
陈　峥　北京老年医院
陈　倩　解放军总医院
陈晓春　福建医科大学附属协和医院
陈海波　北京医院
邵宗鸿　天津医科大学总医院
林伟龙　复旦大学附属华东医院
林展翼　广东省人民医院
竺　越　复旦大学附属华东医院
周其友　解放军总医院
单培彦　山东大学齐鲁医院
赵玉生　解放军总医院
钟碧慧　中山大学附属第一医院
侯惠如　解放军总医院
钱小顺　解放军总医院
徐　浩　中国中医研究院西苑医院
高兴林　广东省人民医院
唐旭东　中国中医研究院西苑医院
陶　军　中山大学附属第一医院
彭丹涛　北京中日医院
葛蒙梁　北京医院
程庆砾　解放军总医院
谢彦晖　复旦大学附属华东医院
蔡剑平　北京医院
管剑龙　复旦大学附属华东医院
樊　瑾　解放军总医院
黎　健　北京医院

编写秘书　陈　倩

序

我国现有的医师培养过程分为医学院校教育、毕业后医学教育和继续医学教育三个阶段。专科医师规范化培训是毕业后医学教育的重要组成部分，是在住院医师规范化培训的基础上，继续培养能够独立、规范地从事专科疾病诊疗工作临床医师的必经途径。2017 年 7 月，国务院办公厅印发《关于深化医教协同进一步推进医学教育改革与发展的意见》（国办发〔2017〕63 号），文件中提出把医学教育和人才培养摆在卫生与健康事业优先发展的战略地位，为建设健康中国提供坚实的人才保障……支持行业学（协）会参与学科专业设置、人才培养规划、标准制（修）订和考核评估等工作，相关公共服务逐步交由社会组织承担。2015 年发布的《关于开展专科医师规范化培训制度试点的指导意见》（国卫科教发〔2015〕97 号）中明确提出：探索建立有关行业协（学）会协助政府部门做好专科医师规范化培训制度试点的业务指导、组织实施与日常管理监督的工作机制。根据需要，可组建由有关专家和医疗卫生机构、高等医学院校、相关事业单位、行业组织和政府相关部门等多方面代表组成的专科医师规范化培训专家委员会，协助开展有关工作。

中华医学会成立于 1915 年，经过百年的励精图治，已经成为党和政府联系医学科技工作者的桥梁和纽带、中国科协学会的翘楚、全国医学科技工作者的家园，其宗旨是团结医务工作者，传播医学科学知识，弘扬医学道德，崇尚社会正义。由中华医学会第二十五届理事会第四次会议审议通过的《中华医学会章程》中明确将“参与开展毕业后医学教育及专科医师培训、考核等工作”作为学会的业务范围之一。鉴于我国适用于专科医师规范化培训的教材存在系统性较差，内容、质量参差不齐，学科覆盖不全面等诸多不足，中华医学会所属中华医学电子音像出版社依托学会 88 个专科分会的千余名专家力量，配合出版社三十余年传统出版和数字出版相结合的出版经验，策划了《中华医学会医师培训工程（高级系列）》丛书，旨在通过本丛书引导医学教育健康发展和卫生行业人才的规范化培养。本套丛书的内容不仅包括专科医师应该掌握的知识，更力求与时俱进，反映目前本学科发展的国际规范指南和前沿动态，巩固和提高专科医师的临床诊治、临床会诊、综合分析疑难病例及开展医疗先进技术的能力，同时还增加了测试题，作为考查专科医师对专业知识掌握情况的依据。除此之外，本丛书还充分利用新兴媒体技术，就部分内容配备了相应的多媒体视频，以加强医务人员对理论知识和实际操作技术的理解。

在2016年举办的“全国卫生与健康大会”上，习近平总书记发表重要讲话，强调“没有全民健康，就没有全面小康”；在第十八届中共中央政治局常委会同中外记者首次见面会上，习近平总书记表达出对人民健康福祉的密切关注：我们的人民热爱生活，期盼有更可靠的社会保障、更高水平的医疗卫生服务、更优美的环境……。实现全民健康离不开高水平医疗卫生服务的保障，开展高水平的医疗卫生服务离不开一支高素质、高水平的医疗队伍，这也是中华医学会组织国内各学科学术带头人、知名专家编写本丛书的目的所在。

本丛书在编写过程中多次召开组稿会和定稿会，各位参编的专家、教授群策群力，在繁忙的临床和教学工作之余高效率、高质量地完成了编写工作，在此，我表示衷心的感谢和敬佩！

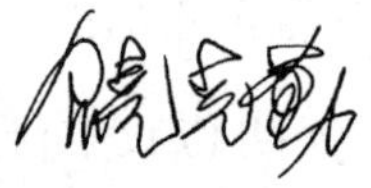

二〇一九年一月

前　言

随着社会老龄化的加速，近 20 年来老年医学在世界各国得到快速发展。我国老年人口数量已超过 2.5 亿，呈现出慢病高发、多病共存和高龄化的特点，因病失能、半失能的老人超过 4000 万，国家已将大力发展老年医学作为积极应对老龄化严峻挑战的重要举措。我国将老年医学专科分别列为内科学和全科医学下属的三级学科，2018 年国家医师规范化培训（简称规培）将内科老年医学专科列入第二批专科医师培训试点，首批 46 个老年医学专科培训基地已经招生培训，自此，我国的老年医学作为专科进入高速发展的新阶段。然而，规培只是毕业后医学同质化教育的第一步，继续医学教育对于所有医师都是终身面临的任务，专科医师经过多年临床实践和继续医学教育会更深入地掌握专科下属的不同专长和分支领域。

《老年医学高级教程》根据对老年医学高级人才规范化培养的要求，结合目前的学科进展，系统、深入地介绍了老年医学专业的基本理论。全书共分三篇，分别是衰老、健康老龄化概念与特点，以及老年患者的综合评估、用药、康复等特点；老年综合征与老年常见问题，包括痴呆、跌倒、衰弱、多重用药等；常见老年疾病和病变，分别从神经系统、心血管系统、呼吸系统、内分泌系统等进行阐述，同时介绍了老年感染、老年肿瘤等常见病变等。

《老年医学高级教程》是《中华医学会医师培训工程（高级系列）丛书》之一，既可作为引导老年医学专业发展方向和人才规范化培养的指导用书，也可作为高年资老年医学专科医师晋升高级专业技术资格考试的参考用书。通过学习，有助于各级医师在临床会诊、综合分析疑难病例时把握诊断要点及诊断思路，对于提高临床教学水平将发挥重要作用。

本书编者团队均为行业内知名专家。由于参加编写的人员较多，各章体例不一定完全一致，某些观点也不免有见仁见智之处，希望使用本教材的各级医师能够理解。

在编写过程中难免有疏漏之处，望各位读者不吝赐教，提出宝贵意见。

在此，谨向为本书付出心血的各位副主编、各位作者和审阅者致以衷心的感谢和崇高的敬意！

李小鹰

2018 年 12 月

出版说明

为引导我国医学教育的健康发展，加强卫生人才培养工作，助力健康中国战略的实施，在中华医学会及所属 88 个专科分会的支持下，我们精心策划出版了《中华医学会医师培训工程（高级系列）丛书》暨《国家级继续医学教育项目教材》。

本套丛书的内容不仅包括医学各专业高年资从业者应该掌握的基本知识，更力求与时俱进，反映本学科发展的前沿动态，侧重医务人员临床诊治技能、疑难病例处理以及开展医疗先进技术能力的培养，具有专业性、权威性和实用性，因此既可作为正在试点推动的专科医师规范化培训的工具用书，又可作为医务人员或医疗行政管理部门开展继续医学教育的必备教材。同时，本套丛书在系统梳理专业知识的基础上均配备练习题库和模拟考试情境，有助于检验专业知识的掌握情况，亦可作为拟晋升高级职称应试者的考前复习参考用书。

限于编写时间紧迫、经验不足，本套教材会有很多不足之处，真诚希望广大读者谅解并提出宝贵意见，我们将于再版时加以改正。

目　　录

第一篇　老年医学概论

第二篇　老年综合征

第三篇　常见老年疾病

第一篇

老年医学概论

第 1 章　人口老龄化与老年医学

第 1 节　人口老龄化是全球面临的严峻问题★★△△

21 世纪全球面临的最严峻问题之一是人口的老龄化。老年人生存率的提高及人口出生率的下降，导致世界老年人口的比例不断增长。世界卫生组织（World Health Organization，WHO）界定，当一个国家 65 岁及以上人口比例达到 7%，或者 60 岁及以上人口比例达到 10% 时，即属于老龄化国家。欧洲是世界上老龄化国家最多的地区，预计到 2030 年，年龄在 65 岁及以上的欧洲人将占其总人口的 1/4。

我国 1999 年进入老龄化社会，60 岁及以上人口占全国总人口的 10%，达 1.3 亿，2010 年达 1.78 亿，2013 年突破 2 亿，2025 年将达 3.00 亿，2035 年将达 4.00 亿（图 1-1）。

全球老龄化的另一个重要主题是“高龄老人”的比例迅速增加（图 1-2）。80 岁以上的人数预计将在 2008—2040 年增加 233%，相比之下，65 岁左右的人口同时期增加 160%，所有年龄段总人口同时期增加 33%。我国老龄化发展以高龄化发展的趋势更明显，并以“未富先老”和“慢病高发”为特点。2012 年，我国 80 岁以上高龄老人已达到 2200 万，失能与半失能老人已达到 3600 万；2020 年将超过 6000 万。人口老龄化给世界各国的发展带来了严峻的挑战，由于高龄老人消耗的医疗资源与其人口规模不成比例，必将给我国、经济、社会、医疗、保健和家庭带来沉重的负担和更大的挑战。

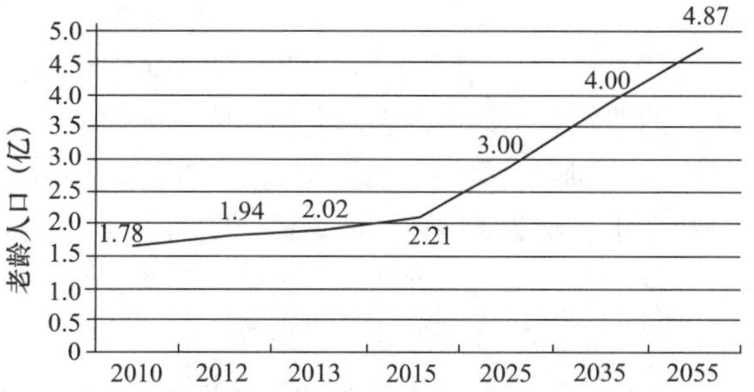

图 1-1　中国≥60 岁人口数量的变化

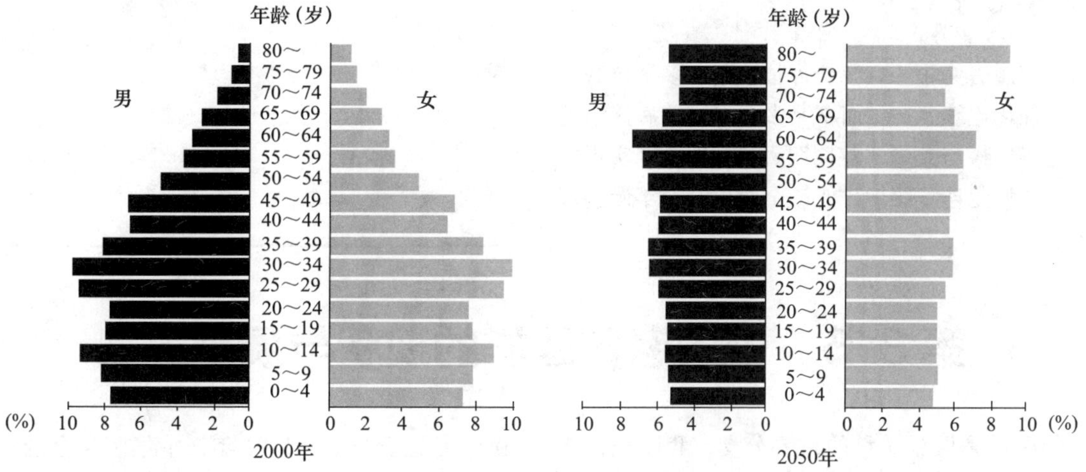

图 1-2　中国人口性别结构比例及年龄变化

第2节　老年医学的概念★★△△

老年医学是独立的新型学科，起源于20世纪初的美国，近50年来发展迅速，成为世界各国积极应对社会老龄化的有力工具。

一、老年医学的定义

老年医学是研究老年人常见疾病的发病规律、发病机制、早期预防、诊断，寻求循证医学的治疗策略，并探讨人类衰老机制及探索延缓衰老措施，提高老年人生活质量的学科。随着老年医学的不断深入发展，其内涵逐渐扩延，已发展、派生出多个分支学科，包括老年临床医学、老年基础医学、老年流行病学、老年康复医学、老年预防医学和老年社会医学。

二、老年医学的宗旨

防治所有老年相关疾病，最大程度维持和恢复老年人的功能状态，提高生活质量。除了处理老年人常见疾病（心脑血管疾病、骨关节病、代谢紊乱等）外，更关注老年病与老年问题，如衰弱、跌倒、谵妄、抑郁、多重用药、记忆力下降、尿失禁、便秘、营养不良、睡眠障碍、医疗不连续、受虐等问题。这些老年问题往往由多种原因引起，不限于某个专科，对生活质量有很大影响。

三、老年医学的特点

以老年患者为中心，综合评估诊断、多学科联合治疗、全程化连续照护，而不是多个专科单病诊治的叠加。老年病科与其中下游长期照护基地联网实现的老年患者全程化连续照护，能够全面提升老年慢病管理的水平。

四、老年临床医学的学科定位

老年医学专科属内科学下的三级学科，与心血管内科、呼吸内科、消化内科、神经内科等学科并列，其专业人才的培训与资格认证需要专门的体系。按照发达国家的经验和我国临床医师规范化培训模式，要成为老年医学专科医师，大学毕业后，必须先从事3年普通内科（5+3）的住院医师培训，然后再参加2年老年医学专科培训（3+2），经考试合格获得老年医学专科医师资格证书。

五、老年临床医学教育的内容

老年医学专科医师必备的临床知识与技能包括（表1-1）：衰老对人体各系统、器官结构和功能的影响，老年病与老年常见病的临床特征、发病机制及诊治原则，老年人药物代谢动力学、药效学及用药原则，老年人精神心理评估，老年人综合评估（包括医学、身体功能、社会功能、认知功能等）；多器官衰竭的防范及诊治，老年人急症处理，围术期处理，康复医疗，缓和医疗和临终关怀，与老年人及家属沟通的艺术，多学科（包括护理、康复、精神心理、营养及社会工作者等）团队密切配合的模式，以及社区及家庭健康服务模式等。

表1-1　老年医学专科医师必备的临床知识与技能

老年人和老年病特点	全科医学知识
衰老（脏器改变）	动脉硬化性心血管疾病
老年综合征（衰弱、跌倒、谵妄、抑郁、尿便障碍等）	代谢综合征
	呼吸系统疾病
慢病与共病	帕金森病、阿尔茨海默病
失能（失动、失智、失禁、失盲、失聪等）	骨质疏松
	感染性疾病
	白内障、黄斑变性
	良性前列腺增生
	恶性肿瘤

第3节　中国老年医学的现状与展望★△

老年医学是医学学科的重要分支，我国现代老年医学的起步时间与国际相似。20世纪50年代中期，北京医院和中国科学院动物研究所提出“振兴我国老年学与老年医学事业”。1980年，卫生部成立了老年医学专题委员会；1981年，中华医学会老年医学分会成立；1982年，《中华老年医学杂志》创刊；1995年，国家老年卫生工作领导小组成立。针对老年常见病、多发病（如糖尿病、骨质疏松、老年期痴呆及帕金森病、老年动脉硬化疾病、老年前列腺增生症等）的流行病学调查研究相继开展。到目前为止，国家自然科学基金、“973 计划”、国家“九五”到“十三五”攻关课题都列入了老年医学项目，极大地推动了我国老年医学的发展。

中华人民共和国成立以来，老年医学研究的成就主要表现在以下方面：长寿与衰老研究的起步与发展，各种老年疾病的防治研究与诊治规范的制定，保健医学模式的建立与完善，老年医学队伍的组建、发展与壮大，老年医学研究生教育的起步与发展，老年医学与老年健康杂志的创办与发展，以及老年医学会议与交流平台的建立与发展等。

必须看到，中国特色的老年医学发展与保健医学密不可分，目前我国医疗机构中绝大部分老年医学科起源于干部病房或干部保健科。半个世纪以来，我们在医疗保健工作中，积累了丰富的老年医学专科经验；经过多年创建并行之有效的服务模式（如个体化全程照料、综合评估与预警、多学科联合救治等）已经成为我国老年医学服务模式的核心内容；在保健基地的医疗实践中培养和成长的大批专家已经成为我国老年医学的核心骨干。

然而，我国老年医学与世界先进国家仍存在不少差距，主要表现在：①专科建设方面，尚未建立国家级老年医学专科医师的资格认证和专科职称考评标准；②服务对象方面，面向全体老年人群的医疗机构的数量严重不足，老年医院和老年医学科的建设和管理模式尚未确立，现代老年医学强调的与医院相关的中长期照护中心还没有规范建立，基层老年慢病管理网的建设才刚刚起步；③研究方向上，仍以单病种老年人群诊治为主；④学术交流平台方面，仍以单个老年医学组织的学术交流为主，缺少全国老年医学组织联合交流大会，缺少国际老年医学界交流的平台。

中国老龄化的严峻挑战已经引起全社会的高度关注，各级政府对老年医学发展的支持力度显著加强。2015 年全国人大通过了修订版《中华人民共和国老年人权益保障法》。2013 年国务院发布《国务院关于加快发展养老服务业的若干意见》（国发〔2013〕35 号），文件指出：“医疗机构要积极支持和发展养老服务，有条件的二级以上综合医院应当开设老年病科，增加老年病床数量，做好老年慢病防治和康复护理”“加快培养老年医学、康复、护理、营养、心理和社会工作等方面的专门人才，制定优惠政策，鼓励大专院校对口专业毕业生从事养老服务工作。”2015 年国家卫计委、民政部、发展改革委、财政部、人力资源社会保障部、国土资源部、住房城乡建设部、全国老龄办、中医药局联合发布《关于推进医疗卫生与养老服务相结合的指导意见》，指出：“将老年医学、康复、护理人才作为急需紧缺人才纳入卫生计生人员培训规划。”这为我国老年医学的发展指明了方向，给老年医学的发展提供了空前的机遇。

老年医学发展的基础和前提是国家医疗改革的深入发展和政府老年慢病管理的“网底”建设，包括全民一级预防，全面覆盖的基本医疗保险与药品供应制度。三级医疗机构的规范化建设，全科医师制度的建立与健全，养老护理员的培训与管理，以居家养老为主的养老模式的创建与完善等。随着医改的成功推进，老年医学的发展将继续得到更多机遇和空间。面对国家老龄化的严峻挑战，中国老年医学必须在今后的研究方向、研究领域和研究模式上进行改进与提高。

首先，老年医学的研究方向应努力做到“三个结合”，即老年综合征研究与单病研究相结合，老年基层慢病管理模式研究与高层保健管理模式研究相结合，老年多中心研究国家数据库建设与单中心研究相结合，从而更好地为全体老年人群服务。其次，老年医学研究的内容应当涵盖 6 个领域（表 1-2）。最后，老年医学发展的模式应力争“三位一体”，即“老年医学专家＋政府相关部门＋老年健康产业”，只有充分发挥三者的积极性，才能最大限度地推动老年医学的发展。

表 1-2　老年医学研究应当涵盖的领域与内容

领域	具体内容
基础与转化医学研究	衰老与健康长寿机制 老年疾病发病与防治机制 诊治新方法的临床转化
老年医学临床研究	老年综合征的发病特点与临床防治 老年病综合评估体系 健康老年人标准 药物相互作用与不良反应 疾病临终关怀
老年预防医学研究	老年健康教育与一级预防普及方法 老年慢病管理网络模式 养老照护模式
老年医学教育研究	老年医学 老年心理学 养老照护学 高校教育与科普教育
老年医学机构与体系建设研究	老年医学专科资质与职称评定模式 老年医院建设模式 老年病专科与门诊模式 老年病中长期照护中心模式
学术交流模式探讨	会议交流（国内、两岸四地及国际） 网络与媒体交流 学术与产业交流

我国老年医学当前所处的形势是“挑战与机遇同在，困难与希望并存”。2013 年国家卫计委评选并公布了 30 个国家重点老年临床学科，2015 年批准并公布了北京医院为国家老年医学中心；2016 年国家科技部评选并公布了 6 个国家老年医学临床研究中心，形成了我国老年临床医学快速发展的核心骨干队伍。我国发展的宏伟目标极大鼓舞着全国的老年医学工作者，我们相信经过几代人的努力，定能实现老年健康和全民健康的宏伟目标。

（李小鹰）

参考文献

［1］李小鹰．中华老年医学．北京：人民卫生出版社，2016.

［2］老年医学专科医师教育委员会．老年医学专科医师必备的临床知识与技能．中华老年医学杂志，2016, 35 (6): 79-82.

［3］中华人民共和国国务院．国务院关于加快发展养老服务业的若干意见（国发〔2013〕35 号）(2013-09-13)［2017-02-09］. http: //www.mca.gov.cn/article/zwgk/mzyw/201309/20130900518493. shtml.

［4］李小鹰，郑秋甫．老年医学与保健（内科卷）．北京：人民军医出版社，2013.

［5］吴玉韶．中国老龄事业发展报告（2013）．北京：社会科学文献出版社，2013.

［6］李小鹰，王建业，于普林．中国老年医学面临的严峻挑战与我们的应对策略．中华老年医学杂志，2013，32（1）：1-2.

［7］Gosney M, Harper A, Conroy S. Oxford Desk Reference: Geriatric Medicine. UK: Oxford University Press, 2012.

［8］中华人民共和国国家统计局．2010 年第六次全国人口普查主要数据公报（第 1 号）．(2011-04-28)［2016-03-29］http: //www.chinanews.com/gn/2011/04-28/3004638.shtml.

［9］李建国．《中华人民共和国老年人权益保障法》执法检查的报告．(2011-08-26)［2017-02-09］. http: //www.npc.gov.cn/npc/xinwen/2011-08/26/content_1668274.htm.

［10］李小明，陶治．中国老龄化社会医疗健康风险管理报告 // 吴定国．中国风险管理报告 (2008). 北京：中国财政经济出版社，2008.

［11］Leng SX, Tian X, Liu X, et al. An International Model for Geriatrics Program Development in China: The Johns Hopkins -Peking Union Medical College Experience. J Am Geriatric Soc, 2010, 58(7): 1376-1381.

［12］Halter JB, Ouslander JG, Tinetti ME, et al. Hazzard's Geristric Medicine and Gerontology.6th ed.USA: Mc Graw-Hill Companies Inc, 2009.

［13］韩启德，陈致和，柯杨，等．21 世纪中国与全球健康《柳叶刀》专辑中文版．北京：北京大学医学出版社，2008: 1-5.

［14］童坦君，张宗玉．医学老年学．2 版．北京：人民卫生出版社．2006：1-8.

第2章　衰老的病理生理改变及机制

【定义】★★★△△△

衰老（senescence，aging），是机体在退化过程中生理功能下降和紊乱的综合表现，是一种不可逆的自然现象和生命过程，表现为结构和功能衰退，适应性和抵抗力减退。这种系统性的退行性变，广泛影响到分子、细胞，然后波及各组织、器官，致使全身各系统储备力及功能下降，使对各种疾病的易感性增加。

对多细胞生物而言，细胞的衰老和死亡与机体的衰老和死亡是两个不同的概念，机体的衰老并不等于所有细胞的衰老，但是细胞的衰老又与机体的衰老紧密关联。

【病理生理改变及机制】★★△△

一、衰老在分子及细胞水平的退行性变及机制

（一）细胞内重要分子及细胞器的改变

1. 基因组不稳定性　衰老的一个共同特征是生命历程中基因组损伤的累积，新陈代谢中活性氧簇（reactive oxygen species，ROS）的堆积也会增加DNA损伤的累积；随着年龄不断增加，DNA修复体系及DNA损伤检验点（DNA damage checkpoint）的功能也逐渐减退，从而综合导致基因组不稳定性的影响日益明显。因而，随着衰老的进展，常有体细胞突变、染色体整倍体及拷贝数的改变相伴随，上述变化引起DNA转录及翻译的改变，进而引起细胞功能改变，组织器官稳态出现失衡，这也是恶性肿瘤发生的机制之一。正常老龄个体中存在由基因组稳定性下降所引起的细胞核和（或）线粒体DNA损伤，以及核纤层缺陷。人类早老性疾病中常可发现DNA修复机制受损，也从侧面反映了基因组稳定性失衡在衰老中的作用。

2. 端粒（telomere）损耗　复制性DNA聚合酶不具备完全复制线性DNA分子末端的能力，而一种特异性DNA聚合酶（即端粒酶，telomerase）则具备这种功能。但是，大部分哺乳动物体细胞中不表达端粒酶，因此随着年龄增加，染色体末端的端粒保护序列发生进行性和累积性的丧失。细胞在体外培养的增殖能力逐渐下降，被称为复制性衰老（replicative senescence），端粒损耗可以解释其进行有限增殖的根本原因。反过来，通过异位表达激活端粒酶，可以拮抗衰老进程，实现普通细胞的永生化，且不会发生致癌性转化（oncogenic transformation）。除了细胞衰老过程中存在此现象外，人类和小鼠的正常衰老过程中亦可发现端粒缩短。近期Meta分析提示，人类端粒缩短与死亡风险强烈相关，且在较年轻个体尤其如此。

对小鼠和人类来讲，病理性端粒功能紊乱会加速衰老；若通过实验手段刺激端粒酶，则能延缓小鼠衰老。因此，端粒缩短这项特征完全符合衰老特征的认定标准。

3. 表观遗传学（epigenetics）改变　衰老常伴随机体表观遗传学的改变，终生影响所有的细胞和组织。主要的形式包括：DNA甲基化修饰的改变、组蛋白乙酰化/三甲基化的改变，以及染色质重塑（chromatin remodeling）。DNA甲基转移酶和组蛋白乙酰化酶、去乙酰化酶、甲基化酶、去甲基化酶等多重酶类系统参与表观遗传学模式的形成和维持。

此外，衰老亦与转录噪声（transcriptional noise）增加、mRNA异常生成和成熟有关。通过对青年和老年不同物种的组织进行微阵列芯片分析比较，鉴定其中发生增龄性转录变化的基因，结果发现，这些基因主要集中在编码炎症、线粒体及溶酶体相关降解通路的关键组分。非编码RNA，其中一组miRNA称为老年miR（gero-miR），与衰老进程相关，可能通过靶向长寿网络的某些组分和调节干细胞行为而影响寿命。

4. 线粒体功能失常　随着细胞和机体衰老，生物氧化呼吸链的效率也逐渐下降，从而增加质子漏

出，同时减少ATP的合成。但关于线粒体功能失常和衰老之间的内在联系仍不太清楚。衰老的自由基理论认为，不断进展的线粒体功能失常会导致细胞内ROS的增加，ROS增加又会引起线粒体功能下降。过量的ROS可使蛋白质、脂质及核酸发生氧化损伤，最终导致细胞衰老。以往认为清除ROS即可延长寿命，但近年的动物实验结论与此相悖，即增加ROS的产生并不加速衰老，提高抗氧化系统活性也未引起寿命延长。同时发现，在维持体内ROS不变的情况下抑制线粒体的功能会加速动物的衰老，因而ROS促衰老现象的根本可能在于线粒体的改变。已知的是，线粒体功能下降可引起细胞凋亡并增强炎性反应，这些过程均可促进机体老化。

5. 蛋白质稳态失衡 在衰老及增龄性疾病中，蛋白质稳态失衡扮演重要角色。所有细胞都需要通过一系列的质控机制以保持其蛋白质组的稳定和功能，主要涉及蛋白质的正确折叠，最主要的是热休克蛋白（heat-shock proteins，HSP）家族的稳定，以及由蛋白酶体或溶酶体实现的蛋白质降解。随着老化，应激诱导产生的分子伴侣合成受到损伤，同时自噬-溶酶体及泛素-蛋白酶体（ubiquitin-proteasome）系统功能下降，导致细胞内异常蛋白质累积。最新进展发现，通过对哺乳动物进行基因操控可改善其蛋白质稳态，并延缓衰老。

6. 营养素感知的失调 现有证据强烈提示合成代谢信号会加速衰老，而降低营养素信号则可延长寿命。进一步，通过药物（如雷帕霉素）干预模拟营养素获取不足的状态，可延长小鼠寿命。与营养素感应失调为衰老特征之一的观点相一致，限制热量可延长已研究过的所有真核生物物种（包括非人灵长类）的寿命或健康寿命。

胰岛素样生长因子-1（insulin-like growth factor，IGF-1）和胰岛素信号通路又合称胰岛素/IGF-1信号（IIS）通路，是进化过程中最为保守的衰老调控通路。在人类和模式生物中均发现，生长激素（growth hormone，GH）、IIS通路分子及其下游胞内效应因子（如AKT、mTOR、FOXO）的基因多态性或突变均与长寿有关，由此进一步表明营养和生物能量通路对寿命的重要影响。衰老伴随着GH、IGF-1水平的下降，但相矛盾的是，基因水平上抑制这些分子的表达可促进实验动物长寿。目前认为，可能在遭受系统性损伤的情况下，这些IIS通路分子下调可作为对抗性反应，以实现最低限度的细胞生长和代谢。按照这一观点，机体结构性下调IIS通路分子能够使其存活更长时间，因为细胞生长和代谢速率降低，进而会降低细胞损伤的速率。与此类似，生理性衰老或病理性衰老的机体，也是试图通过降低IIS通路分子以延长寿命。

（二）衰老的细胞学改变

细胞是机体的基本单位，衰老相关分子的变化终将引起细胞状态及功能的改变。细胞衰老时，其内水分减少，细胞内液占体重的比例明显下降。胞质出现色素颗粒沉积，细胞核增大、核膜内折、染色质固缩化，内质网似有减少，细胞质膜流动性降低、韧性减小。与这些形态学变化相对应，细胞的增殖能力明显下降，直至失去分裂能力（即海弗利克极限，Hayflick limit）。近来有研究指出，衰老组织中干细胞比例明显降低以至耗竭，因而组织自我修复及自我更新能力严重缺失，这是机体衰老的重要机制之一。此外，细胞凋亡（apoptosis）也与衰老密切相关。研究表明，体内过量自由基的堆积及线粒体损伤等与细胞凋亡率的上升密切相关。

衰老也伴随着机体细胞间通信方式的改变。神经内分泌及免疫系统是维持和影响身体组织细胞间通信的重要组成部分，两者的改变与衰老相伴随，其变化引起机体炎性反应增强、免疫监控能力下降，以及细胞周围环境的改变，进而引起全身组织、器官的结构异常、功能下降。发生上述变化的原因与炎性损伤的累积、机体清除病原能力下降、衰老细胞释放前炎性因子、核因子-κB（nuclear factor-κB，NF-κB）异常激活及自噬反应下降等有关。

二、机体各系统和器官的衰老

随着年龄的增长，身体成分发生明显变化，如器官萎缩（atrophy）、质量减轻（前列腺除外）、组织水分相对减少、脂肪组织增加等。身体成分及结构的变化，导致器官功能的改变，其中最为明显的是老年人维持机体内稳态的储备能力下降，使临床疾病发生的阈值降低。

（一）心血管系统

随着机体的老化，心脏的体积减小及质量减轻，呈褐色萎缩状态，各瓣膜由于退行性变和钙化等原因出现增厚、变硬。心室壁中心肌细胞逐渐减少，由于冠状动脉血流量的减少及毛细血管密度的降低，心肌出现缺血性损伤，余下的心肌细胞常呈代偿性肥大。间质组织增多，甚至发生淀粉样变。心脏传导系统中神经细胞减少，自律性下降，房室结及各束支出现不同程度的纤维化或钙化，因而易出现心内传导阻滞或室性期前收缩、心房颤动等心律失常。

心脏顺应性下降，心肌收缩力减弱，心排血量，特别是运动时心排血量明显降低（每 10 年下降 1.2 L/min），其原因可能为应激时心肌的变时性和变力性差、心脏后负荷增加、主动脉顺应性减少和左心室壁压力增加。与衰老相伴随的机体交感神经功能下降，也是引起心排血量减少的原因。与收缩功能相比，老年人在静息状态下即存在舒张功能损害，根据 Frank-Starling 定律，需要更大的充盈压来代偿。此外，肌细胞排列紊乱、电活动不同步、钙转运异常进一步影响了舒张期的顺应性和充盈参数。衰老的心肌细胞对 β 肾上腺素刺激的反应减弱，肾上腺素对心肌收缩速率、心率、血管张力等作用相应下降。

随着年龄的增长，心脏瓣膜退行性改变开始更加明显，主要表现为主动脉瓣及二尖瓣等厚度增加，尤其是在瓣膜闭合边缘。显微镜下表现为瓣膜中胶原沉积、脂质聚集和钙化。老年性心脏瓣膜病较为常见，其发病的确切机制尚未完全阐明，可能的机制包括老年人全身钙磷代谢紊乱、高机械压力造成内皮细胞损伤及炎症反应，进而引起细胞外基质重构、瓣膜处脂质异常聚集沉积，以及肾素 - 血管紧张素系统活化、组织促纤维系统活化等。

增龄伴随着血管结构和功能的改变，大动脉和中等大小动脉壁弹性纤维进行性伸直、分叉和断裂，导致血管扩张、屈曲。由于动脉内膜平滑肌肥大及胶原增多造成内膜明显增厚。血管壁增厚、弹性纤维断裂及间质组织内钙盐沉积则导致血管的硬化。小动脉管腔变细，微血管基底膜变薄、血管的周细胞（pericyte）数量下降。细胞水平上可见内皮细胞、平滑肌细胞形态学异常，如内皮细胞扁平、平滑肌细胞肥大等。

血管硬度增加使收缩压增加，而舒张压水平则降低，从而造成脉压增大。增大的脉压引起动脉血流剪切力和压力的增加，特别是动脉分叉处形成湍流，其剪切力进一步增大，容易造成动脉内皮细胞的损伤。研究显示，脉压增大可引起动脉内膜的进行性增厚，反之，内膜增厚又会导致脉压的增加。近期研究表明，动脉硬度增加是高血压的前期事件。血管硬度增加也使心脏后负荷增加，影响其射血效率及冠状动脉血流量等。

（二）呼吸系统

衰老时，由于骨骼、韧带和胸部肌肉萎缩、硬化，胸廓前后径增大，从而出现“桶状胸”。胸壁僵硬，心 / 胸比值增大，导致胸腔容积减小。肺组织的弹性纤维减少，结缔组织增加，使肺的弹性回缩能力减退。肺泡和细支气管扩张，肺泡总面积减小。大气道黏膜腺上皮随增龄而减少，气道黏膜及腺体萎缩，对气流的过滤和气道加温功能减退或丧失，使整体气道防御功能下降。支持小气道的弹性蛋白和胶原蛋白的数量和质量均下降，纤维组织增生。肺组织萎缩、肺泡及肺泡管扩大、表面积减小，肺泡壁变薄。上述形态改变导致老年人肺活量、最大通气量和肺总容量减少；解剖死腔增加，肺通气 / 血流比例（V/Q）失调；残气量和气道阻力增加。老年人表现为第一秒用力呼气量（FEV_1）在 30 岁以后每年递减 10 ml。由于残气量及死腔通气 / 潮气量增高、肺泡弥散能力下降、换气功能下降，动脉血氧分压（PaO_2）、动脉血氧饱和度（SaO_2）降低。动脉血氧分压随年龄降低［PaO_2 =（100− 年龄 /3）mmHg］，且肺泡动脉氧梯度增大。

（三）神经系统

衰老时，中枢神经、外周神经及自主神经系统均呈退行性改变。神经细胞的数量随着年龄增加而逐渐减少，70 岁以上老年人中枢神经细胞总数减少可达 45%。与此同时，大脑的质量也随着年龄的增加而减轻，脑组织萎缩，脂褐素（lipofuscin）沉积增多，脑室扩大。硬脑膜增厚，蛛网膜出现纤维化和钙化。脑血管硬化，血流阻力增加，血流缓慢，血流量减少。约半数以上 65 岁的正常老年人的脑部可发现缺血性病灶。与上述结构变化相对应，老年人神经突触数量及神经递质释放减少，神经传导速度减慢，反射迟钝，记忆力和判断力下降，动作协调能力下降，可发生非自主性震颤或麻痹等。负责血压调节的压力感受器和化学感受器敏感性下降，加之交感神经系统反应能力下降，导致老年人容易发生直立性低血压。此外，交感神经张力下降也导致老年人对应激的反应能力下降。由于自主神经功能紊乱，内脏器官的功能活动平衡失调，触觉、本体觉、视觉、听觉的敏感性均下降，体温调节中枢敏感性降低。

（四）消化系统

衰老常伴随牙齿及牙龈的磨损、破坏。食管平滑肌萎缩，收缩力减弱，食管扩张，排空延迟。随年龄增加，消化系统炎性反应增强。胃黏膜腺体萎缩，主细胞和壁细胞减少，胃液分泌减少，黏液 - 碳酸氢盐屏障的形成出现障碍，导致胃黏膜易被胃酸和胃蛋白酶破坏。促胰液素释放减少，导致胃黏膜糜烂、溃疡、出血。胃肠道血流量减少，平滑肌张力不足，蠕动减弱，食欲减退，小肠微绒毛萎缩、增宽，小肠吸收功能下降，易导致消化、吸收功能不良及营养不良。老年人结肠壁神经丛神经元数目下降、功能障碍，神经递质释放及平滑肌上神经肽结合位点减少，直肠黏膜敏感性下降。同时胃肠血流量减少，结肠黏膜及肌层萎缩，这些原因造成老年人结肠平滑肌张力不足，蠕动减弱，食物在结肠内停留时间延长，水分被过度吸收。此外，由于参与排便的肌肉张力低下，故常发生便秘。老年人易患肠易激综合征，这是一种以直肠张力增加且肠壁顺应性减小为基础的直肠功能障碍疾病，其表现之一是便秘与腹泻相交替。老龄也伴随着胰岛细胞变性，胰腺组织发生纤维化，胰蛋白酶和脂肪酶分泌减少，脂肪分解和糖分解活性下降，这些均影响淀粉、蛋白质、脂肪等的消化和吸收，成为老年人腹泻的原因之一。

老年人肝的质量减轻，肝细胞数目减少，结缔组织增生，易形成肝纤维化和硬化。肝功能明显减退，合成和储备蛋白质的能力下降，肝细胞酶活性降低，解毒功能下降。肝对低血压或缺氧的耐受性差，且易发生药物性肝损害。由于老年人消化、吸收功能差，易发生蛋白质等营养缺乏，导致肝脂肪沉积。胆囊壁及胆管壁变厚、弹性降低，胆囊缩小，胆汁生成量减少但黏稠度增加，因含大量胆固醇，易发生胆囊炎、胆石症。

（五）泌尿系统

随着年龄的增加，老年人肾开始萎缩，以皮质部变薄最为明显。有功能的肾小球数目逐渐减少，单位面积毛细血管襻的数量也相继减少，而系膜成分相对增多，基底膜增厚，小动脉玻璃样变，由此形成局灶型肾小球硬化。30～50 岁，发生硬化或玻璃样变的肾小球数目仅上升 1%～2%；而外表健康的 80 岁老年人，发生硬化或玻璃样变的肾小球数目已多达 30%。同时，肾小管萎缩，其数目及长度减少，基底膜增厚，小管周围间质发生纤维化。随年龄增加，较大的肾血管缩窄明显，血流量降低。人体从 40 岁开始肾血流量出现进行性下降，大约每 10 年下降 10%，90 岁老年人肾血流量仅为年轻人的 50%。上述变化导致肾小球滤过率（glomerular filtration rate，GFR）下降（多数个体的 GFR 以每年 0.87 ml/1.73 m^2 的速度下降），且衰老所导致的 GFR 下降很难在负荷增加时迅速回升。老年人尿液浓缩与稀释的能力降低，易导致体液潴留、容量负荷增加，以及尿液渗透压降低（老年人为 600～800 mOsm/L，年轻人为 800～1200 mOsm/L）。由于肾对肌酐、尿素氮的清除能力下降，血清肌酐、尿素氮水平有增加趋势，但由于老年人肌酐生成明显减少，因此血肌酐水平可近似正常。尿中常可检测到微量蛋白质、红细胞。此外，老年人膀胱松弛、前列腺增生，易出现尿频、尿急、夜尿增多的情况，易并发急性尿潴留。

（六）内分泌及代谢系统

老年人内分泌功能减退主要表现在下丘脑 - 腺垂体 - 性腺（睾丸、卵巢）系统的活动减弱、甲状腺功能降低、肾上腺皮质功能下降、对胰岛素的敏感性降低和葡萄糖耐量降低、性激素分泌减少、性功能失调等。

随着年龄的增加，下丘脑神经元受体的数量减少，对糖皮质激素和血糖的反应减弱，对负反馈抑制的阈值升高。垂体中纤维组织和铁沉积增多，下丘脑 - 垂体轴的反馈敏感性降低。老年人甲状腺质量减轻，滤泡变小，合成激素的能力明显下降，同时甲状腺素与靶细胞的结合力也有所下降，因而新陈代谢减慢。随着甲状腺功能减退，血中胆固醇含量增加，易加重动脉粥样硬化程度。老年人的甲状旁腺释放甲状旁腺素（parathyroid hormone，PTH）增加，而 25-羟基维生素 D 释放减少，致使骨钙流失，易患骨质疏松症（osteoporosis，OP）。女性绝经后骨质疏松的症状更为明显，其机制主要为雌激素及其受体相对缺乏，导致骨吸收和重建失衡。此外，绝经后骨局部细胞因子及炎性因子刺激破骨细胞形成，护骨因子（osteoprotegerin，OPG）体系受到抑制，雌激素缺乏，致使骨组织对 PTH 的敏感性增加等也是重要原因。老年人肾上腺皮质功能减退，血及尿中类固醇激素及其代谢产物的含量随增龄而减少，因此，对应激的反应能力较差，保持内环境稳定的能力也降低。胰岛功能随增龄而减退，胰岛素分泌减少，且老年人肝细胞膜上胰岛素受体与胰岛素的结合能力及反应能力下降，因而老年人葡萄糖耐量减低，糖尿病发病率增高。老年人基础代谢率降低，体温调节功能减退，产热减少，散热增加，因而易出现畏寒、皮肤干燥、心搏缓慢、倦怠等症状。

（七）血液系统

老年人骨髓造血功能减退，因此，血红蛋白、红细胞减少，有一定程度的贫血表现。粒细胞功能降低，淋巴细胞减少。血浆总蛋白、白蛋白和凝血因子均减少。总血容量减少，对出血、失液的耐受力降低。衰老伴随着血液中蛋白种类及含量的改变。近来，Lee Rubin 等将年轻小鼠与年老小鼠的循环系统连接起来后发现，年老小鼠的心脏、脑等出现“年轻化”转变，进一步研究发现，小鼠血液中生长分化因子 11（growth and differentiation factor 11，GDF11）蛋白含量呈增龄性下降，并证实该蛋白执行了使老年小鼠“年轻化”的功能。此外，Villeda 等也发现，将年轻小鼠血浆注入老年小鼠体内可使老年小鼠的认知能力增强，神经元突触增多，表明血液系统一定有我们所未知的“促衰老因子”或缺少某些“年轻因子”。

（八）运动系统

随着年龄的增长，骨质疏松、骨密度降低致使骨骼变脆。软骨出现退行性变及钙化。关节间隙变窄，关节软骨纤维化、磨损及骨化，滑囊硬化致使关节僵直、屈曲困难。骨骼肌细胞内水分减少，细胞间液体增多，肌肉萎缩，失去弹性，肌群体积减小；或由于肌组织间纤维组织增生，造成肌肉假性肥大。从 40 岁开始，人的肌肉组织以每年 1%～1.5% 的速度递减，至 80 岁时丧失约 50% 的肌肉组织。肌腱韧带因萎缩及钙化而僵硬。

（九）生殖系统

男性进入老龄阶段，由于脑、垂体、肾上腺的退行性改变，阴茎、睾丸出现进行性萎缩，曲精小管纤维化逐渐加重，精子的产生逐渐减少，直至丧失生精能力，并且与年轻人相比，精子的数量、活力均大幅度下降。睾丸间质细胞逐渐发生退行性改变，数量逐渐减少，使睾酮的分泌逐渐减少，性欲减退且勃起速度变慢。血浆雌三醇的浓度升高，而游离睾酮的浓度下降，这种雌、雄激素不合理的分布，潜在影响前列腺增生和炎症的发生。

对于女性来说，其生殖系统的变化比男性明显，特别是绝经后卵巢萎缩至原体积的 1/2，阴道萎缩，排卵停止。由于垂体功能退化，雌激素分泌随之减少。阴道腺体分泌减少，有益菌群失调，阴道环境恶化，性生活也受影响。老年性阴道炎、卵巢囊肿、子宫肌瘤发病率增加，甚至引发全身疾病。

（十）免疫系统

人至中年以后，免疫系统的构成组分和功能随增龄而改变，如 T 细胞亚型构成比的改变，B 细胞、树突状细胞功能的下降。这些变化导致免疫系统的功能随年龄增长逐渐下降，自身免疫稳定性削弱或失调。一方面，T 淋巴细胞数目下降，B 细胞制造抗体能力不足，胸腺、性腺等其他免疫器官的功能降低。随之而来的是感染及免疫综合性疾病的发病率增高，加速了人体衰老的进程。另一方面，由于免疫活性细胞的突变，出现了针对自身抗原的免疫活性细胞，导致“自我识别功能”紊乱，引起自身免疫反应，导致人体衰老。

【小结】★★★△△

综上所述，细胞衰老和个体衰老都是生物体的正常生命现象，对于单细胞生物两者等同，但对于更高级的多细胞生物，两者既有机制上的交叉，但又不完全等价。但总的来说，细胞衰老是个体衰老的基础，也是个体衰老的内因，衰老个体中衰老的细胞多，而年轻个体中衰老的细胞少。

与衰老相伴的最明显的病理生理变化是细胞成分及损伤的累积，以及基因组不稳定性、表观遗传学改变、端粒及线粒体损伤在细胞、组织中的累积，从而导致的细胞、组织及器官的储备能力及功能下降。造成上述累积效应的原因一方面是长年累月的代谢蓄积所导致，另一方面与机体自身清除、修复机制减弱或丧失密切相关。

（孙　亮　姜　平　黎　健）

参 考 文 献

［1］López-Otín C, Blasco MA, Partridge L, et al. The hallmarks of aging. Cell, 2013, 153: 1194-1217.

［2］Zhang C, Cuervo AM. Restoration of chaperone-mediated autophagy in aging liver improves cellular maintenance and hepatic function. Nat Med, 2008, 14: 959-965.

［3］Fontana L, Partridge L, Longo VD. Extending healthy life span-from yeast to humans. Science, 2010, 328: 321-326.

［4］Boonekamp JJ, Simons MJ, Hemerik L, et al. Telomere length behaves as biomarker of somatic redundancy rather than biological age. Aging Cell, 2013, 12: 330-332.

［5］Bratic A, Larsson NG. The role of mitochondria in aging. J Clin Invest, 2013, 123: 951-957.

［6］Gosney M, Harper A, Conroy S. Geriatric Medicine. UK: Oxford University Press, 2012.

［7］姜平，黎健. 血管衰老及其机制.

生物化学与生物物理进展，2014，41：295-304.
[8] Lakatta EG, Levy D. Arterial and cardiac aging: major shareholders in cardiovascular disease enterprises: Part Ⅰ: aging arteries: a "set up" for vascular disease. Circulation, 2003, 107: 139-146.
[9] Lowery EM, Brubaker AL, Kuhlmann E, et al. The aging lung. Clin Interv Aging, 2013, 8: 1489-1496.
[10] Bishop NA, Lu T, Yankner BA. Neural mechanisms of ageing and cognitive decline. Nature, 2010, 464: 529-535.
[11] Loffredo FS, Steinhauser ML, Jay SM, et al. Growth differentiation factor 11 is a circulating factor that reverses age-related cardiac hypertrophy. Cell, 2013, 153: 828-839.
[12] Katsimpardi L, Litterman NK, Schein PA, et al. Vascular and neurogenic rejuvenation of the aging mouse brain by young systemic factors. Science, 2014, 344: 630-634.
[13] Villeda SA, Plambeck KE, Middeldorp J, et al. Young blood reverses age-related impairments in cognitive function and synaptic plasticity in mice. Nat Med, 2014, 20: 659-663.
[14] Dorshkind K, Swain S. Age-associated declines in immune system development and function: causes, consequences, and reversal. Curr Opin Immunol, 2009, 21: 404-407.

第 3 章　健康老龄化和健康老年人标准

随着社会发展和医学进步，人口预期寿命显著增加，健康老龄化（healthy aging）和健康老年人的定义和标准也不断演变和完善。健康老龄化和健康老年人应以躯体和心理无疾病为基础，以具备完好的躯体和认知功能为前提，具有一定的社交能力和社会贡献，积极应对生活，并且主观上生活幸福满意。建立符合我国国情和文化的健康老龄化和健康老年人标准，是改善老年人健康状况和提高生活质量的基础和前提。

第 1 节　健康老龄化

一、健康老龄化的理论及其演变 ★★△△

1961 年，美国老年学家 Havighurst 从社会学、健康心理学角度提出健康老龄化概念，他认为健康老龄化指的是在个体和社会生活中，能够取得最大程度的满意度和幸福感的部分老年个体。这一定义首次提出人群的老龄化过程存在异质性，某些老年人可以更加“完好”地适应和经历增龄相关的变化。

1987 年，Rowe 和 Kahn 从生物医学层面提出了健康老龄化的概念。他们认为增龄相关的生理功能异常减退多是伴发疾病的结果，而健康老龄化人群应是那些与增龄相关的功能状况无改变或改变甚微的老年人群，他们尽管年事已高，但认知功能良好、心身健康。1998 年，Rowe 和 Kahn 扩充了“健康老龄化”的概念，并明确提出了 3 条标准：①在生物医学方面没有慢性病症状及其所致的功能残障，以及引起重要疾病的危险因素（如吸烟、肥胖等）。②在社会心理方面则包括有较高的生活满意度（对生活热情、快乐）、积极的社会参与功能（高水平的社会角色功能、社会整体感与社会参与）。③良好的心理状态（正向的世界观和自我价值）。但是这个模式难以在人群中测量。这一定义包含了生物医学、社会、心理等多个层面，“多维”地对健康老龄化做了描述，是目前老年学研究中采用比较多的概念。这一理论明确提出通过健康管理和生活干预，健康老龄化的状态是可以达到的，因此大大鼓舞了相关研究的开展。但某些学者认为该标准过于严格，操作性差，似乎只能作为老龄化的理想状态和奋斗目标。近年来有学者提出，尽管 Rowe 和 Kahn 的 3 条标准涵盖了多个层面，但忽略了老年人自己的主观感受。目前认为健康老龄化至少应从疾病、躯体和认知功能、精神心理、社会参与度及自我感受等多个方面予以评价。2015 年，WHO 发布了《关于老龄化与健康的全球报告》，着重强调了健康老龄化并不仅仅是指没有疾病。对大多数老年人来说，维持功能发挥是最为重要的。

WHO 将健康老龄化定义为发展和维护老年健康生活所需的功能发挥的过程。在健康老龄化的这一定义中，关键是要理解“内在能力”和“功能发挥”两者都不是恒定不变的。尽管两者都会随年龄的增长有所降低，但生命过程中不同时点的人生选择和干预措施将决定每一个体的具体轨迹。因此，健康老龄化并非由功能或健康的某一水平或阈值来界定，而是定义为一个因每个老龄个体而不同的过程，因为每个个体的轨迹都会受到不同经历的影响而随时发生变化。

常用的健康老龄化定义要素及其具体评价手段见表 3-1。

表 3-1　研究中常用的健康老龄化定义和评价手段

定义要素	评价手段
合并疾病及危险因素情况	是否合并主要慢性和老年性疾病（如心脏病、卒中、肿瘤、糖尿病、帕金森病、骨质疏松及慢性阻塞性肺疾病等） 是否合并主要危险因素（如高血压、吸烟、肥胖等）
躯体功能状况	是否可进行日常生活活动量表及工具性日常生活活动量表

（待续）

（续表）

定义要素	评价手段
认知功能状况	简易精神状态检查量表
社会生活参与度	是否可获得社会及亲友的支持，是否经常与亲友会面或联系，是否工作并取得收入、是否照看孙子或外孙、是否做义工、是否经常打扫房间
满意度/幸福感及自我评价	是否有抑郁症 开放性问题：您对您目前的生活是否满意，您认为您是健康老年人吗

二、健康老龄化的相关调查研究★△

2006—2008年，Pruchno等对美国新泽西州的5688名50～74岁人群进行了电话调查，分别通过主观标准和客观标准来判断是否属于健康老龄化，让患者自我判断成功老化的程度、健康程度及生活满意度。根据调查结果将被访视人群分为4组，其中，主、客观标准都不成功者占8.3%，仅主观标准成功者占10%，仅客观标准成功者占8.5%，主、客观标准均成功者占73.1%。2006年，Depp等发表了回顾29项相关研究的系统综述，这些研究分别采用不同的标准定义健康老龄化，健康老龄化比例平均为35.8%，但不同研究差异较大，主要与定义的严格程度和被调查人群的平均年龄有关。此外，研究还发现，健康老龄化的主要预测因素除研究设计等方法学因素外，还包括人群年龄、疾病健康状况（如是否合并关节炎、听力异常）、是否吸烟、认知和躯体功能状况及是否合并抑郁症等，而人口学特征如民族、收入、受教育程度、目前婚姻状况等对健康老龄化的影响处于相对次要地位。

近年我国也进行了一些健康老龄化相关的调查研究，但总体上规模较小，尚处在探索性研究阶段。吴文源等根据Rowe和Kahn的模型在城镇或经济较发达的乡村访视1516名社区老年人，健康老龄化检出率为46.2%，其中80～84岁的检出率为18.2%，85岁以上检出率为11.4%。该课题研究组在2003～2005年对上海市425名社区居民进行调查，依据简易精神状态检查量表（mini-mental status examination MMSE）、日常生活活动（activities of daily living，ADL）量表、目前心境及情绪的自我评价、躯体有无残疾来评估成功老化，其中230名（54.1%）属于健康老龄化。李德明等通过问卷调查北京市老年人群251名，发现身体健康、心理健康、认知效能和文体活动可作为该人群健康老龄化的基本要素，但未给出具体的评价方法和标准。李春波等以中国版MMSE总分大于分界值4分、ADL总分≤15分、目前心境及情绪的自我评价一般至极好、躯体无伤残这4项指标状态作为健康老龄化的评价标准，调查1516名65岁以上上海市社区老年人，其中健康老龄化比例为46.17%。遗憾的是，此项研究健康老龄化定义并未涵盖疾病健康、危险因素，且未包括社会参与度这一层面的内容和标准。2004年中国台湾“国民健康局”《台湾地区老年人保健与生活问题研究》曾在Rowe & Kahn模式的基础上定义健康老龄化为老年人同时具备日常生活功能正常、认知功能正常、无抑郁症状、有良好社会支持4项指标。该研究入选2000余名老年人（平均年龄76.3岁，男性占55.5%），结果显示86.6%的老年人ADL正常，45.8%工具性日常生活活动（instrumental activities of daily living，IADL）正常，45.7%两者均正常；83.7%的老年人认知功能正常，67.2%无抑郁症状，58.9%社会支持良好，约半数（49.4%）被调查者能够主动投入社会生产力活动；38.1%的老年人达到健康老龄化。

三、健康老龄化的政策和建议★★△△

为了应对人口老龄化，国际社会尤其是发达国家制定了一系列健康老龄化或积极老龄化的制度。①制度保障和立法支持：老年人医疗保障制度和老年人护理保障制度是保障老年人健康的重要制度安排。日本老年社会保障有《国民年金法》《老年人福利法》《老年人保健法》三部法律作为支撑。②工作方法：LeRoy等提出了一系列长期照顾的基础工作方法，包括在合适的环境下养老、协助老年人在家生活、在护理院中的“文化改变”、提高服务质量、加强人力资源建设等。③基于年龄友好的初级卫生保健政策：提倡创建老年人友好型初级卫生保健中心。初级卫生保健是以实际的、科学的和社会可以接受的方法和技术为基础的基本保健，社区内的个人和家庭通过全面参与均能普遍获得。

随着年龄的增长，老龄个体的健康会显现出长期且复杂的需求。在《关于老龄化与健康的全球报告》中推荐的应对人口老龄化的社会学方法，包括建立关爱老年人的环境的目标，需要卫生体系从以疾病为基础的医疗模式向以老年人需求为核心的综合关怀模式转变。该报告所采取的方法是重点关注老年人的能力建设，帮助他们驾驭变化中的世界，创造新的、更好、更有成效的生活方式。促进健康老龄化的干预措施可以有很多着手点，但共同的目标是尽可能改善功能发挥。这可以通过两种方式达成：一是增强和维护内在能力，二是使功能衰减的个体能够做其认为重要的事情。改善功能发挥和内在能力，可以在下述 4 个方面优先采取行动：①卫生系统应面向老龄人群提供有效服务。②建立长期照护系统。③创建关爱老年人的环境。④提高衡量、监测及认识水平。

要在健康老龄化方面取得进一步的发展，需要对年龄相关问题及其趋势有比现在更好、更深入的了解。目前仍有很多基本的问题需要解答。需鼓励在一系列与老龄化和健康相关的具体领域开展研究，这就需要在重要的概念及其衡量方法上达成一致。应鼓励实施覆盖多国、多学科的研究，因为它们能够代表具有多样性的群体，有助于研究健康老龄化的决定因素和老年人所处的独特环境。同时也应鼓励老年人参与研究和做出贡献，因为这样可能会使研究结果更有意义和创新性。

第 2 节　健康老年人标准 ★★★ △△△

WHO 于 20 世纪中期提出健康的定义，即个体不仅没有疾病和衰弱，并且在身体、精神和社会上都呈现完满状态。WHO 对老年人健康的标准还提出了多维评价：包括精神健康、躯体健康、日常生活能力、社会健康和经济状况。日本学者胜治英宇等曾提出健康老年人标准为没有已被确诊的疾病，特别强调了没有明显的动脉硬化性疾病及其判定标准。

1982 年中华医学会老年医学分会提出了有关健康老年人标准的 5 条建议，认为健康老年人是指主要的器官没有器质性病理改变的老年人。1995 年依据医学模式从生物医学模式向社会 - 心理 - 生物医学模式转变的要求，中华医学会老年医学分会又对这一标准进行了补充，修订为 10 条，该标准侧重健康和精神心理等方面，但对健康相关危险因素、社会参与度和社会贡献，以及自我满意度、幸福感等方面均未描述。

多数老年人为多种慢性病共存（comorbidity），出现老年问题 / 综合征（geriatric syndrome），部分老年人还有功能残障（disability）。尽管多数患慢性病的老年人病情稳定，生理和社会功能较好，有独立生活能力，但按 1995 年的健康标准仍排除在健康老年人队列之外。

2013 年中华医学会老年医学分会和《中华老年医学杂志》编辑部发表了我国健康老年人标准（2013）：①重要脏器的增龄性改变未导致功能异常，无重大疾病，相关高危因素控制在与其年龄相适应的达标范围内，具有一定的抗病能力。②认知功能基本正常，能适应环境，处事乐观积极，自我满意或自我评价好。③能恰当处理家庭和社会人际关系，积极参与家庭和社会活动。④日常生活活动正常，生活自理或基本自理。⑤营养状况良好，体重适中，保持良好的生活方式。

本次修订有如下特点：①强调了重要脏器的增龄性改变而非病理性病变，并且强调了功能而非器质性改变。这与前两次标准中细分各器官系统无疾病不同。同时强调相关高危因素控制在与其年龄相适应的达标范围内，突出了老年人身体与其他年龄阶段的不同，在具体应用时要考虑到老年人的特点。②将认知功能放在第二位，强调了认知变化在老年人健康中的重要性。自我满意或自我评价融入了国际上较新的老年人健康概念。③突出了积极老龄化的概念。旨在鼓励老年人积极参与社会活动，积极融入家庭和社会，让他们意识到其整个生命过程中体力、精神状态及社会参与的潜力。即使高龄，仍能发挥对家庭、同行、社会及国家的贡献，增加幸福感和归属感。④强调了即使老年人有疾病，只要能维持基本日常生活也可视为健康老年人。⑤倡导老年人养成健康的生活习惯，积极预防疾病。

2015 年 WHO《关于老龄化与健康的全球报告》指出老龄人群健康和功能状况的复杂性引出了一系列重要问题，包括何谓老年健康，以及如何进行衡量、如何予以促进。在这些新的概念和定义中，不仅要考虑疾病存在与否，还应重视这些疾病对老龄个体功能和福祉造成的实际影响。为了更好地对生存及其他健康结果进行预估，对上述所有健康状况进行综合性评价，其效果要显著优于对单独疾病甚至包括对共患疾病存在与否的独立评价。

（孟　丽　于普林）

参 考 文 献

[1] Rowe JW, Kahn RL. Successful aging. Gerontologist, 1997, 37: 433-440.
[2] Bowling A. Aspirations for older age in the 21st century: what is successful aging. Int J Aging Hum Dev, 2007, 64: 263-297.
[3] Cernin PA, Lysack C, Lichtenberg PA. A Comparison of Self-Rated and Objectively Measured Successful Aging Constructs in an Urban Sample of African American Older Adults.

Clin Gerontol, 2011, 34: 89-102.
[4] McLaughlin SJ, Connell CM, Heeringa SG, et al. Successful aging in the United States: prevalence estimates from a national sample of older adults. J Gerontol B Psychol Sci Soc Sci, 2010, 65B: 216-226.
[5] Pruchno RA, Wilson-Genderson M, Rose M, et al. Successful aging: early influences and contemporary characteristics. Gerontologist, 2010, 50: 821-833.
[6] Depp CA, Jeste DV. Definitions and predictors of successful aging: a comprehensive review of larger quantitative studies. Am J Geriatr Psychiatry, 2006, 14: 6-20.
[7] 李德明，陈天勇，吴振云，等. 健康老龄化的基本要素及其影响因素分析. 中国老年学杂志，2005，25：1004-1006.
[8] 中华医学会老年医学分会，中华老年医学杂志编辑部. 中国健康老年人标准 2013. 中华老年医学杂志，2013，32（8）：801.
[9] 于普林，孟丽，王建业，等. 对《健康老年人标准》的再认识. 中华老年医学杂志，2013，32（8）：802-803.
[10] World Health Organization. World report on ageing and health.http: //www.who.int/about/licensing/copyright_form/en/index.html.

第 4 章　老年患者的诊治要点

★★★★★★

老年人的组织器官发生衰老、生理储备功能下降，常患有多种老年病，还会出现多种老年问题。这些情况都可能引起功能受损，加上社会支持和环境的作用，最终影响老年患者的日常生活活动能力。老年人健康的异质性决定了传统专科诊疗模式不适合老年人。

第 1 节　老年人的患病特点

与成年患者多数因单个疾病就诊不同，老年患者要复杂得多，有以下四大特点。

一、衰老

衰老（aging，又称老化）是个体发生的与增龄相关的生物学改变，理论上讲是生理改变，并非疾病状态，但是一定会受到环境、生活方式和疾病状态的影响。老年人的生理衰退与疾病病理变化容易混淆、重叠（病态衰老），需要鉴别以决定是否需要处理。例如，与痴呆不同，健忘是衰老的表现，多不影响日常生活，也缺乏痴呆的进行性进展的病程。

二、慢病与共病

1. 慢病（chronic illnesses，chronic conditions）是指持续 1 年以上的疾病或医学情况，需要持续治疗和（或）影响日常生活能力。多数非传染性慢病均与增龄相关，又称老年病（age-related diseases，ARD）。慢病包括躯体疾病，也包括精神疾病，以及痴呆、物质滥用等老年综合征或老年问题，都需要长期治疗，都会导致失能。据 WHO 报告，老年人主要的死亡因素是缺血性心脏病、脑血管病（卒中）和慢性阻塞性肺疾病；失能的四大原因是视力损害、痴呆、听力障碍和骨关节炎，在低、中等收入和高收入国家相同。

2. 共病（multiple chronic conditions，MCC）是指个体同时患有 2 种及以上慢病，即多病共存。共病的表现形式复杂，有躯体 - 躯体疾病共存、躯体 - 精神心理疾病共存、精神心理疾病叠加或疾病 - 老年问题共存。从疾病之间的关系上分为：①相互关联的共病（comorbidity）。共病之间有关联性，医疗方案的方向基本一致。例如，动脉粥样硬化导致多个器官损害，肺癌并发阻塞性肺炎。由于目前综合医院多采用专科诊疗模式，各专科之间信息沟通不足，容易造成重复检查和重复用药。②互无关联的共病(multimorbidity)。互无关联的疾病共存，权重相当或不同。例如，结肠癌与急性心肌梗死；同一器官有多种疾病，如冠状动脉粥样硬化性心脏病与肺源性心脏病；同时存在多个器官功能不全等。在这些情况下，各个疾病的诊疗方案之间常有冲突，单病诊疗指南作用有限。

共病使得制订医疗方案的复杂性和难度增加，需要考虑各个疾病的权重。共病常会造成重复用药，治疗不衔接、不连续及过度医疗等医源性问题。对医疗资源的使用增加，发生不良事件的风险也显著增加，患者的失能率和死亡率增加。

老年人慢病和共病的发生率很高。在美国，约 90% 老年人患有 1 种慢病，2/3 老年人患有共病，约半数老年人患有 3 种及以上慢病。对北京市东城区 60 岁以上老年人的调查数据显示，同时患有两类慢病者占 32.7%，三类慢病者占 19.8%；北京市 3 个社区的调查结果显示，老年人慢病的患病率达 91.7%，共病达 76.5%，患有 3 种及以上慢病者占 54.9%。在高龄老年人中共病情况更加突出。

三、老年问题 / 老年综合征

老年问题（geriatric problem）/ 老年综合征（geriatric syndrome）是指发生在老年期，由多种因素造成的一种临床表现（老年问题）或一组症候群（老年综合征），是疾病（可能共病）、心理、社会及环境等多种因素累加的结果，即“多因一果”。

老年综合征与疾病之间有重叠，如前列腺增生是老年病，但是只有在出现下尿路症状并影响到生活质量时才需要处理；而除了前列腺增生所致的尿路梗阻之外，抑郁、糖尿病、行动困难和卫生间条件差等均可造成下尿路症状，寻找并处理这些可逆性因素，其效果优于针对不可治愈的慢病的处理，因此要更重视对老年综合征的处理。社区常见的老年问题/综合征有步态异常与跌倒、视力障碍、听力障碍、抑郁、痴呆、帕金森、尿失禁、疼痛、睡眠障碍、营养不良、肌少症、晕厥、便秘、多重用药、物质滥用和受虐/受忽视；住院患者中可出现谵妄、压疮、营养不良、医疗不连续；高龄、共病老年人出现衰弱症；生命终末期患者发生存活不良综合征、照护不足等。老年综合征会造成严重不良后果，如跌倒引起髋部骨折，严重影响患者的生活质量。慢病数量与老年综合征的发生密切相关，协同作用引起失能。老年综合征的发病率很高，跨越了器官和专科的界限，专科诊治不能够解决。

四、失能

功能是指人的生活能力，是健康状况与环境因素和个人因素相互作用的结果。维持功能是医疗决策最重要的出发点。

失能（disability）是指一个人在日常生活中基本活动能力或生活能力的丧失或受限。从病损、部分失能和失能三个层次反映身体、个体及社会水平的功能损害程度。

衰老、慢病、老年综合征和医源性问题均可导致老年人部分失能或失能，最终丧失在社区独立生活的能力，增加照护需求。在高龄老年人中功能正常者不足10%。在老年综合征中，步态异常与跌倒、视力障碍、听力障碍、抑郁、疼痛、痴呆和睡眠障碍对功能的影响最突出；衰弱症被认为是失能前的窗口期，需要引起高度重视。对于部分失能的老年人，良好的居家环境和社会环境及支持可以帮助其延长在社区生活的时光。

第2节 老年患者的诊疗要点

临床决策包括诊断、治疗和预期结果。医生将根据患者的临床情况做出医疗决策，即治愈、改善（但无法治愈）、对症处理、观察和随诊，以及上述决策的综合应用。年轻患者常因单病就诊；医生通常依据症状、体征及检查异常对疾病做出诊断，通常针对单一疾病，多数疾病可以用病理生理机制解释其临床表现，并进行相应治疗。而老年患者多共病的特点使得医疗决策变得复杂和困难。

一、诊断与评估

（一）采用老年综合评估（comprehensive geriatric assessment，CGA）

CGA是老年医学专业的基本技能，通过CGA对老年患者进行全面评估，仔细询问病史，做全面查体及必要的检查。评估要在安静的环境内进行，患者要佩戴眼镜、助听器等以保证其能够理解交流的内容，应与家属核对采集的资料。只有全面地了解老年患者情况，才能保证诊断的全面性和完整性，不会出现偏差和遗漏。

（二）了解老年患者临床表现特点

1. 老年病起病隐匿 与衰老难以区分，往往延误诊断。

2. 临床表现不典型 由于衰老、慢病之间的相互影响，造成病理机制和临床表现不一致，难以评估单一疾病的临床表现和严重程度。例如，衰弱高龄老年人肺部感染时，并不表现为发热、咳痰，而是出现食欲减退和谵妄。

3. 诱因不同 例如，尿失禁可以是粪嵌塞所致，肺部感染与吸入有关。

4. 检验或检查的参数不同 例如，血肌酐值不能反映老年人的实际肾功能情况，体质量指数难以反映老年人的营养情况，老年患者血压和血糖管理的达标值均高于成年患者。

5. 易发生并发症或多器官功能衰竭 例如，肺部感染造成脱水，引起肾功能不全，补液后水负荷增加，又会引起心功能不全，需要细致调整水盐平衡，在两极之间“走平衡木”。

（三）完整的诊断

“完整”的诊断应包括疾病、老年综合征和功能状态。疾病诊断目前采用《国际疾病分类10》（international classification of diseases 10，ICD-10），采取诊断-鉴别诊断-按指南治疗的“以疾病为中心”

的诊疗模式，描述疾病诊断和转归（治愈、好转、无变化、恶化、死亡），在诊断与鉴别诊断上需要的花费较多。而成百上千种慢病最终表现为常见的症状和综合征，当慢病被纳入老年综合征考虑时，采取快速筛查 - 评估（通用量表、查找多种原因并处理、判断不良预后并预防）- 干预（预防和处理）- 随访，可以节省诊断的花费、减少医源性问题。对于老年患者还需要加上功能诊断，例如，骨关节炎患者出院时，尽管关节炎没有好转，但是日常生活能力和行走能力有所提高。在中期照料或康复医疗中，常采用《国际功能、残疾和健康分类》（international classification of functioning，disability and health，ICF）。在 CGA 中，ADL 和 IADL 量表用来反映个体生活能力受限及需要外界帮助的程度，比较简单、省时。

（四）考虑患者的意愿、家庭与社会支持

1．老年患者有不同的文化背景、宗教信仰、价值观和世界观，这些决定了患者的就医意愿，影响医疗决策的制订。老年患者感官功能下降、理解力下降，这些增加了沟通难度。

2．家庭支持、社会支持、保险的差异和变化，影响诊疗行为和干预方案制订与治疗依从性。

（五）诊疗思维模式

在诊断分析上由“一元论”转为“多元论”。通过 CGA，发现缩短寿命、损害功能或干扰本次就医目的的主要疾病和老年综合征；找出老年综合征的多个风险因素，全人管理。

二、诊疗决策

（一）共病处理原则

美国老年医学会（American Geriatric Society，AGS）在总结了关于共病的文献和专家意见后，于 2012 年提出了老年人共病的指导原则及流程。参考 AGS 的共病流程，结合国内情况，提出建议如下。

1．考虑患者意愿　在共病处理或者不同的治疗方案之间有冲突，或不同的治疗方案会导致不同结局的情况下，首先要考虑患者意愿。只有制订出符合患者愿望的治疗方案，才会得到患者及其家人的认可。在预计两种方案的获益 / 风险比值相当的情况下，在缓和医疗中更多地采用“以患者意愿为目标的医疗方案（patient-specific outcomes）”。

2．进行老年综合评估　了解目前治疗方案的实施情况、患者的依从性。

3．查询循证医学证据　目前的诊疗指南几乎都是针对单病种，很少纳入年龄超过 75 岁的老年患者或共病患者。因此，指南对于共病老年患者的指导作用有限，甚至不清楚。应在参考本次就诊主要疾病的诊治指南后，查询那些专门针对老年患者所进行的研究，最好是针对有类似共病的报告。一些专科学会或老年医学分会所发布的针对老年人的建议可供参考，如老年高血压患者的降压治疗、老年糖尿病患者的血糖分层管理。

4．考虑获益、风险及负担，判断预后　慢病干预从开始到获益，需要一段时间才能看出效果。对于共病的老年患者，要考虑诊疗方案的获益、风险及负担的比值，估计其预期寿命（可参考预期寿命表），从而大致判断该方案能否最终让老年人获益。

5．考虑治疗方案的利弊，做出合理取舍　一次就诊或住院难以解决老年患者所有问题，需要进行权衡取舍。优先解决患者最关注的症状或问题，以及对功能、生活质量有很大影响的问题，把次要问题放在以后分次处理。关于生活质量评估，在社区居民和住院患者中常采用健康调查简表（short from-36 health survey，SF-36）；但是对于老年人尤其伴有衰弱的老年人，SF-36 则不适用，因为天花板效应和对于重要健康状况变化不敏感。对于这部分老年人，要充分考虑到患者的意愿，在治疗计划中纳入老年人的偏好，提高依从性，提高满意度，才有可能改善患者预后。这种“以目标为导向的治疗（goal-oriented patient care）”常用于严重疾病和疾病末期老年患者的医疗中，与缓和医疗中的医疗决策是一样的。

6．与患者沟通，确保治疗方案的实施　与老年人或其照料者进行沟通，确定干预方案能够为老年人所接受，能够得到实施；不能只是简单地开方，告诉患方去做什么；只有让患者及照护者明确了解治疗的近期和远期目标、获益与潜在不良反应的风险比值、预期可能出现的不良反应的表现及应对措施，患者才会有较高的依从性。需要与患方沟通的基本问题：①如果不治疗，可能会发生什么后果？②治疗方案将对症状、健康和寿命造成什么影响？③治疗带来哪些风险和不良反应？④治疗会在多大程度上影响到正常生活或带来不适？对于认知能力下降的老年人，还要考虑其执行力如何、是否需要监督及帮助，确定照护方案的可行性。

7．定期随访，调整方案　实施干预方案后，需要定期对干预效果进行评估，并根据评估结果调整治疗方案。要通过转诊医疗措施，保障对老年患者治疗

的连续性。

（二）按照死亡率/失能分类的决策

近年来，欧洲和WHO按照对老年人死亡率和失能的影响，将老年病分为3类。

1. 增加死亡率/不影响功能 采取预防为主、及时治疗的方针。例如，对于流感和肺炎，每年接种流感疫苗，可使因肺炎或流感的住院风险降低27%，死亡风险降低48%。多价肺炎疫苗可以减轻肺炎的严重程度。

2. 增加死亡率/增加失能 注意诊疗特点与要点，注重维持功能。例如，卒中是致死率和致残率均居首位的疾病，如果能在发病后黄金3小时内及时救治，则会大大降低致残率。再如，对于高龄的肿瘤患者，需要在制订治疗方案前进行综合评估，在权衡治疗肿瘤和保全功能及生活质量上，更加侧重于后者。

3. 不增加死亡率/增加失能 如对于阿尔茨海默病、帕金森病等神经精神退行性疾病，迄今，临床发病后仍缺乏有效的治疗手段，提高即时诊断率、提高长期照护的质量更为重要，需要对家人和照料者提供支持，关心这个群体的健康状况。

（三）按照有无衰弱症分类的决策

衰弱是机体脆弱性（或易损性）增加和维持自体稳态能力降低的一种临床状态。衰弱症往往在高龄、共病、慢病终末期出现，是失能前的窗口期。对于衰弱老人，疾病更难以控制，更容易发生并发症和医院获得性问题（如输液或导尿管置入等使患者制动，可能引起谵妄、跌倒、压疮、深静脉血栓形成及肺栓塞、营养不足、尿路感染、吸入及多重用药等）；增加失能和死亡风险、延长住院日，增加入住护理院的可能。所以，甄别出衰弱老人，并将其归类到老年医学科处理，更为恰当和安全。对于衰弱老年患者宜采取以下措施。

1. 手术前、肿瘤治疗前进行综合评估

2. 设置专门病房 美国部分医院针对衰弱老人设立了老年人急性医疗单元（acute care for elders unit，ACEU）或评估单元（geriatric evaluation and management unit，GEMU）。

3. 避免住院或缩短住院日 约30%老年住院患者会出现ADL下降，尽快安排出院，让其回到熟悉的生活环境中，可降低医源性问题的发生率。在出院后2周内随访，帮助老年人顺利度过过渡期，降低30天内再入院率。

4. 个案管理（case management） 无论衰弱老人在家还是住院，始终有一位熟悉其全面情况的个案管理员来合理安排老人在不同地点的医护照料，并协助进行医患沟通。

总之，老年患者的复杂性和异质性，决定了在医疗决策上需要将“以疾病为中心”的专科化、片段式的诊疗模式转变为“以患者为中心”的个体化、连续性、集医护照料为一体的医疗模式，目的是维持老年患者的功能、改善生活质量、提高满意度，同时降低医疗负担。由于老年患者的易损性，在医疗决策和诊疗行为中，应始终牢记“患者安全”，避免医源性伤害。

（刘晓红）

参考文献

[1] U.S. Department of Health & Human Services. Multiple chronic conditions: A strategic framework. Optimum health and quality of life for individuals with multiple chronic conditions.2012. http://selfmanagementalliance.org/wp-content/uploads/2013/09/HHS-Strategic-Framework-on-Multiple-Chronic-Condtions.pdf.

[2] Jeffrey BH, Joseph GO, Mary ET, et al. Hazzard's geriatric medicine and gerontology. 6th ed. New York: McGraw Hill Professional, 2009.

[3] Samuel CD, Gail MS. Geriatrics review syllabus.8th ed. New York: American Geriatrics Society, 2013.

[4] American Geriatrics Society Expert Panel on the care of older adults with multimorbidity. Guiding principles for the care of older adults with multimorbidity: an approach for clinicians. J Am Geriatr Soc, 2012, 60(10): E1-E25.

[5] 卢艳丽，田志军，李敏．北京市东城区老年人医疗需求调查．医学信息，2011，24（9）：5720-5721.

[6] 林红，张拓红，杨辉，等．北京市895名老年人慢病现状及影响因素分析．中国慢性病预防与控制，2002，10（6）：270-272.

[7] Walter LC, Brand RJ, Counsell SR, et al. Development and validation of a prognostic index for 1-year mortality in older adults after hospitalization. JAMA, 2001, 285(23): 2987-2994.

第 5 章　老年综合评估

第 1 节　概　　述

一、概念★★△△

（一）基本概念

老年综合评估（comprehensive geriatric assessment，CGA）是老年医学服务的核心技术之一，是一个多维度跨学科的诊断过程。评估者从全面关注与老年人健康和功能状况相关的所有问题入手，从疾病、体能、认知、心理、社会和环境等多个层面对老年人进行全面的评估，在明确其预防、保健、医疗、康复和护理等目标的基础上，为老年人制订出有针对性的预防干预措施。

（二）评估意义

CGA 无论对医护人员还是对老年患者都有重要的意义。对于医护人员来讲，通过 CGA，可以提高对老年疾病诊断的准确率，能够全面了解或掌握老年患者的病情变化和功能状态，及时指导医疗、康复和护理方案的制订，适时进行疗效的评价；有助于为患者选择适宜的照护环境和服务设施，提高照护效果。对于老年患者及其家属来讲，通过 CGA，可以促进患者尽早康复，减少残疾，提高生活质量。

（三）评估对象

CGA 的对象没有明确的界定范围，一般认为具备以下任一情形者均需进行。

1．65 岁以上，具有多种慢病和多重用药者。

2．具有明显功能减退或失能的患者。

3．经急性期医院住院治疗后的患者。

4．经过运动、神经、呼吸、心脏或智能康复的患者。

5．具有跌倒、痴呆、尿失禁、晕厥、谵妄、抑郁症、慢性疼痛、睡眠障碍和帕金森综合征等常见老年综合征的患者。

6．存在压疮、便秘、营养不良、运动功能障碍或肢体残疾等常见老年照护问题的患者。

7．社会和行为能力异常者。

8．居住环境、社会环境和文化环境不良者。

对于完全健康或比较年轻的老年人、疾病终末期完全卧床的老年人、严重痴呆或功能完全丧失的老年人，行 CGA 的意义不大。

二、方法★△

CGA 的评估方法多种多样，以下是一些常见的评估方法。

1．一般医学评估方法　在采集完整病史的基础上，通过全面的查体、适当的医学检验和必要的辅助检查，做出正确的疾病诊断。

2．评估量表或评估问卷法　一般采用国际上比较通用的评估量表或评估问卷。

3．徒手检查法　不借助任何检查仪器和设备直接评估老年人功能状况的方法，如起立行走试验等。

4．仪器设备检查法　借助检查仪器和设备评估老年人各种功能状况的方法。

三、内容★★★△△△

CGA 的内容，应根据老年患者的具体情况而定。概括地讲，CGA 除包含常规的一般医学评估外，主要还包括以下评估内容。

1．躯体功能评估　主要包括对日常生活活动能力、平衡和步态、吞咽功能、视力和听力等的评估。

2．精神心理评估　主要包括对认知功能、情感状况（如抑郁和焦虑等）和精神状况等的评估。

3. 社会经济状况评估 主要包括对社会参与、社会支持和经济状况等的评估，其次还包括对老年受虐和老年文化差异等的评估。老年受虐评估主要从老年人是否被遗弃、被忽视或受不公正待遇，以及身心是否受虐待等方面进行评估。

4. 环境评估 主要进行居家安全方面的评估。

5. 常见老年综合征或老年照护问题的评估 如对跌倒、痴呆、尿失禁、晕厥、谵妄、睡眠障碍、疼痛、多重用药、压疮、营养不良、吸入性肺炎、肺栓塞和深静脉血栓形成等患病风险的评估。

6. 生活质量的评估 常用生活质量评定量表和健康调查表等进行评估。

第2节 躯体功能评估

一、日常生活活动能力评估 ★★★△△△

日常生活活动能力（activities of daily living，ADL）的评估可分为基本ADL（basic activities of daily living，BADL）评估和工具性ADL（instrumental activities of daily living，IADL）评估两种。BADL评估，如巴塞尔指数（Barthel index），包括对患者大小便、穿衣、移位、修饰、如厕、进食、活动、上下楼梯和洗澡等能力的评估；而IADL评估更加复杂，如Lawton-Brody IADL评估量表，包括对患者服药、洗衣、理财、家务、购物、做饭、使用公共交通工具和使用电话等能力的评估。进行ADL评估时，其一是应详细询问患者是否能够独立完成这些任务，还是需要别人的帮助；其二是应评估患者对辅助设备的使用情况，如手杖或助步器，包括使用辅助设备的时间长短和在什么情况下使用。

二、平衡与步态的评估 ★★★△△△

一般而言，平衡和步态的评估，对于评估老年患者躯体功能恢复的程度和预测跌倒风险具有重要的意义。常用的评估方法如下。

（一）平衡试验

常用并足站立（两足紧贴并行站立）、半足距站立（两足紧贴差半足站立）和全足距站立（两足前后站成一条直线，前一足的足跟紧贴后一足的足尖）的方法进行测试。正常参考值站立时间均应大于10秒，如小于10秒者提示平衡能力较差，应进一步用Tinetti平衡与步态评估量表等进行评估。

（二）功能性前伸测试

功能性前伸测试（functional reach test，FRT）：患者肩靠墙壁站直，保持稳定状态，上肢向前平伸，握拳，掌心向下，尽量将拳头前伸。以第3掌骨头的位置为测量起点，测量3次，取平均值。评估时应注意防止患者跌倒。正常参考值：前伸应≥15 cm，即前伸达15 cm或以上仍保持平衡，则显示患者平衡性较好。如前伸≥25 cm，说明患者平衡功能良好；如前伸20～25 cm，说明患者平衡功能尚好；如前伸≤12 cm，说明患者平衡功能差。

（三）5次起坐试验

5次起坐试验（five-chair rising）：要求受试者双手交叉放置胸前，从椅子（座高46 cm）上站立并坐下5次，尽可能快且不用手臂支撑。本试验可反映患者下肢肌力与关节活动能力。正常参考值<10秒，如≥10秒，发生跌倒的可能性较大，应做进一步跌倒风险的评估。

（四）起立行走试验

起立行走试验（timed up and go test，TUGT）：让患者坐在有硬靠背的椅子上，保持其双臂弯曲不用力。让患者从椅子上站起，向前走3 m转身并回到椅子所在处，转身，然后坐回到椅子上。可使用辅助工具，但不能搀扶，可综合评估患者的下肢肌力、平衡及步态。若所需时间<10秒，说明患者可自由活动；若所需时间为10～19秒，说明患者可独自做大部分活动；若所需时间为20～29秒，说明患者活动不稳定，具有较高的跌倒风险，需要做跌倒风险的进一步评估；如所需时间为≥30秒，说明患者存在活动功能障碍。一般认为正常者所需时间应<12秒。

（五）Tinetti平衡与步态评估量表

Tinetti平衡与步态评估量表（Tinetti performance-oriented mobility assessment）测试方法较复杂，用于用上述评估方法发现患者有平衡功能障碍时的进一步评估。

如用上述任一方法进行测试，发现患者平衡功能差或步态不稳时，需用助步器等来重复测试。在平衡功能和步态的评估中，一个替代性的评估方法是可把步速作为一项重要的指标。若患者的步速在 0.8 m/s 以上，提示患者可独立活动；若步速达 0.6 m/s，提示患者可以不用轮椅活动；若患者能够用 20 秒或更少的时间在诊室或病房的走廊里走 15 m，那么患者就能够在日常生活中独立行走。

三、吞咽功能评估★△

吞咽功能的评估对于脑卒中后的患者来讲是非常重要的，常用的评估方法有饮水试验、医疗床旁吞咽评估量表和吞咽困难分级量表等。

四、失能评估★★★△△△

一般将丧失生活自理能力的老年人称为“失能老年人”。按照国际通行标准，应用进食、穿衣、上下床、如厕、室内走动和洗澡 6 项指标进行评定。评定标准如下：1～2 项做不了为轻度失能，3～4 项做不了为中度失能，5～6 项做不了为重度失能。失能评估对于界定老年患者是否接受长期照护服务具有决定性的作用。康复医学科和神经科最常用的失能评估量表是功能独立性量表（Functional Independence Measure，FIM）。

五、视力和听力评估★★△△

（一）视力评估

一般可通过询问患者“您在阅读、驾驶、行走或看电视时有困难吗”进行初筛。如发现患者有视力问题，可用视力表进行检测，必要时让患者到眼科就诊。

（二）听力评估

一般可通过询问患者“房间内有人用正常声音跟您说话，如果不戴助听器和不看对方的脸，你能听到并听懂吗”进行初筛。如发现患者有听力问题，可用音叉试验或低声测听法进行评估，必要时让患者到耳科就诊。

第 3 节　精神心理评估

老年精神心理评估包括对老年认知功能、言语功能、情绪情感、人格、压力、自我概念和心理障碍等方面的评估，其中认知功能评估是老年精神心理评估的重点，痴呆、谵妄、抑郁、焦虑、合作不佳、受教育水平低、语言障碍和精神不集中等都可影响老年认知功能的评估。

一、认知功能评估★★★△△△

有效的认知功能评估工具，包括单词再认测试、画钟试验（clock drawing test，CDT）、简易智能评估量表（mini-mental status examination，MMSE）、痴呆简易认知功能评估量表（mini-cog assessment instrument for Dementia，Mini-Cog）和蒙特利尔评估量表（Montreal cognitive assessment，MoCA）等。单词再认测试也可称“三件事回顾”，多通过复述和回顾三种不相关的名词来进行测试，如钟表、树木和汽车等。CDT 是对认知功能迅速而敏感的评估。MMSE 是一个众所周知的了解病情的工具，它费时较长，但可通过得分获得特定分数段所代表的认知功能的受损情况，用于简单判断和区分谵妄、抑郁、神志昏迷和痴呆的患者。例如，谵妄的患者主要在短期记忆（5 分钟后回忆）方面有困难；抑郁患者有短期记忆障碍；神志昏迷的患者注意力不集中，连续减 7 的计算困难比较大；痴呆的患者总体情况比较差，得分也比较低。因此，在认知功能评估中，一个低的分数不一定就是痴呆，也可能是谵妄、抑郁、缺少合作、受教育水平低、智力障碍、语言障碍或精神不集中等的结果。MMSE 需要综合考虑受试者的受教育程度、种族和年龄等情况来解释评估结果，如果文盲者低于 17 分，小学水平者低于 20 分，中学以上水平者低于 24 分，则通常需要对可能存在的痴呆进行进一步的评估。

另外一个有用的评估方法，是要求患者在 1 分钟之内尽可能多地说出四条腿动物的名称。如果少于 8 个动物名称则为异常，提示需要进行更进一步的评估。

二、谵妄的评估★★★△△

谵妄是一种急性的精神混乱状态，是最常见的老年综合征之一。医护人员应当把谵妄视为危重情况对待，因为谵妄的某些原因是致命的，如果未被发现并及时处理，将使病情加重且增加死亡率。在临床工作中，当遇到一位急性精神混乱或神志处于意识模糊和间断意识障碍的波动状态的高龄患者时，医护人员一定要高度警惕，及时评估患者是否处于谵妄状态。常用谵妄评定方法（confusion assessment method，CAM）进行评估。

三、抑郁症的评估★★△△

因抑郁症通常与躯体疾病和精神心理因素密切相关，在老年患者中抑郁症高发。抑郁症严重的患者有自残或自杀倾向，需要引起老年医护工作者足够的重视。评估抑郁症时询问患者的两个最佳问题是：①近两周您是否常常觉得做事没有兴趣或乐趣？②近两周您是否常常觉得情绪低落、压抑或没有希望？如果回答是肯定的，那么就需要作进一步的评估。常用抑郁症的评估方法有汉密尔顿抑郁量表（Hamilton depression rating scale，HAMD）、Zung 抑郁自评量表（self-rating depression scale，SDS）和老年抑郁量表（geriatric depression scale，GDS）-15 和 GDS-30 等。此外，患者健康问卷 -9（patient health questionnaire-9，PHQ-9）有时也被推荐使用。

四、老年焦虑评估★★△△

焦虑是老年人中最常见的情感障碍之一，尤其是在住院的老年患者中患病率甚至超过抑郁。焦虑症状可以是某些躯体疾病的临床表现，也可以是由精神心理因素、社会因素或环境因素导致的一种情感障碍。及时发现和确诊老年焦虑，尽早给予心理干预，可以取得较好的效果。常用焦虑的评估方法有汉密尔顿焦虑量表（Hamilton anxiety scale，HAMA）和焦虑自评量表（self-rating anxiety scale，SAS）等。

第4节 社会评估

一般来讲，量化老年人的社会功能比较困难，因为相关的影响因素很复杂。75 岁以上的老年人与社会隔绝很普遍，尤其当老年人变得体弱多病、失能或生病住院时，常常需要配备护理人员。老年社会评估包括对老年患者的社会支持系统、社会参与能力、经济收入、社会服务的利用、特殊需求、老年歧视与受虐、社会心理问题等方面的评估。任何一种社会问题都有可能影响老年人健康管理、疾病诊疗和康复护理计划的制订。下面是一些常用的社会评估方法。

一、社会支持评估★△

社会支持的评估可采用社会支持评定量表（social support rating scale，SSRS）等进行评估。

二、经济状况评估★△

老年人经济状况的评估多采用问答的形式进行，评估的内容主要包括对其个人收入情况、家庭负担、子女赡养、医疗保险、养老保险和长期照护保险等方面的评估。

三、老年歧视或受虐评估★△

老年人由于年龄的增长，逐渐从单位或家庭中的主导地位变成次要地位，加之身体逐渐衰弱、依赖性逐渐增强，受歧视、受虐待或被遗弃的现象逐渐增多。老年医学工作者应对老年人进行老年歧视或老年受虐的评估，及时发现问题并及时解决问题。此外，医护人员对老年患者的个人价值观、精神寄托和护理愿望应有清楚的了解，不管在任何情况下，都应尊重患者的文化和宗教信仰问题。

第5节 环境评估

老年环境评估包括对老年居住环境、社会环境、精神环境和文化环境等的评估。在此项评估中，老年人的居家安全评估最为重要，因为它对预防老年人的跌倒和其他意外事件的发生具有极其重要的意义。因居住环境等的改变，老年孤独已经成为一个普遍的社会问题。

一、居家安全评估★★★△△△

居家环境是否安全，对老年人的健康状态影响比较大。居家安全的评估包括对居室内的光线、温度、地面、地毯、家具、床、电线、取暖设备、电话、燃气、浴室门、便器、浴盆、台阶和扶手等的评估，常用家庭危险因素评估工具（home fall hazards assessments，HFHA）进行评估。

二、老年孤独评估★△

随着老龄化社会的发展、农村城镇化的变迁和居民居住环境的改变，老年人出现一系列新的问题，如新楼综合征、高楼综合征、空巢综合征、老漂族和失独家庭等，这些问题导致老年人异常孤独，长此以往，会引发老年人的多种身心疾病。老年医学工作者应对老年人进行细致的观察，及时发现老年人的孤独问题，并采取有效的预防干预措施，尽可能避免其他身心疾病的发生。

第6节　老年综合征和老年照护问题的评估

常见的老年综合征和老年照护问题有20多种，本节重点介绍老年人跌倒（fall）、痴呆（dementia）、尿失禁（urinary incontinence）、营养不良（malnutrition）、多重用药（polypharmacy）和压疮等患病风险的评估。

一、跌倒风险的评估★★★△△△

评估老年跌倒风险的方法比较多，既可用徒手检查法进行评估，也可用评估问卷或评估量表等进行评估。常用的评估方法除如前所述的平衡试验、功能性前伸测试、5次起坐试验和起立行走试验外，临床上还有许多跌倒风险评估量表可以使用，如老年跌倒风险评估工具等。

二、痴呆的评估★★★△△

可通过MMSE或Mini-Cog进行初筛，如确实怀疑老年人患有痴呆时，可用神经精神症状问卷（heuropsychiatric inventory，NPI）、总体衰退量表（global deterioate scale，GDS）、临床痴呆量表（clinical dementia rating，CDR）和Hachinski缺血指数量表（Hachinski ischemic score，HIS）等进行进一步的评估。其中HIS主要用于血管性痴呆和阿尔茨海默病的鉴别诊断。

三、尿失禁的评估★★△△

老年患者因留置导尿管时间过长、泌尿系感染或自身状况等原因均会有尿失禁的风险或发生尿失禁。尿失禁是一种潜在性的功能丧失，常常是可治疗或可治愈的。一个有效的筛查问题是“您有过不知不觉的排尿吗？”如果回答是，需要做进一步的检查。在评估尿失禁时，应注意以下问题。

1. 尽可能鉴别出尿失禁是急性还是慢性。
2. 应做中段尿的检查，可提示有无感染的发生。
3. 对于男性，应用超声波进行排尿后残余尿量的检查，以明确是否有前列腺增生等问题。
4. 医护人员可用国际尿失禁咨询委员会尿失禁问卷简表（international consultation on incontinence questionnaire-short form，ICI-Q-SF）或尿失禁问卷表（ICI-Q-LF）进行评估。

四、营养不良的评估★★△△

老年患者大多有体重下降或营养不良的现象，体重减轻常发生于营养不良之前，可能还伴随着躯体疾病、急性或慢性疼痛、孤独、抑郁和功能异常，也可能是自己不能进食或有经济困难等情况。医护人员除应测量患者现在的体重外，还应该询问患者最近一次测量的体重，如患者体重减轻1周内达2%、1个月内达5%、3个月内达7.5%或6个月内达10%以上，即可诊断营养不良。不管是体重减轻还是明确诊断为营养不良，都应对患者做进一步的检查，包括血清白蛋白、全血细胞分析、肾功能和肝功能的检查等。综合营养状况的评估还应包括病史、人体测量（体质量指数、肱三头肌皮褶厚度和小腿围等）、临床检查和饮食评价等。用于营养不良的评估量表有简易营养评估简表（mini-nutritional assessment-short form MNA-SF）或简易营养状况评估量表（MNA）等。

五、多重用药的评估★★★△△△

目前对多重用药还没有公认的定义，多重用药通常是指患者接受药物治疗时使用了一种或多种潜在的不适当药物，或者同时服用了5种及以上的药物。然而，多重用药非常复杂，不仅仅是指一个患者所服用的药物的数量，还涉及药物与药物之间的相互作用及其产生的不良反应等。为了避免老年人产生用药不良反应，医护人员应进行完整的用药评估，包括询问完整的用药史、评估并检测用药、记录问题和拟定治疗计划等。

临床上，用于鉴别多重用药的标准主要包括以下 5 个方面。

1．没有明确的用药指征而用药。

2．同时应用治疗手段等效的药物治疗同一疾病。

3．所用药物之间存在药物相互作用。

4．使用不适当的剂量。

5．用其他药物治疗某种药物引起的不良反应。

六、压疮风险的评估★★△△

压疮风险的评估主要用于长期卧床患者。常用的评估方法有 Norton 皮肤评分量表法和 Bradan 量表评分法等。

第 7 节　生活质量的评估★★△△

老年人在生理功能、健康状况、经济状况、社会支持、信仰体系、文化和种族背景、价值观及个人喜好方面都有非常大的差异，老年医护工作者应该充分考虑到这些问题，以便对老年人做出综合的评价，有利于对老年人进行健康管理和疾病管理。在老年医疗卫生服务中，需要患者、家属、临床医护工作者、社工和志愿者等共同合作来明确患者存在的各种问题，明确患者的个人需求并制订科学、合理的康复目标与具体的治疗计划，并进行综合干预。已经证实，包含患者对治疗选择在内的治疗计划，可以改善患者的依从性、增加患者的满意度和改善疾病的转归。

尽管生活质量的评估目前还没有一个金标准，但多数衡量生活质量的工具都包括了躯体、认知、心理及社会功能等多个方面。目前评估生活质量最常用的工具是“36 项健康调查简表”（short form-36 health survey，SF-36）。此外，也有学者应用生活满意度指数量表（LSI）、老年幸福度量表（MUNSH）、诺丁汉健康量表、世界卫生组织生存质量测定量表（WHOQOL-100）和欧洲五维健康量表（EQ-5D）等来进行老年生活质量的评估。

（宋岳涛）

参 考 文 献

［1］宋岳涛．老年综合评估．北京：中国协和医科大学出版社，2012：140-298.

［2］Joseph J.Gallo, Hillary R.Bogner, Terry Fulmer, et al. Handbook of Geriatric Assessment. 4th edition. The United States of America: Jones and Bartlett Publishers Inc, 2006: 3-13.

［3］Robert L.Kane, Rosalie A.Kane. Assessing older persons, measures, meaning and practical applications. The United States of America: Oxford University Press Inc, 2000: 1-13.

［4］Daniel Kam Yin Chan. Chan’s Practical Geriatrics. Australia: BA Printing and Publishing services, 2006: 12-17.

［5］David B. Reuben, James T. Pacala, Jane F. Potter, et al. Geriatrics at Your Fingertips.10th edition. New York: The American Geriatrics Society, 2008-2009: 203-270.

第 6 章　老年人合理用药

老年人群是慢性非传染性疾病（noninfectious chronic disease，NCD）和共病（geriatric multimorbidity）的主要患病群体，临床上药物的频繁应用及联合应用是常见的。由于衰老对各器官系统的影响及药代动力学（即吸收、分布、代谢和排泄）的特殊性变化，老年人对药物的敏感性增强，潜在不适当用药（potentially inappropriate medication，PIM）的比例显著增高，更易引发药物不良反应（adverse drug reactions，ADR）和药源性疾病。因此，老年人合理用药问题亟须引起临床医师特别是老年科临床医师的重视。本章的要点是了解老年人衰老器官功能减退对用药的影响、药代动力学特点、合理用药原则、用药安全和PIM评估工具；其中，重点是掌握老年常见药物不良反应及合理用药原则。

第 1 节　药物对衰老器官的影响

一、中枢神经系统 ★★★△△

中枢神经系统衰老时，脑组织中脂褐质、淀粉样蛋白、丝状物等物质沉积在神经元内和神经元周围，使神经系统功能减退直至丧失，导致老年人近期记忆受损，并逐渐发展到痴呆状态。认知功能下降的老年人群是发生ADR的高危人群，易发生不良反应的高危药物包括影响神经系统的药物（精神类药物、镇静催眠药、抗痴呆药物）和心血管药物。此外，记忆力减退引起的漏服或多服药物，也增加了相应症状及药物毒副作用发生的概率。

所有具有镇静催眠作用的苯二氮䓬类药物均可增加老年人认知功能障碍、谵妄、跌倒、骨折和机动车事故风险。老年患者对此类短效和中效药物（阿普唑仑、艾司唑仑、劳拉西泮、三唑仑）更为敏感。长效苯二氮䓬类药物包括地西泮和氯西泮，可能适用于癫痫、快速眼动睡眠障碍、苯二氮䓬类戒断、酒精戒断及严重广泛性焦虑障碍。应避免长疗程（超过4周）应用此类药物，停药时应注意逐渐减量，避免突然停药导致戒断综合征。三环类抗抑郁药（阿米替林、氯米帕明、丙米嗪、帕罗西汀，以及多塞平每天剂量>6 mg）具有高抗胆碱能活性，易导致口干、过度镇静及直立性低血压等，患有青光眼、前列腺增生、尿潴留患者应避免使用。非苯二氮䓬类（右佐匹克隆、唑吡坦及扎来普隆）可增加老年人精神运动功能受损、共济失调、晕厥及跌倒的风险，除非无其他的安全替代药物，否则应避免使用。对于老年人的睡眠障碍，可选择低剂量多塞平3 mg（每天≤6 mg）或曲唑酮，相对较安全。

二、心血管系统 ★★★△△

心血管系统衰老时，心脏组织胶原和淀粉样蛋白沉积增多，舒张功能降低；大血管弹性减弱，外周血管阻力增加，压力感受器及自主神经调节功能障碍。因此，老年人应用降压药和利尿药时应避免直立性低血压。α_1受体拮抗药（多沙唑嗪及特拉唑嗪）和中枢受体激动药（可乐定、甲基多巴及利血平每天剂量>0.1 mg）因导致直立性低血压风险较高，易引起晕厥、跌倒及心脑血管事件，不建议作为老年高血压的常规治疗药物。钙通道阻滞药，二氢吡啶类（如缓释硝苯地平），口服或舌下含服产生快速降压作用，能够引起冠状动脉盗血、反射性心动过速和心肌收缩力降低，可致脑缺血、急性心肌梗死、心律失常的风险，只可用于应急状态，避免老年慢病治疗中常规应用。另外，老年人对钙拮抗药的血压下降反应非常显著，这归因于老年人压力感受器反射活性降低，而不是周围血管钙离子通道效应的改变。非二氢吡啶类（地尔硫䓬及维拉帕米）具有负性肌力作用，应避免用于心力衰竭患者。

衰老心脏及血管β肾上腺素受体数目减少，心脏传导系统和起搏细胞发生退行性变，窦房结自律性降低，房性心律失常增多，应激时调节最大心率的能力下降，特别是老年患者心房颤动的患病率明显增加，常需应用抗心律失常药，但是应特别警惕药物致心律失常作用。根据新的证据和指南建议，相对于节律控制，心房颤动患者对室率控制可以有一样的效果。2015年版Beers标准中仍强调丙吡胺及Ⅰa类抗心律失常药应避免使用。Ⅲ类抗心律失常药胺碘酮不良反应较多，如甲状腺毒性、肺毒性及Q-T间期延长，应避免作为心房颤动患者的一线用药，但对同时合并心力衰竭或显著左心室肥厚者（如果优选心律控制）可能是合理的选择。另外，因胺碘酮其主要通过肝脏细胞色素P450酶系代谢，故对多种药物代谢均有相互作用，处方应用时须评估药物的相互作用。例如，胺碘酮与地高辛合用时，血药浓度增高，心率减慢，引发长Q-T间期综合征，致恶性心律失常；胺碘酮与利尿药合用时，常见低钾血症及心律失常等。地高辛增加心力衰竭患者住院的风险，并可能与老年人心力衰竭病死率增加相关，应避免作为心房颤动或心力衰竭治疗的一线药物，如果使用，剂量不应超过0.125 mg/d。

三、消化系统★★★△△

衰老影响了消化系统的各个方面，如吞咽功能、上段食管运动、胃肠道免疫功能等。但是现代研究证明，健康老年人仍有良好的泌酸功能，胃内pH与中青年人相当。随着年龄的增加，肠黏膜表面积减少，肠蠕动减慢，易造成便秘和肠道憩室；肝组织质量随增龄而减少，肝血流量降低，每年减少0.3%～0.5%。因此，老年人应慎用易引起便秘的药，如抗胆碱药物、口服铁剂、含铝抗酸药等。在使用经肝代谢的药物时，注意及时调整剂量。有些药物应用时，也要注意日常饮食，不宜与牛奶同服的药物有洋地黄类、含铁药物、左旋多巴、雌激素；不宜与酒精同服的药物有异丙嗪、甲硝唑、降糖药物；不宜与食糖同服的药物有对乙酰氨基酚、健胃药、泼尼松等。另外，矿物油类（液状石蜡）可增加老年人误吸风险，导致脂质性肺炎，对于反流风险大的患者，如食管裂孔疝、胃排空差、吞咽反射差的患者应避免使用。此外，帕金森病患者应用奋乃静或甲氧氯普胺治疗时可加重症状，易出现锥体外系反应，如迟发运动障碍。对于质子泵抑制药（proton pump inhibitors，PPI），由于具有诱发低镁血症和骨折的风险，除非高危患者（如口服糖皮质激素或非甾体类抗炎药）或糜烂性食管炎患者，老年人应及时减低剂量，间断服用或及早停药，避免长期大剂量服用PPI。

四、肾★★★△△

肾衰老时，老年人肾血管硬化，肾逐渐萎缩，质量减轻，每10年肾自然缩小约10%，主要表现为肾皮质变薄、肾实质被脂肪和纤维瘢痕取代；肾小球呈局灶节段性硬化，系膜组织增多，功能肾单位减少，微血管造影显示，入球小动脉和出球小动脉间直接通道的形成是导致肾小球闭塞尤其是近髓肾单位闭塞的主要原因；肾间质出现不同程度纤维化，肾血管硬化，肾血流量减少。如果并存血容量不足、糖尿病、缺血性疾病、电解质紊乱及原有过敏史，更易导致慢性肾病（chronic kidney disease，CKD）。因此，对老年人在用药前及用药过程中的肾功能状况的正确评估极为重要。

衰老导致老年人肾小球滤过率（glomerular filtration rate，GFR）降低。老年人肾功能评估较为复杂，临床上常用的eGFR公式有三种，即C-G（Cockcroft-Gault）公式、MDRD（modification of diet in renal disease）公式及CKD-EPI（CKD-epidemiology collaboration）公式。虽然都引入了年龄参数，但计算的老年eGFR仍存在误差。在肾功能正常或轻度受损的老年患者中，C-G公式的准确性优于MDRD公式，但计算的eGFR低于实际数值。CKD-EPI公式能纠正MDRD公式对CKD的过度诊断，有较好的预测能力。血清胱抑素C是近年来发现的一种接近理想的反映GFR的内源性标志物，其非GFR决定因子受种族和肌肉消耗的影响较小，并且对后续心血管疾病和死亡率的预测更加准确。

常见引起药源性肾损害的药物包括抗感染药物（青霉素、头孢菌素、氨基糖苷类、磺胺类、万古霉素、多黏菌素及两性霉素B），可引起过敏性间质性肾炎、急性肾小管坏死及肾毒性反应；解热镇痛药（各种感冒药，如安乃近、酚氨咖敏、康泰克等，以及非甾体抗炎药，如布洛芬、吲哚美辛、双氯芬酸、塞来昔布等）均可引起肾损害，可能与过敏或肾处于缺血、缺氧状态有关；化疗药物（多柔比星、顺铂、甲氨蝶呤、长春新碱、博来霉素、亚硝基脲环孢素、西罗莫司等）都有肾毒性，使用时必须积极水化；含碘造影剂；此外一些中草药也可导致毒性肾损害，报道最多的是马兜铃酸肾病。

五、内分泌系统 ★★★△△

内分泌系统衰老时，腺体萎缩、内分泌激素分泌减少，激素的代谢分解速率降低。尽管支持生命的内分泌轴仍完整，如垂体 - 肾上腺轴、垂体 - 甲状腺轴，但易出现衰老及衰老相关疾病。雌激素水平的降低与老年女性动脉硬化及心血管病高发有关。低剂量的阴道内雌激素（阴道霜剂或片剂）治疗阴道干涩等症状是有效的，由于具有潜在致癌性（乳腺和子宫内膜），应避免口服或外用贴剂。糖尿病为老年常见慢病，吡格列酮及罗格列酮可导致液体潴留及加重心力衰竭病情，建议避免使用。降糖药氯磺丙脲及格列本脲可导致持续性低血糖，有增加跌倒等不良事件风险。其他磺脲类、格列奈类、α- 糖苷酶抑制药相对安全，但使用二甲双胍时需监测肾功能。频繁（≥1 次 / 月）发生低血糖的患者使用 β 受体阻断药有掩盖低血糖症状的风险。老年患者常患甲状腺功能低下，应用干燥甲状腺片时应定期复查，避免引起医源性甲状腺功能亢进。

第 2 节 老年人药动学特点

药代动力学（pharmacokinetics）主要阐明药物在人体内的吸收、分布、代谢和排泄的动态变化规律。与老年人的许多变化特征一样，老年人最常见及显著的药代动力学变化是个体差异性的增加。了解老年人药代动力学特点，能够识别及预防药物导致的不良反应。

一、吸收 ★★△△

老年人胃部运动功能减退，胃酸分泌减少，偏碱性药物解离降低而药物吸收减少；胃排空减慢，肠蠕动减弱，血流量减少，药物在胃肠道内滞留时间延长，增加了对胃肠道的刺激，服同样剂量的药物，老年人血药浓度比青年人低，而胃肠道反应明显。在多重药物同时口服的前提下，药物间的相互作用将使其吸收受到影响，如抗酸药西咪替丁与其他药物地高辛、异烟肼、苯妥英钠、喹诺酮类之间的作用，铁剂与锌剂、钙剂之间的作用。还有些药物的吸收受疾病的影响，如内因子的减少使维生素 B_{12} 的吸收受限。此外，有些药物需要食物才能获得良好的吸收，例如，在乳腺癌和前列腺癌患者的治疗中，用于增进食欲和体重的去氢甲孕酮需要食物来促进吸收。

二、分布 ★★△△

药物的分布取决于体液总量、细胞外液量、血浆容量和体内脂肪含量。老年人由于体内含水量减少，脂肪组织增加，水溶性药物（乙醇、地高辛、锂剂等）的表观分布容积变小，血药峰浓度较高，药理作用较强，而脂溶性药物如地西泮等精神治疗药物在老年人体内的表观分布容积变大。老年人心肌收缩力减弱，组织灌注量减少，肝合成白蛋白的能力下降，故降低的血浆蛋白含量直接影响了药物与蛋白质的结合，使游离型药物增加，药物作用增强。例如，正常成年人血浆中，镇静催眠药地西泮的游离型药物（有药理作用）只占 1%，而在老年患者，游离型药物由总量的 1% 增至 2%，药理作用也就成倍增加。

三、代谢 ★★△△

肝是药物代谢的主要器官。肝的药物生物转化呈两相反应。Ⅰ相反应主要是药物在酶催化下进行，细胞色素 P450 酶系 60% 位于肝细胞平滑内质网上，是Ⅰ相反应的主要场所。老年人肝酶活性下降，影响药物的氧化（羟基化、脱烷基化和硫氧化作用）、还原和水解反应，药物半衰期延长，且男性比女性更为明显，应及时调整药物剂量。除肝酶系变化外，肝血流量对药物的代谢和清除也有重要意义。60 岁以上老年人肝血流量减少至 25 岁时的 40%～50%，在使用阿司匹林、普萘洛尔、苯巴比妥等首关效应较明显的药物时，半衰期显著延长，药物作用和毒性显著增加。因此老年人服经肝代谢的药物，应将剂量减少为青年人的 1/3～1/2，用药时间间隔应延长。

四、排泄 ★★△△

大多数药物及其代谢产物排泄的主要器官为肾。老年肾功能改变可导致经肾代谢药物的半衰期明显延长，药物血浆水平显著上升。目前使用药物治疗指数（chemotherapeautic index），即半数中毒量（TD_{50}）/ 半数有效量（ED_{50}）或半数致死量（LD_{50}）/ 半数有效量（ED_{50}）的比值，作为药物安全性评价指标。对于药物治疗指数比较宽的药物(如青霉素),以上因素的临床影响较小;但对于药物治疗指数相对狭窄的药物(如地高辛、西咪替丁、氨基糖苷类药物),未及时减量导致的临床副作用不容小觑。在应用这类药物时,较小剂量起始、缓慢增量并规律监测血药浓度水平尤为重要。一般情况下,60～80岁老年人用成人剂量的3/4～4/5,80岁以上只用1/2即可。

第3节 老年人合理用药原则

掌握老年人的药物适应证,牢记用药原则,老年患者的生存质量将得到极大的提高。医务人员除了在药物治疗的选择上应更审慎之外,在临床策略上应该定期评估老年患者用药目的、治疗效果及持续治疗的必要性,以期能够用最少的药物达到最好的医疗效果,减少不必要的药物伤害。

一、个体化原则 ★★★△△

由于老年人各器官衰老的特点,药物在体内的药代动力学和药效学发生了改变,因而很难制订统一的给药标准,需要针对老年患者的具体情况,实行个体化治疗。遵循“小剂量起用,缓慢增量,如需停药,缓慢减量”的原则。初始一般采用成年人的1/3～1/2或3/4的剂量,并根据老年药代动力学及药效学表现进行个体化调整,必要时进行血药浓度监测(therapeutic drug monitoring, TDM)。由于许多药物不良事件(adverse drug events, ADE)与药物剂量有关,例如长效催眠-抗焦虑药、抗精神病药和三环类抗抑郁药的使用和发生髋部骨折之间存在剂量相关性效应,因此尽量采用药物的最低有效剂量进行治疗非常重要。此外,应尽量将每日服药次数减至最低,应用缓释药物及半衰期较长的药物是老年患者服药的最佳选择之一。

二、“五种药”法则 ★★★△△

老年人用药要少而精,同时用药不应超过5种。据统计,同时使用5种药物以下的ADR发生率为4%,6～10种为10%,11～15种为25%,16～20种为54%。要明确治疗目标,抓住主要矛盾,选择必需药物治疗。凡是疗效不确切、耐受性差、未按医嘱服用的药物都可考虑停止使用,以减少用药数目。如果病情危重需要使用多种药物时,也应在病情稳定后仍遵守“五种药”法则。

三、依从性原则 ★★★△△

能否按治疗方案进行用药是决定治疗成功与否的关键。缺乏护理和自我保健知识、认知障碍、抑郁、听力及视力的下降都会导致漏服、误服药物。因此,对老年患者应进行人文关怀,还应取得家属、邻居、亲友的支持。另外,简化治疗程序和方案,建立使用药物的日程表和备忘卡,药物的用法、用量可用大而清晰的字体标识,对患者进行准确而简短的依从性指导。价格同样是依从性的关键因素。药物的价格需要在处方制订时向患者说明,并仔细询问长期应用是否能够承担。事实上,很多同类的药物都有价格相对较低的品种。

四、暂时停药原则 ★★★△△

老年患者属于ADR的高危人群,即使处方正确而且合理,ADR可能仍然存在。在老人用药期间应密切观察患者有关不良反应情况,一旦发生新的症状,如呕吐、丧失自主性、跌倒或精神错乱等,都应考虑ADR或病情进展。首先应查找近期的治疗方案或有无自行用药,并及时调整剂量。对于老年人服药期间出现的新症状,停药受益明显多于加药受益,所以暂时停药原则作为现代老年医学中最简单、最有效的干预措施之一,值得高度重视。

五、预期效应原则 ★★★△△

老年共病(geriatric cormorbidity):患者的用药是一个复杂过程,需要我们了解老年人处方质量和适用性的复杂模型,而不是简单计算患者正在接受的不同药物数量。这一复杂的模型应总体评估患者治疗方案的利与弊。老年人在生命晚期开始使用或停用药物时需评估以下指标:预期寿命(expected lifespan)、药物达效时间、患者的治疗目标,以及治疗能否满足需要等。如果患者的预期寿命短,治疗目标主要为延缓病情,那么需几年时间才有获益的预防性药物则未必恰当。

六、营养干预原则 ★★★△△

老年人大多是负氮平衡代谢,加之由于疾病,往往有消瘦、贫血、低蛋白血症等，影响药物的治疗。为更好地发挥药物的疗效，必须重视食物营养成分的选择和搭配。例如，老年性糖尿病患者控制食物摄入以保证降血糖药的疗效，控制饮酒以避免老年患者摄入B族维生素量减少，增加食物营养以增加老年患者对化疗药的耐受力。

第4节 老年人用药安全和PIM评估工具

一、老年用药安全

老年用药安全的相关问题主要有不合理用药及药物副作用两方面。不合理用药被定义为能够预防的事件，其可发生在指令处方、口头医嘱、配药发药、管理监控等用药的各个阶段。不合理用药会导致三种不同类型的药物相关副作用，包括ADR、撤药综合征（ADWE）和治疗失败（TF）。

（一）药物不良反应 ★★★△△△

药物不良反应（ADR）是指在常用量情况下，由药物或药物相互作用而发生的意外且与治疗目的无关的不利或有害反应，包括药物副作用、毒性作用、变态反应、继发反应和特异性遗传素质反应等。引起ADR的危险因素包括>6个月慢性疾病、>9种药物/日、BMI <22 kg/m^2、年龄≥85岁、肌酐清除率≤50 ml/min、既往有药物不良反应史。老年患者在用药过程中可出现的各种症状，有时和疾病本身引起的症状难以鉴别，特别是对高龄共病、认知障碍、多重用药的老年患者更应高度重视、仔细监测。老年人常见的ADR包括精神症状、直立性低血压、耳毒性、尿潴留、药源性肾病、药物性肝病等。

多重用药是ADR发生的一个主要危险因素。老年人群的重要特点是慢病高发及多病共存。在传统医疗模式中，老年患者常辗转多个专科就诊，故依据各专科指南用药导致多重用药现象普遍存在。多重用药首先导致药物相互作用及不良反应发生率增加。研究显示，用药≥5种者的潜在药物相互作用发生率达54%；若同时服用8种药物，则增至100%。老年患者在服用华法林、地高辛等药物时，若同时服用其他药物，则可能导致严重不良反应。此外，多重用药减低用药依从性，并增加老年综合征（geriatric syndromes）风险，如降压药、催眠药、利尿药并发跌倒和骨折的风险增加。目前，国际上并无成熟的用于减少老年人多重用药的方案和流程，医师及药师通常根据临床经验进行该项工作。无论老年医师和临床药师均应提高对多重用药管理的认识。

（二）撤药综合征 ★★△△

撤药综合征（adverse drug withdraw effect，ADWE）定义为“停用某种药物而出现的相关的一组临床症状或体征”，必须依赖于药物上市后期临床结果和发表的数据来收集关于这些问题的信息。ADWE的临床表现可能为出现生理戒断反应（如β受体阻滞药撤药综合征）或潜在疾病本身的恶化。研究显示，心血管药物、中枢神经系统药物、胃肠道药物最常出现ADWE。

ADWE的危险因素目前尚不清楚。Gerety等在一项研究中发现ADWE可能与共病、多重用药、住院时间过长等因素有关。Graves等还发现停药的数量是ADWE发生的重要前兆。Kennedy等研究揭示ADWE的危险因素随着服药时间的增加而增加。

（三）治疗失败 ★★△△

治疗失败（terapeutic failure，TF）定义为“因为药物治疗不足而未达到治疗目的，并且与疾病的自然病程无关”，其原因包括遗漏必要的治疗药物、药物剂量不足、药物的持续时间不足、药物与药物之间的反应、耐药或药物的无反应性、疗效监测不到位、用药缺乏依从性。TF的一个主要因素是处方药物遗漏问题，最常见的问题包括老年骨质疏松患者未及时接受钙剂、维生素D及双膦酸盐治疗；高风险非甾体类抗炎药（NSAID）服用者未应用胃黏膜保护药；糖尿病合并蛋白尿患者没有应用血管紧张素转换酶抑制药（ACEI）；贫血伴肾功能不全的老年患者没有接受促红细胞生成素等能提高生活质量的治疗；非瓣膜性心房颤动的患者应用抗凝药防止血栓栓塞并发症的比例很低。很多老年人可能已使用6种或更多的药物，但如果老年人的有益治疗药物使用不足，可能导致发病率和病死率增加及生活质量下降。

然而，过度治疗在临床中也常发生，实际上没有明确证据表明超高龄老年患者将血压降至150/90 mmHg以下获益更多，反之，老年高血压伴有冠心病、糖尿病患者使血压降至130/80 mmHg以下更加有害。此外，老年患者常常因为不同病因而同时应用同一种受体的激动药和抑制药，如阿尔茨海默病的患者需应用胆碱酯酶抑制药来延缓认知功能的缺失，如果合并尿失禁，又需要应用乙酰胆碱抑制药来控制症状，虽然有证可依，但这可以导致多重不良反应。

（四）老年用药指南依据的局限性 ★△

临床决策的依据大部分来自临床循证医学证据，但老年患者用药指南的依据尚存局限性。一方面，伦理问题阻止了老年衰弱和高龄共病患者加入随机对照研究；另一方面，纳入随机对照试验中的老年人比同龄人群的合并症要少，因此真实世界很少有反映年老体弱或合并多种慢性疾病患者的用药指南和建议。在 214 个治疗急性心肌梗死的随机试验荟萃分析中发现，近 60% 的试验排除了 75 岁以上的患者，参与评估药物治疗心肌梗死疗效的女性患者比例平均不到 1/4。这使临床治疗指南在提高慢性老年疾病医疗质量的规范性受到局限。作为随机对照试验的补充，观察性研究可提供临床试验中尚未评估的药物剂量获益的信息，系统回顾性研究通过整合来自一系列临床试验的老年患者资料，汇总数据，从中可以发现有用的信息，为医师的临床决策提供证据。

二、PIM 评估工具 ★★△△

处方质量评估主要目的是发现老年潜在不适当用药（potentially inappropriate medication，PIM）。其定义为“药物有效性尚未确立和（或）ADE 的风险超过预期的临床获益，同时缺少较安全的可替代药物”，包括无循证的临床指征用药、超疗程用药及同类药物重复使用。目前，美国、加拿大、法国、德国等多个国家和地区相继制定并发布了老年人 PIM 判断标准，并已广泛用于老年患者的药物利用调查，成为评估医师处方质量强有力的工具。我国 2014 年由首都医科大学宣武医院王育琴教授团队牵头，研制了我国老年人疾病状态下 PIM 初级判定标准，为我国老年人临床合理用药提供了依据和指导。

（一）比尔斯（Beers）标准

目前广泛应用的评估处方不当的标准是以比尔斯标准（Beers’ criteria）为基础。1991 年美国老年医学会（American Geriatrics Society，AGS）及临床药理学、精神药理学、药物流行病学等专家在回顾相关文献后形成共识，建立了判断老年患者 PIM 的比尔斯标准，公布后即被国际广泛关注和引用。比尔斯标准在识别老年患者 PIM、降低不适当用药比例和治疗费用等方面发挥了积极作用。2015 年，AGS 发布最新第 5 版比尔斯标准，考虑到药物相互作用带来潜在的 ADR 风险，增加了“老年人应避免合用的药物”“根据肾功能调整药物剂量”的内容，推荐强度根据循证级别的高、中、低分为强、弱和证据不充分等级别，对医师及药师在选择药物方面具有指导意义，是保障老年患者用药安全的有效工具之一。

（二）不适当处方筛选工具

老年人潜在不适当处方筛查工具（screening tool of older Person’s prescriptions，STOPP）和老年人处方遗漏筛查工具（screening tool to alert to right treatment，START）是爱尔兰科克大学组织老年医学、临床药理学、临床药学、老年精神病学、社区医疗等专业的 18 名专家制定的，是继 Beers 标准之后，又一筛查老年人不适当用药的有效工具，已获得了欧盟老年医学学会（EUGMS）的认可。2014 年 10 月，根据最新的老年人合理用药研究结果和临床证据修订的第 2 版 STOPP/START 标准发布，其中 STOPP 包括 13 大类 80 条标准，START 包括 34 条标准。相比 Beers 标准，STOPP/START 标准采用更加实用的生理系统排序，增加了处方遗漏提醒相关内容，对容易引起老年人跌倒的药物、老年使用阿片类药物、药物的重复使用问题予以特别的关注。研究表明，STOPP 标准比 Beers 标准能发现更多的 PIM，与不良反应的联系更为紧密。需要注意的是，与 Beers 标准面临的问题类似，STOPP 中某些情况也不是老年人绝对禁用或绝对不当用药，如对慢性阻塞性肺疾病（COPD）患者使用 β 受体阻滞药不能一概而论认为不合理，因为 COPD 患者可慎用高选择性 β_1 受体阻滞药等。

（三）药物合理指数

药物合理指数（medication appropriateness index，MAI）是由 Hanlon 等首次在 1992 年提出，1997 年又进行修改的原则性的标准。包括：①药物的适应证（indication）。②药物的作用（effectiveness）。③正确剂量（dosage）。④用药指导（direction）。⑤存在临床意义的药物 - 药物相互作用（drug-drug interactions）。⑥存在临床意义的药物 - 疾病相互作用（drug-disease interactions）。⑦用药方案的可行性（direction practicality）。⑧重复用药（duplication）。⑨恰当的疗程（duration）。⑩医疗费用（medical expense）。通过对老年患者每个药物的使用合理性进行打分，将每个药物的分数相加，最后汇总为一个患者的得分。按照 3 点量表给出“合理”“不很合理”“不合理”的结论。与Beers标准不同，MAI考虑的不是具体哪个药物治疗或哪类药物的配伍问题，且没有包括患者用药的依从性，也没有指出需要用药的危险等问题。

（四）中国老年人疾病状态下PIM初级判断标准

2014年，国内学者收集了美国、加拿大、泰国、韩国和我国台湾地区5个老年人疾病状态下PIM判断标准，经汇总、删重和整合后，设计出第1轮调查表，采用德尔菲法征询专家意见；对专家反馈的意见和建议进行整理后形成第2轮调查表，再次征询专家意见。参与两轮德尔菲法调查的专家分别为39、38人，选自我国11个省和3个直辖市的23家三级甲等医院，涉及神经病学、精神病学、心血管病学、消化病学、内分泌病学、泌尿生殖病学、老年医学、全科医学、疼痛医学、皮肤病学、呼吸病学等11个临床医学专业，以及临床药学、临床药理、医院药学等3个药学专业。A级判断标准纳入35种（类）药物在25种疾病状态下的62个用药风险点，B级判断标准纳入9种（类）药物在9种疾病状态下的12个用药风险点。由此初步完成我国老年人疾病状态下PIM初级判断标准的研制，为促进老年人合理用药、降低老年人用药风险提供了有力的工具。

（韩璐璐　白小涓）

参考文献

[1] American Geriatrics Society 2015 Beers Criteria Update Expert Panel. American Geriatrics Society 2015 Updated Beers Criteria for potentially inappropriate medication use in older adults. J Am Geriatr Soc, 2015, 63(11): 2227-2246.

[2] Jeffrey BH, Joseph GO, Mary ET, et al. Hazzard’s geriatric medicine and gerontology. 6th ed. New York: McGraw Hill Professional, 2009.

[3] Tan JL, Eastment JG, Poudel A, et al. Age-related changes in hepatic function: an update on implications for drug therapy. Drugs Aging, 2015, 32(12): 999-1008.

[4] Musso CG, Belloso WH, Scibona P, et al . Impact of renal aging on drug therapy.Postgrad Med, 2015, 127(6): 623-629.

[5] Shi S, Mörike K, Klotz U. The clinical implications of ageing for rational drug therapy. Eur J Clin Pharmacol, 2008, 64(2): 183-199.

[6] Topinková E1, Baeyens JP, Michel JP, et al. Evidence-based strategies for the optimization of pharmacotherapy in older people. Drugs Aging, 2012, 29(6): 477-494.

[7] Hubbard RE, O’Mahony MS, Woodhouse KW. Medication prescribing in frail older people. Eur J Clin Pharmacol, 2013, 69(3): 319-326.

[8] O’Mahony D, O’Sullivan D, Byrne S, et al. STOPP/START criteria for potentially inappropriate prescribing in older people: version 2. Age Ageing, 2015, 44(2): 213-218.

[9] 张晓兰，王育琴，闫妍，等. 中国老年人疾病状态下潜在不适当用药初级判断标准的研制. 药物不良反应杂志，2014，16（2）：79-85.

[10] 闫妍，王育琴，沈芊，等. 八个国家老年人潜在不适当用药判断标准的比较. 药物不良反应杂志，2014，16（2）：74-78.

[11] Dalleur O, Boland B, Losseau C, et al. Reduction of potentially inappropriate medications using the STOPP criteria in frail older inpatients: a randomised controlled study. Drugs Aging, 2014, 31(4): 291-298.

[12] Hanlon JT, Schmader KE. The medication appropriateness index at 20: where it started, where it has been, and where it may be going. Drugs Aging, 2013, 30(11): 893-900.

第 7 章　老年患者的围术期评估与管理

围术期是指以手术治疗为中心，包含手术前、手术中及手术后的一段时间，具体是指从确定手术治疗时起，直到与这次手术有关的治疗基本结束为止。随着生活水平的提高和医疗条件的改善，老年人口数量也不断增加，需要接受手术麻醉的老年患者数量也会增加，给麻醉医师带来巨大的挑战。老年患者由于全身脏器生理功能衰退，并存多系统疾病，对麻醉和手术的耐受能力差，围术期发生并发症的风险增加。针对老年患者进行全面的术前评估、制订个体化的麻醉方案及精细、适宜的围术期管理就显得尤为重要。

第 1 节　术 前 评 估

随着年龄的增长，机体发生衰老，全身器官系统功能储备渐进性地丧失。但由于机体受内外环境各种因素的影响，疾病、生活方式等很多因素都会影响衰老的进程，因此衰老与年龄并不完全同步，衰老的程度个体差异很大，而同一个机体不同组织器官的衰老程度也有不同。因此术前应对患者的全身状况及心、肺、肝、肾等重要器官系统进行全面评估，从而预测老年患者手术麻醉的风险，包括并发症的发生率和死亡率，以便制订麻醉管理方案。

一、总体评估★★★△△

（一）衰弱状态的评估

项目问题包括：“您感到疲劳吗？”“您能上一层楼梯吗？”“您能行走一个街区的距离吗（500 m）？”“您患有 5 种以上疾病吗？”“您在最近 1 年内体质量下降超过 5% 了吗？”评分为 0～5 分。0 分：强壮。1～2 分：衰弱前期。3～5 分：衰弱。

（二）营养状态评估

老年营养风险指数（geriatric nutritional risk index，GNRI）评估为国际上推荐的适合老年人的营养评估指标，其计算公式为：GNRI＝1.489× 白蛋白比重（g/L）＋41.7×（体质量 / 理想体质量）。理想体质量计算公式：男性为身高（cm）−100−｛[身高（cm）−150] /4｝，女性为身高（cm）−100−｛[身高（cm）−150] /2.5｝。根据上述公式，老年营养风险分为 4 级：严重风险，GNRI＜82；中度风险，82≤GNRI＜92；低风险，92≤GNRI≤98；无风险，GNRI＞98。对于中度以上风险的患者，建议专科会诊。

（三）功能 / 体力状态和跌倒风险的评估

所有患者均应对日常活动能力进行评估。首先，应用功能 / 体力状态的简短筛查试验（询问 4 个问题）：①“你自己能下床或离开椅子吗？”②“你自己能穿衣服和洗澡吗？”③“你自己能做饭吗？”④“你自己能买东西吗？”如果以上任一问题答“不能”，均应进行日常生活活动能力（activity of daily living，ADL）量表筛查。记录任何功能受限情况并给予围术期干预 [如推荐进行专科治疗和（或）理疗]，直至出院。其次，记录视力、听力或吞咽功能下降情况。再次，询问跌倒病史（“过去的一年你跌倒过吗？”）。最后，建议采用起立行走试验（time up and to test，TUGT）对患者步态、运动受限情况进行评估。

（四）认知功能障碍评估

对有认知障碍或痴呆病史的患者，建议收集详细病史并进行认知功能评估；如果根据简易智能状态检查（mini-mental state examination，MMSE）量表评估明确患者存在认知障碍，建议专科医师对患者进行进一步评估。建议仔细收集患者术前认知状态资料，因为术后认知功能紊乱比较常见，如果没有基线资料难以量化比较。建议尽早进行认知功能的评估，因为认知功能障碍或痴呆会导致随后的功能状态和（或）药物使用评估结果不可靠。

（五）精神状态的评估

1. 焦虑、抑郁状况的评估　建议对患者进行焦虑状况的评估，可采用焦虑自评量表（self-rating anxiety scale，SAS）进行评估。如果患者评估分数超过 50 分，建议由神经专科医师进行进一步评估。建议对患者进行抑郁的筛查，内科医师应询问抑郁症的共病情况和既往史，可应用老年抑郁评价工具（geriatric depression scale，GDS）进行评估。如果患者对任何一个问题回答“是”，建议由神经专科医师进行进一步评估。

2. 谵妄的评估　建议根据谵妄评定量表（confusion assessment method-simlie，CAM-S）评估谵妄的严重程度。其中，急性发作或症状波动、注意力受损、思维不连贯、意识水平变化，每项计 1 分；症状严重程度分为无，0 分；轻度，1 分；显著，2 分及 2 分以上。医务人员应对高危老龄患者进行心理疏导，消除患者对手术的恐惧心理，提高医务人员对术后谵妄流行病学调查、评估、预防及治疗的认识。建议由跨学科医疗团队对高危老年患者实施多元的非药物干预，以防止或减少其术后谵妄的风险。在老年人被诊断为术后谵妄后，医务人员应该进行医学评估，需确定引起谵妄的原因，以期做出药物和（或）环境的调整，识别和减少病情恶化的危险因素，后者主要包括 4 个方面：①认知行为障碍（认知功能减退、疼痛和焦虑、抑郁、酗酒、睡眠严重不足）。②疾病相关因素（严重疾病 / 并发症、肝肾功能不全、贫血、低氧血症）。③代谢因素（营养不良、脱水、电解质紊乱、一般状况差）。④其他因素[听力或视力减弱、尿潴留或便秘、留置导尿管、年龄≥70 岁、药物（苯二氮䓬类、抗胆碱能类、抗组胺药）等]。医护人员应优化术后疼痛控制，优选非阿片类镇痛药，以减少疼痛，并预防老年人术后谵妄的发生。应尽量避免使用抗胆碱能药物。医师应避免将苯二氮䓬类药物作为围术期老龄患者的一线药物，除非能够证明此类药物的获益明显大于术后谵妄的风险，必要时应咨询神经专科医师。对于成瘾患者，防止因手术停药或戒酒而出现的戒断反应所致的谵妄。

（六）其他方面总体评估

由于有些老年患者认知功能降低，详细的病史采集可能需要通过亲属或照顾者获得。了解患者既往是否有心脏、肺部及肝肾疾病等及其治疗经过，既往做过何种手术、应用的麻醉方法和麻醉术中、术后的情况，有无饮酒、吸烟嗜好等。

很多老年患者因患多种疾病而同时应用多种药物，如降压药、β 受体阻滞药、激素、利尿药、抗生素、单胺氧化酶抑制药、催眠药等，增加了麻醉管理的困难。术前应了解治疗用药史，包括应用何种药物、用药时间、用量及反应情况、有无过敏史等。降压药物如无禁忌应服至术晨，以免血压过高，影响手术麻醉。虽然 β 受体阻滞药的作用在肯定的同时尚有一些争议，目前主张如无禁忌，应用至手术当日，可减少心血管系统并发症。冠状动脉介入治疗（PCI）术后的患者需双重抗血小板治疗，此类患者非心脏手术的围术期处理应由外科医师、麻醉医师和心内科医师共同商议，权衡出血风险和支架内血栓形成风险，针对患者不同的情况做出个体化决策。

术前常规对患者重要脏器做详细检查，观察患者的一般情况、精神状态、神志、瞳孔大小、体位及皮肤黏膜是否黄染。实施区域麻醉时应仔细检查穿刺部位情况。要特别注意气道、心、肺和神经系统情况。老年患者易患颈椎关节和下颌关节病，造成颈部和下颌骨活动受限，头颈部放疗亦可导致张口度减小及颈部活动受限，故术前应确定颈部活动范围、张口程度、牙齿是否松动、是否有义齿。

当患者年龄为 70 岁或以上时，实验室检查结果都有不同程度的异常。预测老年人术后不良后果最重要的因素不是特定实验室检查的异常结果，而是患者的 ASA 分级和外科手术本身的风险。美国麻醉医师协会（The American Society of Anesthesiologists，ASA）分级标准（2014）见表 7-1，非心脏外科手术相对应的心脏并发症的发生风险评估见表 7-2。

表 7-1　美国麻醉医师协会分级标准（2014）

分级	标准
Ⅰ	正常健康患者
Ⅱ	轻度的系统疾病，无功能受限
Ⅲ	中到重度的系统疾病，功能部分受限
Ⅳ	重度的系统疾病，随时存在生命危险（丧失生活能力）
Ⅴ	不论手术与否，难以维持 24 小时
Ⅵ	脑死亡患者，正在接受供体器官摘除手术
E	急诊手术，在相应体格分级之后加写“E”

表 7-2 非心脏手术的心脏风险分级

心脏分级	手术类型
高危手术（心脏风险大于 5%）	急诊大手术 主动脉及大血管手术 外周血管手术 长时间手术，大量液体转移和（或）失血
中危手术（心脏风险小于 5%）	胸腹部手术 矫形外科手术 前列腺手术 头颈部手术 颈动脉内膜手术
低危手术（心脏风险小于 1%）	内镜手术 白内障手术 乳腺手术 表浅手术 门诊手术

总体而言，决定老年患者麻醉和手术风险的主要因素包括如下几方面。

1．年龄和患者当前的生理病理状况。

2．既往病史及合并症的发生、发展阶段。

3．患者心、肺及重要脏器功能是否经得起手术麻醉的挑战。

4．急诊手术还是择期手术。急诊手术是预测术后预后不良的独立风险因素。急诊手术定义为 6 小时之内不做手术、患者的生命或某个肢体将受到威胁，从而只能做有限的临床评估的手术。

5．外科手术的类型及其创伤大小。

二、各器官评估

（一）心脏功能评估★★★△△

对老年患者来说，心脏功能的评估尤为重要，心脏风险评估的关键是对当前心功能状态的评价。重点要评估老年患者的活动耐量，这是反映其心肺功能的良好指标。对疑有心血管疾病的患者应行心脏超声、冠状动脉 CT、冠状动脉造影或心肌核素检查，以明确诊断并评估心功能。对心律失常或心肌缺血患者应行动态心电图检查。对于高血压病患者择期手术应明确有无继发心、脑、肾并发症。注意脉率、节律，必要时测双上肢血压。注意有无慢性心力衰竭的症状，如颈静脉怒张等。表 7-3 为增加围术期心血管风险因素（心肌梗死、心力衰竭、死亡）的临床预测指标。

患者如已置入起搏器，需了解起搏电极的位置、起搏方式、设定条件等，术前可请专科医师检查起搏系统是否正常工作、有无并发症、电池是否将要耗竭等。心脏事件发生的独立风险因素包括缺血性心脏病史、代偿性心力衰竭或有心力衰竭史、脑血管疾病史、糖尿病和肾功能不全。

表 7-3 增加围术期心血管风险因素（心肌梗死、心力衰竭、死亡）的临床预测指标

分级	临床预测指标
高危因素	不稳定性冠状动脉综合征
	急性或近期心肌梗死[a]，临床症状或无创性检查发现有明显缺血证据
	不稳定性或严重心绞痛[b]（加拿大分级：Ⅲ级或Ⅳ级）
	失代偿性心力衰竭
	严重心律失常
	高度房室传导阻滞
	伴基础心脏病的有症状的室性心律失常
	室上性心律失常且心室率尚未得到控制
	严重的瓣膜疾病
中危因素	轻度心绞痛（加拿大分级：Ⅰ级或Ⅱ级）
	心肌梗死病史或病理性 Q 波
	代偿性心力衰竭或有心力衰竭病史
	糖尿病（尤其是胰岛素依赖者）
	肾功能不全
低危因素	高龄
	心电图（ECG）异常（左室肥大、左束支传导阻滞、ST-T 异常）
	非窦性心律（如心房颤动）
	运动耐量减低（如不能提物上一层楼）
	卒中史
	未经控制的高血压

注：[a]. 美国心脏病学会定义“近期心肌梗死”是指大于 7 天、小于或等于 1 个月（30 天）的心肌梗死；急性心肌梗死是指 7 天以内的心肌梗死。[b]. 包括患者久坐也发生的“稳定性”心绞痛

（二）呼吸系统评估★★★△△

年龄增长会使肺的结构和功能产生进行性改变，引起呼吸系统功能储备减少，容易发生低氧血症、高二氧化碳血症和酸中毒。对于合并肺部疾病的患者，术前应做肺功能和血气分析检查。肺功能检查有助于鉴别阻塞性或限制性肺疾病，预测发生术后呼吸系统并发症的风险。表 7-4 列出了术后肺部并发症危险性和术前肺功能的关系。动脉血气分析有助于判断呼吸功能障碍的程度及类型。另外，老年患者呛咳、吞咽等保护性反射下降，易发生反流误吸性肺炎。老年患者由于卧床时间久、咳嗽无力等因素，术后尤其易患肺部并发症，如肺炎、肺不张等。研究表明，年龄大于 65 岁的患者更易发生肺部并发症，术前全面评估、积极的预防和处理显得尤为重要。

表 7-4　术后肺部并发症危险性和术前肺功能的关系

指标	中度危险	高度危险
FVC	＜预计值的 50%	＜15ml/kg
FEV_1	＜2L	＜1L
FEV_1/FVC	＜预计值的 70%	＜预计值的 35%
$FEF_{25\%\sim75\%}$	—	＜14L/s
RV/TLC	＞预计值的 50%	—
DLCO	＜预计值的 50%	—
MMV	＜预计值的 50%	—

（三）神经系统评估★★△△

随着年龄增长，老年患者神经系统呈退行性改变，围术期谵妄和术后认知功能障碍是老年患者最常见的并发症。对术前有无法控制的癫痫、重症肌无力、帕金森病、阿尔茨海默病、多发性硬化等慢性疾病的患者，可请神经科医师会诊，进行术前评估；对有头痛、运动障碍、神志异常等合并或可疑中枢神经系统疾病的患者，需术前请神经科医师明确诊断，行头部CT、MRI、脑电图等检查。

与青年人相比，老年患者在情感障碍和心理异常方面（如抑郁症）发病率较高。抑郁可能引起谵妄，延长住院时间，在整个围术期应持续应用抗抑郁药。老年性痴呆在 65 岁及以上老年人中占 6%～8%。全身麻醉是否会加速老年性痴呆的发展尚有争议，但痴呆是术后谵妄的一个预测指标。谵妄使术后活动延迟、住院时间延长。研究表明，在某些外科患者中，无论术前有无认知功能障碍，谵妄是预测术后死亡率及长期预后不良的重要因素之一，其发生机制目前还不清楚。

术后谵妄的易感因素和诱发因素包括：①男性，年龄＞65 岁。②认知损害或抑郁。③功能损害。④感觉功能损害，特别是视力和听力。⑤经口摄入量减少。⑥药物。多种药物联合应用、酒精中毒，以及应用精神活性药物、镇静药、麻醉性镇痛药、抗胆碱药物。⑦同患多种疾病。⑧某些手术类型，如高风险手术（见美国心脏协会指南）和整形外科手术。⑨入住重症监护室。⑩疼痛。⑪失眠。⑫行动不能或身体健康状况很差。预防性措施包括纠正代谢和电解质紊乱及治疗神经精神疾病等，消除所有诱发因素。

（四）胃肠道、肝、肾功能评估★★△△

老年患者胃肠道血流量降低，胃黏膜有某种程度的萎缩，胃酸不足，胃排空时间延长，肠蠕动减弱。疼痛、创伤、禁食时间不足、糖尿病、肥胖或应用麻醉性镇痛药、β 肾上腺素能药物或抗胆碱药等，均可延迟胃排空或改变食管下端括约肌张力，增加反流、误吸的风险。

老年患者肝的质量减轻，肝细胞数量减少，肝血流量减少，合成蛋白质的能力降低。阿片类、巴比妥类、苯二氮䓬类、丙泊酚、依托咪酯、大多数非去极化肌松药等需经肝进行生物转化的药物的血浆清除率降低。慢性肝病患者濒于失代偿时，麻醉和手术耐受力显著减退，择期手术前需要经过较长时间的严格准备；重度肝功能不全如晚期肝硬化，常并存严重营养不良、消瘦、贫血、低蛋白血症、大量腹水、凝血功能障碍、全身出血或肝昏迷前期脑病等，手术危险性极高。

老年患者肾组织萎缩，肾单位数量下降，浓缩功能、滤过功能降低，肾血流进行性下降，肾对缺血更加敏感，经肾排出的麻醉药及其代谢产物消除半衰期延长。近年来，在人工肾透析治疗的前提下，慢性肾衰竭已不再是择期手术的绝对禁忌证，但对麻醉和手术的耐受力仍差。进行动静脉瘘血液透析的患者，应避免在有动静脉瘘的一侧肢体上施行静脉穿刺置管或缚扎无创血压袖带。

（五）内分泌系统及代谢★★△△

老年患者基础代谢率降低，下丘脑体温调控区神经元减少，体温调节能力降低，血管收缩反应和寒战反应减弱，周围环境温度下降时易出现体温下降，手术期间应注意保温。糖耐量降低，围术期不宜输注大量含糖液体。有甲状腺功能异常病史者，需根据情况测定甲状腺功能。对稳定型的甲状腺功能减退患者，适当补充甲状腺素治疗。对经常使用皮质激素治疗的患者，应了解用药剂量和最后一次用药时间。

第 2 节　围术期麻醉管理

广义的围术期指的是手术当天至手术后 30 天内；而狭义的围术期指的是麻醉手术开始至术后 24 小时之内，这段时间是老年患者易发生并发症和死亡的重要阶段，需要特别关注。

一、麻醉方法的选择★★★△△△

在能够满足外科手术要求的前提下，老年患者的麻醉方式优先选用局部麻醉、椎管内麻醉、外周神经阻滞等方式。对于术前服用抗凝药的患者，如果没有时间进行抗凝治疗替代转化，可以优选外周神经阻滞。神经阻滞可在神经刺激器和超声引导下进行。老年患者对局部麻醉药的耐量降低，应减少剂量，采用最低有效浓度。

研究表明，全身麻醉与区域麻醉对老年患者结局的影响几乎没有区别。但区域麻醉有一定的优势：①区域麻醉可通过抑制术后纤维蛋白溶解而影响凝血系统，可减少全髋关节置换术后深静脉血栓的形成；在下肢的血管重建术中，与全身麻醉相比，区域麻醉可减少术后移植血管的血栓形成。②由于区域麻醉对血流动力学的影响，骨盆手术和下肢手术的失血量减少。③可保持患者的自主呼吸及心肺功能水平。④意识存在，谵妄发生率低。

（一）椎管内麻醉

老年患者的棘间韧带、黄韧带的纤维化或钙化，可造成穿刺困难，或因穿刺层次不清，易致硬膜外针意外刺破硬脊膜。若直入法穿刺失败，可改用旁入法，避开钙化的棘上韧带和棘间韧带。老年患者椎间孔狭窄，硬膜外间隙随年龄增加而变窄，容积减少，椎间孔闭缩，局部麻醉药向椎旁间隙扩散减少，可使阻滞范围意外扩展，因此老年患者用药量需适当减少。老年患者动脉硬化，硬膜外间隙的血管亦不例外，穿刺及放置导管时易致出血。蛛网膜下腔阻滞时老年患者对局部麻醉药敏感性高，阻滞平面扩散广，作用时间延长，因此剂量应酌减。

（二）全身麻醉

麻醉诱导力求平稳，足够的镇静和镇痛作用，减轻气管内插管时的心血管应激反应，必要时可给予降压药、β受体阻断药。同时需防止麻醉药引起的严重的循环和呼吸抑制。静脉用药一般从小剂量开始，以滴定方式，逐渐加大剂量。老年患者麻醉诱导应选择对循环抑制较轻的镇静药，如依托咪酯，尽管对依托咪酯是否存在肾上腺皮质功能抑制有顾虑，但最近的证据证明给予单次诱导剂量并未对患者的术后转归造成影响。丙泊酚麻醉诱导和维持时的血浆靶浓度应该酌减，建议采用“分步靶控输注”的方法给药。

与气管内插管相比，喉罩置入所需的麻醉药较少，置入和拔除时对血流动力学影响小，四肢、体表、下腹部和泌尿外科择期手术如无喉罩使用禁忌的情况下应尽可能使用喉罩。

老年患者术中对于镇静药、镇痛药的敏感性显著增高，一般老年患者麻醉维持不宜太深，过度镇静可致术中血流动力学不稳定、苏醒期延迟、术后谵妄、术后认知功能障碍，甚至远期死亡率升高等，但亦需防止过浅的麻醉而导致镇痛不全和术中知晓，因此常规监测麻醉深度，如脑电双频谱指数（BIS），对于避免患者过度镇静及麻醉过浅所致的术中知晓至关重要。

手术时间较长时，手术结束前的麻醉药停用时间可较年轻人适当提前。拔管苏醒期掌握好拔管指征，不宜仓促拔管。注意减轻拔管时的心血管反应。老年患者呼吸储备功能不全，易致急性呼吸衰竭、肺部感染。全身麻醉苏醒期的低氧血症和呼吸抑制多为镇痛药与肌松药残留体内所致，一般可通过面罩给氧或做加压辅助呼吸得以改善，必要时可重新行气管内插管或置入喉罩。

老年患者苏醒延迟比较常见，常见原因有：①术中镇静过度，麻醉药残余。②肌松药残余效应。③低体温。④脑血管意外。⑤其他原因，如水中毒、低钠血症、低血糖症、高血糖症、低氧血症、高二氧化碳血症等。

二、术中管理★★★△△△

老年患者心功能储备降低、血管硬化，心血管对应激反应的调控能力降低，应激状态下血压、心率易波动。除了常规的ECG、脉搏血氧饱和度的监测外，还需要行有创动脉血压和中心静脉压（CVP）的监测。若术前已并存高血压、冠心病、心律失常，则术中和（或）术后很难维持循环稳定，围术期血压应维持在术前平静血压正负30%以内。对于术前合并脑中风病史、短暂性脑缺血发作（transient ischemic attack，TIA）病史、中重度颅脑血管狭窄的患者，术中血压应维持在术前基础血压的正负20%范围内。

有条件者可行近红外光谱无创脑氧饱和度监测（rSO_2）、经颅超声多普勒监测（TCD）、电生理学监测等。老年患者围术期脑血管意外的发生率比青壮年高，与其较多合并高血压和动脉粥样硬化，导致其脑血流的自动调节范围变窄及血液黏稠度高等因素有关。围术期维持合适的脑灌注压、加强输液管理等都是有效的预防措施。

老年患者，特别是合并慢性肺部疾病时，呼气末二氧化碳（$PETCO_2$）监测准确反映$PaCO_2$的能力会受到限制，对于有阻塞性和（或）限制性通气功能障碍的老年患者，可能需要定时进行血气分析、连续监测呼吸系统顺应性的动态变化，以指导呼吸管理。氧合指数（PaO_2/FiO_2）监测是对肺通气功能及心肺交互效应的综合评定，如果术前正常，术中出现低于300 mmHg，应该早期发现并处理，对于患者苏醒期拔管或术后早期脱机至关重要。在非插管患者，如需了解患者呼吸频率与节律，可观察经鼻 $PETCO_2$ 图。

老年患者如合并冠心病，宜维持较慢的心率和适当的心肌灌注压力，维持心肌氧的供需平衡，确保心脏处于最佳工作效率。ECG 监测对于围术期监测心律失常、心肌缺血、房室传导阻滞等十分必要。对于显著影响血流动力学稳定的异常心律应该给予积极处理，以防止严重心血管事件发生。对于危重患者，除进行有创动脉压、CVP 监测外，必要时还可进行其他监测。如肺动脉楔压（PAWP）反映左心室前负荷；容量指标包括每搏量变异度（stroke volume variation，SVV，＞13% 提示容量不足）；脉压变异度（pulse pressure variation，PPV，＞15% 提示容量不足）；脉搏波变异指数（pleth variability index，PVI）；每搏量指标为反映心脏射血功能的金标准，正常值为25～45 ml/（kg · m^2），其异常与前负荷不足、心脏收缩舒张功能异常有关；混合静脉血氧饱和度（$SmvO_2$）为标准全身氧供需平衡的监测指标，低于 50% 预示患者的全身氧供需失衡，需要处理，以避免全身氧供需失衡导致代谢性酸中毒及脏器功能衰竭。

液体治疗应根据特定的手术和心功能状态，而不是仅根据年龄本身。老年患者由于全身血容量降低，心、肺、肾功能减退及麻醉状态下静脉血管张力降低，围术期为维持循环稳定而容易导致液体输注过量，因此实施目标导向的液体管理策略对于降低患者围术期心、肺、肾功能并发症的发生率，改善患者术后转归十分必要，特别是对于危重及大型手术患者。目前 SVV、PPV、PVI 主要用于机械通气下目标导向液体管理，液体冲击试验＋小容量液体持续输注可用于非机械通气患者的容量治疗。

术中低体温可以导致患者术后伤口感染发生率增加，伤口愈合延迟，围术期出血量增加，心血管事件增加，术后患者苏醒延迟，远期肿瘤复发率升高等风险。老年患者调节和维持恒定体温的能力很差，术中进行体温监测和采取综合保温措施十分必要，术中的核心体温不宜低于 36℃。

三、术后镇痛及其他★★★△△

术后镇痛对老年患者可以减轻痛苦，帮助其恢复正常躯体活动及保持正常的呼吸功能，从而预防一些并发症，如肺不张、肺炎、静脉栓塞、压疮等。老年患者用药量宜适当减量，防止发生呼吸抑制等并发症。研究发现外周神经阻滞镇痛适用于老年患者，特别是下肢手术时，外周神经阻滞与硬膜外阻滞镇痛效果相似。与静脉给予阿片类药物相比，硬膜外的镇痛效果更好，硬膜外技术还可以降低静脉血栓栓塞、心肌梗死、出血并发症、肺炎、呼吸抑制和肾衰竭的风险。但注意在术后需用低分子肝素预防血栓形成的患者，应于椎管内穿刺 24 小时以后，且导管拔除 2 小时以上，方可开始应用低分子肝素。多模式镇痛的方法可有效应用于老年患者，可增强镇痛效果，减少麻醉性镇痛药的不良反应。

围术期还应注意防范一些老年患者比较容易出现的并发症，如皮肤、软组织易出现受压所致的缺血性损伤；由于骨质疏松，搬动体位不当可致医源性损伤等。术后应注意维持循环功能的稳定，包括维持合适的血容量、维护和支持心功能、保持内环境的稳定等，注意维持心肌氧供与氧耗之间的平衡，避免一些引起心肌缺血的因素，如高血压、心动过速、疼痛、贫血、寒战等。

（黄　舜　左明章）

参考文献

［1］Partridge JS, Harari D, Martin FC, et al. The impact of pre-operative comprehensive geriatric assessment on postoperative outcomes in older patients undergoing scheduled surgery: a systematic review. Anaesthesia, 2014, 69 (s1): 8-16.

［2］Barnett SR. Polypharmacy and perioperative medications in the elderly. Anesthesiol Clin, 2009, 27(3): 377-389.

［3］Poldermans D, Schouten O, van Lier F, et al. Perioperative strokes and beta-blockade. Anethesiology, 2009, 111(5): 940-945.

［4］White CM, Talati R, Phung OJ, et al. Benefits and risks associated with beta-blocker prophylaxis in noncardiac surgery.Am J Health Syst Pharm, 2010, 67(7): 523-530.

［5］庄心良，曾因明，陈伯銮. 现代麻醉学. 3版. 北京：人民卫生出版社，2003.

［6］Fleisher LA, Beckman JA, Brown KA, et al. ACC/AHA 2006 Guideline Update on Perioperative Cardiovascular Evaluation for Noncardiac Surgery: Focused Update on Perioperative Beta-Blocker Therapy-A Report of the

American College of Cardiology/American Heart Association Task Force on Practice Guidelines (Writing Committee to Update the 2002 Guidelines on Perioperative Cardiovascular Evaluation for Noncardiac Surgery). Anesth Analg, 2007, 104(1): 15-26.

[7] Fleisher LA, Beckman JA, Brown KA, et al. ACC/AHA 2007 Guidelines on Perioperative Cardiovascular Evaluation and Care for Noncardiac Surgery: Executive Summary: A Report of the American College of Cardiology/American Heart Association Task Force on Practice Guidelines. Circulation, 2007, 116(17): 1971-1996.

[8] 罗纳德R．米勒．米勒麻醉学．7版．邓小明，曾因明，译．北京：北京大学医学出版社，2011.

[9] Roy R. Choosing general versus regional anesthesia for the elderly. Anesthesiol Clin North Am, 2000, 18(1): 91-104.

[10] Le-Wendling L, Bihorac A, Baslanti TO, et al. Regional anesthesia as compared with general anesthesia for surgery in geriatric patients with hip fracture: does it decrease morbidity, mortality, and health care costs? Results of a single-centered study. Pain Med, 2012, 13(7): 948-956.

[11] Steinmetz J, Rasmussen LS. The elderly and general anesthesia. Minerva Anesthesiol, 2010, 76(9): 745-752.

[12] 吴新民，王俊科，庄心良，等．椎管内阻滞并发症防治专家共识（2008）．中华医学杂志，2008，88（45）：3169-3176.

[13] 弗雷德里克E．西贝尔．老年麻醉学．左明章，田鸣，译．北京：人民卫生出版社，2010.

[14] Lee A. Fleisher, Kirsten E. Fleischmann, Andrew D, et al. Guideline on perioperative cardiovascular evaluation and management of patients undergoing noncardiac surgery. Circulation, 2014, 130(24): e278-e333.

[15] 中华医学会老年医学分会，解放军总医院老年医学教研室．老年患者术前评估中国专家建议．中华老年医学杂志，2015，34（11）：1273-1280.

[16] Morley JE, Malmstrom TK, Miller DK. A simple frailty questionnaire (FRAIL) predicts outcomes in middle aged African Americans. J Nutr Health Aging, 2012, 16(7): 601-608.

[17] Katz S, Downs TD, Cash HR, et al. Progress in development of the index of ADL. Gerontologist, 1970, 10(1): 20-30.

[18] Podsiadlo D, Richardson S. The timed "Up & Go": a test of basic functional mobility for frail elderly persons. J Am Geriatr Soc, 1991, 39(2): 142-148.

[19] EL Teng, HC Chui, LS Schneider, et al. Alzheimer's dementia: performance on the Mini-Mental State Examination. J Consult Clin Psychol, 1987, 55(1): 96-100.

[20] Olatunji BO, Deacon BJ, Abramowitz JS, et al. Dimensionality of somatic complaints: fact or structure and psychometric properties of the Self-Rating Anxiety Scale. J Anxiety Disord, 2006, 20(5): 543-561.

[21] Wancata J, Alexandrowicz R, Marquart B, et al. The criterion validity of the Geriatric Depression Scale: a systematic review. Acta Psychiatr Scand, 2006, 114(6): 398-410.

[22] Laurila JV, Pitkala KH, Strandberg TE, et al. Confusion assessment method in the diagnostics of delirium among aged hospital patients: would it serve better in screening than as a diagnostic instrument? Int J of Geriatr Psychiatry, 2002, 17(12): 1112-1119.

[23] Saporito A, Sturini E. Incidence of postoperative delirium is high even in a population without known risk factors. J Anesth, 2014, 28(2): 198-201.

第 8 章 老年医疗服务模式

老年医疗服务模式的原则是以人为本、关注功能、分级管理和连续医疗服务，目标是改善功能、提高生存质量、回归社会和家庭。按阶段可分为慢病管理、老年病急性期医疗服务、中期照护（即急性后期管理）、长期照护（即失能老人的长期医疗服务）和临终关怀服务。

一、慢病管理

（一）慢病的定义★★★△△

慢病是指病程长（超过 3 个月）、不可治愈、需要专业治疗的一类非传染性疾病。老年慢性病主要有心脑血管疾病（高血压、冠心病、脑卒中等）、糖尿病、恶性肿瘤、慢性阻塞性肺疾病（慢性气管炎、肺气肿等）、骨质疏松、老年痴呆、精神异常和精神病等。慢病具有病程长、病因复杂、功能损害和社会危害严重等特点，其危害主要是造成脑、心、肾等重要脏器的损害，易造成伤残，从而影响劳动能力和生活质量，且医疗费用极其昂贵，增加了社会和家庭的经济负担。

慢病的危险因素包括：遗传因素，与遗传基因变异有关；环境因素，包括年龄、超重与肥胖、长期过量饮食、运动量不足、营养失衡、吸烟与饮酒、病毒感染、自身免疫、化学毒物接触等；精神因素，指精神紧张、情绪激动及各种应激状态。

（二）老年慢病管理的定义★★★△△

慢病管理（chronic disease management）是指对慢病个体进行教育、支持和管理的医疗服务，是健康管理的重要内容，其宗旨是调动老年个体、群体及整个社会的积极性，有效地利用有限的医疗卫生资源，以最小的投入获取最大的慢病防治效果。管理过程分为 4 个方面：综合功能评估、制订可行的管理目标、根据目标制订管理计划、定期随访。

（三）管理内容★★★△△

1. 健康促进 健康促进针对的是群体，不以诊治特定疾病为目的，是促进人们维护和提高自身健康的过程。其内容包括普及健康的生活方式，倡导健康的心理、饮食和运动，戒除不良的生活习惯。

2. 健康体检与慢病筛查 健康体检主要是针对老年人群的生理特点，对全身各系统进行基础性检查。老年人健康体检还要包括老年功能综合评估，即对老年人的躯体功能、精神心理、社会行为和生活环境等方面进行的综合评估，判断老年人的智能和活动能力及发现潜在疾病。

3. 预防疾病和慢病自我管理 预防疾病是指针对特定的人群采取一定的方法避免疾病的发生。慢病自我管理是指各类医疗机构有义务教育老人正确认识慢病的危害性，更好地预防和管理老年慢性疾病。

二、老年病急性期医疗服务

（一）定义★★★△△

老年病急性期医疗服务（acute aged care）主要是指由医疗服务机构为老年危急重症患者提供的医疗救护服务，其目的是诊治短期内对生命造成严重威胁的疾病，使患者脱离生命危险、缓解症状和稳定病情。常见的老年危急重症有急性脑卒中、急性心肌梗死、气胸、血胸、肺水肿、肺栓塞、消化道出血、骨折、多器官功能衰竭和各种临床危象等。急性期的医疗服务有明确的住院时间限制，一般为 5～10 天，最长不应超过 2 周。

（二）服务内容★★★△△

1. 解除短时间内严重威胁患者生命的各种疾病和其他危险因素，如老年急诊服务。

2. 及时诊治各主要脏器的急性衰竭或系统功能

障碍，如心力衰竭、呼吸衰竭、肾衰竭、肝衰竭或肝性脑病等。

3．解除各种临床危象，如消化道出血、高血压危象、糖尿病危象和甲状腺危象等。

4．肿瘤、骨折、脏器移植和其他外科疾病的手术治疗。

5．介入治疗、装配人工心脏起搏器和人工关节置换等。

6．各种慢病急性发作的治疗和各种意外伤害事件的紧急处置等。

7．各种疑难杂症的诊断与鉴别诊断。

（三）急性医疗服务机构★★★△△

老年病在急性期变化快，需要医护人员在相对较短的时间内制订医疗救治方案并加以实施，所要求的医疗条件和医护人员的技术水平都比较高。老年病急性期的医疗服务在院外是由急救中心完成。在医院内主要由三级医院急诊科、内科、外科和老年医学科提供，部分医疗条件好、医疗技术水平高的二级医院也可为其服务。

在综合医院，区别老人是入住内科还是老年医学科，按照国际惯例，一般是75岁以上、3种以上严重疾病、需要人员照护则入住老年医学科。如果老人智能和身体运动功能完好，日常生活不需要他人照护，此次发病是单一疾病，即可以入住普通内科治疗。

三、老年中期照护

（一）定义★★★△△

中期照护（intermediated care，subacute care）是疾病发展过程中一个阶段的医疗干预服务模式，旨在为具有康复潜能的亚急性和急性后期患者提供综合性的医疗、康复和护理服务。中期照护以提高患者生活质量和健康期望寿命为目标，目的是恢复患者的独立生活能力、避免失能，同时控制原发病和防止恶化。采用综合功能评估的手段，为患者提供多学科整合管理服务。中期照护的时间一般不超过8周。实践证明，中期照护不但可以避免患者短期内再入院或非必要地入住长期照护机构，而且可以节约医疗资源、降低医疗费用和提高患者满意度。

（二）服务内容★★★△△

1．照护对象的确定　老年中期照护必须符合以下5个条件：①服务对象是急性病好转，没有必要长期占床，并且功能可以恢复的老年患者。②服务内容以老年综合评估为基础，并根据评估结果制订个体化的医疗、康复和护理方案。③服务目标是尽最大努力提升老年患者的功能自主独立性，使患者尽早回归家庭与社会。④具有时限性，一般不超过8周，但在北美认为只要可以康复都属中期照护，时限可能更长。⑤服务内容涵盖多个学科、多种专业，老年病多学科整合管理团队服务。符合上述条件并经出院评估具有潜在的功能恢复可能，如急性脑卒中、急性心肌梗死、意外骨折和急性呼吸系统疾病经治疗后的患者，以及手术后的部分老年患者。

2．对中期照护患者的综合评估　对接受中期照护服务的老年病患者进行综合评估，为老年患者确立阶段性的康复治疗目标，并制订确实可行的综合性的医疗、康复和护理计划。

3．实施中期照护服务　由多学科团队共同对老年患者实施中期照护服务，其服务内容除进行必要的药物治疗外，主要对老年患者实施康复治疗和康复训练，在实施中期照护服务期间，应对患者进行康复效果的综合评价，根据评估结果及时调整其康复治疗方案。

4．出院评估与患者去向的选择　患者经过一定的康复治疗预计能出院时，对其进行出院前的评估，根据评估结果制订具体的出院计划，并应明确患者出院后的去向。如果患者原有疾病或新发疾病出现急性发作，患者应转回到医院进行急性期治疗；如患者已为失能状态无法恢复，可嘱咐其接受家庭、社区或机构的长期照护服务。

（三）服务地点★★★△△

中期照护的服务地点可以在综合医院，但一般由老年医院、康复医院和社区医疗中心等服务机构来实施，也可以由综合医院开展的日间医院、社区中心开展的社区日间照护中心为其实施中期照护服务。有条件的地区还可以开展家庭中期照护服务。

四、老年长期照护

（一）定义★★★△△

长期照护（long term care）是指为失能的老年患者（包括失动、失智、失禁、失盲、失聪等）提供长期的以护理为主的照护服务。长期照护的目标是满足那些患有各种疾病或失能的人对保健和日常生活的需求，其内容包括从饮食起居照料到功能的康复治疗服务。

长期照护服务具有以下特点：①专业化管理。②持续时间长，以年计算。③具有连续性，可以因病情变化需要及时转诊。④医疗护理和生活照料相结合。

（二）服务内容★★★△△

长期照护的服务内容大致可分为 6 种。

1. 医疗护理服务　即帮助老年人正确用药、实施留置管道的护理、进行居家康复训练、防止误吸和其他必要的康复护理服务。

2. 个人卫生服务　即帮助失能老年人梳头、刮胡子、刷牙、洗澡和更换尿垫等。

3. 营养服务　即膳食准备和帮助失能老年人进食。

4. 日常活动服务　即帮助失能老年人上下床、穿脱衣服、散步、站立、上下楼梯、出行等。

5. 家务服务　即帮助失能老年人购物、做饭、清洁、洗衣等。

6. 社会服务　如协助失能老年人参加一些社会集体活动。

（三）服务机构★★★△△

专门机构如护理院或社区机构中的长期照护病房，居家长期照护服务则由包括医师、护士、康复师、社会工作者在内的专业照护者上门提供服务。护理院属于医疗卫生机构，收住对象是需要压疮护理、透析支持、管道维护等重症失能患者。养老院属于民政部门管理，收住对象是生活可以自理的老年人，以及仅仅需要饮食起居照护的失能老年人。

五、临终关怀服务

（一）定义★★★△△

临终关怀（hospice care，end of life care）是 20 世纪 60 年代兴起，涉及医学、护理学、心理学、伦理学、社会和宗教等多种学科，有其独特的研究对象和发展规律的新学科。自 20 世纪 80 年代我国开展临终关怀工作以来，临终关怀已有较大发展。临终关怀是运用医学、护理学、社会学、心理学等多学科理论与实践知识为临终患者及其家属提供整体的照护，包括躯体、精神心理和社会行为等多个方面，使临终患者的生命得到尊重、症状得到控制、痛苦得到减轻、生命质量得到提高、家属的身心健康得到维护和增强，使患者在临终时能够坦然地、舒适地走完人生的最后旅程。临终关怀需由多层面的专业与非专业人员组成的团队为患者提供服务。临终关怀是近代医学领域中新兴的一门边缘性交叉学科，是社会的需求和人类文明发展的标志。为减轻患者及家属对“临终”字眼产生的心理压力，香港译为“善终服务”，台湾地区译为“安宁疗护”，还有些学者称其为“姑息关怀服务”。

缓和医疗、姑息医学（palliative care）是通过多学科团队对患有严重疾病的患者提供积极的不以治愈为目的全面的医疗照护，包括控制症状、缓解疼痛、心理干预、社会支持等，目的是维持患者的生命品质。

（二）服务内容★★★△△

1. 为患者及其家属进行“死亡教育”，使其正确面对死亡。

2. 提供姑息治疗，尽量减轻患者的疼痛。

3. 提供原发病的对症治疗、医疗护理和日常生活护理服务。

4. 通过社会工作者、义工或临床心理学家等团队工作人员为患者提供心理支持和社会援助。

5. 为患者提供一个舒适的临终环境。

6. 为患者提供宗教信仰服务。

（三）服务机构★★★△△

临终关怀的服务机构主要见于以下几种形式。

1. 独立的临终关怀院，如北京松堂关怀病院、上海闸北区红十字老年护理院、香港白普理宁养中心等。

2. 综合医院或专科医院内的临终关怀病房，如北京老年医院内的临终关怀病区、中国医学科学院肿瘤医院的“温馨病房”、台湾荣民总医院安宁病房等。

3. 社区卫生机构中的临终关怀病房或单元，如上海部分社区中实施临终关怀服务的病房。

4. 居家临终关怀服务机构，是以社区为基础、以家庭为单位开展临终关怀服务，如香港新港临终关怀居家服务部和台湾忠孝医院社会服务部等。

六、多学科团队服务

（一）多学科团队的定义★★★△△

严格上讲应该是跨学科整合管理（interdisciplinary integrated management）模式，是指在老年病的管理中，针对老年人病理、生理心理、社会环境等问题及影响因素，根据“生物 - 心理 - 社会 - 环境 - 工程”

的医学模式，由老年病医师、各专科医师、康复师、护士、心理师、营养师、临床药师、个案管理者、社会工作者、护工、患者本人及其家属等组成的多学科团队，对老年病患者实施全面的医学检查和身心方面的功能评估，针对共同的问题达成一致性的解决方案，实施综合性的医疗、康复及护理服务。它体现的是一种以人为本的服务理念。由于习惯在临床上统称为多学科团队服务。传统上的科室之间会诊模式有时也被称为多学科，这在我国许多临床学科中普遍性应用。会诊医师各持己见，各自陈述自己的观点而不寻求达成解决问题的一致意见，而且会诊仅仅是医师参与，严格上讲不是老年医学的多学科概念。

实施多学科服务的原因是老年患者往往年老体衰、多病共存，心理、社会和环境影响因素众多，因此对老年患者要进行以人为中心的个案管理，目标是防治疾病、功能康复和提高患者的生存质量。采用通常的医学诊断方法和特有的综合功能评估手段对老年患者进行全面评价，既对患者进行药物治疗或手术治疗，同时也给予患者非药物治疗，如康复训练、工娱治疗、心理治疗、营养支持和提供社工服务等。由于老年病是“不可治愈”的，因此对老年病患者的出院评价标准是功能状况是否得到改善。医护人员不仅要安排患者出院后的去向，而且对出院后患者还应进行长期随访，并提供连续性的服务。通过这样的全面管理，从而降低患者的复诊率、重复住院率及医疗费用。

（二）多学科团队服务的方法★★★△△

1. 建立老年医学的多学科团队 老年医学的多学科整合管理团队主要由以下成员构成：老年病医师、护师、康复治疗师、社会工作者、个案管理师，这些是团队的核心成员；还有药剂师、营养师、心理医师、宗教工作者、护工、患者本人和家庭成员等。

2. 确定多学科团队的领导 在召开老年病多学科会议前，首先应根据患者的具体情况确定本次多学科会议的目标，确定本次会议要解决的问题。在实施老年病多学科整合管理的会议上，应根据目标确定一个团队的领导，可以根据患者的具体情况和所要解决的主要问题来确定本次管理团队的领导者，如老年病医师、康复师、全科医师、社会工作者和临床药师等均可担当此任，但每次都应形成各团队成员基本认可的管理决策，能对患者的医疗、康复和护理起到实质性的促进作用。对团队领导的基本要求是：受人尊重，善于倾听别人的意见，具有较强的沟通能力和决策能力，具有丰富的老年病管理经验与技能，具有与各成员长期友好合作的团队精神，能够明确目标，抓住重点，有的放矢。

3. 召开多学科会议 多学科会议是多学科管理的具体表现。要使每一个团队成员的才智得到大家的分享，有效的团队会议是非常重要的。为了达到目的，一定要提高管理团队的技术水平。无论是组织者、协助者还是服从者，大家都应当使会议有条不紊、省时、高效地进行，这是每一个与会者的责任。

团队领导者的重要任务是要按照时间表安排和引导会议；在会议前准备好议程并提前告知是会议有效进行的保证；清楚会议目的和团队行动目标；确保团队每项任务都指派不同的人员；鼓励成员积极参与讨论；组织和总结讨论得到的想法；讨论中要达成共识；如果有不清楚的内容要及时询问；在进入下一个议题时必须完成前一个议题；鼓励新成员的加入和整合。

4. 团队成员共同决策 多学科整合管理是指团队成员的共同决策。团队成员以老年患者为中心，团结协作，综合分析。根据老年患者的现病史和特有的临床症状正确诊治疾病；根据老年患者常遇到的跌倒、失智、晕厥、失眠、慢性疼痛、多重用药和大小便失禁等老年综合征，设法提高老年患者的生存质量；通过对老年患者的日常生活能力、认知水平、社会经济状况、配偶及其子女的照护程度和居家安全等情况的综合评估而制订其中、长期的老年健康管理计划；还需要通过观察患者生活中的方方面面去为老年人提供力所能及的帮助。

5. 确定一致的治疗目标和照护计划 多学科团队为患者设定治疗计划和目标时，应该了解各种信息和不同信息之间的联系。每个学科对提高患者整体治疗水平贡献程度的大小取决于队员对患者问题间联系的理解。队员们对于患者最佳的治疗目标容易取得一致意见，但是对达到这个目标的最佳方法每个学科都有不同的考虑。例如，一个患者有疲劳、睡眠和进食等方面的诸多问题，一个专家认为这可能是抑郁症导致的，而另一名队员则认为这可能是用药过度造成的。在一个团队中，各种观点的提出都需要为患者的整体利益考虑，各成员必须在交流各自专业观点的同时尊重他人为团队所带来的不同观点和建议，不能各自为战，需要团结协作，最终达成共识。

多学科管理团队要确定治疗的目标，一旦目标确定，各成员都应围绕这一目标制订全面的治疗方案和照护计划。例如，当一个患者表现出意识混乱和不能够自我照顾的迹象时，老年病医师从患者的安全考虑可能想让他住院，要不惜一切代价挽救患者的生命；但是社会工作者建议要用较少攻击力的温和的治疗方法，让患者首先在家中接受社会服务和健康护理。这些选择使团队处于冲突的状态而不能就治疗计划做出决定，在这种情况下，通过征求患者和家属的意见，确定以“改善患者的功能状况”作为治疗目标，最终安排患者在家中接受治疗与照护。

（陈　峥）

参 考 文 献

[1] World Health Organization. Dept. of Chronic Diseases and Health Promotion. Preventing Chronic Diseases. A Vital Investment: WHO Global Report. Geneva: World Health Organization, 2005.

[2] Sally K. Miller. Acute care of the elderly units: a positive outcomes case study. AACN Clinical Issues 2002, 13(1): 34.

[3] A Policy Statement from the American Geriatrics Society (AGS) and the Association of Directors of Geriatric Academic Programs (ADGAP), Geriatric Medicine: A Clinical Imperative for an Aging Population, 21 Annals of Long-Term Care, 2005, 13(3).

[4] Dept. of Health Great Britain. Intermediate Care: Moving Forward, National Service Framework for Older People: Supporting Implementation. London: Department of Health, 2002.

[5] Jan Stevenson, Linda Spencer. Developing Intermediate Care: A guide for health and social services. London: King’s Fund, 2002.

[6] Department of Health. Supporting people with long term conditions: liberating the talents of nurses who care for people with long term conditions. (2005-02-01) [2016-05-16] http: //www.dh.gov.uk/cno.

[7] Elizabeth Davies, Irene J Higginson. Better palliative care for older people. World Health Organization Regional Office for Europe, 2004.

[8] Denice K. Sheehan, Victoria Schirm. End-of-Life Care of Older Adults. AJN, 2003, 103(11): 48.

第 9 章　老年患者的安宁缓和医疗

一、概论

（一）起源与定义★★★△△

安宁疗护（hospice）起源于中世纪的天主教。安宁院原指用以接待长途朝圣者的休息站、中途站或驿站，并进一步延伸为照顾受伤与垂死的过路人的院舍。1967 年英国修女 Cicely Sanders 医师正式将此名称引用于现代的医疗机构，作为照顾癌症临终患者设施的称呼。运用安宁疗护的理念，以缓解症状而不以疾病治愈为目的的临床照护模式称为缓和医疗（palliative care）或姑息治疗。WHO 在 2002 年重新阐述了安宁缓和医疗的定义，并指出患者和家属面临威胁生命时，得经由预防及缓解来改善他们的生活质量，并且要早期辨认、完善评估，以全人（身、心、灵）方式去治疗疼痛和其他问题。它涉及正规的症状评估和治疗，为患者及其照顾者提供实用性的支持，动用社区援助和资源确保患者具有舒心和安全的生活环境，采用医疗协作和无缝模式（医院、家庭、养老院和临终关怀）。缓和医疗目前已经成为一种医学专科，即缓和医学（hospice palliative medicine）。

临终关怀（安宁照护）是指对无治疗希望、生存时间有限（6 个月或更少）的患者提供综合性的照护服务，以减轻其生理痛苦和心理恐惧，其目的既不是治疗疾病或延长生命，也不是加速死亡，而是改善患者余寿的质量。

缓和医疗与临终关怀关系极为密切，两者在服务对象上部分重叠，基本理论和技术方法相互借用，其目的都是提高患者的生存质量，体现人文关怀。而二者的区别在于：第一，从阶段上来说，临终关怀更侧重于疾病终末期患者的处理，情感和心理方面的照护所占成分更多；而缓和医疗则贯穿于整个癌症或末期非癌症疾病临床治疗过程的始终，可与手术、化疗、放疗等同步进行。第二，从内容上来看，常规意义上的临终关怀已不包含常规抗癌及末期非癌症疾病病因的治疗，而缓和医疗常含有手术、化疗及放疗等姑息性的治疗手段。总之，缓和医疗是在临终关怀基础上发展起来的更现代、更科学的医学分支（图 9-1）。

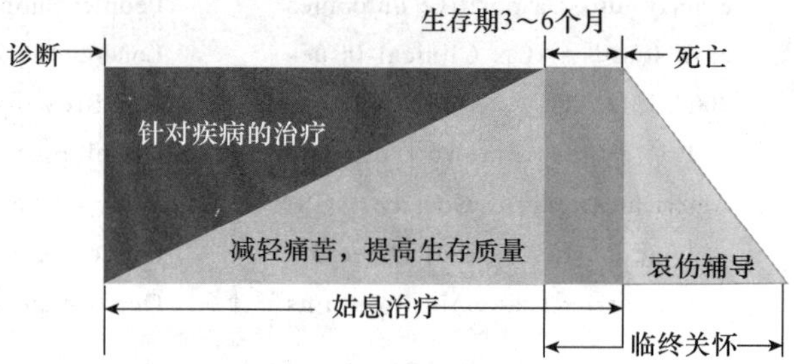

图 9-1　安宁缓和医疗完整的模式

（二）任务与原则★★★△△

1. 安宁缓和医疗的基本任务　是要帮助人们从严重的疾病中解脱，支持人们与晚期疾病所面临的死亡斗争，寻求临终时的平静与尊严。

2. 镇痛和症状的控制　疼痛缓解和症状控制是很重要的，许多临床试验均已证明对晚期癌症患者的疼痛和症状的控制，不仅可以缓解患者的痛苦和提高其生活质量，还可以适当延长生存时间。

3. 生命和死亡都是自然过程，既不加速也不拖延　安宁缓和医疗包含的治疗理念并不是过度医疗，生命和死亡都是自然过程，一旦患者确诊为不可治愈疾病，而且处于疾病终末期时，我们不应该加速死亡，更不应该拖延这样一个不可避免的过程。

4. 社会心理的支持和精神需求　在我国临床实践中并不重视老年患者的精神心理关怀，我们需要建立一个多学科团队，帮助老年患者缓解心理上的焦虑和抑郁情绪，这也能在很大程度上促进患者其他症状的缓解。

5. 帮助亲属应对患者的疾病、死亡及其自身的悲伤　临终关怀中的居丧照护服务，通常是从临终患者进入濒死期开始的，即开始协助临终患者家属做好后事准备，在患者去世后，协助办理丧葬事宜，并重点做好家属的居丧辅导工作。根据国外的经验，对家属的居丧辅导工作一般需持续 1 年的时间。

（三）末期患者生存期的预测★★★△△

临终关怀服务包括准入、实施、效果评价三个阶段。临终患者生存期的准确判断是构建临终关怀准入系统的核心技术问题。预测末期患者的生存期一直是国内外研究的热点，较准确地判断患者的生存期可起到以下作用：①正确预测生存期是临终关怀准入的基础。②它也可以帮助医护人员决定临终关怀的介入时机，使患者免于接受无用的过度治疗，有利于医疗资源的优化配置。③它可以调适患者面对死亡的心理历程，协助患者家属完成后事安排，让患者安详地接受死亡。

末期癌症患者的预后因素：一些研究结果表明，患者的功能状态、相关临床症状、医师的临床判断及血液中一些成分的变化等都是影响预后的相关因素。为了使评估更为准确，研究者已总结出多个整合模式来推测末期癌症患者的预后，如国家临终关怀研究寿命表（national hospice study life table）、姑息预后评分［palliative prognostic（PaP）score］、姑息预后指数量表（palliative prognostic index，PPI）等。虽然这些整合模式的正确性还未被广泛确认，但将个别因素依据严重度和重要性进行评估后，再相加以综合评估预后的整合模式是目前的研究方向。

预估非癌症患者的生存期：由于末期非癌症患者的死亡曲线图与末期癌症不同（通常比较缓慢），要预估这类患者的生存期较为复杂。主要和以下因素有关：其一，病理学诊断、临床表现和环境因素有助于预后评定；其二，患者的功能状态；其三，患者和家属的情绪和心理状态；其四，疾病进展的速度、住院率和新并发症的发生率对非癌症患者的预后尤为重要。针对非癌症患者的预后，目前已发展或应用了几项预后量表来提高医生的预测准确度。这类量表分为“非特定疾病”和“特定疾病”工具，前者可应用在任何进展期或末期疾病患者身上，后者则应用在特定患者身上（如末期心脏衰竭或慢性阻塞性肺疾病患者）等。

（四）安宁缓和医疗团队的组合★★★△△

安宁缓和医疗团队是为了协助不可治愈的患者得到身、心、灵“全人”照护，包括患者家属与照护者的“全家”照护，从开始参与照护、到患者临终、再延续至死亡者家属的哀伤辅导的“全程”陪伴，以及医疗团队组成的“全队”照护。团队基本成员包括医师、护理人员、社会工作者、宗教师、志愿者、心理师、营养师、药剂师、康复师、芳香师、音乐治疗师等。团队的任务：诊断疾病的进展与复发，与患者和家属沟通病情，拟定疾病与症状的治疗计划，对计划的实施与监控，对濒死的认知，全人的照护及减轻患者痛苦，协助做好死亡的准备，对家属和照护者的专业支持。

（五）安宁缓和医疗的服务模式★★★△△

安宁缓和医疗服务的需求量一般是以疾病的60%为基础。因此，需求量的程度也逐渐成为医疗政策的指标。安宁缓和医疗服务方式包括住院疗护、居家疗护、日间疗护、门诊服务等。住院疗护通常是安宁缓和医疗的基地或作为教育推广的基础机构。然而，这些患威胁生命疾病的患者，他们的治疗或临终的地点不一定是在安宁病房。为了使这部分患者也能在疾病的早期和晚期接受安宁缓和医疗的照护，有必要建立一个能打破照护场所等因素的限制，将安宁缓和医疗送到有照护需求患者的照护体系中。安宁缓和医疗的共同照护（share care in hospice palliative service）在此背景下开始普及，并成为发展最快的安宁缓和医疗照护的模式。安宁共同照护服务可成为患者进入安宁病房的前哨站，作为原团队与安宁疗护专业团队之间的桥梁，有利于安宁疗护的推动。共同照护中的安宁团队主要起到建议、协助与辅导的角色，与病房团队合作照护患者，以达到提升院内末期照护的品质、推广安宁疗护末期照护知识与技能的目标。

二、认识死亡

（一）死亡教育★★★△△

死亡教育（death education）就是认识和对待死亡的教育，它从医学、哲学、心理学、法学、社会学、伦理学等不同方面促进人们对死亡及濒死的正确认识，让人们具有健康而积极的生命观。当针对癌症或其他末期疾病的治疗不再有效时，在某种程度上就意味着痛苦、衰竭和死亡。面对不能治愈的现实，选择合适的时机和方式告知患者实情并引导他们讨论死亡相关的问题，尊重他们对临终或濒死阶段的治疗和抢救措施的意见，允许自然死亡，制定出遗嘱，安排好后事，临终患者在生命的最后阶段才可以感受到尊重和关怀。

（二）老年人对死亡的态度★★★△△

老年人随着身体功能的衰退和丧失，心理与精神状态方面的变迁，他们通常比年轻人更害怕和回避死亡。但也有的学者研究认为，老年人因为有亲人或朋友的死亡经历，会经常思考有关死亡的问题，反而不害怕和回避死亡的问题，他们会客观面对和接受死亡的事实。一般老年人对死亡和濒死会有以下表现。

1. 理智对待 当面对死亡将要到来之时，他们会客观对待，安排好家庭、工作及身后之事。

2. 积极面对 这类老人有强烈的生存意识，会想尽办法努力延长生命，以顽强的毅力与疾病作斗争。

3. 接纳死亡 很多有宗教信仰的老年人，把死亡看成是自然规律，认为死亡是到另外一个世界获得重生。

4. 解脱 有些老年人由于心理、精神等方面的问题，造成他们对生活已经没有兴趣、悲观失望，不再留恋生活，认为死亡是一种解脱。

5. 恐惧死亡 一些老年人十分惧怕死亡，他们不想失去美好的生活，想尽方法寻求起死回生的治疗方法来挽救生命。

（三）对老年人的死亡教育★★★△△

老年人面临死亡的威胁高于其他人，他们通常更害怕死亡和回避死亡。讳死传统文化对老年人的影响根深蒂固，但是死亡是每个人最终都要面对的。通过死亡教育可以促使老年人正确认识死亡的本质，帮助他们树立正确的死亡观，有助于清除或缓解老年人对死亡的恐惧，在剩余的人生岁月中科学、合理地规划自己的生活。向老年人推行死亡教育有多种途径，发达国家比较有效的办法是建立老年人死亡教育机构，这是死亡教育社会化的主要形式。我国可结合实际情况在社区、医院等逐渐开展。

三、老年人缓和医疗中常见的问题

（一）躯体问题★★★△△△

1. 感染 大多数疾病的终末期常合并严重的感染，这往往又是导致患者死亡的主要原因之一。

感染的原因：患者长期卧床、营养不良、免疫力下降、失禁、进食困难等，增加了肺炎、泌尿系感染、消化道感染、压疮和菌血症的发生概率。

治疗原则：要减少感染发生的危险因素，如增加营养、增强机体的免疫力、训练基本活动功能、做好皮肤护理、预防肺部误吸等。在其他治疗的基础上，要权衡抗生素治疗的利弊。

2. 疼痛 老年人由于认知和感觉功能受损，或者认为衰老过程中必须忍受疼痛，往往不能或不愿主诉疼痛。此外，他们常担心药物成瘾、过量及不良反应，而不愿用阿片类药物。临床研究表明，老年人头痛和内脏痛的发生率下降，而肌肉骨骼痛、腿脚疼痛的发生率随着年龄的增加而增加。老年人疼痛的治疗通常遵循与年轻人同样的治疗指南。

老年癌症患者的生活质量有赖于疼痛症状的控制、镇痛药的适当使用，以及阿片类镇痛药相关不良反应的处理。遵循 WHO 推荐的三阶梯镇痛原则，根据患者疼痛评分给予治疗。第一阶梯，非阿片类镇痛药 ± 辅助用药，用于轻度癌性疼痛患者，应用环氧化酶 -2（COX-2）抑制药，如对乙酰氨基酚、非甾体抗炎药。第二阶梯，弱阿片类镇痛药 ± 非阿片类镇痛药 ± 辅助用药，用于中度癌性疼痛患者。一般建议与第一阶梯药物合用，因为两类药物作用机制不同，可增强镇痛效果，如羟考酮 / 对乙酰氨基酚、氢可酮 / 对乙酰氨基酚和可待因 / 对乙酰氨基酚等，现在临床应用时，已逐渐弱化第二阶梯药物。第三阶梯，强阿片类镇痛药 ± 非阿片类镇痛药 ± 辅助用药，用于治疗中度或重度癌性疼痛，如吗啡、羟考酮、氢吗啡酮和芬太尼。大多数老年患者需要从低剂量开始逐渐增加剂量，包括不断评估适宜剂量和疼痛的缓解效果。同时还需要考虑到最小损害的给药方式，如皮下给药、注射给药、经皮给药、舌下给药和直肠给药等。

虽然 WHO 的阶梯镇痛治疗已被证实对成年人的癌性疼痛相当有效，但近期一些专家及美国老年医学会关于持久性疼痛已建议更改 WHO 的镇痛阶梯。首先，最新数据显示，存在非甾体类抗炎药物相关的胃肠道和肾毒性，而 COX-2 抑制药对心血管具有毒性作用。非甾体抗炎药物使用应非常谨慎，最好选择具有最小风险因素的患者应用。对乙酰氨基酚是治疗老年人轻度疼痛的首选药物，在使用最大剂量仍有轻微的持续疼痛时，应立即开始应用阿片类药物镇痛治疗。

3. 恶心和呕吐 老年人常见恶心和呕吐的原因：肿瘤刺激的胃肠道反应、胃肠道阻塞等；药物反应，如阿片类药物；便秘；自主神经系统功能障碍导致胃轻瘫等。老年人发生恶心和呕吐的治疗与年轻人一样，但要特别注意镇吐药的毒副作用。常用的药物：抗组胺药，如苯海拉明；5- 羟色胺拮抗药，如昂丹司琼；促胃肠动力药，如甲氧氯普胺；细胞保护药，如雷尼替丁和奥美拉唑等；奥曲肽对恶心和肠梗阻导致的腹部疼痛有效；皮质激素通常能非特异性地减轻恶心和呕吐；抗毒蕈碱类（如东莨菪碱）、苯二氮䓬类（如劳拉西泮）、精神类药物（如奥氮平）等也可选择应用。非药物处理：建议患者少量多餐，餐前可用柠檬水或茶叶水漱口；饮食要清淡；避免食用产气、辛辣的食物；给予患者情绪的支持等。

4. 厌食/恶病质综合征 厌食（anorexia）指失去进食的欲望，对食物产生厌恶感。恶病质综合征（cachexia syndrome，ACS）指患者的身体脂肪及肌肉持续消耗而日渐消瘦，伴随明显的虚弱、厌食及贫血。厌食/恶病质综合征可发生于癌症、艾滋病、末期疾病等不同的疾病，以癌症患者最常发生。血液检查呈现非特异性的结果，即低总蛋白、低白蛋白、贫血、高血糖等代谢异常的表现。厌食/恶病质综合征是一种潜在疾病严重程度的反映，通常不能被永久逆转。

治疗原则：把厌食/恶病质综合征作为疾病自然的过程对患者及家属进行教育，提供患者最喜欢的食物和营养补充品，鼓励少量多餐，并确定是否有必要喂食，包括（肠道或非肠道）及药物治疗，甚至不行任何处置。药理学已证实可以使用改善食欲和生活质量的药物，包括糖皮质激素、甲地孕酮和大麻等。虽然糖皮质激素和甲地孕酮可以增加食欲，对癌症和艾滋病患者的效果良好，但是对老年人群的研究较少。对家庭看护的老年人的一个研究发现，甲地孕酮400 mg/d，可以改善食欲，但并没有出现有意义的体重增加。这两类药物使用应权衡利弊，要注意药物的不良反应，糖皮质激素改善效果并不持久，且可引起情绪波动、睡眠障碍、高血糖、水肿、精神错乱；甲地孕酮与谵妄、静脉血栓形成及水肿有关。

5. 便秘 对便秘情况进行定期和日常的评估是很重要的，特别是对使用阿片类及三环类抗抑郁药的患者。如果患者不能保持规律的排便，则容易产生粪便嵌塞、穿孔等并发症。

治疗原则：提前预防，如应用阿片类药物的同时预防性应用导泻药；查看是否有可导致便秘的药物，如三环类抗抑郁药及抗胆碱药；首选口服泻药，其次选用肠道用药；避免长期应用刺激性泻药；必要时可联合应用刺激性泻药和渗透性泻药。

具体用药：①刺激性泻药，如番泻叶、大黄和蓖麻油，肠梗阻患者避免应用。阿片类药物导致的便秘可以用刺激性泻药联合粪便软化药。②渗透性泻药，如乳果糖、硫酸镁和聚乙二醇。乳果糖可引起腹胀和胃肠胀气，需大量饮水（2～3 L/d），可增加腹部痉挛疼痛，且口味较差，因此姑息治疗中应避免使用。聚乙二醇可用于治疗顽固性便秘和粪便嵌塞。③容积性泻药，如甲基纤维素等，临终患者较少使用此类药物。④润滑性泻药，如甘油或石蜡油，可每次10～30 ml口服或灌肠，肛门括约肌松弛者不宜服用。⑤粪便软化药。

6. 压疮 大多数卧床不起、失禁、营养状况较差的患者，只要获得了很好的照护是不会发生压疮的。一般皮肤溃疡的发生是机体状况恶化的标志。

预防压疮的发生很重要。首先要对压疮进行评估，采取预防压疮的方法，如可使用减轻压疮的气垫床、评估及处理大小便失禁、定时翻身、保持皮肤清洁干燥、局部应用透明贴等措施。在疾病终末期，对于压疮的治疗重点是减轻疼痛、限制臭味，而不是治愈溃疡。可于伤口局部使用甲硝唑，以减少厌氧菌的臭味，也可外层使用含活性炭的敷料。虽然压疮不是死亡的一个独立的危险因素，但它的发生往往是疾病进展和预后不良的信号。

7. 呼吸困难 在晚期疾病患者中呼吸困难是个令人恐惧的症状。呼吸困难是患者无法进行日常生活活动（ADL）的重要因素，它极大地影响患者的生活质量。在生命末期50%～70%患者发生呼吸困难。首先找出呼吸困难的原因，如支气管感染、心力衰竭、慢性阻塞性气道疾病恶化、贫血、胸腔积液或心包积液、上腔静脉阻塞、癌症患者的肺栓塞等，并给予适当处理。

呼吸困难的对症治疗：①社会心理支持：了解患者因呼吸困难所造成的沮丧和痛苦，正确临床评估和为患者与家属提供心理支持是非常重要的。②氧气吸入：在缺氧的情况下可缓解呼吸困难。③阿片类药物被广泛用于缓解呼吸困难。研究表明，80%～95%末期癌症患者应用吗啡可以缓解呼吸困难。吗啡可以减少过度换气、降低机体对缺氧和高碳酸血症的反应、减慢呼吸频率、缓解呼吸困难，对于癌症和慢性阻塞性气道疾病引起的终末期呼吸衰竭患者非常有效。可口服吗啡2.5 mg，持续呼吸困难时可常规4小时服用1次。如果耐受性良好，可适当增加剂量，但单次剂量超过10～20 mg可能不会有更好的效果。对于已经有规律使用吗啡药物的患者，注意监视如嗜睡、呼吸抑制等不良反应。④抗焦虑药：焦虑可能使呼吸困难加重，呼吸困难可能使焦虑加剧。苯二氮䓬类药物、静心、放松、娱乐和按摩疗法可减轻焦虑，改善呼吸困难。

（二）精神心理问题★★★△△△

末期疾病的老年患者常见的精神心理疾病包括焦虑、恐慌症、抑郁症、谵妄等。

1. 焦虑 衰老和身患疾病通常能引起老年人出

现焦虑，他们担心死亡的过程，害怕疼痛和疾病进展，担心即将与亲人离别，关心财产或者房产的处理等。首先评估患者焦虑的可逆性因素，如疼痛和心理烦恼等，这些焦虑可以通过公开的讨论、心理疏导、家庭支持而获得改善。必要时给予药物治疗，使用苯二氮䓬类药物，如地西泮、劳拉西泮、咪达唑仑等。这是一类非常有效的药物，但长期应用会产生躯体依赖，停药时必须缓慢进行，不宜突然撤药。苯二氮䓬类药物可以有效打断焦虑周期，恢复睡眠，治疗效果肯定，不良反应较轻。

2．抑郁症 研究表明，在末期癌症患者中，抑郁症的发生率为3%～69%。对于末期患者要诊断抑郁症事实上是较困难的，因为末期疾病的许多症状与抑郁症的症状有重叠，如疲倦、失眠与厌食，所以，判断末期疾病患者的抑郁，必须采取更严谨的态度。测量末期患者抑郁的量表，包括医院焦虑抑郁量表（hospital anxiety and depression scale，HADS）、贝克抑郁量表（Beck depression inventory，BDI）等。

药物治疗：对药物治疗的选择往往是根据患者的预期寿命。预期寿命大于2个月的患者，选择性5-羟色胺再摄取抑制药（SSRI）类药物是抑郁症和焦虑的优选用药，因为其不良反应较少，但可能需要3～4周才能起效。对于生存期有限的患者，精神兴奋药，如哌甲酯和右旋苯丙胺可快速缓解症状，且不良反应轻微。据报道，精神兴奋药可以增加体能、减少疲劳。虽然苯二氮䓬类有潜在加重谵妄、跌倒及嗜睡的可能，但在一些患者认知功能障碍时，可认真权衡这些风险来应用。

3．谵妄 精神错乱（谵妄）在终末期患者发病率较高，进展期疾病出现的谵妄是疾病恶化的标志，往往与生命的最后阶段相关联。活动力低下的谵妄最常见，也最常被忽视。当怀疑患者发生谵妄时，应进行谵妄筛查。最常见的原因包括药物、器官衰竭、缺氧、感染和高钙血症等，而这些情况大部分都是可以治疗。非药物治疗是第一线治疗谵妄的方法，即停止不必要应用的药物，特别是抗胆碱药；照护者陪伴患者身边、鼓励探访患者、避免约束、鼓励日间活动、确保环境的稳定与舒适等。对于活动力过度的谵妄，可给予药物治疗。氟哌啶醇仍是治疗用药的首选，由于多种给药方式和宽的治疗窗，在有限的寿命内使用时，锥体外系反应不太受关注。无证据表明，非典型抗精神病药比传统的抗精神病药治疗谵妄更有效。在生命最后几个小时至几天的谵妄症状，应用氯丙嗪等镇静药非常有效。当谵妄状态恶化时，应避免使用苯二氮䓬类药物。

（三）灵性照护★★★△△△

灵性：医学角度指非生理、非心理的部分。凡是一切作为为人处事或解脱痛苦、超越死亡所依据的准则方法，都是灵性内涵。末期患者灵性层面包括：患者本身存在是否有意义、是否已经达成人生目标、生命到目前为止是否有意义、还有什么未了的心愿。末期患者的灵性照护（spiritual care）并不只是宗教的服务与信仰的支持。可以通过宗教仪式或理念来关注患者的灵性议题，如探索存在的价值、受苦的意义、死亡后的归属等。用开放的心去耐心地倾听和协助患者，帮助他们回顾人生、完成心愿、鼓励与家人道别，如果辅助以音乐、艺术、引导式冥想会有助于灵性的提升。宗教不等于灵性，但宗教是通向灵性世界的门，是一把钥匙，用好它就更容易帮助患者解决灵性的痛苦。

四、临终关怀的实施

（一）临近死亡时的表现★★★△△

生命的最后时刻往往以一系列症状为标志，如患者极度疲惫、虚弱，生活完全需要帮助，食物和液体摄入减少，昏睡或认知能力下降，不能判断时间和地点，很难集中精神，不能配合治疗或护理，极度消瘦，吞咽困难，时常有混乱或困惑的状况，有时伴随躁动不安等。如果上述症状突然加重，疾病状况每天出现进展，表明患者已经进入濒死阶段。但要排除如感染、电解质紊乱或一些药物影响所引起的可逆性恶化。

（二）患者需求的评估★★★△△

在临终前最后48小时患者的重点一般是放在他最关心的问题上，并寻求尽量解决。

1．身体需求 要处理患者出现的各种不适症状，如恶心、疼痛、失眠、虚弱、口腔不适、压疮、意识模糊、幻觉和有关接受治疗的负担。此时，患者很少担心营养和液体的摄入问题，而这可能是家属最关心的问题。

2．心理需求 通过心理评估，及时发现患者的需求、他们对其所患疾病的认识及目前流露出来的苦恼，尽可能给患者机会说出内心的感受，家属和医护人员应聆听并给予安慰。如果出现焦虑、躁动（情绪激动），也需要药物治疗。

3. 精神心灵需求　患者往往在濒死时做生命回顾及思考死后的情形，或许可以将这些思考的内容及感受称之为灵性。精神和心灵上的忧虑或者身体上的不适可允许患者通过情感和思想的寄托得到缓解，一些宗教仪式可能达到免罪、宽恕的效果。如果临终关怀实施得恰当，对知道自己即将死亡的患者，会显得安静和平和。

（三）检查与治疗★★★△△

1. 检查　生命最后时刻的体格检查动作应轻柔，以免造成患者的痛苦。检查包括身体各部位的潜在性疼痛，还要注意口腔和皮肤的检查。在生命的终点做任何检查都应有一个明确和正当的目的，需要强调终末期的患者几乎不需再做检查。

2. 治疗

（1）终末期的治疗原则：即让患者减轻痛苦、感觉舒适，尽量不用不必要的药物治疗，但镇痛、镇吐、抗精神病药、抗焦虑药和抗惊厥药等需要继续应用。终末期应尽可能停止静脉输注液体。

（2）给药途径的选择：如果患者已经不能口服用药，可选择其他用药途径，如口腔含服给药。根据患者不同的文化背景，可选择应用直肠给药。终末期患者应该避免使用芬太尼透皮贴剂作为镇痛治疗的首选用药，因为它的滴定时间较长。更多的病例是应用吗啡注射泵，它可以根据患者病情变化对药物剂量进行更准确的调整。镇痛药的镇静副作用需要向患者或者家属解释。

（3）最后 48 小时出现的症状及治疗

1）出现呼吸急促、分泌物多、呼吸粗响（死亡哮吼）等症。呼吸粗响即临死前发出的喉音，是由于在昏迷患者中，气体在有分泌物的气管和声带处运动所致，这也许是最令患者家属痛苦的经历。

2）治疗原则：一般措施包括变换患者体位并安慰其家属。可以皮下即刻给予东莨菪碱 400 μg，并持续皮下注射 1.2～1.6 mg/24 h，半小时后评价，根据症状可再加量，要注意东莨菪碱有引起患者镇静和意识模糊的作用。如果患者意识清楚，并且呼吸道分泌物未造成患者更大的痛苦，则可应用透皮东莨菪碱贴。如果经上述治疗分泌物引起的哮吼音没有缓解，还可皮下即刻给予格隆溴铵 0.2 mg，或持续皮下注射 0.6～1.2 mg/24 h；或丁溴东莨菪碱 20 mg，即刻皮下注射，60～90 mg 持续皮下注射，这些药物的镇静作用较东莨菪碱更小。如果患者呼吸频率＞20 次 /min，可以应用吗啡 2.5～5 mg 皮下注射（或在原有剂量下，增加 24 小时剂量的 1/6），减慢呼吸频率来减少哮吼音。如果声音来自咽喉部，可将床头倾斜 30°，以使分泌物从喉或气管引流回肺部。若患者没有意识，也可轻轻吸出分泌物。必要时可以应用镇静药，如咪达唑仑，以确保患者没有痛苦。

（4）终末期躁动：在排除所有潜在的可逆原因或对症治疗无反应的情况下，才能做出终末期躁动的诊断，此时患者很痛苦。终末期躁动常见的可逆因素有疼痛、恶心、焦虑和恐惧、尿潴留、腹部胀满、药物不良反应等。一旦排除了可逆因素引起的躁动，明确告知家属目前患者的情况和处理选择的重要性，强调在这种情况下治疗的目的是使患者舒服和有尊严，应该给予患者一定的镇静治疗，常应用的药物有咪达唑仑、氯硝安定、左美丙嗪、氟哌啶醇、苯巴比妥等。

（5）缓和性镇静（palliative sedation）：一方面可以减少患者生理及心理上的不适感，另一方面如果给予的剂型、剂量或给予途径不恰当，可能会缩短患者的生命。缓和性镇静是整个安宁照护的一部分，是提供症状缓解的治疗之一，它不是安乐死，更不是延长生命。应用药物有咪达唑仑、氟哌啶醇、劳拉西泮、氯硝西泮等。

（四）临终患者的照护★★★△△

终末期患者的照护遵循临终关怀的核心意义，即提高患者的生活质量和减轻痛苦。

1. 初步评估　要经过多学科综合小组讨论、确定患者是否进入濒死阶段。对于癌症患者，如果患者的情况在一个时期已经恶化，可以采用以下 4 个标准中的 2 项，来确定患者可能进入了濒死阶段：①患者卧床。②半昏迷状态。③仅能饮液体。④不能口服药物。需强调临床上处于濒死阶段的患者偶尔可能也会恢复和稳定一个时期。

2. 陪伴与交流　鼓励患者家属陪伴，即使患者出现反应迟缓或嗜睡，也建议家属与之交流，用熟悉的音乐及家人的言语传递爱的信息（即使患者没有明显反应）。听觉是人类生命中最后失去的一个感官功能，向患者表达爱意，说令他们放心的话，是送给患者最好的道别礼物。

3. 核实和确定患者逝去的场所　在患者生命的最后几天，需要再次确定患者选择逝去的场所，包括部分患者及家属有在家逝去的习俗，也包括因个人信仰而对逝去场所的特殊装饰要求等。

4. 持续濒死期患者的护理　至少要 4 小时观察一次症状控制的效果，有问题要及时适当处理。要应用润滑油和润肤剂来预防皮肤破裂，而非通过翻身或变换体位来护理皮肤，因为这可能会增加患者的不适和疼痛。在濒死阶段还要对患者及家属继续给予心理、社会和精神方面的支持和照护。

5. 患者死亡后的处理 确定患者死亡，医护人员进行尸体料理，由医生开具《医学死亡证明书》，并指导家属办理相关殡葬及后续事宜。此外，部分逝者在世期间如有选择器官移植或遗体捐赠的生前预嘱，家属应在社会工作者或医护人员的协助下完成逝去亲人的遗愿。

（五）哀伤辅导★★★△△

安宁照护中的哀伤辅导内容包括：①在患者死亡前，医护人员与患者家属讨论治疗与照护方向，以便为患者的死亡做好准备。②患者死亡之时，专业人员会协助哀伤者适时与患者道别、表达对患者的情感，帮助他们处理丧葬仪式或程序。③患者死亡后，安宁照护机构会提供哀伤辅导，由专业人员或志愿者以电话、信件、家访方式提供关怀慰问等。

五、生前预嘱

（一）生前预嘱的定义★★★△△

生前预嘱（living will）是指人们事先，也就是在健康或意识清楚时签署的，说明在不可治愈的伤病末期或临终时要或不要哪种医疗护理的指示文件。明确表达本人在生命末期希望或放弃使用什么种类的医疗和护理，包括临终时是否使用生命支持系统（如气管切开、人工呼吸机和心脏电击等）和如何在临终时尽量保持尊严，如充分镇痛、舒适等内容。生前预嘱不仅包括申请人本人医疗和护理方面的预嘱，还包括临终实施医疗护理的决策者的意见及对遗体和器官捐献等方面的预嘱。

（二）生前预嘱发展现状★★★△△

生前预嘱源于20世纪70年代的美国，1976年8月美国加州首先通过了《自然死亡法》（*Natural Death Act*），允许不使用生命支持系统来延长不可治愈的临终过程，也就是允许患者依照自己的意愿自然死亡。只要根据医师判断，该患者确实已处于不可治愈的疾病晚期，生命支持系统的唯一作用只是延缓死亡的过程，医师就可以通过授权不使用或者停止使用生命支持系统。由于这种法律的精神符合大多数人的文化心理，在短短不到20年的时间里，这种法律扩展到几乎全美国及加拿大。英国、荷兰、比利时、德国等国也通过了使用生前预嘱的相关法律规定。我国香港和台湾地区在生前预嘱的实施和推广方面也领先一步。

中国大陆尚没有正式的生前预嘱文本，也没有相应的法律规定，有关生前预嘱的研究仍然停留在探索与了解中。2011年6月，中国首个名为“选择与尊严”的民间组织，提倡通过生前预嘱来实现尊严死，并在其网站上提供“我的五个愿望”的中文版本。2013年6月25日北京生前预嘱推广协会成立，以进一步推广尊严死的理念。

（三）生前预嘱的现实意义★★★△△

1. 生前预嘱改变了人们对生命的看法，使人们正视死亡的客观存在，做到对生命的最大尊重。在生命尽头人们感受到了爱与关怀，感受到了个人的意愿被尊重，他们的亲人也因此更能面对亲人的死亡。

2. 生前预嘱和安宁缓和医疗正彻底改变那种认为“安乐死”是人们面临绝症痛苦时唯一选择的想法和做法。

3. 生前预嘱为合理利用医疗资源、避免医疗卫生资源的无效使用和浪费、缓解家庭及社会压力提供了解决途径。

（吴 殷）

参考文献

[1] 台湾安宁缓和医学学会．安宁缓和医疗——理论与实务．新北市：合记图书出版社，2013.

[2] 吴殷，吴海玲．末期癌症患者的临终关怀．医学与哲学，2011，32（1）：8-10.

[3] 魏森．任军，马力文，译．牛津临床姑息治疗手册．北京：人民卫生出版社，2006.

[4] Doyle D, Hanks G, Cherny N, et al. Oxford Textbook of Palliative Medicine. 3rd. ed UK: Oxford University Press, 2004: 935-944.

[5] Ellershaw J E, Smith C, Overill S, et al.Care of the dying.J Pain Symptom Manage, 2001, 21: 12-17.

[6] Price LF.Depression and anxiety associated with cancer//Stern TA, Sekeres MA.Facing cancer: a complete guide for people with cancer, their family, and caregivers.New York: McGraw-Hill, 2004: 291-298.

[7] Ellershaw J E, Ward C.Care of the dying: the last hours or days of life.

BMJ, 2003, 326: 30-34.

[8] Geoffrey Hanks, Nathan I.Cherny, Nicholas A. Christakis, et al. Oxford Textbook of Palliative Medicine. 4th ed. Oxford, UK: Oxford University Press, 2010.

[9] Levy MH, Back A, Benedetti C, et al.NCCN clinical practice guidelines in oncology: palliative care.J Natl Compr Canc Netw, 2009, 7: 436-473.

[10] Halasyamani L, Kripalani S, Coleman E, et al. Transition of care for hospitalized elderly patients-development of a discharge checklist for hospitalists. J Hosp Med, 2006, 1(6): 354-360.

[11] Maciejewski PK, Zhang B, Block SD, et al. An empirical examination of the stage theory of grief. JAMA, 2007, 297: 716-723.

[12] Morrison RS, Meier DE. Palliative care. N Engl J Med, 2004, 350: 2582-2590.

[13] Quill TE. Perspectives on care at the close of life. Initiating end-of-life discussions with seriously ill patients: addressing the "elephant in the room" . JAMA, 2000, 284: 2502-2507.

[14] Adamis D, Reich S, Treloar A, et al.Dysgraphia in elderiy delirious medical inpatients.Aging Clinical Experimental Research, 2006, 18(4): 334-349.

第 10 章　老年患者护理特点与老年长期照护

第 1 节　老年患者护理特点

人口老龄化逐渐成为全球性医疗健康问题。随着年龄的增长，老年人表现出衰弱、多病共存、功能减退和失能等问题，对医疗服务需求具有一定的特殊性。传统的医疗模式已不能解决老年人的特殊问题。针对老年患者的护理，护理人员应理解老年人的健康状态及机体功能状况，以及老年患者的特殊性，从而掌握适合老年患者的护理技术。

一、老年患者特点★★★△△△

老年患者具有病情复杂、多种健康问题并存、起病隐匿、症状和体征不典型、病情变化迅速、易出现并发症等特点，应掌握技巧，做好细致、全面的观察，及时、准确发现病情变化，为早期诊断提供重要资料。病情观察是护理工作的重要内容，是护理人员在护理工作中积极启动感觉器官及应用辅助工具，对患者的病史和现状进行全面、系统的了解，对病情做出综合判断的过程。

二、老年综合评估★★★△△△

老年综合评估（comprehensive geriatric assessment，CGA）是多维度跨学科的诊断过程，全面关注与老年人健康和功能状态相关的所有问题，从医学问题、躯体、认知、心理状态和社会支持等多层面对老年患者进行全面评估，从而为患者制订协调的、综合的治疗、康复、护理等干预计划和长期康复计划。护理人员在老年综合评估中起到了极其重要的作用，应具备相应的评估技巧，并能够基于老年综合评估制订并实施护理计划。

三、老年综合征★★★△△△

老年综合征是一组多发生在老年人群中，多种疾病或原因造成老年人同一种临床表现的问题，能够影响老年患者的发病率和死亡率。其临床表现、病程及预后是多种危险因素相互作用的结果。由于老年患者疾病的复杂性，且部分老年患者的主诉并不反映其真正的病理状态，给临床判断造成了困难。因此，正确认识和评估老年综合征是老年护理的一项重要内容，使用评估工具进行系统、综合的评估管理，并有针对性地做好预防应对策略，对于维护老年人的健康、提高生活质量具有重要的意义。

四、老年患者自我健康管理★★★△△△

自我管理是患者通过执行自我管理策略积极管理自身症状及生活方式。患者是自我卫生保健活动的主体，其参与自身健康方案的制订，是治疗中不可或缺的一部分。老年人对健康行为的自我管理，是了解急性病、慢性病、伤残等下游疾病病因、治疗和预后的关键。医护人员应具有相应的知识，了解老年人采取健康行为的动力、自我管理成功或失败的潜在原因等。

五、临终患者的姑息护理★★★△△△

姑息护理是在临终关怀的基础上发展起来的一种新型护理模式，是通过处理威胁生命的疾病相关问题来提升患者和家属的生命质量的措施，通过早期确认、准确评估来预防和减轻痛苦、控制疾病和其他非疼痛症状，解决重要的心理、社会和精神问题。姑息护理以减轻患者痛苦、提高患者和严重慢性疾病家庭的生活质量为重点，这既不是生命结束时的医疗，也不是临终关怀，而是与所有其他适当的治疗同时进行。

第2节　老年长期照护

21世纪人类发展的重要特征之一是人口老龄化。从世界范围来看，所有发达国家都已进入老龄社会，而许多发展中国家从20世纪末也开始了人口老龄化的过程。人口老龄化导致老年人社会服务需求的增长，向现有的社会政策提出了挑战。其中高龄老人数量的增加必然导致失能人口总量的增加，进而刺激了对长期照护服务的需求。

一、长期照护的定义★★★△△△

长期照护（long term care）的概念起源于西方发达国家。WHO将长期照护定义为，由非专业护理者和专业人员进行的护理活动，以保证生活不能完全自理的人能获得最大可能的独立、自主、参与、个人满足及人格尊严。我国现阶段长期照护一般指为失能人群提供生活照料、康复护理、精神慰藉、社会交往和临终关怀等综合性、专业化的服务，使其尽可能独立、自主，具有自尊和享受有品质的生活。长期照护的目标是满足那些患有各种疾病或身体残疾的人对保健和日常生活的需求，其内容包括从饮食起居照料到急诊或康复治疗等一系列正规和长期的服务。长期照护的实现暂无统一标准，是相对于临时照护、短期照护和中期照护而言的。有的学者认为一个较为合理的长期照护应在6个月以上。

二、长期照护的特点★★★△△△

1. 正规和专业　这是长期照护最显著的特点。提供照护的场所可能是有专门设施的机构，如医院、护理院和社区护理机构等；也可能是家庭。以家庭为场所的长期照护服务应由有组织和经过专业培训的居家照护者来提供，这是因为仅仅传统的非专业照护，如一般家庭照护，已经不足以使患病或失能老人维持正常的生活状态。

2. 持续时间长　长期照护一般持续时间很长，数月或数年，甚至是无限期的。因为长期照护者通常患有短期内难以治愈的多种疾病或长期处于失能状态。

3. 具有连续性　老年人因患病或失能程度或其他治疗的不同而需要不同的照护。例如，一位老人因患病住进了医院，急性期在医院接受手术治疗后，还需要到中长期照护机构接受综合型的医疗、康复和护理服务；有些人恢复得比较缓慢或者难以完全治愈，在这种情况下，他们可能需要家庭病床服务或住院护理服务；经长期照护的部分患者，如处于生命末期，便应接受临终关怀与舒缓治疗服务。

4. 医疗护理和生活照料相结合　长期照护所提供的服务，已经超出了传统医疗护理或单纯生活照料的范畴，它是两者有机的结合和应用。

三、长期照护的对象★★★△△△

长期照护服务是为永久失能（躯体功能障碍）、失智（认知功能丧失）、长期或慢性功能受限（或残障）的人群提供的医疗护理服务、精神慰藉服务、生活照料服务和社会服务。老年长期照护的服务对象是失能老人。具体来说，失能老人是指因年迈虚弱、残疾、智障等而不能独立完成穿衣、吃饭、洗澡、上厕所、室内运动和购物等其中任何一项活动的老人，即丧失生活自理能力的老人。

四、老年长期照护的发展现状★★△

欧洲、美国、日本等发达国家老年护理保险制度和法律建设已较为完善。欧洲是世界上人口老龄化现象发生最早的地区，该地区政府投入相当数目的经费，建立了完善的组织机构和服务网络。主要通过建立健康护理管理委员会，领导各类型老年护理机构，并提供包括老年人出院后的延续护理和家庭护理、综合性老年康复护理等。

我国大部分老年人在家庭养老。但随着经济发展及老龄化步伐的加快，传统养老方式正在逐渐弱化。20世纪末北京、上海、广州等国内较发达的城市在借鉴国外老年护理服务建设经验的基础上，结合我国国情开始兴办福利院和老年护理院，也陆续兴办了一些商业化的养老设施和保险服务，使得老年人长期照护事业得到一定的发展。但在经济欠发达地区，受经济落后、家庭养老功能弱化、农村劳动力输出、社区养老服务功能不健全等影响，老年人长期照护的供需矛盾进一步加剧。

五、老年长期照护在护理方面的服务内容★★★△△△

1. 老年人日常营养照护 随着人口老龄化的加速，老年人的营养照护日益受到重视，尤其对于被长期照护的老年人来说更为重要。截至2015年全球1/6的人受到了营养不良的威胁。若能够及早发现老年人营养不良，尽早进行营养干预或制订个性化的营养计划，有利于改善其营养状况，降低慢性病及相关并发症的发生率，从而能够有效地提高其生活自理能力，改善其生活质量。

2. 老年人日常生活活动的照护 日常生活活动是人们在日常生活中，为照料自己的衣食住行、保持个人卫生整洁和独立进行社区活动所必需的一系列基本活动。由于机体老化和长期慢性疾病，老年人日常生活活动能力减退，其生活自理能力降低，从而需要依赖他人的照顾。所以，提高老年人日常生活活动能力及其生活质量，是长期照护服务的重要任务之一。

3. 老年人的居家照护 老年慢性病患者病程长，患病后容易出现身体功能障碍，失去生活自理能力。所以老年人在医院外的照顾与护理就显得尤为重要。以家庭为场所的长期照护服务需要由经过培训的居家照护人员来提供。照护人员应帮助患病老年人最大限度地减少肢体残障，尽可能地维持其身体正常功能，满足他们的精神需求，提高他们的生活质量。

4. 常见老年综合征的照护 老年综合征一般是指老年人由多种疾病或多种原因造成的一种临床表现或问题的病症，常见的老年综合征有跌倒、痴呆、尿失禁、谵妄、晕厥、抑郁症、疼痛、失眠、多重用药和老年帕金森综合征等。

（1）老年人跌倒是一种常见的现象，预防跌倒首先需要从根本上去除病因，积极治疗老年人自身疾病，如高血压、骨质疏松、心肌梗死和慢性心力衰竭等。合理用药，照护人员应注意对药物的药理作用及不良反应的观察，指导和协助老年人按时服药，避免其擅自增减药物。对老年人服用降压药、降糖药、催眠药可能出现的不良反应，照护人员应该增强风险意识，做好防范措施。加强老年人对跌倒的认知教育，告知其衰老是自然界不可抗拒的规律，要善于自我保健。改善环境，地板应采用防滑设施，光线要充足，夜间应开地灯，通道不应有杂物。老年人衣裤应合适，不宜过松、过紧，鞋子应合脚，应穿防滑鞋，行动不便者应使用辅助器，提醒老年人变换体位时动作应慢。

（2）尿失禁是老年人常见的主要疾病之一。老年人尿失禁较多见，致使人们误以为尿失禁是衰老过程中不可避免的自然结果。尿失禁不是衰老的正常表现，也不是不可逆的，老年人及照护人员应寻找各种导致老年人尿失禁的原因，以采取正确、合理的治疗与预防措施，尽可能解除老年人尿失禁的困扰。除了尿失禁，大便失禁也对老年人群颇有影响，照护人员必须对此予以足够的重视，尽早做好调查和防治工作。

（3）老年性痴呆：由于其患病率增高，并会给患者及其家庭和社会带来极大的安全问题和经济负担，已逐渐成为备受关注和热门的研究课题。照护人员可以根据老年人痴呆病情的轻、中、重度来说明其照护的技巧与重点，包括日常生活照护、沟通方式及居家环境照护等。

（4）老年人晕厥是各种原因导致的一过性全脑低灌注、进而突发短暂性意识丧失并伴全身肌肉无力和姿势张力丧失的一种老年综合征。晕厥是老年人常见的急症，常常无先兆而突然发生，因此，做好老年人晕厥的长期照护工作具有重要意义。一方面可以减少晕厥的发生和减轻晕厥所带来的意外伤害，另一方面还可以避免造成老年人严重的心理或社会障碍。

（5）疼痛是影响老年人生活质量一个重要的问题。老年人常常多病共存，其中任何一种疾病都可以引起老年人疼痛，而且老年人反应不敏感，他们的精神因素也起很大的作用，加之老年人的疼痛常由不可治愈性疾病引起，如晚期癌症。对疼痛的照护评估是关键的第一步，评估不仅可以识别疼痛的存在，还有助于疼痛治疗效果的评价。此外，安全用药、促进老年人的舒适、心理护理都是缓解和解除疼痛的有效措施。

（6）失眠也是影响老年人生活质量的重要问题。失眠是睡眠数量或质量达不到正常需求的一种主观体验。失眠是一个复杂的综合征，主要被描述为睡眠质量差、睡眠时间短、睡眠效率低等一系列症状。有效地评估失眠是治疗失眠的基础，包括询问老年人的失眠史，以及对失眠的主、客观评估。创造良好的睡眠环境、建立良好的生活习惯、建议老年人合理饮食、必要时指导老年人合理地用药都是提高老年人睡眠质量的有效照护手段，对促进老年人的身心健康有重要的意义。

（7）老年抑郁症是指存在于老年期（≥60岁）这一特定人群的抑郁症，以持久的抑郁心境为主要临床特征，其表现为情绪低落、焦虑、迟滞和躯体不适等，且不能归因于躯体疾病和脑器质性病变。老年抑郁症首先需要做好评估，详细询问病史和进行精神心理评估，Zung抑郁自评量表和焦虑自评量表是临床上使用最广泛的症状评估工具之一。做好老年人的生活护理与心理护理、指导他们合理用药、良好的社会支持都可以保证老年人的安全，丰富老年人的精神活动，避免他们产生不良情绪。

解决好老年人的长期护理服务问题是一项基本国策，也是一项老年卫生服务的系统工程，需要从国家的层面宏观调控和统筹解决。目前我国老年人长期照护服务体系尚未建立，我们应借鉴国内外发达地区的先进经验，建立起一套适应该模式的老年人长期照护服务体系，为老年人提供包括生活护理、家政服务、康复护理及精神慰藉等多种类、多层次的养老服务。

（张 洁 陈思羽 孙 红）

参考文献

[1] 王秋梅，刘晓红. 老年人综合评估的实施. 中华老年医学杂志，2012，1（31）：13-15.

[2] 蹇在金. 老年人综合评估. 中华老年医学杂志，2012，31（3）：177-181.

[3] Horgan AM, Leighl NB, Coate L, et al. Impact and feasibility of a comprehensive geriatric assessment in the oncology setting: a pilot study. Am J Clin Oncol, 2012, 35(4): 322-328.

[4] 宋岳涛，张进平. 老年综合征. 北京：中国协和医科大学出版社，2010：4-18.

[5] 台北、台中、高雄荣民总医院高龄医学团队. 居家长期照护全书. 台北市：原水文化出版社，2010.

[6] 清华大学老年学研究中心. 长期照护体系的规划与发展. 社会福利，2010（4）：31-32.

第 11 章　老年疾病筛查与预防

人口老龄化是当今全球人口学的变化趋势。我国已经进入老年社会，人们在注重延长寿命的同时，更加注重生活的质量，即健康长寿。老年医学的工作重点之一是预防，包括疾病的早期筛查、早期发现和及时干预治疗。人口的日益老龄化为老年医学工作者提出了更高的要求和更为紧迫的任务，科学、系统地建立老年疾病的筛查及预防体系势在必行。

第 1 节　老年疾病的筛查

老年疾病筛查原则的制定与其他医学决策的制定一样，是通过对预期寿命和筛查结果的定量估算，同时根据每位老年人的具体情况来评价筛查给他们带来的收益与危害，从而对筛查原则进行调整。然而在老年人疾病筛查中，目前所面临的突出问题是缺乏对 75 岁及以上老年人进行预防和干预的研究结果。由于缺乏年龄相关性的数据，所以在实践中必须推断和考察年轻人筛查原则的有效性能否适用于老年人。本书的第 4 章详细阐述了老年人的患病特点及针对老年患者的临床决策，这为制定适用于老年疾病的筛查原则提供了依据和参考。目前由于我国大规模、广泛的针对老年人的疾病筛查体系尚不完善，所以在此主要介绍国外发达国家在老年疾病筛查中的原则和先进经验作为参考。

一、老年人疾病筛查项目的确定 ★★★△△

对于老年人的疾病筛查至今没有明确的指南。有关筛查的依据多来自针对成年人的研究结果。在美国预防工作组（US Preventive Service Task Force，USPSTF）的指南中，以循证医学为基础，推荐了一些针对老年人的筛查预防措施。美国老年医学协会（American Geriatric Society，AGS）也明确指出，应当根据不同老年人的个体差异，综合考虑老年人的年龄、功能状态、伴随疾病、预期寿命、经济状况，以及老年人本人的价值观和喜好，给予筛查预防方面的建议。此外，不仅决定何时开始哪些筛查和预防，也要考虑适时终止某些筛查和预防。对于生活自理的老年人和卧床不起的老年人，给予的预防建议显然不同。USPSTF 和美国家庭医师学会（American Academy of Family Physicians，AAFP）将老年人群的身体状况分为 4 个等级，即健康（预期寿命≥5 年；功能健全）、虚弱（预期寿命＜5 年，功能明显受损）、中度痴呆（预期寿命 2～10 年）和临终（预期寿命＜2 年），并对其提出了特征性筛查建议，见表 11-1。

表 11-1　根据功能状况和预期寿命做健康筛查

建议筛查项目	健康	虚弱	中度痴呆	临终
胆固醇筛查	有其他危险因素的 65～75 岁患者考虑筛查	有其他危险因素的 65～75 岁患者考虑筛查	无须做	无须做
结肠镜检查	考虑每 5～10 年做 1 次	无须做	无须做	无须做
空腹血糖检测	有症状者需做此检测；有危险因素者每 3 年做 1 次检测	有症状者需做此检测；有危险因素者每 3 年做 1 次检测	同左	有症状者需做此检测
大便隐血检测	每年 1 次	可考虑做，每年 1 次	可考虑做，每年 1 次	无须做
带状疱疹疫苗	≥60 岁接种 1 次	≥60 岁接种 1 次	≥60 岁接种 1 次	≥60 岁接种 1 次

（待续）

（续表）

建议筛查项目	健康	虚弱	中度痴呆	临终
流感疫苗	每年 1 次	每年 1 次	每年 1 次	每年 1 次
生活方式教育	每次就诊时	每次就诊时	定期与护理提供者进行讨论	无须提供
乳腺 X 线摄影	每 1～2 年检查 1 次，至 80 岁	可考虑每 1～2 年检查 1 次，至 75 岁	可考虑每 1～2 年检查 1 次，至 70 岁	无须做
Papanicolaou 涂片	若患者没做过巴氏涂片，检测 1～3 次	无须做	无须做	无须做
肺炎球菌疫苗	接种 1 次	接种 1 次	接种 1 次	可考虑接种 1 次
前列腺特异性抗原检测	与患者讨论是否同意做检测	与患者讨论是否 同意做检测	与护理提供者讨论是否同意做检测	无须做
破伤风类毒素和白喉类毒素疫苗	若以前未接种过，按首次接种进行操作；每 10 年做加强免疫	若以前未接种过，按首次接种进行操作	若以前未接种过，按首次接种进行操作	不做接种

二、针对不同年龄段老年人的疾病筛查 ★★★△△

（一）肿瘤性疾病筛查

评判肿瘤筛查效果的指标，主要是依据其对肿瘤患者 5 年生存率的贡献，也就是看到这个有益指标需要等待 5 年以上。所以老年人的肿瘤筛查要考虑到老年人的预期寿命，是否有足够的生存期来获益。如果老年人的预期寿命不够长，或者患有多种疾病、衰弱，不足以耐受肿瘤的治疗，那么肿瘤筛查则没有必要。目前有临床证据证实明确获益或可能获益的筛查包括乳腺癌、子宫颈癌、子宫内膜癌、结直肠癌和前列腺癌。而其他肿瘤的筛查则证据尚不充分。

1. 乳腺癌 USPSTF 推荐 40～74 岁女性每 2 年筛查 1 次乳腺钼靶摄影检查，对于 75 岁以上的女性进行钼靶摄影检查是否获益，证据尚不充分。美国癌症协会（American Cancer Society，ACS）建议普通风险的女性从 40 岁开始每年 1 次钼靶摄影检查的筛查。AGS 则建议 65 岁以上的妇女每 2～3 年进行 1 次钼靶摄影检查的筛查，只要该妇女的预期寿命在 4 年以上。USPSTF 和 ACS 都不推荐乳腺的自查，因为并没有降低乳腺癌的病死率，反而增加了活检的数量。MRI 比钼靶摄影检查敏感度高，但特异度差；B 超和 MRI 是否可以降低乳腺癌的病死率，目前尚不清楚。

2. 子宫颈癌 所有机构均建议对适龄（21 岁以上）女性每 1～3 年进行 1 次宫颈巴氏涂片检查。对于做过子宫全切术的妇女则停止筛查。对于老年妇女，如果近期连续 2～3 次巴氏涂片检查的结果正常，则可以考虑终止筛查。USPSTF 建议终止筛查的年龄是 65 岁，ACS 和 AGS 建议是 70 岁。人乳头瘤病毒（human papilloma virus，HPV）检测作为子宫颈癌筛查指标目前证据不足，但 ACS 认为若同时进行巴氏涂片和 HPV-DNA 的检测，则可以将筛查间隔延长为 3 年。

3. 结直肠癌 所有机构均建议对普通风险的人群从 50 岁开始进行结直肠癌筛查。USPSTF 建议对 76～85 岁老人进行有选择性的筛查，对于 85 岁以上老年人则不再进行筛查。合理的筛查方案包括：大便隐血试验每年 1 次，或者乙状结肠镜每 5 年 1 次，或者结肠镜每 10 年 1 次，或者结肠低张气钡双重造影每 5 年 1 次。目前公认结肠镜的敏感度和特异度最高，获益最大，但并发症也最多。

4. 前列腺癌 前列腺特异性抗原（prostate-specific antigen，PSA）是最常用的前列腺癌筛查手段。随着年龄的增长，PSA 特异度降低，因此在老年人中，假阳性所致的穿刺活检及反复检查的风险增高。目前的证据不足以证明所有男性可以通过 PSA 筛查获益。因此，检测前有必要让患者充分了解筛查的益处、局限性及潜在风险。ACS 建议，普通人群自愿地进行 PSA 筛查可从 50 岁开始，每年 1 次 PSA 检测及经直肠的前列腺指诊；但高风险人群（近亲在 65 岁以前患前列腺癌者）开始筛查的年龄提前至 40～45 岁。虽然 PSA 检测可以早期发现前列腺癌，但是在＜75 岁男性中，通过筛查发现前列腺癌并给予治疗，与出现前列腺癌的症状再治疗相比，结果无明显差异。由于前列腺癌筛查使病死率降低至少要 10 年后才能显现，ACS 和 USPSTF 均建议对于预期寿命＜10年的老年人，不再进行PSA筛查。依据美国人的平均寿命，USPSTF建议75岁停止PSA筛查。

5. 子宫内膜癌 现有证据不支持在绝经后女性或者高风险女性中筛查子宫内膜癌。ACS建议对绝经后妇女，应当告知子宫内膜癌的风险和症状，一旦出现阴道流血等异常症状应及时就诊。但对于极高风险人群（*HNPCC*基因突变、常染色体显性遗传的家族性结肠癌），则应从35岁开始筛查，标准方法仍为子宫内膜活检。

6. 肺癌 尚不推荐在没有症状的普通人群中，通过低剂量CT、X线胸片、痰液细胞学等方法来筛查肺癌。ACS指出，高危人群（如老年吸烟者）可以进行早期肺癌筛查；但是，同样也没有证据表明这部分人群可以获益。低剂量CT比X线胸片敏感度高4倍，但是其假阳性结果、放射线剂量、费用也较高。

7. 卵巢癌 没有证据表明CA125、B超、盆腔触诊等筛查方法可以降低卵巢癌的病死率。在普通人群中，通过这些手段筛查出的卵巢问题，98%为假阳性，只有2%是卵巢癌。

8. 皮肤癌 皮肤癌多见于老年人，通过全身皮肤的检查或自查有可能发现黑色素瘤、基底细胞癌及鳞癌，目前的证据尚不足以评估其益处。但考虑到这些检查方式安全、易行，USPSTF和AGS并不反对筛查。

9. 胰腺癌 USPSTF不建议在普通人群中通过腹部触诊、B超及血清标志物来筛查胰腺癌。

10. 肾癌 USPSTF、ACS、AGS均未提及肾癌筛查，有数据表明大部分肾癌是无意中发现的，但是无意中发现的肾癌其分期与有症状才发现的肾癌并无差异。

（二）非肿瘤性疾病筛查

在老年人中筛查非肿瘤性疾病仍需要考虑其预期寿命、身体状态，比较潜在的获益和风险，还要尊重个人的意愿。有些疾病筛查的益处可能短时间内就能体现出来，但有些疾病筛查并不像肿瘤筛查一样以提高生存率为目的，而是以改善生活质量和防止功能衰退为目标，对于这些筛查应该提倡进行。

1. 高血压、高血糖、高脂血症、肥胖、营养不良、骨质疏松 关于此类疾病，AGS均建议筛查。这些疾病筛查已经普及，都有详细的指南可供参考，例如《中国高血压防治指南》《中国糖尿病防治指南》《中国成人血脂异常防治指南》《中国成人超重和肥胖症预防控制指南》《中国居民膳食指南》《中国人群骨质疏松症防治手册》等。

2. 冠心病 USPSTF不建议用心电图或运动平板试验来筛查，因为这些检查的敏感度和特异度均有限。用冠心病的危险因素来评估发生冠心病的风险，再进行有针对性的干预可能更为有效。

3. 腹主动脉瘤 有吸烟史、腹主动脉瘤家族史的65～75岁男性是其高风险人群。USPSTF建议在该人群中用B超筛查1次腹主动脉瘤，其敏感度为95%，特异度近100%。有证据表明，＜65岁、不吸烟的人群，其腹主动脉瘤风险很低，可能不会从筛查中获益。

（三）常见的老年问题筛查

1. 视力和听力 视力和听力的下降会导致老年人与社会隔绝，造成抑郁、认知能力下降，诱发谵妄。USPSTF及AGS推荐老年人每年进行1次视力、听力筛查，可以发现潜在疾病如屈光不正、青光眼、白内障等，另一方面通过配眼镜、使用助听器等手段纠正这些异常，可以改善或维持老年人的功能状态。

2. 抑郁症和抑郁状态 老年的抑郁状态容易被忽视，但会影响健康状态、增加花费、增加病死率。由于使用的评估工具不同，估测其发生率在11%～45%。AGS和USPSTF建议有条件确诊并治疗抑郁的医疗场所均进行抑郁筛查，但筛查的频率尚不明确。

3. 痴呆 痴呆发病率与年龄正相关，阿尔茨海默病在65岁以上人群发生率是6%～8%，85岁以上老人为30%。USPSTF不建议在老年人中常规筛查痴呆，但是AGS认为应当尽早发现痴呆，因为早期治疗、教育和咨询可以使患者及家属受益。

4. 甲状腺功能 甲状腺功能的亢进和减退，其发生率与年龄呈正相关。亚临床型甲状腺功能减退与心房颤动、痴呆有关，并且可能与骨质疏松有关。USPSTF没有常规推荐甲状腺疾病筛查，但也承认基于其高发病率，以及在老年人中其症状容易被忽视，可以对老年人进行筛查。在疑有甲状腺疾病的人群中，通过促甲状腺激素（thyroid-stimulating hormone），检测来诊断甲状腺疾病，敏感度为98%，特异度为92%；而在普通人群中用TSH来筛查，其阳性预测值较低。

任何有关筛查的建议都要根据患者的个体情况进行。USPSTF鼓励由医师和筛查对象一起来做出决定，AGS强调要解释筛查的意义和局限性。合理的步骤包括“评估、建议、达成一致、安排、随诊”。

第 2 节 老年疾病的预防

老年医学将治疗为本转向以预防为重点，将治疗疾病为主转向呵护生命、提高生活质量为主，将医院模式转向综合性三级医疗网络监控服务模式。在欧美、日本等人口老龄化较突出的国家，老年病康复医院、老年社区医院较普遍，为老年人医疗保健提供了全方位服务，这是一种适应人口学转变的医疗模式的转变。

老年预防医学的目的不仅是使老年人保持身体健康、延年益寿，同时也是为了最大限度地提高老年人的生活质量，防止病残。因此老年预防医学的内容涉及老年流行病学、营养学、运动医学、养生学、保健医学、心理卫生、健康教育等多个学科专业。老年预防医学工作者需要了解老年人常见病的病因、危险因素和保护因素，采取有效的预防措施，加强卫生宣传，提高老年人的自我保健意识，推进合理的生活方式和饮食营养，加强体力和脑力锻炼，讲求劳动卫生，预防老年疾病的发生和发展。定期的健康筛查与评估，维护健康的宣教与实施，是预防医学的重要组成部分。有关老年人的健康筛查已在第 1 节中详细阐述，本节主要介绍有关老年人综合评估，以及在老年人健康宣教和实施方面的国外经验和建议。

一、老年综合评估★★★△△

老年综合评估（comprehensive geriatric assessment，CGA）是一种多维度跨学科的诊断过程，用以确定老年脆弱群体的医学、心理学、社会学、功能状态、生存环境与生活质量等方面所具有的能力和存在的问题，以便制订完善的预防保健、疾病诊治、康复护理、长期照料与临终关怀措施，更好地为老年人提供优质、高效的服务。简言之，CGA 就是依据生物 - 心理 - 社会 - 环境的医学模式，对老年人做出健康状况和患病情况的综合评价，具体包括对老年人的一般医学评估、躯体功能评估、精神心理评估、社会经济评估、环境评估和生活质量的评估等。

1．老年一般医学评估 一般医学评估即通常所说的医学诊断，它是一种以“疾病”为中心的诊疗模式，包括病史和家族史的采集、体格检查和各种电生理学检查、实验室检查与影像学检查等，目的在于确诊人体是否存在某种器官的某种病变。老年患者往往多病共存，表现出多种老年综合征或出现多种老年问题。如果患者有认知功能损害或语言功能障碍，病史的采集可能是一个难题，需要通过患者的亲属、朋友或者护工的帮助来完成。用药史应包括饮酒量、非处方用药和辅助用药等。

2．老年躯体功能评估 老年躯体功能评估包括日常生活能力（activities of daily living，ADL）、营养状态、平衡与步态、运动功能（如上下肢功能、关节活动度和肌力）、感觉功能（如视力、听力、疼痛、味觉等）、皮肤危险因素和吞咽功能等的评估。ADL 评估可分为基本能力评估和器具操作能力评估两种，前者包括对患者洗漱、穿衣、移位、如厕、大小便控制、平地走动、上下楼梯和自行进食等能力的评估，后者包括对患者独立服药、财物处理能力、家务操作能力、购物、公共交通工具使用能力和电话使用能力等进行的评估。干预目标是针对所发现的功能障碍，提供相应的帮助或采取有效的替代措施，以最大限度地保证老年人生活自理。

3．老年精神心理评估 老年精神心理评估包括老年认知功能、语言功能、情绪情感、人格、压力、自我概念和心理障碍等方面的评估。认知功能评估是老年精神心理评估的重点，痴呆、谵妄、抑郁、合作不佳、受教育水平低、语言障碍和精神不集中等都可影响老年认知功能的评估。有效筛查认知功能障碍的工具有画钟试验（CDT）和简易智能评估量表（MMSE）等。画钟试验是对认知功能迅速而敏感的测试方法。MMSE 是一个众所周知的筛查认知功能状况的工具，包括对时间定向、地点定向、计算力、注意力、记忆力和语言能力等的测试，虽然费时较长，但可通过得分了解特定分数段所代表的认知功能的受损情况。

痴呆是老年人的重要致残原因。痴呆早期可以表现为记忆力减退或行为异常，但常因被忽视而未得到及时诊治，在就医诊断时常已达疾病晚期。引起痴呆的病因有时是可逆、可治疗的，如药物中毒、代谢性疾病、甲状腺疾病、硬膜外血肿及正常颅内压脑积水等。对于无可逆原因的痴呆，目前在疾病早期通过干预可延缓病情的进展，减少精神行为症状的发生。对痴呆的及早发现可使患者能在自己尚能自主时安排余生，也可让家属了解痴呆表现，理解患者的行为，让患者得到恰当的照顾，使患者和家属都获益。

老年人因罹患多种慢性疾病，可表现为功能残缺、生活痛苦等，抑郁症发病率较高。抑郁症除表现为情绪低落、兴趣爱好丧失、主动活动减少外，也可表现为睡眠障碍和疲乏等躯体症状，并常影响躯体疾病严重性的评估。在干预方面，除了药物治疗外，要注意早期预防和心理疏导，以避免致残性和不良事件的发生。

4. 老年社会与经济评估 老年社会与经济评估包括老年社会支持系统、角色和角色适应、社会服务的利用、特殊需要、文化、经济状况、医疗保险、人际关系、照顾人员、老年虐待和社会心理问题等方面的评估。对于那些虚弱的老年人，尤其是依赖性强的老年人，应该给予尽可能详细的评估，因为他们可能受虐待或被忽视。在适当时机还应对患者的个人价值观、精神寄托和临终护理愿望（如遗嘱）等问题进行评估；在任何情况下，患者的文化和宗教信仰都应该受到尊重。

5. 老年环境健康评估 老年环境健康评估包括对老年居住环境（即躯体所处环境，如楼梯、噪声、走廊、窗户、门宽、地板、桌椅等）、社会环境（如人际互动、隐私、社会隔绝、拥挤、交通、购物等）、精神环境（即心理所处的环境，如喜好、记忆、反应、图形、敏感刺激物）和文化环境（如传统、价值、标准、图腾象征）等的评估。在此项评估中，老年人的居家安全评估最为重要，因为它对预防老年人跌倒和其他意外事件的发生具有极其重要的意义。

6. 老年生活质量评估 随着人们生活水平的提高、健康状况的改善、疾病谱的改变、人口老龄化程度的加重及人们对健康需求的增加，老年人生活质量的问题日益受到重视。常用的老年生活质量评估方法有访谈法、观察法、主观报告法、症状定式检查法和标准化的量表评定法等。该项评估对衡量老年人的幸福度具有一定的意义，国际上有许多生活质量的评定量表，也有相应的应用软件可被使用。

7. 常见老年综合征或问题的评估 常见的老年综合征有跌倒、痴呆、晕厥、谵妄、抑郁、疼痛、失眠、帕金森综合征和多重用药等，常见的老年问题有视力或听力下降、牙齿脱落、营养不良、尿失禁、骨质疏松、便秘、营养不良、长期照料、临终关怀和肢体残疾等。对上述综合征或问题的评估，主要是对其患病危险因素和疾病的严重程度等进行评估，以便制订适宜的预防和干预措施，尽可能维持老年人的独立生活能力，提高他们的生活质量。

8. 其他评估 主要包括老年人物质（如酒精、烟草、药物和保健品）使用与滥用的评估等。

老年综合评估的科学、合理应用，不仅有利于医疗服务机构、社会保障部门、社会工作者和老年医护人员给老年人提供更好的服务，而且将大大提高老年人的生活质量。

二、构建老年社区医疗健康网络 ★★★△△

社区医学扎根于基层卫生机构，配备了全科医师，可以向老年人提供经济、方便、连续的医疗服务，具有医院无法比拟的优势，可以有效解决医疗资源相对短缺的问题，缓解老龄化社会带来的医疗压力。目前社区卫生服务站的布局虽然已经初步成形，但尚需加大政府投入，应以预防保健和康复治疗为主要方向，将社区医学与基层医疗相结合，建立以社区为定向的基层医疗服务模式和家庭医疗（全科医疗）模式，使大量老年人在社区甚至在家中就可以得到有效筛查、治疗、康复、锻炼及健康教育等，缓解老年社会带来的医疗压力。

分期、分批在社区中建立具有医疗和保健双重功能的老年病机构，培养具备老年病防治知识的专业队伍以满足日益增长的老年医学发展的需要。早期预警将成为老年社区医疗的重点，即将诊断标准向前移到健康与亚健康之间，延长健康期，缩短带病和伤残期，尽可能提高老年人的自理能力和生活质量，是老年医学工作者的长期奋斗目标。

三、老年医学教育和研究 ★★★△△

美国于1988年在全美内科资格认证中加入老年医学专科资格认证考核，1995年设立老年医学教育和培训国家论坛，发表《老年医学和健康保护白皮书》，包括老年医学训练、分布、应用的建议和获政府健康体系资格认证人员所必须具备的条件。1998年美国老年病协会发表《老年病专科研究生训练指南》，明确了老年医学基本教育目标、核心教育内容及专业目标。目前全美125所医学院校都设置了老年医学必修课程，旨在医学生中普及老年医学基础知识。老年科医师需要经过系统性专业培训和资格认证考核。老年医学是美国医学专业委员会（American Board of Medical Specialties，ABMS）认证的2级专业组织。ABMS是美国医师资格监督的初级实体。主修ABMS认证的老年病训练课程的研究生必须完成内科学、家庭医学或心理/神经病学住院医师的课程。经过1～2年的课程后，通过参加美国内科学和家庭医学或心理学和神经病学委员会组织的考试，可以获得老年医学资质证书。

老年医学作为独立的学科，在我国尚未得到充分、全面的认可。老年医学尽管已纳入医学生的学习课程，但教育资源明显不足，没有系统、完整的教学组织，理论教学和实践指南不够完善。因此制定出一套可行、有效的培养老年医学人才的教育计划迫在眉睫。

老年医学研究应涵盖基础、临床及预防研究，它们紧密相关、共同发展才能更好地发展老年医学。与此同时，编写适合中国国情、适合相应层次的老年医学教材，引进更多优秀的专科人才从教，建立多地方培训基地以提高医疗人员水平来满足社会需求。

综上所述，对老年人健康的关注既要解决个体的治疗，更要注重群体的防治；既要从微观入手解决病因、病理和特效治疗问题，又要从宏观入手开展流行病学与公共卫生学的研究，探索并认识疾病和健康与社会、心理、环境等诸多因素的关系。我们应积极落实和完善预防体系，大力促进全民健康，将预防和健康促进扩展到人生的全过程，以真正实现预防为主、防治结合、全程服务、服务全民的国家卫生服务宗旨，促进老年医学向着更全、更广、更深、更高的方向发展。

（黑爱莲　蔡剑平）

参考文献

[1] Mary C. Spalding, Sean C. Sebesta. Geriatric Screening and Preventive Care. Am Fam Physician, 2008, 78(2): 206-215.

[2] 赵玉生. 老年医学发展现状及展望. 解放军医学杂志, 2010, 35(5): 488-491.

[3] 沈悌. 21世纪我国老年医学发展方向. 中国实用内科杂志, 2011, 31(1): 6-7.

[4] 朱鸣雷，刘晓红. 老年人疾病筛查——目标性查体. 中国实用内科杂志, 2011, 31(1): 8-10.

[5] 王秋梅，李冬晶. 老年患者综合评估. 中国实用内科杂志, 2011, 31(1): 11-13.

[6] 杜文津，陈晋文，徐巍. 美国老年医学教育对我国老年医学教育的启示. 医学与社会, 2012, 25(1): 94-96.

[7] 宋岳涛. 老年医学的核心技术——老年综合评估. 中国现代医生, 2012, 50(23): 9-11.

[8] 刘晓红，朱鸣雷. 老年人疾病特点与老年医学的干预策略. 中华临床医师杂志（电子版）, 2013, 7(2): 458-459.

[9] 金晔麒，王誉雅，江舟. 聚焦老年医学，关注老年健康. 科技视界, 2013, 36: 391.

[10] 曹雪滨. 老年医学的发展趋势和设想. 解放军医药杂志, 2013, 25(5): 1-4.

第 12 章　老年疾病康复

一、定义★★★△△

老年疾病康复是帮助老年人恢复到身体、心理、社会、业余爱好等方面最好状态的一个过程。其主要目的一方面是采取有效措施延缓生理性衰退过程，另一方面是预防和减轻疾病造成的失能，使老年患者尽可能恢复到发病前的机能水平，改善肢体和脏器功能，提高生活质量（quality of life，QOL），使患者可以更好地回归家庭和社会。

老年人易得的急性疾病如脑卒中、感染、骨折等，较年轻患者病情重、并发症多，恢复慢，预后差，病死率也更高。如心脑血管病、肿瘤、退行性疾病等，已成为影响老年人健康的最主要威胁，其具有多种特征及不可逆的病理变化，病情常进行性加重，也可出现急性发作。老年人也可出现一些特有的病症，如认知障碍、跌倒、尿失禁等，这些病症的发生与组织、器官出现的退行性改变有着非常密切的关系。临床上许多老年人常多种疾病共存，一些症状或体征可能又不典型，病情复杂而且变化迅速，并发症多，药物的耐受性差，不良反应多。

老年疾病康复的基本程序为病史采集、体格检查、康复评定、康复计划、康复目标、康复治疗和出院指导。病史采集内容除了病残史、既往史、个人社会生活史、婚育史、家族史、职业史、心理史外，还需要了解老人的家庭、陪护、医疗保险、康复意愿等情况。体格检查包括全身一般情况检查和专科情况检查，全身一般情况检查是指检查头部、颈部、胸腔脏器、腹腔脏器等功能状态，专科情况检查指检查与本次康复有关的脏器组织及功能状态。康复评定是基本程序中的重要环节，是在病史和体检的基础上对患者的状况做出进一步的详细评估，找出相应问题点，以此制订康复计划并预估康复效果。康复评定会根据时间、目的等不同，可分为初期、中期和末期康复评定会。康复计划是在康复评定详细的病史、体检和评价的基础上制订的，要求全面、细致，计划内容涵盖基础疾病的控制、并发症的防治、功能障碍的康复、日常生活的管理、健康教育等。康复目标可分别设定近期目标和远期目标，前者是在短期（数周或数月）内康复治疗能达到的目标，后者则是经过长期（数月或数年）康复治疗期望达到的目标。出院指导在老年疾病的康复过程中，更强调多学科干预和全面的管理，另外还需要家庭和社会的长期和大力支持。由于许多老年疾病很难完全治愈，或容易复发，甚至呈进行性加重的趋势，因此经过一个阶段的住院或门诊康复治疗后，还需要进行社区或家庭康复的指导。

二、常见老年疾病的康复★★★△△△

（一）脑卒中的康复

老年脑卒中康复的基本原则：①强调患者的全面管理，尤其是基础疾病的控制，做好卒中的二级预防和并发症的防治。②准确把握康复的介入时机，尽量做到早期、全面地开始康复治疗，但又要注意病情的稳定性和患者的耐受性。③了解并关注患者的心理、认知、吞咽、营养、呼吸等方面的问题。④注意患者的功能与能力的差异，对于偏瘫患者需关注非瘫痪侧的功能水平及平衡功能的下降。⑤必要时应用辅助具，提高日常生活活动能力，尽量减少辅助。⑥关注患者的家庭、陪护状况，制订长期的家庭康复计划。

老年脑卒中康复的康复评价：脑卒中康复评价主要包括意识、认知、心理、语言、吞咽、运动、感觉、平衡等神经功能的评定，以及日常生活活动能力和社会参与能力的评定。而对于老年卒中患者更应注意心肺功能的评价及基础疾病的监测。

老年脑卒中康复的治疗方法：对于老年脑卒中患者，一般在病情稳定的情况下遵循基本常规的康复治疗，但老年患者又有其特殊性，例如，老年卒中患者在康复治疗中尤其需要通过肌力强化训练，提高非瘫痪侧的代偿功能，并注意平衡控制训练，防止发生跌倒的可能，或通过使用拐杖提高步行能力、改善步行的稳定性和安全性。认知障碍在老年卒中患者中常较为突出，对于患者的日常生活活动能力和长期预后均有重要的影响，需在康复过程中加以关注和干预。

有关脑血管病的康复治疗方法很多，主要有物理疗法（physical therapy，PT）、作业治疗（occupational therapy，OT）、言语治疗（speech therapy，ST）、心理治疗、康复医学工程、社区康复及传统疗法。近些年来，一些新技术也被应用于脑卒中康复领域。例如，局部注射 A 型肉毒素来缓解卒中后偏瘫肢体的肌肉痉挛，改善足下垂；通过重复经颅磁刺激技术来改善运动功能和神经功能缺损，提高日常生活活动能力；应用 Lokomat 下肢康复机器人来提高患者的步行对称性，提高步行能力。虚拟现实环境技术、音乐疗法、运动想象治疗、生物反馈技术等也大量应用于脑卒中临床康复，为脑卒中患者提供了更多的康复选择。

（二）阿尔茨海默病的康复

阿尔茨海默病（Alzheimer disease，AD）的康复原则是早期、综合、全面。康复治疗主要包括康复训练、康复护理及其他非药物治疗方法，如音乐治疗、心理治疗、电磁刺激、高压氧、中医等。康复训练主要包括物理疗法（physical therapy，PT）、作业治疗（occupational therapy，OT）、言语治疗（speech terapy，ST）等，其中认知训练是其中最重要的环节，涵盖记忆力、定向力、注意力、思维、执行功能、视空间等方面的训练，达到改善认知功能或获得代偿功能的目标。

针对 AD 患者的常用训练方法有无错误学习技术、取消提示技术、再学习技术、真实定向方法、确认疗法等。康复训练之前，应根据认知康复评定的结果，先对认知功能障碍进行分析，然后再有针对性地制订康复计划。训练的内容应当根据患者认知功能的情况来选择难度，每次时间不宜太长，贵在经常、反复练习，对于延缓智力的下降会有较好的作用。以最为常见的记忆训练为例，对于记忆受损的老年人，根据记忆损害的类型和程度，有针对性地进行记忆训练非常重要，可以采取不同的训练方式和内容，每次时间 30～60 分钟为宜，每天 1 次，至少每周 5 次，难易程度应循序渐进，并要在训练过程中经常予以指导和鼓励。

随着计算机多媒体和三维技术的进步，计算机丰富的听觉、视觉刺激和直观、规范的训练方法在脑损伤后认知训练方面具有广阔的应用前景。此外，电脑虚拟现实技术及远程认知康复训练的应用前景也非常广阔，电脑辅助和虚拟认知康复、通过互联网进行远程控制的认知康复以及电磁刺激是当前认知康复治疗研究的一个重要方向。

（三）帕金森病的康复

帕金森病（Parkinson disease，PD）康复评定的范围包括身体功能、日常生活活动能力、认知、心理状况和其他状况等。身体功能主要包括关节活动范围，肌力、协调性，上肢、手指功能，平衡能力、呼吸功能、构音功能、吞咽功能、步行能力及强直程度等。统一 PD 评定量表和 Yahr 分期评定法是目前国际上较通用的 PD 病情程度分级评定法，把患者的功能障碍水平和能力水平进行了一个综合评定。

康复治疗的短期目标主要是扩大及维持关节活动度，预防挛缩和纠正不良姿势，预防或减轻失用性肌萎缩及肌无力，增强患者平衡协调能力，提高步行能力，提高日常生活活动能力，以及帮助患者调整心理和生活方式。长期目标主要是维持并改善提高基本功能，预防和减少继发性损伤的发生，教会患者代偿策略，减少辅助，以最大限度地延缓疾病的发展进程。

PD 的康复以物理治疗（physcical therapy，PT）为主，针对四大运动障碍即强直、制动、震颤和姿势反应异常，进行必要的康复训练。松弛训练非常重要，通过本体感觉神经肌肉促进法，从被动运动到主动运动，从小范围运动逐步到全运动范围，有节奏地进行，这不仅对肌强直有松弛作用，也能克服因制动带来的不良后果。关节活动范围训练是每天必不可少的项目，可通过主动运动或被动活动以及机械牵引方法，必须注意的是要在患者被牵拉肌肉的最大耐受范围以及正常关节活动范围内进行，避免造成软组织损伤或骨折。移动训练强调的是姿势训练和旋转运动，神经肌肉本体感觉促进（proprioceptive neuromuscular facilitation，PNF）技术是常用的方法，通过柔顺、有节奏的运动，对有屈曲挛缩倾向的屈曲姿势，重点放在活动伸肌。平衡功能训练通过在坐位和站立位缓慢进行重心转移训练，可帮助患者改善肢体的稳定性。在训练时，逐渐增加活动的复杂性、增加重心转移的范围及增强上肢作业的难度，如从坐位到站立、跨步、行走等均可增加难度及复杂性。抗阻训练在 PD 的康复中存在一定的争议，但是最近通过荟萃分析发现，渐进式的抗阻训练对于轻中度PD患者是有一定价值的，尤其是在提高其步行能力时值得应用。

呼吸训练、减重步行训练、日常生活活动能力训练以及针对PD设计的体操包括太极拳均是有效的康复治疗方法，训练主要强调整体运动功能模式，但也要与局部训练相结合。针对中晚期PD患者，康复治疗更强调多学科干预和全面的管理。

（四）冠状动脉粥样硬化性心脏病的康复

冠状动脉粥样硬化性心脏病（coronary atherosclerotic heart disease，CHD）康复的主要目的是缓解心绞痛，减少再次心肌梗死或猝死的风险，阻止或逆转动脉粥样硬化发展过程，使CHD患者在生理、心理、社会职业和娱乐活动方面都达到理想的状态，提高其生活质量（quality of life，QOL）。主要的康复评定方法有动态心电图、超声心动图、平板运动试验、6分钟步行试验、日常生活活动能力评定和QOL评定等。

CHD康复分为三期进行。

Ⅰ期康复的主要目的是通过适当活动，减少绝对卧床休息带来的不利影响，为出院后的家庭生活做好准备。康复时机的选择很重要，需要在生命体征稳定且无严重并发症的情况下进行。此期康复一般在心脏科进行，需要临床医师严格掌握介入时机和方法。Ⅰ期康复的主要内容包括床上、床边和床下的活动，ADL训练、大小便的处理、步行训练、危险因素的控制、健康教育和心理治疗等。训练量的控制非常重要，以活动时心率增加10～20次/分且无不适症状为宜。

Ⅱ期康复的主要目的是维持和巩固住院治疗效果，保持并且进一步提高心脏功能，逐步过渡到正常的社会生活，使体力尽量恢复到病前水平。在出院后的1～2周内，需要保持住院期间的运动水平，渡过适应期，确定无任何不适症状后，可逐渐延长活动时间、增加活动内容和频率。正规康复训练内容主要有室内外散步、医疗体操、家庭卫生、园艺活动或在附近区域购物、作业治疗（occupational therapy，OT）等。注意循序渐进，禁止过分用力，活动时不可有气喘或疲劳等症状。活动强度为40%～50%最大心率，活动时主观用力计分不超过13分。另外，需要主动控制危险因素，改变不良生活习惯，建立良好的生活方式，包括戒烟、低脂饮食、适当运动锻炼、个性和行为方式调整、控制血压和血糖、定期医院复查等。

Ⅲ期康复的主要目的是在安全的前提下，通过强化的、高水平的个体化康复计划，最大限度发挥心脏的功能潜力，进一步改善心理状态和生活方式，使其能最大限度参与社会生活的各个方面，充分提高其生活质量（quality of life，QOL）。根据患者的年龄、性别、兴趣爱好、生活习惯、疾病诊断和病情、康复治疗目的，开具运动处方，制订个体化的康复治疗方案。全面康复方案包括有氧训练、循环抗阻训练、柔韧性训练、医疗体操、作业训练、放松性训练、行为治疗、心理治疗等，其中有氧训练是核心。运动方式的选择需要安全、有效、合理、可行，并且坚持循序渐进、持之以恒、兴趣性和全面性的原则。

最常用的有氧训练运动方式包括步行、登山、游泳、骑车、中国传统形式的拳操等。慢跑由于运动强度较大、下肢关节承受的冲击力较强、运动损伤较常见，近年来已不主张使用。可采用间断性或连续性运动。运动量是康复治疗的核心，要达到一定阈值才能产生训练效应。运动训练所必须达到的基本训练强度称为靶强度，可用最大心率（HR_{max}）、心率储备、最大吸氧量（$VO_{2\ max}$）、代谢当量（metabolic equivalent，MET）、主观用力评分法（rating of perceived exertion，RPE）等方式表示。靶强度与最大强度之间的差值是训练的安全系数。靶强度一般为40%～85% $VO_{2\ max}$或MET，或60%～80%心率储备，或70%～85% HR_{max}。靶强度运动一般持续10～60分钟。运动总量不变时，训练时间与强度成反比。准备活动和结束活动时间另算。训练频率指每周训练的次数，国际上采用3～5天/周。运动量适当的标志：运动时稍出汗，轻度呼吸加快但不影响说话，早晨起床时感觉舒适，无持续的疲劳感和其他不适感。

（五）慢性阻塞性肺疾病的康复

慢性阻塞性肺疾病（chronic obstructive pulmonary diseases，COPD）康复治疗的主要目的是帮助患者充分发挥残留的肺功能，减少肺部感染，增加运动耐力，提高其日常生活活动能力和社会参与能力，改善其生活质量（quality of life，QOL）。主要的评定方法有呼吸困难程度简易分级、肺功能、动脉血气分析、运动平板试验、6分钟步行试验、QOL评价等。

康复治疗需坚持全面、长期、综合性的原则，而且需要患者对自身疾病有一定的了解和相应的配合，以及家属的支持。主要康复治疗方法有物理疗法（physical therapy，PT）、呼吸治疗、日常生活活动能力训练、营养治疗、心理治疗和健康宣教等，其中PT和呼吸治疗是重点。PT的核心是有氧运动，可进行散步、快走、慢跑、爬楼梯、踏车、太极拳、体操等，可适当参加娱乐和体育活动，通过有氧运动可增强肌肉的肌力和耐力，提高心肺功能。但是对于病情严重的患者，需要量力而行，循序渐进，可先进行上肢协调性活动，逐渐增加活动量。呼吸治疗是改善患者呼吸困难症状、提高呼吸功能的有效方法。在训练中教导患者，进行缩唇呼吸并避免快速浅表的呼吸以帮助其缓解急性呼吸困难的状况，教导患者腹式呼吸、圆唇吐气及掌握呼吸节律，以提高患者气体交换功能。体位排痰可帮助患者咳嗽，用力呼气以促进分泌物清除，有助于帮助患者排出肺部积痰。治疗时可适时结合氧疗、无创性呼吸机、震动排痰、高频电治疗等技术。饮食原则上以低脂、复合碳水化合物为主，避免营养不良；伴有高碳酸血症的患者则应进食低碳水化合物、高脂肪饮食。另外，针对不同病情状况，时需注意钠盐和水分的摄入量。吸烟是导致 COPD 的主要病因之一，戒烟可减轻咳嗽、咳痰等症状，并可延缓呼吸功能减退的速度。生活规律、合理安排活动和休息时间、预防感冒、进行耐寒锻炼等良好的生活习惯也需要长期坚持。由于这是一种慢性长期的疾病，除了药物治疗外，鼓励患者接受康复治疗是十分必要的。任何一位诊断为 COPD 的患者，相应的病症都可由康复治疗得到一定的缓解。COPD 的康复治疗常需较长的时间而且需要患者主动、积极地参与，但是，许多患者无法坚持自我训练，从而使得疗效大打折扣。

（六）骨关节疾病的康复

康复治疗是骨关节疾病的治疗方法之一，多数轻、中度骨关节疾病都需要康复治疗，一些患者单独应用康复治疗就可以缓解疼痛、延缓病程。康复治疗的主要目的是抗炎、退肿、镇痛；减轻骨关节负荷，保持关节和肢体的活动功能；防止肌肉无力和萎缩、关节挛缩畸形；通过提高日常生活活动能力，改善生活质量（quality of life，QOL）。康复治疗要遵循科学、有效、规范、程序化的原则，并制订出药物、训练、饮食、健康教育的个体化治疗方案。

康复治疗前需要对患者进行全面的评价，包括目前接受的治疗、关节疼痛、炎症、稳定性、活动范围、肌无力等，同时要评估患者有无可以因锻炼而加重的潜在疾病。多数老年人合并心脑血管疾病，在增加运动量之前需要全面的心肺功能和神经功能检查。常用的康复评定方法有肌力测定、关节活动范围测定、步态分析、日常生活活动能力评定和 QOL 评定等。

关节活动训练通常是康复过程的第一步，主要目的是减轻僵硬，增加关节活动，防止软组织挛缩。物理疗法（physical therapy，PT）主要是通过徒手锻炼或利用各种康复器械进行训练。患肢及患病关节周围肌群的肌力训练，可给关节以一定的应力刺激，预防和治疗肌肉无力和萎缩，增强关节的稳定性。炎症期和不稳定的关节以等长练习方法为主，逐渐增加抵抗的阻力。阻力必须小于肌肉最大力量，不使肌肉疲劳，其中关节疼痛超过 1 小时或关节肿胀均提示运动过度。等长练习的目的是增加肌肉力量、提高耐力、为更大运动量活动做准备。由低强度等长收缩开始，＜40% 最大自主收缩，逐渐增加到 70% 最大自主收缩。收缩持续 6 秒，开始每群肌肉收缩 1 次，患者耐受后可增加到 8～10 次，每次收缩间隔休息 20 秒。炎症期每天 2 次，炎症消退后每天 5～10 次。

等张练习可有效改善老年人的能量代谢、胰岛功能、骨密度，可模拟日常生活中的肌肉活动，是非炎性关节炎的主要锻炼方法。老年人建议做 8～10 组主要肌肉的抗阻力运动，强度为肌肉全程收缩所对抗最大阻力的 60%～80%，每组练习 10～15 次，或者到自我感觉疲劳为止，每周做 2～3 天，每次练习至少间隔 1 天，以便肌肉恢复，循序渐进，每周增加 5%～10% 强度或持续时间。

有氧运动可引起多种生理改变，包括提高机体最大耗氧量、改善胰岛功能、调节血浆脂蛋白组成、降低血压、增加骨密度、提高机体的耐力和免疫力，配合饮食调节可促使患者体重减轻，减轻骨关节负荷。常用的有氧运动方法有骑车、游泳、散步、跳舞、太极拳，或者做器械练习，还包括轻度劳动如遛狗、修草坪、扫院子等。对于老年患者，注意循序渐进，不要过度劳累，以免损伤骨关节与肌肉组织或加重心肺疾病。每天锻炼 20～30 分钟，对于不能坚持连续锻炼的患者，可分成 4～5 次完成（每次＜5 分钟），强度提高到 55%～60% 最大心率。随着健康水平提高，延长每次锻炼时间直到 20～30 分钟，每周锻炼 3 天，不超过 4 天。开始 2～3 个月适应，以后可以每周增加 2.5% 的强度或时间。

各种物理因子治疗如蜡疗或红外线具有镇痛、消肿作用，低中频电疗具有促进局部血液循环的作用，高频电疗则具有消炎、镇痛、缓解肌肉痉挛、改善血液循环的作用。各种支具、夹板、拐杖、助行器、轮椅等辅助具的应用，可起到制动、保护、增加负荷能力、防止畸形发展等作用，可视患者的具体情况加以应用。

健康教育也是必不可少的，要让患者了解康复治疗的目标和好处，同时了解自己康复处方的细节（如运动方式、强度、持续时间、频率）及注意事项。

（张　皓）

参 考 文 献

[1] 张通．中国脑卒中康复治疗指南．北京：人民卫生出版社，2012．

[2] Wojtek J, David NP, Maria AF, et al. Exercise and Physical Activity for older adults. Med Sci Sports Exerc, 2009, 41: 1510-1530.

[3] Choi J, Twamley EW. Cognitive rehabilitation therapies for Alzheimer's disease: a review of methods to improve treatment engagement and self-efficacy. Neuropsychol Rev, 2013, 23: 48-62.

[4] Kim SY, Yoo EY, Jung MY, et al. A systematic review of the effects of occupational therapy for persons with dementia: a meta-analysis of randomized controlled trials. Neuro Rehab, 2012, 31: 107-115.

[5] Woods B, Aguirre E, Spector AE, et al. Cognitive stimulation to improve cognitive functioning in people with dementia. Cochrane Database Syst Rev, 2012.2(2).CD005562.

[6] Frazzitta G, Balbi P, Maestri R , et al. The beneficial role of intensive exercise on Parkinson disease progression. Am J Phys Med Rehabil, 2013, 92: 523-532.

[7] Tan SB, Williams AF, Kelly D. Effectiveness of multidisciplinary interventions to improve the quality of life for people with Parkinson's disease: a systematic review. Inter J Nurs Studies, 2014, 51: 166-174.

[8] Ismail H, McFarlane JR, Nojoumian AH, et al. Clinical outcomes and cardiovascular responses to different exercise training intensities in patients with heart failure: a systematic review and meta-analysis. JACC Heart Fail, 2013, 1: 514-522.

[9] Chen YM, Li Y. Safety and efficacy of exercise training in elderly heart failure patients: a systematic review and meta-analysis. Int J Clin Pract, 2013, 67: 1192-1198.

[10] Clark AM, King-Shier KM, Duncan A, et al. Factors influencing referral to cardiac rehabilitation and secondary prevention programs: a systematic review. Eur J Prev Cardiol, 2013, 20: 692-700.

[11] Ricci C, Terzoni S, Gaeta M, et al. Physical training and noninvasive ventilation in COPD patients: a meta-analysis. Respir Care, 2014, 59: 709-717.

[12] Liu XL, Tan JY, Wang T, et al. Effectiveness of home-based pulmonary rehabilitation for patients with chronic obstructive pulmonary disease: a meta-analysis of randomized controlled trials. Rehabil Nurs, 2014, 39: 36-59.

[13] COPD Working Group.Pulmonary rehabilitation for patients with chronic pulmonary disease (COPD): an evidence-based analysis.Ont Health Technol Assess Ser, 2012, 12: 1-75.

[14] Jevsevar DS Treatment of osteoarthritis of the knee: evidence-based guideline, 2nd Edition. J Am Acad orthop Surg, 2013, 21: 571-578.

[15] Yamada H, Koshino T, Sakai N, et al.Hip adductor muscle strength in patients with varus deformed knee. Clin Orthop, 2001, 386: 179.

[16] Wsterloo S, Ahmed LA, Center JR, et al.Prevalence of vertebral fractures in women and men in the population-based Troms Study. BMC Musculoskelet Disord, 2012, 13: 3.

[17] Esses SI, McGuire R, Jenkins J, et al.The treatment of symptomatic osteoporotic spinal compression fractures. Am Acad orthop surg, 2011, 19(3): 176-182.

第 13 章　中医中药与老年疾病

中国对健康长寿的认识，认为“寿终正寝”为理想方式。真正的自然“老去”是人人追求的生命期限。中医药在五千年历史发展过程中，对人民的健康和长寿作出了重要的贡献，而且对老年疾病防治形成了独特的理论体系，产生了独具特色的中医老年医学和养生医学。国际老年生命科学界通常认为人的期望寿命为 120 岁左右，这与我国最早的医学典籍《内经》记载的“尽终其天年，度百岁乃去”、《尚书》记载的“一曰寿，百二十岁也”大体相吻合。健康长寿是人类的美好愿望。随着现代科学技术的进步、医学条件的改善，现代人的平均寿命已比古人有较大幅度的延长。近年来，WHO 对年龄段进行了新的划分，认为 44 岁以下为青年人，45～59 岁为中年人，60～74 岁为年轻老年人，75～89 岁为老年人，90 岁以上为长寿老人。这 5 个年龄段的划分，把人的衰老期推迟了 10 年，将对人们的心理健康和抗衰老意识产生积极影响。

一、中医对老年人的认识

老年人是社会的特殊群体，伴随着生理和心理的衰老变化，并由此产生了独特的病理特点。掌握老年人的中医生理和病理特点，对于调养、诊断和治疗老年性疾病具有重要意义。以下简要介绍中医对老年人生理和病理特点的认识。

（一）生理特点★★★△△△

老年人的主要生理特点是脏腑瘘痒。《养老奉亲书》曰：“年老之人，痿瘁为常。”痿瘁有衰弱、颓败、老化、萎缩之意，简单地说就是出现了衰老现象。人体是一个有机的整体，脏腑与五体、五官九窍之间存在着有机的联系，脏腑痿瘁，外表体窍也表现出衰老退化征象。衰老是人体脏腑组织、四肢百骸功能衰退的综合表现。

（二）病理特点★★★△△△

老年人的病理特点，主要有以下 4 个方面。

1. 发病容易，多病共存　老年人脏器虚衰、正气不足、神智脆弱，机体对环境的适应能力弱，对疾病的抵抗力差，一旦调护失宜，则容易发生疾病。同时，还常常多种疾病同时发作，故称之为“危若风烛，百疾易攻”。

2. 虚实夹杂，以虚为主　脏腑阴阳气血虚损是老年病的主要病理基础，虚实夹杂是老年病的重要特点。脏腑虚损尤以肺、脾、肾三脏最为多见，且往往是多脏亏损。实邪以血瘀、痰浊、气滞、食积较为多见。

3. 表现隐匿，变化多端　老年发病与青壮年不同，典型症状不多，表现较为隐匿。例如，普通感冒，老年人正气不足，正邪交争不太明显，往往没有出现典型的恶寒、发热等感冒症状，而是多表现为头晕、乏力、周身酸痛、食欲不振等全身症状。老年病临床表现虽然较为隐匿，但变化却比青壮年迅速而复杂。老年病具有易于伤正、传变、内闭、外脱等特点。老年人体质虚弱，正气不足，易于感邪而发病；患病后正难胜邪，邪气留滞，则正气愈加亏损；正气虚损，则邪气深入；正虚邪盛，在体内肆虐，伤气耗血，五脏六腑皆可受累，甚者阴阳不相维系，而见“阴阳离决”。老年病还易于动风和生癌变，心脑血管疾病和肿瘤多发。

4. 脏器老化，不易速愈　老年人脏器痿瘁，正气不足，自身调节、修复功能低下，加上对一些药物的敏感性较差，患病后往往病程较长，易于反复，不易速愈。

从中医八纲辨证和脏腑辨证相关病机解析，老年病的病机可归结为衰老所致的“阴阳失调、营卫不和、脏腑虚弱、多脏受损”，以致“易虚易实、易寒易热、虚实夹杂”。一般而言，阴虚多见，气虚、血虚及阳虚亦为主要病机，且兼夹血瘀、痰浊、毒邪者甚多。病情复杂，治疗的依从性差，反应性也差。

二、老年病中医四诊

诊察老年疾病，与其他中医临床各科一样，同样是运用中医的望、闻、问、切四诊。由于老年人在生理、病理方面有其自身的特点，临床表现有不少特征，故其诊法内容与青壮年也不尽相同。现择其与老年疾病有密切关系的诊法内容作扼要叙述。

（一）问诊★★△△

问诊是通过询问病者或其陪诊者，以了解病情的一种方法。问诊在四诊中占有重要地位，乃“诊病之要领，临症之要务”。老年病临床表现隐匿，典型症状不多。此外，老年人反应迟钝，主诉不清，往往不能全面、如实地反映病情，再加上衰老本身的一些表现，很容易与疾病的症状相混淆，常常给问诊带来一定的困难。因此，对老年患者的问诊必须详细、耐心，注意判断和鉴别。

1. 问年龄 初诊时必须询问年龄，它是缩小诊断范围、推测身体强弱、决定用药剂量的重要依据。

2. 问个人史 个人史包括生活经历、饮食嗜好、情绪类型、劳逸起居等。了解这些情况对辨证和诊病都有帮助。若经历曲折，心情苦闷，情绪急躁，多有肝郁气滞；过食肥甘，好逸恶劳，多生痰湿；劳倦太过，耗伤正气，易患虚劳等。

3. 问寒热 一般来说，起病后恶寒重、发热轻为表寒证；发热重、恶寒轻为表热证；寒热往来为邪在半表半里；但寒不热为里寒证；但热不寒为里热证。老年人体质虚弱，自身调节适应能力较差，往往既怕冷又怕热，这是衰老的表现，不属于病态，一般不需要治疗。

4. 问汗 表证无汗，多属太阳伤寒证（表实证）；表证有汗，多属太阳中风证（表虚证）；日间汗出，动则益甚称“自汗”，多属阳虚、气虚；睡时出汗，醒则汗止称“盗汗”，多属阴虚；冷汗淋漓或头额部汗出如油，多属亡阳虚脱之危证。半身汗出，多由经络闭阻、气血运行不畅所致，多见于中风、痿证等患者。

5. 问头身 头晕胀痛，多属肝阳上亢；头痛头晕，遇劳加重，多属气血亏虚；头痛且空，眩晕耳鸣，腰膝酸软，多为肾精亏虚；眩晕头痛，头重如裹，多属痰浊内困；头痛如刺，固定不移，多属瘀血内停；四肢关节肌肉疼痛，多为风寒湿邪，阻碍气血运行所致；手足麻木，多属气血不足；老年腰痛、足跟痛，多属肾虚。

6. 问二便 老年人大便秘结，多属虚秘，为气虚无力排便或津亏肠道失润所致；老年人大便稀溏，便次增多，多为脾肾亏虚或食滞胃肠所致；小便黄赤短少，多属实热证，或汗、吐、下后津伤所致；小便色黄兼有白睛发黄为黄疸；小便频数短涩，滴沥刺痛，见于淋证，多为湿热蕴结下焦所致；小便不畅，点滴而出为癃，小便不通，点滴不出为闭，一般多合称为癃闭。夜尿频数，小便清长，或余沥不尽多为肾阳亏虚；小便不能随意控制而自遗的，称为“小便不禁”，多属肾气不固、膀胱失约。

7. 问饮食 老年人由于机体老化，脾胃功能减退，牙齿不好，身体活动少，食欲、食量一般不如年轻人。若久病食少，多为脾胃虚弱；食少纳呆，兼见脘闷腹胀、头身困重、便溏苔腻者，为湿邪困脾；纳少厌油，兼见黄疸胁痛、身热不扬者，多为肝胆湿热；厌食，兼见嗳腐吞酸、脘腹胀痛、舌苔厚腻者，多为食滞内停；久病之人，本不能食，而突然暴食，称为“除中”，是脾胃之气将绝之象，属病危。

8. 问睡眠 老年人的睡眠与年轻人不同，多表现为入睡时间延迟、容易早睡、熟睡和睡眠时间短。如果白天精力充沛、无疲倦感和其他不适，则属生理现象，无须特别处理。如果这种改变比较严重，就必须引起注意了。失眠又称“不寐”，老年人失眠多由心肾不交、心脾两虚、胃气失和所致。若患者昏睡，多属邪陷心包、蒙蔽心神之征。

9. 问胸胁脘腹 胸痛憋闷、痛引肩臂者为胸痹，多由胸阳不振，痰浊内阻，或气虚血瘀，而导致心脉运行不畅所致；胸背彻痛剧烈、面色青灰、手足青至节者为真心痛，多由心脉急骤闭塞不通所致；老年人胸痛、呛咳、咯血、气急者多为肺癌；胸痛、咳嗽、咯血、潮热、盗汗者多为肺痨，多由体质虚弱、气血不足、感染痨虫所致；胸胁脘腹部窜痛胀满、部位不定为气滞；若为刺痛、固定不移者为血瘀；脘腹部剧痛拒按，得食痛甚，起病急者，多属实证；脘腹部隐痛，喜按，得食痛减，起病缓者，多属虚证；脘腹部得热痛减者，多属寒证；痛而喜冷者，多属热证。

10. 问耳目 老年耳鸣、耳聋多属气虚精亏；老目昏花，干涩，视物不清，多为肝肾不足所致；目痛，头痛，恶心呕吐，瞳仁散大、如云雾状，色青或绿者，为青或绿风内障。

11. 问旧病 即问既往史，它往往与现有病证有联系。若久患咳喘，易致肺胀；素有癫痫病者，常因精神刺激而复发。因此，问明既往病史，对疾病诊断很有帮助。

12. 问诊疗情况 老年疾病多是慢性疾病，询问以前的诊断情况、治疗手段、治疗效果、过敏史，以及对寒热补泻药物的治疗反应，能提高诊断和辨证施治的准确性。

（二）望诊★★△△

望诊是用肉眼直接观察患者的全身和局部情况，从而获得与疾病有关的辨证资料的一种诊断方法。

1. 望神　凡精力充沛、目光明亮、表情自然、反应敏锐者，称为“有神”或“得神”，表示正气未伤，即使有病，预后亦多良好。凡精神萎靡，甚则神识昏迷、目光黯淡、表情呆滞、反应迟钝者，称为“无神”或“失神”，表示正气已伤，病情严重，预后不良。久病重病之人，突然精神转佳、目光转亮、想见亲人；或原来语声低微断续，忽而清亮起来；或原来面色晦暗，突然颧赤如妆；或原来毫无食欲，忽然食欲增强，称为“假神”，古人比喻作“残灯复明”“回光返照”，这是阴阳即将离决的危候。

2. 望色　主要观察患者面部的颜色与光泽。正常的面色虽有差异，但都明亮光泽。病态面色一般从五色主病进行分析：面呈青色多属寒证、痛证、瘀血证；面呈红色多属热证；面呈黄色多属湿证、虚证；面呈白色多属虚证、寒证、失血证；面呈黑色多属肾虚、水饮证、瘀血证。

3. 望形态　形体强壮者，内脏坚实，气血旺盛，虽病而预后良好；形体衰弱者，内脏也脆弱，气血多不足，易于生病，预后较差。肥人气虚多痰，瘦人阴虚多火（虚火）。喜动者多为阳证，喜静者多属阴证；仰面伸足而卧，常揭去衣被，不欲近火者，多属热证；踡卧成团，喜加衣被，或向火取暖者，多属寒证。坐而仰首，多是痰涎壅盛的肺实证；坐而俯首，气短懒言者，多属肺虚或肾不纳气之证。坐而不得卧，卧则气逆，多是心阳不足，水气凌心；咳逆倚息不得卧，每发于秋冬的，多是内有伏饮。四肢或全身震颤，头独摇动，手如索物，是元气已虚，或肝风内动之象。手足软弱无力，行动不灵，无痛，是痿证；关节肿痛，以致肢体动作困难，是痹证；一侧手足举动不遂，或麻木不仁，多为中风偏瘫。

4. 望头发、目、齿、龈　老年头发稀疏而落，或干枯不荣，多为精血不足之证；白睛黄染，常见于黄疸；目眦淡白，属气血不足；诸经热盛，均可见到目赤。瞳神散大，多属肾精耗竭，为濒死之象。瞳神内黄精浑浊，逐渐发展成翳障，影响视力，甚至失明，为内障眼病。牙齿干燥，多属胃火炽盛、津液已伤；若燥如枯骨，多为肾阴枯涸；牙齿松动稀疏，齿根外露者，多属肾虚或虚火上炎；牙龈淡白，多属血虚不荣；齿龈红肿者，多是胃火上炎；牙龈出血，痛而红肿，多属胃热伤络；若不痛不红微肿者，多为气虚或肾火伤络。

5. 望排泄物　排出物包括痰涎、呕吐物、大小便等。一般来说，排出物清稀者，多为寒证；黄浊稠黏者，多属热证。

6. 舌诊　正常人的舌象是舌体柔软，大小适中，活动自如，淡红舌，薄白苔，不干不湿。若患者舌质淡白，主虚证、寒证或气血两亏。舌质红主热证。舌质绛主内热深重。舌质紫主病有寒热之分：绛紫而干枯少津，属热盛伤津，气血壅滞；淡紫或青紫湿润者，多为寒凝血瘀。舌质胖大有齿痕，多属脾虚湿盛；舌体瘦小而薄，多属气血阴津不足。伸舌歪斜或舌体强硬多为中风证。舌下络脉青紫曲张，多为血瘀。舌苔色白主表证、寒证。舌苔色黄主里证、热证。舌苔色灰主里证，可见于里热证，亦可见于寒湿证。若苔灰干燥，多属热炽津伤，或阴虚火旺；苔灰而润，多为寒湿内阻，或痰饮内停。舌苔色黑主里证，主热极又主寒盛；若苔黑而燥，甚则生芒刺，多为热极津枯；若苔黑而滑润，多属寒盛阳衰。苔面干燥少津，多见于热盛伤津或阴液亏耗的病证；若苔面水分过多，多属水湿内停之证。光剥无苔，表示胃阴枯竭，胃气大伤。薄苔主外感表证或内伤轻证，厚苔主邪盛入里或内有痰湿饮食积滞。舌苔由薄增厚，表示病邪由表入里，病情由轻转重，为病进；舌苔由厚变薄，表示邪气得以内消外达，病情由重变轻，多属病退。

（三）闻诊★★△△

闻诊是通过听声音和嗅气味以了解病情的一种诊法。

1. 听声音　语声高亢洪亮，多言而躁动，属实证、热证；语声低微无力，少言而沉静，属虚证、寒证。老年声音嘶哑多属脾肾阴虚或血瘀痰聚。言语謇涩，多属风痰阻络；语言无序，多属神乱。呼吸气粗，属热属实，常见于外感病证；呼吸气微，多属肺肾气虚。

2. 嗅气味　口气臭秽，多属胃热，或消化不良，或有龋齿，或口腔不洁。口气酸馊，多是胃有宿食。各种排泄物与分泌物，包括二便、痰液、带下等，有恶臭者多属实热证；略带腥味者，多属虚寒证。

（四）切诊★★△

切诊是医生用手在病者的一定部位进行触、摸、按、压，以了解病情的一种诊察方法。切诊包括脉诊和按诊两部分。

1. 脉诊　正常人的脉象称为“平脉”，平脉的形态是三部有脉，一息四至或五至，不浮不沉，不大不小，从容和缓，节律一致，并随生理活动和气候环境的不同而有相应的正常变化。老年人由于体质虚弱，脏腑痿瘁，血气懈怠，脉象可能有稍虚，或稍弱，或稍缓，或稍濡，或稍涩，或稍弦等变化，这是衰老的缘故，临床脉诊时，应该注意与病脉区别。

老年病脉有一些特点，如浮脉、数脉多主虚，迟脉亦主血脉瘀滞。“浮主邪气在表，浮无表邪为虚”“数而有热为热，数而无热多虚”“迟而有寒为寒，迟而无寒多瘀”。临床上必须结合病证进行综合分析。此外，老年人常一身多病，多脏虚损，多种病邪合致，或虚实错杂，临床上往往不只一脉独见，多相兼出现。这种脉象称之为相兼脉或合脉，这些相兼脉象的主病多等于各个脉所主病的总和，如沉主里，迟主寒，合之即为里寒，沉迟无力为里虚寒，等等。

2. 按诊 按诊主要是触摸按压患者的脘腹、手足、皮肤。

（1）脘腹：腹痛喜按为虚，拒按为实。腹胀满叩之如鼓，小便自利的属气胀；按之如囊裹水，小便不利的是水臌。腹内有肿块，按之坚硬，推之不移，痛有定处的，为癥为积，多属血瘀；肿块时聚时散，或按之无形，痛无定处的，为瘕为聚，多属气滞。

（2）手足、皮肤：手足冷，不发热而畏寒为阳虚证；手足皮肤灼热，多为热证；手足心发热的，多为阴虚内热。

三、老年病中医治疗概要

老年疾病的治疗方法和青壮年基本相同，但由于老年人在生理、病理、疾病种类方面有其特殊性，故在治疗上也有特色。以下主要介绍一些老年病的施治策略、常用内治法和用药原则。

（一）老年病施治策略★△

中医治疗老年病治求有效，但要平和，避免虚虚实实，治疗中注意调和，做到汗而不伤、温而不燥、下而不损、寒而不凝、补而不滞、消而不伐。剧毒药如巴豆、马钱子、大戟、甘遂之类尽量不用。治疗策略中，调理脾胃十分重要。中医认为“脾胃为后天之本”，十分重视“以后天养先天”，故消食导滞和保持二便通畅较为重要，要注意食物中油腻碍胃过多可生痰助湿等。此外，要合理协调中西药协同互补的应用。

（二）常用内治法★★★△△

1. 补益法 亦称补法、扶正法。主要适用于各种虚证。老年人脏腑痿瘁，正气不足，体弱多病，以虚为主，故补益法为治疗老年病、抗老延寿的常用方法。临床上虚证虽繁，但总不离乎五脏，而五脏之伤，又不外乎阴阳气血。临床运用时应根据虚损的具体情况，分别采用相应补法。

老年脏腑虚损以肺、脾、肾三脏最为多见，补肺、补脾、补肾为老年治虚三本。《理虚元鉴》指出：“治虚有三本，肺脾肾是也。肺为五脏之天，脾为骨骸之母，肾为性命之根，治肺、治肾、治脾，治虚之道毕矣”。脾胃为机体营养之源，药物也要经过脾胃的运化、吸收才能输布全身发挥治疗作用，因此补虚时尤其要注意补益脾胃。阴阳两者相互化生，相互为用，阴阳一方的偏衰亦可导致另一方的不足，因此，在治疗阴阳偏衰的病证时，要注意“阴中求阳”和“阳中求阴”，使“阴得阳升而泉源不竭，阳得阴助而生化无穷”。血虚补之应该注意两点：一方面，气能生血，补血时应配用补气药，使中焦聚汁，化生营血；另一方面，补血当配合活血药，血贵流通，补血活血，使血虚得复，而不致瘀。

补法有峻、缓之别。峻补法用于阴枯阳竭、阳气欲脱、真阴欲绝的急危重证，选药要精，剂量要大，但求速效，不能久服；缓补法用于久虚之人，药力不宜过猛，不求速效，积以时日，逐渐收功。对于不急不缓、不轻不重的一般虚证患者，可采用平补之法。

应用补法，务必要辨清真虚假虚，不可贸然投补，以免犯虚虚实实之诫。古人有“至虚有盛候，反泻含冤”“大实有羸状，误补益疾”之训，临床要注意鉴别。

补法主要用来治疗虚证，无虚之证，妄加以补，不仅无益，反而有害。若逢迎病家畏虚喜补之心理，而滥施补药，则为害尤甚。

2. 祛瘀法 主要适用于血行不畅或血分瘀滞所致的各种病证。“老年多瘀”“久病多瘀”，瘀血广泛存在于许多老年病中，故祛瘀法亦是老年病的常用治法。瘀证一般可分为寒、热、虚、实四大类，对寒证血瘀治宜活血化瘀配伍温经散寒；热证血瘀治宜活血化瘀配伍清热解毒、清营凉血或泻热通腑；实证血瘀治宜活血化瘀，配伍理气行气；虚证血瘀则配伍益气、养血、滋阴或温阳等治法。老年人血瘀，多是因虚致瘀，补虚祛瘀尤为常用。

3. 化痰法 主要适用于痰邪所致的病证。痰邪既是脏腑功能失调的病理产物，同时也是引起许多老年疾病的重要致病因素。因此，化痰法亦为治疗老年病所常用。治痰之法，湿痰宜燥湿化痰；寒痰宜温阳化痰；热痰宜清热化痰；燥痰宜润燥化痰；风痰宜祛风化痰；食痰宜消食化痰；痰迷心窍宜豁痰开窍；流注经络宜通络化痰；痰结成核宜软坚消痰。肺虚有痰宜保肺以输布津液；脾虚有痰宜培脾以化其痰湿；肾虚有痰宜补肾引其下行等。若痰瘀同病，当化痰祛瘀，痰瘀同治。

4. 行气法 《养老奉亲书》说："老人孤僻，易于外感，才觉孤寂，便生郁闷。"老年人气机郁滞之证可采用行气法。行气剂大多辛温香燥，易于耗气伤阴，老年人多有气虚、阴虚，应用行气剂最好选用一些比较平和的药物，如香橼、佛手等。若应用行气作用较强的药物，应少佐益气养阴之品。

5. 消导法 主要适用于饮食积滞之证。老年人脾胃虚弱，脾失健运，胃的腐熟能力减弱，也影响了对饮食的消化和吸收，很容易造成饮食积滞。食积而因脾胃虚弱者，当与补脾健胃法配合使用；食积兼气滞者，当配伍行气法；食积化热者，可少佐苦寒清热之品。

6. 开窍法 主要适用于窍闭神昏之证。窍闭神昏证有热闭、寒闭之分，热闭宜清热开窍用凉开法；寒闭宜温通开窍用温通法。开窍法多用于急救，其方药大多气味芳香，辛散走窜，只可暂用，当中病即止，久服易伤元气。

7. 固脱法 主要适用于外脱之证。脱证有亡阴、亡阳之别。亡阴宜救阴敛阳，亡阳宜回阳救逆。脱证与闭证，临床上亦可同时并见，辨证时必须掌握脱、闭的主次，从而确定固脱、开闭的先后，或固脱与开闭兼施。

8. 息风法 指平息内风之法。主要适用于内脏病变所致的风病。此法可分为滋阴息风、平肝息风、泻火息风、养血息风等法。

9. 泻下法 主要适用于大便不通，胃肠积滞，或实热内结，或寒积，或水饮停蓄等证。下法有寒下、温下、润下、逐水、攻补兼施之别；根据病情轻重、缓急，又有峻下、缓下之分。老年人体质虚弱，泻下法必须慎用，尤其是作用强烈的泻下药，更应注意，但确有是证，亦无须顾忌。老年病应用下法，多采用缓下、润下、暂下之法。下法不仅能治疗老年性便秘，对老年急腹症、急性心肌梗死、急性脑血管病、肺源性心脏病、慢性肾衰竭等，只要掌握好泻下法的指征、时机、峻缓，即能取得较好的效果。

10. 和法 在八法中属于和法，和法包含和解、调和、缓和三种含义。它通过和解表里，调和肝脾、胃肠而发挥治疗作用。老年人由于正气虚弱，感受外邪后易陷入半表半里。另外，老年人孤寡独居，情志抑郁，易于发生肝脾不和、胃肠失调等疾患，所以和法在老年病中应用广泛。和法能使疾病在不知不觉中好转或痊愈，但也不能因此而滥用和法，对虚象、寒象、热象等明显的、典型的病证，以采用相应的治法为宜。

（三）内治用药原则★△

老年疾病传变迅速，病势凶险，故治疗必须及时，对一些小病也不可忽视，对危重患者更要争分夺秒进行抢救，要掌握疾病的发展及传变规律，及时诊治，防止病情恶化。老年疾病往往比较复杂，临床用药必须抓住主要矛盾。患有多种疾病时，当根据急缓新旧分治；多脏虚损，应从一脏为主治疗。老年疾病以虚为主，治疗时不免偏重于补益，但补虚应忌太过，以调补通补为宜，力求补而不滞，滋而不腻，温而不燥，静中有动。绝不可"胸横一老字，动手便参苓"而滥用补益药，否则会产生弊端。老年病用药药性宜平和，祛邪应慎用攻伐。《养老奉亲书》曰："其老弱之人，若汗之则阳气泄，吐之则胃气逆，泻之则元气脱，立致不虞。"对峻猛之剂及有毒之品，尤其应慎重，在必须应用时，要恰到好处，中病即止。老年疾病纯属虚证的不多，多虚实夹杂，故扶正祛邪、攻补兼施是治疗老年病的重要法则。在具体应用时，要分清是以正虚为主，还是以邪实为主。正虚较急重的，应以扶正为主，兼顾祛邪；邪实较急重的，则以祛邪为主，兼顾扶正；扶正祛邪并用时，应以扶正不滞邪、祛邪不伤正为原则。正虚邪盛，正气过于虚弱，若兼以攻邪，反而更伤正气者，应先扶正，而后祛邪；邪盛正虚，但正气尚耐攻伐，同时兼顾扶正反会助邪的病证，应先祛邪而后扶正。老年病多是些慢性病，不易速去，只要服药后无明显不适，病情有好转之势，就必须耐心地守方治疗而不要急于求功，否则"欲速而不达"。《养老奉亲书》曰："治高年之人……紧用针药，务求痊愈，往往因此别致危殆。"

老年病用药的剂量，常因个体差异、病情轻重、医者经验等有所不同。对一般较为平和的药物，用量基本与青壮年相同；但对某些辛热、苦寒、攻伐和有毒的药物，如麻黄、细辛、黄连、栀子、龙胆草、三棱、莪术、大黄、巴戟天、牵牛子、朱砂、乌头等，以常规量的1/2～2/3为宜，应小量缓图，不可过量。

四、老年病愈后中医调养

老年患者体质虚弱，病程一般较长，且易复发。疾病的痊愈不仅与治疗密切相关，也离不开治疗后的调养，可以说是治疗、调养参半，甚至三分治、七分养。与其他年龄段患者相比，老年患者体质下降，临床治愈后不经过充分调养，难以收到稳定的效果，或愈而复发，甚至比前一次发病更加严重。以下重点介绍中医中药在老年病愈后调养中的注意事项。

（一）顾护脾胃★★△

“脾胃为气血生化之源，后天之本”“得谷者昌，绝谷者亡”。病后康复，第一要素就是脾胃功能良好，因为机体的康复需要物质基础，脾胃功能强健，自然生化无穷。中医认为，“脾主升，胃主降”，从脾胃的生理功能出发，选择调养方案和措施，才能收到较好的效果。用药当以甘温凉润互济，慎用燥热苦寒之品，温清相济，升降并重，才能确保脾胃纳运正常，出入通畅。

（二）滋养肾气★★△

“肾为先天之本”，存一分肾气，便有一分生机。肾气是人体生命的原动力，对机体生长发育和疾病预后都有十分重大的意义。人至老年，由于肾精渐衰，肾阴渐竭，则出现身体各项功能的下降，如体力锐减、视物模糊、清窍失灵、骨质疏松等。所以，老年病愈后调养，须重视滋养肾气，其目的在于巩固治疗效果，提高康复质量。在用药上，既要慎用大热大燥、兴阳动火之品，也要避免味厚滋腻太过之剂。只有阴阳兼顾，平补肾气，并佐以健脾养胃之品，才能收到良好的效果。

（三）重视阳气★★△

“阳气者，若天与日，失其所则折寿而不彰。”阳气决定人体生长发育、五脏六腑、四肢百骸，非阳气不动，非阳气不运。针对阳气日渐衰弱的老年体质特点而言，养护阳气，以维持相对稳定的生发状态，是老年病愈后调养的基本原则。当然，重视阳气应以辨证论治为依据，有护阳、养阳、固阳之分，不能一味温阳、补阳。

五、老年中医保健常识

老年人的生理特点为“脏腑痿瘁”，脏腑功能减退，如遇饮食不当、起居不适、风寒外感、情绪刺激等因素，均有可能引起脏腑功能的骤然变化，从而各种疾病接踵而至。因此，防患于未然，未病先防，预防和减少老年疾病的发生，才是老年人养生长寿最理想的办法。

（一）适应自然，顺天辟邪★★△

自然界的阴阳消长运动，影响着人体阴阳之气的盛衰，人体必须顺应自然界的阴阳消长变化，才能维持正常的生命活动，所谓“天人合一”。如果不能适应自然界的这种变化，就会发生疾病，甚至危及生命。正如《素问·四气调神大论》所说：“夫四时阴阳者，万物之根本也……逆其根则伐其本，坏其真矣。故阴阳四时者，万物之始终也，死生之本也。逆之则灾害生，从之则苛疾不起。”自然环境与老年人的健康长寿有着密切的联系，既有有利的一面，也有不利的一面。有利的天然之气应当顺应，自然界的不正之气要及时回避，也就是“适寒温，慎起居”。

（二）清净养神，舒畅情志★★△

《素问·上古天真论》曰：“恬淡虚无，真气从之，精神内守，病安从来？”就是说思想上要保持安闲清净，没有杂念，体内的真气就能和顺，精神内守而不耗散，疾病就不会发生。中医有“七情”之说，即喜怒忧思悲惊恐。一般情况下，七情是人体对外界事物的不同反应，属于正常的精神活动范畴，并不能致病。只有突然、强烈或长期持久的精神刺激，才能影响人体的生理功能，使脏腑功能紊乱，导致疾病的发生。尤其是保持乐观的精神，尽量避免过度的忧思悲惊恐，正所谓“笑一笑，十年少”，但也要注意“度”的问题，过犹不及。

不同的体质和性格类型，存在着脏腑、气血、阴阳活动的个体差异，其情志活动也有不同的特点。调情志要根据个性特点，采用不同的措施。老年人脏腑痿瘁，精神耗短，“性气不定，止如小儿”。在家庭关系中，晚辈要做到充分理解他们，尽量投其所好，避其所厌，使之精神愉快，心情舒畅。

（三）饮食有节，戒除偏嗜★★△

《养老奉亲书》说：“高年之人，真气耗竭，五脏衰弱，全仰饮食以资气血。若生冷无节，饥饱失宜，调停无度，动成疾患。”饮食是摄取营养、维持机体生命活动的必要条件，但摄入不当，也会导致多种疾病。

饮食有节的“节”有两个方面的含义：一是节制，不过饥过饱，不食不洁之物，不偏嗜；二是节律，要养成定时进食的习惯。

饮食要以适量为主，不可过饥过饱。过饥则营养不能充分补充，过饱则增加肠胃负担，正所谓“饮食自倍，肠胃乃伤”。脾胃受伤，可衍生多种疾病，折寿损命。

老年人进食以清淡可口、易于消化、营养丰富的饮食为宜，不可过食肥甘厚味，反之则易发痈疡、消渴、偏枯、痿厥等疾。饮食不可过分单一，要注意饮食的多样化，“五谷为养，五果为助，五畜为益，五菜为充”。

（四）起居有常，劳逸有度★★△

老年人的起居作息必须有规律。“起居无常”往往会“半百而衰”。根据昼夜季节的变化，制订与之相应的作息，有益于老年人的健康。适当的劳动和体育锻炼有助于气血流通，增加体力。范晔《后汉书》载华佗主张：“人体欲得劳动，但不当使极耳，动摇则谷气得消，血脉流通，病不得生，譬犹户枢，终不朽也。”华佗所创的“五禽戏”对防病很有益，可见老年人经常参加一些力所能及的劳动，练习一些适当的功法对身体很有好处。同时，老年人必须劳逸结合，劳逸适度。

（五）未病先防，药饵抗老★★△

《素问·四气调神大论》曰：“不治已病治未病，不治已乱治未乱……夫病已成而后药之，乱已成而后治之，譬犹渴而穿井，斗而铸锥，不亦晚乎！”这种“未雨绸缪”“防重于治”的精神，很有现实意义。老年人体质虚弱，脏腑痿瘁，适当地服用一些补益药物，确实能起到一定程度的抗老强身的作用。在具体应用时，必须辨清五脏、阴阳、气血虚损的具体情况而有针对性地进补。辨虚论补，有的放矢，才能补之有效，补而不过，避免出现“虚不受补”“过补上火”等不利现象。虽然目前社会中补药、保健品林林总总，不可胜数，而且确有许多老年人同时服用多种补益药物，但我们仍然主张不能过分迷信和依赖药物，能用食补的尽量不用药补。同时，修身养性也是非常重要的。孙思邈指出：“虽常服药饵，而不知养性之术，亦难长生也。”所以“法于阴阳，和于术数，食饮有节，起居有常，不妄作劳”，才能“度百岁乃去”。

（张　莹　王培利　史大卓）

第二篇

老年综合征

第 14 章　痴　　呆

【定义】★△

痴呆（dementia）是一种获得性、进行性的智能障碍综合征。痴呆以认知功能损害为核心表现并导致患者日常生活、社会交往和工作能力明显减退。痴呆的认知功能损害累及不同的认知功能域，包括记忆、语言、理解、判断、运用、计算、视空间技能、分析及解决问题等，在病程某一阶段常伴有精神行为和人格异常。

痴呆是老年期常见的临床综合征。痴呆的发病率和患病率随年龄增长而增加。伴随人口的老龄化，痴呆的发病率明显增加，患病率也快速上升。流行病学调查预计，2030 年全球痴呆患者将达 6570 万，至 2050 年将达 11 540 万。痴呆的高患病率、高致残率、长病程和高治疗费用，给患者家庭和社会带来了沉重负担。

【病因分类和发病概况】★△

流行病学调查资料显示，在全球 60 岁及以上人群中，痴呆的患病率为 5%～7%，2010 年全球痴呆患者已高达 3560 万人。引起痴呆的病因通常包括变性病和非变性病，前者主要包括阿尔茨海默病（Alzheimer disease，AD）、路易体痴呆和帕金森病（Parkinson disease，PD）痴呆、额颞叶痴呆等，后者包括血管性痴呆（vascular dementia，VaD）；其他少见的非变性痴呆包括正常压力性脑积水继发于其他疾病，如感染、肿瘤、中毒和代谢性疾病等引起的痴呆。

AD 占所有类型痴呆的 50%～70%。目前世界范围约有 2500 万人罹患 AD。65 岁以上老年人中每年新发 1275 例 /10 万人，85 岁以上老年人超过 1/3 罹患 AD。AD 发病的风险因素包括老龄、阳性家族史、携带载脂蛋白 Eε4（apolipoprotein E ε4，ApoE ε4）等位基因；最近研究还发现分拣蛋白相关受体 -1（sortilin-related receptor 1 gene，SORL1）基因、低密度脂蛋白受体相关蛋白（low-density lipoprotein receptor-related protein，LRP）、编码 2 型髓样细胞触发受体（triggering receptor expressed on myeloid cells，TREM2）的基因变异型参与 AD 的病理过程，增加晚发型 AD 患病的危险性。颅脑外伤也是 AD 的风险因素。

非 AD 型痴呆：路易体痴呆是仅次于 AD 的最常见的变性病痴呆，占痴呆的 5%～10%，65 岁以上老年人中的患病率为 3.6%～6.6%。PD 痴呆约占痴呆的 3.6%，65 岁以上老年人中的患病率约为 0.5%。额颞叶痴呆占痴呆的 5%～10%，是早发性痴呆的主要病因，发病年龄集中在 45～65 岁，患病率 1.5%～2.2%。VaD 是最常见的非变性病痴呆，占痴呆患者的 15%～20%。我国 65 岁以上老年人中，痴呆和 VaD 的患病率分别为 5.14% 和 1.50%。高血压、糖尿病、高胆固醇血症、动脉粥样硬化、冠心病、吸烟、肥胖症等也是普遍受人关注的危险因素。

继发于其他疾病的痴呆，包括人类免疫缺陷病毒（HIV）或单纯疱疹病毒感染、克 - 雅脑病（Creutzfeldt-Jakob disease，CJD）、脑肿瘤、亨廷顿病、维生素 B_{12} 缺乏和甲状腺疾病（如桥本脑病）等，在病因上分别归属于感染性、免疫和肿瘤相关性（副肿瘤综合征）、遗传缺陷性、中毒和代谢性脑病引起的痴呆，其占所有病例的 5%～6.4%。

【痴呆的临床识别】★★△△

痴呆主要根据家人或照料者的病史描述、临床医师对患者认知功能及精神行为症状的评估，以及神经生化、神经遗传学标志物和神经影像学的检测做出诊断。痴呆早期诊断较为困难，尤其是那些起病隐袭、缓慢进展的变性病痴呆。早期识别的重要意义在于及时发现和尽早干预。

认知障碍的病史询问很关键。患者可能不会提供充分的信息，可靠的病史需要从家人或朋友处获得。家属主诉患者记忆减退比患者自己述说记忆减退更有意义。当家属抱怨患者的记忆受损，其诊断很可能是痴呆；但患者抱怨记忆减退，很可能是抑郁，而不一定是痴呆。个性改变的病史也很重要。存在抑郁时应该怀疑痴呆。抑郁通常与变性型痴呆有关，严重抑郁是痴呆的特殊表现。精神状态测试时，抑郁患者表现注意力减退、记忆受损、淡漠及回避社交，症状可能会随着一些重大事件出现，如配偶去世。抑郁患者的认知测试表明其注意力损害、行为变异。患者回答问题通常是“我不知道”。区别痴呆与抑郁的特征见表 14-1。

表 14-1 痴呆和抑郁症的临床鉴别

抑郁症	痴呆症
患者主诉记忆功能障碍	患者隐瞒记忆功能障碍
抑郁症家族史	记忆缺陷家族史
常有精神创伤史，认知损害亚急性起病	认知损害隐匿起病
既往抑郁症病史常见	既往抑郁症病史少见
定向力正常	定向力障碍
注意力缺陷	近期的记忆缺损
精神状态检查结果波动大	精神状态检查结果稳定
认知检查不尽力	认知检查努力完成
不存在失语或失用	存在失语或失用

家族史也至关重要。研究表明至少有 3 个致病基因（APP、PS1、PS2）和一个风险基因（载脂蛋白 Eε4 携带者）的突变导致或增加 AD 风险。其他家族遗传变性型痴呆，包括亨廷顿病、Pick 病、额颞叶痴呆、PD。痴呆阳性家族史是痴呆的一个主要危险因素。

因此，对于痴呆的诊断需要系统、全面地了解病史，包括首发症状的解释、起病模式、进展、症状的波动和演变，以及既往用药情况、相关的家族史（如痴呆相关疾病的家族史、脑血管病的危险因素、代谢性疾病、感染、肿瘤和中毒史等）均不可或缺。起病较急、且病情快速进展性的痴呆（rapidly progressive dementias，RPD），通常在数天、数周（急性）或数月（亚急性）发展为痴呆。其可能的病因，可归结为“VITAMINS”，依次序分别代表血管性（vascular）、感染性（infectious）、中毒和代谢性（toxic-metabolic）、自身免疫性（autoimmune）、转移癌 / 肿瘤（metastases/neoplasm）、医源性 / 先天性代谢缺陷（iatrogenic/inborn error of metabolism）、神经变性（neurodegenerative）及系统性 / 癫痫（systemic/seizures）引起的痴呆。例如，甲状腺切除术病史提示甲状腺功能减退，胃切除术病史提示维生素 B_{12} 缺乏。颅脑外伤病史、HIV 感染高危因素、酗酒及吸烟习惯，药物常会损害认知功能。能引起认知不良反应的药物有 β 受体阻滞药、抗抑郁药、精神病药、抗癫痫药、H_2 受体阻滞药及多巴胺受体阻滞药。

各类型痴呆具有某些典型的临床特征和认知演变发展模式。AD 以记忆减退最为突出，尤其是情景记忆减退，较少累及运动技巧的学习。VaD 的认知损害呈“斑片状”、波动性进展或阶梯型恶化，并且有脑血管病变的证据、且与痴呆有因果关系，但部分皮质下小血管病引起的痴呆患者起病缓慢、持续进展，临床缺乏明显的卒中病史；路易体痴呆的核心临床表现为波动性认知障碍、帕金森综合征及反复发生的视幻觉，而 PD 痴呆患者主要表现为锥体外系症状、痴呆及神经精神症状，但通常以时间上发生的先后顺序来与路易体痴呆加以区分；额颞叶痴呆的特点多为首发精神行为异常、人格改变和进展性言语功能障碍，认知障碍较晚出现。此外，系统全面的神经系统检查及识别非痴呆神经症候群特征，如癫痫样发作、发作性肌阵挛、震颤及局灶性神经功能缺失，对于快速进展性痴呆性疾病的临床诊断和早期识别也具有重要意义，例如，快速进展性痴呆中的 CJD 可以出现肌阵挛、小脑共济失调、运动性失语、皮质盲，并迅速发展出现偏瘫、癫痫等症候群。

【评估】★★△△

1. 神经心理认知评估 系统的神经心理认知评估可以帮助确定哪些认知功能域受损，有助于高级神经系统病变的定位，对于变性病和非变性病痴呆的鉴别尤其重要。神经心理评估包括认知功能域的测试（记忆、语言、计算、感知觉、视空间技能和执行功能），以及精神行为症状的评估（人格改变、淡漠、脱抑制、视幻觉、妄想、强迫行为等）。认知功能损害的定位有助于区分皮质性（额颞叶痴呆、AD）、皮质下（VD、进行性核上性麻痹、多系统萎缩、亨廷顿病等）或皮质 - 皮质下（路易体痴呆、CJD、皮质基底节变性）痴呆。

用于痴呆诊断神经心理学测验的 3 个主要用途：①帮助痴呆诊断的确立。只有认知功能及认知功能障碍所导致的社会和日常生活功能均有障碍时，才可诊断痴呆。这类量表包括简明精神状态量表（mini-mental state examination，MMSE）、蒙特利尔认知评估（Montreal cognitive assessment，MoCA）量表、阿尔茨海默病评估量表（Alzheimer disease assessment scale，ADAS），以及评定日常和社会功能的量表，包括 2 个方面，基本的日常生活能力（basic activities of daily living，BADL）和工具性日常生活能力（instrumental activities of daily living，IADL）评估量表。②用于痴呆类型的鉴别。例如，应用 Hachinski 缺血积分量表鉴别 VD 和 AD。③帮助确定痴呆的严重程度，如临床痴呆量表（CDR）等。

2. 实验室血清学、脑脊液标志物检测 各类型痴呆之间具有重叠的临床特征，辅助检查成为必要的检测手段。对于绝大多数的病例，通过临床表现、结合痴呆的血清学筛查、脑脊液生物化学和神经影像学检测能够逐步缩小痴呆病因的鉴别范围，然后考虑应用特殊检测方法进一步明确诊断。

（1）血清学和（或）脑脊液相关抗体的检测：实验室检查是由既往史和查体的结果所决定的。通过实验室检查可以排除代谢和结构性病变等病因。一些常规检查包括血细胞计数、血清电解质水平、尿素氮、肌酐、维生素 B_{12}、游离甲状腺素、促甲状腺激素，以及肝功能。可选的检查包括梅毒血清学试验、血沉、血清叶酸水平、艾滋病病毒测试、尿常规、24 小时尿重金属含量、毒物筛查、脑脊液分析。

脑脊液分析推荐用于怀疑中枢神经系统感染、转移癌或中枢神经系统血管炎等引起的老年痴呆症。如果出现不典型特征，如 55 岁前出现症状或症状迅速恶化，则要考虑脑脊液分析。脑脊液 14-3-3 蛋白测定有助于确诊 CJD，但要注意的是急性神经系统疾病，如中风、病毒性脑炎、副肿瘤综合征会导致假阳性结果。

脑脊液 Aβ42、tau 蛋白标志物的价值在于能将 AD 型痴呆从其他痴呆中鉴别出来。在疾病早期，AD 患者脑脊液 Aβ42 下降，总 tau 及磷酸化 tau 上升；路易体痴呆患者脑脊液 Aβ42 降低，tau 正常；VD 患者脑脊液 Aβ42 正常，总 tau 及磷酸化 tau 蛋白水平升高，但低于 AD；额颞叶痴呆中脑脊液 Aβ42 及 tau 蛋白水平则介于正常和 AD 之间，总 tau/Aβ42 的比例低于 AD。此外，VD 脑脊液乙酰胆碱降低而胆碱水平明显升高，AD 患者两者均降低，有助于早期识别。而皮质下缺血性脑血管病患者血清胆红素降低和尿酸水平增高与认知损害有一定相关性，血清尿酸与认知损害之间的关系与白质疏松程度密切相关。脑脊液 14-3-3 蛋白阳性对 CJD 诊断具有一定帮助。检测神经特异性烯醇化酶和总 tau 是判定神经元丢失的标志物，有助于判定疾病的进展速度。

血清和脑脊液抗体的检测对于自身免疫性和副肿瘤相关脑病引起的痴呆综合征的诊断也具有重要意义。常见的自身免疫性脑病相关的抗体是神经元抗 -Hu 抗体（与小细胞肺癌相关）、抗 Ma2 抗体（与睾丸母细胞瘤相关）、抗 CV2/CRMP5 抗体（与小细胞肺癌、胸腺瘤等相关）等。抗甲状腺微粒体抗体有助于诊断桥本脑病引起的痴呆；血清和脑脊液 HIV、快速血浆反应素实验（rapid plasma reagin，RPR）或梅毒螺旋体颗粒凝集试验（treponema pallidum particle agglutination，TPPA）、单纯疱疹病毒的检测则有助于排除特殊感染性疾病引起的痴呆。这些检测可以帮助快速确定一些可治的或可逆性的痴呆，以及确定患者罹患肿瘤、自身免疫性或代谢性疾病的可能性。

（2）分子遗传学标志物：随着分子遗传学技术的发展，痴呆相关的基因逐渐被发现。*Synuclein* 基因、*tau* 基因、*Parkin* 基因等突变与路易体痴呆、PD 痴呆相关，而与额颞叶痴呆发病相关的基因包括 *MAPT*、*PGRN*、*C9ORF72*、*VCP*、*CHMP2B*、*TDP-43*、*FUS*；与脑血管病变相关的基因，如 *Notch-3* 基因的框移突变导致 CADASIL 综合征，*APOE2* 和 *APOE2* 等位基因增加脑出血的风险，*APOE4* 等位基因也是脑淀粉样血管病变相关基因。从基因方面去寻找非 AD 型痴呆的生物学标志物可能是新的选择。

3. 神经影像学评估 对于痴呆患者的初始评价可以选择非增强 CT 或轻度认知损害 MRI 等神经影像学检查。通过 MRI 检测脑组织的形态学变化及功能的改变，有助于痴呆的早期临床诊断及鉴别。MRI 在 AD、额颞叶痴呆及路易体痴呆三者中的诊断灵敏度分别达到 90.7%、84.4% 和 78.6%，特异性达 84%、93.8%、98.8%。PD 伴轻度认知损害患者 MRI 显示双侧额叶中下回、岛叶、左侧中央前回的体积缺失程度与认知障碍密切相关。MRI 弥散张量成像（DTI）能早期发现额颞叶痴呆患者脑白质损害主要发生在额叶和前颞叶，而 AD 则在颞顶叶。VD 影像学改变包括脑血管病变及相关的脑萎缩，依据 VD 的 NINDS-AIREN 诊断标准，通过影像学特点诊断 VD 可靠性为 40%～60%。静息态功能 MRI 可见非痴呆型血管性认知障碍的前扣带回功能异常连接，对非痴呆型血管性认知障碍进展有一定的预测价值。

单光子发射型断层成像（SPECT）和正电子发射型断层成像（PET）技术能直接反映脑组织葡萄糖代谢分布特征。SPECT 显示不同脑区代谢特点可以早期鉴别 AD、PD 痴呆及额颞叶痴呆，结合多巴胺转运体的显像对路易体痴呆早期诊断更具灵敏度及特异性。^{18}F-FDG-PET 在早期识别痴呆方面比 SPECT 更灵敏，额颞叶痴呆病程早期代谢障碍首先累及额叶，随病情发展相继累及顶叶、前颞叶，但仍以额叶最严重，尤其是左侧额叶，对特殊类型的额颞叶变性（FTLD），比如，右侧颞叶变异型（right temporal lobe variant，RTLV）语义性痴呆，^{18}F-FDG-PET 也可以很好地显示右侧颞叶代谢减低；而 PD 痴呆及 VD 则显示广泛或多部位脑区代谢下降，这些特征不同于 AD 患者主要为颞顶叶代谢下降，而运动感觉及视觉脑区相对保留。^{11}C-PIB-PET 研究显示，AD 患者额叶、顶叶、颞叶、部分枕叶和纹状体 PIB 摄取明显增加，与脑内已知可能含 Aβ 沉积的区域一致。

^{18}F-FDDNP 能与 Aβ 和神经纤维缠结相结合，可作为诊断 AD 的另一种特异性新型分子探针。

4. 脑电图评估 脑电图在筛查可疑痴呆患者中有一定的价值。认知功能障碍和癫痫患者必须做脑电图。在鉴别谵妄和老年痴呆症或者评估意识水平波动患者中，脑电图测试有一定的价值。脑电图有助于区分老年痴呆症和抑郁症。如果患者有抑郁症，脑电图通常是正常的，而脑电模式缓慢则要进一步明确是否患有老年痴呆症。认知功能在 3 个月或者更短时间内迅速恶化的患者，其脑电图结果和神经系统体征可以提示为 CJD，其常见脑电图上特征性的周期性每秒 1～2 次的尖波或棘波。

【临床诊断思路】★★★△△△

临床医师对痴呆病因的积极寻找和快速确立，有助于尽早地识别出哪些是可逆的和可以治疗的痴呆，以及这些痴呆中的哪些综合征或伴随的神经精神症状是可以干预控制的。认知功能障碍继发于某种全身性疾病的诊断较简单，如患者无神经系统损害症状、体征，仅有认知障碍，或患者合并神经系统损害症状无特异性，诊断较困难。但不论哪种类型的痴呆，重要的是有一条清晰的痴呆诊断的思路。

首先，根据痴呆的定义和诊断标准明确是否为痴呆。对于既往智能正常，之后出现获得性认知能力下降（记忆力障碍，并有失语、失用、失认和抽象思维或判断力中至少一项障碍），妨碍患者的社会活动或日常生活，可拟诊痴呆（建议认知功能损害需由神经心理评估客观证实）。最后还应排除意识障碍、谵妄，排除假性痴呆（抑郁等导致）及短暂意识混乱和智能下降（药物、毒物等导致）等后方可确立诊断。

其次，确定痴呆类型（病因诊断）。诊断为痴呆后，要结合患者认知障碍起病形式、各认知域和精神行为损害的先后顺序、病程发展特点，以及既往病史和体格检查提供的线索，对痴呆的病因做出初步判断，然后选择合适的辅助检查（血清学、神经生物化学、异常基因的分析及神经影像学检测），最终确定痴呆综合征的病因。痴呆的病因学诊断步骤可分为几步（图 14-1）：①皮质性特征还是皮质下特征。②有无多发性缺血发作特征。③有无运动障碍。④有无明显的情感障碍。⑤有无脑积水。根据上述痴呆诊断步骤，可确定大多数痴呆患者的病因。综合分析评估患者的非痴呆综合征特点，对帮助某些特殊类型痴呆的诊断也是必要的。各型痴呆应根据相应国际通用诊断标准进行诊断。

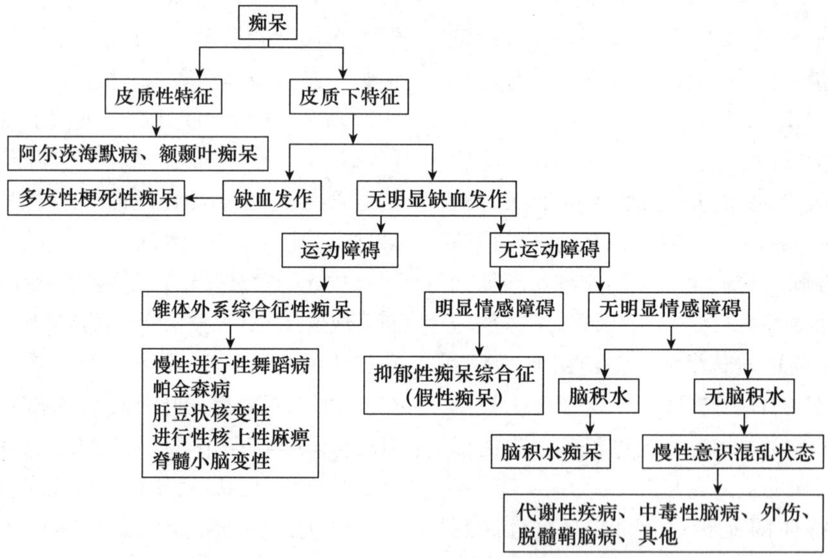

图 14-1 痴呆病因学诊断流程

最后，依据临床表现、日常能力受损情况、认知功能评估等确定痴呆的严重程度。常用临床痴呆评定量表（clinical dementia，CDR）或总体衰退量表（global deterioration scale，GDS）做出严重程度的诊断。

【干预治疗】★★★△△△

目前痴呆的治疗仍然是全球最富有挑战性的难题，尤其对于变性病性痴呆，其病因及发病机制复杂且尚未完全明确，目前尚无根治方法，需要进行综合性的管理。对于某些非变性型快速进展痴呆需要明确病因后采取针对性的治疗手段。

痴呆临床医师需要树立痴呆多靶点全方面管理理念，包括认知症状的治疗、精神症状的处理、危险因素的控制和其他辅助手段。药物治疗以最大程度地延缓痴呆进程为原则、以改善患者和照料者的生活质量为目标。多靶点全面治疗通过以下方面具体实现。

1. 应用胆碱酯酶抑制药和美金刚改善认知 胆碱酯酶抑制药通过抑制胆碱酯酶活性，增加突触间隙乙酰胆碱（acetylcholine，ACh）含量、改善神经递质传递来提高认知功能。常用的包括多奈哌齐（Donepezil）、重酒石酸卡巴拉汀（艾斯能，Rivastigmine）、加兰他敏（Galanthamine）。美金刚是具有非选择性、非竞争性、电压依赖性、中亲和力的 *N*- 甲基 -D- 天冬氨酸（NMDA）受体拮抗药，为 FDA 批准的一个用于治疗中、重度痴呆的药物。美金刚治疗中、重度 AD 可以改善认知功能、日常生活能力、整体全面能力，对中 - 重度患者的妄想、激越等精神行为症状也有一定的治疗作用。

2. 精神行为症状的控制 痴呆症的精神行为症状很普遍，包括睡眠障碍、情绪激动，抑郁、幻觉和妄想。在精神药物治疗前应记录这些具体的精神行为症状，并寻找其原因或促发因素。引起精神行为异常的原因有疼痛、抑郁、药物副作用、感染、物理限制、选择性 5- 羟色胺再摄取抑制药（SSRIs）及住院治疗等。对患者的精神行为症状，如抑郁、淡漠、焦虑、烦躁、退缩等，可应用 SSRIs 类药物。对在应用促认知药物及 SSRIs 药物基础上，仍出现因精神症状（幻觉、妄想、激越和攻击行为）带来痛苦者，可短期、小剂量应用非典型抗精神病药如奥氮平、利培酮，效果差者可试用卡马西平或丙戊酸钠，对在此基础上仍有睡眠障碍者可应用非苯二氮䓬类睡眠药物或短期应用苯二氮䓬类药物。

3. 控制危险因素 预防和治疗脑血管病及其危险因素是血管性认知功能损害最根本的方法，包括防治高血压或低血压、血脂、血糖、抗血小板聚集、抗脑缺血等。

4. 康复治疗及社会参与 对于轻到中度痴呆患者可以考虑给予认知刺激或康复训练。职业治疗可以改善患者的日常活动功能并减少对非正式看护的依赖。改善患者的社会生活环境，鼓励参与各种社会日常活动，增加家庭教育项目，让患者维持一定的社会活动和生活能力，加强家庭和社会对病人的照顾、帮助和训练；教育看护者掌握护理及康复原则和方法。帮助患者家属合理指导患者生活，提高患者的生存质量，减轻社会及家庭负担。

（陈晓春）

参 考 文 献

[1] 中华医学会神经病学分会痴呆与认知障碍学组，中国阿尔茨海默病协会专家组．中国痴呆与认知障碍诊治指南（一）：痴呆诊断流程．中华医学杂志，2011，91（9）：577-581。

[2] 王永坚，叶钦勇，陈晓春，等．帕金森病痴呆患者的神经心理测试与 18 氟 - 氟代脱氧葡萄糖正电子发射断层摄影术脑显像分析．中华神经科杂志，2013，46（4）：247-251.

[3] Paterson RW, Takada LT, Geschwind MD. Diagnosis and treatment of rapidly progressive dementias. Neurology: Clinical Practice, 2012, 2(3): 187-200.

[4] Wortmann M. Dementia: a global health priority-highlights from an ADI and World Health Organization report. Alzheimers Res Ther, 2012, 4(5): 40.

[5] Alzheimer's Association. 2009 Alzheimer's disease facts and figures. Alzheimers Dement, 2009, 5(3): 234-270.

[6] Avants BB, Cook PA, Ungar L, et al. Dementia induces correlated reductions in white matter integrity and cortical thickness: a multivariate neuroimaging study with sparse canonical correlation analysis. Neuroimage, 2010, 50(3): 1004-1016.

[7] Sunderland T, Linker G, Mirza N, et al. Decreased beta-amyloid (1-42) and increased tau levels in cerebrospinal fluid of patients with Alzheimer disease. JAMA, 2003, 289(16): 2094-2103.

[8] Riemenschneider M, Wagenpfeil S, Diehl J, et al. Tau and Abeta42 protein in CSF of patients with frontotemporal degeneration. Neurology, 2002, 58(11): 1622-1628.

[9] Irwin DJ, McMillan CT, Toledo JB, et al. Comparison of cerebrospinal fluid levels of tau and A β1-42 in Alzheimer disease and frontotemporal degeneration using 2 analytical platforms. Arch Neurol, 2012, 69(8): 1018-1025.

[10] Kapaki E, Paraskevas GP, Papageorgiou SG, et al. Diagnostic value of CSF biomarker profile in frontotemporal lobar degeneration. Alzheimer Dis Assoc Disord, 2008, 22(1): 47-53.

[11] Vieira RT, Caixeta L, Machado S, et al. Epidemiology of early-onset dementia: a review of the literature. Clin Pract Epidemiol Ment Health, 2013, 9: 88-95.

[12] Ferri CP, Prince M, Brayne C, et al. Global prevalence of dementia: a Delphi consensus study. Lancet, 2005, 366 (9503): 2112-2117.

[13] Qiu CX, Fratiglioni L. Epidemiology of Alzheimer' s disease//Waldemar G, Burns A. New Yord: Oxford University Press, 2009: 17-25.

[14] Zhang ZX, Zahner GE, Román GC, et al. Dementia subtypes in China: prevalence in Beijing, Xian, Shanghai, and Chengdu. Arch Neurol, 2005, 62(3): 447-453.

[15] Adams, AC: Neurology in Primary Care. FA Davis, Philadelphia, 2000: 139.

第15章 跌　　倒

【定义】★★★△△△

跌倒是指突发、不自主的、非故意的体位改变，倒在地上或更低的平面上。按照国际疾病分类（ICD-10）对跌倒的分类，跌倒包括以下两类：①从一个平面至另一个平面的跌落。②同一平面的跌倒。跌倒是造成老年人伤害和死亡的主要原因，在65岁以上的老年人中为首位。老年人跌倒死亡率随年龄的增加急剧上升。跌倒除导致老年人死亡外，还导致大量失能，并且影响老年人的身心健康。跌倒的高发生率和致残率已对社会造成巨大的疾病负担和经济负担。

【流行病学】★★△

老年人跌倒发生率高、后果严重，是造成老年人伤残和死亡的重要原因之一。据美国疾病预防控制中心（CDC）显示，美国每年有30%的65岁以上老年人出现跌倒，其中20%～30%的跌倒者会遭遇中度至重度损伤而导致生活不能自理，甚至死亡。报道还显示，在过去的3个月中，580万65岁以上老年人有过不止一次的跌倒经历。一年中，180万65岁以上老年人因跌倒导致活动受限或去医院就诊。全国疾病监测系统死因监测数据显示，我国65岁以上老年人跌倒死亡率男性为49.56/10万，女性为52.80/10万。跌倒对老年人造成了沉重的疾病负担，老年人因跌倒受伤住院的人数是其他原因致受伤住院人数的5倍。美国CDC数据显示，2011年，美国急诊科接待的2 400 000名非致死性跌倒损伤的老年患者中，超过689 000名患者需要住院。2002年，美国老年人因跌倒致死12 800人，直接死于跌倒的人数从2003年的13 700人上升到2006年的15 802人，每年因跌倒造成的医疗总费用超过200亿美元；在澳大利亚，2001年，用于老年人跌倒的医疗支出达到0.86亿澳元，估计2021年将达到1.81亿澳元。我国已进入老龄化社会，65岁及以上老年人已达1.5亿，按30%的发生率估算每年将有4000多万老年人至少发生1次跌倒。跌倒严重威胁着老年人的身心健康、日常活动及独立生活能力，也增加了家庭和社会的负担。

【跌倒的相关因素】★★★△△△

老年人跌倒既有内在的危险因素，也有外在的危险因素，老年人跌倒是多因素交互作用的结果。

（一）内在危险因素

1. 生理因素

（1）步态和平衡功能：步态的稳定性下降和平衡功能受损是引发老年人跌倒的主要原因。步态的步高、步长、连续性、直线性、平稳性等特征与老年人跌倒危险性之间存在密切相关性。老年人为弥补其活动能力的下降，可能会采取更加谨慎地缓慢踱步行走，造成步幅变短、行走不连续、脚不能抬到一个合适的高度，引发跌倒的危险性增加。另一方面，老年人中枢控制能力下降，对比感觉降低，躯干摇摆较大，反应能力下降、反应时间延长，使平衡能力、协同运动能力下降，从而导致跌倒危险性增加。

（2）感觉系统：包括视觉、听觉、触觉、前庭及本体感觉，通过影响传入中枢神经系统的信息，影响机体的平衡功能。老年人常表现为视力、视觉分辨率、视觉的空间/深度感及视敏度下降，并且随年龄的增长而急剧下降，从而增加跌倒的危险性；老年性传导性听力损失、老年性聋甚至耳垢堆积也会影响听力，有听力问题的老年人很难听到有关跌倒危险的警告声音，听到声音后的反应时间延长，也增加了跌倒的危险性；老年人触觉下降，前庭功能和本体感觉退行性减退，导致老年人平衡能力降低，以上各类情况均增加跌倒的危险性。

（3）中枢神经系统：此系统的退变往往影响智力、肌力、肌张力、感觉、反应能力、反应时间、平衡能力、步态及协同运动能力，使跌倒的危险性增加。例如，随年龄增加，踝关节的躯体震动感和踝反射随踇趾的位置感觉一起降低而导致平衡能力下降。

（4）骨骼肌肉系统：老年人骨骼、关节、韧带及肌肉的结构、功能损害和退化是引发跌倒的常见原因。骨骼肌肉系统功能退化会影响老年人的活动能力、步态的敏捷性、力量和耐受性，使老年人举步时抬脚不高、行走缓慢、不稳，导致跌倒危险性增加。老年人股四头肌力量的减弱与跌倒显著相关。老年人骨质疏松会使与跌倒相关的骨折危险性增加，尤其是跌倒导致髋部骨折的危险性增加。

2. 病理因素

（1）神经系统疾病：卒中、帕金森病、脊椎病、小脑疾病、前庭疾病、外周神经系统病变。

（2）心血管疾病：体位性低血压、小血管缺血性病变等。

（3）眼部疾病：白内障、偏盲、青光眼、黄斑变性。

（4）心理及认知因素：痴呆（尤其是阿尔茨海默症型），抑郁症。

（5）其他：足部疾病及足或脚趾的畸形等都会影响身体的平衡功能、稳定性、协调性，导致神经反射时间延长和步态紊乱。感染、肺炎及其他呼吸道疾病、血氧不足、贫血、脱水及电解质平衡紊乱均会导致身体的代偿能力不足，常使身体的稳定能力暂时受损。老年人泌尿系统疾病或其他因伴随尿频、尿急、尿失禁等症状而匆忙去洗手间、排尿性晕厥等也会增加跌倒的危险性。

3. 药物因素 很多药物可以对人的神智、精神、视觉、步态、平衡等方面产生影响而引起跌倒。可能引起跌倒的药物包括：①精神类药物，如抗抑郁药、抗焦虑药、催眠药、抗惊厥药、安定药。②心血管药物，如抗高血压药、利尿药、血管扩张药。③其他，如降糖药、非甾体类抗炎药、镇痛药、多巴胺类药物、抗帕金森病药等。另外，服药的剂量和时间也与跌倒的风险密切相关。药物因素与老年人跌倒的关联强度，见表15-1。

表15-1 药物因素与老年人跌倒的关联强度

因素	关联强度
精神类药	强
抗高血压药	弱
降糖药	弱
使用四种以上的药物	强

4. 心理因素 沮丧、抑郁、焦虑、情绪不佳及其导致的与社会的隔离均增加跌倒的危险。沮丧可能会削弱老年人的注意力，潜在的心理状态混乱都会导致老年人对环境危险因素的感知和反应能力下降。另外，害怕跌倒也使老年人行为能力降低，行动受到限制，从而影响步态和平衡能力而增加跌倒的危险。

（二）外在危险因素★★★△△△

1. 环境因素 昏暗的灯光，湿滑、不平坦的路面，在步行途中的障碍物，不合适的家具高度和摆放位置，楼梯台阶，卫生间没有扶栏、把手等都可能增加跌倒的危险，不合适的鞋子和行走辅助工具也与跌倒有关。室外的危险因素包括台阶和人行道缺乏修缮，雨雪天气、拥挤等都可能引起老年人跌倒。

2. 社会因素 老年人的教育和收入水平、卫生保健水平、享受社会服务和卫生服务的途径、室外环境的安全设计，以及老年人是否独居、与社会的交往和联系程度都会影响其跌倒的发生率。

【老年人跌倒的干预策略和措施】★★★△△△

老年人跌倒的发生，并不像一般人认为的是一种意外，而是存在潜在的危险，因此老年人跌倒完全是可以预防和控制的。

老年人跌倒干预应遵循一定的工作流程。WHO推荐的伤害预防四步骤公共卫生方法（图15-1）可用作老年人跌倒的干预流程和工作模式。

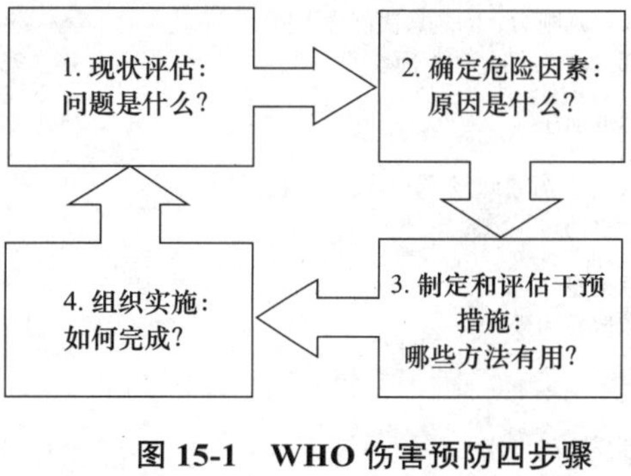

图15-1 WHO伤害预防四步骤

1. 现状评估 通过监测、调查或常规工作记录收集老年人跌倒信息，掌握老年人跌倒的发生情况和危险因素等，对老年人跌倒状况进行评估。

2. 确定危险因素 从现状评估得到的信息中，分析本地区老年人跌倒的原因和存在的危险因素，根据不同地区、不同人群、不同环境、经济条件和医疗保健服务等特点，确定哪些因素是可以进行改善的，制定优先干预计划。跌倒高危因素与治疗见表 15-2。

3. 制定和评估干预措施 根据本地区老年人跌倒现状和危险因素的评估，按照教育预防、环境改善、工程学、强化执法和评估的“5E”原则，制定本地区老年人跌倒干预的措施。通过对发达国家所做的跌倒干预措施进行循证研究，WHO 推荐了一系列有效的措施，见表 15-3。

表 15-2 跌倒高危因素与治疗

导致跌倒的危险因素	治疗
年龄相关或慢性疾病导致的 平衡、步态、灵活性失调	
神经系统疾病，体力、感觉、平衡、步态、音调和（或）协调性的下降	M：诊治特异性疾病（如帕金森病、卒中、正常颅内压脑积水） R：物理康复；平衡和步态的锻炼；辅助行走装置 E：家庭安全评估；恰当的家居调整（如高度适宜、坚固的椅子，升高的坐厕，浴室里安装扶手）
痴呆，伴随步态失调、精神性失用症	M：诊治疾病；尽量减少中枢神经系统药物 R：锻炼和行走的指导 S：评价家居安全；指导
肌肉骨骼疾病 肌肉疾病 背部或连接位的关节炎，导致姿势障碍 脚部疼痛、功能不全	M：诊治疾病；如果需要，转到足部医学专科诊治 R：肌肉强壮、平衡、步态锻炼的物理治疗；行走辅助装置的修正；鞋的修正 E：家居安全评价；恰当的家居调整
感觉失调	
视觉：精确度，适应性，对比灵敏性	M：视力纠正 R：平衡、步态锻炼 E：家居安全评价，注意充足的光线
听力：空间定向障碍，平衡失调，因为听觉障碍导致的环境信号接收错误	M：清除耳垢；如有需要，听力辅助器械的安装
前庭功能障碍：静息时空间定位障碍，在头部或身体转动时出现的平衡失调	M：避免前庭毒性药物；外科消融 R：适应锻炼 E：充足光线（更多对视力的依赖）；评价家居安全
直立感受器：颈动脉感受器异常，周围神经病变；直立改变时或夜间在不平整路面上行走时空间定向障碍	M：诊治疾病（如脊椎病，维生素 B_{12} 缺乏症，糖尿病） R：物理治疗，平衡和步态锻炼，纠正辅助装置 E：保持好视力，适当步态，家庭安全辅助设备
领悟力或注意力失调 痴呆：判断力、问题解决能力下降 抑郁：注意力或觉悟下降	见上述“痴呆 M：观察药物不良反应 E：家居安全评价
直立性低血压	M：诊治疾病；复习诊疗方案和减少 / 剔除导致症状的治疗；摄入足够的盐、水
脑血流失衡导致眩晕、软弱、直立性低血压；严重的可导致晕厥	R：分级的弹力袜；站立前背屈和手屈曲动作
药物总剂量 **环境和情景因素**	M：常规复习治疗方案，如果可以的话，减少药物品种和剂量，包括非处方药；考虑非药物治疗；药物从小剂量开始且加量缓慢
急性疾病的发作	M：诊治疾病；积极灵活性的管理
出院或急诊留观室出院	M：复习药物和剂量；注意查找新药的副作用；评价平衡和灵活性 R：如果需要可行物理治疗 E：家居安全评估 S：寻求更进一步的管理
冒险行为	S：寻求更进一步的管理或社区服务 R：建议避免明显的危险动作和不必要的活动（如爬上椅子）；平衡和步态的锻炼 E：家居安全评估
环境危险因素	E：家居安全评估

注：E. 环境的；M. 医疗的；R. 习惯上的；S. 社区服务 / 个案管理

表 15-3 跌倒的主要干预措施

干预措施	有效	有希望
窗户安全机制，如在高层建筑安装护栏	√	
楼梯门	√	
操场地面使用防冲击材料	√	
操场设备的安全标准		√
老年人肌肉强化训练和平衡训练		√
在有高危人口的家庭检查潜在风险，如有必要，加以改善		√
鼓励使用预防跌倒的安全设备的教育项目		√
安全教育与技能培养	√	

4. 组织实施 老年人跌倒控制工作是一项社会系统工程，政府应成立多部门组成的工作组，制定预防老年人跌倒工作规范，明确各部门职责和任务。对一个社区来说，它需要社区管理部门制定支持性政策，加强社区管理；需要物业部门加强社区物理环境的管理和修缮；需要公共卫生部门的技术指导；需要社区卫生服务机构的个性化卫生服务；需要家庭子女的密切配合；需要老年人的具体参与，全面落实所制定的干预措施。

5. 干预策略和措施 目前，国际公认的伤害预防策略包括五个方面。

（1）教育预防策略（education）：包括在一般人群中开展改变态度、信念和行为的项目，同时还针对引起或受到伤害的高危个体。

（2）环境改善策略（environmental modification）：通过减少环境危险因素降低个体受伤害的可能性。

（3）工程策略（engineering）：包括制造对人们更安全的产品。

（4）强化执法策略（enforcement）：包括制定和强制实施相关法律、规范，以创造安全环境和确保生产安全的产品。

（5）评估策略（evaluation）：涉及判断哪些干预措施、项目和政策对预防伤害最有效。通过评估使研究者和政策制定者知道什么是预防和控制伤害的最佳方法，即“5E”伤害预防综合策略，该策略的有效性在很多国家的应用实践中都得到证明，在减少与控制伤害发生与死亡方面发挥了重要作用。

此外，伤害监测、增加人体对危险因素的抵抗力、伤害后的急救也是减少和预防伤害的基本策略。根据流行病学危险因素资料、老年人生理特点及环境特点，老年人跌倒的预防可将“5E”等策略措施通过个人、家庭和社区三个不同层面来实施。

【老年人跌倒后的处理】★★★△△△

（一）老年人自己如何起身

步骤 1：如果是背部先着地，应弯曲双腿，挪动臀部到放有毯子或垫子的椅子或床铺旁，然后使自己较舒适地平躺，盖好毯子，保持体温，如可能要向他人寻求帮助。

步骤 2：休息片刻，等体力准备充分后，尽力使自己向椅子的方向翻转身体，使自己变成俯卧位。

步骤 3：双手支撑地面，抬起臀部，弯曲膝关节，然后尽力使自己面向椅子跪立，双手扶住椅面。

步骤 4：以椅子为支撑，尽力站起来。

步骤 5：休息片刻，部分恢复体力后，打电话寻求帮助——最重要的就是报告自己跌倒了。

（二）老年人跌倒的现场处理

发现老年人跌倒，不要急于扶起，要分情况进行处理。

1. 若老年人意识不清，立即拨打急救电话 ①有外伤、出血，立即止血、包扎。②有呕吐，将头偏向一侧，并清理口、鼻腔呕吐物，保证呼吸通畅。③有抽搐，移至平整软地面或身体下垫软物，防止碰、擦伤，必要时牙间垫较硬物，防止舌咬伤，不要硬掰抽搐肢体，防止肌肉、骨骼损伤。④若呼吸、心跳停止，应立即进行胸外心脏按压、口对口人工呼吸等急救措施。⑤如需搬动，保证平稳，尽量平卧。

2. 若老年人意识清楚 ①询问老年人跌倒情况及对跌倒过程是否有记忆，如果不能记起跌倒过程，可能为晕厥或脑血管意外，应立即护送老年人到医院诊治或拨打急救电话。②询问是否有剧烈头痛或口角歪斜、言语不利、手脚无力等提示脑卒中的情况，如有，立即扶起老年人可能加重脑出血或脑缺血，使病情加重，应立即拨打急救电话。③有外伤、出血，立即止血、包扎并护送老年人到医院进一步处理。④查看有无肢体疼痛、畸形、关节异常、肢体位置异常等提示骨折情形，如无相关专业知识，不要随便搬动，以免加重病情，应立即拨打急救电话。⑤查询有无腰、背部疼痛，双腿活动或感觉异常及大小便失禁等提示腰椎损害情形，如无相关专业知识，不要随便搬动，以免加重病情，应立即拨打急救电话。⑥若老年人试图自行站起，可协助老人缓慢起立，坐、卧休息并观察，确认无碍后方可离开。⑦若需搬动，保证平稳，尽量平卧休息。⑧发生跌倒均应在家庭成员 / 家庭保健员陪同下到医院诊治，查找跌倒危险因素，评估跌倒风险，制定防止措施及方案。

（三）如何处理跌倒后造成的损伤

1．外伤的处理 ①清创及消毒：表皮外伤，用双氧水清创，红药水消毒止血。②止血及消炎：根据破裂血管的部位，采取不同的止血方法。毛细血管，全身最细的毛细血管，擦破皮肤，血一般是从皮肤内渗出来的，只需贴上创可贴，便能消炎止血；静脉，在体内较深层部位，静脉破裂后，血一般是从皮肤内流出来的，必须用消毒纱布包扎后，服用消炎药。动脉，大多位于重要的器官周围，动脉一旦破裂，血是呈喷射状喷出来，必须加压包扎后，急送医院治疗。

2．扭伤及肌肉拉伤 扭伤及肌肉拉伤时，要使受伤处制动，可以冷敷减轻疼痛，在承托受伤部位的同时可用绷带结扎紧。①骨折：骨折部位一般都有疼痛、肿胀、畸形、功能障碍等表现，骨折端刺破大血管时还可能会出现大出血；骨折或疑为骨折时，要避免移动伤者或伤肢，对伤肢加以固定与承托（有出血者要先止血后固定），使伤员在运送过程中不因搬运、颠簸而使断骨刺伤血管、神经，避免额外损伤，加重病情。②颈椎损伤：跌倒时若头部着地可造成颈椎脱位和骨折，多伴有脊髓损伤、四肢瘫痪。必须在第一时间通知急救中心速来抢救；现场急救时，应让伤者就地平躺或将伤员放置于硬质木板上，颈部两侧放置沙袋，使颈椎处于稳定状态，保持颈椎与胸椎轴线一致，切勿过伸、过屈或旋转。③颅脑创伤：轻者为脑震荡，一般无颅骨骨折，有轻度头痛头晕，若昏迷也不超过30分钟；重者颅骨骨折可致脑出血、昏迷不醒；对颅脑创伤者，要分秒必争，通知急救中心前来及时救治。要保持安静卧床，保持呼吸道通畅。

【总结】

老年人跌倒应该是一个老年人、家庭、社区医务工作者共同关注的问题，跌倒对老年人而言后果严重，加强一级预防意义重大。老年人应定期全面体检，检查感觉系统、中枢系统、骨骼、肌肉系统及评价用药情况，通过仪器或者专业人员观察对老年人进行平衡能力和步态分析，判断其体位稳定能力，一旦发现与跌倒有关的机体内在危险因素，应及早干预和治疗。社区医师经常上门访视居家安全情况，进行预防跌倒的健康教育，指导老年人从事适宜的体育锻炼；临床医师对跌倒患者除治疗跌倒所致的损伤外，应重点评价患者的用药史、进行全面的体检，包括简单的平衡与步态分析与体能测验，治疗患者跌倒的根本病因，矫正那些可以改变的、与跌倒相关的病理因素使患者恢复基本功能；家庭成员多关注老年人的日常起居，活动，加强对老年人的照料。公共设施的建设应该保证安全的且适宜老年人，切合实际制订对预防老年人跌倒有效的三级预防措施，减少跌倒发生率，降低跌倒危害，促进跌倒后的康复，减少伤残、失能和死亡。

（周白瑜　于普林）

参考文献

[1] Stevens JA, Corso PS, Finkelstein EA, et al. The costs of fatal and nonfatal falls among older adults. Injury Prevention, 2006, 12: 290-295.

[2] Tromp AM, Pluijm SMF, Smit JH, et al. Fall-risk screening test: a prospective study on predictors for falls in community-dwelling elderly. J Clin Epidemiol, 2001, 54(8): 837-844.

[3] Sterling DA, O'Connor JA, Bonadies J. Geriatric falls: injury severity is high and disproportionate to mechanism. Journal of Trauma-Injury, Infection and Critical Care, 2001, 50(1): 116-119.

[4] Alexander BH, Rivara FP, Wolf ME. The cost and frequency of hospitalization for fall-related injuries in older adults. American Journal of Public Health, 1992, 82(7): 1020-1023.

[5] Centers for Disease Control and Prevention, National Center for Injury Prevention and Control. Web-based Injury Statistics Query and Reporting System (WISQARS) [online]. Accessed November 30, 2010.

[6] Englander F, Hodson TJ, Terregrossa RA. Economic dimensions of slip and fall injuries. Journal of Forensic Science, 1996, 41(5): 733-46.trial. The Gerontologist, 1994, 34(1): 16-23.

[7] Centers for Disease Control and Prevention. Costs of falls among older adults. http: //www.cdc.gov/HomeandRecreationalSafety/Falls/fallcost.html. Accessed May 1, 2014.

[8] 卫生部．老年人跌倒干预技术指南．http: //www.moh.gov.cn/publicfiles/business/htmlfiles/mohjbyfkzj/s5888/201109/52857.htm. [2014-05-01]

第 16 章　抑郁、焦虑及其共病

【定义】★★★△△△

抑郁（depressive）以情绪低落、兴趣和动力缺乏、过度疲劳为核心症状，常伴焦虑、自责自罪、自杀观念和行为、思维迟缓、精神运动性抑制等心理综合征，以及失眠、精力丧失、食欲、体重下降等躯体综合征，可伴有精神病性症状，如幻觉、妄想等。老年期抑郁症（depression in the elderly）指首次发病于60岁以后，也包括初次发病于青壮年，延续到老年期复发的患者，是以持久的抑郁综合征为临床表现的精神疾病。一般病程较长，有反复发作的倾向，部分病例易发展为难治性抑郁。

【流行病学】★★△△

抑郁症是老年期常见的精神疾病，在引起老年人致残的精神疾病中占第二位（仅次于痴呆）。患有内科疾病或失能的老年人中抑郁症的患病率较高。国外调查，社区65岁以上老年人中，抑郁症的患病率约5%。老年内科门诊患者中为5%～10%，内科住院患者中为10%～15%，老年护理院患者中为15%～20%，伴有各类躯体疾病者高达67.4%。绝大多数研究表明老年晚发型（60岁以后首发）较早发型（60岁以前发病，老年期复发）抑郁症具有更高的内科疾病发病率和死亡率，更高的致残率，更明显的神经心理学和神经影像学方面的异常。研究证实，卒中后患抑郁症者超过30%，血管疾病和抑郁症是双向影响的，患有血管疾病则预示着抑郁症的高发生率。国内孟琛（1997）报道，北京市老年抑郁的发生率为12.89%。樊彬等（1990）报道，上海市老年期抑郁症的患病率为5.28%。李淑然等（1999）报道，北京市老年期抑郁症的患病率为1.57%。与抑郁症紧密相关的一个问题就是自杀，研究资料表明，老年人自杀率极高，是一般总体人群的2倍，且实际自杀者比企图自杀者多。在自杀和自杀企图老年人中，有50%～70%是继发于抑郁症的。

【病因与危险因素】★★△△

老年期抑郁症的确切病因尚不明确，可能与遗传、神经生化、病前性格、社会环境及生活事件等因素相关。研究表明，相对于早年发病的抑郁症，老年抑郁的遗传因素影响较小。老年抑郁症的病因更倾向于与机体老化、脑细胞退行性改变、躯体疾病和频繁遭受的精神挫折有关。

（一）神经生物学假说

1. 生理功能的退化　脑功能的退化及血管疾病（尤其是脑白质的损害）与老年抑郁症的产生密切相关。

2. 中枢神经递质改变　老年抑郁症的发生与调节情绪的中枢神经递质改变有关，如5-羟色胺（5-HT）、去甲肾上腺素（NE）和多巴胺（DA）功能不平衡。

3. 脑内环路功能异常　此异常与抑郁症的发生有密切关系，脑内环路功能异常的人存在着生理性的薄弱点，在外界因素的影响下容易产生心境异常，抑郁症时下丘脑-垂体-肾上腺系统功能异常。

4. 生物节律紊乱　老年抑郁症可能是生物节律改变和各种生化异常及社会环境因素等共同作用的结果。

5. 脑组织结构改变　晚发病的老年性抑郁与早发病者比较，脑室扩大和皮质萎缩更明显。

（二）候选基因研究的遗传学假说

遗传因素是老年抑郁的发病机制之一，众多研究者将老年抑郁症的病因假说与酶、递质、受体等相关基因作为遗传研究的候选基因进行相关研究，取得了一定成果。许多研究将5-羟色胺受体（*5-HTR*）基因、5-羟色胺转运体（*5-HTT*）基因、载脂蛋白E（*ApoE*）基因、脑源性神经营养因子（*BDNF*）基因、亚甲基四氢叶酸还原酶（*MTHFR*）基因、血管紧张素转化酶（*ACE*）基因作为遗传研究的候选基因开展老年抑郁症的病因学研究，证实*ApoE*基因多态性与晚发性抑郁之间具有关联。此研究提示老年抑郁症与阿尔茨海默病（AD）关系密切，在症状学特征、病理、生理或解剖上都可能有类似于AD的变化，*APoE*基因仍有可能是老年抑郁症的潜在病因。

（三）心理社会因素

心理社会因素与老年期抑郁症的关系，一方面是对躯体疾病及精神挫折的耐受能力日趋减退，另一方面遭遇各式各样心理刺激的机会却越来越多。如果再缺乏社会支持，心理活动的平衡更难维持，有可能促发包括抑郁症在内的各种精神疾病。

老年抑郁症的病因虽然尚不明确，但研究发现下列因素明显增加发病风险：女性，社会隔离，婚姻状况为丧偶、离异或分居，社会经济地位较低，共存的一般内科疾病，不受控制的疼痛，失眠，功能损害，认知损害，抑郁症阳性家族史等。

【临床表现】★★★△△

情绪低落无疑是抑郁症的主要临床表现。应当指出的是，这种情绪低落不是正常心理活动过程中的情绪反应，而是一种病理性的情绪体验。其表现应符合以下条件：①抑郁情绪妨碍了社会功能（如工作、学习和人际交往能力），或为此感到痛苦，寻求医生的帮助。②抑郁情绪持续时间长，一般超过2周以上。③往往伴有相应的认知和行为的改变。老年期抑郁症的临床表现常有如下特点。

1. 疑病性 即疑病症状。表现为以自主神经症状为主的躯体症状。Alarcon（1964）报道60岁以上的老年抑郁症中，具有疑病症状者男患者为65.7%，女患者为62%，大约1/3的老年患者以疑病为抑郁症的首发症状。疑病内容可涉及消化系统症状，尤其便秘、胃肠不适是此类患者最常见也是较早出现的症状之一。此外，对正常躯体功能的过度注意，对轻度疾病的过分反应，应该考虑到老年抑郁症的问题。

2. 激越性 即焦虑激动。Post早在1965年即明确指出激越性抑郁症最常见于老年人，此后的研究也证实了这一点。例如，1979年Strian等指出，激越性抑郁症的平均年龄为51岁，1984年Ayery等报道40岁以下激越性抑郁症为5%，40～60岁为47%，60岁以上为49%；1988年，Wesner等认为55岁以下为40%，55岁以上为63%。由此可见，激越性抑郁症随年龄增长而增加。焦虑激越往往是比较严重的抑郁症的继发症状，也可能成为患者的主要症状。表现为焦虑恐惧，终日担心自己和家庭将遭遇不幸，将大祸临头，以致搓手顿足，坐卧不安，惶惶不可终日。夜晚失眠，或反复追念着以往不愉快的事，责备自己做错了事，导致家人和其他人的不幸，对不起亲人，对环境中的一切事物均无兴趣。轻者则喋喋不休诉其体验及“悲惨境遇”，寻求安全的人物或地点，重者则勒颈、触电、撕衣服、揪头发、满地翻滚、焦虑万分，企图自杀。

3. 隐匿性 即症状躯体化。许多否认抑郁的老年患者表现为各种躯体症状，而情绪障碍易被忽视，直到发现老人有自杀企图或行为时方到精神科就诊。因其抑郁症状为躯体症状所掩盖，故称为“隐匿性抑郁症”。诸多的躯体症状可表现为：①疼痛综合征，如头痛、嘴痛、胸痛、背痛、腹痛及全身疼痛。②胸部症状，如胸闷、心悸。③消化系统症状，如厌食、腹部不适、腹胀、便秘。④自主神经系统症状，如面红、手抖、出汗、周身乏力等。在这些症状中，以找不出器质性背景的疼痛最为常见。此外，周身乏力、睡眠障碍也是常见症状。因此，在临床实践中对有各种躯体主诉，尤以各种疼痛，查不出相应的阳性体征，或是有持续的疑病症状的老年患者，应考虑隐匿性抑郁症的可能，不妨尝试抗抑郁药治疗。倘确属此症，则各种症状可较快地消除。

4. 迟滞性 即抑郁症的行为阻滞。通常是以随意运动缺乏和缓慢为特点，它影响躯体及肢体活动，并发面部表情减少、言语阻滞。多数老年抑郁症患者表现为闷闷不乐，愁眉不展，兴趣索然，思维迟缓，对提问常不立即答复，屡问才以简短低弱的言语答复，思维内容贫乏。患者大部分时间处于缄默状态，行为迟缓，重则双目凝视，情感淡漠，无欲状，对外界动向无动于衷。抑郁症行为阻滞与心理过程缓慢具有一致性关系。

5. 妄想性 晚发抑郁症具有比较普遍的妄想性，Meyers等（1984）曾报道，对50例内源性抑郁症的住院患者进行研究，比较了60岁以前和60岁以后发病者妄想的出现率，发现60岁以后起病的患者比前者有较丰富的妄想症状，认为妄想性抑郁症倾向于老年人。2年后，Meyers等再次报道，妄想性抑郁症的老年患者发病年龄晚于那些无妄想的抑郁症患者。在妄想状态中，以疑病妄想和虚无妄想最为典型，其次为被害妄想、关系妄想、贫穷妄想、罪恶妄想。这类妄想一般以老年人的心理状态为前提，同他们的生活环境和对生活的态度有关。

6. 认知损害 与年轻患者相比，老年抑郁患者常伴随广泛的认知功能损害，发生率可高达

50%～75%，主要涉及信息加工速度、执行能力、记忆、视空间能力和注意力等。在急性期，信息加工速度下降是最为核心的认知损害，恢复期认知损害以执行功能和记忆功能障碍为主，随访研究发现老年抑郁患者在抗抑郁治疗情绪症状缓解后，认知损害往往持续存在，不能恢复到正常水平。伴随认知损害的老年抑郁症患者对药物治疗反应较差、有较高复发率和致残率。此外，有研究显示老年抑郁患者的 AD 风险增加 2 倍，血管性痴呆风险升高 50%，脑影像学扫描显示淀粉样物质斑块沉积增加。

另一方面，老年抑郁症患者也可存在可逆性的认知功能障碍即假性痴呆。这种认知障碍经过抗抑郁治疗可以改善。

7. 自杀倾向　研究显示自杀率随年龄的增大而升高，老年患者较年轻患者死于自杀行为的风险更高，选用的自杀方式更为致命。抑郁症严重时患者感到生活没有意义，度日如年，异常痛苦无法摆脱，最后只有一死了之。患者在产生自杀观念时，典型的陈述是："没有什么可值得我留恋的""我活着没有什么用处""我愿意一了百了"。自杀者有以下特点，越是计划周密准备行动，越是含而不露表现得若无其事。这应引起我们的高度警惕。

自杀是抑郁症最危险的症状，是导致抑郁症患者死亡的最主要的原因。因此如何发现和预防抑郁症患者自杀非常重要。自杀危险因素有：①家族中有过自杀的成员。②有强烈的绝望感及自责、自罪感，如二者同时存在，发生自杀的可能性极大，应高度警惕。③以往有自杀企图者。④有明确的自杀计划者。⑤存在引起不良心理的相关问题，如失业、亲人亡故等。⑥并存躯体疾病。⑦缺乏家庭成员的支持，如未婚者、独居者，或受到家人漠不关心者。⑧年老者比年轻者、女性比男性自杀的危险因素高。

8. 季节性　部分老年人情感障碍具有季节性的特点。Dan 将其诊断标准归纳为：①抑郁症的诊断符合 DSM- Ⅲ -R 重性抑郁的标准。②至少连续 2 年冬季抑郁发作，春季或夏季缓解。③缺乏其他重性精神障碍的表现或缺乏季节性心境变化的社会心理方面的解释。此类型用普通的治疗方法难以奏效。

9. 其他

（1）Post 在"神经症性"和"精神病性"抑郁的对照研究中发现，常见于神经症性抑郁的表演样行为和强迫或恐怖症状，在老年抑郁中也可见到，但是年轻人的抑郁症较少此方面的报道。

（2）Whitehead 描述老年抑郁症可表现有急性精神错乱状态（意识障碍）。严重的激越，往往被误诊为急性精神错乱，而老年抑郁症患者因食欲减退导致的营养不良、维生素缺乏、脱水都可发生真正的急性精神错乱状态。

【诊断及鉴别诊断】★★★△△△

目前，国内外尚无老年期精神障碍的分类，本病的诊断仍依据国内外现有的疾病分类与诊断标准。有些研究者认为，应制定老年期起病的抑郁症亚型，则有利于本病的深入探讨。当前，《国际疾病和分类（第 10 版）》（ICD-10）、DSM-Ⅴ《美国精神障碍的诊断统计手册（第 5 版）》（DSM-Ⅴ），以及《中国精神障碍分类与诊断标准（第 3 版）》（CCMD-Ⅲ）是精神障碍分类与诊断研究的重大成果。尽管在诊断概念和标准上仍存在某些差异，但毕竟在世界范围内广为流行，为国内外众多专业人员所接受。

（一）CCMD- Ⅲ关于抑郁发作的诊断标准

抑郁发作以心境低落为主，与其处境不相称，可以从闷闷不乐到悲痛欲绝，甚至发生木僵。严重者可出现幻觉、妄想等精神病性症状。某些病例的焦虑与运动性激越很显著。

1. 症状标准　以心境低落为主，并至少有下列 4 项：①兴趣丧失、无愉快感。②精力减退或疲乏感。③精神运动性迟滞或激越。④自我评价过低、自责，或有内疚感。⑤联想困难或自觉思考能力下降。⑥反复出现想死的念头或有自杀、自伤行为。⑦睡眠障碍，如失眠、早醒，或睡眠过多。⑧食欲降低或体重明显减轻。⑨性欲减退。

2. 严重标准　社会功能受损，给本人造成痛苦或不良后果。

3. 病程标准　①符合症状标准和严重标准至少已持续 2 周。②可存在某些分裂性，但不符合分裂症的诊断。若同时符合分裂症的症状标准，在分裂症状缓解后，满足抑郁发作标准至少 2 周。

4. 排除标准　排除器质性精神障碍，或精神活性物质和非成瘾物质所致抑郁。

（二）老年期抑郁症诊断要点

1. 60 岁以后起病，可有一定的诱发因素。

2. 除符合上述诊断标准外，还具有精神运动性激越和迟滞的表现，以及繁多的躯体化症状和疑病等妄想症状，并具有生物性症状的特点。

3. 除外脑器质性疾病及躯体疾病所致的抑郁综合征。

（三）老年抑郁的早期筛查与识别

对于老年抑郁患者求医的主诉多为躯体症状（如疼痛和失眠等），而非心情不佳或精神症状，甚至部分患者会否认有心理问题，因此有必要提高对这些患者的早期识别，以免漏诊。有学者提出，可对下述"（抑郁）高危人群"注意筛查：①慢性疼痛者。②慢性内科疾病（如糖尿病、心血管病、胃肠疾病）患者。③难以解释身体症状的患者。④反复求医者。⑤近期有心理社会应激者。对上述这些患者，可通过询问下述"近1个月来你是否做事情提不起精神或兴趣？"和"近1个月来你是否开心不起来，忧郁或感到失望？"这2个问题以快速筛查是否存在抑郁，如果有其中之一，则需进一步做详细的精神检查或建议专科诊治。当然，针对老年患者的特殊性，上述问题可能较突兀，宜用婉转方式，英国抑郁障碍治疗指南提出用下述4个问题来筛查老年抑郁更为妥当：①你对自己现在的生活满意吗？②你感到生活空虚吗？③你是否担心你会有什么不好的事情发生吗？④你是否总是开心不起来？如果使用问卷或量表来筛查或评估老年抑郁症状的严重程度，可考虑使用老年抑郁量表（GDS，30项问题）或9项患者健康问卷（PHQ-9），以及汉密尔顿抑郁量表（HAMD）与蒙哥马利抑郁量表（MADRS）等。

（四）鉴别诊断

1. 继发性抑郁综合征 老年人常患各种脑器质性疾病和躯体疾病，也经常服用相关药物，这都容易引起继发性抑郁综合征，如癌症（特别是胰腺癌）、病毒感染（如流行性感冒、肝炎）、内分泌性疾病、贫血、B族维生素或叶酸缺乏、脑血管病、帕金森病、多发性硬化等。容易引起继发性抑郁的药物有甲基多巴、利血平、皮质类固醇等。继发于躯体疾病的抑郁综合征可依据下列诊断要点：①有躯体疾病的证据。②抑郁症状在躯体疾病之后发生，并随躯体疾病的病情变化而波动。③临床表现为躯体、神经系统的症状和体征，以及抑郁综合征。但值得注意的是，某些器质性疾病如癌症、感染及帕金森病、亨廷顿病等，抑郁可以作为首发症状，出现于躯体症状之前，从而造成诊断的混淆，有的学者把这种情况称为预警性抑郁或先兆性抑郁。

2. 抑郁症假性痴呆与老年痴呆的鉴别 在老年期抑郁症患者中，除抑郁症状外，可有记忆、智能障碍的表现，但这些认知缺损表现可随抑郁的好转而恢复。对此种情况有人称之为抑郁性假性痴呆，因其"痴呆"是可逆性的。而老年期痴呆的病例中，在疾病初期也可能出现抑郁、焦虑状态，此时智能障碍尚未明确化。此外，有些症状如个人习惯的改变、精神运动迟缓、情绪不稳定、性欲减退、食欲减退、便秘、体重减轻等，可为抑郁症和老年痴呆所共有的症状。因此，要区别究竟是假性痴呆还是真性痴呆（老年期器质性痴呆）往往是比较困难的。一般而言，抑郁性假性痴呆起病较快，有明显的发病时间，对记忆力减退有明确的体验，情绪障碍明显，行为活动较迟滞但执行准确，心理测查结果矛盾，脑影像检查缺乏可靠的支持，抗抑郁药治疗能有效改善认知功能。

与老年期抑郁相比较，老年期痴呆伴抑郁的症状不典型。抑郁情绪体验不突出，特别是抑郁症特有的情绪日夜变化、体重的变化和绝望感不明显。以思维困难、无用感和自杀观念更多见，并与认知功能损害正相关。

3. 焦虑症 焦虑是老年人群常见的精神障碍之一。国外有报道称老年人群焦虑障碍的患病率高达14%～15%，国内调查显示我国老年焦虑症的患病率为3.36%～7.97%，焦虑症状的患病率为20.9%～27.5%。但是对老年焦虑的诊断和治疗却并不充分，老年人焦虑的表现往往不同于年轻患者，老年人往往更强调躯体不适症状，而非焦虑的情绪症状，且由于年龄的增长，神经系统及认知过程的老化使得焦虑症状的表现进一步复杂。但一般焦虑具有以下的特点：①焦虑是一种情绪状态，患者基本的内心体验是害怕，如提心吊胆、忐忑不安，甚至极度惊恐或恐怖。②这种情绪是不快的和痛苦的，可以有一种死亡迫在眉睫或马上就要虚脱昏倒的感觉。③这种情绪是指向未来的，它意味着某种威胁或危险即将到来或马上就要发生。④实际上并没有任何威胁和危险。或者用合理的标准来衡量，诱发焦虑的事件与焦虑的严重程度不相称。⑤与焦虑的体验同时，有躯体不适感、精神运动性不安和自主神经功能紊乱。

对于老年焦虑的干预应遵循以下的原则：①全面评估精神痛苦及症状严重程度，认知状况及躯体检查，为减轻焦虑症状而采取的行为改变，回避类型等。②认知干预，认识焦虑障碍的本质，提高治疗依从性。③采取恰当的治疗方法，目前的一线及循证治疗药物为SSRI、SNRI、放松训练及认知行为疗法（CBT）。④坚持长期治疗，定期复诊。焦虑是一种慢性疾病，药物维持治疗及心理治疗十分重要。

老年抑郁症常常伴有焦虑，所以描述抑郁状态和焦虑状态的分界线是困难的。近年来的文献中经常提到"共病"一词，用来描述抑郁与焦虑共存的现象。但共病的含义到底是什么？“共病”一词由 Feinstein 于 1970 年首次提出，共病所强调的是共生，是指具有相同或相近病因的一族疾病的共存状态。而与之相近的最易混淆的概念是多病共存，指的是患者同时存在≥2 种疾病，是指多病因疾病，即通常意义上的多病共患。共病强调“共因”而多病共存强调“共存”。而就目前来看，精神疾病的病因尚不明确，抑郁与焦虑是否由同一个原因或多个原因引起，并不明确。因此，对于老年抑郁、焦虑的患者，临床上更应关注现象学症状变化和心理层面的逻辑关系，指导治疗与干预。

4. 与非精神障碍的丧恸反应相鉴别 生离死别是人生中的最大悲痛之事，老年期容易遇到丧偶、丧子或丧失亲人的严重生活事件，因此居丧（bereavement）期间的悲痛反应（grief response）是十分常见的。居丧不应被当作心境障碍，其悲伤是正常的情感体验。典型的悲痛反应在 6 个月内改善，悲痛反应除了附加的与悲痛原因有关的生活事件或丧失亲人后的第一个纪念日，一般不呈发作性，但抑郁症则呈发作性、周期性病程。悲痛反应一般不导致工作能力及社会适应能力的下降，能继续维持他们的生活，进行他们每天正常的活动，而抑郁症早期便有人际交往能力减退和工作能力下降。悲痛反应一般无昼夜节律的变化，而抑郁症则呈晨重晚轻的节律。悲痛反应无精神运动性迟滞，很少有真正的消极观念和自杀企图，自杀的危险性仅可发生在悲痛反应的低文化层次的人群中。必须注意，对抑郁症易感的个体，居丧可以成为突然的发病诱因，特别是对于那些脆弱的人和有抑郁症病史的人，要警惕二者的共存。

【临床干预】★★★△△△

老年抑郁症的治疗应有多个目标。首先是患者的安全必须得到保证。为此，临床医师往往必须做出患者是否应住院的决定，必须住院的明确指征是：①有自杀和伤害他人危险。②伴有严重的躯体疾病。③患者总体能力下降致使不能进食且回避环境。④症状迅速恶化，如冲动、自伤等严重损害自身和危及他人等行为。⑤缺少或丧失家庭和社会支持系统的支持。

老年抑郁障碍的治疗目标包括降低自杀与自伤的风险、抑郁症状缓解（或临床治愈）、恢复病前功能、整体综合治疗（包括治疗躯体疾病），以及预防再燃和复发。

1. 药物治疗 治疗药物的使用上需遵循安全、有效、小剂量开始、注意药物相互作用、避免或减少不良反应等原则；特别是老年患者多有躯体疾病，因此，需要重视共病躯体疾病抑郁症老年患者的抗抑郁药使用。

（1）起始剂量小：由于老年人对精神药物的敏感性明显高于青壮年人，对药物的吸收、代谢、排泄等能力等较低下，血药浓度往往较高，故容易发生严重的不良反应。

（2）加药速度慢：加药速度主要依据患者对药物的耐受性、病情的严重程度等，临床可采取滴定的方法进行加药。

（3）治疗剂量少：一般有效剂量为成年人剂量的 1/3～1/2。也不否认有些老人需要与年轻患者同样的剂量才能奏效，关键在于用药的个体化和缓慢加量及避免不良反应。

（4）药物的选择：应选择使用不影响心血管系统、肝肾功能和易导致代谢综合征的药物。

（5）要注意药物之间的相互作用：老年人罹患躯体疾病的比率高，经常会服用各种治疗躯体疾病的药物，联合用药的比例较高，因此要高度警惕药物之间的相互作用问题，避免出现影响疗效、加重不良药物反应的现象。

2. 物理疗法 无抽搐电痉挛治疗（MECT）、经颅磁刺激（rTMS）、磁痉挛治疗（MST）、深部脑刺激（DBS）等。

3. 心理治疗 认知行为治疗、人际关系治疗等。

【预后】★△

本病的发作形式有单相发作和反复发作。缓慢起病者多见。与年轻病人相比，老年抑郁症病程较长，平均发作持续时间超过 1 年，也明显长于早年发病的老年抑郁症患者，而且发作频繁，常常变为慢性。

判断预后的有利因素：① 70 岁以下。②发作期在 2 年以内。③早年发作恢复者。④阳性的情感病家族史。⑤外向的性格特征。⑥典型的抑郁症状。

不利的因素：合并脑血管疾病及其躯体伴发病，近期急性的、长期持续性的疾病，被认为是预测抑郁症预后差的重要因素。此外，妄想的出现，缺乏社会支持系统和情绪不稳、神经过敏、内向、刚愎自用的病前性格等，也可作为预后差的重要指征。

（马　辛）

第17章 谵 妄

【定义】★★★△△△

谵妄是一组临床综合征，既往又称急性意识模糊状态、急性脑病综合征、急性脑衰竭等，是指一组以意识障碍为核心症状的神经精神综合征，大多急性发作，症状起伏波动，在意识水平降低的情况下出现丰富、形象、生动的错觉与幻觉，以视幻觉居多，伴有广泛的认知功能损害、注意障碍、睡眠-觉醒周期紊乱和精神运动行为障碍。有研究发现谵妄可造成全新的、永久性的认知损害。

【流行病学】★★△△

谵妄是常见的意识障碍，可发生于任何年龄段，但老年人群更为多见。Inouye（2006）调查显示美国每年有250万老年谵妄患者住院。有学者报道谵妄在老年人群中的发病率是年轻人群的4倍。Folstein（1991）报道社区55岁以上人口谵妄的患病率为1.1%，85岁以上人口谵妄的患病率为13.6%。也有报道综合医院65岁以上的患者中有15%～30%发生谵妄。国内任艳萍（2000）报道老年住院患者谵妄的发生率为3.45%。日本河野报道（1969）精神病院老年患者中约9.9%出现过谵妄。虽然由于调查人群的差异和对谵妄识别诊断的偏差，数据结果有很大不同，但总体看来，仍能显示出谵妄的发生率随着年龄的增加而升高，严重威胁老年人的身体健康。

【病因】★★△

老年期谵妄的原因十分复杂，至今难有明确的结论，但大体上可从以下几个方面考虑。

1. 素质因素 老年人脑及特殊感觉器官衰老，特别是脑变性疾病使中枢乙酰胆碱的合成减少，使正常记忆、学习、注意、警觉状态和睡眠-觉醒周期受影响；丘脑下部神经核的衰老(如大脑皮质细胞损害、树突减少、前脑皮质、海马和蓝斑损害等）使老年人内环境保持稳定性的调节能力降低；老年人脑血流量和葡萄糖代谢均降低；衰老的脑组织对任何原因的低氧血症都有高度易损性，导致谵妄发生；衰老导致药物代谢功能下降或损害，老年人对药源性谵妄有高度易感性。

2. 躯体疾病因素 系统性疾病（肺炎、心衰、手术后、电解质紊乱等）、中毒（金属、杀虫剂等）、营养性疾病、内分泌疾病、颅内病变、中枢神经系统感染、高血压脑病等。

3. 药物因素 戒断综合征；酒精或药物中毒，如利尿药、镇静-催眠药、镇痛药、抗组胺药、抗震颤麻痹药、抗抑郁药、抗精神病药及洋地黄类药等。

4. 心理因素 在衰老或躯体因素所致脑损害基础上，老年人对广泛的心理社会紧张性刺激具有易损性，尤以丧偶寡居、迁居后的环境陌生，家庭破裂等生活重大应激事件，更易诱发谵妄。

5. 其他因素 中暑、物质依赖、脱水、疼痛、睡眠或感觉剥夺等亦可引起老年人出现谵妄。

【发病机制】★△

老年期谵妄中各种异常状态是相互联系、相互影响的，其发病机制较为复杂，通常认为是多系统共同作用所致。对发病机制的解释目前有多种假说，包括脑能量代谢和神经元的功能完整性假说，谵妄多巴胺-氧链级联反应假说，谵妄多巴胺、乙酰胆碱、谷氨酸和GABA通路假说，睡眠-觉醒周期障碍，应激反应假说等。在谵妄发病机制中，目前较为广泛认可的是缺氧、乙酰胆碱降低、多巴胺增高，近年有研究显示，褪黑素在谵妄的发病过程中也具有一定的作用。

【临床表现】★★★△△△

老年期谵妄的核心特征是意识障碍。

1. 意识障碍 患者意识清晰度水平下降，定向力障碍，思维、言语不连贯，可出现大量的错觉和幻觉，尤以视幻觉多见，事后大多不能回忆。意识障碍可具有波动性，常见晚间加重，间歇期可完全清醒。

2. 注意力障碍 患者注意力涣散，主、被动注意力均差，神态茫然，不能有目的、有意义的调动或保持注意力。

3. 睡眠 - 觉醒周期障碍 患者多白天困倦，夜间兴奋。

4. 认知障碍 患者时间、地点、人物定向混乱，可有大量的错觉和幻觉，尤其以视幻觉最为常见，思维不连贯，记忆力缺损，事后不能回忆。

5. 情绪及行为障碍 谵妄时患者的现实检验能力受损，对出现的错觉、幻觉信以为真，并产生相应的情绪和行为反应，常见紧张恐惧、兴奋躁动或目的不明的摸索动作等。

【辅助检查】★★★△△△

谵妄虽然是意识障碍，但其发生一定有器质性原因，因此详细而全面的辅助检查，有助于及早发现和确定谵妄的病因，为下一步的治疗奠定基础。检查内容可包括血、尿常规，代谢性检测，中毒性检测，内分泌检测，脑脊液检测，肝肾功能，血气分析，心电图，脑电图及脑影像学检查。

【诊断及鉴别诊断】★★★△△

（一）诊断评估途径

1. 详细了解病史。
2. 躯体检查及神经系统检查。
3. 与患者交谈、观察和必要的量表评定（如谵妄评定量表）。
4. 对患者药物治疗经过的详细回顾。
5. 实验室检查：血、尿常规，电解质，血糖，肝肾功能，血气分析，蛋白，脑脊液检查。
6. 其他辅助检查：心电图、脑电图及脑影像学检查。

（二）诊断要点

1. ICD-10 诊断要点 为明确诊断，应或轻或重地存在下列每一方面的症状。

（1）意识和注意损害：从浑浊到昏迷；注意的指向、集中、持续和转移能力均降低。

（2）认知功能的全面紊乱：知觉歪曲、错觉和幻觉（多为幻视）；抽象思维和理解能力损害，可伴有短暂的妄想；但典型者往往伴有某种程度的言语不连贯；即刻回忆和近记忆受损，但远记忆相对完好，时间定向障碍，较严重的患者还可出现地点和人物的定向障碍。

（3）精神运动紊乱：活动减少或过多，并且不可预测地从一个极端转变成另一个极端；反应的时间增加；语流加速或减慢；惊跳反应增强。

（4）睡眠 - 觉醒周期紊乱：失眠，严重者完全不眠，或睡眠 - 觉醒周期颠倒；昼间困倦；夜间症状加重；噩梦或梦魇，其内容可作为幻觉持续至觉醒后。

（5）情绪紊乱：如抑郁、焦虑或恐惧、易激惹、欣快、淡漠或惊奇困惑。

往往迅速起病，病情每日波动，总病程不超过 6 个月。

2. DSM-Ⅴ诊断要点

（1）注意（即指向、聚焦、维持和转移注意的能力减退）和意识（对环境的定向减弱）障碍。

（2）该障碍在较短时间内发生（通常为数小时到数天），表现为与基线注意和意识相比的变化，以及在一天的病程中严重程度的波动。

（3）额外的认知障碍，如记忆力缺陷、定向不良、语言、视觉空间能力或知觉。

（4）诊断要点（1）和（3）中的障碍不能用其他既往存在的，已经确立的或正在进行的神经认知障碍来更好的解释，也不是出现在觉醒水平严重降低的背景下，如昏迷。

（5）病史、躯体检查或实验室发现的证据表明，该障碍是其他躯体疾病，物质中毒或戒断（即由于滥用的毒品或药物），或接触毒素，或多种病因的直接的生理性结果。

（三）鉴别诊断

老年期谵妄的临床表现，较年轻患者而言，往往兴奋程度较低，起病更隐渐，持续时间较长，恢复缓慢，且常与其他脑器质性疾病或躯体疾病共病，临床表现相似，因此极易漏诊、误诊。尤其当谵妄与痴呆共病时，鉴别诊断难度更大。谵妄与痴呆鉴别见表 17-1。

表 17-1 谵妄和痴呆鉴别

项目	谵妄	痴呆
起病形式	急性起病	慢性起病
认知障碍	迅速恶化	缓慢恶化
注意力	注意力不集中	注意力减退
语言	内容凌乱	贫乏
波动性	有	无
睡眠 - 觉醒节律紊乱	严重	轻微

此外，老年谵妄还要与老年焦虑、老年抑郁、老

年偏执等精神疾病及脑血管病等躯体疾病相鉴别，通过对病史的详细了解、体格检查，对临床表现及认知功能损害的判断，可以给出相应的正确诊断。

【治疗】★★★△△△

谵妄是一种临床急症，并且通常提示较差的预后和更高的死亡率，因此需要临床医师紧急处置。治疗的目标不仅仅是控制兴奋激越，更重要的是寻找、发现并消除导致谵妄发生的促发因素，只有做到了这一点，才能真正地纠正谵妄、降低死亡率。在老年谵妄的发病过程中，常见的促发因素包括以下几个方面：①缺氧。②感染。③躯体因素，如贫血、电解质紊乱、营养不良、手术、尿毒症、体温过低或过高。④药物，如抗胆碱药、皮质类固醇、苯二氮䓬类药物、抗帕金森药物、化疗药和免疫抑制药物，以及多种药物联合应用。

老年谵妄的急性期治疗，可分为两方面内容。①谵妄的管理：给患者提供明亮、安静、简洁的休息环境，尽量安排专人护理，合理饮食，保证出入量，防止意外伤害。监测患者的生命体征和意识状态，保持呼吸道通畅和充足的供氧，改善血液循环保障脑、心等重要器官的供氧，停用所有非必需的药物。②谵妄的药物治疗：首先针对所发现的促发因素进行干预治疗。其次是控制兴奋，消除错觉、幻觉。氟哌啶醇仍是治疗谵妄的一线药物，同时近年来也有报道认为，非典型抗精神病药物和胆碱酯酶抑制药对谵妄的治疗也有积极的帮助，但证据尚不充分。

【预后】★★△

现有证据显示，没有药物可以预防谵妄。因此只能从其他方面入手，一要积极防止上述的谵妄促发因素的发生，对躯体疾病早发现、早治疗，慎重、合理、规范的用药。二要关注老年人对谵妄的易感素质，包括年龄、吸烟史、低教育水平、既往谵妄史、糖尿病、认知功能损害及痴呆、抑郁症、骨折、视听觉损害等。虽然其中很多情况我们无法彻底治愈或纠正，但针对这些易感因素，我们尽早动手预防，阻止其发生，或尽量去改善、减轻及维持平稳，都对谵妄的预防，具有积极的意义。

（鲍　枫　马　辛）

第18章 虐　待

一、老年人虐待的定义及分类

【老年人虐待的定义】★★★△△△

随着全球老龄化时代的来临，老年人虐待已变成一个全球性的社会问题。1975年Baker医生在《现代老年医学》杂志中《正在受伤害的老妪》一文中首次提出“老年人虐待”是“家庭暴力”的一种形式。此后“老年人虐待”越来越受到社会各界的广泛关注，各国陆续在法律法规上制定了保护老年人合法权益的条例。

“老年人虐待”在不同国家、文化背景、经济地位、性别等条件下呈现了不同的特点，目前各国广泛接受的关于“老年人虐待”的定义是英国一个由医学专家与社会工作者组成的名为AEA（Action on Elder Abuse）的组织于1993年提出的。该组织指出“老年人虐待”是指“在本应充满信任的任何关系中发生的一次或多次致使老年人受到伤害或处境困难的行为，或以采取适当行动的方式致使老年人受到伤害或处境困难的行为。”该定义提出后被联合国经济及社会理事会以及WHO采纳并引用。此后美国国家科学院进一步提出“老年人虐待”应包含两方面的内容：①由照护者或者老人所信任的人故意造成伤害或引起一系列可以造成伤害的危险因素。②照护者未能满足老年人的基本需要或者未能让老年人免于伤害。

【老年人虐待的分类】★★★△△△

老年人虐待是一个有多种表现形式的综合征，可以是身体上或情感上的受虐，也可表现为对老年人有意或无意被忽视，对老年人的财产剥削及对老人的遗弃行为，是老年人受虐的综合表现。联合国经济及社会理事会在2002年的报告中将“老年人虐待”分为以下4种主要的类型。

（一）身体虐待

此型是指虐老者通过某种重复或持久的动作行为导致老人感到疼痛或受到其他的身体伤害。持久的动作行为包括不恰当的束缚与限制。身体虐待带来的后果是被伤害者生理指标的紊乱，以及明显的行为异常，如不愿活动、思维混乱及一些其他行为的改变。

（二）精神虐待

此型也称心理虐待，通常指虐老者以言语或者是诋毁老人的互动行为来伤害老人，减少老人对身份及自我价值的认同，损害老人的尊严。精神虐待的特征包括：①缺乏对老人隐私及所有物的尊重。②漠视老人的主观愿望。③拒绝老人会见对他/她重要的人。④不能满足老人的健康及社会需求。这类虐待往往造成老人决策能力下降、冷漠、回避，以及抑郁。

（三）经济剥削或物质虐待

此型是指非法或不正当地使用老人的财产和（或）其他财务；强迫老人改变代表他/她意愿的法律文件；拒绝老人享用或控制个人资金；对老人进行有计划的财务欺诈行为。财产侵占常与其他虐待方式共同发生，对老年人产生交互影响。由于外人不能轻易触及老人的财务事宜，因此财产侵占者往往是老人身边家人、亲属或亲近的朋友等。

（四）疏于照料

照护者或者具有照护责任的人未能向老人提供生活及心理所需，以及拒绝他人向老人提供适当的照护。对虐老者而言，忽视并没有明确的施虐行为，通常表现为两种类型：①被老人的家人或护老者疏于照料。如果护老者、家人或其他有关人士没有提供给所照顾老人的吃穿住及医疗必需品，就可看成是忽视。②自我忽视。自我忽视是指老人不愿意或没有能力充分照顾自己，且无其他人可以负担起基本生活，满足其生理及心理需要。自我忽略和被疏忽照顾的症状十分相似，只是后者源于他人而非老年人本身的照顾不足。通常情况下，不论主动还是被动被忽略，老年人都有较为明显的外部特征，如身体肮脏、衣物床铺染有排泄物污迹、在没有监护下到处游荡；或显示出没有医务服务工作者照顾其身体的状况；或老人着装等情况同其家人或护老者的状况反差较大，如老年人身处较差的环境中，而他的家人或护老者则非常正常。

此外，全美虐待老年人中心与美国老年人协会和特拉华大学一起研究制订了一套新的指标，确定"老年人虐待"除了以上个方面的内容外，还应包括：①性虐待，包括各种未经许可的任何不同形式的性侵犯或攻击。②自我疏忽，如拒绝或无力提供日常生活的必需品，如食物、水和药物并保持个人卫生。③遗弃，指放弃或拒绝对老年人履行照顾和监护责任。

二、老年人虐待的全球现况

由于人口基数，"老年人虐待"定义及对是否受虐甄别方法的不同，世界各国"老年人虐待"的发生率虽各有不同，但虐待老年人已日渐成为一个严重的世界性公共健康问题。Dong 的研究报道显示，整个美洲大陆，从北美洲到南美洲，在认知功能正常的老人中老年人虐待的发生率是 10%，而认知功能障碍的老年人群则达到惊人的 47.3%。在美国，一项针对 57～85 岁人群过去一年是否遭到虐待的调查结果显示，情感虐待、经济剥削和身体虐待的发生率分别为 9%、3.5% 和 0.2%。另一项针对美国 60 岁以上老人受虐发生率的研究显示，老年人总虐待的发生率为 11.4%，其中疏于照顾、经济剥削和情感虐待的发生率依次为 5.1%、5.2% 和 4.6%。加拿大的受虐老人，在社区或家庭环境中，疏于照料是最常见的虐待形式，55% 为疏于照料，15% 为身体虐待，12% 为经济剥削。巴西的一项调查中，参与调查的老人中有 35% 的人报告受到过精神、身体或经济方面的虐待。

欧洲地区，Dong 的报道显示，爱尔兰老年人虐待的发生率为 2.2%，在克罗地亚则为 61.1%。德国的养老机构中，老年人虐待的发生率为 23.5%，其中精神虐待发生率为 53.7%。

亚洲地区，2003 年日本厚生劳动省对家庭内虐待老人问题进行了首次全国性现况调查。结果显示，心理虐待、疏于照料和身体虐待是最常见的三种虐待类型。受虐待者以女性居多，占 76.2%，且 80% 以上是 75 岁以上的高龄者。而且受虐待者中意识到自己受到虐待的只占 45.2%，而虐待者意识到自己的虐待行为的也仅有 24.7%。韩国一项大样本的研究显示，老年人群中 6.3% 的老人至少经历过一种类型的虐待。

我国从古至今传统道德准则中，"孝道"一直为历代政府和人民群众所推崇，但随着我国快速老龄化，老年人的权益保障问题面临诸多挑战，老年人虐待的问题日益凸显。由于受中国老年人的"家丑不可外扬""老来从子"等传统思维的影响，隐藏的被虐待老人的人数会更多，并且随着经济理性和物质主义观念的发展，传统道德的式微，这种现象还有急速增长的趋势。2006 年曹玉萍等对湖南省 32 720 人的大样本流行病学调查的数据显示，虐待老人的发生率为 1.5%，其中城市和农村的发生率分别为 0.8%、2.6%。根据 2010 年全国妇联、国家统计局组织实施的"第三期中国妇女社会地位调查"结果显示（表 18-1），我国家庭内老年人虐待发生率为 13.3%，农村（16.2%）显著高于城市（9.3%）。社会条件越好的地区，虐待发生率越低。西部地区（21.8%）远远高于其他地区，京津沪地区最低（5.4%）。调查结果显示，精神虐待和疏于照料是老年人最易遭受的两种家庭内虐待类型，分别达 4.9% 和 4.0%，也是造成城乡、区域差异的主要来源；其次是经济虐待和身体虐待，分别为 2.8% 和 1.6%。

表 18-1　城乡及不同区域老年人虐待发生率（%）

	身体虐待	精神虐待	经济虐待（财产侵占）	忽视（疏于照料）	虐待发生率
城市	1.1	3.5	1.9	2.8	9.3
农村	2.0	5.9	3.4	4.9	16.2
京津沪	—	1.8	1.8	1.8	5.4
东部	1.5	4.1	2.2	3.1	10.9
中部	1.3	5.0	3.2	4.4	13.9
西部	2.9	8.0	4.0	6.9	21.8
合计	1.6	4.9	2.8	4.0	13.3

注：虐待发生率以每百人受虐例数来表示

三、老年人虐待的甄别与评估

【老年人虐待的构成要素】★△

老年人虐待除了涉及医疗救治之外，往往还牵涉法律法规的问题，所以一定要厘清老年人受虐的构成要素。它应该包括以下几点。

（一）施虐主体

根据虐待老人的定义及我国目前以家庭养老为主的养老模式，施虐的主体应是对老人有赡养责任义务的人或组织，具体包括负有赡养义务的子女及养子女、有负担能力的孙辈，负有合同义务的养老机构及其工作人员、负有照顾老年人合同义务的保姆等。

（二）虐待行为

虐待的行为既包含施虐者与老人间的虐待行为，

也包括老人的自虐行为。但是自虐行为从法律角度来讲是不构成社会危害性，所以“自虐”不能构成违法行为。另外，虐待老人的行为也要注意“过失”与“主观故意”的区别，如疏于照顾的过错是“过失或故意”，其他的虐待类型的过错则是“故意”。

（三）损害事实

老年人虐待的损害事实包括侵害老年人的人身、财产、精神权益，又包括使权益处于危难状态，如不能满足老年人维持生存的基本需求、难以保障老年人的人身安全。

【老年人虐待的筛查】★★△△

过去几十年来出现了很多筛查老年人受虐的工具，这类工具主要为访问问卷与自填问卷。但是几乎没有一种能够为各国广泛接受及认可，能够统一用于临床工作的筛查工具。目前国际上常用的筛查工具(问卷）主要包括：Hwalek-Sengstock 老年人虐待筛查试验（Hwalek-Sengstock elder abuse screening test，H-S/EAST）、老年虐待的简单筛检（brief abuse screen for elderly，BASE）、针对照顾者的老年人虐待筛查（the caregiver abuse screen，CASE）、老年人虐待筛查指标（indicators of abuse screen，IOA）、老年人虐待评估工具（elder assessment instrument，EAI）、老年人虐待可疑性指标（elder abuse suspicion index，EASI）。以上这些筛查工具主要特点见表 18-2。

表 18-2　常用老年人虐待量表及特点

筛查工具	特点
Hwalek-Sengstock 老年人虐待筛查试验（H-S/EAST）	• 15 个条目 • 老年人自填 • 能够区分“虐待与疏忽”
老年虐待的简单筛检（BASE）	• 5 个条目 • 由受过训练的专业人员完成 • 针对老人及招呼人员分别设计
针对照顾者的老年人虐待筛查（CASE）	• 8 个条目 • 照护人员为受访对象 • 筛查出潜在的施虐者
老年人虐待筛查指标（IOA）	• 29 个条目 • 受训的专业人员询问照护人员与老人 • 主要用于筛查健康及社会服务领域的虐老行为
老年人虐待评估工具（EAI）	• 44 个条目 • 受训的医护人员完成 • 主要用于筛查需要进一步评估的受虐或疏忽的高危人群
老年人虐待可疑性指标（EASI）	• 6 个条目 • 由受访老人完成 • 评估虐待老人的可能性

除了以上提到的 6 种工具之外，还有 HALF 调查表（health，attitudes towards aging，living arrangments and finances）。HALF 调查表调查内容包括老年人的健康状况、家人对老人的态度、生活安排及财产状况等几个方面，每个方面设若干问题。调查表利用这些问题发生的频度（经常、有时、从不）来进行利科特评分，再利用评分对老年人虐待行为的存在与否及其严重程度做出判断。它涉及内容较为详细，需要老年人及其照顾者共同完成。

以上提及的量表多用于科研工作中，而临床工作中如何识别老年人虐待则主要是通过识别老年人虐待的高危因素来实现的。WHO 在 2008 年发布的《初级卫生保健工作中筛查老年人虐待的讨论》报告中指出，老年人虐待的主要高危因素包括：①受虐老人及其家庭与世隔绝。②受虐者处于衰弱、失能状态或者存在认知功能障碍。③病态的施虐者，例如，施虐者酗酒、物质滥用、认知功能障碍及心理健康问题。④施虐者易怒或承受的压力大。⑤受虐者依赖于施虐者（如老人的照护者即为施虐者）或者施虐者依赖于受虐者（如施虐者是受虐者的子女，并依靠受虐者的收入维持生计）。

Terry T Fulmer 在 2012 年将老年人虐待的临床评估筛查指标做了一次总结，主要包括 5 个一级指标及 34 个与之对应的二级指标（表 18-3）。

表 18-3　筛查老年人虐待的临床指标

一级指标	二级指标
总的情况	• 衣着：衣着不合适，破烂、肮脏 • 卫生情况 • 营养情况 • 皮肤的完整性
受虐	• 焦虑、紧张，尤其对看护人员 • 处于不同愈合阶段的淤伤，尤其是双侧，或者位于手臂或大腿内侧 • 骨折，尤其是处于不同愈合阶段的骨折 • 皮肤擦伤 • 反复去急诊室 • 反复跌倒 • 性虐待的迹象 • 患者声称受到虐待
忽视	• 肌肉痉挛 • 脱水 • 抑郁 • 腹泻 • 没有对一些非常明显的疾病采取相应的措施 • 粪便嵌塞 • 营养不良 • 用药不足或用药过多或者不恰当用药 • 卫生状况差 • 压疮 • 重复跌倒 • 反复住院 • 尿淹导致的皮肤发红 • 患者声称被忽视

（待续）

（续表）

一级指标	二级指标
财产剥夺	• 不正当使用患者资产的证据 • 患者不能支付钱或财产，或者不能支付基本的医疗花费 • 诉说曾要求以钱或物换取看护或服务 • 无法解释的丧失社会安全保障金或退休金支票丢失 • 患者声称收到财产剥削
遗弃	• 患者被不安全地单独留在家里的证据 • 有证据显示看护人员突然停止了对患者的照顾 • 患者声称被抛弃

临床医护人员除了关注临床指标，还应警惕老人是否受到心理虐待，心理虐待的主要指标见表 18-4。

表 18-4 老年人心理虐待的筛查指标

一级指标	二级指标
总的情况	• 衣着：衣着不合适，破烂、肮脏 • 卫生情况 • 营养情况 • 皮肤的完整性
受虐	• 焦虑、紧张，尤其对看护人员 • 处于不同愈合阶段的淤伤，尤其是双侧，或者位于手臂或大腿内侧 • 骨折，尤其是处于不同愈合阶段的骨折 • 皮肤擦伤 • 反复去急诊室 • 反复跌倒 • 性虐待的迹象 • 患者声称受到虐待
忽视	• 肌肉痉挛 • 脱水 • 抑郁 • 腹泻 • 没有对一些非常明显的疾病采取相应的措施 • 粪便嵌塞 • 营养不良 • 用药不足或用药过多或者不恰当用药 • 卫生状况差 • 压疮 • 重复跌倒 • 反复住院 • 尿淹导致的皮肤发红 • 患者声称被忽视

以上提及的量表及指标的相互结合应用，往往有助于临床医护人员快速精准地识别出老年人是否受到虐待。

四、老年人虐待的防治

我国由于人口基数巨大，老年人受虐的现象并不罕见，又由于受中国传统观念如“家丑不可外扬”等的影响，老年人受虐往往不易被发现。老年人受虐涉及社会及家庭的原因，涉及国家政策、福利保障、法律及医学问题，所以老年人虐待的防治需要建立一套综合的防治体系。

【立法先行】★△

我国目前还缺乏专门的关于老年人受虐的法律，优先完善保障老年人权益的法律是保障虐待老年人事件反映机制的建立、监督的需求，保证了国家行政、社会参与、个人行为做到“有法可依”。老年人随着年龄的增长，身体功能的减退，在社会生活中处于弱势地位，基于“依法治国”“保障公平”等理念，应当确立“老年法治”的理念。发达国家在老年立法方面比较完善，涉及老年人社会及家庭生活的多个方面，但我国的老年立法涉及的方面相对比较单一。例如，我国没有专门的老年赡养或受虐待的法律，其中赡养义务只见于继承法；2013 年才有关于养老机构监管的法律即《养老机构设立许可办法》和《养老机构管理办法》《老年人权益保护法》，在具体方面还列有大量的原则性条款。所以，现今老年立法确实无法满足老年人对权益的不同需求，无法应对越来越严峻地侵害老年人权益的形势。法律在当代中国老年人虐待防治的对策机制的建立过程中，具有极其重要的作用，是防治机制的理论创设、运行监督和完善的保障，可以为虐老防治工作带来公信力和权威性保证。

【医务人员的作用】★★★△△△

医务人员，尤其从事老年医学的医护人员，除了医治老年人的身心疾病以外，还应当把向老人及老年照护人员宣传老年人虐待的知识及如何避免老年人受虐待作为自身的责任之一。医务人员在老年人虐待的防治可以做到以下几点：①在接诊过程中，通过与老年人及照护者的交流，及时发现可能存在的老年人虐待的案例。②一旦发现老年人受虐待，超出医护能力解决范围，或已构成犯罪，需要对虐老者或机构追诉刑事或民事责任时，应及时向公安部门或民政等政府部门报告，由政府及公安、法庭介入解决。医务人员应该特别注意保存好照片、病历、体检报告等资料，作为公安部门的立案证据。③深入社区，向社区医务工作者及社区群众宣传老年人虐待的知识。教育老年人避免社会孤立，积极参加社交活动；教导老人学会在生理、心理、情绪和社交等方面的自我照护；通过增能的方式，增强老年人的生活自信心和处理问题的能力；鼓励老人在社区中发展互助团体，相互照应；鼓励社区群众一旦发现身边老年朋友及其照护者存在认知功能障碍、滥用药物、酗酒等情况，应立即寻求专业社会工作人员或医务人员的帮助。

（罗　理　董碧蓉）

参考文献

[1] United Nations. Abuse of older persons: recognizing and responding to abuse of older persons in a global context, 2002-05-10.

[2] World Health Organization. Discussing screening for elder abuse at primary health care level by Silvia Perel-Levin, 2008.

[3] Dong XQ. Elder abuse: systematic review and implications for practice. J Am Geriatr Soc, 2015, 63: 6.

[4] Fulmer T, Guadagno L, Bitondo Dyer C, et al. Progress in elder abuse screening and assessment instruments. J Am Geriatr Soc, 2004, 52(2): 297-304.

[5] Karl Pillemer, David Burnes, Riffin C, et al. Elder abuse: global situation, risk factors, and prevention strategies. Gerontologist, 2016, 56(Supp12): S194.

[6] 董碧蓉. 新概念老年医学. 北京：北京大学医学出版社，2015.

[7] 伍小兰，李晶. 中国虐待老人问题现状及原因探析. 人口与发展，2013, 19(3): 85-91.

[8] 胡洋. 农村地区老年人虐待流行现状及危险因素分析. 武汉：华中科技大学，2011.

[9] 祝文龙. 当代中国老年人虐待问题研究. 武汉：吉林大学，2015.

[10] 田新平，谢海雁，沈悌. 现代老年医学概要. 北京：中国协和医科大学出版社，2012：85-90.

第19章 衰 弱 症

衰弱症（frailty）是一种表现为躯体储备功能下降、容易导致不良健康结局的最具临床意义的老年综合征，往往发生在高龄、共病及慢病晚期的老年人。衰弱老年患者的疾病更难以控制，更容易发生并发症和医院获得性问题，早期发现和综合干预，是老年医学科区别于其他专科的最为显著的技能之一。

【概述】★★★△△△

（一）定义

衰弱是指个体多系统生理功能进行性下降，脆弱性或易损性增加，维持自体稳态能力降低，以致不能抵抗应激源打击的一个临床过程。衰弱与老化相关，疾病和环境因素参与并加速这个过程。衰弱的病生理改变是以肌少症为基础的由骨骼肌 - 神经 - 内分泌 - 免疫系统构成的机体稳态网络的自调节和平衡能力减低，当无力对抗应激源时，"生理型"衰弱就会变成"临床表型"（frailty clinical phenotype），出现多系统表现，带来跌倒、失能，增加住院和死亡风险等严重不良结局。

1990 年 Frewell 提出衰弱概念。2001 年约翰·霍普金斯医学院的 Fried 教授从临床表型明确定义衰弱症。2006 年 Walston 医生执笔，发表了以躯体病生理层面变化为基础的衰弱症发生机制假说，提出衰弱症的评估依据。以加拿大 Rockwood 医生为代表的一些学者在 1994 年提出了衰弱动态模型（dynamic model），将疾病、精神心理及社会环境因素均纳入考量范围，认为个体处于不断维持健康的稳态，当负向因子累积远超过正向因子，破坏了平衡稳态时就是衰弱。2016 年国际老年学暨老年医学协会发布了衰弱白皮书，可作为临床工作和研究的很好的参考文件。

（二）患病率

全球普通老年人群中衰弱的患病率为 4.9%～27.3%，衰弱前期为 34.6%～50.9%。

即使排除了患有急性和慢病的个体，衰弱在 65 岁以上人群中约占 7%，在 80 岁以上人群中约占 20%。北京社区 55 岁及以上社区居民 1 万余人采用衰弱指数的调查，标化的衰弱患病率为 10.8%。因此，老年人中衰弱很常见，尤其是在高龄老人中。

（三）临床意义

衰弱症代表了一种有明确预后及可知病因的老年综合征，可能是一种即将要发生健康和功能状态恶化的状况，衰弱老人发生跌倒、活动能力下降、入住护理机构和死亡的风险增加，跌倒、谵妄和压疮等发生率增加，更容易发生医源性并发症，是老年人不良预后的最高危险因素，是失能前的窗口期。与实际年龄和患病比较，衰弱可以更确切、客观地反映老年人的慢性健康问题和医护需求，还可解释疾病预后、康复效果和生活质量的差异。因此，筛查衰弱症具有重要的临床意义，及时筛查评估，采取预防措施及有效干预，一部分衰弱是可以逆转的。

筛查衰弱的目的在于：①早发现、早干预，可以逆转或延缓患者进入失能状态。②维护患者安全，针对衰弱患者采取特殊的医护方案，是预防不良结局非常有效的方法。③为个体化制订诊疗决策提供依据。

【病因与发病机制】 ★★△△

目前认为，衰弱的发生是老化、疾病及环境相互作用，累积损伤的结果。当多个器官损伤累积达到一定程度时，导致器官系统的储备功能下降到不足以抵抗应激源时，就会出现临床衰弱表现改变。这些系统发生功能损害的数量是发生衰弱的强有力的预测因子。

1. 肌少症 病理改变主要是Ⅱ型骨骼肌纤维减少为主。肌细胞形成和分解平衡受到神经、内分泌和免疫系统的调控，也受到营养状态和运动量影响。肌少症是衰弱的核心改变。

2. 神经系统 海马的锥体神经元的突触功能、蛋白转运和线粒体功能受损是认知功能下降和痴呆的重要病因；海马还可感知升高的糖皮质醇浓度，并对下丘脑发挥反馈作用，是应激反应的重要环节。大脑的小胶质细胞老化后出现过度反应，容易发生谵妄和认知功能下降。

支配Ⅱ型肌纤维细胞的运动神经元退化、缺失，神经-肌肉接头轴突脱髓鞘，致使所支配的肌纤维发生去神经性萎缩，并被相邻的支配Ⅰ型肌纤维的运动神经元接管（运动单位重塑）。

3. 内分泌系统 大脑通过下丘脑-垂体轴与内分泌系统相联系。肝和其他器官的胰岛素样生长因子（IGF）分泌减少。IGF能促进多种细胞（尤其是神经元和骨骼肌）的合成代谢。雌二醇和睾酮减少。肾上腺皮质合成的脱氢表雄酮减少。

4. 免疫系统 衰老的免疫功能不能对应激做出恰当反应，表现为异常的炎症反应，包括对炎性刺激的过度反应，以及在炎症刺激清除后炎症反应仍持续较长时间。细胞因子白细胞介素-6（IL-6）、C反应蛋白（CRP）、肿瘤坏死因子-α（TNF-α）和细胞趋化因子等均并与衰弱独立相关。炎症与骨骼肌和脂肪的分解代谢相关，引起衰弱的特征表现（厌食、肌少症和消瘦）。

5. 营养状态 营养不良与衰弱的发生密切相关，研究表明衰弱与能量摄入少于88 kJ/（kg·d）和蛋白质摄入不足明显相关。维生素和微量元素缺乏如维生素E、维生素B_{12}、维生素D缺乏的发生率较高。

6. 慢病 通过炎症和（或）对心肺功能的影响诱发衰弱，如糖尿病、贫血、动脉硬化、心力衰竭、COPD、艾滋病、慢性巨细胞病毒感染等。

7. 其他影响功能的因素 ①精神心理因素：起到关键性的驱动作用。例如，抑郁或社会隔离，既可以是衰弱的临床表现，也可以是其原因；痴呆必定导致整体功能下降，也称痴呆-衰弱症。②社会环境因素：经济条件、社交与宗教活动参与情况、邻里和朋友关系等，均与衰弱互为因果关系、互相影响。

【临床表现与评估】 ★★★△△△

（一）临床表现

1. 症状 虚弱、疲惫、活动量减少、厌食、进食减少、体重下降。

2. 体征 肌少症、骨量减少、步速减慢、平衡差、失用性肌萎缩、营养不良。

3. 对各系统的影响 在应激、急性病或医疗干预后，容易出现多系统表现及各种并发症，如跌倒、尿潴留、粪嵌塞、失能等（表19-1）。

4. 辅助检查 血循环中CRP升高，IL-6、IL-1β、TNF-α等炎性细胞因子水平升高。

表19-1 衰弱对身体各系统的影响

系统	影响
肌肉	失用性萎缩、无力、活动力下降
骨、关节	骨质疏松、异位骨化、骨折；挛缩、活动度减少，ADL下降
心血管	心率快、直立性低血压、冠脉事件和血栓、梗死发生风险增加
呼吸	肺活量减少、咳痰差，吸入性肺炎和肺栓塞风险增加
消化道	胃食管反流、便秘、厌食、营养不良
泌尿系	尿失禁、尿潴留、尿路感染增加
代谢、内分泌	代谢率下降，制动性高血钙、胰岛素抵抗、肾上腺功能低下、电解质紊乱
神经，心理	平衡感差；抑郁、焦虑、睡眠障碍，疼痛阈值低
皮肤	压疮

（二）分期

衰弱是一个缓慢进展的动态演变过程。在衰弱出现临床表现半年到1年后，个体的功能恶化将呈螺旋式加速下降，即使干预，临床结局也往往不可逆转，故被认为是死亡前期。

基于维持自稳态的储备功能情况，依据Fried定义将衰弱分为衰弱前期（pre-frailty）和衰弱期（表19-2）；也有分为衰弱前期、衰弱期和衰弱并发症期。

表19-2 衰弱症的诊断标准（基于Fried标准）

Fried标准	台湾地区改良标准
1. 1年内体重减轻>3 kg或>5%	相同
2. 自觉疲惫：（上周内超过3天）以下2个问题之一的回答为“是”：①我做任何事都觉得费力。②我缺乏干劲	相同
3. 肌力下降：握力（kg）取决于性别和BMI；男≤29～32；女≤17～21	男≤23；女≤14
4. 躯体功能下降：步速减慢（4.5 m） 男≤173 cm，≥7 s；>173 cm，≥6 s 女≤159 cm，≥7 s；>159 cm，≥6 s	男≥7 s（≥0.65 m/s） 女≥7 s（≥0.65 m/s）
5. 躯体活动量降低*： 男<1602 kJ/周 女<1130 kJ/周	相同

注：符合0项，无衰弱；符合1～2项，为衰弱前期；满足3项，可以诊断衰弱

*采用国际体力活动问卷（international physical activity questionnaire），台湾中文版的版权为阳明大学刘影梅所有

1. 衰弱前期 机体生理功能储备下降，对应激

的易损性增高，没有衰弱的临床表现或由其引起的不良后果。这个阶段也称亚临床期衰弱，是临床上识别和干预的重点，通过治疗可能会完全康复。

2. 衰弱期 生理功能储备不能应对急性损伤或应激，出现衰弱的多种临床表现。基础代谢率（resting metabolic rate）、适应能力（fitness）和活动能力（mobility）下降。肌少症是衰弱前期 - 初期的表现，同样是是临床上识别和干预的重点，通过治疗可能会完全康复。

3. 衰弱并发症期 衰弱引起的不良后果反映在各个系统（表 19-1）。在这个阶段，疾病更难以控制，更容易发生并发症和医院获得性问题，引起不良结局。

（三）诊断与评估★★△△

在衰弱症的评估中不包括已经失能的患者。评估表中的 1 和 2 是以躯体衰弱（physical frailty）为核心症候群的诊断标准；3 和 4 以 Rockwood 的多维健康变量来评估患者的状态。这是两种评估体系，可依据用途不同来做选择。

1. Fried 衰弱症诊断标准 能够解释衰弱的病理生理机制，指导干预。考虑到缺乏我国大陆的数据，附上台湾地区的数据供参考（表 19-2）。

2. 衰弱问卷（FRAIL） 营养与老化国际学院的老年顾问小组（Geriatric Advisory Panel of the International Academy of Nutrition and Aging）提出了快速、简易可行的筛查方法。可供在基层医疗机构和养护机构中应用（表 19-3）。

表 19-3 衰弱筛查量表（FRAIL）

Fatigue	您感到疲劳吗？
Resistance	您能上一层楼梯吗？
Aerobic	您能行走一个街区的距离吗（500 m）？
Illness	您患有 5 种及以上疾病吗？
Lost	您在最近 1 年内体重下降超过 5% 了吗？

注：评分 0～5 分。0 分，强壮；1～2 分，衰弱前期；3～5 分，衰弱

3. 衰弱指数（frailty index） 指个体在某一个时间点上潜在的不健康测量指标占所有测量指标的比例，其建构变量包括躯体、功能、心理及社会等多维健康变量（表 19-4）。衰弱指数的优点是评估全面，对于不良预后有更精准的判断。但是不能反映衰弱形成的机制；因评估花费时间较长，临床上也未普及应用。

4. 临床衰弱量表（clinical frailty scale） 采用了简单的临床参数，纳入了共病、认知损害和功能情况，从临床上主观判断，对患者的情况分为七级（表 19-5）。临床衰弱量表与衰弱指数高度相关，每增加一级，70 个月的中期死亡风险增加 21.2%，入住护理机构风险增加 23.9%。

表 19-4 衰弱指数（Rockwood，70 个变量）

日常活动改变	情感问题	癫痫，复杂部分性发作
头颈部问题	感觉伤心、忧郁和抑郁	癫痫，全面性发作
颈部肌张力差	抑郁病史	晕厥，黑矇
面具脸	终日疲乏	头痛
穿衣困难	抑郁（临床印象）	脑血管问题
洗澡困难	睡眠改变	卒中病史
梳洗困难	坐立不安	糖尿病病史
尿失禁	记忆改变	高血压
如厕困难	近期记忆力损害	周围血管搏动减弱
起立困难	远期记忆力损害	心脏问题
直肠问题	一般心智功能改变	心肌梗死
胃肠道问题	出现认知症状	心律失常
做饭困难	意识模糊或谵妄	充血性心力衰竭
吸吮问题	偏执表现	肺部疾病
单独外出困难	认知损害相关病史	呼吸问题
移动障碍	认知损害家族史	甲状腺问题
骨骼肌问题	震动感觉异常	甲状腺病史
肢体动作徐缓	静止性震颤	皮肤问题
肢体肌张力差	姿势性震颤	恶性疾病
肢体协调性差	意向性震颤	乳腺问题
躯干协调性差	帕金森病史	腹部问题
站姿不良	退行性病变家族史	撅嘴反射阳性
步态不规则		掌额反射阳性
跌倒		其他病史

表 19-5 临床衰弱量表(Rockwood，加拿大人健康与衰老研究)

衰弱分级	具体测量
1. 非常健康	精力充沛、积极、动机明确，适应力强、常规律运动，在同龄者中健康状况最好
2. 健康	无活动性疾病，但健康程度略逊于第 1 类
3. 健康但伴有需要治疗的疾病	相比第 4 类，临床症状控制良好
4. 亚健康	无明显依赖，但常抱怨“行动变慢”或有疾病症状
5. 轻度衰弱	IADL 部分依赖
6. 中度衰弱	IADL 和 ADL 均有依赖
7. 重度衰弱	ADL 完全依赖，或疾病终末期

（四）分类

1. 原发性衰弱 衰弱的发生不直接与某种疾病相关，是内部生理性老化的结果。动脉硬化、潜在的慢性炎症等会加速这个过程。

2. 继发性衰弱 衰弱的发生与某种已知的消耗性慢病相关，是严重慢病的晚期表现。抑郁与痴呆也是衰弱的促发因素。癌症、艾滋病发生的衰弱也被称为恶病质（cachexia）。

【预防与干预】 ★★★△△△

（一）预防

需要关注可避免或可逆性的因素。

1. 教育 ①重视生命早期质量。②运动锻炼：是大量研究得到的最为肯定的结论。老年人规律运动可改善肌力、平衡和躯体功能，防跌倒；也可延迟发生失能，预防痴呆和抑郁，减少慢性炎症介质水平升高。建议有氧运动 30 min/d，抗阻力运动 2 次 / 周。③营养支持：可以改善衰弱老人的营养不良和体重下降，但是对衰弱的有效性支持证据较少，只有加上运动锻炼，营养补充才有效。一项纳入 110 万亚洲人长期队列观察的荟萃报告中显示，东亚人群中 BMI 处于 22.6～27.5 的人总体死亡率最低。肥胖老人快速减体重更多减掉的是瘦体组织，因此，老年人体重控制要适度。建议老年人蛋白质摄入量在 0.8～1.2 g/（kg•d）。

2. 健康管理 老年人年度查体应纳入老年健康问题筛查，包括慢病、多重用药、老年综合征与社会环境因素等；并有预防措施，如疫苗接种，以及连续性的管理。

3. 慢病管控 发展以社区医疗为主，以家庭和小团体为单位的慢病管理模式，进行有效的慢病三级预防。可穿戴装置和移动医疗将有极大发展前景。

（二）干预

最好的干预就是预防。去除衰弱的风险因素，综合干预。

1. 避免少动与制动 疼痛、疾病或住院等可以引起少动，输液、尿管及物理约束是常见的医源性制动因素，应避免及解除。应减少不必要住院，缩短住院日。

2. 老年综合评估 对于高龄、共病住院老年患者和护理院老人均应行老年综合评估，对于社区共病及高龄老人在年度查体中应做社区版老年综合评估。

3. 针对衰弱老人的医护模式 ①跨学科团队的全人管理。②综合医院内开设老人急性医疗单元（acute care for elders，ACE）、老年评估与干预病房（geriatric evaluation and management，GEM）。③美国的老年人全方位服务项目（program of all inclusive care for the elderly，PACE）是以日间照料中心、团队及全程医护照料为特点的针对部分衰弱老人的项目，使得参加者延长了在社区的生活时间。④个案管理（case management）模式，保障对衰弱老人的连续医疗。

4. 药物治疗 衰弱的发生与多个系统的功能缺陷有关，而不是由单一的系统功能异常所致。因此，纠正任何一种激素不足或任何一个系统的缺陷均不能预防或改善衰弱。促进合成代谢的激素如孕激素、生长激素、睾酮和脱氢表雄酮，在没有运动锻炼情况下，只是增加肌肉体积，并不能改善肌力和躯体功能，而激素的副作用却限制了它们的使用。其他药物如促红细胞生成素、β_2 肾上腺素受体激动药、血管紧张素转化酶抑制药和他汀类药物的使用均未得到共识。维生素 D 对于维生素 D 水平低下者可以减少跌倒的发生。几种促进肌细胞形成的药物尚在临床研究中。

综上，患病种类与数量难以比较老年人的健康状态，功能状态是最能反映预后的因素。要重视介于健壮与失能之间的衰弱症，筛查并及时防治，部分衰弱患者是可以逆转的。尽可能维持个体内在的稳态平衡比治疗某个疾病更有益，改善营养及加强锻炼是预防失能的良好方法。

（刘晓红）

参 考 文 献

[1] Zheng Z, Guan S, Ding H, et al. Prevalence and incidence of frailty in community-dwelling older people: Beijing longitudinal study of aging Ⅱ. JAGS, 2016, 64(6): 1281-1286.

[2] Fried LP, Tangen CM, Walston J, et al. Frailty in older adults: evidence for a phenotype. J Gerontol A Biol Sci Med Sci, 2001, 56: 146-156.

[3] Walston J, Hadley EC, Ferrucci L, et al. Research agenda for frailty in older adults: toward a better understanding of physiology and etiology: summary from the American Geriatrics Society/National Institute

on Aging Research Conference on Frailty in Older Adults. J Am Geriatr Soc, 2006, 54(6): 991-1001.

[4] Vellas B, Cesari M. White book on frailty. http: //www.garn-network.org//WHITEBOOKONFRAILTY-USVERSION.pdf, 201603.

[5] Morley JE, Vellas B, Abellan van Kan G, et al. Frailty consensus: a call to action. J Am Med Dir Assoc, 2013, 14: 392-397.

[6] Zheng Z, Guan S, Ding H, et al. Prevalence and incidence of frailty in community-dwelling older people: Beijing longitudinal study of aging Ⅱ. JAGS, 2016, 64(6): 1281-1286.

[7] Bandeen-Roche K, Xue QL, Ferrucci L, et al. Phenotype of frailty: characterization in the women's health and aging studies. J Gerontol A Biol Sci Med Sci, 2006, 61(3): 262-266 .

[8] Collard RM, Boter H, Schoevers RA, et al. Prevalence of frailty in community-dwelling older persons: a systematic review. J Am Geriatr Soc, 2012, 60(8): 1487-1492.

[9] Kirwood TB. Understangding the odd science of aging. Cell, 2005, 120: 437-447.

[10] Morley JE, Haren MT, Rolland Y, et al. Frailty. Med Clin North Am, 2006, 90(5): 837-847.

[11] Rockwood K, Mitnitski A. Frailty in relation to the accumulation of deficits. J Gerontol A Biol Sci Med Sci, 2007, 62 (7): 722-727.

[12] Rockwood K, Song X, MacKnight C, et al. A global clinical measure of fitness and frailty in elderly people. CMAJ, 2005, 173(5): 489-495.

[13] Rolfson DB, Majumdar SR, Tsuyuki RT, et al. Validity and reliability of the Edmonton Frail Scale. Age Ageing, 2006, 35(5): 526-529.

[14] Chan DC, Tsou HH, Yang RS. A pilot randomized controlled trial to improve geriatric frailty. BMC Geriatr, 2012, 25(12): 58.

[15] Zheng W, McLerran DF, Rolland B, et al. Association between body-mass index and risk of death in more than 1 million Asians. N Engl J Med, 2011, 364(8): 719-729.

[16] Auyeung TW, Lee JS, Kwok T, et al. Physical frailty predicts future cognitive decline - a four-year prospective study in 2737 cognitively normal older adults. J Nutr Health Aging, 2011, 15(8): 690-694.

[17] Chen LK, Liu LK, Woo J, et al. Sarcopenia in Asia: consensus report of the Asian working group for sarcopenia.J Am Med Dir Assoc, 2014, 15: 95-101.

第 20 章　头晕与晕厥

一、头晕

【定义】★△

头晕是一种机体的空间感觉和定位觉的变形和扭曲，其症状可能包括头重脚轻、站立不稳、眩晕、晕厥前感觉等。根据头晕发作的持续时间可将头晕分为急性头晕（时间≤2 个月）和慢性头晕（时间＞2 个月），老年人的头晕往往持续时间较长。

【临床表现】★★★△△△

头晕症状可以表现为眩晕、头晕眼花、站立不稳等。通常将其分为眩晕、平衡失调、晕厥前期和其他。很多老年人多以混合性头晕的症状就诊，其中晕厥先兆是老年人最常见的头晕亚型。

（一）晕厥先兆

晕厥先兆是一种头重脚轻或者虚弱无力的感觉，常表现为头昏、面色苍白、出汗、恶心等。通常是因为大脑灌注不足、脑功能低下造成。而心血管疾病（包括血管迷走神经症）是老年人中常见的病因。

（二）眩晕

眩晕是一种头部感知的运动感（如快速转动、倾斜感等），提示为外周神经系统或中枢神经系统疾病。眩晕突然发生，头部运动可使症状加重；根据眩晕持续时间、周围环境及伴随症状可将眩晕分为不同类型。眩晕常被认为是前庭系统及其传导束疾病导致，但其他原因导致的头晕也可能出现眩晕，如颈椎病。

（三）平衡失调

平衡失调是一种躯体的不稳定感，患者常述有要跌倒的感觉。提示为本体感受系统疾病或小脑疾病。

（四）其他

患者主观感觉与上述三类不符，可能将其描述为“旋转”“倾斜”“漂浮”等非特异性的感觉。

慢性头晕与多种风险因素有关，如心绞痛、心肌梗死、心律失常、关节炎、糖尿病、脑卒中、焦虑、抑郁状态、听力受损、服用多种药物等，老年人的头晕往往是上述多种因素综合作用的结果。研究表明，大约 70% 的头晕患者有 5 个或 5 个以上的上述因素。

【引起头晕的常见疾病】★★★△△△

（一）良性发作性位置性眩晕

良性发作性位置性眩晕（benign paroxysmal positional vertigo，BPPV）表现为突然出现的发作性眩晕，往往伴有恶心和（或）呕吐，与头位变化有关，通常伴有旋转性眼震。其机制为内耳耳石的移动引起淋巴液压力的改变。Dix-Hallpike 试验可以明确良性发作性位置性眩晕的诊断。

（二）梅尼埃病

经典的梅尼埃病表现为反复发作的眩晕，伴有耳鸣和耳聋。基本病理改变为内淋巴液增多和内淋巴系统水肿。症状为突发性，多持续数分钟至 1 小时以上，为旋转性感觉，严重时患者不能站立或行走，伴有不同程度的恶心、呕吐、耳部胀感和听力减退。发作的严重性和频率因人而异，发作频繁且严重的患者常有焦虑症状。长期跟踪发现，此类眩晕患者约有 50% 症状消失，28% 症状有所改善，约 48% 的患者听力轻度受损，21% 的患者听力严重受损。

（三）前庭神经元炎

临床特征为单纯眩晕发作，不伴有耳聋和耳鸣。病理为前庭神经干上部变性，病因可能为病毒感染，患者常有上呼吸道感染史。眩晕突然发生，部分老年患者有前驱症状，如持续数小时或数日的头重脚轻或平衡障碍；眩晕严重，伴恶心、呕吐，不敢活动。

（四）中枢神经系统疾病

短暂性脑缺血发作（transient ischemic attack，TIA）患者或卒中累及椎-基底动脉时常伴有头晕、复视、构音障碍、麻木或无力。患者可能会出现旋转或非旋转性头晕，并伴有其他神经系统症状和体征。包括小脑梗死和延髓背外侧动脉梗死（又称 Wallenberg 综合征）在内的许多特殊的卒中综合征都伴有头晕。

其他可导致老年人头晕的中枢神经系统疾病有帕金森病或帕金森综合征、桥小脑角肿瘤、多发性硬化、癫痫及基底动脉型偏头痛等。

（五）系统性疾病

甲状腺功能低下、贫血、电解质紊乱、高血压、冠心病、充血性心力衰竭、糖尿病、眼部疾病等通常并存于老年患者，使老年人易发生头晕，其特点是头晕眼花或轻度站立不稳，无眩晕和眼震，通常不伴有恶心呕吐。

（六）直立性低血压

老年人眩晕有 2%～15% 是直立性低血压导致的，其标准是：由平卧位变为直立位时收缩压下降 20 mmHg，舒张压下降 10 mmHg，或从仰卧或坐位站立后，任何血压下降时出现的相关典型症状。然而，一部分人虽有直立性低血压，但无头晕等症状，也提示因姿势改变而引起的头晕未必是血压下降造成的，可能与前庭功能障碍有关。

（七）颈性眩晕

颈椎病可导致老年人眩晕。通常出现模糊的头晕或眩晕，与头的转动相关。椎动脉闭塞是最常见的颈性眩晕血管机制。颈椎退行性改变使颈部本体感受器损伤，也可导致眩晕，患者往往伴有颈部神经根性疼痛。

（八）药物所致头晕

老年人往往同时服用多种药物，其中药物本身及药物之间相互作用均可能引发头晕。其中包括抗高血压药、抗心律失常药、利尿药、抗惊厥药、抗抑郁药、抗焦虑药、抗生素、抗组胺药、非甾体抗炎药、感冒药和睡眠药的过度应用等。某些抗生素（如氨基糖苷类、大环内酯类、万古霉素等）、襻利尿药的耳毒性也是导致头晕的原因，特别是在老年人肾功能受损的情况下。

（九）精神性头晕

老年人很容易出现失眠、焦虑、抑郁、强迫症、恐惧症和其他精神症状或疾病，而这些情况均可能与老年人头晕有关。新近研究表明，抑郁症与眩晕症状相关，而慢性头晕的患者其合并抑郁症的病例也增多，表明了老年人头晕和抑郁症状之间的相互关系。

（十）餐后低血压

另一个在老年人中要重点考虑的情况是餐后低血压。餐后低血压的定义是饭后 1～2 小时收缩压下降 20 mmHg 或更多，并伴随头晕症状。目前认为餐后低血压和直立性低血压是叠加关系而非协同作用，显示了这两者有不同的病理生理机制。

【检查和评估】★★★△△

（一）病史采集

病史采集过程中，患者的症状特点、发作时间、服药史、生活习惯等对头晕的诊断和鉴别诊断有很大的帮助，需要医生耐心而细致地询问。

（二）体格检查及实验室检查

除对患者进行血压、心率、心电图、动态心电图、血常规、血糖、维生素 B_{12}、肾功能、颈部影像学、头部 MRI 等检查外，还应测试患者视力、听力、颈部活动度及有无压痛等，注意是否有复视、自发性眼震、构音障碍、面部麻木、感觉异常、步态不稳等。如果伴随单侧耳聋、耳鸣和小脑症状，角膜反射的缺失可能是听神经瘤。齿轮样强直和动作迟缓的出现可能为帕金森病。闭目难立征阳性表明本体功能和(或）前庭功能异常。闭目时呈宽基步态且需他人帮助才能明显改善者，则显示本体感受器受损。

（三）诱发试验

包括 Dix-Hallpike 实验及头部冲击实验等。Dix-Hallpike 测试是良性发作性位置性眩晕的诊断方法。患者坐于治疗台上，在治疗者帮助下迅速取仰卧位并把头伸出台边，然后向患侧扭转 45°；头逐渐转正，继续向健侧偏斜 45°；将受试者头部连同身体一起向健侧翻转，使其侧卧于治疗台上，头部偏离仰卧位达 135°，维持；恢复坐位，头前倾 20°。如果同侧半规管受累，那么将导致眩晕和眼球震颤。如果出现眼震，应注意眼震的方向、潜伏期、眼球震颤的持续时间、眩晕持续时间。良性发作性位置性眩晕的诊断标准：①眩晕伴随着旋转性眼球震颤；②在检查完成1～5 秒后出现眩晕，眼球震颤；③阵发性眩晕和震颤（历时 10～20 秒）；④疲劳性，反复测试可以使眩晕和眼震强度下降。

【治疗】★★△△

首先应找出头晕的病因，纠正贫血、代谢紊乱、甲状腺功能异常、焦虑抑郁等情况并进行对症治疗。

确诊位置性眩晕的患者，可进行 Epley 手法试验。Epley 手法关键在于熟知受累的半规管的解剖结构，通过系列的位置变化将异常的耳石从受累的半规管中移回到内耳迷路的球囊。耳石重新复位手法应在诊断手法阳性后立即进行，其他一些耳石复位手法也可以应用，但症状往往不太确定，还需对患者进行有关耳石复位的健康教育。抗组胺药物和苯二氮䓬类药物对良性发作性位置性眩晕患者来讲是相对禁忌证，因此类药物能够增加老年人跌倒和尿潴留的风险，并延迟了患者症状的缓解，仅有 30% 的患者采用药物治疗能够缓解症状，而耳石复位疗法可使症状完全缓解率达 70% 以上。

梅尼埃病的治疗应着重恢复前庭功能，限盐，使用利尿药，这种传统的疗法可减少眩晕的发生，对听力下降无明显改善。

对前庭神经元炎主要采取支持治疗，虽然有学者建议早期应用类固醇激素，但有些研究发现与安慰剂组对比，其症状缓解和恢复速度方面差异不显著。

头昏的治疗取决于病因，从咨询建议（从平卧位或坐位直立动作应缓慢）到针对严重的潜在病因的药物治疗（如抗心律失常药物、起搏器、盐皮质激素）。

复合感觉障碍需多种疗法联合才能使患者的功能状态明显恢复，治疗多采取理疗、辅助器械等，更为关键的是提出建议措施，防止跌倒。

精神原因所致头晕治疗，除了服用药物，还要与患者密切接触，通过咨询了解生物反馈信息，对改善症状十分有利。

小脑卒中和不稳定的心律失常所引发的头晕是危重症，需住院紧急处理。

【小结】★△

头晕是老年人常见的症状。详细的病史询问和体格检查可以鉴别几乎所有类型的头晕。对于大多数患者来说，针对病因的治疗是很重要的，药物往往只能缓解症状。在治疗管理头晕的全过程中，最为关键的是保证患者安全，这需要与患者及家庭很好地沟通，一起评估跌倒的风险，通过物理治疗、家庭安全评估和药物应用情况等可极大地防止跌倒的发生。

二、晕厥

【定义】★△

晕厥是全脑血流量突然减少导致短暂发作性意识丧失的临床综合征，患者因姿势性张力丧失，不能站立而倒地，随即自动完全恢复。意识丧失突然发生，通常随着意识的恢复，行为和定向力也立即恢复，有时可出现逆行性遗忘，多见于老年患者。

【晕厥的病因和分类】★★★△△△

导致老年患者晕厥的最常见原因为神经介导性和心源性，前者包括直立性低血压、颈动脉窦综合征等，后者包括多种心脏器质性疾病和快速 / 缓慢性心律失常。表 20-1 列出了导致晕厥的常见病因。

表 20-1　晕厥的常见原因

晕厥的病因
反射性晕厥综合征
血管迷走性晕厥
颈动脉窦性晕厥
情境相关性晕厥
急性出血
咳嗽、打喷嚏
胃肠道刺激（吞咽、排便、内脏痛）
排尿（排尿后）
运动后
疼痛、焦虑
舌咽神经痛、三叉神经痛
直立性低血压性晕厥
年龄老化
抗高血压药
自主神经功能衰竭
原发性自主神经功能衰竭综合征（如单纯性自主神经功能衰竭、多系统萎缩、伴有自主神经功能衰竭的帕金森病）
继发性自主神经功能衰竭综合征（如糖尿病性神经病）
药物（如利尿药、血管扩张药、抗高血压药、抗心律失常药、抗精神病药等）
血容量减少（如出血、腹泻、利尿药、发热等）
心律失常
窦房结功能异常
房室传导系统疾病
阵发性室上性及室性心动过速
植入装置（如起搏器）功能异常诱导的致心律失常作用
结构性心脏病或心肺疾病
心脏瓣膜疾病
急性心肌梗死或心肌缺血
心房黏液瘤
心包疾病或心包压塞
肺栓塞和肺动脉高压
脑血管性
动脉盗血综合征
多因素性

【病理生理学】★★△

无论晕厥的病因如何，当氧输送量下降至大脑意识知觉阈值以下即可发生晕厥。随着年龄的增长，机体对压力感受反射敏感性的下降，低血压刺激引发的心率加快的反应也随之减弱。血浆肾素和醛固酮水平的下降，利尿钠肽升高和利尿药的应用使得肾脏丢失盐分过多，从而容易出现血容量减少；老年人心脏舒张功能障碍、心排出量的降低等，增加了老年人群直立性低血压和血管迷走性晕厥发生的风险。因此无论是突然减少脑供氧的单一病理过程，还是促使脑供氧减少的各种病理过程的累积效应都能导致晕厥的发生。

【临床表现】★★★△△△

晕厥的临床表现及严重程度主要因病因、病理机制及发作时的环境而不同，通常发病突然，持续时间短暂。典型的晕厥分为晕厥前期、晕厥期和晕厥后期。老年人由于年龄增加，各器官功能减退，认知功能下降，致使其临床表现多不典型。

（一）晕厥前期

出现短暂的、显著的自主神经和脑功能低下的症状，如头晕、眼花、面色苍白、出汗、恶心、神志恍惚、视物模糊、注意力不集中、耳鸣、全身无力、打哈欠、上腹部不适和肢端发冷等，持续数秒至数十秒，多发生在过久站立时。

（二）晕厥期

患者感觉眼前发黑，站立不稳，短暂意识丧失而倒地，意识丧失的程度和持续时间不尽相同，常在数秒至数十秒后迅速苏醒。发作时可伴有血压下降、脉搏细弱（40～50 次 /min）、瞳孔散大、肌张力减低等，一般无括约肌障碍，偶有尿失禁，但神经系统检查无明显阳性体征。收缩压常常降至 60 mmHg 或以下，呼吸弱以致难以察觉。

（三）晕厥后期

患者一旦处于平卧位则脑血流恢复，脉搏逐渐变得有力，面色开始恢复正常，呼吸变得快而深，意识很快恢复，但仍可见面色苍白、恶心、出汗、周身无力或不适等，并可有头痛，经数分钟或数十分钟休息可缓解，不遗留任何后遗症。较重者可有轻度遗忘和精神恍惚，需 1～2 天恢复。若意识丧失持续 15～20 秒，则可能会出现抽搐发作（痉挛性晕厥），因而常被误诊为癫痫，但其持续时间更短，仅有轻微的肢体和躯干肌阵挛、面肌颤动或躯干强直、牙关紧闭，发生全面性阵挛性发作极少见。

【老年人常见晕厥类型】★★★△△△

（一）直立性低血压性晕厥

直立性低血压定义为从仰卧位改为直立位时，收缩压降低 20 mmHg 或舒张压降低 10 mmHg 以上。直立性低血压是晕厥的重要原因之一，多发生于从卧位或久蹲位突然转为直立位的短暂时间内，轻者有头晕、眩晕、眼花、下肢发软，重者发生晕厥。意识丧失时间短，血压急剧下降，心率无大变化，立即平卧症状可缓解。晕厥前期和晕厥后期的症状均不明显。

（二）颈动脉窦性晕厥

颈动脉窦性晕厥也称为颈动脉窦综合征，由于颈动脉窦反射过敏所致。颈动脉窦及邻近病变如动脉粥样硬化、动脉炎、肿瘤、淋巴结肿大等可刺激颈动脉窦使反射过敏，导致发作性晕厥。转头、领口过紧、低头等颈动脉受压的因素也可诱发。大多数患者在直立位时发作。突然发生，经常跌倒，与心源性晕厥相似，发作迅速，无任何预感，意识丧失时间很少超过 30 秒，清醒后迅即恢复知觉。

（三）心源性晕厥

心源性晕厥系因心输出量突然减少、血压急剧下降导致脑血流减少并引起晕厥。常见的原因为严重的心律失常。正常情况下，心率低至 35～40 次 /min 或高于 150 次 /min 均能耐受，尤其是在卧位时。心率变化超过此极限可影响心输出量而导致晕厥，站立位、贫血、冠心病和心脏瓣膜病患者更易发生。QT 间期延长综合征、室上性心动过速、阵发性室速、心肌病、原发性肺动脉高压、右室流出道梗阻等原因均可能引起晕厥。例如，大脑缺血超过 15～20 秒可能出现肌阵挛发作，随着停搏时间的延长肌阵挛消失而出现强直性阵挛和鼾声呼吸，面色由灰白色变为发绀，出现尿失禁、瞳孔固定和双侧巴宾斯基征阳性。当心脏活动恢复时，颜面及颈部开始发红，由可靠的目击者提供的症状发生顺序有助于晕厥与癫痫的鉴别。动态心电图检查为一种监测心律失常所致晕厥的好方法，延长监测时间可增加检出的概率。

（四）血管迷走性晕厥

血管迷走性晕厥是整体人群中最常见的一种晕

厥类型。晕厥发作的常见诱因是强烈的情感和精神刺激，身体创伤，紧张、恐惧、疼痛、过度悲伤等均可通过神经反射引起迷走神经兴奋，导致外周小血管广泛扩张、心率减慢、血压下降和脑血流量减少而产生晕厥。晕厥发作时患者常处于直立位或坐位，感觉恶心、欲吐并伴有眩晕感，向一侧倾倒、恐惧，有时伴有头痛；面色呈灰白色，面部及躯干布满冷汗、流涎、上腹部不适和恶心等，可出现视野暗淡或中心视野狭窄，伴有耳鸣、思维混乱等。晕厥发作后患者经常感觉虚弱和步态不稳，如起立过快可能出现另一次晕厥发作。发作期间脑电图可出现对称性 2～3 Hz 慢波，晕厥后脑波逐渐恢复正常。

【晕厥的检查方法和诊断】★★△△

晕厥是一种发作性症状，往往患者来医院就诊时已恢复意识，故询问病史及目击者的讲述对于晕厥的诊断具有重要意义，医生除了询问病史获取诊断的初步印象，还应该根据情况进行下一步检查。

对患者进行动态心电图监测可判定晕厥发作是否为心律失常所致。通过按压一侧颈动脉窦可能对诊断颈动脉窦性晕厥有益，推荐使用的颈动脉窦按摩时间为 5～10 秒，心率最大下降常发生在颈动脉窦按摩开始后的 5 秒钟内。

血压体位试验有助于疑似病例的诊断。患者平卧 2 分钟后测量血压，再令其站立 3 分钟测立位血压；5 分钟后按此顺序复测一次。正常人站立时收缩压下降一般不超过 20 mmHg，舒张压不下降，通过躯体调节反射在 30～40 秒内血压回升。例如，直立位收缩压下降＞20 mmHg 以上，舒张压下降＞10 mmHg，且持续时间较长不恢复，同时出现脑缺血症状者，可诊断为直立性低血压。若试验阴性，可嘱患者在试验前先做体力活动，引起小血管扩张则较易诱发。

倾斜平台试验（tilt table testing）正常反应是当倾斜床倾斜至 60°～80°，10 分钟出现短暂的收缩压下降（5～15 mmHg）、舒张压升高（5～10 mmHg）、心率加快（10～15 次 /min）。如迅速而持久的血压下降，心率下降则为异常，有时与晕厥有关。

【治疗】★★△△

晕厥的治疗方法主要取决于晕厥的病因，不同的病因有其不同的处理措施。但在晕厥发作当时处理方法基本相似。患者发生晕厥前驱症状无力或已丧失意识时，应立即将患者置于使脑血流最大的位置，最好为仰卧位并将双腿抬高，解开紧身衣，头转向一侧，以防舌后坠，避免吸入呕吐物。患者意识未恢复前不要经口服用任何食水或药物，体力未恢复前不要站立。

晕厥患者恢复后，医生应详细查询病因及说明如何预防，应首先考虑需急诊治疗的疾病，避免热环境、饥饿、疲劳、情绪激动等可避免因素。对有直立性低血压患者给予忠告，久坐后或久蹲后避免突然站立，穿紧身弹性腹带和弹力袜也是有益的措施。

应避免服用可能引起直立性低血压的药物，如 α 受体阻滞药、利尿药、抗抑郁药等。颈动脉窦性晕厥的治疗主要让患者尽量减少跌倒风险，松解衣领，学会侧视时转身而不转头，发作时有明显心动过缓或低血压的患者可分别使用阿托品或麻黄碱类药物，如阿托品无效，可考虑安装双腔起搏器。

应注意老年晕厥患者的自我保护措施。老年人晕厥时常发生骨折或其他部位损伤，对晕厥经常复发的患者，应在浴室地板和浴缸里加铺垫子，房间尽可能配置地毯。由于老年人晕厥常发生在从床至洗手间的通道上，这一路径的预防更加重要。患者避免长时间站立不动，这种体位较行走更易诱发晕厥发作。

（王　林）

参考文献

[1] Alexandra Molnar, Steven Mc Gee. Diagnosing and Treating Dizziness. Clin N Am, 2014, 98: 583-596.

[2] Maarsingh Otto R, Dros Jacquelien, Schellevis Francois G, et al. Causes of persistent dizziness in elderly patients in primary care. Ann Fam Med, 2010, 8(3): 196-205.

[3] Katsarkas A. Dizziness in aging: the clinical experience. Geriatrics, 2008, 63(11): 18-20.

[4] Jung JY, Kim JS, Chung PS, et al. Effect of vestibular rehabilitation on dizziness in the elderly. American Journal of Otolaryngology-Head and Neck Medicine and Surgery, 2009, 30(5): 295-299.

[5] 王维治．神经病学．北京：人民卫生出版社，2006.

[6] Maarsingh OR, Dros J, Schellevis FG, et al. Dizziness reported by elderly patients in family practice: prevalence, incidence, and clinical characteristics. BMC Family Practice, 2010, 11(1): 2.

[7] Wieling W, Thijs RD, Van Dijk N, et al. Symptoms and signs of syncope: a review of the link between physiology and clinical clues. Brain, 2009, 132: 2630-2642.

[8] Buzea CA, Dan AR, Dan GA, et al. Syncope in elderly patients-is there a place for endomyocardial biopsy Rom. J Intern Med, 2013, 51(2): 67-71.
[9] Moya A, Sutton R, Ammirati F, et al. Guidelines for the diagnosis and management of syncope (version 2009). The Task Force for the Diagnosis and Management of Syncope of the European Society of Cardiology (ESC). Eur Heart J, 2009, 30(21): 2631-2671.
[10] Vanbrabant P, Gillet JB, Buntinx F, et al. Incidence and outcome of first syncope in primary care: a retrospective cohort study. BMC Family Practice, 2011, 12(1): 102.
[11] Alshekhlee A, Shen W, Mackall J, et al. Incidence and mortality rates of syncope in the United States. Am J Med, 2009, 122(2): 181-188.
[12] Strickberger SA, Benson DW, Biaggioni I, et al. AHA/ACCF Scientific Statement on the Evaluation of Syncope From the American Heart Association Councils on Clinical Cardiology, Cardiovascular Nursing, Cardiovascular Disease in the Young, and Stroke, and the Quality of Care and Outcomes Research Interdisciplinary Working Group; and the American College of Cardiology Foundation In Collaboration With the Heart Rhythm Society. Circulation, 2006, 113: 316-327.
[13] Alboni P, Dinelli M, Gruppillo P, et al. Haemodynamic changes early in prodromal symptoms of vasovagal syncope. Europace, 2002, 2: 333-338.
[14] Asahina M, Hiraga A, Hayashi Y, et al. Ischemic electrocardiographic change induced by exercise in a patient with chronic autonomic failure. Clin Auton Res, 2006, 16: 72-75.
[15] Calkins H, Shyr Y, Frumin H, et al. The value of clinical history in the differentiation of syncope due to ventricular tachycardia, atrioventricular block, and neurocardiogenic syncope. Am J Med, 1995, 98: 365-373.
[16] Colman N, Nahm K, van Dijk JG, et al. Diagnostic value of history taking in reflex syncope . Clin Auton Res, 2004, 14: 37-44.
[17] Newman BH, Graves S. A study of 178 consecutive vasovagal syncopal reactions from the perspective of safety. Transfusion, 2001, 41: 1475-1479.
[18] Norcliffe-Kaufmann LJ, Kaufmann H, Hainsworth R. Enhanced vascular responses to hypocapnia in neurally mediated syncope. Ann Neurol, 2008, 63(3): 288-294.
[19] Romme JJ, van Dijk N, Boer KR, et al. Influence of age and gender on the occurrence and presentation of reflex syncope. Clin Auton Res, 2008, 18: 127-133.
[20] Verheyden B, Gisolf J, Beckers F, et al. Impact of age on the vasovagal response provoked by sublingual nitroglycerine in routine tilt testing. Clin Sci, 2007, 113: 329-337.

第21章 睡眠障碍

良好的睡眠是身心健康的重要标志。睡眠障碍会降低老年人的生活质量，可导致抑郁、焦虑、精神疲乏、情绪不稳，加重或诱发某些躯体疾病，严重睡眠障碍伴发情绪障碍者甚至会发生自杀行为，是威胁老年人身心健康的重要因素之一。

一、睡眠障碍的定义及失眠类型★★△△

睡眠障碍是指患者对睡眠时间和(或)质量不满足，并影响白天社会功能的一种主观体验。临床常见的失眠形式有：①睡眠潜伏期延长，入睡困难（卧床时间＞30分钟尚未入睡）。②睡眠维持障碍，夜间觉醒次数超过2次或凌晨早醒、醒后再次入睡超过30分钟。③睡眠质量下降，睡眠浅、多梦。④总睡眠时间缩短，通常少于6小时。⑤日间残留效应（diurnal residual effects），次晨醒后感到头晕、精神不振、嗜睡、乏力等。

二、老年睡眠障碍的流行病学

研究显示，在60～90岁老年人中，有80%～90%被睡眠障碍困扰。我国社区老年人中，约有50%存在各种形式的睡眠困难，且女性发病率高于男性。睡眠障碍类型是睡眠呼吸障碍（sleep-disordered breathing，SDB）(60%)，其次为日间过度思睡（excessive daytime sleepiness，EDS）(50.1%)、失眠（insomnia）(49.9%)、快速动眼睡眠行为障碍（rapid eye movement sleep behavior disorder，RBD）(22.6%）和不宁腿综合征（restless legs syndrome，RLS）(6.1%)。睡眠障碍在LBD和PDD发生率最高，约为90%。

三、正常的睡眠周期及睡眠障碍的年龄相关性变化★★△△

睡眠是一种昼夜节律性的复杂生理现象，可将睡眠分为2种互相交替的时相，分别是非快速动眼相（non-rapid eye movement，NREM）睡眠及快速动眼相（rapid eye movement，REM）睡眠。正常的睡眠周期首先进入NREM，之后进入REM，2种睡眠状态交替进行，70～90分钟交替1次，在夜间睡眠过程中共交替5～6次。在NREM睡眠期间，机体心率减慢，血压下降，能量消耗减少，垂体各种激素分泌增多，这些改变可促进机体生长发育，消除疲劳，恢复体力，对于学习和记忆有重要意义。REM睡眠期，机体的耗氧量比觉醒状态下强体力活动或脑力活动时增多，REM睡眠期与情景记忆的巩固有关。

老年人睡眠模式随年龄增长而发生变化，睡眠结构和睡眠-觉醒节律发生改变。随着年龄增长，每天睡眠时间呈递减趋势。老年人睡眠改变的特点：总夜间睡眠时间及有效睡眠时间减少，入睡时间延长，睡眠质量下降，浅睡眠比例增多，深睡眠比例减少，昼夜节律时相提前，早睡、早醒，睡眠时唤醒阈值下降，夜间觉醒次数增加、觉醒时间延长，出现片段睡眠，白天易困倦、嗜睡等。

四、老年睡眠障碍的常见因素★★△

1. 生理性因素 老年人新陈代谢减慢，大脑皮质功能减弱，体力活动减少，影响正常睡眠过程。随着年龄增长，睡眠时间减少，入睡所需时间延长，睡眠深度变浅，早醒，睡眠节律改变等引起睡眠障碍。

2. 心理性因素 老年人独居、日常生活能力降低及对社会环境的适应能力下降，在生活中遭遇各种心理刺激时，更易产生剧烈的情绪变化，如过度兴奋、悲伤、激动、紧张或疲劳等，这些心理因素也会引起睡眠障碍。

3. 不良的睡眠习惯 部分老年人离休后日间活动减少，白天睡眠时间过长，扰乱了正常的日夜睡眠节律，导致夜间睡眠质量下降。此外，过度饮酒、吸烟、饮用含咖啡因的饮料等会影响中枢神经系统兴奋性而影响睡眠。

4. 不良的睡眠环境 老年人对于不良睡眠环境较年轻人更为敏感，受到较强的光线刺激、过大的噪声干扰、室内温度过高或过低，以及由固定的生活环境进入陌生的生活环境，也会影响睡眠。

5. 躯体疾病 老年人常见的前列腺增生、夜尿增多、心脑血管疾病、慢性疼痛等可以干扰睡眠的正常生理节律，使睡眠浅、易醒，入睡困难，总体卧床时间延长而睡眠时间缩短。阿尔茨海默病和帕金森病等神经变性疾病也会伴随各种类型的睡眠障碍，且睡眠紊乱程度与原发疾病的严重程度相关。

6. 精神性因素 抑郁、焦虑是引起老年人睡眠障碍最常见的原因，常伴有入睡困难和早醒，也可引起日间睡眠过度，睡眠障碍严重程度与抑郁、焦虑症状水平密切相关。此外，合并谵妄、躁狂症、精神分裂症、心因性精神障碍等精神疾病也可出现睡眠障碍，多表现为傍晚或夜间症状加重。

7. 医源性因素 老年人常服用各种药物，如抗高血压药物、抗帕金森病药物、皮质类固醇药物、内分泌激素、支气管扩张药等都可影响睡眠。此外，长期滥用各种安眠药物会产生依赖，一旦停药则会出现反跳性失眠。

五、临床表现 ★★★△△

失眠症是最常见的睡眠障碍性疾病，可表现为入睡困难、夜间睡眠浅、频繁觉醒、易醒、早醒、醒后再入睡困难、多梦、无睡眠感和白天疲倦等。睡眠障碍不会直接威胁生命，但长期睡眠障碍可导致抑郁、焦虑、易激惹、情绪不稳定、烦躁不安、精神疲乏、社会功能下降，甚至发生自杀行为。睡眠障碍还是老年痴呆等疾病的危险因素，有研究表明，老年期睡眠障碍会使老年痴呆的患病率增加 30%。

失眠的分类根据病程分为：①急性失眠，病程 1～4 周。②亚急性失眠，病程 4 周～6 个月。③慢性失眠：病程大于 6 个月。

老年期睡眠障碍的其他临床类型有睡眠呼吸暂停综合征（sleep apnea syndrome，SAS）、不宁腿综合征和 REM 睡眠行为障碍（RBD）等。

1. 睡眠呼吸暂停综合征 SAS 分为中枢型、阻塞型和混合型。以阻塞型（obstructive sleep apnea hypopnea syndrom，OSAHS）最常见。SAS 的特点是鼾声响亮且不规则，睡眠中会出现呼吸暂停，每次呼吸暂停后仍会出现明显的打鼾。此外，还有夜间睡眠多次短暂觉醒和（或）白天嗜睡，可出现抑郁、焦虑、易激惹、注意力不集中、幻觉及初醒时意识模糊等症状，并可伴血压升高。轻度患者每晚发作几十次，严重者可达 500～600 次，造成血氧饱和度明显减低和 REM 睡眠明显减少甚至完全缺乏。流行病学研究表明，SAS 与高血压、脑卒中、缺血性心脏病间关系密切，还可影响老年人的认知功能，甚至成为夜间猝死的原因之一。

OSAHS 的基本治疗原则是解除睡眠时的气道阻塞。轻、中度患者可通过降低体重，侧卧位睡眠，佩戴固定舌部的装置改善。自动化的持续正压通气治疗（CPAP）是治疗中、重度 OSAHS 的一线治疗措施，能改善睡眠质量，缓解白天嗜睡。手术治疗包括扁桃体切除术、下颌成形术、悬雍垂软腭咽部成形术等手术治疗。中枢型 SAS 可服用普罗替林。尽量勿服用镇静安眠药物。

2. 不宁腿综合征 不宁腿综合征发生于病人觉醒且全身肌肉松弛时，一般多在静息状态下，长时间坐、卧易发生。表现为下肢难以形容的感觉不适，如蚁爬感、瘙痒感等，活动或按摩肢体后可缓解。为缓解不适感，患者常不得不下床行走，或轻轻活动腿部，从而导致患者入睡困难、睡眠中觉醒次数增多。

RLS 患者白天应增加体育锻炼，避免摄入含咖啡因的食物、饮料或药物。药物可选用多巴胺能制剂、多巴胺受体激动药。对多巴胺及受体激动药不耐受的患者可考虑使用加巴喷丁，但在高龄患者中应注意镇静、共济失调等副作用。

3. 快速动眼睡眠行为障碍 RBD 以 REM 期肌肉弛缓状态消失为特点，患者在 REM 睡眠期表现出各种不自主运动或异常行为，多为猛烈粗暴动作，如伸手、拍打、起床行走等，与暴力性梦境内容相关，可对自身或同伴造成伤害。常伴脑血管病、精神压抑、神经系统变性疾病，特别是帕金森病，与调节睡眠 - 觉醒周期和运动功能的脑深部核团和脑干神经元变性有关。

应确保 RBD 患者睡眠时周围环境的安全，预防对自身或同伴的不慎伤害。药物治疗方面，氯硝西泮睡前服，可使 90% 的患者症状减轻。例如，合并神经变性疾病，首选药物为多巴胺激动药普拉克索。另有研究发现，褪黑素、胆碱酯酶抑制药、卡马西平、左旋多巴、地西泮等也可部分改善症状。

六、诊断 ★★★△△

失眠是一种原发性或继发性睡眠障碍，该病易被漏诊，仅 5% 的失眠患者就该问题求医，有 70% 的患者甚至未向医师提及症状。这就迫切要求临床医师提高失眠的诊疗水平。另外，还应考虑一些仅以失眠为表现的神经精神疾病及其他躯体疾病。其中一般情况包括临床症状、睡眠习惯（询问患者本人及知情者）、体格检查及实验室辅助检查（包括脑电图）。专项睡眠情况根据具体情况选择进行，包括：①睡眠日记、睡眠问卷、视觉类比量表（VAS）等；②多导睡眠图（PSG）；③多次睡眠潜伏期试验（MSLT）；④体动记录仪（actigraph）；⑤催眠药物使用情况；⑥其他（包括睡眠剥夺脑电图等）。

七、睡眠障碍评定方法★★△

1. 多导睡眠图（polysomnogram，PSG） 多导睡眠图是在患者睡眠过程中监测其脑电图、心电图、肌电图、眼动图、胸式和腹式呼吸张力图、口鼻通气量、血氧饱和度等生理信号，监测患者睡眠生理和睡眠行为的变化。可用于睡眠障碍的鉴别诊断、疗效评估或相关研究需要，但并非诊断睡眠障碍的必要手段。

2. 匹兹堡睡眠质量指数（Pittsburgh sleep quality index，PSQI） 匹兹堡睡眠质量指数是匹兹堡大学 Buysse 教授等于 1989 年编制的，主要用于评价患者的睡眠质量。通过询问患者近 1 个月的睡眠情况，评价其睡眠质量，完成该量表需 5～10 分钟。量表总分为 0～21 分，得分越高，表示睡眠障碍越严重。分界值为 5 分，敏感度为 89.5%，特异度为 86.5%。

八、干预治疗★★★△△△

临床治疗失眠的目标为：①缓解症状，缩短睡眠潜伏期，减少夜间觉醒次数，延长总睡眠时间；②保持正常睡眠结构；③恢复社会功能，提高患者的生活质量。

1. 一般治疗 进行睡眠卫生教育，培养良好的睡眠习惯，坚持有规律的作息，改善睡眠环境，提高环境的舒适度。白天进行适当的活动，控制午睡时间，保持运动和休息的平衡。注意饮食，避免晚餐过于丰盛，睡前避免饮用含咖啡因的饮料及烟酒，避免进行剧烈运动。

老年失眠患者最好能有睡眠日记。首选针对病因的治疗和培养健康的睡眠习惯等非药物治疗手段，必要时采取药物治疗。老年人应慎用苯二氮䓬类药物，以防发生共济失调、意识模糊、反常运动、幻觉、呼吸抑制及肌肉无力，从而导致外伤或其他意外。

2. 病因治疗 积极探查原发疾病，若有应首先治疗原发疾病。

3. 药物治疗

（1）非苯二氮䓬类催眠药物：出现于 20 世纪 80 年代，主要有唑吡坦、佐匹克隆、扎来普隆等药物，可缩短入睡时间，此类药物半衰期相对较短，不良反应相对较少，但长期应用也会导致药物依赖及焦虑、失眠等停药反应。其主要特征有：①由于选择性拮抗 γ- 氨基丁酚 - 苯二氮䓬（GABA-BZDA）复合受体，故仅有催眠而无镇静、肌松和抗惊厥作用；②不影响健康者的正常睡眠结构，可改善患者的睡眠结构；③治疗剂量内唑吡坦和佐匹克隆一般不产生失眠反弹和戒断综合征。

（2）苯二氮䓬类：在 20 世纪 60 年代开始使用。主要特征有：①非选择性拮抗 GABA-BZDA 复合受体，具有镇静、肌松和抗惊厥的三重作用。②通过改变睡眠结构延长总睡眠时间，缩短睡眠潜伏期。③对于老年人应尽量选用半衰期中等的药物，如阿普唑仑、氯羟西泮定等。半衰期较短的药物如三唑仑、奥沙西泮适用于入睡困难的患者，但治疗剂量范围较窄，容易过量，严重者可有自杀企图，只能短期应用。半衰期较长的药物如氟西泮，反复使用可致严重的积蓄中毒，并使老年人跌倒和髋骨骨折的风险增加，对老年人不适宜。长期使用苯二氮䓬类药物易产生药物依赖、停药反跳和日间遗留效应，导致日间睡眠增加，进一步破坏正常睡眠，并会影响老年人的记忆力、注意力、语言等认知功能，因此不建议老年人长期使用。

（3）抗抑郁药：三环类、四环类及选择性 5- 羟色胺再摄取抑制药（SSRI），如阿米替林、曲唑酮、米氮平等。三环类药物不作为失眠的首选药物，部分有帮助睡眠作用，但其副作用是抗胆碱能作用，如口干、心率加快、排尿困难等。SSRI 用于失眠治疗，不易产生药物依赖，对认知功能的影响小，已取得较好的疗效，特别适合合并有抑郁、焦虑或认知功能下降的老年人，SSRI 增加睡眠潜伏期和睡眠中觉醒，减少睡眠时间和睡眠效率，减少慢波睡眠，不同程度减少 REM 睡眠时间，增加 REM 时相活动，可以增加周期性肢体运动和 NREM 睡眠的眼活动。

（4）抗精神病药：如氯丙嗪、奎硫平等，具有镇静作用，多用于老年精神障碍的失眠者。使用时应注意小剂量治疗，短时间应用，症状改善后逐渐减量至停药。

（5）褪黑素：是松果体产生的胺类激素，被认为是内源性睡眠的诱导剂。褪黑素参与调节睡眠 - 觉醒周期，可以改善时差症状和睡眠时相延迟综合征（DSPS），不推荐作为催眠药物来使用。使用褪黑素或褪黑素受体激动药能缩短入睡时间，增加睡眠总时间，提高老年人的睡眠质量。褪黑素受体激动药瑞美替昂（Ramelteon）已被FDA批准用于治疗睡眠障碍。

（6）其他安眠药物：如巴比妥类，其对肝脏毒性较大，易产生耐药性，停药后易出现戒断症状，药量增加易发生呼吸抑制，现已少应用。

4. 中医治疗 治疗方法包括中药、针灸、按摩、理疗等，对睡眠障碍均有一定疗效。

5. 其他 包括支持性心理治疗、行为治疗、光线疗法等，对睡眠障碍亦有较好的疗效。

（彭丹涛）

参考文献

[1] Sutton EL. Insomnia. Med Clin North Am, 2014, 98(3): 565-581.

[2] Xiang YT, Weng YZ, Leung CM, et al. Prevalence and correlates of insomnia and its impact on quality of life in Chinese schizophrenia patients. Sleep, 2009, 32(1): 105-109.

[3] de Biase S, Merlino G, Lorenzut S, et al. ADMET considerations for restless leg syndrome drug treatments. Expert Opin Drug Metab Toxicol, 2012, 8(10): 1247-1261.

[4] Montplaisit J, Lapierre O, Warnes H, et al. The treatment of the restless leg syndrome with or without periodic leg movements in sleep. Sleep, 1992, 15(5): 391-395.

[5] Schench CH. Rapid eye movement sleep behavior disorder: current knowledge and future directions. Sleep Med, 2013, 14(8): 699-702.

[6] Kakkar RK, Hill GK. Interpretation of the adult polysomnogram. Otolaryngol Clin North Am, 2007, 40(4): 713-743.

[7] Buysee DJ, Reynolds CF 3rd, Monk TH, et al. The Pittsburgh Sleep Quality Index: a new instrument for psychiatric practice and research. Psychiatry Res, 1989, 28(2): 193-213.

[8] Mcmillan JM, Aitken E, Holroyd-Leduc JM. Management of insomnia and long-term use of sedative-hypnotic drugs in older patients. CMAJ, 2013, 185(17): 1499-1505.

第 22 章　压疮与慢性创面

第 1 节　概　　述

压疮（pressure ulcers），又称压力性溃疡，是由于局部组织（包括皮肤、肌肉及骨骼等）长期受压，发生持续性缺血、缺氧、营养不良而导致组织溃烂及坏死的一种疾病；多见于截瘫、慢性消耗性疾病、大面积烧伤、营养不良及深度昏迷等长期卧床患者。慢性创面也称为皮肤溃疡、难愈性创面，是指任何未能按照正常创面愈合进程有序地在预期时间内愈合的伤口；超过 3 个月未能愈合的创面即可称为慢性创面；多见于老年性和代谢性疾病的患者。慢性创面的特征是容易继发感染、经久不愈，增加了患者的痛苦和病死率，加重了社会医疗负担。

【流行病学】★△

国外比较重视对压疮发病率的流行性病学研究。2007 年英国调查了该区域压疮的发病率为 17.4%。ICU 患者中压疮发病率 2002—2005 年为 30%，2006 年为 16.2%。美国国家健康统计中心和华盛顿卫生系统进行了一项为期 14 年的研究（1987—2000）报道，压疮发生率为每 10 万人口 34.5 人，继发诊断的压疮发生率为每 10 万人口 71.6 人。

我国压疮的流行病学资料并不完善，目前为数不多的调查资料表明，我国大型医院的压疮现患率为 1.14%～1.58%，其中医院内获得性压疮现患率为 0.628%（2013 年），医院获得性压疮发生率排序前三位科室分别为 ICU、老年科、内科；前三位年龄分别为＞89 岁、80～89 岁、70～79 岁。现有的国内外流行病学资料表明，随年龄增长，患者罹患压疮的风险也增加，发病率与年龄呈正相关，40 岁以上患者的压疮发生率为 40 岁以下患者的 6～7 倍。虽然近年来一些新的方法应用于压疮治疗并且取得了很好的效果，但有效预防压疮较之治疗压疮，仍然更重要，不仅可以改善患者生存状况，且可降低病死率及致残率。

【老年患者皮肤解剖及组织学特点与发生机制】★△

一、老年患者皮肤解剖及组织学特点

皮肤的表皮中自基底层往上至角质层逐渐形成角质蛋白张力丝和大分子量的角蛋白，它们有增强皮肤韧性及抗酸防水功能，有助于避免各种理化损伤。真皮层则含有大量胶原纤维和弹力纤维。老年人的表皮层和真皮层厚度均变薄，角质蛋白和胶原纤维、弹力纤维数量也减少，致使皮肤的防护作用降低。细胞间质构成细胞周围的微环境，对细胞的营养代谢、物质运输和交换起着重要作用。老年患者细胞间质老化，主要为成纤维细胞供氧不足，导致胶原纤维形成不良，数目减少，韧性差，溶解度降低；弹性纤维合成减少，更新迟缓；皮下脂肪减少，皮脂腺、汗腺功能减退，皮下毛细血管血流量减少，表皮细胞再生缓慢。这些变化使皮肤变得干燥、脆薄、弹性差、皱褶多，易受机械、物理、化学等刺激而损伤。

二、发生机制

（一）压疮发生机制

自 20 世纪 70 年代以来，压疮的研究重点开始从力学因素转移至伤口发生过程中的生物学因素，如血管对缺血的敏感性、内皮细胞的变化、血栓的形成、氧自由基的生成等在压疮发生过程中的作用。目前主要包括如下机制学说。

1. 缺血性损伤学说　正常皮肤组织细胞的代谢和分裂增殖有赖于真皮组织内血管和淋巴系统功能的完好。研究发现，当外部压力超过毛细血管压

力（12～20 mmHg）时会造成组织缺血，当组织缺血、组织液循环受阻一定时间后，将会造成组织不可逆的损伤。压疮的实质是组织受压变形后毛细血管血流被阻断，导致组织缺血缺氧从而引起破损和坏死。

2．代谢障碍学说 毛细血管受压后血管完全或部分闭塞，血流灌注状态改变，使组织的氧合、营养供应不足；血红蛋白生成减少，加重氧供应不足，使组织缺血坏死；组织液的增加，使血管壁受到的压力增加，降低了毛细血管中血液与组织液之间的压力差，使血流量和组织的氧合作用降低，加重组织损伤。同时局部缺血也会阻碍组织间液和淋巴液的交通，易出现大量的代谢产物在局部堆积，导致组织肿胀，最终发生压疮。

3．再灌注损伤学说 缺血的组织器官恢复血流后反而导致组织器官损伤进一步加重的现象。

4．细胞变形学说 近年来细胞持续变形对组织损害的作用机制渐成焦点，由于局部组织细胞持续受压，导致细胞牵拉，引发细胞形态和结构改变。

5．深部组织损伤学说 在深部组织损伤压疮发展中缺血、低氧更为敏感，深部组织损伤压疮的发展过程是一个持续的、正反馈的损伤，即“压力-损伤-肌僵硬”循环过程。

6．分子学 压疮的形成是由于基质金属蛋白酶（matrix metalloproteases）和基质金属蛋白酶抑制因子（tissue inhibitors of metalloproteases）之间失去平衡，使组织处于一种蛋白水解的环境中，继而发生压疮。

（二）慢性创面发生机制

根据慢性创面的主要发病因素，可将其分为非糖尿病慢性创面及糖尿病难愈创面，其形成机制与压疮有所不同。

1．非糖尿病慢性创面的难愈机制 金属蛋白酶类组织抑制、阻止基质金属蛋白酶对组织的破坏，两者间平衡的紊乱可能导致慢性创面的形成。

2．糖尿病创面的难愈机制 25% 的糖尿病患者受创面难愈的威胁。神经性溃疡和继发于神经病变的局部缺血所致的溃疡是糖尿病足溃疡的两种类型，两者的主要区别在于有无局部缺血的存在。

第 2 节　压疮的危险因素、风险评估及处理

【危险因素】★★△△△

压疮的危险因素众多，包括经长期研究已确定的经典因素及新的研究中提出的可疑危险因素。据记载早在 16 世纪，御医曾采用“水银浮动床”缓解长期卧床产生的局部压迫以预防压疮，当时已经对压疮产生原因有所认识。随着生理、病理学界对压疮问题的关注及相关研究的深入，其他危险因素如皮肤感觉丧失、潮湿、肌张力下降等也相继成为研究热点，各种危险因素的独立作用和因素间相互影响仍是临床研究的一大难题和热点。

一、外在因素

（一）压力

压力是最主要的因素，垂直作用于受力面，是“缺血性损伤学说”和“代谢障碍学说”中的直接始动因素。以往认为压疮只发生于长期卧床者，但现在已经证实，只要施加足够压力并持续足够长的时间，任何部位都可发生溃疡。正常的毛细血管压是 2000～4000 Pa，外部施加的压强超过 4000 Pa 就会影响局部组织的微循环。仰卧位时，压疮好发于枕骨粗隆、肩胛部、肘部、脊椎体隆突处、骶尾部及足跟等。侧卧位时，好发于耳、肩峰、肘部、髋部、膝关节内外侧、踝关节内外侧等。俯卧位时，好发于额头、下颌、肩部、女性乳房、男性生殖器、肋缘、髂嵴、膝、脚趾等。坐位时，好发于肩胛骨、坐骨结节、骶尾部等。压疮好发部位见图 22-1。

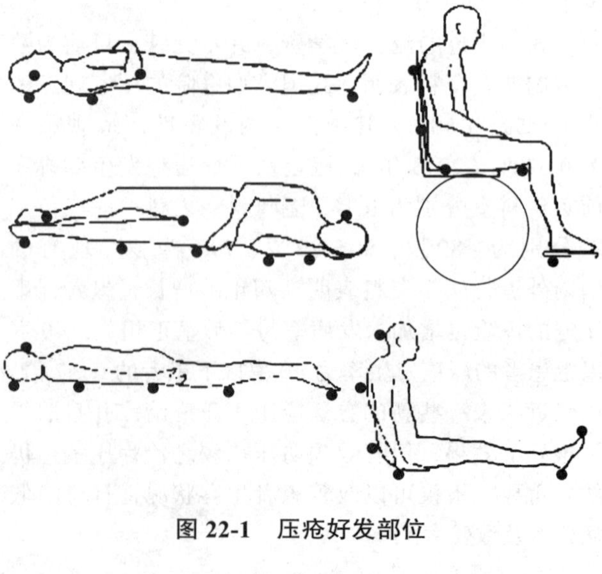

图 22-1　压疮好发部位

（二）剪切力

体位固定时身体因重力作用而发生倾斜，深筋膜和骨骼趋向下滑，而座椅或床单的摩擦力使皮肤和浅筋膜保持原位，从而产生剪切力。剪切力对组织的损伤作用在“缺血性损伤学说”中最为明显。当患者仰卧位头部被抬起 30° 时，即可在骶尾部的深部组织与浅部组织之间产生剪切力。剪切力持续 30 分钟以上即可造成深部组织的不可逆损害。

（三）摩擦力

身体重心向反方向移动时对皮肤的牵拉作用即摩擦力。床单皱褶不平，有渣屑或移动患者时拖、拉、拽、扯均产生较大摩擦力。摩擦力可破坏皮肤角质层和角化层，使表皮的浅层细胞与基底层细胞分离，发生充血、水肿、出血、炎性细胞聚集及真皮坏死，局部温度升高，从而促成压疮的最终形成。

（四）潮湿

经常或过度潮湿会导致皮肤处于异常脆弱的状态。病情危重的老年患者发生大、小便失禁情况较多，容易造成会阴部及臀部暴露在潮湿环境中，潮湿状态下皮肤松软，弹性和光泽度下降，易受压力、剪切力和摩擦力所伤，持续暴露在潮湿的环境中，使皮肤软化而降低抵抗力，皮肤的屏障作用削弱，增加压疮发生的概率。据统计，失禁患者发生压疮的机会是一般患者的 5.5 倍；潮湿皮肤的压疮发生率比干燥皮肤高出 5 倍；正常皮肤偏酸性（pH 4.0～5.5），尿液和粪便均为碱性，尿液中的氨可成为细菌的营养来源，在尿液浸渍的环境中细菌每 20～30 分钟翻倍繁殖。致病性真菌也易在潮湿温暖的环境下增殖扩散。

二、促成因素

（一）运动能力减退

老年患者肌肉纤维萎缩并减少，肌肉实质、强度及运动皆减弱，肌腱反射减慢；关节软骨纤维化，滑囊变僵及骨赘的生成，常使关节活动不灵活。长期卧床的老年患者由于以上原因而不愿自主地增加活动或经常地变换卧位，研究发现夜间自发性运动在 50 次或以上者无 1 人发生压疮，而少于 20 次者有 90% 的人发生压疮。

（二）感觉功能减退

感觉受损可造成机体对伤害性刺激无反应，肌肉和血管失去神经支配后舒缩功能丧失，局部组织循环障碍，纤维蛋白溶解下降，诱发血栓形成乃至组织坏死，最终出现压疮。老年患者由于中枢神经系统与外周神经系统的功能降低，对外界的反应迟钝；某些疾病如糖尿病也可造成感觉功能障碍，使患者的自我保护能力降低；截瘫患者由脊髓损伤等原因造成的感觉功能障碍常同时伴有运动功能障碍等，都是发生压疮的主要原因。

（三）营养不良

老年患者消化吸收功能减弱，较易发生营养不良。营养和压疮关系的研究发现，低白蛋白血症（<35 g/L）的患者中 75.1% 发生了压疮，而白蛋白水平正常者的发生率仅为 16.6%。王春生等在研究截瘫患者压疮时发现，白蛋白水平和压疮的发生、发展互为恶性循环，建议将血细胞比容<0.36 和血红蛋白<120 g/L 作为检验临界值，进行压疮易患人群的筛选和预测。

（四）血液循环不良

老年患者的心脏血管功能衰退，心血管疾病、贫血、间质水肿会导致氧灌注不足而促进溃疡形成并延迟溃疡愈合。

（五）温度

体温每升高 1℃，组织代谢需氧量增加 10%。当组织持续受压产生缺血、缺氧和营养物质供应不足，且体温升高引起的高代谢需求，可大大增加压疮的易感性。外科手术患者尤其是开胸患者多在术后出现迟发性压疮，原因在于患者术后体温恢复过程中局部受压组织出现“再灌注损伤”，局部缺血合并高代谢状态加速了组织坏死的进程。

三、相关因素

（一）年龄

患者年龄越大，皮肤松弛干燥，缺乏弹性，皮下组织萎缩变薄，皮肤易损性增加，极易发生压疮。国内学者研究证实，压疮发病率与年龄呈正相关。与美国国家压疮顾问小组（NPUAP）的报道相符。据统计 40 岁以上患者的压疮发生率为 40 岁以下患者的 6～7 倍。

（二）吸烟

烟草中的尼古丁使末梢血管痉挛，局部营养不良，增加了组织的压疮易感性。多变量分析显示，吸烟量与压疮的发生率及严重程度呈正相关。停止吸烟，压疮危险性显著降低。

（三）应激

临床发现急性损伤患者早期压疮发生率高。应激状态下代谢紊乱和消耗性状态增加了急性损伤期的压疮易感性。

【风险评估】★★★△△△

预防压疮的第一步是使用压疮危险度评估量表（risk assessment scale，RAS）识别压疮的高危人群。压疮 RAS 是根据危险因素的一系列参数对患者的压疮危险度进行评分的工具，具有简便、易行、经济、无侵袭性的特点。合适的评估工具预测可能患病的风险，以便于及时采取相应措施。现有的评估工具中，Braden 评分法和 Norton 评分法的可靠性较高。① Braden 评分法应用最广，可靠性和准确性最高，它包括 6 个考察项：感觉（对压力相关的不适做有意义反应的能力）、潮湿（皮肤暴露在潮湿环境中的程度）、活动能力（身体活动的程度）、移动能力（改变和控制体位的能力）、营养（摄食状况）、摩擦力和剪切力。每一项为 4 分制，总分 6～23 分，分值越少越危险。轻度危险，15～18 分；中度危险，13～14 分；高度危险，10～12 分；极度危险，9 分以下。② Norton 评分法简单、快速、易于使用，共有 5 项：身体状况、精神状况、活动状况、运动能力、失禁情况。每一项为 4 分，分数 5～20 分，总分≤14 分即可判断有发生压疮的危险。

使用上述方法评估时，应根据情况定时观察、评估，掌握病情发展的趋势。国外已有人尝试数字化管理，将患者资料、皮损照片储存在计算机中进行动态观察、对比，以指导预防和治疗。

一、国际 NPUAP/EPUAP 压疮分级系统

压疮的分类方法有三种：Daniel 法、Shea 法和美国国家压疮推荐小组（NPUAP）的分类方法等。NPUAP 从组织受损的深度区分压疮分期。

（一）Ⅰ期：指压不变白的红肿

皮肤完整，出现压之不褪色的局限性红斑（通常在骨隆突处等易受压部位），与周围组织相比，该部位可能有疼痛、硬肿或松软、皮温升高或降低。肤色较深的可没有明显的压红，但颜色可能与周围皮肤不同，难以鉴别可归为高危人群（图 22-2）。

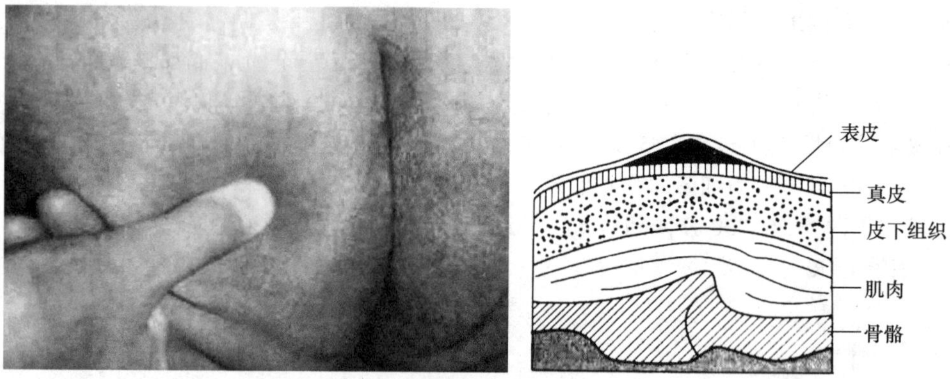

图 22-2　Ⅰ期压疮

（二）Ⅱ期：表皮和部分真皮层缺损

表现为一个浅表开放的红粉色创面，周围无坏死组织的溃疡；也可表现为完整的或开放 / 破溃的充满浆液或血清液体的水疱。创面为一个有光泽的或干燥的周围无坏死组织或瘀肿（提示深部组织损伤）的浅表溃疡。此期压疮应与皮肤撕脱伤、胶带撕脱伤、会阴部皮炎、失禁性皮炎、皮肤浸渍及表皮脱落相鉴别。若出现局部组织瘀血、肿胀，须考虑深部组织损伤（图 22-3）。

（三）Ⅲ期：全皮肤层缺损

可见皮下脂肪，但没有骨骼、肌腱或肌肉暴露；有腐肉，但未涉及深部组织；可有潜行和窦道。Ⅲ期压疮的深度因解剖位置不同而表现不同。鼻梁、耳、枕部和踝部没有皮下组织，因此Ⅲ期溃疡较为表浅。脂肪多的部位（如臀部），溃疡可能已经侵犯到深部组织。此期骨骼、肌腱并未暴露，或不能直接触及（图 22-4）。

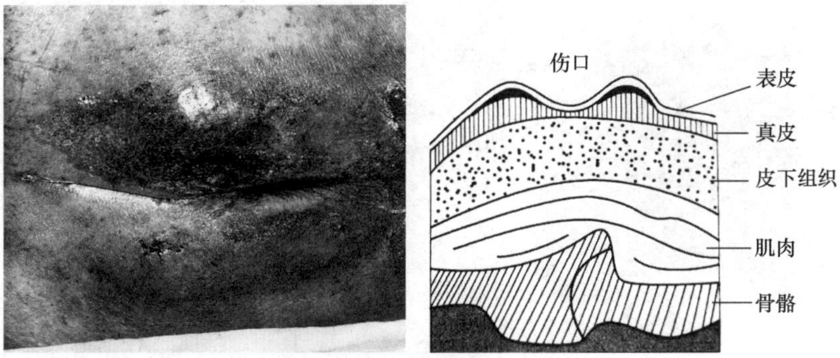

图 22-3　Ⅱ期压疮

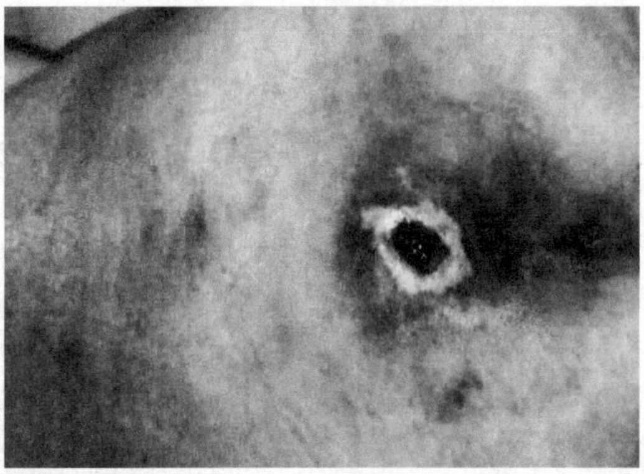

图 22-4　Ⅲ期压疮

（四）Ⅳ期：组织全层缺损

全皮层缺损，伴有骨骼、肌腱或肌肉的暴露。伤口床可能会部分覆盖腐肉或焦痂，常常会有潜行和窦道。Ⅳ期压疮的深度取决于其解剖位置。鼻梁、耳、枕部和踝部没有皮下组织，因此Ⅳ期溃疡会比较浅表。Ⅳ期压疮可深及肌肉和（或）支撑组织（如筋膜、肌腱或关节囊），严重时可导致骨髓炎。暴露的骨骼或肌肉肉眼可见，或通过触诊可及（图 22-5）。

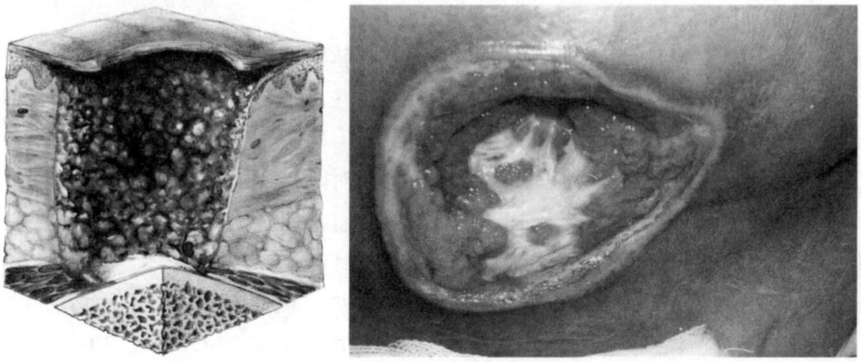

图 22-5　Ⅳ期压疮

二、美国补充的分期方法

（一）不可分期：皮肤全层或组织全层缺损——深度未知

缺损涉及组织全层，但溃疡的实际深度完全被创面的坏死组织（黄色、棕褐色、灰色、绿色或棕色）和（或）焦痂（棕褐色、棕色或黑色）所掩盖。无法确定其实际深度，除非彻底清除坏死组织和（或）焦痂以暴露出创面底部。这种情况可能属于Ⅲ期或者Ⅳ期。足跟部固定的焦痂（干燥、附着紧密、完整且无红肿或波动性）相当于“机体天然的（生物的）遮盖物”，不应该被清除（图 22-6）。

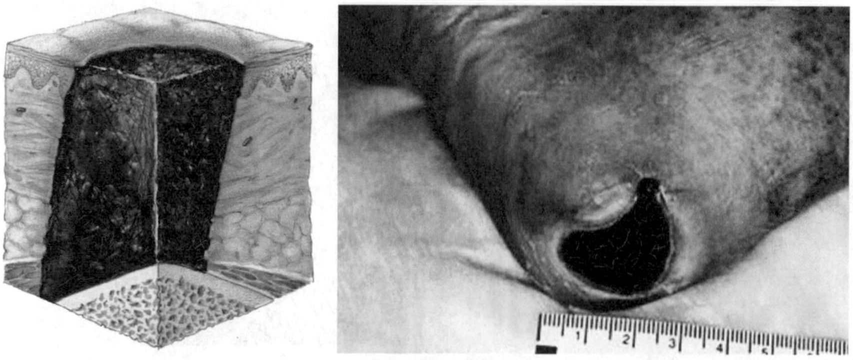

图 22-6　不可分期

（二）可疑深部组织损伤期——深度未知

由于压力和（或）剪切力造成皮下软组织受损，在完整但褪色的皮肤上出现局部紫色或黑紫色，或形成充血性水疱。与邻近组织相比，该区域的组织可先出现疼痛、硬肿、糜烂、松软、较冷或较热。深部组织损伤在肤色深的个体比较难诊断。此期也包括在黑色创面上形成的水疱，可能会发展为被一层薄的焦痂覆盖；即便接受最佳治疗，也可能会快速发展成为深层组织的破溃，此期压疮发生于肤色较深的个体时难以鉴别（图 22-7）。

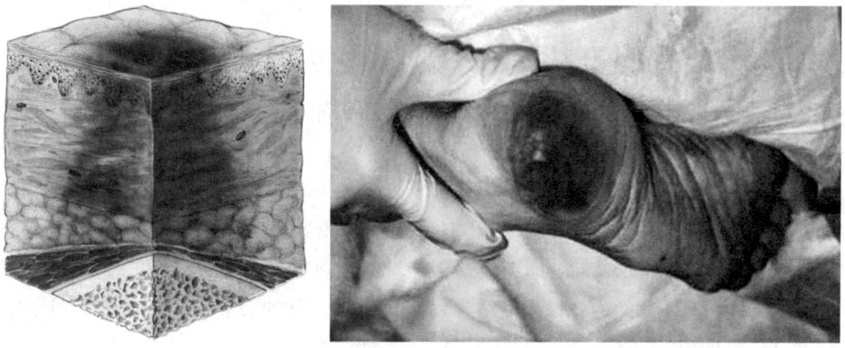

图 22-7　可疑深部组织损伤期

【预防方法】★★★△△△

良好的护理始终是防止压疮发生的前提。为此，制订一整套行之有效的涉及观察、治疗的制度是必需的，其中包括护理教育内容。因为临床护士只有在充分了解压疮的病因、发生机制、临床表现后才能及时根据病情采取相应措施，而防治措施的执行也需要制度保证。

一、舒缓压迫

间歇减轻局部压力是预防压疮最重要的措施。为防止易受累部位的毛细血管压过高，必须尽量使患者的体重分散在尽可能大的体表面积上。长期卧床的患者必须约 2 小时翻身 1 次，准确的时间间隔可视患者具体情况和所用的床垫而定。患者侧卧位时，为避免股骨大转子和外踝受压，可让患者身体呈一定角度。软垫或泡沫塑料可用于防止踝或膝关节等骨性隆突部位的直接受压。在小腿下放置软垫可使足跟悬空。但应特别注意圈形垫子会使中央的组织血流量减少，对防治压疮有害无益。有条件时可利用气垫床或流体悬浮床最大限度地舒缓压迫，对于不能翻身的患者尤其有利（图 22-8）。

对长期坐轮椅的患者而言，坐骨结节是最易发生压疮的部位。应每 20～30 分钟变换 1 次受压部位，通过患者在椅内前倾、后仰、侧斜等达到目的，使用电动轮椅自动调节体位也是可行的。

二、减小摩擦力和剪切力

把患者搬离床或轮椅时，应抬起后再移动，并保持椅面和床面平整、无杂物。用软布等包裹肘及足跟等处，以免擦伤。同时避免卧床患者头部长时间抬起>30°，以免骶尾部、足跟部承受过大压力和剪切力。

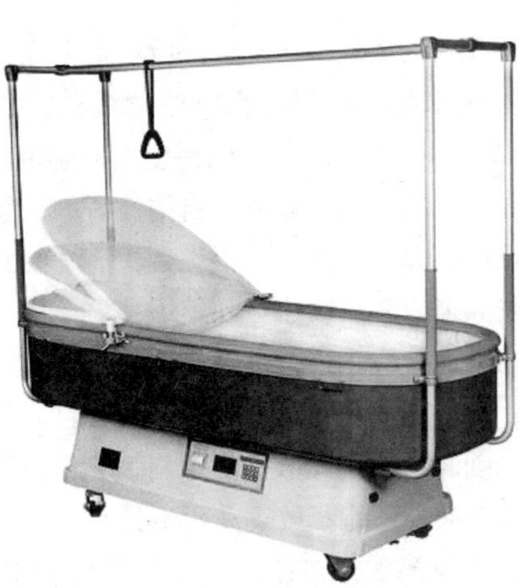

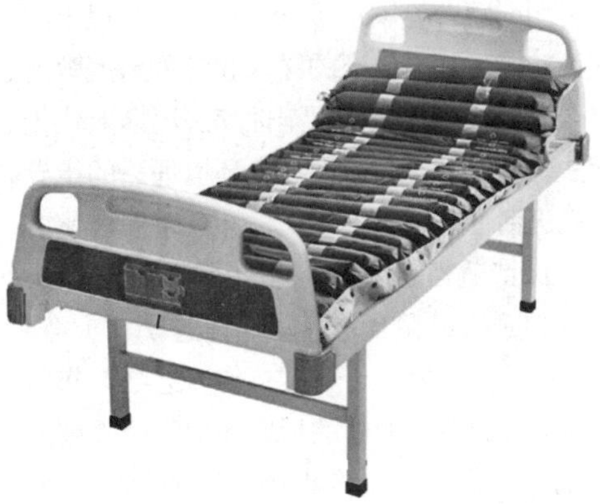

图 22-8 流体悬浮床和气垫床

三、防止潮湿

治疗大、小便失禁，如果无效则应考虑留置尿管并及时清理，勤换床单或使用吸水的衬垫，尽量保持局部皮肤干燥。另外，还要注意伤口引流和排汗过多引起的皮肤潮湿。

四、增强营养

根据美国健康政策与研究处（Agency for Health Care Policy and Research）的指南，临床发现血清白蛋白水平低于 35 g/L、总淋巴细胞数少于 1.8×10^9/L 或体重减少超过 15% 即可认为存在明显的营养不良。加强饮食补充可明显减少发生压疮的危险，如果进食有困难者可进行鼻饲或适当给予静脉营养支持。怀疑有维生素或矿物质缺乏时应相应补充。

五、其他方法

压疮发生后患者会产生紧张和恐惧心理，医护人员应采取各种沟通技巧和患者进行沟通，耐心安慰，积极疏导，提高患者心理承受能力，使患者每天能以良好的心态配合治疗护理。在压疮发生前，要及时告知患者及家属，让患者及家属了解压疮发生的潜在危险因素，理解医护人员所给予的各种保护措施，知晓如何配合压疮的预防及护理工作，并告知患者如果发生压疮对疾病及预后的影响，让患者和家属积极主动参与，这对预防和减少压疮的发生很关键。积极治疗和控制其他限制活动或全身性疾病如骨折、关节炎、糖尿病、心功能衰竭、严重的痉挛，减少因过度洗浴、硬物、日照、寒冷等造成的皮肤损伤。以往认为对骨性隆突等易发压疮部位进行按摩可促进该处血液循环，但现在发现这种疗法并无显著效果且易产生深部组织损伤，因此并不推荐。也有人用动物实验证实抗自由基药物可增加压迫条件下皮肤组织血流量和氧合作用，从而延缓和减轻皮肤、肌肉的坏死。其他辅助疗法主要包括电刺激、电磁疗法、光疗（包括激光、红外线、紫外线等）、声能（超声波）、高压氧疗法、局部氧疗、生长因子等，其中大部分疗法仍处于研究阶段。目前生长因子、电刺激、超声疗法已被证实可以对压疮的愈合起到促进作用，但未广泛应用于临床，而其他辅助疗法则仍旧缺乏相关证据，所以目前压疮治疗以湿性愈合疗法和封闭负压治疗为主。

【创面处理】★★★ ▲▲▲

传统创面治疗方法主要有两种形式用于压疮治疗，一是干性疗法，即将感染的伤口暴露促使其脱水干燥结痂，后通过外科手术切痂、植皮的方法清除失活组织，最终封闭创面；另一种则是运用手术清创方式移除坏死组织或焦痂，其后通过频繁使用生理盐水或抗菌成分包括聚维酮碘、次氯酸钠、过氧化氢、75% 乙醇等溶液，甚至是抗菌药物局部湿敷伤口，或是使用湿到干（wet to dry）方法，控制伤口感染，引流渗液，以促进创面愈合，严重者则需要等待后期手术治疗。但是随着研究进展，传统方法的弊端浮现，干性疗法因疗效不佳逐渐被淘汰，后者则由于纱布湿敷作用有限，所用抗菌成分易造成肉芽损伤和成纤维细胞毒性而被质疑。此后，各种治疗新方法不断涌现。

一、湿性疗法

1962 年英国动物学家 Georges Winter 研究发现，伤口使用半透膜封闭时愈合速度快于开放伤口，并提出湿性愈合环境理论。此后随着研究的深入和各种新型敷料问世，湿性愈合理论被广泛接受，湿性疗法逐渐取代传统干性愈合疗法。其原理是在湿性愈合环境理论的指导下，应用各种先进活性敷料，促进伤口坏死组织软化溶解，管理渗液，保持适当温湿度、阻挡外界细菌侵入，营造最有利于伤口愈合的微环境，从而促进伤口愈合。在这种环境下创面床张力降低，可维持伤口边缘至伤口中央的正常电势梯度，毛细血管的形成和细胞增殖被加速，低氧状态的张力有利于上皮细胞和胶原纤维的形成，同时有利于坏死组织和纤维蛋白的溶解，渗液中的丰富营养物质和免疫细胞亦被有效利用，并且适宜的温湿度利于各种生长因子的释放与扩散作用，保持细胞活性并刺激其分裂，减少痂皮形成，最终加速创面愈合同时创面床保持湿润，保护了其中暴露的神经末梢，减少了敷料粘连程度，从而降低患者的疼痛感。

目前湿性疗法使用的新型敷料主要包括水胶体敷料、水凝胶敷料、半透膜类敷料、藻酸盐敷料、泡沫敷料、含银敷料、蜂蜜敷料、聚氨酯薄膜、聚氨酯泡沫胶、金属蛋白酶抑制剂、工程化组织、生长因子等，或是以上几种材质组合的复合敷料，分别具有消炎抗菌、促进坏死组织自溶、吸收渗液、促进凝血、促进伤口上皮化的功效，或是复合多种疗效。2000 年在美国食品药品管理局（FDA）颁布的指南中将创面的湿性处理确定为创面处理的标准方法，目前应用于压疮治疗中亦取得显著效果。大量文献表明湿性疗法与传统疗法在压疮治疗上的差异，前者在伤口面积缩小、愈合率、平均愈合时间、成本效益等方面均有显著优越性。

（一）Ⅰ期压疮的处理

基本与预防措施相同。局部使用过氧化脂肪酸酯，改善皮肤微循环；选用透明敷料，薄的水胶体敷料保护以减少摩擦，防止压疮进一步恶化。

（二）Ⅱ期压疮的处理

消毒水疱或穿刺抽液，用薄的水胶体敷料或透明敷料外贴；表皮受损的浅表性创面，创面基底部红色，渗液少，可选用薄水胶体敷料或泡沫类敷料外贴。无须频繁更换敷料，待水疱液完全吸收 3～5 天后揭除敷料，此方法经临床应用证实经济有效。

（三）Ⅲ～Ⅳ期压疮的处理

首先进行清创，清创的目的主要是清除黄色腐肉及黑色痂皮、坏死组织及异物，有助于准确评估创面，促进愈合。应尽可能地清除坏死组织和分泌物，如有死腔，将死腔内的坏死组织和分泌物尽量清除干净。创面呈红色选用水胶体敷料，水胶体敷料有较强的吸液功能，吸收液体后形成凝胶，保持创面的温度和湿润，促进肉芽和上皮的生长，有助于自溶性清创；创面基底为黑色或黄色腐肉，渗液少、干燥者，清洗创面后，用水凝清创胶类来溶解、软化坏死组织，再选择透明敷料或凡士林油纱及纱块作为二级敷料覆盖，根据渗液情况定期更换；对于有中到大量渗液的创面、腔隙和窦道、感染及出血创面，选用藻酸盐类敷料填充，在与伤口接触时除吸收渗液外还能释放钙离子，具有一定止血功能；外加二级敷料覆盖；肉芽过度及中到大量渗液的创面，可选用泡沫类敷料，结合弹力绷带使用，有抑制肉芽组织增生的作用。此外，压疮创面如有感染，应先清创，做伤口细菌培养及药物敏感试验，使用敏感抗生素治疗，或同时使用银离子抗菌敷料控制感染。

二、负压伤口治疗技术

负压伤口治疗技术（negative pressure wound therapy，NPWT）是近十多年来兴起的一种伤口治疗新技术，已在临床各科得到了应用和发展。各医疗器械厂商注册了各自不同的名称，如封闭负压引流技术（vacuum sealing drainage，VSD）、负压辅助伤口愈合技术（vacuum-assisted closure，VAC）等，但其实质是相同的，即将吸引装置与特殊的伤口敷料连接后，使伤口保持在一定的负压状态以达到治疗目的。

大量临床应用研究显示了 NPWT 对于压疮的积极治疗效果，认为该疗法可以有效缩小压疮创面面积、深度、体积，减轻组织水肿，减少细菌数量，促进创面床血液循环，促进肉芽组织生长及相关生长因子的释放与表达，并且能有效控制渗液，最终加速压疮愈合，特别适用于Ⅲ期、Ⅳ期的深度压疮。目前，将 NPWT 作为手术闭合压疮创面前期的辅助治疗，结合局部减压、营养评估、血管评估的综合治疗方法，已经成为临床常用治疗方法。同时，对于不能手术的患者，亦可使用 NPWT 治疗达到促进压疮Ⅱ期愈合的目的。

NPWT 临床应用的填充敷料包括泡沫敷料和医用纱布两大类。泡沫敷料成分多为聚乙烯醇（polyvinyl alcohol，PVA）或聚氨酯（polyurethane，PU），其微孔直径大小在 0.2～1.0 mm，使用时根据创面需求裁剪。泡沫敷料的开放式分子结构有利于创面肉芽组织生长，也会使肉芽组织长入敷料，增加更换敷料时创面床的损伤程度与患者的疼痛感。目前认为 PU 适用于渗液量大的创面，其刺激肉芽组织生长的效果优于 PVA，而 PVA 适用于较浅表的创面，或是有潜行窦道的伤口。

医用纱布为 VAC 发明时采用的填充敷料，虽然其在肉芽组织促进方面没有泡沫敷料优势明显，但是取材方便、价格低廉，且没有尺寸上的严格要求，更换敷料时疼痛感较轻，因此在临床上应用也相当广泛。

早期动物实验和后期临床上的大量应用证明 NPWT 采用 −125 mmHg 的负压值较其他负压值而言，能有效地增加伤口微循环血流，并增加伤口微血管口径，因此负压伤口治疗的指南大多推荐 −125 mmHg 为治疗使用负压值。对于压疮而言，−125 mmHg 同样适用，但是也应根据使用的填充敷料类型进行微调整，比如使用 PVA 泡沫材料时，−175～−125 mmHg 范围内均适用；若患者感到疼痛，或是不耐受治疗时，也应适当降低负压值。最新的 VAC 指南建议治疗的负压值范围为 −150～−50 mmHg，临床应用时应根据患者的需求与实际情况进行个体化的治疗。

在吸引模式的选择方面，VAC 指南支持连续性吸引模式适用于治疗的最初 48 小时，而后治疗应转为间歇性吸引模式（每吸引 5 分钟停 2 分钟，如此循环）。相较于连续性吸引模式，间歇性吸引模式应用时伤口肉芽组织生长更快。连续性吸引模式由于持续吸引，伤口内处于负压状态，活动度较小，因此适用于稳定性较差、易出血或不易密封的伤口。若患者不耐受间歇性吸引模式，疼痛难忍，或渗液量过大，也可在 48 小时之后继续使用连续性吸引模式。

在更换敷料的频率方面，目前并没有建立任何标准，临床使用中需要根据患者的实际情况，包括渗液量的多少等及时更换敷料。NPWT 治疗Ⅳ期压疮见图 22-9，图 22-10。

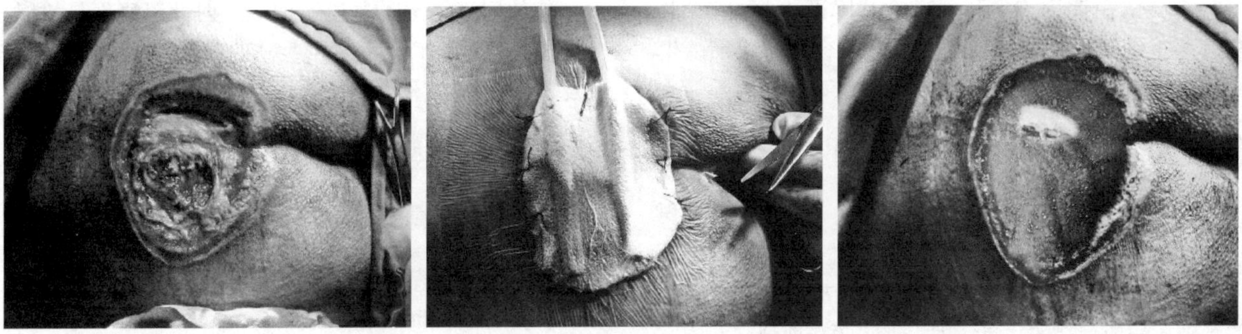

图 22-9　NPWT 治疗Ⅳ期压疮（PVA 泡沫材料）

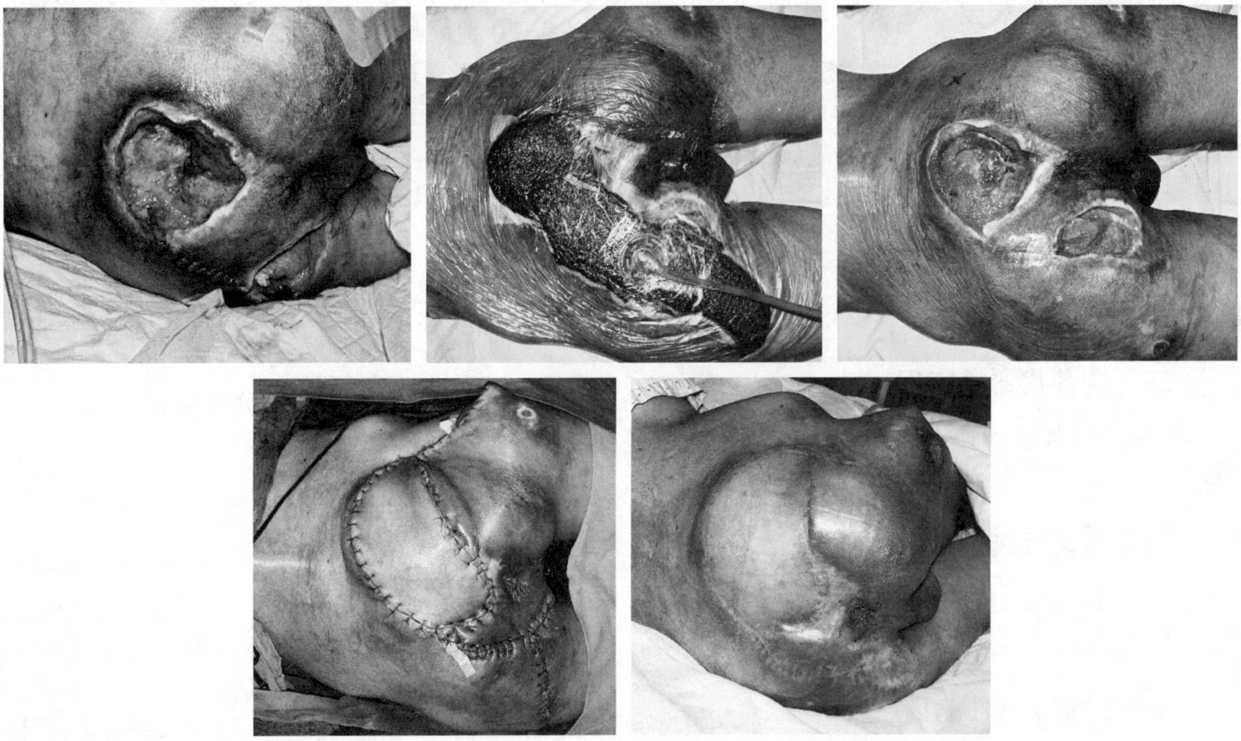

图 22-10　NPWT 治疗Ⅳ期压疮（PU 泡沫材料）

三、外科手术治疗

对于面积较大的Ⅲ、Ⅳ期压疮，为了加快创面愈合速度，提高愈合质量，改善生活质量，防止压疮再度发生，可以采用外科手术治疗。常用的外科手术方法主要有植皮术、皮瓣或肌皮瓣转移术（包括邻近皮瓣、轴型皮瓣、游离皮瓣等）。常见的手术并发症包括血肿、感染、皮瓣坏死等。手术目的是为了清除感染、坏死组织、修复缺损。皮片移植术较为简单，但是不耐摩擦，压疮容易复发；皮瓣、肌皮瓣手术较为复杂，组织量较大，抗摩擦能力较强，也能承受压力和剪切力的损伤，压疮复发的可能性较低。因此如有条件应该尽可能地采用皮瓣或肌皮瓣转移修复术。由于老年压疮患者基础疾病较多，如心脑血管疾病、糖尿病、COPD、慢性肾功能不全等，同时大多营养状态不良，应该由内科、外科、麻醉科、营养科等多学科共同合作，创造条件使患者能够有机会接受麻醉和手术，以改善预后。

第3节　慢性创面的分类、分期及处理

近几年有关细菌生物膜在慢性伤口形成中的作用引起了人们关注，细菌生物膜可能是慢性伤口难以愈合的一个重要原因。慢性伤口感染被认为是干扰伤口正常愈合的主要因素，其感染症状隐匿不容易识别，常有多重细菌生长且对抗生素耐药，容易形成细菌生物膜，难以被清除和抗生素治疗难以奏效。

【慢性创面的临床分类和分期】★△

一、依据病因分类

最常用的分类方法是依据导致患者形成慢性创面的基础疾病或存在的主要病理生理问题来划分，而这方面的原因是一个很大的范围。以下为相对常见的病因。

（一）创伤性病因

如机械损伤、烧伤、冻伤、虫咬伤、蜇伤等，很多时候创伤只是一个诱发因素，患者本身存在的病理生理异常使得一些轻微的创伤迁延不愈，甚至迅速恶化。

（二）感染性病因

包括细菌、真菌、病毒、钩端螺旋体（如梅毒）等多种微生物感染。

（三）营养代谢性病因

如糖尿病性溃疡、痛风性溃疡、营养不良所致溃疡等。

（四）脉管性病因

包括静脉性溃疡、动脉性溃疡、血管炎性溃疡、淋巴管性溃疡等。

（五）肿瘤/癌性病因

常见的包括鳞状细胞癌、基底细胞癌、黑色素瘤、皮肤附件肿瘤等。

（六）医源性病因

如放射性溃疡（这里所说的放射性溃疡不是放射性损伤继发的癌性溃疡）、注射部位药液外渗和腐蚀，以及服用激素等影响伤口愈合的药物等。

（七）神经源性病因

如糖尿病性溃疡。

（八）压疮

（九）其他病因

如伴有自身免疫疾病、免疫缺陷性疾病、肾功能不全等基础疾病的患者出现的慢性创面，也具有其自身的病理生理特点。

多数患者通过病史、体格检查和常规化验检查就可以明确分类，这种命名方法为临床上医务人员解除或者缓解产生溃疡的病因，干预溃疡发生发展的病理生理过程提供了明确指导，具有很强的实用性。

二、依据创面局部表现分类和分期

另一类比较常用的分类和分期方法更多着眼于创面局部。

（一）依据创面深度进行分类和分期

如美国压疮顾问组（The National Pressure Ulcer Advisory Panel，NPUAP）和欧洲压疮顾问组（European Pressure Ulcer Advisory Panel，EPUAP）按深度划分的压疮分期（详见前文“压疮”）。另外，其他溃疡也有相应的深度分类系统，如糖尿病性足溃疡的Wagner分级：0级为无开放性溃疡，可能伴有蜂窝织炎；1 级溃疡为局限于皮肤层的溃疡；2 级溃疡深及韧带、肌腱、关节囊、深筋膜，但没有脓肿或骨髓炎；3 级为深部溃疡，伴有脓肿或骨髓炎；4 级有干性或湿性坏疽，位于足前掌或足跟；5 级为广泛坏疽累及全足。

（二）依据创面颜色进行分类

该方法是在近年来“创面床准备”（wound bed preparation，WBP）理论的基础上发展而来，而 WBP 理论又是基于对慢性创面的病理性愈合过程的新认识而提出的。目前广泛采用的是将创面分为“黄色”“黑色”“红色”和“粉色”等，不同颜色对应不同的病理状态。“黄色”对应的是存在较多脓性分泌物或血清样渗出的湿性创面；“黑色”对应的是表面覆盖坏死痂壳或失活组织的干燥创面；“红色”对应的是干净、肉芽新鲜的创面；“粉色”对应的是开始上皮化的“健康”创面。此方法直观描述了慢性创面愈合过程的不同病理状态、存在的主要问题，从而能够很好地指导医生在不同时期选择不同的创面处理方法，特别是在敷料选择问题上有很好的指导意义。

（三）依据影响创面愈合的主要局部因素进行分期

由于糖尿病足溃疡的发生发展与局部血供、神经病变及感染关系最为密切，为反映这些影响因素及其严重程度而发展了更多的分类和分期方法，比如 Liverpool 分类和 Brodsky 分类。Liverpool 分类将糖尿病足溃疡分为原发性和继发性，前者又分为神经性、缺血性和神经 - 缺血性，后者又分为无和有并发症（如蜂窝织炎、脓肿或骨髓炎）等。由于血供常是决定糖尿病足溃疡是否截肢的最重要因素，所以 Brodsky 分类将糖尿病足溃疡血供情况又进行了细分：A 级无缺血；B 级有缺血，无坏疽；C 级前足部分坏疽；D 级全足坏疽。

（四）综合评分法

Falanga 在 WBP 理论的基础上，将创面深度、颜色等多个影响创面床的因素整合后发展了一套创面床评分（wound bed score）体系以便更全面地进行评估。该评分包括黑痂、创面周围的皮肤湿疹和皮炎、深度、创周皮肤纤维化和硬结形成、创面床颜色、创面周围水肿和肿胀、创面上皮化、渗出量 8 个方面。

以上列举的分类和分期只是目前应用的各种分类和分期方法的一小部分，随着对慢性创面认识的加深，分类方法必然会更真实地反映疾病的本质，更好地为临床决策服务。

【慢性创面治疗】★★ △

一、创面床准备

创面床准备（wound bed preparation）即祛除创面的细菌性、坏死性、细胞性负荷，运用清创等手段及采用新型敷料、生长因子等新技术新材料为创面创造一个适宜愈合的微环境，加速内在的创面愈合过程。针对慢性创面的病理生理改变，需要采取一系列的措施来纠正上述的分子和细胞异常，以促使创面修复进程重新回到正常的生理途径上来。目前关于 WBP 的措施强调四个方面的综合治疗，即坏死组织清创（tissue debridement，T）、炎症和（或）感染的控制（inflammation/infection control，I）、水分平衡（moisture balance，M）和新鲜的创面边缘（edge of the wound，E），简称为创面床准备的 TIME 原则。通过 WBP，一部分较小的创面有可能通过创面收缩和上皮化愈合，而较大的或复杂的创面则改善了局部条件，为手术修复创造了良好的基础。

（一）清创

一个慢性伤口最明显的标志是坏死组织的出现，清创自然发生在伤口的愈合过程中，而且清创的速度越快其伤口的愈合也更加迅速。传统的手术清创可以迅速去除坏死组织、降低细菌负荷、阻止炎症因子或感染扩散，从而避免病变进一步扩大甚至危及生命，但是，对于一些“稳定的”慢性创面，可采用更为精细的、温和的清创方法，如机械清创、化学清创、生物清创，可以在去除衰老的细胞、遭受破坏的细胞外基质、破坏性的酶类、感染或定植的微生物等不利因素的同时，尽量保留有活性的组织。

1. 手术清创和（或）锐性清创 采用外科手术的方式切除或剪除非存活组织，清创较为彻底、迅速，但损伤较大，出血较多。手术清创的另一个缺点是疼痛明显，多需在麻醉下进行，因此不便于连续多次地进行。

2. 机械和（或）物理清创 如清洗、水疗、敷料的吸收、黏附和剥离作用等。物理清创与手术清创有类似地方，如去除坏死组织速度较快，但缺乏选择性，比较疼痛；不过，相对而言物理清创较手术清创更温和，有活性的组织损失更少。

3. 化学性清创 使用各种蛋白溶解酶来溶解坏

死组织，临床上使用最多的是外源性胶原酶。胶原酶的溶解作用很温和，对有活性的组织损伤很小，病人比较舒服，但起到明显效果所需要的时间较长，更适合在去除了明显的坏死组织后对剩余的少量坏死组织清创。

4. 自溶性清创 利用患者自身的蛋白溶解酶和吞噬细胞来清除坏死组织，要实现自溶性清创，很重要的一个条件就是在创面制造一个湿润的环境并维持一定水平的炎症反应，使用水合或保湿敷料水合溶解非存活组织，清创彻底，过程较慢，患者无痛感。

5. 生物性清创 如用特殊的医用蛆虫进行清创。该方法除了蛆虫对坏死组织的吞食外，还包括蛆虫分泌各种溶解酶对坏死组织的溶解和分泌抑菌成分对细菌的抑制作用等。该方法同样具有较好的选择性，且比化学清创要快，国内外都有报道，但需要帮助患者克服恐惧感和不适感。

6. 水动力清创 也称为“水刀”清创，是以高压水流对人体组织进行切割，水流的速度可达444 m/s，在精准切割人体组织的同时不产生任何热损伤，避免了电刀切割组织过程中产生的广泛组织损伤。相比传统的手术刀结合高压脉冲的清创方式，水动力清创最大程度地保留正常组织并减少出血的同时，高速水流可以将污物一起排出，降低了把细菌带入正常组织的风险。近年来这项技术已在我国多家医院开展，具有良好的应用前景。

（二）控制感染或炎症

处理创面感染的措施取决于不同创面的情况，遵守严格的无菌操作是基本要素。处理方法：使用银离子、镁盐、碘敷料等抗菌敷料，感染控制后停止抗菌敷料的使用。根据选择敷料的特性和伤口渗液情况确定更换敷料的次数，通常每日更换。当出现菌血症、败血症、蜂窝织炎、骨髓炎需全身使用抗生素。

（三）湿性平衡与敷料选择

伤口湿性愈合理念，是给伤口创造适度湿润的环境，让伤口基底床保持湿润状态，形成低氧环境，从而促进伤口愈合。湿性环境有利于创面的自溶性清创，有利于成纤维细胞增殖、表皮细胞迁移爬行、血管生成、生长因子发挥作用和基质合成沉积。此外，湿性环境下创面换药的痛苦要比干性环境明显要小。新的湿性愈合理念强调合适的湿度和（或）湿性平衡，而原来困扰湿性愈合的感染问题，因为抗感染技术的进步而逐步获得解决，两者的配合产生了大量的新型敷料或者敷料组合。

（四）新鲜的创面边缘和上皮化

创面边缘的处理通常容易被忽视，而且在TIME的框架中，“E”这一项也是最后确立的。但研究发现慢性创面边缘的病理改变在阻止创面收缩和上皮化方面具有重要影响。新鲜的创面边缘表现为不断前进的上皮边缘，刚上皮化的部位呈粉红色，而在慢性创面边缘的改变常见的有两种：一种是创面边缘的上皮化处于停滞不前甚至倒退的状态；另一种是创面边缘呈过度增生状态。要促使创面边缘上皮化，创面边缘的清创、控制创面感染和保持适当的湿度同时又避免边缘皮肤的浸渍等都是重要的手段。如果这些手段不能奏效，则可以考虑尝试皮片移植、封闭负压引流、应用生长因子、组织基质金属蛋白酶抑制药等手段。

（五）细胞和分子水平的调控

除了TIME理论提到的4个方面外，现在的WBP还包括其他方面的措施，特别是深入到细胞和分子水平来进行调控，主要有应用外源性生长因子、基质金属蛋白酶/组织基质金属蛋白酶抑制物、体外培养修复细胞或干细胞等方面。通过WBP要达到的目标是尽可能清除坏死性负担，将细菌负荷降到可控的水平，维持适度的炎症，并随创面愈合进程而改变、调控修复细胞的生物学行为，使之形成期望的组织。这些方面的改善将极大地改善慢性创面的病理状态，从而促使创面向生理性愈合转变或为进一步治疗打下基础。当然，仅有局部处理是不够的，全身状况的评估和改善、基础疾病的控制是同样重要的措施；而且对于像糖尿病足这一类慢性疾病患者，治疗的重点不仅限于创面的暂时修复，而是要将预防再次复发作为同样重要的目标，因此内科治疗、随访和患者教育也是整个治疗的重要组成部分。

二、负压伤口治疗技术（NPWT）

NPWT是指将连接特制真空负压泵的引流管置于创面，并用纱布或聚氨酯海绵包裹，然后用透明贴膜封闭创面，利用负压环境进行治疗（详见“压疮”部分）。该技术适用于除动脉性溃疡以外的大多数慢性创面。

三、干细胞治疗技术

干细胞具有多向分化潜能，能在不同诱导条件下分化成软骨、脂肪、血管内皮、神经、皮肤等多种细胞，还能分泌大量细胞因子，有研究表明骨髓间充质干细胞在创面组织中可以分泌 TGF-β_1、VEGF、EGF、FGF 等参与创面修复，也可以作为基因载体修复创面。脂肪间充质干细胞也能通过旁分泌作用于成纤维细胞，促进Ⅰ、Ⅲ型胶原和纤连蛋白的分泌，有利于创面愈合和减少瘢痕。干细胞治疗和组织工程学的发展带来了创面修复的新思路，但仍有不少问题需要解决，目前主要还停留在基础研究阶段，需要深入研究。

四、富血小板血浆技术（platelet-rich plasma，PRP）

国内外研究表明富血小板凝胶或富血小板血浆具有明显的促进创面修复的能力，且在临床中已有广泛应用。血小板促进创面愈合的机制可能是血小板可以释放 VEGF、EGF、PDGF、FGF_2、TGF、PF_4 等。Saad Setta 等利用富含血小板血浆治疗慢性糖尿病足溃疡，创面愈合时间明显少于利用含血小板较少血浆治疗的创面。利用自体富血小板凝胶治疗糖尿病足溃疡，在创面愈合率和愈合时间等方面有明显优势。Han 等发现血库新鲜浓缩血小板释放血小板源性生长因子的量与自体浓缩血小板相似，因此认为血库浓缩血小板（BBPC）同样具有促进糖尿病溃疡愈合的潜能，这为血小板在慢性创面愈合中的应用提供了新思路。

五、基因治疗

使用基因治疗方法治疗慢性创面可以避免使用重组生长因子时存在的缺陷。这种方法通常应用质粒 DNA 转染或者用基因枪或生物载体将某些编码生长因子的基因导入体内。目前，基因治疗仍然处于Ⅰ或Ⅱ期临床试验阶段，但是治疗效果令人鼓舞。

六、生物皮

生物皮可用于压疮的治疗。原本用于治疗烧伤创面的细胞与基质疗法，已经开始用于治疗急、慢性创面，经过大量的临床试验研究，已经出现了多种生物皮或皮肤替代物。起初，具有里程碑的是角质形成细胞。后来，又出现了更复杂的结构，包括有活性的角质形成细胞和（或）成纤维细胞的基质及其他成分。临床研究结果表明，取自新生儿包皮的皮肤基质可促进静脉性溃疡及糖尿病溃疡的愈合。

（侯惠如　麻玉秀　赖　文　陈瀚熙）

参考文献

[1] European Pressure Ulcer Advisory Panel and National Pressure Ulcer Advisory Panel. Prevention of pressure ulcers: Quick Reference Guide. Washington DC: National Pressure Ulcer Advisory Panel, 2009.

[2] Maklebust J. Interrupting the pressure ulcer cycle. Nurs Clin North Am, 1999, 34(4): 861-871.

[3] Perneger TV, Héliot C, Raë AC, et al. Hospital-acquired pressure ulcers: risk factors and use of preventive devices. Arch Intern Med, 1998, 158(17): 1940-1945.

[4] 徐玲，蒋琪霞．我国 12 所医院压疮现患率和医院内获得性压疮发生率调研．护理学报，2012，19(5A)：9-12.

[5] 蒋琪霞，管晓萍，苏纯音，等．综合性医院压疮现患率多中心联合调研．中国护理管理，2013，13（1）：26-30.

[6] Salcido R, Popescu A, Ahn C. Animal models in pressure ulcer research. J Spinal Cord Med, 2007, 30(2): 107-116.

[7] Jiang LP, Tu Q, Wang Y, et al. Ischemia-reperfusion injury-induced histological changes affecting early stage pressure ulcer development in a rat model. Ostomy Wound Manage, 2011, 57(2): 55-60.

[8] Ceelen KK, Stekelenburg A, Loerakker S, et al. Compression-induced damage and internal tissue strains are related. J Biomech, 2008, 41(16): 3399-3404.

[9] Ankrom MA, Bennett RG, Sprigle S, et al. Pressure-related deep tissue injury under intact skin and the current pressure ulcer staging systems. Adv Skin Wound Care, 2005, 18(1): 35-42.

[10] Black J, Baharestani MM, Cuddigan J, et al. National Pressure Ulcer Advisory Panel's updated pressure ulcer staging system. Adv Skin Wound Care, 2007, 20(5): 269-274.

[11] Winter, GD. Formation of the scab and the rate of epithelization of superficial wounds in the skin of the young domestic pig. Nature, 1962, 193: 293-294.

[12] 蒋琪霞．伤口护理临床实践指南．南京：东南大学出版社，2004：60-75.

[13] Apelqvist J, Armstrong D, Augustin

M, et al. Vacuum assisted closure: recommendations for use. A consensus document. Int Wound J, 2008, (suppl 4): 1-19.

[14] Braakenburg A, Obdeijn MC, Feitz R, et al. The clinical efficacy and cost effectiveness of the vacuum-assisted closure technique in the management of acute and chronic wounds: a randomized controlled trial. Plast Reconstr Surg, 2006, 118(2): 390-397; discussion 398-400.

[15] World Union of Wound Healing Societies (WUWHS). Principles of best practice: Vacuum assisted closure: recommendations for use. A consensus document. London: MEP Ltd, 2008.

[16] 中华医学会创伤学分会组织修复专业委员会. 慢性伤口诊疗指导意见（2011版）. 北京：人民卫生出版社，2011.

[17] Ravari H, Hamidi-Almadari D, Salimifar M, et al. Treatment of non-healing wounds with autologous bone marrow cells, platelets, fibrin glue and collagen matrix. Cytotherapy, 2011, 13(6): 705-711.

[18] Telgenhoff D, Shroot B. Cellular senescence mechanisms in chronic wound healing. Cell Death Differ, 2005, 12(7): 695-698.

[19] Goldberg SR, Diegelmann RF. Wound healing primer. Crit Care Nurs Clin North Am, 2012, 24(2): 165-178.

[20] Mulder GD, Vande Berg JS. Cellular senescence and matrix metalloproteinase activity in chronic wounds. Relevance to debridement and new technologies. J Am Podiatr Med Assoc, 2002, 92(1): 34-37.

[21] Trengove NJ, Langton SR, Stacey MC. Biochemical analysis of wound fluid from nonhealing and healing chronic leg ulcers. Wound Repair Regen, 1996, 4(2): 234-239.

[22] Velander P, Theopold C, Bleiziffer O, et al. Cell suspensions of autologous keratinocytes or autologous fibroblasts accelerate the healing of full thickness skin wounds in a diabetic porcine wound healing model. J Surg Res, 2009, 157(1): 14-20.

[23] Rathur HM, Boulton AJ. The diabetic foot. Clin Dermatol, 2007, 25(1): 109-120.

[24] Guo WY, Wang GJ, Wang P, et al. Acceleration of diabetic wound healing by low-dose radiation is associated with peripheral mobilization of bone marrow stem cells. Radiat Res, 2010, 174(4): 467-479.

[25] Fiorina P, Pietramaggiori G, Scherer SS, et al. The mobilization and effect of endogenous bone marrow progenitor cells in diabetic wound healing. Cell Transplant, 2010, 19(11): 1369-1381.

[26] Shai A, Maibach HI. Wound healing and ulcers of the skin: diagnosis and therapy the practical approach. Berlin: Springer, 2005.

[27] Falanga V, Saap LJ, Ozonoff A. Wound bed score and its correlation with healing of chronic wounds. Dermatol Ther, 2006, 19(6): 383-390.

[28] Schultz GS, Barillo DJ, Mozingo DW, et al. Wound bed preparation and a brief history of TIME. International Wound Journal, 2004, 1(1): 19-32.

[29] Panuncialman J, Falanga V. The science of wound bed preparation. Surg Clin N Am, 2009, 89(3): 611-626.

[30] AHCPR Clinical Practice Guidelines, No. 3. Panel for the Prediction and Prevention of Pressure Ulcers in Adults. Rockville (MD): Agency for Health Care Policy and Research (AHCPR), 1992.

[31] 李炳辉，谷涌泉，王鹏华，等. 糖尿病足及下肢慢性创面修复. 北京：人民军医出版社，2011.

[32] Saad Setta H, Elshahat A, Elsherbiny K, et al. Platelet-rich plasma versus platelet-poor plasma in the management of chronic diabetic foot ulcers: a comparative study. Int Wound J, 2011, 8(3): 307-312.

[33] Frykberg RG, Driver VR, Carman D, et al. Chronic wounds treated with a physiologically relevant concentration of platelet-rich plasma gel: a prospective case series. Ostomy Wound Manage, 2010, 56(6): 36-44.

[34] 袁南兵，龙洋，张祥迅，等. 自体富血小板凝胶治疗糖尿病难治皮肤溃疡作用机制的初步探讨. 四川大学学报（医学版），2009, 40（2）：292-294.

[35] Han SK, Kim DW, Jeong SH, et al. Potential use of blood bank platelet concentrates to accelerate wound healing of diabetic ulcers. Ann Plast Surg, 2007, 59(5): 532-537.

[36] 陈海燕，陈晓荣，梁艳，等. 自体富血小板凝胶治疗难治性糖尿病足的疗效观察. 中国医学文摘，2008，17（1）：1-2.

[37] Liu Y, Dulchavsky DS, Gao X, et al. Wound repair by bone marrow stromal cells through growth factor production. J Surg Res, 2006, 136(2): 336-341.

[38] Kim JY, Song SH, Kim KL, et al. Human cord blood-derived endothelial progenitor cells and their conditioned media exhibit therapeutic equivalence for diabetic wound healing. Cell Transplant, 2010, 19(12): 1635-1644.

[39] Rajagopalan S, Olin J, Deitcher S, et al. Use of a constitutively active hypoxia-inducible factor-1alpha transgene as a therapeutic strategy in no-option critical limb ischemia patients: phase Ⅰ dose-escalation experience. Circulation, 2007, 115(10): 1234-1243.

[40] Powell RJ, Simons M, Mendelsohn FO, et al. Results of a double-blind, placebo-controlled study to assess the safety of intramuscular injection of hepatocyte growth factor plasmid to improve limb perfusion in patients with critical limb ischemia. Circulation, 2008 , 118(1): 58-65.

[41] Finch Mary.Assessment of skin older people .nursing Older people, 2003, 15(2): 29-30.

[42] John Bauer, Linda G, Phillips. Pressure Sores.Plastic and Reconstructive Surgery, 2008, 121(1): 1-10.

[43] Karoon Agrawal, Neha Chauhan. Pressure ulcers: Back to the basics. Indian uplast surg, 2012, 45(2): 244-254.

[44] National Pressure Ulcer Advisory Panel and European Pressure Ulcer Advisory Panel (NPUAP/EPUAP).Prevention and treatment of pressure ulcers: clinical practice guideline .Washington, DC: National Pressure Ulcer Advisory Panel, 2009.

[45] Mulder GD, Vanda Berg JS. Cellular senescence and matrix metalloproteineinase activity in chronic wounds.Relevance to debridement and new technologies. J Am podiatry Med Assoc, 2002, 92(1):34-37.

第23章 营养不良

【定义】★★△△

营养不良（malnutrition）是指能量、蛋白质及其他营养元素缺乏或过剩，对机体功能乃至临床结局产生不良影响，常以蛋白质 - 能量营养不良（protein-energy malnutrition，PEM）表示，常由于能量和（或）蛋白质摄入不足或因疾病、创伤导致的代谢需要量增加或营养素丢失增加，最终不能满足人体的代谢需要时所致。而“营养风险（nutritional risk）”并不是指发生营养不良的风险，其定义为“现存的或潜在的与营养因素相关的导致患者出现不利临床结局的风险”，特征是与临床结局密切相关。关于营养风险与临床结局的关系，一方面指有营养风险的患者由于营养因素导致不良临床结局的可能性较无营养风险的患者大；同时指有营养风险患者有更多的机会从合理的营养支持中受益。已有随机对照研究证实有营养风险的患者可能通过营养支持改善临床结局。

老年人的营养不良可分为原发性或继发性的。原发性营养不良多因进食不足所致，继发性营养不良则多因器质性疾病导致能量和蛋白质摄入不足引起。目前证实，营养不足和免疫力低下、伤口愈合不佳、躯体功能下降、医护费用增加、住院时间延长及死亡风险增高密切相关。因此，及时发现并尽早干预老年人的营养问题，具有重要意义。

【流行病学】★★△

流行病学资料显示，老年患者中宏量营养素（蛋白质 - 能量摄入）和微量营养素缺乏常见。2002 年全国营养调查结果显示 20%～30% 的老年人营养素摄入不足。根据 2013 年北京、上海、广州等全国 5 大城市调查结果发现，>65 岁的人群中，8% 在社区医院、14% 在养老机构、17% 在综合医院的老年人均符合营养不良标准，其中 PEM 最为常见。

【病因与诱因】★★★△△

随着增龄，老年人的能量摄入逐渐减少，瘦体组织和体力活动也有下降。根据全美健康和营养状况调查（NHANES Ⅲ），70 岁及其以上的老年人的每日能量摄入量男性约为 7531 kJ（1800 kcal），女性约为 5858 kJ（1400 kcal）。10% 以上的老年人每日能量摄入量少于 4184 kJ（1000 kcal）。影响营养不良的原因很多，详见表 23-1。

表 23-1　老年人营养不良的常见影响因素

社会经济学因素	生理性因素
收入不稳定	体力 / 有氧活动减少
食物摄入减少	机动性 / 灵活性下降（关节炎、卒中）
与社会隔离	感觉器官功能衰退（嗅觉、味觉、视力）
食物存贮不足	牙齿 / 口腔疾病
烹饪设施不足	营养吸收不良
营养知识缺乏	慢性病（食欲减退、代谢改变）
自理依赖	饮酒
家庭照顾不足	临床药物（如 SSRI、NSAID、地高辛、阿片制剂、左旋多巴、抗生素、二甲双胍、铁剂等）
心理因素	**急性疾病 / 住院**
精神抑郁	不能监控膳食摄入和记录体重
亲人丧失	代谢需求增加
焦虑、恐惧、偏执	医源性饥饿（因诊疗需要而禁食）
痴呆	营养支持不及时

【临床表现】★★★△△△

1. 干瘦型或单纯饥饿型营养不良 能量摄入不足，常见于慢病或长期摄入不足者。主要表现为严重的脂肪和肌肉消耗，皮褶厚度和上臂围减少。

2. 低蛋白血症型 长期蛋白质摄入不足，常见于严重的外伤、感染、大面积烧伤等引起的剧烈的系统性炎症反应患者。常有生化指标异常（血浆白蛋白和淋巴细胞计数下降），出现水肿及伤口愈合延迟，内脏蛋白质迅速减少，而脂肪和肌肉量可在正常范围。

3. 混合型营养不良 蛋白质和能量均摄入不足，为最严重的一类营养不良，多在疾病终末期产生。常表现为恶病质，死亡率高。

4. 营养过剩型 肥胖的老年人并不少见。过度肥胖与多种慢病相关（高血压、糖尿病、心脏病、骨关节病等）。BMI＞35 kg/m^2 的老年人功能状态可能变差，相关疾病和死亡风险也增加。对于肥胖老人，重点不是减重，而是达到一个较健康体重（尤其是肌肉质量）。

【筛查与评估】★★★△△△

老年人的营养状态受多种因素影响，凭借单一指标常常不能有效评价复杂的营养状况，因此常需使用营养筛查工具以筛选出容易发生营养不良危险及需要营养干预的患者。美国老年学会推荐对所有社区及医院老年人常规进行营养筛查并对于存在营养风险的老年人进行详细的营养评定，对于存在营养不良者进行个体化营养支持。

1. Determine 量表 由美国营养师协会、美国家庭医师学会和国家老年理事会联合推荐的自评量表，旨在提高公众对营养与老年人健康的认识程度。包含 10 个项目，用于发现潜在的营养不良风险而不是诊断营养不良。总评分超过 6 分即认为具有严重营养不良并急需进行营养干预。

2. 微营养评定法（mini-nutrition assessment，MNA） 用于评价老年患者发生营养不良的危险并预测谁可能从早期营养干预中获益。该方法需要由受过专门培训的人员完成 18 项问题的调查。评定的内容包括 BMI、臂中围和小腿围等人体测量，体重丢失情况、居住环境、使用药物种类、饮食习惯、临床情况全面的评估，以及自我对健康和营养状况的感觉。为了简单快速使用，欧洲推荐只包含 6 项问题的简表版（MNA-SF），同样具有早期发现营养不良的效能。

3. 营养风险筛查 2002（nutrition risk screening 2002，NRS2002） 欧洲肠外肠内营养学会推出，适用于住院老年患者。通过对于体重下降、进食减少、BMI，以及疾病严重程度、年龄（＞70 岁判为 1 分）的判断，对于≥3 分的患者判断为营养风险，并提示应该着手制定营养支持计划。

4. 综合评估 通过营养病史、标准的人体测量、人体成分评估、生化检查以及免疫指标检测等营养状态的综合评价，用于制订特殊患者营养支持计划，考查适应证和可能的不良反应，监测营养支持的疗效。其主要内容包括：

（1）病史及查体：①体重、饮食习惯和胃肠道功能的改变，基础疾病的种类和严重程度，特殊的饮食习惯或限制。②注意口腔（牙齿松动或脱落、口腔炎、舌炎）、皮肤（失去弹性或水肿）黏膜和毛发改变、腹水、恶病质、伤口愈合情况等。③非意愿性体重下降（1 个月内减少 5%，或 6 个月内减少 10%），BMI＜18.5 kg/m^2，手掌骨间肌或头部颞肌萎缩。

（2）功能评价：营养不良可引起的精神和身体功能异常。包括活动能力，是否能够同原来一样行走、工作或只能轮椅、卧床。

（3）实验室检查：炎症和疾病严重程度的重要量化指标。①血清白蛋白：除了营养不良，还与创伤、炎症反应有关，是疾病预后预测因子，与老年人功能受限、肌少症、住院日延长，增加并发症、再住院率和死亡率等相关。②前白蛋白：半衰期较短，能够反映体内蛋白合成的短期变化情况。③低胆固醇血症（4.14 mmol/L 以下）。

（4）体重下降 20%、血清白蛋白低于 21 g/L、转铁蛋白低于 1 g/L，以及淋巴细胞少于 800 /μl 时，可作为重度营养不良的判断标准。

【营养干预】★★★△△△

（一）治疗原则

对于能够经口摄食者尽可能鼓励其按照推荐摄入量摄取足量的营养物质。对于不能获得足够的蛋白质和能量或者已诊断营养不良的老年人，应该考虑给予营养支持。营养支持的适应证与紧迫性与确诊时蛋白质 - 能量缺乏伴随的营养摄入不足的程度和持续时间有关。当住院老年患者发生进食严重受限超过 5～7 天，或者体重下降超过病前 10% 以上，应尽早给予营养干预。尤其是应激或急性炎症状态(败血症、严重创伤）时机体蛋白质分解代谢可导致肌肉快速丢失，及早给予肠内营养（24～48 小时内）比晚给的临床受益更好。对于老年患者营养不良的管理重点维持以下原则。

1. 尽早纠正低血容量及酸中毒、低钠、低钾等水、电解质及酸碱平衡紊乱。

2. 在纠正营养不良的同时，积极治疗原发疾病。

3. 根据年龄、BMI、是否禁食、原发病及同一疾病的不同病程、引流量和是否伴随心、肺、肾脏疾病，选择合适的营养支持途径、适宜能量和营养素，制订个体化营养支持方案。

4. 首选肠内营养，有利于维持肠道功能，实施方便，并发症少，易于长期应用。若不能耐受或较长期无法进行肠内营养时可选用肠外营养。

5. 防范再喂养综合征。纠正老年人的营养不良不可操之过急，尤其是严重营养不良时。在营养支持开始的最初几天，钾和磷的需要量很高，因为随着营养素的利用这些电解质从细胞外移入细胞内，特别是恶病质患者容易发生再喂养综合征。先补给所需营养素的半量及微量营养素，再逐步增至全量。

6. 对于不可治愈、临终患者，不可逆转的昏迷患者，以及有生前预嘱放弃使用营养支持的患者。在与患者及家属或法定代理人充分沟通、取得同意后，可考虑放弃或终止强化营养支持。

（二）制定营养目标

1. 确定每日能量需求量 见表 23-2。

表 23-2 老年患者每日能量需求量

每日能量需求量
A. 快速估计：维持 25～30 kcal/kg；应激 30～40 kcal/kg(对于老年和肥胖者可能高估)
B. 依据静息代谢率估计（RMR，kcal/d）:
1. 估计 RMR（使用下列任一公式）
a. Harris-Benedict：$RMR_{women}=655+[9.5\times wt(kg)]+[1.8\times ht(cm)]-(4.7\times age)$
$RMR_{men}=66+[13.7\times wt(kg)]+[5\times ht(cm)]-(6.8\times age)$
wt=体重，ht=身高，age=年龄
b. Schofield：（年龄>60 岁）$RMR_{women}=[wt(kg)\times 9.1]+659$
$RMR_{men}=[wt(kg)\times 11.7]+588$
2. RMR 乘以调整因子估计总能量
每日总能量需要量=RMR×1.3（轻度病情 / 创伤）
=RMR×1.5（中度病情 / 创伤）
=RMR×(1.7～1.8)（中度疾病 / 创伤）

2. 宏量营养素比例 建议总能量的 20%～30% 来自脂肪（同时限制饱和脂肪和反式脂肪酸的摄入量）；45%～60% 来自碳水化合物（限制精制碳水化合物过多摄入）；老年患者蛋白质合成能力下降，建议每天摄入 1.0～1.2 g/kg 的蛋白质或占能量的 15%～20%，在应激或创伤情况下，每天蛋白质达到 1.5 g/kg，但有慢性肾脏病的患者应适量限制蛋白质摄入；推荐每天摄入 25～30 g 膳食纤维。

3. 微量营养素 包括维生素及微量元素，老年患者的推荐摄入标准与健康成年人无显著差异，在疾病应激或创伤的情况下需增加供给量。

4. 液体量 脱水是老年人最常见的液体或电解质紊乱原因，通常饮水量为 30～40 ml/kg 体重，或 1 ml/kcal。在发热（体温每升高 1℃，需要额外补充 300～400 ml）或感染及使用利尿药或通便药物后会改变对液体的需求量。

（三）老年患者的饮食安排

1. 平衡饮食 应提供符合老年人供给量标准的饮食，满足营养需要；同时注意老人体重变化，防止能量过剩致肥胖。

2. 食物多样化 保持各营养素比例，每日食品有六类，即谷薯类、奶类、鱼类及肉类、蛋类和豆制品及蔬菜水果类和油脂类，提供全面营养。

3. 符合老年人消化生理特点的饮食 少吃或不吃荤油、肥肉、油炸食品、甜点及高胆固醇食品（如动物内脏）等。

4. 少量多餐 老年人对低血糖或高血糖耐受能力降低，提倡少量多餐，每天可分 4～5 次进食，注意早餐质量。

5. 良好的感官性状 注意食物的色、香、味、形状与质地，既可适合老年人咀嚼与吞咽功能，又能保持食物风味。

6. 就餐环境舒适 提供安静、良好进餐环境，使老年人充分享受进餐乐趣。

7. 不盲目节食、偏食。

8. 针对吞咽障碍患者 以流食、半流食、软食或者糊状食物的形式，少量多餐，帮助患者摄入充足的营养。

（四）营养支持的实施

1. 增加经口摄入营养，经口营养补充(oral nutrition supplement，ONS) 对于稳定的轻度 PEM 患者来说（无明确的标准，但是其判断指标与轻度 - 中度 PEM 相似，即体重是患病前的 85%～90%，白蛋白 25～30 g/L，转铁蛋白 1.5～2.9 g/L，淋巴细胞计数 800～1200/μl），短期增加自主进食是可行的。根据前期判断，了解引起蛋白质 - 能量营养不良的潜在原因。纠正食欲减退和改善进食的措施包括评估和满足患者的食物爱好、少量多餐、使用增味的食物、提供患者喜欢的高能量食物（如甜食）。营养师在此方面能提供很大的帮助。通常推荐高能量的点心和口服全营养补充剂。近期几项临床试验证据显示，ONS能够改善老年人膳食摄入、预防或减缓体重丢失，提高免疫功能，以及改善营养不良或具有营养不良危险的老年人的健康结局。在补充营养的制剂选择中，高能量的营养补充剂（1.5～2.0 kcal/ml）优于常规标准的营养制剂（1 kcal/ml）。ONS应该两餐间食用，既可有效增加每天总能量摄入，又不需因在餐时食用而引起相应的进食总量减少。在进食较少的老年患者，除了补充充足的能量及蛋白质外，还应考虑使用常规标准的多种维生素、微量元素的膳食补充剂，有助于改善临床结局。此外，增加体力活动是改善食欲、提高生活质量的一个重要措施，也容易导致能量摄入的增加、改善患者微量营养素的摄入和稳定机体功能状态。

2. 管饲肠内营养支持 可有效改善老年患者的营养指标。放置肠内营养管的路径取决于喂养时间、误吸可能性以及消化道功能。

（1）鼻饲管：对于短期（<30天）肠内营养支持患者最简单易行。使用直径细小、柔软的喂养管耐受性更好。鼻肠管的留置位置应该经放射影像证实。对喂养管的上端口进行标识有助于判断是否发生移位。

（2）经皮植入喂养管（胃造口术、胃空肠造口术、空肠造口术）：适用于长期（超过4周）管饲患者。胃造口喂养管放置可由内镜下或放射影像引导下完成。放射影像引导下的置管术在准确放置喂养管进入空肠或通过几乎完全闭塞的梗阻（内镜不能通过头颈部肿瘤或食管癌）更显出优势，而内镜下置管则可以提供额外的诊断性信息。

（3）肠内营养配方：分为通用型、高蛋白质高能量型、含纤维型，以及疾病特异型及要素型配方。这些配方含不同来源的蛋白质（通常是酪蛋白、乳清蛋白）、碳水化合物（通常是玉米淀粉）和脂肪（通常是植物油）组成的混合物，一般不含乳糖。不同配方的差异在于消化率、营养素利用率、全营养素、黏度、渗透压以及价格。能量密度在1.0 kcal/ml的等渗透压通用型、添加或没有添加纤维素的配方通常是首选的营养支持制剂。当总入液量受限时首选较高能量密度（1.5 kcal/ml）的配方，但是其较高的黏度可能增加堵管的危险。含纤维素型的配方有益于预防或减少喂养相关性的腹泻。

（4）疾病特异型/特殊营养配方：用于肾衰竭、肝衰竭、糖尿病、肺病、消化道功能障碍及危重患者。肾病特异型配方中蛋白质和电解质的含量低，能量密度高，有助于控制液体摄入，适用于透析前进食不足的患者。肝病特异型配方为含有特殊氨基酸比例的混合物（高支链氨基酸、低芳香族氨基酸），不易导致或加重肝性脑病。在要素型肠内营养配方中，碳水化合物为寡聚糖，蛋白质已经被部分或完成水解为游离氨基酸，渗透压高，容易引起腹泻发生。

（5）管饲喂养：肠内喂养管放置确认后，经喂养管喂养的起始速度设在25～50 ml/h。等渗配方可直接使用全浓度，而要素型/高渗型配方通常需要稀释至全浓度的一半以保证起始时较好的耐受性。每隔2～4小时检查胃内残留情况直至达到患者总蛋白和能量需要量。依据患者的耐受性，输注速率每8～12小时增加25 ml。如果胃内残留物超过每小时速率的1.5倍量以上，输注喂养应当停止。一旦到达需要量，宜进一步调整为在夜间进行输注，在白天给予患者更多的自由活动时间（相比连续喂养，夜间输注喂养具有减轻饱腹感、增加喂养量的优点）。较大孔径鼻胃管和胃造口喂养管可以进行间歇性喂养而无须用泵。尽管间歇喂养方便、更符合生理，但是可能增加腹泻、呕吐和吸入的风险。

（6）管饲的并发症：患者不耐受鼻饲管、因谵妄患者自行拔管而增加束缚和制动，消化道不耐受（胃内残留多，胀气，腹泻），导致肠内营养支持被拖延；误吸是肠内营养支持比较常见的严重并发症，胃潴留、咽反射减弱和意识混乱患者误吸风险增加，机械通气患者即使用气管内套囊也存在误吸危险；腹泻时首先应排除肠道感染性因素（特别是难辨梭菌感染），考虑高渗透压或高脂肪配方不耐受，缓解腹泻的方法有减慢输注速度，稀释高渗透压的配方，增加配方中纤维素含量以及使用抗腹泻药物；管饲喂养还可引起高血糖和其他代谢异常。此外，在心、肾多器官功能受损的老年患者，要注意水潴留引起心功能衰竭和水不足加重肾功能衰竭之间的平衡。因此，应当经常性评估消化道耐受情况，每日监测体重、血糖和血电解质（包括磷、钙和镁）的变化直至稳定。

3. 肠外营养 通过静脉输入所需要的营养素，通常用于不能经口或经肠道途径获得充足营养素的患者。对于不能进食5～7天甚至更多天以上的危重或严重应激症患者，为预防饥饿导致的并发症可考虑给予肠外营养。

（1）完全肠外营养（total parenteral nutrition，TPN）：系指经静脉输入所需要的全部营养素，通常是在上腔静脉输注可耐受的高渗溶液。外周静脉仅限于输注低浓度氨基酸和葡萄糖（<10%）溶液。传统上的中心静脉导管是经锁骨下静脉或颈内静脉放置，与插管操作相关的风险是气胸、动脉血管刺破和出血。长期（数周至数月）使用的中心静脉插管也可以经外

周中心静脉插管（PICC）或输液港，既减少中心静脉置管的并发症，还可减少感染并发症的风险。

（2）标准的 TPN 溶液：含有碳水化合物（葡萄糖）、蛋白质（氨基酸）、脂肪乳（大豆油或红花油以及磷脂）、微量营养素和电解质。能量和蛋白质的供给量依据患者需要量的估计值而确定。电解质的需要量变化较大，常常需要适当调整，因为它们受患者疾病（如心功能衰竭、肾功能不全）和经肾脏或消化道液体丢失的影响。标准包装的维生素和微量元素需要每天添加到 TPN 溶液中以预防微量营养素缺乏症的发生。

（3）监测血糖和治疗高血糖：葡萄糖输注速度不应该超过 5 mg/（kg · min）（连续性 TPN 时对 70 kg 人而言，大约为 500 g/d），过多输入葡萄糖可增加高血糖的风险、CO_2 产生及脂肪代谢紊乱。

（4）TPN 中 10%～20% 脂肪乳是能量的主要来源，并提供必需脂肪酸；每周输注 2～3 次脂肪乳足够预防必需脂肪酸缺乏。偶见高脂血症，较少出现过敏反应（通常是对卵磷脂成分发生过敏）。脂肪的输注速度不应该超过 2.5 g/（kg · d）（或者不超过以上 50% 的非蛋白质能量来源），以避免可能发生的不良后果与脂肪超载。

（5）含有特殊氨基酸组成的 TPN 配方可用于严重的肾脏或肝脏疾病患者。肾病配方主要由必需氨基酸组成以提供必需蛋白质、减少氮负荷，仅限用于透析前的肾功能衰竭患者；具有较高的支链氨基酸 / 芳香族氨基酸比例的配方可以减轻肝性脑病。

（6）TPN 速度：初始输注速度设在 50～100 ml/h，当代谢状况允许每 8～12 小时逐渐增加，直至满足患者的液体和营养需要。在规范 TPN 配制中的碳水化合物、脂肪和蛋白质组分被混合于一个袋中（全营养素混合体或三合一配方），24 小时内连续输注，可减少高血糖的发生、减少导管阻塞风险，避免间断性输注引起低血糖的风险。

（7）在 TPN 输注期间，每日应该观察穿刺部位是否出现红斑、触痛、分泌物。导管培养阳性结果通常意味着必须拔除导管。败血症的发生可与过多喂养和高血糖有关。TPN 时发生的肝功能异常包括脂肪肝并伴随肝功能检查异常（常在早期发生，与碳水化合物过多输入有关）和胆汁淤积（常发生在晚些时候，3 周多以后）。

总之，老年人具有与中青年人不同的代谢特点，合理的营养支持能改善老年患者的营养状况，维护脏器、组织和免疫功能，促进脏器组织的修复，提高对手术的耐受能力，减少并发症，缩短住院时间和节省医疗费用。临床医师更好地了解老化过程并对老年人的营养状况进行筛查、评估和营养支持干预及检测，可能促进老年人身体健康并提高其生活自理能力。

（陈　伟）

参考文献

[1] 中华医学会肠外肠内营养学分会老年营养支持学组. 中国老年患者肠外肠内营养支持专家共识. 中华老年医学杂志，2013，32（9）：913-929.

[2] Lee MR, Berthelot ER. Community covariates of malnutrition based mortality among older adults. Ann Epidemiol, 2010, 20 (5): 371-379.

[3] Lochs H, Allison SP, Meier R, et al. Introductory to the ESPEN Guidelines on Enteral Nutrition: Terminology, Definitions and General Topics. Clinical Nutrition, 2006, 25 (2): 180-186.

[4] Agarwal E, Miller M, Yaxley A, et al. Malnutrition in the elderly: a narrative review. Maturitas, 2013, 76 (4): 296-302.

[5] Wei JM, Chen W, Zhu MW, et al. Guidelines for parenteral and enteral nutrition support in geriatric patients in China. Asia Pac J Clin Nutr, 2015, 24 (2): 336-346.

[6] Tsutsumi R, Tsutsumi YM, Yousuke T. Decline in anthropometric evaluation predicts a poor prognosis in geriatric patients. Asia Pac J Clin Nutr, 2012, 21 (1): 44-51.

[7] Hines S, Wilson J, McCrow J, et al. Oral liquid nutritional supplements for people with dementia in residential aged care facilities. Int J Evid Based Healthc, 2010, 8 (4): 248-251.

[8] Sobotka L, Schneider S, Berner Y, et al. ESPEN guidelines on parenteral nutrition: geriatrics. Clinical Nutrition, 2009, 28 (4): 461-466.

[9] Raijmakers NJ, van Zuylen L, Costantini M, et al. Artificial nutrition and hydration in the last week of life in cancer patients. A systematic literature review of practices and effects. Annals of Oncology, 2011, 22: 1478–1486.

[10] AlibhaiS, Greenwood C, Payette H, et al. an approach to the management of unintentional weight loss in elderly people. CMAJ, 2005, 172 (6): 773.

第24章 慢性疼痛

慢性疼痛是多数老年人常见症状。老年慢性疼痛多为急性疾病与急性损伤愈合超过1个月后仍持续存在或慢性疾病病理过程有关的疼痛，其持续性或反复发作性疼痛可延续数月至数年。疼痛好发部位以头面部、腰背部、下肢等居多。慢性疼痛除影响中枢神经功能外，对自主神经系统的影响比急性疼痛更明显，常表现为精神抑郁、失眠、食欲下降、生活活动兴趣低落等。

【老年人慢性疼痛特点】★★△△

（一）老年患者的生理特点

1. 循环系统的生理学变化 随着年龄增长，窦房结功能减退，心肌收缩能力降低，主动脉和大动脉老化，其弹性减退，伸展性降低，静脉壁张力下降、弹性减退和静脉血管床扩大，表现为收缩压升高和脉压增大。

2. 呼吸系统的生理学变化 呼吸系统与年龄相关的最重要的改变是腺状上皮细胞减少。减少保护性黏液的分泌，削弱了抵抗感染的能力。呼吸中枢对低氧和高碳酸血症的敏感性降低，吸入和呼出的功能性储备降低。呼气过程小气道塌陷的趋势增加，而呼吸肌的强度和弹性降低。

3. 肾脏功能的生理学变化 衰老伴随着肾血流量从青年的600 ml/min每20年减少10%。肾小球滤过率的减少次于肾血流量的减少，肾小管的分泌、重吸收，肾代谢率和清除率同样受年龄影响。GFR随着年龄的减少与血清肌酐的增加并不匹配，因为肌酐水平是基于肌肉分解代谢，所以在老年人中肌酐浓度不是肾功能的敏感指标。GFR减少50%～75%只引起中等强度的肌酐增加。肌酐清除率是GFR的最可靠的评价。

4. 消化功能的生理学变化 老年人胃黏膜萎缩，胃壁细胞功能下降，胃酸分泌减少，可影响药物离子化程度。尽管老年人有胃酸分泌减少、胃液pH值升高、胃排空速度减慢、胃肠道血流量减少等因素可影响药物的吸收，但对于被动转运吸收的药物来说，其吸收不受影响。对于主动转运吸收的药物则吸收减少。

5. 中枢神经系统生理学特点 周围和中枢神经系统都受到年龄的影响。随着年龄的增加丘脑外侧的β-内啡肽容量和GABA合成物减少，GABA浓度和5-羟色胺受体浓度减少。衰老引起的认识障碍可能会因为疼痛、疼痛用药、贫血、膀胱功能障碍而加剧。神经源性萎缩，周围神经纤维减少和脱髓鞘作用使神经传导减慢。伤害性刺激的能力和处理速度呈年龄相关性减弱。

（二）所患疾病更易诱发疼痛

流行病学调查显示，65岁以上老年人群中约80%的人至少有一种慢性疾病较其他年龄阶段的人群更易诱发疼痛。

（三）老年慢性疼痛患者对切身体验的疼痛缺乏认识

对疼痛的自我效能感明显降低，惰性增加，忽视自身能力，恐惧错误应对方式，为逃避疼痛而制动，功能障碍与生活行为的受限，导致残疾失能状态增加。

（四）抑郁、焦虑和老年人慢性疼痛之间的共病现象更普遍

汇集欧洲11个国家为期3年涉及3976例65岁以上老年人慢性疼痛的调查结果显示，疼痛居民中患抑郁症的比例高达19.5%。长期慢性疼痛使得老年人各种能力丧失，其无助、孤独和与社会的隔离使得老年慢性疼痛患者比健康者更容易患上抑郁症，抑郁焦虑等心理障碍会进一步损害下行抑制系统，导致慢性疼痛的老年患者增加。

【评估及诊断】★★★△△△

（一）疼痛强度评估

目前临床使用最多的疼痛强度评价方法包括视觉模拟量表、语言评价量表、数字评价量表等。对

老年人而言，采用长度和数字直接描述疼痛强度，简单、快速、精确。常用的视觉模拟评分法（VAS）具体做法是：在纸上划一条10 cm的横线，横线的一端为0，表示无痛；另一端为10，表示剧痛，让患者根据自我感觉在横线上划一记号，表示疼痛程度。轻度疼痛平均值为2.57±1.04；中度疼痛平均值为5.18±1.41；重度疼痛平均值为8.41±1.35。

WHO将疼痛程度划分为5度：0度，不痛；Ⅰ度，轻度疼痛，为间歇痛，可不用药；Ⅱ度，中度痛，为持续痛，影响休息，需用止痛药物；Ⅲ度，重度痛，为持续痛，不用药不能缓解疼痛；Ⅳ度，严重痛，为持续剧痛并伴有血压、脉搏变化。老年人的自评式疼痛评估，可以通过这些程度性描述语来报告自己的疼痛，如无痛、轻微、中等、强烈等，其实用性和可靠性较高。

（二）患者自我效能感评估

用慢性疼痛自我效能感量表（CPSS）评价肌肉疼痛、慢性骨疼痛和关节疼痛，为患者的行为干预和健康促进提供有效的评估工具。评分采用直线图示法，10代表完全没有信心，100代表完全有信心；分量表得分为各项目合计的总分，分值越高代表自我效能越高。

（三）心理、社会和功能评估

1. 病前性格，性格内向、不愿诉说者对疼痛的忍耐力较强。

2. 当事人的家庭及社会背景，一般丧偶老人与独居老人慢性疼痛的患病率偏高。

3. 当前的心理状态，特别是情绪及动机状态等。

4. 个人经历，反复经受疼痛折磨的人会对疼痛产生恐惧心理，对疼痛的敏感性会增强。

5. 注意力，夜间及清晨人的生理状态处于低潮，注意力集中时，对疼痛的反应较强。

（四）病史采集、体格检查和诊断

详细了解患者病情至关重要，应全面、详细了解有关疾病的发生、发展的过程，并进行系统全面的查体。

1. 病史采集一般包括了解患者疼痛的部位、性质、程度、发生时间、变化规律，有无诱因，是否做过相应的治疗，疗效如何等。还包括既往史、疾病史等。

2. 体格检查的目的是通过体检验证从病史中得到的可疑症状，提出初步的诊断。体格检查应该有合理的计划和顺序，并且要向患者简单说明检查的目的，在检查疼痛部位时应提醒患者，并得到患者的理解和配合。检查范围包括精神状态、脑神经、运动神经、感觉神经、身体协调功能和步态等。必要时还要进行影像学和实验室检查。

3. 在收集了相关资料之后，要对患者的症状、体征及相关化验、检查进行综合分析，做出正确的诊断。如果许多症状及体征可以获得满意的解释，则诊断正确的可能性很大，反之亦然。因此，正确的解释体征是验证诊断和判断病情的一个重要步骤。

【治疗】★★★△△△

慢性疼痛治疗强调的是“多模式”方法，即药物和非药物结合。最佳治疗选择要考虑老年慢性疼痛和心理疾病的共存。由于痛觉传递和调节有多个并行机制，药物组合的协同作用可能会提供比单药治疗更好的镇痛效果和较小的副作用。治疗目标在于缓解疼痛和改善功能状态。老年人会因为担心服用止痛药伤害身体而自行停药或调整药物剂量从而不能很好控制疼痛，有必要向患者解释止痛药的用法及不良反应，提高老年人服药的依从性。

（一）老年疼痛治疗的原则

1. 采取创伤最小的镇痛手段。

2. 药物治疗从低剂量开始，缓慢增加药物剂量。

3. 给予老年疼痛患者药物干预治疗之前应考虑，与年龄相关的药代动力学的改变可能使药物敏感性和副作用都增加。

4. 充分注意对药物反应的差异，制订个体化镇痛治疗方案。

5. 鉴于非甾体抗炎药的副作用，要谨慎或尽量避免使用；对乙酰氨基酚可用于轻度疼痛患者。

6. 阿片类麻醉药用于治疗中、重度疼痛，使用长效缓释阿片制剂治疗慢性疼痛，同时用快速短效药物控制爆发痛，并根据爆发痛来准确滴定阿片药物剂量。

7. 预见和及时处理阿片类药物所致的不良反应，包括恶心、便秘、嗜睡、谵妄、耐受等。

8. 老年人避免使用丙氧酚、哌替啶、美沙酮。

9. 密切监控长期接受治疗的老年患者可能出现的副作用，以及药物与药物、药物与疾病之间的相互作用。

10. 对一些疼痛症状给予适当的辅助药物治疗，如抗惊厥药等。

11. 药物治疗与非药物治疗相结合镇痛效果更显著。

（二）药物治疗

老年人用药，在保证疗效的同时，更注重的是治疗安全。因此治疗剂量应从最低预期治疗量开始，逐渐调整药量；药物的选择，应充分考虑患者个体的危险因素，结合原发疾病予以选择。

1. 非甾体抗炎药（NSAID） 用于治疗肌肉和骨骼慢性疼痛综合征。所有的非甾体类镇痛药都有比较接近的镇痛和抗炎效果，而且镇痛效果都有封顶效应。英国（NICE）和美国疼痛协会针对骨性关节炎治疗指南推荐是首选对乙酰氨基酚，或者局部止痛的外用非甾体抗炎药，当两者无效时考虑应用非甾体抗炎药或者选择性环氧合酶-2（COX-2）抑制药。老年患者应用该类药物发生胃肠道出血的风险更大，60岁或65岁以上是3%～4%，尤其合用抗血小板聚集药或者抗凝药时，药物之间的相互作用会增加NSAID使用的风险。

2. 离子通道阻滞药 用于神经病理性疼痛。常用药物有钠离子通道阻滞药卡马西平、奥卡西平和拉莫三嗪；钙离子通道阻滞药加巴喷丁和普瑞巴林。这些药物可以单独使用或联合应用。轻度、中度的眩晕和嗜睡是常见不良反应，多发生在药物滴定阶段；老年人循序渐进给药可避免这些反应。钠通道阻滞药多卡因静脉输注可缓解中枢性疼痛。

3. 抗抑郁药 对于有无抑郁症的神经病理性疼痛患者的镇痛效果是一致的。主要选择是三环类药阿米替林和丙米嗪等。老年人应用三环类药物的相对禁忌在于既往有心脏疾病以及便秘和尿潴留等。5-羟色胺再摄取抑制药因其只影响单胺能传导通路而在镇痛方面不如三环类药，但进一步的研究显示西酞普兰和帕罗西汀对于痛性糖尿病性周围神经病有效；选择性5-羟色胺及去甲肾上腺素再摄取抑制药度洛西汀和文拉法辛在研究中亦被证实治疗周围神经病理性疼痛有效。所有类型的抗抑郁药物都需要服用2～3周时间才能完全发挥出其镇痛效果，这个解释对提高老年患者服药依从性很重要。NICE指南推荐提供阿米替林、度洛西汀、加巴喷丁或普瑞巴林作为神经病理性疼痛初始治疗的选择，如果疾病没有缓解或治疗不能耐受，可在这些药物之间进行转换。当慢性疼痛和焦虑、抑郁疾病共存时，联合用药可能是最佳选择。

4. 肌肉松弛药 通过抑制脊髓的单突触和多突触传递发挥作用。药物有巴氯芬和盐酸乙哌立松。主要用于与肌肉痉挛或肌肉强直相关的疼痛治疗，可以减轻或缓解肌肉紧张性疼痛，也可以改善中枢神经系统疾病（脊髓损伤、多发性硬化、脑卒中等）相关的肢体痉挛性疼痛。联合其他类止痛药物可增强效果。

5. 降钙素 骨质疏松症患者腰背痛的首选治疗药物。唑来膦酸，一种特异性作用于骨的二磷酸化合物，能抑制因破骨活性增加导致的骨吸收，治疗肿瘤骨转移疼痛效果也显著。

6. 阿片类药物 一线镇痛药不能较好控制时的选择。许多专家对采用阿片类药物控制非癌性疼痛越来越持肯定态度，老年慢性疼痛患者其滥用和成瘾概率较低，老年人应用需采用更小的起始剂量和更长的给药间隔。药物有经皮芬太尼贴剂和片剂，贴剂是一种缓慢释放，透皮吸收的阿片类药物制剂，不良反应相对少。还有阿片类药物盐酸曲马多和盐酸美沙酮。曲马多对阿片类受体有弱的激动作用，同时对中枢去甲肾上腺素和5-羟色胺的再摄取有抑制作用，治疗骨性关节炎、下腰痛、糖尿病神经痛有较好效果。2011年美国食品和药品管理局批准他喷他多缓释片（Nucynta ER），一个μ-阿片受体激动药和去甲肾上腺素再摄取抑制药，用于治疗慢性中至重度糖尿病性神经痛。对慢性非癌性痛的阿片类药物鞘内注射也有报道。需警惕与饮酒及其他镇静药物的联合应用。

7. NMDA受体拮抗药 氯胺酮和美金刚等，用于神经病理性疼痛，可减轻患者夜间疼痛强度。

8. 鞘内注射药 α_2肾上腺素能受体激动药可乐定，选择性N型钙通道阻滞药齐考诺肽等可鞘内注射治疗慢性疼痛。

9. 外用药物 外用药物由于其相对较低的血药浓度，全身性不良反应极少。最佳适应证是局部的周围神经病理性疼痛如带状疱疹后神经痛。外用型利多卡因贴剂或凝胶是通过阻断钠离子通道发挥作用；辣椒素是辣椒素受体激动药，后者存在于初级伤害感受性传入纤维末端。

（三）非药物治疗

1. 微创介入手术 在X线、CT、数字减影血管造影（DSA）或微型内镜引导下，在有或无电生理监测下进行的精确病灶靶向操作各种定位下的神经阻滞或毁损术、射频相关技术、椎间盘减压及纤维环成形术、椎体成形术等，治疗各种慢性疼痛。

2. 电（磁）刺激技术 作为无创性刺激手段目前已用于治疗对药物不敏感的顽固性神经病理性疼痛。2014年9月欧洲局部麻醉年会上通报的一项前瞻性、多中心研究，周围神经场刺激（PNFS）治疗慢性腰痛有效，研究者将电极直接置于患者腰部最疼痛区域的皮下组织，半年的疼痛评估效果明显。

3. 臭氧 是一种不稳定的刺激性气体，由三个氧原子组成，可自行分解为氧和具有很强氧化性的氧原子，因此 O_3 具有极强的氧化性，在临床上已经广泛用于抗菌、抗病毒、消炎、镇痛、免疫调节等疾病的治疗，并取得了肯定的效果。

4. 神经微血管减压术 治疗三叉神经痛等神经病理性疼痛。

5. 放射状体外冲击波治疗 由碎石发展为治疗软组织疾病，适合于肌筋膜疼痛综合征、运动损伤等骨科疼痛性疾病的治疗。欧洲已应用，美国用于治疗足跟痛及网球肘也得到 FDA 批准。

6. 其他 如基因治疗和生物学治疗，细胞移植镇痛等。

7. 心理干预治疗 认知 - 行为治疗可增强对各种慢性疼痛过程的耐受性，是疼痛干预治疗的早期选择。包括认知疗法、行为治疗、精神分析、森田疗法等。最新发表在《心理治疗与心身研究》的一项随机对照研究表明，一种特殊形式的冥想（正念）具有缓解慢性疼痛的作用。

8. 自我应对策略 努力控制疼痛是一种适应不良表现，适应疼痛并相应地改变自身认知和行为而更好地接受疼痛是目标。老年人慢性疼痛经常采用的自我应对策略有运动、坐下或躺下休息、转移注意力。运动是老年人使用频率最高的策略，国外的相关研究也显示，体育运动在疼痛控制中充当了重要角色。运动的目的是破坏疼痛 - 肌肉紧张 - 压迫 - 血液循环不畅 - 疼痛恶性循环。但有运动就有伤，老年人必须掌握运动适度。牛津大学的研究显示，夜间佩戴便宜的骨折固定夹板能够减少老年人手部骨关节炎疼痛。

9. 纠正老人长期不良姿势 如固定坐姿（打麻将、看电视）等，增强肢体肌力、耐力，防止失用性改变。

【常见疾病】★★★△△△

国际疼痛研究学会（IASP）关于慢性疼痛综合征的分类涉及广泛，包括全身综合征和局部痛。疼痛又分为癌性疼痛和非癌性疼痛，其中，肌肉骨骼疾病疼痛是老年人最常见的非癌性慢性疼痛。以下列举一些常见的引起老年性疼痛的疾病。

（一）腰椎间盘突出症

老年人的腰椎间盘突出原因与年轻人不同，年轻人往往与不当外力致使椎间盘膨出、突出；而老年人椎间盘主要为退行性改变后引起。因退行性改变是纤维环破裂、椎间隙变窄、椎间盘突出压迫硬膜囊、神经根所引起的相应的症状。

1. 临床症状 主要包括以下几方面。

（1）腰痛：主要在下腰部及腰骶部，位置较深，可向一侧或两侧放射。

（2）下肢放射痛：由于大多数椎间盘突出发生在第 4～5 腰椎、第 5 腰椎至第 1 骶椎椎间盘，故腰椎间盘突出的患者多伴有典型坐骨神经痛。

（3）下腹部、腹股沟区疼痛：在高位腰椎间盘突出时，突出的椎间盘可压迫腰丛的第 1 至第 3 腰椎神经根出现相应神经支配的下腹部、腹股沟区或大腿内侧放射性疼痛。

（4）间歇性跛行：当患者行走时，随行走距离增加，其腰痛或不适，同时感患肢出现疼痛麻木加重，当取蹲位或者卧床后，症状逐渐消失。能再次行走，行走距离从数十米到数百米不等，这种症状称为间歇性跛行。此症状多见于腰椎管狭窄合并椎间盘突出患者，并且多出现于多节段病变。

（5）下肢麻木、肌无力：此多为椎间盘组织压迫刺激了本体感觉和触觉纤维引起麻木。

（6）下肢肌肉痉挛：腰椎间盘突出症引起下肢肌肉痉挛发生于神经根长期受压后，其原因可能为神经外膜或神经束间纤维化，使神经根的感觉纤维应激阈值增高。

（7）马尾综合征：中央型腰椎间盘突出症，当突然发生巨大椎间盘突出时，常压迫突出平面以下的马尾神经，导致马尾综合征。早期表现为双侧严重的坐骨神经痛，会阴部麻木，排便、排尿无力。有时坐骨神经痛可交替出现。时左时右，随后坐骨神经痛消失，表现为双下肢不全瘫痪。

2. 治疗 目前分为保守治疗、微创介入治疗、手术治疗三大类。

（1）保守治疗：常见的方法有口服药物及静脉输液等对症治疗，牵引、理疗、针灸、推拿等治疗。

1）药物治疗：①口服药物。抗炎镇痛药，常用的氨酚羟考酮片、氨酚曲马多片、草乌甲素片等，非甾体类抗炎药对于老年人慎用；肌肉松弛药，盐酸乙哌立松片和抗炎镇痛药合用于肌肉痉挛性疼痛效果良好；神经营养药，甲钴胺、腺苷钴胺等；伴有神经功能障碍者，复用神经妥乐平片。②静脉输液。神经根症状严重者，甘露醇 250 ml，每天一次，静脉滴注 1 周；肾功能不良者慎用。

2）物理治疗：物理治疗是临床上应用最多的一种非损伤性治疗。治疗时患者无痛苦，患者易于接受，对于腰椎间盘突出症的治疗起到了很好的辅助作用。

3）针灸、推拿治疗：针灸、推拿等治疗是中医治疗的一种特色疗法，对椎间盘突出引起的疼痛也有一定作用。

（2）微创介入治疗

1）椎间盘化学髓核溶解术：胶原蛋白水解酶（简称胶原酶）是一种有催化作用的高度特异性生物催化剂，是唯一能作用于胶原组织螺旋结构的酶，能在生理 pH 及温度条件下水解天然胶原纤维。治疗时采取侧位下椎间孔入路，穿刺针进针至相应节段硬膜外前间隙，注入适量对比剂，确定对比剂在硬膜外前间隙，未进入蛛网膜下腔，可将 600～1200 U 胶原酶适当溶解，缓慢注入，术后患侧卧位 18 小时。

2）射频椎间盘热凝术：椎间盘盘内射频热凝疗法即利用电极之间的电压差，产生高频电流，使组织中离子往返运动而产热，热量作用于椎间盘组织，使蛋白凝固变性，减轻椎间盘内压力的一种微创技术。治疗时采取侧位下椎间孔入路，射频穿刺针穿刺至椎间盘内后 1/3 位置，正侧位定位后，测试阻抗为 100～300 Ω，先以高频电流刺激复制原有疼痛，再以低频电流刺激，如无支配肌肉颤动或波动，说明位置正确，针尖远离运动神经。再调节温度 80～85℃，持续 60 秒，热凝 2～3 次。

3）经皮椎间孔镜髓核摘除术：近年来随着微创技术的发展，椎间孔镜由于可以进入椎管内工作，其适应证较以往的椎间盘镜明显扩大，甚至大部分椎管狭窄症均可以治疗，但是该技术仍无法对脊柱的稳定性做出干预。

（3）手术治疗：对于保守治疗、微创介入治疗仍不能解决的椎间盘突出，可考虑外科手术来解决问题。

（二）颈椎间盘突出症

颈椎间盘在退变的基础上，发生纤维环部分或完全破裂，髓核及纤维环突出压迫或刺激邻近组织产生相应症状和体征者，称之为颈椎间盘突出症。急性或慢性颈部劳损和颈椎退行性改变是其主要致病因素。

1. 临床表现 颈椎间盘突出症为临床常见病，多表现为慢性脊髓或神经受压，易与脊髓型、神经根型、椎动脉型和混合型颈椎病相混淆。根据颈椎间盘向椎管内突出的位置不同而有不同的临床分型及表现。

（1）侧方突出型：突出部位多在后纵韧带的外侧，钩椎关节的内侧。该处是颈脊神经根通过的地方，由于颈脊神经根受到刺激或压迫，常表现为单侧的根性症状。轻者出现颈脊神经支配区的麻木感，重者可出现受累神经节段支配区的剧烈疼痛，如刀割样或烧灼样，同时伴有针刺样或过电样串麻感，疼痛症状可因咳嗽而加重。此外，还可出现斜颈、肌肉痉挛及颈部活动受限等表现，也可出现上肢发沉、无力、握力减退等现象。

（2）中央型突出：此型无颈脊神经受累的症状，表现为双侧脊髓受压。早期症状以感觉障碍为主或运动障碍为主，晚期则表现为不同程度的上运动神经元或神经束损害的不全痉挛性瘫痪，如步态笨拙、活动不灵、走路不稳，常有胸腰部束带感，重者可卧床不起，甚至呼吸困难、大小便失禁。

（3）旁中央突出型：有单侧神经根及单侧脊髓受压的症状。除有侧方突出型的表现外，也可出现不同程度的单侧脊髓受压的症状，表现为病变水平以下同侧肢体肌张力增加、肌力减弱、腱反射亢进、浅反射减弱，并出现病理反射，可出现触觉及深感觉障碍；对侧则以感觉障碍为主，即有温度觉及痛觉障碍，而感觉障碍的分布多与病变水平不相符合，病变对侧下肢的运动无明显障碍。

2. 治疗 颈椎间盘突出症的治疗主要根据颈椎间盘病变的类型针对性地制定治疗方案，一般分为非手术治疗和手术治疗两类，非手术治疗包括常规保守治疗和微创介入治疗，现分述如下。

（1）常规保守治疗

1）牵引：颈椎牵引常作为非手术治疗的首选疗法，但脊髓受压较明显者和有明显颈椎节段性不稳者不宜采用。

2）理疗：理疗能改善局部血液循环，放松痉挛肌肉，缓解症状。方法可选用高频、低中频电疗、半导体激光、超声波、磁疗等。

3）药物治疗：同前述腰椎间盘突出症的药物治疗。

4）中医中药治疗：可采取局部中药熏蒸、针灸等治疗。

5）神经阻滞疗法：可采取椎旁神经阻滞术和颈部硬膜外腔阻滞。

（2）微创介入治疗

1）经皮穿刺颈椎间盘臭氧溶核术：适用于多节段、轻度椎间盘膨出或突出，保守治疗无效的患者。治疗采取仰卧位前入路，将穿刺针置于椎间盘后 1/3 处，每个节段 5～15 ml 臭氧为宜。

2）经皮穿刺颈椎间盘射频热凝术：即通过消融电极在椎间盘中将射频能量通过针尖端的裸露部分发射，与贴在某一肢体的弥散电极形成射频电场，产生等离子体薄层，使离子获得足够动能，打断髓核的有机分子键，从而消融部分椎间盘髓核组织。

3）低温等离子消融髓核成形术：是利用低温气化技术，在较低温度下形成等离子薄层，大量 Na^+

吸收于气化棒头周围，这些等离子颗粒在气化棒提供的能量作用下运动，当其获得足够的能量时将组织细胞间的分子链（肽链）撞击并断裂而形成元素分子和低分子气体，一般在40℃左右即可形成高效精确的消融效果，使髓核组织的胶原收缩、固化，同时利用加温技术使髓核内的纤维气化、收缩和固化，从而完成椎间盘髓核组织重塑，迅速有效地减少椎间盘的体积，降低椎间盘的压力，缓解对神经根及椎间盘周围痛觉感受器的刺激，使临床症状迅速缓解。

4）胶原酶髓核溶解术：临床常采取颈椎硬膜外穿刺置管注射胶原酶或椎间盘内注射的方法。胶原酶用量是根据患者椎间盘突出物大小及部位而定，通常临床应用盘外注射胶原酶为1200 U，盘内注射300 U即可取得较好的效果。

（3）手术治疗：对颈椎间盘突出症诊断明确，神经根或脊髓压迫症状严重者应积极采取手术治疗。对一些非手术治疗效果不佳，病情反复发作的患者也应采取手术治疗。

（三）癌性疼痛

癌痛是由癌症本身或与癌症治疗有关的以及精神、心理和社会等原因所致的疼痛，它是癌症患者最常见、最痛苦的症状之一，常比癌症引起的死亡更令人恐惧。

1. 临床表现 癌痛的临床表现多种多样，可分为急性和慢性两种。

（1）急性疼痛：直接由癌肿引起的急性疼痛，可发生在癌肿早期或在癌肿的进展期。早期乳腺癌、卵巢癌、前列腺癌和直肠癌患者可出现疼痛。某些分化低的或未分化癌早期，原发灶无任何症状，而发生转移灶疼痛，如癌肿的脑转移伴随剧烈头痛。癌肿侵犯肋骨或者其他管状骨引起骨折所致的疼痛也不少见，若癌肿压迫空腔脏器形成肠道扭转套叠者易引起急性疼痛。在一些癌肿治疗的过程中，如化疗、放疗后，也可出现局部的急性疼痛。

（2）慢性疼痛

1）肿瘤侵犯、压迫神经和神经丛：有脊柱骨的原发或转移癌造成病理性骨折压迫邻近的神经或神经根，可产生支配区域的疼痛。

2）肿瘤侵犯骨骼：原发癌或继发癌直接侵犯骨膜、骨骼是肿瘤患者疼痛的主要原因。

3）肿瘤侵犯脑和脊髓：早期可出现弥漫性头痛，可伴有轻度偏瘫和其他中枢神经系统症状。

4）肿瘤侵犯实质脏器：肝、脾、胰、肾等实质脏器被癌肿侵犯时，被膜的迅速膨胀，使被膜上的伤害性感受器敏感而引起疼痛。

5）肿瘤侵犯空腔脏器：癌肿侵犯和压迫空腔脏器时，如胃肠道、胆管、输尿管、膀胱等可引起压迫堵塞的症状及平滑肌痉挛收缩而引起疼痛。

6）肿瘤侵犯和堵塞脉管系统：当肿瘤侵犯血管可引起周围淋巴管炎及血管痉挛，产生弥漫性灼痛和持续性疼痛。

7）黏膜坏死和溃疡：这种疼痛主要发生在唇癌、舌癌、口腔牙龈癌、喉癌和消化道、泌尿道癌肿。由于炎性反应产生致痛物质，刺激末梢感受器而引起的疼痛。

2. 癌痛的药物治疗 癌痛有多种治疗方法，药物治疗是最主要、最常用的措施，使用方便，不需要特殊仪器与设备，尤其是口服给药最为普遍。

（1）癌痛药物治疗的主要原则

1）口服用药：首选口服等无创给药途径给药。口服用药，无创、方便、安全、经济。

2）按阶梯给药：可以理解为按轻、中、重度疼痛，选用治疗轻、中、重度疼痛的药物用以治痛的原则。治疗轻度疼痛一般使用非阿片类镇痛药，治疗中度疼痛使用弱阿片类镇痛药物，治疗重度疼痛使用强阿片类镇痛药物。

3）按时给药：不是按需“何时痛就何时用”，而是按照所用药物有效作用时间，不管有否疼痛，到时间就服药。

4）个体化给药：由于个体化差异，阿片类药物无理想标准用药剂量，能使疼痛得到缓解的剂量就是正确的剂量。

5）注意具体细节：还有一些细节要注意，如依据疼痛程度的变化适当应用辅助药物，关注麻醉性镇痛药物不良反应的治疗，关注神经病理性疼痛的诊治等。

（2）镇痛药物的副作用及处理

1）长期使用口服阿片类药物，因肠蠕动受抑制，便秘发生率高。故在使用之初就应预防性地联用一些治疗便秘的药物，如番泻叶等。

2）阿片类药物刺激呕吐中枢，胃肠道阿片受体以及便秘常引起患者恶心呕吐，可给予甲氧氯普胺治疗。

3）呼吸抑制作为阿片类药物的急性不良反应，在晚期癌痛治疗使用控缓释阿片类药物的病人中极少发生，但对于初期使用者此副作用应引起特别的重视，加强对首次使用阿片类药物患者的监测，一旦出现副作用，可静注阿片受体拮抗药纳洛酮进行治疗。

（3）辅助治疗药物

1）三环类抗抑郁药：以阿米替林为代表的三环类抗抑郁药的镇痛作用体现在三方面，本身的直接镇痛作用，尤其对神经痛；具有部分阿片样作用；抗抑郁作用。

2）抗焦虑药物：主要用于减轻焦虑、紧张、恐惧、稳定情绪，兼有镇静催眠作用的药物，一般不引起自主神经系统症状和锥体外系反应。

3）抗惊厥药：由于影响钠离子的跨膜运动，因此具有一定的镇痛作用，尤其对神经痛具有一定疗效。

4）皮质激素：其镇痛作用可能与抗炎作用有关。短期使用皮质激素副作用不明显，长期使用可引起肾上腺皮质功能不全、肌肉松弛、骨质疏松甚至股骨头坏死。

3. 癌痛的微创介入治疗 微创介入治疗是处理各类顽固性癌痛的一组新技术，即在 X 线透视或 CT 引导下、在电生理监测和定位下，严格执行临床操作规范，有选择地对病灶精确定位后使用神经毁损技术，有效地阻断疼痛信号的传导或解除对神经的压迫，可为许多顽固性癌痛患者解除痛苦。

（1）化学神经毁损术：包括周围神经、蛛网膜下腔、硬膜外腔、腹腔神经丛、交感神经节、奇神经节、脑下垂体等化学毁损术。所用药品主要包括无水乙醇、苯酚甘油、阿霉素等。

（2）射频神经毁损术：高选择性毁损痛觉神经纤维传导支，阻断疼痛信号向上位神经传导，破坏疼痛传导通路，使之无法传入大脑，不能产生疼痛感觉和体验，从而达到控制疼痛的目的。

（3）神经调节：①脊髓电刺激疗法：是通过调节脊髓水平的疼痛信号减轻疼痛的治疗方法。②中枢靶控输注系统（吗啡泵）置入术：是直接将吗啡注入脑脊液中，而大脑和脊髓就浸于脑脊液中，且脑脊液中的吗啡不易被代谢清除，因此有研究证实吗啡泵用药量只需口服剂量的 1/300，即可达到同样的治疗效果。

（四）骨质疏松症（osteoporosis，OP）

骨质疏松症是由各种原因导致的骨量减少，骨组织微结构破坏，骨骼脆性增加，使之易于发生骨折的一种全身性骨病。其发病由遗传及环境双重因素决定，受性别、年龄、饮食习惯、生活习惯、基础疾病等多重因素影响。我国大陆地区 40 岁以上人群骨质疏松症发病率约为 25%，而且呈逐年上升趋势，男女比（6～8）：1。骨质疏松的主要临床表现为全身骨痛、身高降低、驼背、脆性骨折及呼吸系统受影响等。临床诊断依据包括：①典型的临床症状。②骨量减少。③骨密度下降。④发生脆性骨折（独立诊断指标）。辅助检查以影像学检查为主（包括骨密度测量、CT、MRI、ECT），其中骨密度及骨量测量是首选的辅助检查方式。实验室生化指标（血清碱性磷酸酶、甲状旁腺激素、血清骨钙素、25 羟维生素 D）可以反映人体骨形成和骨吸收情况，有助于骨质疏松症的诊断分型和鉴别诊断，以及早期评价对骨质疏松治疗的反应，但其本身不能用于诊断骨质疏松。由于该病发病率高、病因复杂、治疗应答率低等特点，其管理应该采用预防为主、防治结合的策略。在治疗方面以抗骨吸收药物和促骨形成药物为主，辅以钙剂、维生素 D 等药物。抗骨吸收药物包括降钙素、雌激素、选择性雌激素受体调节药、双膦酸盐等，其中双膦酸盐被认为是目前治疗骨质疏松的一线药物；促骨形成药物包括甲状旁腺激素及其类似物如 PTH1-34（TPTD）已应用于临床。

（五）肌肉、筋膜和炎性痛

关节的退变增生对相应肌肉和神经的刺激、压迫，肌肉的僵硬，是颈、肩、背痛最常见的原因之一。据流行病学调查显示，背部和颈部疼痛的就诊率比心脏病和高血压病高。其他常见的有风湿性多肌痛，纤维肌痛、肌肉痉挛、肌肉炎症等。骨骼肌疼痛是帕金森病患者最为常见的疼痛类型。风湿性多肌痛是 60 岁以上老人全身痛的一个疾病，表现广泛性颈、肩胛带、背及骨盆带疼痛；血沉快，对激素敏感是该病特点。肌肉骨骼疾病疼痛与关节的退变是最常见的非癌性慢性疼痛。治疗上主要以药物治疗和微创介入治疗为主。

（六）神经病理性痛

神经病理性痛指神经损伤或损伤后功能紊乱引起的疼痛，性质以灼烧样痛、电击样痛、针刺样痛、撕裂样痛等。包括周围性神经病理痛和中枢性神经病理痛。老年人的痛性周围神经病多见三叉神经痛、肋间神经痛、舌咽神经痛、坐骨神经痛、糖尿病性周围神经痛、疱疹病毒感染性神经痛，以及癌扩散所致多神经病变引起的疼痛。中枢性神经病理性痛是与脑卒中病灶和脊髓损伤直接相关的中枢性痛，最常见损伤部位是丘脑。发作滞后是其特点，容易漏诊。疼痛局限于卒中累及的躯干或肢体同侧感觉障碍区域，持续时间长、剧烈、性质难以言述，与衣物或床单接触也可诱发痛，严重影响患者生活质量和社会功能，且治疗效果欠佳。从治疗上来说，药物治疗是基础，如症状不能有效缓解，可针对相应的神经进行相应的神经阻滞或者神经毁损治疗，均能取得较好的疗效。

（七）血管痛

随着老年人年龄的增大，动脉硬化、粥样斑块形成、静脉回流缓慢均能引起相应的问题。巨细胞性颞动脉炎是老年人常见的头痛，表现典型的搏动样痛，甚者难以忍受，头痛可为双侧性；临床上，老年人出现任何一种性质的头痛或面部疼痛并伴有血沉增快，均应考虑为颞动脉炎。枕动脉炎引起的头痛多位于头后部，疼痛发作时多不能仰卧。锁骨下动脉炎可引起肩关节疼痛不适。有时也可表现为耳聋或耳部疼痛，这是由于供应耳蜗的血管受损所致。另一常见血管痛是闭塞性脉管炎和动脉粥样硬化闭塞症，“糖尿病足”是经典病例。该病下肢好发，从“无症状期”“间歇性跛行期”发展到“静息痛期”，最终肢体组织坏死，预后差，是老年人慢性疼痛致残率高的疾病。还有静脉淤滞性疾病，如下肢静脉曲张、下肢静脉血栓，均可引起下肢肿胀、疼痛等不适。治疗上，针对动脉炎一类的疾病，主要以抗炎、扩血管等保守治疗为主。动脉闭塞性疾病，在抗炎、扩血管治疗的基础上，血管腔内成形技术目前开展的也很普遍，还是取得了一定疗效。

（八）牵涉痛和内脏痛

老年人慢性疾病增多，组织的慢性炎症多发，如慢性胃炎、胆囊结石胆囊炎、前列腺炎等。某些内脏器官病变时，在体表一定区域产生的感觉过敏或疼痛现象。老年人最常见的是心肌缺血或梗死，出现心前区、左肩、左臂尺侧或左颈部体表疼痛。约18%的冠心病心绞痛患者，疼痛可发生在颌骨和牙齿，患者主诉左下后牙区疼痛，而口腔科检查无异常，称为“心源性牙痛”；胆囊疾病时，疼痛可发生在右肩部；胃肠和肝胆胰病变，疼痛可反射到肩胛；食管癌患者主诉背痛等。治疗主要是针对原发病的治疗。

（九）躯体形式疼痛障碍

又称“主观性疼痛”。疼痛常与其基础疾病不相符或没有可解释的器质性病变，主诉疼痛多为表达抑郁或消沉情绪的替代方式，以获得更多人的关注和爱护。疼痛多为持续性钝痛，部位不固定，止痛治疗无效。可以通过症状自评量表（SCL-90）和综合性医院焦虑抑郁量表等心理测查做出精神病学诊断。对老年人以慢性疼痛为主诉的躯体化障碍诊断应慎之又慎，因为两病经常共存。有学者提出，大多数疼痛是老年人身体发出的某种异常信号，提示可能存在的躯体疾病，寻找疼痛的原因是一种正常的表现，疑病症的定义并不适合老年慢性疼痛患者。

【展望】★△

老年人慢性疼痛有着复杂的病理、生理、心理机制，在进行疼痛治疗的同时，应该针对疼痛风险因子进行预防和干预，进行生理、心理和行为等多方位治疗，提高慢性疼痛治愈率，改善老年患者生活质量。随着微创技术的飞跃发展及应用，治疗手段的丰富，老年疼痛的治疗将会更上一个新的台阶。

（张洪新）

参考文献

[1] Karp JF, Shega JW, Morone NE, et al. Advances in understanding the mechanisms and management of persistent pain in older adults. British Journal of Anaesthesia, 2008, 101 (1): 111-120.

[2] Arola HM, Nicholls E, Mallen C, et al. Self-reported pain interference and symptoms of anxiety and depression in community-dwelling older adults: can a temporal relationship be determined? Eur J Pain, 2010, 14 (9): 966 -971.

[3] Kahan M, Wilson L, Mailis-Gaqnon A, et al. Canadian guideline for safe and effective use of opioids for chronic noncancer pain. Canadian Family Physician, 2011, 57 (11): 1269-1276.

[4] Hayek SM, Veizi E, Narouze SN, et al. Age-dependent intrathecal opioid escalation in chronic noncancer pain patients. Pain Medicine, 2011, 12 (8): 1179–1189.

[5] Burckhardt, Christiansen P, Fleisch C, et al. Consensus development conference: prophylaxis and treatment of osteoporosis. Br Med J (Clin Res Ed), 1987, 295 (6603): 914–915.

[6] Tsai JN, Uihlein AV, Lee H, et al. Teriparatide and denosumab, alone or combined, in women with postmenopausal osteoporosis: the DATA study randomised trial. Lancet, 2013, 382 (9886): 50-56.

[7] Michael R, McClung. Emerging therapies for osteoporosis. Endocrinol Metab (Seoul), 2015, 30 (4): 429–435.

[8] 刘延青．崔健君．实用疼痛学．北京：人民卫生出版社，2013.

[9] 赵英．疼痛的测量和评估方法．中国临床康复，2002，6（16）：2347-2352.

[10] 刘美凤，李福霞，于翠华，等．中文版慢性疼痛自我效能感量表用于老年癌痛病人的信效度研究．护理

学报，2012，19（6B）：11-13.
[11] 高崇荣．痛性周围神经病的研究进展——周围神经病理性疼痛的病因与机制．现代医院，2009，9（2）：7-9.
[12] 史继红，李成文，葛欣，等．医学上不能解释的慢性疼痛主诉患者临床特征和精神病学诊断．精神医学杂志，2013，26（4）：261-264.
[13] 李水清，于普林．老年人慢性疼痛治疗进展．中华老年医学杂志，2010，29（2）：89-91.
[14] 卢光，陶蔚，朱宏伟，等．慢性疼痛的药物规范化治疗进展．中国疼痛医学杂志，2012，18（12）：746-751.
[15] 胡春奎，陆建华．慢性疼痛基因治疗非病毒递送系统研究进展．实用医学杂志，2012，28（1）：157-159.
[16] 陈琳，江昭，黄红云，等．疼痛神经修复学细胞移植干预策略治疗慢性疼痛 8 例．中国医药导报，2011，8（4）：51-52.
[17] 中华医学会疼痛学分会．慢性疼痛治疗的进展．[2017-02-15]. http://www.casp.org.cn/xszq/jcyj/242.html
[18] 文天林，孙天胜，王玲．骨质疏松的流行病学、病因和分类．人民军医，2010，53（9）：662-663.

第25章 多重用药

老年患者多重用药现象普遍，其造成的不良后果给家庭和社会带来极大的医疗负担，近年来备受关注。由于老年患者生理功能下降，加上多病共存，联合用药常常不可避免。因此，加强老年患者多重用药的评估、识别和管理，减少药物不良反应的发生非常重要。通过本章学习，首先了解多重用药及其相关定义，多重用药的常见原因和不良后果，然后了解多重用药的评估和管理，重点掌握老年多重用药的评估内容和医院管理。

一、概述

【定义】★★★△△

多重用药（polypharmacy）常见于老年人群，目前国际上尚无公认的定义，通常是指患者同时使用多种药物（一般≥5种药物），但更重要的是指患者使用超出临床需要的药物治疗，强调不必要的用药，如用药无明显指征、有指征但剂量使用不当或目前尚无证据证明有效。事实上，多重用药涵盖内容非常复杂，不仅包括患者使用药物的数量、剂量，还涉及不适当用药，药物与药物之间的相互作用，以及药物与疾病之间的相互作用等。

老年患者多重用药现象普遍，其中不适当用药占据很大比例。不适当用药（inappropriate prescribing，inappropriate medications use）是指药物使用的风险大于益处或药物的使用容易造成药物不良反应（adverse drug reaction，ADR）。广义的不适当用药包括错误用药、过度用药和用药不足。此外，有学者将不适当用药描述为非最佳的药物治疗，并提出老年患者不适当用药预示着ADR。根据WHO的定义，ADR是指人们为预防、诊断或治疗疾病而使用药物时所发生的任何有害或非期望的反应。

【流行病学】★★★△△

老年患者多重用药的比率国内外均较高。美国的研究数据表明，1999年美国老年人口占全国总人口的13%，却消耗了全国30%的药品。2005年美国一项对3005例57～85岁社区居民的调查研究发现，29%的人使用5种以上药物，36%的75岁以上老年人存在多重用药。欧洲大样本临床研究也表明，51%的老年患者每天使用6种以上的药物。据统计，我国50%以上的老年患者使用3种药物，大于25%的老年患者使用4～6种药物；老年患者不仅用药时间长，平均用药剂量约是青年患者的5倍。

老年患者不适当用药现状也不容乐观。新近国外荟萃分析数据表明，20%的基层医疗老年患者处方存在不适当用药。据估计，美国有28%的老年患者因药物相关问题住院，这些患者中高达70%存在ADR。对于多重用药引发ADR，国内近万病例统计表明，同时使用6种以下药物的ADR发生率为4%，6～10种为10%，11～15种为25%，而16～20种则高达54%。

【多重用药的常见原因】★★★△△

老年患者常存在多重用药，其主要原因包括以下方面。

1. 多病共存，常需要多种药物治疗。
2. 多科就诊，专科化的单病种诊疗模式易导致老年患者多重用药，甚至重复开药。
3. 用药来源较多，除医师处方外，老年患者还常自行购药，或亲友赠药。
4. 不恰当调药，老年患者常根据个人想法或受朋友影响调整用药，活动不便也影响及时随诊调药。
5. 老年患者可能因视力、记忆力下降，认知障碍等，导致重复用药发生。
6. 医护人员缺乏老年药理学知识，给老年患者使用老年人不宜使用的药物。

【多重用药的不良后果】★★★△△

安全和有效是老年患者用药的关键。老年患者作为特殊的患病群体，有其自身的特点，如常患多种疾病、生理功能下降等。多重用药后容易产生不良后果，包括引起ADR，升高老年综合征的风险，影响生活质量等，不仅危害患者的健康，还造成医疗资源的浪费。

（一）产生ADR

药物方面，多种药物同时使用由于药物间的相互作用可增加ADR的发生率；若同类药物或同种化学单体同时使用，ADR的发生率更高。患者方面，老年患者生理功能下降，尤其是肝肾功能减退，对药物的代谢减慢，容易发生ADR。此外，衰老后血浆蛋白浓度降低，全身水分减少，受体数量、亲和力及受体后转化能力改变等，都会影响药物在体内的分布、靶器官中的浓度及药物的代谢，从而容易发生药物作用的增强或中毒。

（二）升高老年综合征的风险

老年综合征（geriatric syndromes）是指老年人由于多种疾病或原因造成的同一种临床表现或问题的综合征，常见的有跌倒、痴呆、谵妄、抑郁、晕厥、疼痛、尿失禁、睡眠障碍、药物滥用等。老年患者多重用药后容易出现意识混乱，进而可导致谵妄发生。此外，老年患者服用镇静催眠药、抗抑郁药、降压药、利尿药后，跌倒的风险增加。多重用药后由于药物相互作用或药物作用叠加，上述老年综合征的风险将大大增加。

（三）影响患者的生活质量

服用多种药物本身就影响患者的生活质量，加上多重用药易产生ADR，具有升高老年综合征的风险，会增加患者的医疗费用，严重影响着老年患者的生活质量。

此外，多重用药还造成医疗资源的浪费。因为不必要的用药本身就是一种浪费，由此带来的不良后果更造成巨大的医疗资源消耗。

二、多重用药的评估

多重用药评估是综合性老年医学评估的重要内容之一。及时正确地对老年患者进行多重用药评估，有助于减少ADR的发生，提高患者的生活质量，并能节省有限的医疗资源。

【评估工具】★★★△△△

目前，国际上应用较多的老年患者多重用药评估工具是ARMOR。该工具将评估（assess）、审查（review）、最大限度地减少不必要的药物（minimize）、优化治疗方案（optimize）、再评估（reassess）整合为一体，具有评估多重用药的功能，有助于监控和优化老年患者用药。ARMOR考虑患者的临床特点和功能状态，以患者功能状态的恢复和维持为主要目标，将生活质量作为改变或停用药物治疗的关键因素之一，加用药物时慎重权衡利弊，是一个系统解析多重用药的工具。研究表明，应用ARMOR可以减少多重用药的发生，从而降低住院率及医疗费用等。

在评估老年患者多重用药时，ARMOR采用阶梯式的方法。临床医师首先应取得患者在静息与活动时的心率、血压和血氧饱和度，然后按照以下5个步骤进行评估检查。

1. A＝评估（assess） 评估患者的所有用药，尤其注意具有潜在不良后果的药物，如β受体阻滞药、抗精神病药、抗抑郁药、镇痛药、Beers标准中所列的其他药物、维生素和保健品等。

2. R＝审查（review） 审查可能存在的问题，包括药物间的相互作用，药物与疾病间的相互作用，药物与机体的相互作用，功能状态的影响，亚临床的ADR。此外，还要权衡用药带来的益处和对机体主要功能如食欲、体质量、情绪、疼痛、视觉、听觉、吞咽、膀胱、肠道、皮肤、活动水平的影响。

3. M＝最大限度地减少不必要的药物（minimize） ①停用缺乏适应证的药物。②停用风险大于受益或对机体主要功能具有高潜在不良影响的药物。

4. O＝优化治疗方案（optimize） ①去掉重复用药。②通过肾小球滤过率（glomerular filtration rate，GFR）调整经肾代谢的药物剂量。③调整经肝代谢的药物剂量。④通过监测血糖和糖化血红蛋白调整口服降糖药。⑤考虑逐步减少抗抑郁药的剂量。⑥根据目标心率调整β受体阻滞药。⑦监测起搏心率来调整β受体阻滞药的剂量。⑧根据国际标准化比值（international normalized ratio，INR）及可能出现的药物相互作用调整抗凝药。⑨根据游离的苯妥英钠水平调整抗惊厥药剂量。

5. R＝再评估（reassess） 除了重新评估患者在休息和活动时的心率、血压、血氧饱和度，还需再评估患者的功能状态、认知状态、用药依从性和用药错误。

【评估内容】★★★△△△

老年患者多重用药的评估内容主要包括病史、体格检查和辅助检查。只有综合考虑相关信息，权衡风险和益处，才能做出正确的评估。

（一）病史

病史采集是老年患者多重用药评估过程的一个重要环节。通过它可以帮助正确评估、明确诊断、调整治疗。为了及时发现和避免多重用药，达到满意的疗效，减少老年患者 ADR 的发生，询问病史时需注意以下问题。

1．全面了解患者的现病史、既往史、用药现状、个人史、过敏史等，避免多重用药，并考虑是否已经存在多重用药。

2．询问患者是否就诊于其他医师。若患者就诊于多个医师，则可能存在多重用药。

3．询问患者是否使用非处方药和补充替代治疗药物，如保健品、中药等。

4．评价患者的用药是否为临床必需。即使用药种类较少，也要考虑是否可以停用一种。

5．注意患者的依从性。患者持有药物清单，并不意味着遵医嘱用药。

6．了解患者的记忆力和认知情况，这可能影响患者用药的正确性和依从性。

7．了解患者身边有无监督其用药的人。

8．了解患者平时的复诊情况，是否会因活动不便等影响及时调整用药。

9．警惕患者的症状是由 ADR 引起，避免处方瀑布现象（一种药物治疗另一种药物的不良反应）。例如，服用抗胆碱类药出现谵妄，应停用该药，而非加用抗精神病药控制症状。

（二）体格检查

体格检查在临床诊疗中是最基本而又有效的。对于联合用药的老年患者，体格检查应全面而有针对性地进行，有助于发现 ADR。值得注意的是，对老年患者体检既要观察治疗损害，如步态不稳、感觉障碍，也要注意患者的主要执行功能情况。下面是一些常见的例子。

1．对使用利尿药或降压药的患者（尤其是几种药物联用时），应检查直立性低血压。

2．对使用抗血小板、抗凝药的患者，应检查是否存在出血（如皮下出血、便血）。

3．对使用氨基糖苷类药物的患者，应检查听力和前庭功能。长期使用呋塞米的患者，也应检查听力。

4．对使用抗心律失常药的患者，应警惕心律失常可能由药物的毒性引起。例如，胺碘酮可引起窦性心动过缓和房室传导阻滞。

5．对使用地高辛的患者，应注意心律失常和视觉变化。

6．对服用抗胆碱药、镇静催眠药、抗精神病药和抗抑郁药的患者，应注意服药前后的精神状态。

7．对服用抗精神病药、抗抑郁药、抗癫痫药等可引起跌倒发作药物的患者，应检查步态障碍。

8．对广泛性皮疹的患者，要考虑是否为药物变态反应。

（三）辅助检查

了解常见药物的不良反应（表 25-1），对联合用药的老年患者进行有针对性的辅助检查，也是发现 ADR 的重要手段之一。然而，多病共存和增龄性变化可能影响辅助检查的特异度、敏感度和预测价值。因此，要注意部分辅助检查的正常参考值（如 GFR）与年龄相关。

表 25-1　常见药物的不良反应

主要受累器官系统	药物分类	常见不良反应
胃肠道、肾脏、心血管系统	非甾体类抗炎药	消化道溃疡、出血，体液潴留，高血压
	COX-2 抑制药	体液潴留，高血压（心肌梗死、卒中）
	麻醉性镇痛药	便秘，谵妄
心血管系统、肾脏	抗高血压的利尿药	低血压或直立性低血压，脱水或高钠血症、低钠血症、低钾血症、小便失禁
	血管紧张素转换酶抑制药	肾脏损害，高钾血症，咳嗽
	抗心律失常药	心律失常
血液系统	抗凝血药	出血
内分泌系统	胰岛素或口服降糖药	低血糖
中枢神经系统	三环类抗抑郁药	抗胆碱能样作用（口干、跌倒、谵妄、便秘、尿潴留）
	选择性 5- 羟色胺再摄取抑制药	5- 羟色胺综合征，低钠血症，跌倒
	抗精神病药	镇静，跌倒，谵妄，锥体外系副作用

（待续）

（续表）

主要受累器官系统	药物分类	常见不良反应
中枢神经系统	镇静催眠药	过度镇静作用，跌倒，谵妄
多系统	抗胆碱药	谵妄，跌倒，口干，便秘，尿潴留
肾脏、听神经	氨基糖苷类抗生素	肾损害，听力损害

注：COX-2 称为环氧合酶 -2

1. 全血细胞检查　对使用抗血小板、抗凝药的患者，容易出现消化道出血，应检查血红蛋白和血小板含量。对使用抗甲状腺药如甲巯咪唑的患者应注意是否出现白细胞减少。

2. 肾功能检查　肾脏是药物排泄的主要器官，许多药物可引起肾损害。联合用药时肾损害的可能性增大。因此，肾功能相关检查（如血肌酐、尿素氮、GFR）非常重要。GFR 是评价早期肾功能的常用指标，其值也可根据患者的血肌酐、性别、年龄和体重来估计。慢性肾脏病流行病学方程（chronic kidney disease epidemiology equation，CKD EPI Equation）和肾脏病饮食改良研究方程（modification of diet in renal disease study equation，MDRD Study Equation）是目前使用较多的 GFR 估算方程。

3. 肝功能检查　肝脏是药物代谢的主要器官之一，许多药物如他汀类可能引起肝损害。新出现的肝功能异常可能提示药物引起的肝损害，而药物的毒性也可能提示原有的肝功能异常，应注意区分。

4. 尿常规和便常规　尿常规和便常规分别是泌尿系损害和消化道出血的常用检查。新出现的尿蛋白和尿隐血阳性可能提示药物引起肾损害。服用阿司匹林、华法林或激素等易引起消化道出血药物的患者应注意检查便隐血。

5. INR　对服用华法林的患者需定期监测 INR（服用初期需根据具体情况频繁监测，病情稳定者可每月监测一次）。若加用影响华法林代谢的药物，则需频繁监测。

6. 血清药物浓度　血清药物浓度检查有助于发现药物中毒。对一些容易出现中毒的药物，如地高辛、茶碱、抗癫痫药等，应监测血清药物浓度。

7. 其他　ADR 多种多样，临床需根据具体用药有针对性地进行检查。例如，使用降糖药的患者应监测血糖，长期服用胺碘酮的患者应定期检查甲状腺功能。

【用药适当性评估】★★★△△△

存在多重用药的老年患者多有不适当用药。因此，老年患者的用药适当性是多重用药评估的主要关注点。目前，国际上比较公认的与老年患者不适当用药相关的标准有 Beers 标准和 STOPP（screening tool of older person's prescription）标准。其中，Beers 标准应用更广泛。Beers 标准由已故的老年病学专家 Mark Beers 于 1991 年提出。20 多年来，该标准在实践中不断丰富完善，分别在 1997 年、2003 年和 2012 年进行了修订更新。了解 Beers 标准中老年患者潜在不适当使用药物，与疾病状态相关的老年患者潜在不适当使用药物，以及老年患者慎用药物（表 25-2），可以帮助进行老年患者用药适当性评估。

表 25-2　老年患者慎用药物（2012 Beers 标准）

药物	机制	使用建议	证据质量	推荐强度
阿司匹林用于心血管事件的一级预防	在≥80 岁老年人中使用后获益大于风险的证据不足	≥80 岁老年人慎用	低	弱
达比加群	在≥75 岁老年人中有很高的出血风险，在 Ccr≤30 ml/min 的老年人中使用后获益大于风险的证据不足	年龄≥75 岁或 Ccr≤30 ml/min 老年人慎用	中等	弱
普拉格雷	老年人中有很高的出血风险；对于高危老年人（如早发心肌梗死或糖尿病）风险可能与益处抵消	≥75 岁老年人慎用	中等	弱
抗精神病药，卡马西平，卡铂，顺铂，米氮平，5- 羟色胺去甲肾上腺素再摄取抑制药，SSRI，TCA，长春新碱	可能引起或加重 SIADH 或低钠血症；由于风险较大，老年人开始使用或调整剂量期间需密切监测血钠	慎用	中等	强
血管扩张药	个别有晕厥史的患者可能加重晕厥发作	慎用	中等	弱

注：Ccr. 肌酐清除率；SSRI. 选择性 5- 羟色胺再摄取抑制药；TCA. 三环类抗抑郁药；SIADH. 抗利尿激素分泌异常综合征

【评估标准】★★★△△△

全面采集信息后，临床医师应进行综合的用药评估。老年患者多重用药非常复杂，《老年综合征管理指南》推荐以下标准用于多重用药的评估鉴别。

1. 没有明确的用药指征用药。

2. 运用与治疗手段等效的药物来治疗相同的疾病。

3. 所用药物之间存在药物相互作用。

4. 使用不适当的剂量。

5. 用其他药物来治疗某种药物引起的不良反应。

三、多重用药的管理

【管理原则】★★★△△△

1. 识别老年患者多重用药及其影响因素，进行适当的干预和处理。

2. 定期评估老年患者的用药情况，防止多重用药。

3. 降低老年患者 ADR 发生率、住院率、病死率及医疗相关费用，提高患者的生活质量。

【医院管理】★★★△△△

（一）老年患者用药应遵循的原则

给老年患者处方用药极具挑战。理想的用药，除了安全、有效外，还需价格便宜、易取得、使用方便。熟悉老年人的生理变化特点和用药注意事项，掌握常用药物的药理作用和常见药物的不良反应，熟悉老年人潜在不适当使用和慎用药物，全面正确地评估老年患者的病情、用药情况等，是合理处方用药的前提。此外，为老年患者处方用药应遵循一定的原则。兹综合相关文献报道，归纳老年患者处方用药的基本原则及相关注意事项如下。

1. 据症用药 药物的使用一定要有明确的适应证，在病因和诊断未明确之前不能贸然给药。

2. 考虑非药物疗法 明确病因和诊断后，首先考虑非药物疗法。例如，对血糖偏高的患者，应首先考虑饮食调整和运动治疗。

3. 受益原则 在有明确的用药适应证前提下，要保证用药的受益大于风险。

4. 简单而有针对性地用药 尽可能简化用药种类、服法，便于患者遵循；对于多病共存需多种药物治疗的患者，应抓主要矛盾有针对性地治疗，对次要矛盾的辅助用药可考虑舍弃。

5. 个体化用药 老年患者由于增龄性变化和常多病共存等，应努力做到个体化用药。例如，根据肾功能或体重调整用药剂量。

6. 小剂量起始，缓慢调量 充分考虑老年患者的药代动力学和药效学特点，尽可能从小剂量起始用药，缓慢增加药物剂量，平衡患者能耐受的最有效剂量。

7. 选择长效药物 长效药物治疗可以增加患者的依从性，避免漏服、错服。然而，长效药物并非适用于所有患者和疾病，应具体情况灵活应用。

8. 避免重复用药 全面了解患者的疾病和用药现状，避免同一类药物或同一化学单体重复使用。

9. 谨慎加药 加药前衡量用药的必要性，避免不必要的药物使用。当用药出现新的症状时，应仔细检查评估，避免使用一种药物来治疗另一种药物的不良反应，出现处方连串事件（prescribing cascade）的恶性循环。

10. 择时用药 根据时间生理学和时间药理学的特点，选择最佳用药时间进行治疗。

11. 暂停用药原则 当怀疑存在 ADR 时，应暂时停用相关药物并密切观察病情变化。对于用药后出现新症状的老年患者，有时停药的受益远大于加药。暂停用药作为简单、有效的干预措施，值得重视。

12. 熟悉所用药物的潜在不良反应和禁忌证 熟悉所开处方中药物的潜在不良反应和禁忌证，避免使用不熟悉的药物。注意药品说明书和书籍中记载的 ADR 可能并不全面。

13. 考虑相互作用 充分考虑药物间的相互作用，并注意药物与疾病间的相互作用。

14. 注意药物过敏史 避免过敏药物再次使用。

15. 选择最优治疗方案 处方前考虑是否还存在其他更安全、有效的治疗方案。

16. 特殊药物要监测 对于特殊药物，如地高辛、茶碱、庆大霉素、苯妥英钠等，需监测血药浓度，以减少药物中毒的发生。对于华法林，监测 INR。

17. 教育、指导、监督和鼓励 教育患者及时复诊调整用药的重要性，必要时随诊患者；指导患者及其家属或监护人正确使用药物；监督患者的用药依从性；鼓励患者有固定的医师和药师。

（二）老年患者多重用药应注意的问题

1. 充分考虑药物间的相互作用 多种药物共同作用于机体，由于药物间的相互作用，可能增加 ADR 的发生率。例如，同时服用肝药酶抑制药（西咪替丁）与华法林，可增加患者的出血风险；心力衰竭患者同时服用地高辛和呋塞米，因呋塞米易导致低钾血症，将大大增加地高辛中毒的风险。老年患者联合用药时需充分考虑药物间的相互作用，以减少ADR的发生。常用重要药物间的相互作用见表25-3。

表 25-3 常用重要药物间相互作用

药物	受影响药物	影响	机制
甲氧氯普胺	大多数药物	增加药物的吸收率	改变胃排空程度
抗胆碱药	大多数药物	减少药物的吸收率	改变胃排空程度
大剂量阿司匹林	华法林	增强抗凝作用，胃肠道出血	影响血小板功能和黏膜完整性
口服抗生素	华法林	增强抗凝作用	减少肠道菌群和维生素K的吸收
西咪替丁、奥美拉唑、甲硝唑、胺碘酮	华法林	增强抗凝作用，出血	抑制代谢
巴比妥类、卡马西平、利福平	华法林	减弱抗凝作用	诱导代谢
胺碘酮	华法林、地高辛、奎尼丁	降低清除率	抑制许多肝细胞色素 P_{450} 氧化酶或P-糖蛋白
阿司匹林	甲氨蝶呤	甲氨蝶呤中毒	减弱肾小管排泌作用
维拉帕米、伊曲康唑、红霉素、奎尼丁	地高辛	洋地黄中毒	抑制P-糖蛋白减少药物清除率
ACEI、三环类抗抑郁药、α受体阻滞药、血管扩张药、吩噻嗪类、左旋多巴	利尿药	跌倒，乏力，晕厥	引起直立性低血压
非甾体类抗炎药	利尿药	肾损害	减少肾灌注
西咪替丁	硝苯地平、茶碱、苯妥英、奎尼丁、利诺卡因	增加浓度和药物效应	抑制肝代谢
ACEI、螺内酯、阿米洛利	维生素K补充药	高钾血症	减少钾的清除
维拉帕米、地尔硫䓬、地高辛	β受体阻滞药	心动过缓，心脏传导阻滞	减弱心脏传导
β受体阻滞药	沙丁胺醇	减弱支气管扩张反应	竞争性阻断β受体
利尿药	索他洛尔、奎尼丁	增加心动过速的风险	低钾血症
红霉素、克拉霉素	辛伐他汀、洛伐他汀、阿托伐他汀	增加他汀毒性（如横纹肌溶解）	抑制肝细胞色素 P_{450}
单胺氧化酶抑制药	SSRI、三环类抗抑郁药	5-羟色胺综合征，甚至致死	抑制代谢
巴比妥类、利福平	苯妥英	控制癫痫失效	肝代谢诱导
抗胆碱药	有抗胆碱能作用的其他药物	意识错乱，尿潴留	胆碱能受体累加作用

注：ACEI. 血管紧张素转换酶抑制药；SSRI. 选择性5-羟色胺再摄取抑制药

药物与辅助用药（如中药）间的相互作用临床上也不容忽视。例如，中药贯叶连翘可以加速华法林的代谢，从而可降低华法林的抗凝作用；由于累加的抗凝作用和（或）抗血小板作用，活血化瘀中药（当归、丹参等）与华法林同用可增加出血的风险。目前，许多中药或其他补充替代治疗药物的作用机制尚不清楚，与西药间的相互作用亦不明确，联合用药时需慎重，根据现有的证据或咨询有经验的医师。

2. 注意药物与疾病间的相互作用 药物可以引起机体生理、生化的改变，具有防治疾病的作用，同时也能损害机体。老年患者由于增龄性改变，生理功能多有下降，加上多重用药，药物对机体的损害可能更加明显。因此，联合用药时需考虑药物与疾病间的相互作用，谨慎选择药物，以减少ADR的发生。例如，合并有慢性阻塞性肺疾病的高血压患者，选择降压药时因可能导致支气管痉挛需慎用β受体阻滞药；老年人因GFR下降，心衰时需慎用经肾脏排泄且治疗窗很窄的强心药地高辛，以免发生中毒；痴呆或有认知缺损的老年患者使用麻醉药时出现谵妄的风险大大增加。常见重要药物与疾病间的相互作用见表25-4。

3. 老年患者发生ADR的危险因素 老年患者发生ADR的比例常较年轻人高，且程度严重，这与老年患者的机体功能下降及疾病特点有关。综合文献报道，总结老年患者发生ADR的危险因素有用药种类多、用药剂量高、不适当用药、年龄大、女性、体型瘦小、肝肾功能异常、多病共存、曾发生ADR。

表 25-4 常见药物和疾病间的相互作用

疾病 / 并发症	药物	不良反应
心脏传导减慢的病症	β 受体阻滞药、地高辛、地尔硫䓬、维拉帕米、三环类抗抑郁药	传导阻滞
心力衰竭	β 受体阻滞药、地尔硫䓬、维拉帕米	加重心力衰竭
高血压	非甾体类抗炎药	升高血压
直立性低血压	降压药、利尿药、多巴胺促效药、美多芭、三环类抗抑郁药、抗精神病药	头晕、晕厥、跌倒
外周血管疾病	β 受体阻滞药	间歇性跛行加重
慢性阻塞性肺气肿	β 受体阻滞药、麻醉药	支气管痉挛、呼吸抑制
消化性溃疡	非甾体类抗炎药、抗凝血药	上消化道出血
慢性肾脏损害	非甾体类抗炎药、放射性对比剂	急性肾衰竭
前列腺疾病	抗胆能碱药、α 受体激动药	尿潴留
低钾血症	地高辛	地高辛中毒
痴呆	抗胆碱能药、抗癫痫药、多巴胺受体激动药、苯二氮䓬类、抗精神病药	加重认知缺损
抑郁	地西泮、酒精、中枢性降压药、β 受体阻滞药	加重抑郁
跌倒	抗抑郁药、抗精神病药、抗胆碱能药、抗癫痫药、利尿药和抗高血压药	增加跌倒风险
糖尿病	激素、利尿药（噻嗪类）	高血糖
骨质疏松 / 骨质减少	激素	骨折
青光眼	抗胆碱能药、硝酸酯类	加重青光眼

临床为老年患者处方用药时，尤其是联合用药时需考虑上述危险因素，以减少 ADR 的发生。

（三）老年患者多重用药的专业干预措施

1. 重视老年患者用药的原则，同时注意个体特殊性 老年患者用药要尤其注意遵循对症、受益、简单、小剂量、个体化、谨慎加药、定期审查用药的原则，避免多重用药，将患者用药的风险降到最低。

2. 详询病史、用药情况，有针对性地检查，综合评估 详细采集患者的病史、用药信息（包括目前用药、既往用药、处方药、非处方药）、ADR 史、过敏史、用药依从性等，全面而有针对性地进行相关检查，综合评估，是发现和避免多重用药的前提。

3. 药师参与管理患者用药 药师参与建立老年患者的个人完整用药记录，评估疗效，监测 ADR，并调整用药。目前，国际上主张临床医师与药师合作管理患者用药。药师与临床医师合作管理老年患者用药，不仅有助于发现不适当用药，减少多重用药，还有助于达到最理想的药效和最好的价格与效益比。国内一些地区的三级甲等医院也已经开展药师协助临床医师管理患者用药，但普及面尚不广泛。

药师减少患者多重用药实施指南如下。

（1）检查并确定患者服用的所有药物。

（2）明确所有药物的适应证。

（3）明确每一种药物的潜在不良反应。

（4）建议停用一切没有明确给药疗效、目的和适应证的药物。

（5）尽可能帮助设计用药方案日程表。

（6）避免使用一种药物来治疗另一种药物的不良反应。

（7）尽可能使用药方案简单。

（8）必要时，推荐药物使用从低剂量开始，逐渐加量。

（9）定期审查用药情况。

（10）鼓励患者定期随访，尤其是出现 ADR 时。

（11）教育患者养成列出所有使用药物清单的习惯，包括非处方药物、替代药物和保健品等。

4. 指导患者正确用药 临床医师与药师均有责任指导患者正确用药。药师应定期参与巡视患者，监督不同医师可能的重复用药，适时提出用药建议和指导。此外，为出院患者提供口头或书面的用药相关信息，教育患者及其家属不适当用药和多重用药的危害，鼓励患者定期复诊调药等，都对患者正确合理用药非常重要。

（四）医院与全科医师常见的问题和错误

见表 25-5。

【其他管理】★★★△△△

良好的老年患者多重用药管理一定是综合的管理，包括医院管理、个人管理、家庭照护管理和社区

表 25-5 医院与全科医师常见的问题和错误及解决方法或措施

问题和错误	解决的方法或措施
入院时药物目录不完善	让家属带来药物，咨询患者的就诊医师
不适当的药物及剂量	咨询年长的医师，核对处方
不知道药物的过敏反应和如何处理	仔细检查药物过敏反应并记录
错误抄写处方	小心抄写，勿将工作留给同事
无法辨认	电子处方
不知道药物副作用或药物间的相互作用（包括辅助用药）	增加药物相关知识，核对处方手册
一病多医	鼓励患者有一个固定的医师

管理。医院管理是核心与先导，对其他管理的开展具有指导作用。在没有医师和药师的指导、监督下，院外患者的个人管理、家庭照护管理和所在社区管理同样非常重要。每一种管理都需根据实际情况制定合理、可行的管理方案和措施，互相协调配合，才能更好地减少多重用药的发生。

老年患者多重用药发生率高，不仅容易导致ADR，还影响患者的生活质量，严重的ADR甚至造成患者死亡，给家庭和社会带来极大的负担。我国已步入老龄化社会。据全国第六次人口普查数据显示，我国60岁以上人口为1.78亿，占总人口数的13.26%。因此，加强老年患者多重用药评估、识别和管理，改善老年患者多重用药的现状，减少ADR的发生，对我国人口和社会的健康发展至关重要。

（徐　浩）

参考文献

[1] Hajjar ER, Cafiero AC, Hanlon JT. Polypharmacy in elderly patients. Am J Geriatr Pharmacother, 2007, 5 (4): 345-351.

[2] Beers MH, Ouslander JG, Rollinger I, et al. Explicit criteria for determining inappropriate medication use in nursing home residents. Arch Intern Med, 1991, 151 (9): 1825-1832.

[3] Spinewine A, Schmader KE, Barber N, et al. Appropriate prescribing in elderly people: how well can it be measured and optimised? Lancet, 2007, 370 (9582): 173-184.

[4] Lund BC, Carnahan RM, Egge JA, et al. Inappropriate prescribing predicts adverse drug events in older adults. Ann Pharmacother, 2010, 44 (6): 957-963.

[5] World Health Organization. Safety of medicines: a guide to detecting and reporting adverse drug reactions. Geneva: WHO, 2002.

[6] Qato DM, Alexander GC, Conti RM, et al. Use of prescription and over-the-counter medications and dietary supplements among older adults in the United States. JAMA, 2008, 300 (24): 2867-2878.

[7] Opondo D, Eslami S, Visscher S, et al. Inappropriateness of medication prescriptions to elderly patients in the primary care setting: a systematic review. PLoS One, 2012, 7 (8): e43617.

[8] Rochon PA, Tjia J, Gill SS, et al. Appropriate approach to prescribing// Jeffrey BH, Joseph GO, Mary ET, et al. Hazzard's geriatric medicine and gerontology. 6th Edition. United States: McGraw-Hill Medical, 2009: 289-302.

[9] Lesage J. Polypharmacy in geriatric patients. Nurs Clin North Am, 1991, 26 (2): 273-290.

[10] Inouye SK, Studenski S, Tinetti ME, et al. Geriatric syndromes: clinical, research, and policy implications of a core geriatric concept. J Am Geriatr Soc, 2007, 55 (5): 780-791.

[11] Raza H. ARMOR: a tool to evaluate polypharmacy in elderly persons. Annals of Long-Term Care, 2009, 17 (8): 26-30.

[12] The American Geriatrics Society 2012 Beers Criteria Update Expert Panel. American Geriatrics Society updated Beers Criteria for potentially inappropriate medication use in older adults. J Am Geriatr Soc, 2012, 60 (4): 616-631.

[13] Chan DKY. Chan's practical geriatrics. Australia: BA Printing & Publishing Services, 2006.

[14] Levey AS, Stevens LA, Schmid CH, et al. A new equation to estimate glomerular filtration rate. Ann Intern Med, 2009, 150 (9): 604-612.

[15] Levey AS, Coresh J, Greene T, et al. Using standardized serum creatinine values in the modification of diet in renal disease study equation for estimating glomerular filtration rate. Ann Intern Med, 2006, 145 (4): 247-254.

[16] Gallagher P, Ryan C, Byrne S, et al. STOPP (Screening Tool of Older Persons' Prescriptions) and START (Screening Tool to Alert Doctors to Right Treatment): consensus validation. Int J Clin Pharm Ther, 2008, 46 (2): 72-83.

[17] 陈峥. 老年综合征管理指南. 北京：中国协和医科大学出版社，2009.

[18] 中华人民共和国国家统计局. 2010年第六次全国人口普查主要数据公报（第1号）.(2011-04-28)[2016-11-17]. http://www. stats. gov. cn/tjsj/tjgb/rkpcgb/qgrkpcgb/201104/t20110428_30327. html

第26章 尿 失 禁

【定义】★★★△△

尿失禁可分为急迫性、压力性、充溢性和混合型尿失禁。压力性尿失禁（stress urinary incontinence，SUI）为老年人群中最为常见的尿失禁类型。压力性尿失禁指喷嚏、咳嗽或运动等腹压增高时出现不自主的尿液自尿道外口漏出。症状表现为咳嗽、喷嚏、大笑等腹压增加时不自主漏尿。体征是在增加腹压时，能观测到尿液不自主地从尿道漏出。尿动力学检查表现为充盈性膀胱测压时，在腹压增加而逼尿肌稳定性良好的情况下出现不随意漏尿。

【流行病学】★★△△

女性人群中23%～45%有不同程度的尿失禁，7%左右有明显的尿失禁症状，其中约50%为压力性尿失禁，其次为混合性尿失禁和急迫性尿失禁。

【病因与诱因】★★△△

（一）较明确的危险因素

①年龄：随着年龄增长，女性尿失禁患病率逐渐增高，高发年龄为45～55岁。②生育：生育的胎次与尿失禁的发生成正相关。③盆腔脏器脱垂(pelvic organ prolapse，POP)：POP与SUI紧密相关，两者常伴随存在。④肥胖：肥胖者发生压力性尿失禁的概率显著增高。⑤种族和遗传因素：压力性尿失禁患者的直系亲属尿失禁的发生率显著增高，白种女性的患病率高于黑人。

（二）可能相关的危险因素

①雌激素：长期以来认为绝经期妇女雌激素下降与尿失禁发生相关，但目前还存在争议。②子宫切除术：手术技巧及手术切除范围可能与尿失禁发生有一定关系。③吸烟：吸烟引起的慢性咳嗽和胶原纤维合成的减少可能与压力性尿失禁有关。④体力活动：高强度体育锻炼可能诱发或加重尿失禁。⑤其他可能的相关因素有便秘、肠道功能紊乱和慢性咳嗽等。

【病理生理机制】★★△△

（一）膀胱颈及近端尿道下移

传统观点认为，尿道的支撑对腹压增加时控尿至关重要。具有正常支撑结构的膀胱颈和近端尿道位于耻骨后较高位置，增加的腹压可以同等地传递到膀胱和尿道。当尿道过度下移时，增高的腹压仅传至膀胱而较少传递至尿道，使膀胱压高于尿道压，出现尿失禁。

（二）"吊床"理论

正常情况下，随着腹压增高，尿道被紧压于"吊床"样的肌肉筋膜支撑结构上，不会漏尿。当这种支持结构减弱，在腹压增高时，膀胱颈和近端尿道会旋转下移，如果同时伴有尿道开放，就会发生尿失禁。如果这些支撑结构正常，即便存在膀胱颈和尿道过度下移，仍可以保持控尿。这一理论的重要临床意义在于，说明了外科手术的主要目的是提供一个支撑结构，在腹压增加时，使膀胱颈和近端尿道被紧压在上面。

（三）尿道固有括约肌缺陷

尿道固有括约肌缺陷（intrinsic sphincter deficiency，ISD）是指尿道固有括约肌的功能缺陷，而不论其解剖位置是否正常。目前理论认为，所有的括约肌性尿失禁患者均有某种程度的ISD，导致尿道关闭压下降。

（四）尿道黏膜的封闭功能减退

正常尿道黏膜皱襞有密封垫作用，可阻止尿液的渗漏。随着年龄的增长、尿道炎及尿道损伤等原因，尿道黏膜受损、萎缩变薄、弹性下降，可导致其封闭功能减退。

（五）支配控尿组织结构的神经系统功能障碍

尿道周围的支撑组织相关的神经功能障碍均可

导致尿道关闭功能不全而发生尿失禁。

【诊断及鉴别诊断】★★★△△△

压力性尿失禁诊断主要依据主观症状和客观检查，并需除外其他疾病。本病的诊断步骤应包括确定诊断、程度诊断、分型诊断。

（一）确定诊断

1. 病史 与腹压增加有关的尿失禁症状，如大笑、咳嗽、喷嚏、跳跃或行走等各种腹压增加状态下，尿液是否漏出；停止腹部加压动作后漏尿是否随即终止。

2. 体格检查 ①全身体检：神经系统检查包括下肢肌力、会阴部感觉、肛门括约肌张力及病理征等；腹部检查注意有无尿潴留体征。②专科检查：有无盆腔脏器膨出及程度；外阴部；棉签试验，双合诊；直肠指诊并观察有无直肠膨出。③压力诱发试验。

3. 问卷和检验、检查

（1）排尿日记。

（2）国际尿失禁咨询委员会尿失禁问卷表简表（ICI-Q-SF）（见附录一）。

（3）检验、检查：①实验室检查，血、尿常规，尿培养和肝、肾功能等实验室检查。②尿流率。③膀胱残余尿量。

（4）对于病情复杂、诊断难以明确的患者可行以下检查：①尿动力学检查。②膀胱镜检查。③膀胱尿道造影超声。④静脉肾盂造影。⑤ CT。

（二）程度诊断

1. 依据临床症状进行程度诊断

（1）轻度：一般活动及夜间无尿失禁，腹压增加时偶发尿失禁，不需佩戴尿垫。

（2）中度：腹压增加及起立活动时，有频繁的尿失禁，需要佩戴尿垫生活。

（3）重度：起立活动或卧位体位变化时即有尿失禁，严重地影响患者的生活及社交活动。

2. 国际尿失禁咨询委员会尿失禁问卷表简表（ICI-Q-SF）（见附录一）

3. 尿垫试验 1小时尿垫试验。

（1）轻度：1小时漏尿≤1 g。

（2）中度：1 g<1小时漏尿<10 g。

（3）重度：10 g≤1小时漏尿<50 g。

（4）极重度：1小时漏尿≥50 g。

（三）分型诊断

1. 常用压力性尿失禁的分型方法

（1）0型压力性尿失禁：典型压力性尿失禁病史，但临床和尿动力学检查未能显示压力性尿失禁，影像尿动力学示膀胱颈近端尿道位于耻骨联合下缘上方，应力状态下膀胱颈近端尿道开放并有所下降。

（2）Ⅰ型：在应力状态下出现漏尿，膀胱底部下移<2 cm。

（3）Ⅱ型：在应力状态下出现漏尿，膀胱底部下移>2 cm。

（4）Ⅱ A型：膀胱底部下移在应力状态下出现者。

（5）Ⅱ B型：膀胱底部下移在静息状态下就出现者。

（6）Ⅲ型：在静息期膀胱充满时，膀胱颈和近段尿道就已经处于开放状态，可伴有或不伴有下移。

2. 常用压力性尿失禁分型的意义和检查方法 分型诊断并非必需，但对于临床表现与体格检查不甚相符，以及经初步治疗疗效不佳患者，建议进行尿失禁分型诊断。但需注意有时候几种尿失禁类型可以混合存在。

（1）解剖型/尿道固有括约肌缺陷型（intrinsic sphincter deficiency，ISD）：排尿期膀胱尿道造影，或影像尿动力学检查可将压力性尿失禁分为解剖型/ISD型。也有作者采用最大尿道闭合压（maximum urethral closure pressure，MUCP）进行区分，MUCP<30 cmH_2O提示ISD型。

（2）腹压漏尿点压（abdominal leak point pressure，ALPP）：采取中速膀胱内灌注（50～70 ml/min），在膀胱容量达到200 ml或达到1/2膀胱功能容量时停止膀胱灌注。嘱患者做Valsalva动作，直到可见尿道口有尿液漏出。记录尿液开始漏出时刻的膀胱内压力即为ALPP。ALPP是一个连续参数，一般认为其参考值范围为：① ALPP≤60 cmH_2O，提示尿道括约肌关闭功能受损，为Ⅲ型压力性尿失禁。② ALPP≥90 cmH_2O，提示尿道活动过度，为Ⅰ型压力性尿失禁。③ ALPP在60～90 cmH_2O，提示尿道括约肌关闭功能受损和尿道过度活动同时存在，或为Ⅱ型压力性尿失禁。④若膀胱压大于150 cmH_2O仍未见尿液漏出，提示尿失禁有其他因素存在。目前认为，大多数女性压力性尿失禁患者可同时存在盆底支持功能受损和尿道括约肌缺陷，以上分型可能过于简单。此外，确诊ISD的方法尚存争议，MUCP和ALPP的检测有待规范，其临界值也需进一步验证。

（四）常见合并盆底疾病的诊断

在诊断压力性尿失禁的同时，必须高度重视可以影响压力性尿失禁治疗效果的常见合并盆底疾病，主要包括膀胱过度活动症（即混合性尿失禁）、盆腔脏器脱垂、逼尿肌收缩力减弱及膀胱出口梗阻。

1. 膀胱过度活动症 如患者主诉存在尿频、尿急伴或不伴急迫性尿失禁，即应怀疑合并有膀胱过度活动症，应运用排尿日记详细了解患者症状严重程度。

2. 盆腔脏器脱垂 由于盆底筋膜、韧带的松弛是压力性尿失禁与盆腔脏器脱垂的共同发病原因，所以两种疾病常合并发生。应行截石位下会阴检查，明确盆腔脏器脱垂及程度。

3. 逼尿肌收缩力减弱 逼尿肌收缩力减弱常见于老年妇女，如SUI患者主诉排尿困难，首先行B超检查残余尿量，如其有异常，推荐行尿动力学检查予以确认。

4. 膀胱出口梗阻 在除外POP所致膀胱出口梗阻后，女性膀胱出口梗阻多数属于功能性，女性尿道狭窄少见。当SUI患者主诉排尿困难，在排除逼尿肌收缩无力和POP所致因素后，应行影像尿动力学检查进一步确诊。

【治疗】★★★△△△

（一）一般治疗

1. 保守治疗

（1）控制体重。

（2）盆底肌训练。

（3）生物反馈。

（4）生活方式的调节。

（5）电刺激治疗。

（6）磁刺激治疗。

2. 药物治疗 主要作用机制在于增加尿道闭合压，提高尿道关闭功能。目前常用的药物有以下几种：①度洛西汀。②雌激素。③选择性α_1-肾上腺素受体激动药。

（二）手术治疗

1. 手术适应证及注意事项

（1）压力性尿失禁手术治疗的主要适应证：①非手术治疗效果不佳或不能坚持，不能耐受，预期效果不佳的患者。②中重度压力性尿失禁，严重影响生活质量的患者。③生活质量要求较高的患者。④伴有盆腔脏器脱垂等盆底功能病变需行盆底重建者，同时存在压力性尿失禁时。

（2）行手术治疗前应注意：①告知患者。压力性尿失禁本身只影响患者的生活质量，并不致命。②征询患者及家属的意愿，在充分沟通的基础上做出是否手术的选择。③注意评估膀胱尿道功能，必要时应行尿动力学检查。④根据患者的具体情况选择术式。要考虑手术的疗效、并发症及手术费用，并尽量选择创伤小的术式。⑤尽量考虑到尿失禁的分类及分型，并做针对性治疗。⑥应嘱咐患者术后坚持盆底训练和保持体型的重要性。

2. 手术方式 常见的手术方式包括无张力尿道中段吊带术、传统吊带术、尿道旁注射治疗等。

（1）无张力尿道中段吊带术

1）耻骨后尿道中段吊带术：近年来此类吊带进行了各种改进，使得手术操作更简单化。尽管此类手术并发症并不常见，但有时可出现以下的术中和术后问题：①膀胱穿孔。②出血。③排尿困难。④其他并发症，包括对置入吊带的异物反应或切口延迟愈合、吊带侵蚀入尿道或阴道、肠穿孔和感染等，最严重的是髂血管损伤。

2）经闭孔尿道中段吊带术：2001年Delorme首先报道了经闭孔的穿刺途径（out-in），即TOT术式。2003年de Leval报道了的in-out的经闭孔途径，即TVT-O术式。经闭孔尿道中段吊带术尽管基本排除了损伤膀胱或髂血管的可能性，但有可能增加阴道损伤的风险。少见的严重并发症主要有吊带阴道侵蚀和闭孔血肿、脓肿形成等。近年来为降低TVT-O手术的术后腹股沟疼痛的发生率，推出了改进版的TVT-ABBREVO，获得了初步的肯定结果。

3）单切口尿道中段吊带术：即只有尿道中段处的一个切口，缩短的吊带仅放置至耻骨后或闭孔处，降低了组织的创伤。可调节的单切口经闭孔尿道中段吊带术（其代表为Adjust吊带）有望改善传统单切口吊带疗效不稳定的缺点。Adjust与TVT-O的1年的短期疗效比较显示疗效相当。

（2）传统吊带术：此类吊带术是采用自体材料或合成材料形成吊带，跨过尿道或膀胱颈后将调到固定在腹壁或盆腔结构上以便稳定尿道。

（3）尿道旁注射治疗

1）尿道旁填充物注射术：最佳适应证是单纯因ISD所导致的压力性尿失禁患者。优点是创伤小，严重并发症发生率低，并可多次重复进行。不足之处：①疗效有限，近期疗效为30%～50%，远期疗效差。②有一定并发症，如短期排空障碍、感染、尿潴留、血尿、个别材料可能过敏和颗粒的迁移等，严重并发症为尿道阴道瘘。

2）尿道旁干细胞注射治疗：需要更多的临床研究来证实其疗效。

【预防】★△

（一）普及教育

压力性尿失禁是中老年女性的一种常见疾病。医务人员应逐步提高自身对该疾病的认识及诊治水平，并广泛开展健康宣教活动，使公众认识并了解这是一种可以预防和治疗的疾病。

（二）预防措施

根据尿失禁的常见危险因素，采取相应的预防措施。①对于家族中有尿失禁发生史、肥胖、吸烟、高强度体力运动以及存在便秘等长期腹压增高者，如出现尿失禁，应评估生活方式与尿失禁发生的可能相关关系，并据此减少对易感因素的接触机会。②盆底肌训练：可达到预防和治疗尿失禁的目的。③生物反馈治疗：可以一定程度上减少尿失禁的发生率。④选择性剖宫产：与自然分娩相比较，选择性剖宫产可减少压力性尿失禁的发生。

附录一：国际尿失禁咨询委员会尿失禁问卷表简表（ICI-Q-SF）

许多患者时常漏尿，该表将用于调查尿失禁的发生率和尿失禁对患者的影响程度。仔细回想你近 4 周来的症状，尽可能回答以下问题。

1．您的出生日期：□□□□ 年 □□ 月 □□ 日

2．性别（在空格处打✓） 男□ 女□

3．您漏尿的次数？（在一空格内打✓）	
从来不漏尿	□ 0
1 周大约漏尿 1 次或经常不到 1 次	□ 1
1 周漏尿 2 次或 3 次	□ 2
每天大约漏尿 1 次	□ 3
1 天漏尿数次	□ 4
一直漏尿	□ 5

4．我们想知道您认为自己漏尿的量是多少？在通常情况下，您的漏尿量是多少（不管您是否使用了防护用品）（在一空格内打✓）	
不漏尿	□ 0
少量漏尿	□ 2
中等量漏尿	□ 4
大量漏尿	□ 6

5．总体上看，漏尿对您日常生活影响程度如何？

请在 0（表示没有影响）～10（表示有很大影响）之间的某个数字上画圈

0 1 2 3 4 5 6 7 8 9 10

没有影响 有很大影响

ICI-Q-SF 评分（把第 3、4、5 个问题的分数相加）： □

6．什么时候发生漏尿？（请在与您情况相符合的那些空格打✓）	
从不漏尿	□
未能到达厕所就会有尿液漏出	□
在咳嗽或打喷嚏时漏尿	□
在睡着时漏尿	□
在活动或体育运动时漏尿	□
在小便完和穿好衣服时漏尿	□
在没有明显理由的情况下漏尿	□
在所有时间内漏尿	□

非常感谢您回答以上的问题！

（王建业）

第 27 章　便秘与大便失禁

便秘（constipation）与大便失禁（fecal incontinence）是老年人群的常见综合征，病因不甚清楚，均属于功能性胃肠疾病的范畴，严重影响老年人的生活质量，甚至成为老年就诊患者的主诉之一。虽然不直接威胁生命，但是造成患者身体和精神上的痛苦，严重地干扰正常生活和工作，同时给社会增加大量医疗费用与开支。

一、便秘

【定义】★★★△△△

便秘患者排便习惯的个人差异很大，摄食种类及习惯、生活方式、环境、精神状态等都可以影响排便习惯，因此其发病的影响因素复杂多变，理解不一致，使便秘定义也较难确定。正常人群大便频率为 3 次 / 天到 3 次 / 周，便秘（constipation）是指与粪便排出障碍有关的一组症状，指在不用通便剂的情况下，每周排便少于 3 次，至少有 25% 的时间有排便困难和（或）排便不尽的主观不适感，排出的大便干燥、坚硬，并且这种情况持续 2 周以上。在慢性便秘的病因中，大部分为功能性疾病，亦可为器质性的，不少药物也可引起便秘。根据其病因及发病特点，我国慢性便秘诊治指南（2013 年版），目前按病理生理学机制将功能性疾病所致便秘分为慢传输型便秘（slow transit constipation，STC）、排便障碍型便秘、混合型便秘、正常传输型便秘（normal transit constipation，NTC）。

【流行病学】★★△

流行病学调查结果显示，慢性便秘的发病情况在欧美国家和亚洲国家之间存在一定的差异，在同一国家不同地区之间也存在差异。这种差异的出现可能与种族、气候、生活水平、生活习惯、饮食习惯等不同有关。有研究显示，在我国，在 60 岁以上的老年人群中，便秘患病率为 11.5%，并且具有以下流行病学特征：①地区差异明显，总的趋势是北方高于南方。这可能与以下几个因素有关，如气候差异、饮食习惯、生活水平等有关。②性别差异明显，女性患病率高于男性，且随着年龄的增高便秘患病率增加。这可能与女性平时较男性体力活动少有关，且随着年龄增大，胃肠肌张力减退，便秘发生的可能性更大。同时，随着社会老龄化，现代生活节奏的加快，饮食习惯的改变及社会 - 心理等因素的影响，我国慢性便秘的发病率也呈现逐年升高的趋势。

【病因病理】★★★△△△

排便是一个复杂的生理运动过程，有多个系统参加，受多种因素影响（表 27-1）。正常的排便生理包括产生便意和排便动作两个过程。①产生便意：直肠平时一般呈空虚状态，直肠瓣以及耻骨直肠肌收缩形成的肛管直肠角，可阻止粪便进入直肠肛管，进入直肠的粪便对直肠产生机械性扩张，刺激肠壁感受器，发出冲动传入腰骶部脊髓内的低级排便中枢，同时上传至大脑皮质而产生便意。②排便动作：如环境许可，从大脑皮质即发出冲动使排便中枢兴奋增强，产生排便反射，直肠平滑肌解除其张力收缩，使盆底诸肌、耻骨直肠肌、外括约肌松弛，盆底下降呈漏斗状，肛管直肠角变大，肛管压力下降；同时，直肠和远端结肠反射性收缩使肠管缩短，肠腔内压增高；因便意得以顺利排出。如果环境条件不许可，有排便感觉而不能排便时，排便的高级中枢下传冲动抑制低级排便中枢，使括约肌收缩增强，肛门像节制闸门一样紧闭，并反射地引起乙状结肠舒张，直肠内的粪便即返回乙状结肠，使便意暂时消失。

慢性便秘可以看作是不同病理生理过程的最终症状表现，尚不明确，总的来说主要与肠神经系统（enteric nervous system，ENS）、Cajal 间质细胞、平滑肌、神经递质等有关。其胃肠运动主要出现以下病理生理变化特征。

（1）结肠运动功能异常：表现在运动亢进、减弱、

表 27-1　便秘的常见病因及相关因素

病因	相关因素
功能性疾病	功能性便秘、功能性排便障碍型、便秘型肠易激综合征
器质性疾病	①直肠和肛门病变：直肠炎、痔疮、肛裂、肛周脓肿和溃疡、肿瘤瘢痕性狭窄等。②结肠病变：良恶性肿瘤、肠梗阻、肠绞窄、结肠憩室炎、特异性（如肠结核、阿米巴肠病）与非特异性炎症（克罗恩病、溃疡性结肠炎）、肠粘连等。③肌力减退：肠壁平滑肌、肛提肌、膈肌或（和）腹壁肌无力、老年、慢性肺气肿、严重营养不良、多次妊娠、全身衰竭、肠麻痹等。④内分泌、代谢疾病：甲状旁腺功能亢进时，肠肌松弛、张力减低；甲状腺功能减退和垂体前叶功能减退时肠的动力减弱；尿崩症伴失水；糖尿病并发神经病变，硬皮病等。⑤药物和化学品：吗啡和阿片制剂；抗胆碱能药、神经节阻断药及抗抑郁药；次碳酸铋、苯乙哌啶及氢氧化铝等。⑥神经系统疾病：截瘫、多发性神经根炎等累及支配肠的神经、先天性巨结肠等
药物	抗抑郁药、抗精神病药、抗癫痫药、抗组胺药、抗震颤麻痹药、抗胆碱能药、神经节阻断药等

不协调等几个方面。主要表现为排便次数减少、粪便干硬，可有缺乏便意、排便费力，体格检查可在左下腹触及充满粪便的乙状结肠襻。

（2）直肠运动异常：直肠张力下降，顺应性增加，感觉功能下降导致排便时间延长。

（3）肛门括约肌功能异常：便秘患者对粪便刺激的感觉能力差，造成较多粪便在体内滞留时间过长，水分吸收而导致便秘。

（4）盆底肌群收缩功能下降，持续收缩、不协调收缩或松弛。肛门指诊时，如果患者用力排便以排出直肠内的手指，正常情况下此时括约肌松弛，如手指被夹紧，提示可能存在肛门括约肌不协调性收缩。

【危险因素】

1．饮食因素　老年人饮食结构的不当是便秘的主要原因。饮食过于精细、食物缺少纤维素及饮水量较少致使体内粪便体积减少，对肠壁刺激较弱，大便干结导致便秘。此外，对于有多饮用浓茶习惯的老年人，因茶内鞣酸致使胃肠黏膜收缩，黏膜分泌黏液量减少，导致润滑作用减弱，致使发生便秘。

2．生理因素　老年人因胃酸缺乏，消化酶分泌减少，小肠吸收功能差，使食物经过胃肠的时间过长，大便水分被吸收，引起粪便干燥。

3．精神心理因素　生活环境、生活习惯的突然改变，情绪紧张、焦虑抑郁导致神经调节功能紊乱，使排便反射受抑制。

4．其他　缺乏良好的排便习惯，有意克制排便等影响了排便的反射。老年患者由于行动不便或因疾病限制，导致活动量相对较少，肠蠕动减弱，肠道水分减少而引起便秘。

【临床表现】★★★△△△

便秘可以发生于各年龄段的人。老年人群因便秘发病率高、病因复杂，表现也不同。

1．原发病表现　如甲状腺功能低下可有畏冷、黏液水肿等；肛裂可有排便疼痛、鲜血便；大肠癌可有黏液血便、肿块；慢性肠套叠可有腹痛、包块；脊髓肿瘤可有神经定位体征。

2．排便障碍的表现　①自然便次少，少于每周 3 次，粪便量少，自然排便间隔时间延长，并可逐渐加重。②排出困难，可分为两种情形。一种为粪便干硬，难以排出；另一种情形是粪便并不干硬，难以排出。

3．伴随症状　常见的伴发症状腹胀、腹痛、口渴、恶心、会阴胀痛，心情烦躁，部分患者还有口苦、头痛、皮疹等。少数患者表现为神经质，个别有自杀倾向。

【辅助检查】★★★△△△

排便是一个复杂的生理运动过程，消化道自身病变可以引起便秘，其他系统病变也可以通过影响消化道的结构与功能而引起便秘。一般认为，由于内容物在小肠通过的时间仅占全肠道通过时间的一小部分（约 10%），故小肠通过时间在便秘的病理过程中不占重要位置，而结肠结构与功能直接影响结肠运动，因而与便秘的关系十分密切。

1．结肠功能检查

（1）结肠传输试验：依据结肠通过时间方法是一种非侵入性的检查方法，可观察小肠、结肠运行时间，了解下消化道运动功能。具有简单、方便、价廉、安全等特点。但是，该测定结果健康人也存在个体差异，对同一个体在食物组成、热量以及膳食纤维含量的情况下，不同时间的测定结果也不完全一致。另外，采用核素扫描也可检测结肠各节段传输时间，但是价格昂贵，不易普及。

（2）结肠压力测定：结肠压力测定或可以帮助诊断潜在的肌病或神经病变，并对神经肌肉功能障碍导致的慢传输做出鉴别。但是方法较为烦琐，不利于普及。

2．肛门直肠功能检查

（1）肛门直肠测压法：肛门直肠测压能评估肛门直肠的动力和感觉功能，检测用力排便时盆底肌有无不协调收缩。能帮助阐明动力障碍的性质和部位，与肠道通过检查有互补作用。传统的压力测定方法为小气囊导管法、灌注式导管法、固态测压导管和容积向量检测导管法等测定方法，该检测方法具有检测前需清洁肠道、非生理状态下测定、工作时间长、干扰因素较多以及不能反应压力与蠕动、推进性运动的相关性等不利因素。

随着内镜技术的不断发展，可应用胶囊内镜测量胃肠道压力、pH和温度变化，从而较准确地测算胃排空、肠转运时间，与作为金标准的核素显像检查有较高的一致性。但该检查比较昂贵，目前只用于无消化道梗阻、难以耐受有创性检查的病人。

（2）球囊逼出试验：该试验可反映肛门直肠对球囊的排出能力，用于评价受试者对人工粪便的排出能力。球囊逼出试验多与肛门直肠测压结合应用。作为功能性排便障碍的筛查方法，球囊逼出试验具有简便易行的优点，但有研究认为许多盆底肌肉不协调收缩病人也可正常排出球囊，因此，该试验需辅以其他检查结果，综合分析，不足以作为诊断依据。

3. 影像学检查 常用检查方法有X线排粪造影和动态磁共振排粪造影两种。主要用于与便秘相关的直肠、肛管解剖异常及功能障碍的诊断，同时还能对出口梗阻型便秘的具体类型做出准确诊断，能为临床治疗便秘及检测控便与排便功能等提供可靠依据。而磁共振排粪造影有能同时对比观察盆腔周围组织结构，分辨率高、多平面成像，安全无辐射等优点。同时上述两种检测方法也存在着局限性，如仅涉及大肠出口梗阻的诊断，未涉及结肠无力等病因的诊断，以及患者的心理紧张等因素及排便环境的改变或排便习惯的变化，导致诊断困难与误差。

4. 结肠镜检查 电子结肠镜检查是诊断和治疗大肠疾病的安全、有效、可靠的方法之一，但是论对单纯便秘还是便秘合并其他指征的患者行结肠镜检查，与其他风险度小一些的筛查手段比较，并没有更多的有意义的发现。目前尚无证据支持在没有报警症状的便秘患者中常规进行结肠镜检查。

5. 肛周指诊 肛门直肠指诊可在患者做缩肛和排便动作时进行，了解有无粪便潴留和括约肌松弛或不协调性收缩。但肛门直肠指诊的准确性与检查者手指大小、技术、患者的配合程度等有关，因此仅能提供粗略评价。

总之，肠功能检查方法较多，每项肠功能检查各有优缺点，常常需要联合应用。当病人应用常规治疗方案疗效不佳时，可考虑肠功能检查。正确选择肠功能检查将对便秘病人的诊断和治疗提供非常有价值的指导价值。

【治疗】★★★△△△

慢性便秘是一种常见病症，作为临床上常见的症状，便秘虽然不至于生命攸关，但长期便秘会给患者健康带来很多的危害，严重影响患者的生活质量。便秘涉及消化、内分泌、代谢、肛肠等多个临床科室和交叉学科。临床医师应充分了解病史及病因，以尽可能明确诊断，鉴别器质性便秘和功能性便秘；对功能性便秘患者，根据便秘主要症状推断可能的病理生理学机制、结合结肠和肛门直肠功能检查进行分型，确定个体化的干预治疗方案。

（一）治疗目的

治疗的目的主要有：①恢复正常排便。②解除便秘引起的不适。③维持适当的排便规律而无须人为的帮助。④缓解可致便秘症状的原发病。

达到这个目的要求医生熟悉排便生理，对患者便秘的病因、病理生理有深刻的了解，正确运用各种治疗方法，以及患者的积极配合，但关键仍是准确诊断。

（二）治疗原则

1. 对因治疗 明确诊断后，对已查出的便秘原因及导致便秘的原发疾病，可采用相应的措施进行治疗。

对于饮食结构不合理、生活方式不健康的可调整饮食结构及生活方式；如定时规律用餐，调整饮食结构生活起居要有规律，积极参加体育活动，消除患者精神紧张情绪，保持乐观的精神状态等方式。例如，医源性便秘，则应停止该治疗或者停服药物或改用他种不致便秘的药物；而精神病、内分泌代谢病所致便秘应进行相应治疗以尽快消除原发病对肠道功能的影响等。对于肛肠科疾病可专科手术治疗：肛裂可局麻扩肛或行内括约肌侧切术治疗等。

2. 选用药物要合理 临床上常用的药物种类大致有容积性通便药、渗透性通便药、刺激性通便药、润滑性通便药，以及促动力药等几种。临床医师须重视药物安全性，权衡药物的风险度和药效学对患者的影响。刺激性通便药、刺激性泻药可引起严重绞痛，长期服用可致水电解质紊乱及酸碱平衡失调。润滑性通便药易发生脂质吸入性肺炎和肛周渗漏。长期使用会导致脂溶性维生素缺乏，影响胡萝卜素、钙、磷吸收。不适合患者长期使用。渗透性泻药临床上多用于肠道检查前的清肠准备。过量或反复服用盐类泻药，可引起高镁血症、高钠血症及高磷血症。例如，有粪便嵌塞、肠梗阻、先天性巨结肠、电解质紊乱等情况时，应避免长期使用。对于老年人首选容积性泻药，主要包括可溶性纤维素（果胶、欧车前、麦麸等）和不可溶性纤维素（植物纤维、木质素等）。

3. 生物反馈治疗　生物反馈治疗则是将松弛疗法与生物反馈技术结合起来的一种新兴的行为疗法，可能通过调整患者中枢自主神经通路，改善患者的肠道功能及心理状态，且反复多次的训练可使下丘脑和大脑皮质局部神经和体液发生变化，调整患者神经反射，纠正异常的生理活动，逐渐形成新的反馈通路，达到治疗目的。

4. 精神心理治疗　针对不同精神心理异常，采取不同治疗方法，包括心理疏导、认知行为治疗、抗焦虑抑郁药物治疗等。

随着我国人口老龄化的加剧，老年人便秘人数将会进一步增加，因此，我们应在老年人群中倡导积极健康的生活方式，鼓励适当的运动，多饮水，增加膳食中纤维素含量，减少老年人便秘的发生，以提高我国老年人生活质量。

二、大便失禁

大便失禁（fecal incontinence）即肛门失禁，是指粪便及气体不能随意控制，不自主地流出肛门外，症状至少持续 3 个月，为排便功能紊乱的一种症状。大便失禁分为感觉性失禁和紧迫失禁，前者常见于肛内括约肌功能不良；后者常伴有肛外括约肌动力功能障碍，但也有水样大便和直肠贮留功能损害。大便失禁随年龄增大发病率也增加，65 岁以上的男女性显性大便失禁的发病率为年轻人的 5 倍，可能与此类人群肛直肠动力、感觉功能和认知能力下降有关。在长期住院患者大便失禁表现得更为明显。

老年期大便失禁多见于脑外伤、脑肿瘤、脑梗死、脊髓肿瘤、脊髓结核、马尾神经损伤等。男性多为肛门直肠手术后，女性多见于产科创伤后。大便失禁易造成多种并发症，在老年人、危重患者及瘫痪卧床患者中发生率达 46%～54%。最常见的并发症是阴部、骶尾部皮肤炎症及压力性溃疡。

大便失禁的检查包括会阴部检查和肛门直肠指诊，轻按肛周检查肛门瞬目反射，该反射持续缺失可提示神经损伤。辅助检查还包括结肠镜检查、肛门直肠测压、肛管内镜超声、排粪造影等。其中肛管内镜超声是检查大便失禁患者肛门括约肌功能的首选方法。大便失禁患者功能试验见表 27-2。治疗方法可分为非手术疗法和手术疗法。非手术疗法有调整生活方式、肛门括约肌锻炼、刺激肛门括约肌收缩、针灸疗法及药物治疗等，适应于轻度失禁的患者。行为治疗、生物反馈疗法均有一定的受益。手术疗法主要用于肛管括约肌的损伤及先天性高位肛门闭锁术后的肛门失禁。有肛管括约肌修补术、肛管前方括约肌折叠术、经阴道括约肌折叠术、Parks 肛管后方盆底修补术等。

表 27-2　大便失禁患者功能试验

相关因素	测压						
	肛门静息压	肛门缩窄压	直肠知觉	直肠顺应性	排粪造影	超声	肌电图
肛门括约肌							
内括约肌	+					+	
外括约肌		+				+	+
耻骨直肠肌					+		+
直肠							
知觉			+				
顺应性				+			
贮留功能			+	+	+		
巨直肠			+	+			
盆底							
会阴下降					+		
肛门直肠角					+		
神经							
阴部神经		+					

（刘征堂　唐旭东）

参 考 文 献

[1] 中华医学会消化病学分会胃肠动力学组，中华医学会外科学分会结直肠肛门外科学组．中国慢性便秘诊治指南．中华消化杂志，2013，3（5）：291-297.

[2] 于普林，李增金，郑宏，等．老年人便秘流行病学特点的初步分析．中华老年医学杂志，2001，20（2）：132-134.

[3] Dennison C, Prasad M, Lloyd A, et al. The health-related quality of life and economic burden of constipation. Phamaco-economics, 2005, 23 (5): 461-467.

[4] 叶飞，王巧民．慢性便秘的流行病学研究进展．中国临床保健杂志，2010，13（6）：665-667.

[5] 徐辉，柯美云．排便的生理和便秘的病理生理．临床内科杂志，2003，20（5）：228-230.

[6] 邹多武，张玲．慢性便秘肠功能检查及其临床意义．中国实用外科杂志，2013，33（11）：923-925.

[7] 黄硕，王湘英．胃肠动力障碍的检测方法及应用．中外医学研究，2011，9（30）：158-160.

[8] 郭晓风，柯美云，王智风，等．慢性便秘的动力障碍分型及其对治疗的指导意义．胃肠病学，2003，8：200-203.

[9] 侯晓华．慢性便秘诊治指南对临床医师的指导意义．中华消化杂志，2013，33（5）：289-290.

[10] 徐彰，柯美云．慢性便秘的药物治疗评价．中国新药杂志，2004，13（5）：389-391.

第 28 章　吞咽障碍与误吸

【定义】★★★△△

吞咽障碍是指被吞咽食物在正常通过口腔及食管过程中受阻而引起的主观感觉。吞咽障碍包括口咽和食管问题。吞咽功能障碍不仅导致机体营养摄入不足，而且大大增加了误吸的风险。误吸是指口腔内食物或胃内容物逆流入口腔，最终因吞咽困难而进入咽喉腔及气管内。误吸与吞咽困难密切相关。

【流行病学】★△

美国研究表明，吞咽障碍在一般人群中的患病率约 15%，但在养老机构中其患病率可达 40%。据估计，在社区获得性肺炎中，仅有 10% 是由误吸引起，而在长期护理机构中，这一数字就增长至 30%。在这些机构中有 50%～75% 的老人存在吞咽障碍，而在这些人当中近半数会发生误吸，1/3 会发展为肺炎。吞咽障碍及误吸并发症延长了住院时间，使该人群生活质量降低，发生营养不良，从而影响日常活动。

【吞咽过程的年龄相关性变化】★★△△

老年人口腔黏膜变薄、牙龈萎缩、牙骨质暴露，容易导致龋齿和咀嚼不充分。加之牙齿缺失、牙周疾病、不合适的假牙或因口腔干燥引起吞咽分泌失调，使食团在口腔吞咽阶段准备不充分，影响老年人咀嚼和吞咽功能。肌肉骨骼因素如咀嚼肌无力、颞下颌关节炎、下腭骨质疏松症、舌强度和口咽活动协调性的变化，喉的高度降低，环咽肌功能下降等会使吞咽效率降低。老年人的味觉、温度觉和触觉发生退行性变，妨碍了食团恰当地成形，干扰吞咽肌肉运动顺序的及时反应。食管顺应性下降，咽部清除食物的能力下降，老年人易有反流和误吸现象。

【吞咽障碍常见病因】★★△△

引起口咽性吞咽障碍的疾病有中枢和周围神经系统疾病如急性脑梗死、帕金森病、多发性硬化、运动神经元病、延髓空洞症、原发性脑桥延髓或脑（脊）膜肿瘤、周围神经损伤（尤其是格兰 - 巴雷综合征）、神经肌肉接头功能障碍（如重症肌无力）、肌病如眼咽肌或强直性肌营养不良以及皮肌炎等；上呼吸道的病毒、细菌或霉菌感染；间接累及口腔、咽、喉等结构的手术或疾病过程；精神心理性问题、药物因素等均可导致吞咽障碍和误吸的发生。

引起食管性吞咽障碍的疾病有破坏食管蠕动或下端食管括约肌的松弛（如贲门失弛缓症、胃食管反流病等）、食管器质性病变（如食管狭窄、放射性损伤、食管肿瘤、食管手术）、纵隔疾病可直接侵犯食管或淋巴结肿大压迫食管（如肺癌、淋巴瘤、结核等）。

【临床表现】★★★△△△

（一）吞咽障碍常见的临床症状

口咽性吞咽障碍在开始吞咽时即感到咽下困难，常见的症状包括吞咽启动困难，吞咽费力、时间延长、食物在口腔滞留、流涎、进餐期间音质变化、构音不良、清喉咙伴咳嗽发作，以及进餐时呼吸短促等，易引起误吸。

食管性吞咽障碍的症状包括患者诉食物“挂”在胸骨后、食管有异物感，颈部疼痛、胸部疼痛和胃灼热。固体食物吞咽障碍提示机械性阻塞可能，且此时食管内径常＜15 mm。如果症状逐渐加重，则可能提示咽喉或食管肿瘤。

（二）吞咽障碍的并发症

误吸是吞咽障碍最常见且需要优先处理的并发症，尤其对于高龄吞咽障碍患者，误吸是该人群肺部感染的主要原因之一，也是导致死亡的主要原因之一。很多老年人发生误吸时没有咳嗽、呛咳等显性症状，表现为隐性误吸，最终引发吸入性肺炎。

因进餐时窒息和咳嗽引起的呼吸窘迫、身体不适及潜在的威胁生命的状况不同，吞咽障碍的结果也不同，包括脱水、营养不良、显性和隐性误吸在内的不利后果促进了肺部并发症的发生。

营养不良是吞咽障碍常见的并发症之一。因进食困难，饮食摄入减少，机体所需营养和液体得不到满足，出现水电解质紊乱、消瘦、体重减轻。

【评估方法】★★★△△

（一）洼田饮水试验

《中国急性缺血性脑卒中诊治指南 2014》提到，约 50% 的卒中患者入院时存在吞咽困难，3 个月时降为 15% 左右。为防治卒中后肺炎与营养不良，应重视吞咽困难的评估与处理。建议于患者进食前采用饮水试验进行吞咽功能评估（Ⅱ级推荐，B 级证据）。

洼田饮水试验是通过饮用 30 ml 水来筛查患者有无吞咽障碍，如饮水过程中和饮水后出现咳嗽及呛咳症状、饮水后出现湿性发音均为吞咽障碍的表现。可反映其严重程度，安全快捷。适用于神志清楚、检查合作的患者。饮水试验能筛查出大部分的吞咽障碍患者，其灵敏度为 42%～92%，特异度为 59%～91%。但由于仅以临床症状为依据，饮水试验常常会漏诊隐性误吸的患者。

（二）标准吞咽功能评估量表

标准吞咽功能评估量表（standardized swallowing assessment，SSA）是国际常用的评估吞咽功能的量表，可在床旁进行。文献报道显示，根据 SSA 阳性诊断误吸的灵敏度达到 95% 左右，可基本满足筛查的要求。虽然仍有约 5% 的误吸患者可能被漏诊，但一般认为这一比例在可以接受的范围内。

（三）电视 X 线透视吞咽功能检查

电视 X 线透视吞咽功能检查（video fluoroscopic swallowing study，VFSS）能直接观察到受检者吞咽器官的活动状态，被认为是吞咽评估的金标准，此项评估方法并不简单用来确定患者是否误吸、何种原因误吸或是否存留食物，其目的还在于帮助临床医生确定患者是否能安全接受经口进食，使干预治疗具有安全性和有效性。

（四）纤维光学内镜吞咽功能评估

纤维光学内镜吞咽功能评估（fibreoptic endoscopic evaluation of swallowing，FEES）可用于检测肥胖患者或不能接受放射检查的患者，具有可重复性、在评估时使用真实的食物和饮料等优势。其不足之处主要是内镜检查的风险如鼻出血、黏膜损伤、窒息、对表面麻醉的过敏反应、喉痉挛、血管迷走神经反应等。在内镜检查中发生不良反应的可能性不大，但必须评估吞咽障碍的基础疾病和机体状态。

【干预治疗】★★★△△△

（一）补偿性干预

补偿性干预是指用一定方式代偿口咽功能，通过降低病理生物力学或调节环境来对食团进行调整。

1．体位调节 患者比较容易接受体位调节治疗。患者采取躯干坐姿、颈部直立或采取低头姿势，这一姿势还可帮助预防早期食物溢出和气管打开的可能性，并可减少鼻腔回流的概率。对于轻偏瘫患者，可把患者头部转向偏瘫的一侧，可有效关闭该侧的食团入口，使食团顺利进入未瘫痪的咽部通道，如果因疾病引起吞咽的口腔阶段与咽部阶段不连续，则简单的下颌收拢（45°）可降低食团通过的速度，从而在食团进入咽部和气管前为神经系统提供时间来进行保护动作。上述体位调节使吞咽安全性增加，被临床医生广泛应用于吞咽障碍的评估和治疗。

2．食物调整 调节食物质地，根据患者个人情况可选取软食、切碎的食物、爽滑的浓流食、稀流质等。推荐每一口进食量为 5～20 ml，利于口腔期食团形成、食团顺利向咽腔推送进入食管。使用增稠剂调整液体浓稠度，减少误吸和呛咳的机会。

3．饮食建议 老年人进食时间宜延长，建议放慢进餐速度、吞咽时注意力集中、减少每次吞咽食物量、液体和固体食物交替摄入、利用酱汁、肉汁和调味品帮助食团黏合、每次吞咽食物种类简单化、用较有力的一侧咀嚼。不饮用水、茶或咖啡等容易造成老年人误吸的稀薄饮料，限制饮料摄入以及增加饮料黏稠度等。

4．进食工具的调整 根据老年人个人的情况，选择适宜的辅助工具。

（二）康复干预

系统正规的康复干预对于老年人较为安全有效，可改善老年人的吞咽功能。包括口腔感觉运动训练、抬头训练、舌前方保持吞咽训练、Mendelsohn 手法、低频电刺激、表面肌电生物反馈训练、食管扩张术、针刺治疗、通气吞咽说话瓣膜等。

（三）营养支持

营养不良是吞咽障碍的并发症之一。根据患者的病因，采取不同的营养支持方案。对于疑似吞咽相关误吸或营养不良和脱水的患者，可进行鼻胃管进行肠内营养治疗；经皮内镜下胃造口（percutaneous endoscopic gastrostomy，PEG）对于神经系统疾病导致的严重吞咽困难的患者，如临床估计吞咽困难长期不能恢复，采用 PEG 管饲补充营养是有重要意义的。我国针对合并吞咽障碍的卒中患者指南建议，吞咽困难短期内不能恢复者可早期安鼻胃管进食（Ⅱ级推荐，B 级证据），吞咽困难长期不能恢复者可行胃造口进食（Ⅲ级推荐，C 级证据）。

（四）其他干预

其他干预措施还包括注意口腔卫生。不良的口腔卫生是肺炎、唾液误吸的危险因素，所以应鼓励患者一天数次进行口腔清洁并定期检查牙齿。此外，推荐使用一些缓解口腔干燥和不含酒精的口腔护理产品。

综上所述，吞咽障碍是老年人群常见的临床症状之一，由多种疾病引起，常并发误吸和营养不良。可以通过洼田饮水试验、SSA 量表、VFSS、FEES 等方式对吞咽障碍者进行评估。通过补偿性干预、营养干预、康复干预等措施进行综合性干预可以改善其吞咽障碍情况。

（李 新）

参 考 文 献

[1] Prasse JE, Kikano GE. An overview of dysphagia in the elderly. Johns Hopkins Advance Studies in Medicine, 2004, 4: 527–533.

[2] Hammond CAS Goldstein, LB. Cough and aspiration of food and liquids due to oral-pharyngeal dysphagia: ACCP evidence-based clinical practice guidelines. Chest, 2006, 129: 154–168.

[3] Masrur S, Smith EE, Saver JL, et al. Dysphagia screening and hospital-acquired pneumonia in patients with acute ischemic stroke: findings from get with the guidelines-stroke. J Stroke Cerebrovasc Dis, 2013, 22 (8): 301-309.

[4] Jeffrey Halter, Joseph Ouslander, Mary Tinetti, et al. Hazzard's Geriatric Medicine and Gerontology. 6th Edition. New York: The McGraw-Hill Companies, 2009.

[5] H. Royden Jones Jr, Jayashri Srinivasan, Gregory Srinivasan, et al. Netter's Neurology. 2nd Edition. Philadelphia: Saunders Elsevier, 2012.

[6] Edmiaston J, Connor LT, Steger-May K, et al. A simple bedside stroke dysphagia screen, validated against videofluoroscopy, detects dysphagia and aspiration with high sensitivity. J Stroke Cerebrovasc Dis, 2014, 23 (4): 712-716.

[7] Warnecke T, Teismann I, Meimann W, et al. Assessment of aspiration risk in acute ischaemic stroke--evaluation of the simple swallowing provocation test. J Neurol Neurosurg Psychiatry, 2008, 79: 312-314.

[8] 中华医学会神经病学分会脑血管病学组．中国急性缺血性脑卒中诊治指南 2014．中华神经科杂志，2015，48（4）：246-257.

[9] Martino R, Foley N, Bhogal S, et al. Dysphagia after stroke: incidence, diagnosis, and pulmonary complications. Stroke, 2005, 36: 2756-2763.

[10] Marik, PE, Kaplan D. Aspiration pneumonia and dysphagia in the elderly. Chest, 2003, 124: 328-335.

[11] van der Maarel-Wierink CD, Vanobbergen JN, Bronkhorst EM, et al. Meta-analysis of dysphagia and aspiration pneumonia in frail elders. J Dent Res, 2011, 90 (12): 1398-1404.

[12] Steinhagen V, Grossman A, Benecke R, et al. Swallowing disturbance pattern relates to brain lesion location in acute patients. Stroke, 2009, 40: 1903-1906.

[13] 中国吞咽障碍康复评估与治疗专家共识组．中国吞咽障碍康复评估与治疗专家共识 2013．中华物理医学与康复杂志，2013，35（12）：916-929.

第 29 章　精神活性物质滥用

一、概述

本章包括范围很广的一类障碍，其临床表现因所使用的物质种类、剂量和时间的不同而不同，其严重程度也可以表现为从无并发症的中毒、有害使用到明显的精神病性障碍和痴呆。但其共同的特点是，患者的精神行为异常是由于使用了一种或多种精神活性物质所致。由于老年人与年轻人在生理、心理上存在一定的差异，老年人物质滥用者在临床表现及处理方式上也会有所不同，但总体情况是类似的。限于篇幅，本章只对物质滥用者的一些共性及老年物质滥用者的特点进行简要介绍。

【定义】★△

（一）精神活性物质

精神活性物质（psychoactive substances）又称成瘾物质，指来源于体外，能够影响人类精神活动（如思维、情绪、行为或改变意识状态），并能使用药者产生依赖的所有化学物质。使用者使用这些物质的目的在于获得或保持药物带来的某些特殊的心理和生理状态（效应）。毒品是社会学概念，指具有很强成瘾性并在社会上禁止使用的化学物质，我国的毒品主要指阿片类、可卡因、大麻、苯丙胺类兴奋剂等药物。

（二）滥用

物质滥用（substance abuse）又称药物滥用（drug abuse），是 20 世纪 60 年代中期国际上开始使用的专用词汇，专指违背公认的医疗用途和社会规范，长期过量使用具有依赖性潜力的药物，与公众平时所说的“抗生素滥用”“激素滥用”等中的“滥用”概念不同。美国精神疾病诊断与统计手册第四版（DSM-Ⅳ）将物质滥用定义为一种适应不良的行为方式，导致有临床意义的损害，如不能完成工作、学业或者家务等；反复的物质使用可能导致躯体损害及一系列不良的后果，如酒后驾车、法律纠纷及人际关系损害等。所以，滥用强调的是不良后果，但未出现依赖（成瘾）。

（三）依赖

依赖（dependence）的概念与成瘾（addiction）类似，是一个在日常生活与学术领域中被广泛使用的术语，两者在精神科、神经科学等领域可以交换使用。但有人认为成瘾更偏向心理渴求与行为失控，而依赖更偏向于躯体依赖方面的问题。当个体长期使用某种精神活性物质则有可能导致依赖（成瘾），出现依赖综合征。

依赖综合征（dependent syndrome）是长期使用某种或某些精神活性物质后出现的一组认知、行为和生理综合征。尽管个体明白使用这些物质会带来明显的问题，但还在继续使用，自我用药的结果导致耐受性增加、戒断症状和强制性觅药行为（compulsive drug seeking behavior）。强制性觅药行为是指使用者不顾一切后果而冲动性使用精神活性物质，是自我失控的表现，并非有些人所理解的意志薄弱和道德败坏问题。

依赖可分为躯体依赖（又称生理依赖，physical dependence）和精神依赖（又称心理依赖，psychological dependence）。躯体依赖指反复用药后所导致的一种适应状态，以致需要药物持续存在于体内才能维持其正常功能，若中断使用就会产生戒断综合征，躯体依赖常随对药物耐受性的形成而产生。精神依赖指对药物使用的行为失控、强烈渴求（craving）使用药物以期获得用药后的特殊快感，呈现强制性觅药行为。精神依赖是依赖综合征的根本特征，诊断依赖综合征必须存在精神依赖，而躯体依赖可以不明显。

目前美国精神疾病诊断与统计手册第 5 版（DSM-Ⅴ）将依赖与滥用合并，统称药物使用障碍（substance use disorder）。

（四）耐受性

耐受性（tolerance）是指药物使用者必须增加使

用剂量方能获得所需的效果，或使用原来的剂量则达不到使用者所追求的效果的一种状态。

（五）戒断综合征

戒断综合征（withdrawal syndrome）指停止使用药物或减少使用剂量或使用拮抗药占据受体后所出现的特殊的心理生理综合征，其机制是由于长期用药后，突然停药引起的适应性的反跳（rebound）。不同药物所致的戒断症状因其药理特性不同而不同，一般表现为与所使用药物的药理作用相反的症状。例如，酒精（中枢神经系统抑制药）戒断后出现的是兴奋、不眠，甚至癫痫样发作等症状群。

【分类】★△

根据其主要药理学特性，精神活性物质可分为以下种类。①中枢神经系统抑制药（depressants）：能抑制中枢神经系统，如巴比妥类药物、苯二氮䓬类药物、酒精等。②中枢神经系统兴奋药（stimulants）：能兴奋中枢神经系统，如可卡因、苯丙胺类物质、咖啡因等。③阿片类物质（opioids）：包括天然、人工半合成或合成的阿片类物质，如阿片、吗啡、海洛因、美沙酮、二氢埃托啡、哌替啶、丁丙诺啡等。④大麻（cannabis，marijuana）：主要成分为Δ9- 四氢大麻酚，吸入或食用可使人欣快，增加剂量可使人进入梦幻，陷入深沉而爽快的睡眠之中。⑤致幻剂（hallucinogen）：能改变意识状态或感知觉，如麦角酸二乙酰胺（LSD）、仙人掌毒素（mescaline）、苯环己哌啶（PCP）、氯胺酮（Ketamine）等。⑥挥发性溶剂（solvents）：如丙酮、汽油、稀料、甲苯、嗅胶等。⑦烟草（tobacco）：致依赖活性成分为尼古丁（烟碱）。

【发病机制】★△

导致精神活性物质滥用的原因涉及社会环境、心理生理特点和生物学因素。它们之间相互交叉、相互影响、互为因果，导致或促成了物质滥用的发生与发展。

（一）生物学因素

研究发现，动物在缺乏社会、心理因素的情况下，同样也有主动获取精神活性物质的倾向。人类与动物在依赖形成后，中枢神经系统中会发生一系列结构与功能的变化，故目前将药物依赖定义为一种慢性复发性脑部疾病。

1. 脑内的“犒赏系统”与药物依赖　大量的研究表明，成瘾物质主要通过脑内的犒赏系统（reward system）发挥作用，而控制情绪反应的中脑边缘多巴胺系统（mesolimbic dopamine system）则可能是犒赏系统的中枢所在，其中，被盖腹侧区（ventral tegmental area，VTA）和伏隔核（nucleus accumbens，NAc）是最重要的部位。

众所周知，多巴胺是一种与愉快情绪有关的神经递质。研究发现，人类所滥用的精神活性物质尽管结构和药理作用有所不同，但最后共同通路均是作用于中脑边缘多巴胺系统，增加 VTA 多巴胺神经元冲动，使 NAc 及其他区域如前额叶皮质（prefrontal cortex）中多巴胺的释放增加。可卡因、苯丙胺类药物是通过抑制突触间隙多巴胺重吸收而增加多巴胺的释放，而阿片类可能是通过激动 μ、δ 受体及解除 GABA 神经元对多巴胺的抑制作用，间接促进多巴胺的释放，使突触间隙中多巴胺增加，过多的多巴胺连续刺激下一个神经元受体，便产生了一连串强烈而短暂的刺激“高峰”，于是大脑犒赏中枢发出娱悦的信号，使吸食者主观上产生某种陶醉感和欣快感。

精神活性物质依赖的发生则是由于精神活性物质长期反复使用，使中枢神经系统、特别是中脑边缘多巴胺系统发生了细胞及分子水平上的适应性改变。这一过程涉及多个脑区的多种神经系统的参与，如多巴胺能神经、5- 羟色胺能神经、γ- 氨基丁酸能神经、谷氨酸能神经、去甲肾上腺素能神经、内源性阿片肽系统等。由于上述适应性变化，改变了强化机制和动机状态，出现了耐受性、戒断症状、渴求等病理生理改变。

由此可见，位于边缘系统的犒赏系统是导致药物依赖的结构基础，单胺类等递质变化是精神活性物质作用的直接后果，由此而导致的一系列受体和受体后变化是药物依赖行为产生的重要条件。药物对犒赏系统的作用是产生精神依赖及觅药行为的根本动因。犒赏反应是人类及某些动物所固有的情绪反应机制，这种机制的发生是原始的，但却有巨大的潜力。而精神活性物质正是通过对这种潜力的不断刺激和激发而产生作用。

2. 遗传因素　大量研究发现，遗传因素在药物依赖的发生、发展中起了重要作用。不同的成瘾物质使用障碍的遗传度（heritability）为 39%～72%，见图 29-1。

如果个体携带有某种或某些危险基因（risk genes），在一些敏感环境因素（如接触成瘾物质）的暴露下，这些个体将会表现出较高的易感性，更容易从社交或娱乐性使用成瘾物质逐渐发展成为成瘾患者。遗传学危险因素在不同程度上影响着个体的生物

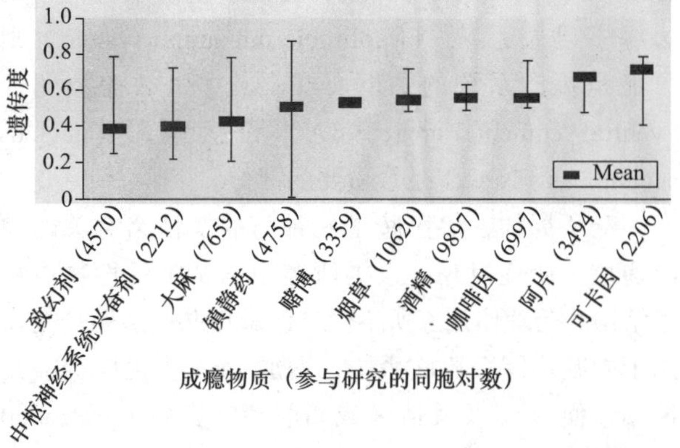

图 29-1 10 种不同的成瘾物质使用障碍的遗传度

学特征，如基因表达及蛋白产物、蛋白与蛋白间相互作用、神经网络和再生、神经元突触形成及可塑性变化等，通过直接和间接的方式最终影响到机体的成瘾行为。首先，遗传因素直接影响机体对成瘾物质的反应性，如耐受性及快感体验等，而这些在很大程度上决定了个体成瘾发生的可能性。其次，遗传因素通过影响个体一些特殊的性格特征，如冲动控制、冒险行为及好奇等间接影响着成瘾的形成，而且在成瘾发生发展的不同阶段，不同的性格特征起到了不同程度的作用。研究发现，有冲动 / 冒险性格特质的个体更容易使用成瘾性物质并发展为依赖。

（二）环境因素

成瘾是一种由环境因素和遗传学因素共同影响的慢性复杂性脑部疾病。没有一个或一组特定的基因可以完全决定一个个体是否会最终发展为成瘾患者，即使是携带物质依赖“完全防御基因”的个体在某些特定的环境条件下也可能发展为物质成瘾者。多种环境因素（如成瘾物质易于获得、同伴影响、紊乱的家庭社会环境等）与遗传因素共同作用，影响着成瘾行为的发生与发展。

此外，遗传学危险因素与环境危险因素在成瘾的不同阶段（即从初期的偶尔使用、间歇性规律性使用到成瘾以及戒断后的复吸）所起的作用也有所不同。在初期，个体使用成瘾物质主要受环境因素的影响，如大部分人群开始接触烟、酒等物质是由于娱乐、社交的需要或受到同伴的影响，而最终是否发展为依赖者则更可能与遗传易感性有关。总的来说，对于绝大多数患者，环境因素在成瘾物质初期的偶尔使用、规律性用药到冲动性用药及复吸的不同阶段均有重要作用，而遗传因素则对 30%～60% 的偶尔物质使用者发展为成瘾者起到了更为重要的作用。

【临床表现】★★★△△△

物质滥用者的临床表现因使用精神活性物质的种类、剂量、时间及自身状况等的不同会有很大差异，但临床上最常见的有以下几种情况。

（一）急性中毒

急性中毒是指过量使用酒或其他精神活性物质后出现的一种短暂的意识水平、认知、知觉、情感或行为，或其他心理生理功能和反应的紊乱状况。急性中毒往往与使用剂量密切相关，但当伴有某种潜在的躯体疾病因素时（如肾或肝功能不全），摄入少量的精神活性物质即可使其产生与剂量不相称的严重中毒反应。急性中毒是一种短暂现象，中毒的程度随时间的推移而减轻，如果不继续使用活性物质，中毒效应最终将会消失。因此，只要不出现组织损害或其他并发症，急性中毒症状均可完全缓解。不过，中毒症状的表现不一定总是反映出所使用物质的药理作用，有时抑制性药物可导致激越或兴奋症状，兴奋性药物可导致社交退缩和内向化行为，而大麻和致幻剂类物质的效应尤其难以预料。急性中毒也可能伴有某些并发症，包括外伤、呕血、呕吐物吸入、谵妄、知觉歪曲、昏迷、抽搐等。

（二）依赖综合征

依赖综合征指个体长期或大剂量使用精神活性物质后出现的一组生理、行为和认知现象，具有以下特征：①对使用物质的强烈渴望或冲动感。②对活性物质使用行为的开始、结束及剂量难以控制。③当活性物质的使用被终止或减少时出现生理性戒断状态，或为了减轻或避免戒断症状而有使用同一种或同一类物质的意向。④耐受性增加，需使用较高剂量才能获得过去较低剂量的效应。⑤因使用精神活性物质而逐渐忽视其他的快乐或兴趣，在获取、使用该物质或从其作用中恢复过来所花费的时间逐渐增加。⑥固执地使用活性物质而不顾其明显的危害性后果。依赖综合征的一个基本特征是存在对精神活性物质的使用或渴望使用。要确诊物质依赖综合征通常需要在过去 1 年的某些时间内患者体验过或表现出上述至少 3 条。

（三）戒断状态

戒断状态指个体在反复地、长时间和（或）高剂量使用某种或某些物质后，在绝对或相对戒断时出现的一组不同表现、不同程度的心理生理综合征。其起病和病程均有时间限制并与禁用前所使用物质的种类和剂量有关。其机制是由于长期用药后，突然停药引起的适应性的反跳（rebound）。不同药物所致的戒断症状因其药理特性不同而不同，一般表现为与所使用药物的药理作用相反的症状。例如，酒精（中枢神经系统抑制药）戒断后出现的是兴奋、不眠，甚至癫痫样发作等症状群。有些患者可以出现谵妄状态，如戒酒引起的震颤谵妄。

（四）精神病性障碍

精神病性障碍通常是指在使用精神活性物质期间或之后立即出现的一类精神现象。其特点为生动的幻觉（典型者为听幻觉，但常涉及一种以上的感官）、人物定向障碍、妄想和（或）牵连观念（常具有偏执或被害色彩）、精神运动性障碍（兴奋或木僵）以及异常情感表现，后者可从极度恐惧到销魂状态。感觉往往清晰，有某种程度的意识混浊，但常无严重的意识障碍。典型病例在 1 个月内至少部分缓解，而在 6 个月内痊愈。

精神活性物质所致的精神病性障碍可呈现不同形式的症状，症状的变异受药物种类及使用者人格的影响。可卡因、安非他明这类兴奋性药物所致的精神病性障碍通常与高剂量和（或）长时间使用密切相关。

（五）遗忘综合征

遗忘综合征指由于使用酒精或其他精神活性物质而导致的一种以慢性近记忆损害为主的综合征，远记忆有时也可受累，而即刻回忆保留。往往有明显的时间观念和事件发生顺序的障碍及学习新资料困难。虚构可为明显的症状，但也可缺如。其他认知功能常常相对保持完好，遗忘的程度与其他功能的障碍不成比例。可伴有明显的淡漠、缺乏始动性和倾向于自我忽视的人格改变。

（六）残留性或迟发性精神病性障碍

此障碍指酒或精神活性物质所致的认知、情感、人格或行为改变，其持续时间超过了与精神活性物质有关的直接效应所能达到的合理期限。

【老年人精神活性物质滥用的特点】★★★△△△

老年人群的药物滥用有的在老年期前就开始，一直持续至老年期。有的在老年期才开始药物滥用。一般而言，烟、酒等物质大多从青少年时期就开始滥用，一直延续至老年期。镇静催眠药的滥用可能较多从老年期开始的。而非法类物质，即毒品成瘾绝大多数是老年期前形成的，较少在老年期才开始使用非法类物质并成瘾的。

（一）老年人物质滥用的流行病学资料

尽管老年人群不是精神活性物质使用的主流人群，但总体来说，老年人群的药物滥用的患病率越来越高。老年人群比较突出的问题是酒和镇静催眠药的滥用（主要是苯二氮䓬类药物）。流行病学调查显示，美国老年人问题性饮酒的患病率为 1%～15%，结果因定义标准、研究方法、人群特征的不同而有差异。Hays（2002）报道，美国 65 岁以上人群中的 17% 有酒精滥用问题，21% 的住院老年患者有与酒精有关的问题。Mirand AL 等（1996）对纽约 65 岁以上的 2325 名老年患者的调查发现，约 6% 每天饮酒超过 2 次。Zautcke JL 等（2002）在对大样本外伤人群的调查中发现，在 65 岁以上人群中，49.7% 酒精筛选试验为阳性，最多见为跌倒摔伤或车祸。同样，在英国 65 岁以上人群中，男性饮酒超标者（超过 21 个酒精单位 / 周）从 1998 年的 13% 增加至 2000 的 17%；而女性饮酒超标者（超过 14 单位 / 周）从 4% 增加到 7%。Russell JM 等（1994）在加拿大的一项研究表明，药物滥用或依赖的终身患病率为 6.9%，男女比例为 3：1，在诊断为药物滥用或依赖的患者中，终身共患另一种精神障碍的比例约 80.3%。国外有资料显示，12.5% 的 65 岁及以上的老年人群长期使用苯二氮䓬类药物。

国内缺乏针对老年人群酒精与药物滥用的大规模调查。郝伟等（1999）调查我国六省（地区）的饮酒情况发现，50 岁及以上人群酒精依赖的时点患病率为 5.67%。2001 年，郝伟等调查国内五地区饮酒情况时发现，60 岁及以上人群 3 个月内的饮酒率为 38.6%。杨楠等（2015）对上海某社区医院全科门诊中≥60 岁的患者的调查发现，苯二氮䓬类药物的使用率为 19.4%，而李放等（2010）对≥60 岁以失眠为主诉的患者的调查发现，苯二氮䓬类药物的使用率为 91.83 %。

目前，国内外学者均认为，老年人群中使用非法药物的情况少见。

（二）正常老化对物质滥用的影响

衰老会使个体的生理功能下降，而疾病的易患性增加。与年轻人相比，任何物质（药物）滥用，都更容易对老年人产生意想不到的后果。以饮酒为例，酒精摄入后分布于人体的体液中，随着老化，细胞内液和细胞外液减少，躯体的脂肪比例增加。尽管肝脏对于酒精的解毒功能似乎与年龄关系不大，但是与增龄相关的体液减少会使中枢神经系统负荷更多的酒精，伴随老化而减少的胃肠道乙醇脱氢酶也会使进入血流的酒精量增加。同时，与增龄有关的脑细胞数目的减少也会使老人脑细胞中酒精的含量更高。因此，老人对于酒精的作用会更敏感，包括认知行为的改变以及更易于跌倒。

老年人的压力感受器的敏感性下降，当血压下降时，心脏不能通过增加心率和心脏输出量来维持血压的稳定；同时，外周血管组织收缩功能减退，血液囤积于外周组织使低血压更为严重和持久而进一步导致或加重临床问题，如老年人低血压发作更易于导致痴呆、卒中、心肌梗死及肾功能不全。此外，与增龄有关的躯体结构的变化，如脑、心、肾细胞数量的减少，肝肾功能及生理敏感性等变化会影响药物的代谢。因此，老年物质滥用者更容易发生不良后果。

与衰老有关的“丧失（losses）”会影响心理健康。有报道，50% 以上的老年患者体验过严重的焦虑或抑郁，这也可能成为他们物质滥用的原因之一。新近丧偶的男性老年人群的自杀死亡率和新发酒滥用的比率最高，私下饮酒和滥用药物者也更多。

此外，有的医生在处方药物前只关注患者的某一个问题而忽视患者的总体情况，也不考虑其他医生已经开出的药物，这也可能给药物滥用制造了机会。

（三）老年人的常见疾病对物质滥用的影响

1. 老年人的常见疾病影响物质滥用的识别 老年人物质滥用的症状常因同时共患其他躯体疾病而难被识别，患者因物质滥用所致的认知、行为及生理功能的变化常被误认为是某些潜在的躯体疾病所致。事实上，物质滥用和躯体疾病可以引起相似的临床症状与体征。例如，酒精依赖者可以出现急、慢性病症，如贫血、周围神经病、认知改变及肝功能异常等，易于与某些老年性疾病混淆。表 29-1 列举了可能与物质滥用共患的常见老年性疾病（Gambert S，1987）。很明显，对老年患者，医师在做出确切诊断前，更需要排除酒或药物滥用的可能。

2. 老年期躯体疾病的非典型表现易与物质滥用的表现混淆 老年躯体疾病患者其症状常不典型或缺乏特异性，如肺炎患者可表现为行为、食欲或睡眠 - 觉醒节律的改变而与酒依赖或其他药物滥用症状类似。表 29-2 列举了可能对物质滥用的诊断与治疗造成混淆的某些老年人常见疾病的非典型表现。

表 29-1 可能与物质滥用共患的常见老年疾病

系统	疾病
中枢神经系统	痴呆，抑郁，帕金森病，硬膜下血肿，短暂性脑缺血发作，三叉神经痛
眼	视力减退
耳	听力减退
心血管系统	高血压，缺血性心脏病，心律失常，心功能减退，外周血管病，静脉曲张
呼吸系统	慢性阻塞性肺疾病，肺炎，肺结核
内分泌代谢系统	糖尿病，甲状腺功能减退，低钾低钠血症，痛风
胃肠道	疝，吞咽困难，便秘，大便失禁，腹泻，营养不良综合征，肠炎，肠易激综合征，直肠脱出，结肠癌
泌尿生殖系统	尿路感染，尿失禁，前列腺疾病，肾功能不全，前列腺癌
骨骼肌肉系统	骨质疏松症，骨关节炎，骨软化，风湿性肌炎，骨佩吉特病
血液系统	贫血，多发性骨髓瘤，骨髓纤维变性
自主神经系统	低体温，直立性低血压
口咽部	缺齿，牙周病
其他	脱水，足部疾病，骨折，医源性疾病，营养不良，癌症，压痛

表 29-2 可能对物质滥用的诊治造成混淆的老年人躯体疾病的非典型表现

疾病	非典型 / 非特异性表现举例
肺炎	厌食，急性意识浑浊状态，脉搏、体温正常，白细胞计数不升高等
肺栓塞	无症状或没有特异性症状
心肌梗死	厌食，无胸痛，全面衰退，跌倒，虚弱，呼吸短促
充血性心力衰竭	无特异性症状
急腹症	无腹肌强直和触痛
尿路感染	急性浑浊状态，无发热，白细胞计数不高，尿失禁
帕金森病	全面的行动缓慢
短暂性脑缺血发作	急性浑浊状态，跌倒
风湿性肌痛	无特异性症状，总体健康状况不佳，疼痛，嗜睡
甲状腺功能亢进	咽喉痛，心房颤动，心力衰竭，眼部症状缺乏，无食欲增加，食欲减退，甲状腺不肿大，肠蠕动不增加，抑郁
甲状腺功能减退	意识浑浊状态，抑郁，贫血，阴道流血，感觉减退
抑郁	轻度痴呆，体重减轻
糖尿病	尿失禁，厌食，谵妄，抑郁，痴呆，体重减轻，跌倒，非特异性症状，睡眠 - 觉醒节律改变

二、老年人酒精滥用

如前所述，尽管精神活性物质有很多种类，但在老年人群中最为突出的问题是酒精滥用。与年轻人一样，老年人使用酒精同样会出现急性中毒、依赖及戒断综合征等。限于篇幅，本章重点介绍老年酒精滥用的一些特征性问题。

【类型】★★★△△△

（一）急性酒精摄入

临床上，喝同样量的酒，在年轻时可能不会引起问题，而在老年时可能会引起诸如口齿不清、步态不稳、跌倒及意识障碍等症状。脑部某些区域对酒精伤害更具易感性，这在老年人中表现得尤为突出。与增龄有关的神经元丧失在基底节、海马、网状激活系统及大脑皮质较其他脑区快，这些变化导致了认知功能和运动技能的损害，甚至适度饮酒也会加重这些损害。因此，当老年人出现意识浑浊和定向障碍时，就有必要排除是否由于酒精所致。

酒精对心肌的急性作用会导致心律增快、心输出量增加、外周血循环增加、皮肤血管扩张及散热增加，再加上其他躯体原因，老年人急性醉酒有可能导致低体温。

酒精能增加胃壁细胞胃酸的分泌，但由于老年人胃壁细胞数量减少，故除非共患有异常的胃黏膜病，一般不会引起严重问题。但大量酒精摄入，同样可能出现胃充血、急性胃炎、恶心、呕吐及水、电解质紊乱等问题。

酒精可以刺激胰腺分泌胰酶，过多的胰酶会导致胰腺组织的自身消化而可能引起急性胰腺炎，不过这种情况在老年人中不常见。

急性大量酒精摄入可能导致酒精性酮症酸中毒，而常规检验血清酮却只会有轻度增高。原因是血清酮主要以羟基的形式存在，而标准的酮测试不能检测到。

对于老年人，酒精易于诱发低血糖，通常会先出现一段时间的饥饿期。可能由于酒精抑制肝糖原再生而导致糖原储存进一步受损；老人进食量减少及躯体调节功能有限等所致。一旦发生低血糖，老年人器官和功能的损害会更严重。

酒精抑制抗利尿激素（antidiuretic hormone，ADH）会导致多尿或尿失禁。酒精抑制中枢神经系统，会使脊髓运动神经活动脱抑制而出现腱反射亢进、跌倒及痴呆。

（二）慢性酒精摄入

老年酒精依赖患者常因合用其他药物而使问题变得更为复杂。老年人肝肾功能减退，代谢能力降低，尤其对苯二氮䓬类药物，酒精能延长某些长半衰期镇静药物（如地西泮）的镇静作用而增加骨折和跌倒风险。其他药物单用或与酒精合用也可能导致严重后果。例如，缓泻药可能导致慢性腹泻、引起电解质失衡而导致心律失常；抗组胺药能引起意识障碍；感冒药能升高血压导致卒中；咖啡因能引起焦虑和失眠等，这些药物如与酒精同用，后果可能会更为严重。

酒精可以影响躯体的任何一个细胞、器官和组织。酒精性肝硬化会导致维生素 D_3 羟基化障碍而使维生素 D 缺乏，最终导致骨软化症而引起骨痛和骨折。

酒精可引起一系列肝脏疾病，包括脂肪肝和肝硬化，临床表现为疲劳、厌食、体重减轻。在黄疸出现前，这些症状在老年酒精依赖肝病患者中没有特异性，易于与其他疾病所出现的症状混淆。有时，由于患者肝脏受损过于严重不能产生足够的肝生化酶而出现肝功能正常的化验结果，则更会误导医生。对于此类患者，必须彻底戒酒，补充足量的维生素和能量，必要时还需限制蛋白质和钠的摄入。

肝脏是睾丸激素代谢的主要场所，慢性酒精滥用最终可能导致睾丸萎缩、蜘蛛痣、肝掌、男子乳房女性化。另外，长期饮酒会使睾酮分泌减少、清除增加及下丘脑 - 垂体轴的改变，可导致阳痿，而减少酒精摄入可以逆转此类问题。

慢性酒精摄入会导致心肌收缩力下降及心动过速，临床上常被误诊为动脉粥样硬化所致的心肌病。酒精会导致心脏扩大，心肌纤维化，微血管栓塞和心脏肿胀，以及心肌成分、糖原与脂肪的亚细胞结构改变。

老年人长期饮酒出现舌炎、口腔炎、腮腺肿大的发生率较高。此外，咽喉部鳞状细胞癌的发生率增加，如长期吸烟则会进一步增加发生率。

长期饮酒导致慢性胃炎和缺铁性贫血。贫血也可能由回肠吸收功能失调而导致叶酸或维生素 B_{12} 缺乏引起。酒精对骨髓的毒性作用还可导致血小板减少症和大红细胞症，如戒酒 1 周后这些指标仍不正常，则要考虑其他原因。

老年酒精依赖患者营养缺乏常见，包括低蛋白血症，维生素缺乏，低镁、低磷、低钙血症。维生素 B_1 的缺乏可致韦尼克（Wernicke）脑病和科尔萨科夫（Korsakoff）综合征。

老年人不管是急性还是慢性滥用酒精都可能引

起严重的认知功能损害，有时甚至是在一次饮酒之后就可出现。这种损害可以严重到不能进行任何有意义的对话，也难以回忆讨论和交谈过的内容。

睡眠障碍是老年人常见的问题。因此，有的老人会饮酒助眠。酒精能缩短睡眠潜伏期，帮助老人快速入睡，增加老人的主观满意度。但酒精能诱发REM睡眠和（delta）睡眠减少，这可能导致几乎没有深睡眠，使老人在清醒期出现精神不振、昏昏欲睡、易激越等症状。

抑郁也是老年人群的主要医学问题之一。慢性酒精使用能明显降低5-羟色胺转运体的密度，恶化预先存在的抑郁症状，或抵消对抗抑郁药物的治疗效果。

共病：老年慢性酒精依赖患者常共患抑郁及人格障碍（改变）。老年酒精依赖患者中有原发心境障碍者达12%～30%或更高（Koenig等，1996）。老年酒精依赖伴抑郁者较不伴抑郁者其病程更复杂、自杀危险性更高、社会功能损害更明显。此外，老年酒精依赖患者发生各种类型痴呆的概率增加（Thomas等，2001），原因不明。

【诊断】★★★△△△

理论上，在患者的自我报告，尿样、血样等的客观分析或其他依据（患者的物品中混有药物样品、临床体征和症状及知情第三者的报告）的基础上，如能辨明所使用的精神活性物质的种类，诊断就可以做出。然而，大量研究表明临床医生对老年患者酒或其他物质滥用的识别率不高。初级保健医师对老年酒精依赖患者的识别有困难，而老年科医师较内科医师和保健医师更不喜欢去筛查患者是否存在酒精依赖。

老年物质滥用识别困难的原因包括：①老年人羞于告知。②老人由于社会相对隔离、社交接触少而难于被发现。③临床人员不太愿意询问。一方面觉得问题棘手，另一方面认为饮酒对于老年人是一种享受和习惯，没什么必要限制。④老年人的物质滥用常与外伤、焦虑抑郁、失眠及自我忽视等相伴出现，而这些问题常被认为与正常老化或躯体疾病有关而易于引起误诊。因此，临床医生一旦发现老年患者有自我忽视（self-neglect），跌倒，认知、情绪异常以及社交退缩等症状时，就应仔细筛查有无酒、药物依赖。

由于老年酒精依赖者较年轻酒精依赖者更喜欢隐瞒病情，且通常的酒精依赖诊断标准不一定适用于老年患者，这给正确诊断造成一定困难。提示患者是否存在酒精依赖的一个有用的方法就是询问患者及知情者，其是否有每天饮酒的习惯；另一个重要指征是患者不顾医师的多次警告（由于躯体或认知原因）仍持续饮酒。

总之，提示老年酒精（药物）依赖诊断的一些信号可概括如下：①每天饮酒或长期服用某些药物。②喝酒期间有记忆缺失期，或在一次饮酒或服药后出现记忆问题。③被多次警告或阻止后仍继续饮酒。④有慢性酒精使用者的躯体特征，如个人卫生差，营养不良，步态不稳或经常跌倒、擦伤或骨折，睡眠障碍，贫血，肝脏异常，新发抽搐发作，不能解释的慢性疼痛，大小便失禁，对药物出现不寻常的反应等。⑤精神、认知、人际关系改变，如认知功能障碍，对自己不自信、不能做决定或对别人不信任，情绪不稳、自制力差、激越或焦虑抑郁，喜欢独处、社交减少等。

某些筛查表对做出诊断与指导治疗也有重要参考价值，而筛查的目的则包括识别与确定高危饮酒者、问题饮酒者及依赖者，决定进一步评估与治疗的需求。目前常用的有酒瘾问题自填式筛查问卷（CAGE）及密歇根酒精筛选试验表老年版（MAST-G）。此外，认知功能筛查对于诊断及预后判断有帮助。

【治疗】★★★△△△

在解决老年人酒精或处方药滥用问题时，采用非评判性、动机激励性的方法至关重要，这可以成功地使老年患者接受治疗。许多老年人不知道增龄会影响酒精的代谢，也不清楚酒精究竟对认知会有多大程度的影响。医生与老人坦诚讨论酒精与年龄的关系及酒精对人体的危害，对多数老人减少酒摄入量有效。要记住，任何形式的治疗，最终目的就是要求老年人彻底戒酒。

（一）急性戒酒期（detoxification）

老年人的急性酒精戒断症状较年轻人持续时间更长、症状更重，故推荐住院戒酒。除非有禁忌，否则一开始就要注射维生素 B_1 以预防韦尼克-科尔萨科夫（Wernicke-Korsakoff）综合征。对饮食摄入不足、营养不良和已有维生素缺乏的个体要补充维生素和制定适当的营养食谱。苯二氮䓬类是处理酒精戒断综合征的主要药物，但由于老年人的药代动力学改变及敏感性增加，使用时需要小心。

另一重要方面就是积极治疗酒精有关的躯体疾病。更为特殊的措施包括：至少在治疗的第1周每天要补充100 mg维生素 B_1；由于老年酒依赖患者易于发生肺部感染，接种肺炎球菌疫苗有益。

（二）药物维持预防复发

药物包括戒酒硫、纳曲酮和阿坎酸三种。由于戒酒硫能引起混浊状态，副作用大，对老年人不推荐使用。乙酰高牛磺酸钙（acamprosate，阿坎酸）是一种 γ-GABA 同类物，能降低谷氨酸活性而强化其抑制功能，但目前在老年群体中尚没有疗效和安全性评价的研究。对老年酒依赖的几项研究中，阿片受体拮抗药纳曲酮未显示出明显疗效。

（三）心理社会干预

药物治疗必须辅以心理社会干预。首先要对健康工作者、药店销售员、家庭照料者提供相关知识的宣传。家属关注老人的日常活动有助于识别老人的医学和社会问题，需要家属为老人制定每天的药物清单，并督促其服药，监测药物的不良反应。增加老人的社会活动和与家人交流的时间。

1. 短程干预（brief intervention） 短程干预对于酒精有害使用者适合，便于在各种场合使用，尤其是初级保健机构。其理论基础是动机心理学及行为自控，包括一次或多次咨询。内容包括评估、促发动机、对患者的教育与反馈、治疗合约的制定（如每天只饮酒一次，制定减少每周饮酒量的惩罚目标），以及使用一些书面材料。一些研究表明，短程治疗能减少老年人群的危险饮酒。

2. 心理治疗 心理教育、咨询及动机面谈（motivational interviewing）均适用。有研究发现认知行为治疗对减少或停止饮酒有效，包括教会老年人如何重建新的社交网络，如何自我管理抑郁、孤独和痛苦等。

3. 其他治疗 包括社区酒精治疗小组、住院戒酒及匿名戒酒协会（Alcoholic Anonymous，AA）等。不少老年酒精依赖患者会得益于 AA。不过，这种协会里的项目需要针对老年人的特点做一些改进，针对老年患者的孤独感和社会隔离感很常见这一特征来制订治疗方案会使戒断的成功率提高。总体来讲，与年轻的酒精依赖患者相比，老年患者对治疗的依从性更好，治疗的成功率更高。

三、老年人其他精神活性物质滥用

任何形式的物质成瘾并没有年龄限制。事实上，老年人是某些药物成瘾的高危人群，因为他们更常使用各种药物来治疗各种急、慢性躯体疾病，以及老年人群的焦虑和抑郁情绪很常见。尽管老年人群使用非法药物的数据难以获得，但作为临床医师应想到，不按医嘱随意使用处方药也应被视为“非法”。

老年人镇静催眠药物的使用问题也许是一个最被低估的问题之一，尤其在女性人群中。不论是治疗焦虑还是改善睡眠，这些物质都具有潜在的成瘾性。老年人中最常滥用的是镇静催眠药、抗焦虑药及止痛药。在美国，苯二氮䓬类和可待因的滥用最常见，且发现这类药物的滥用与酒精滥用呈高度相关。许多老年人只是在中断药物使用或在药物用完后才发现自己成瘾。这些药物，尤其是长半衰期药物常常会引起不少不良反应而影响患者的躯体和认知功能，更易使老年人跌倒和住院。与药物有关的谵妄和痴呆易被误诊为阿尔茨海默病。老年人对苯二氮䓬类药物尤其敏感，原因是老年人药代动力学的改变及受体后脑反应的改变。使用三联处方有助于医生和患者意识到此类药物的成瘾性，从而减少滥用。

国内外资料均显示，老年人群使用非法药物（法律上禁止使用的）少见。在美国，接受美沙酮治疗的老年成瘾者估计占全部患者的 0.5%～1.1%。非口服使用非法药物者寿命会缩短，尤其是感染了获得性免疫缺陷综合征（AIDS）和丙肝的患者。美国在 1966—1972 年，与吸毒有关的肝炎病例数增加了 10 倍，且这些患者很少活到老年，在那些活到了老年的患者中，药物的使用量也在后期明显减少。在 2000 年，美国疾病控制中心报道有 30 000 例新发丙肝患者及 73 000 例新发乙肝患者，许多活动性丙肝患者在其后的 20～30 年，由于慢性肝功能衰竭寿命会缩短。静脉吸毒者由于血管硬化而难以长期静脉用毒，迫使患者自动减少毒品量。对老年静脉吸毒者处理要特别小心，因可能出现更多的躯体问题。

任何年龄段的药物滥用者都可能出现临床问题，只是老年人更为多见。这些问题包括各种牙科病、蜂窝织炎、败血症、淋巴管炎、血栓性静脉炎、心内膜炎、破伤风、疟疾、肺结核、骨髓炎、脓毒性关节炎、肝炎、性病、肺炎等。其中，神经系统异常可能最为常见，这可能由于毒品对中枢神经系统的直接作用，或由于感染、栓子等其他间接因素所致。对于所有卒中、抽搐、认知及行为改变的患者都要考虑药物依赖的可能。

可卡因和安非他明滥用，即使是低剂量使用，发生颅内出血的风险也较高。抽动、舞蹈样动作和手足徐动症、共济失调及步态不稳也很常见。

（刘铁桥　蹇在金）

参 考 文 献

［1］Lowinson JH, Ruiz P, Millman RB, et al. Substance Abuse: A comprehensive Textbook. 4th edition. Philadelphia: Lippncott Williams &Wilkins, 2004.

［2］Jacoby R, Oppenheimer C, Dening T, et al. Oxford Textbook of Old Age Psychiatry. 4th edition. New York: Oxford University Press, 2008.

［3］Karim Dar. Alcohol use disorders in elderly people: fact or fiction? Advances in Psychiatric Treatment, 2006, 12: 173-181.

［4］Cavacuiti CA. Principles of Addition Medicine (The Essentials) . Philadelphia: Lippncott Williams &Wilkins, 2011.

［5］于欣．老年精神病学．北京：北京大学医学出版社，2008.

［6］刘铁桥．老年精神病学．北京：人民卫生出版社，2009.

［7］卡万崔蒂．郝伟，刘铁桥，译．成瘾医学精要．北京：人民卫生出版社，2014.

［8］刘铁桥，赵敏．苯二氮䓬类药物临床使用专家共识．北京：人民卫生出版社，2016.

［9］Ducci F, Oroszi G, Goldman D. The genetics of addictions: uncovering the genes.Nature Reviews Genetics，2005, 6 (7): 521-532.

第三篇

常见老年疾病

第 30 章　神经系统疾病

第 1 节　脑 血 管 病

一、定义

世界卫生组织（WHO）关于脑卒中的定义为急性脑血管病引起的急性症状和局部脑功能障碍体征、或全面性脑功能障碍（如深昏迷或蛛网膜下腔出血），其临床症候持续超过 24 小时。卒中包括缺血性卒中和出血性卒中，缺血性卒中又称脑梗死，包括脑血栓形成和脑栓塞，占卒中的 75%。如果脑缺血或视网膜缺血的症候持续时间少于 24 小时，称为短暂性脑缺血发作（transient ischemic attack，TIA）。出血性卒中是因脑血管出血所致，出血性卒中占卒中的 25%。

二、流行病学

脑血管病具有发病率高、死亡率高、致残率高、复发率高的特点，我国每年有 240 万新发卒中，110 万卒中相关死亡，有 1110 万卒中生存者。2004—2005 年完成的全国第 3 次死因回顾性抽样调查报告显示，脑血管病已跃升至我国疾病死因的首位，幸存者中 70% 以上遗留有不同程度的神经功能障碍。

我国脑血管病的地理分布呈北高南低的发病趋势，农村人口发病率、患病率和死亡率高于城市。脑血管病的发病有明显的季节性，寒冷季节发病率高，尤其是出血性卒中的季节性更为明显。

（一）卒中患病率

卒中患病率调查表明，65 岁以上老年人每 10 万标准世界人口的卒中患病率，印度为 6871/10 万，美国为 4526/10 万，新西兰为 4872/10 万，新加坡为 7337/10 万，但新加坡的马来人患病率（5396/10 万）低于新加坡华人（7829/10 万）。全军脑血管病流行病学调查组在全国 29 个省市进行的脑血管病流行病学调查结果显示，65～69 岁患病率为 1867/10 万，70～74 岁患病率为 2429/10 万，75～79 岁患病率为 2170/10 万，80～84 岁患病率为 1634/10 万。

（二）卒中发病率

欧洲 45～84 岁人群的卒中发病率各地区不同，最低者为法国的迪戎，发病率为每年 238/10 万；最高者为俄罗斯和乌克兰，发病率分别为每年 626/10 万和每年 938/10 万。WHO 组织的中国脑血管病流行病学调查显示，中国男性发病率 170/10 万人口，女性 130/10 万人口。

（三）卒中死亡率

据 WHO 统计，卒中为死亡原因的第二位。每年约 5 500 000 名患者死于卒中，约占总死亡人数的 9.7%。在世界 33 个国家中，脑卒中平均年死亡率约为 100/10 万。根据 2012 年中国卫生统计年鉴，2011 年城市居民脑血管病死亡率为 125.37/10 万，农村居民为 136.68/10 万。全军脑血管病流调组在全国 29 个省市进行的脑血管病流行病学调查结果显示，老年患者死亡率高，且随年龄增加死亡率增高。65～69 岁死亡率 502.44/10 万，70～74 岁死亡率 827.03/10 万，75～79 岁死亡率 966.98/10 万，80～84 岁死亡率 1239.44/10 万，85 岁以上死亡率 1449.43/10 万。

（四）卒中的危险因素

脑血管病的危险因素可分为可干预性和不可干预性两类。不可干预的危险因素包括年龄、性别、种族、家族史；可干预的危险因素包括高血压、糖尿病、心脏病特别是心房颤动、高血脂、高同型半胱氨酸血症、TIA、无症状性颈动脉狭窄、缺乏体力活动、不良饮食习惯、高尿酸血症、吸烟、酗酒、肥胖（BMI≥28 kg/m^2）。

三、脑卒中的预防★△

脑卒中的预防包括一级预防和二级预防。

（一）一级预防

1. 防治高血压 如果控制高血压，卒中患者数可减少近一半（48%）。

（1）对于80岁以上老年患者血压应该控制在150/90 mmHg以下，对于高龄衰弱老年人将血压≥160 mmHg作为启动降压治疗的界值，高龄虚弱患者的收缩压控制目标是<150 mmHg，但不低于130 mmHg。

（2）冠心病患者血压应降至140/90 mmHg以下。

（3）糖尿病或肾病的患者，血压要控制在140/90 mmHg以下。

（4）糖尿病伴有缺血性心脏病，血压应降至130/80 mmHg以下。

（5）老年人舒张压不要<65 mmHg，否则可能有低灌注的表现，如乏力、眩晕、嗜睡及短暂性脑缺血发作等。

（6）单纯颈动脉狭窄>70%，收缩压不要低于130 mmHg，双侧颈动脉狭窄>70%，收缩压不要低于140 mmHg，否则，有增加脑缺血的风险。

（7）合理生活方式防治高血压，如低盐、戒烟酒、适当运动等。

2. 防治糖尿病 糖尿病患者发生脑卒中的危险增加3.6倍，血糖异常加速脑血管病的发展，与脑卒中复发有关。控制血糖水平是预防脑卒中的重要措施，控制目标见表30-1。

表30-1 糖尿病控制目标

		理想	尚可	差
血糖（mmol/L）	空腹	4.4～6.1	≤7.0	>7.0
	非空腹	4.4～8.0	≤10.0	>10.0
HbA1c（%）		<6.5	6.5～7.5	>7.5

注：空腹血糖应控制在7 mmol/L以下

3. 防治血脂异常 低密度脂蛋白胆固醇增高为颈动脉粥样硬化的危险因素，与缺血性卒中相关性较大。治疗中度高胆固醇血症，可使缺血性脑卒中的发生率降低1%～19%。强化降低胆固醇预防脑卒中（SPARCAL）研究发现，强化他汀药物治疗可显著降低脑卒中和TIA相对危险。

4. 防治心房颤动 缺血性脑卒中约有20%为心源性栓塞，其中以心房颤动最为重要。非瓣膜性心房颤动发生卒中的危险每年约5%，是同年龄组的6倍，风湿性心脏病心房颤动卒中危险增加17倍。对于心房颤动脑栓塞低危患者，可不用抗栓治疗，对于中危患者可用抗血小板治疗或抗凝治疗，对于高危患者应抗凝治疗。

5. 防治动脉粥样硬化性颈动脉狭窄 颈动脉狭窄是缺血性脑血管病的重要危险因素，多由动脉硬化引起。狭窄程度超过70%的患者，每年脑卒中的发病率为3%～4%。治疗方法包括药物（主要为阿司匹林、氯吡格雷和他汀类药物）和手术治疗（颈动脉内膜切除术和颈动脉狭窄支架置入术）。

6. 戒烟限酒 长期吸烟者发生脑卒中的危险是不吸烟者的6倍，长期被动吸烟脑卒中发病危险增加1.82倍。长期大量饮酒者发生出血性脑卒中的危险比不喝酒者高3倍。戒烟限酒可以减少卒中的发生。

7. 控制体质量 肥胖者特别是腹型肥胖者缺血性脑卒中的发病危险高于非肥胖者的2.2倍，成年人BMI应控制在28 kg/m^{2}以内。

8. 防治高同型半胱氨酸血症 高同型半胱氨酸血症是脑卒中的独立危险因素，当同型半胱氨酸高于16 μmol/L时应予干预。一般人群以饮食调节为主，也可采取叶酸、维生素B_6、维生素B_{12}联合治疗。

（二）二级预防

除了和一级预防一样改善生活方式、控制卒中的各种危险因素外，也可使用抗血小板及他汀药物预防卒中。二级预防的药物分别为降压药物、抗血小板药物及他汀类降脂药。

1. 预防卒中常用抗血小板药物

（1）阿司匹林：阿司匹林50～325 mg/d能降低脑卒中再发，大剂量与小剂量阿司匹林在预防血管事件方面效果相似，但大剂量使胃肠道出血的风险增加。老年人50～100 mg/d。

（2）氯吡格雷：与阿司匹林相比，氯吡格雷75 mg在预防血管事件方面与阿司匹林相似，对高危患者（曾发生脑卒中、外周动脉疾病、症状性冠心病和糖尿病），其效果可能更加明显，但部分患者有氯吡格雷抵抗，应用前可测定CYP2 C19基因型，应用后可测定ADP诱导的血小板聚集率，判断是否有氯吡格雷抵抗。

（3）双嘧达莫：与安慰剂相比，双嘧达莫不能减少血管性死亡事件的发生率，但可以减少血管性事件的发生率，尤其对于脑血管病组。没有证据表明单用双嘧达莫比阿司匹林更有效。

（4）阿司匹林＋缓释双嘧达莫复方制剂与氯吡格雷预防脑卒中疗效相当，但阿司匹林＋缓释双嘧达莫复方制剂出血事件（包括颅内出血）风险显著高于氯吡格雷。头痛是阿司匹林＋缓释双嘧达莫复方制剂的主要不良事件，可降低患者的依从性。

（5）氯比格雷＋阿司匹林：中国 CHANCE 研究为多中心（中国的 114 家中心）、随机、双盲、安慰剂对照试验，5170 例轻型卒中或 TIA 患者在发病后的 24 小时内被随机分配到氯吡格雷 - 阿司匹林双抗组（氯吡格雷起始剂量 300 mg，随后 75 mg/d，服用 90 天，前 21 天联用阿司匹林，剂量 75 mg/d）和安慰剂 - 阿司匹林对照组（阿司匹林 75 mg/d，90 天）。结果表明，对于轻型卒中或 TIA 患者，氯吡格雷＋阿司匹林治疗方案可以减少 3 个月卒中发生 32%，CHANCE 用药方案是安全的。对于发病 24 小时内，具有卒中高复发风险的急性非心源性 TIA 或轻型缺血性卒中患者（NIHSS 评分≤3 分），应尽早给予阿司匹林联合氯吡格雷治疗 21 天。

（6）其他抗血小板药：西洛他唑在中国缺血性脑卒中患者二级预防试验中有效，出血事件较阿司匹林少但可有头痛副反应；如有阿司匹林和氯吡格雷禁忌也可试用替格西洛。

2. 预防卒中常用他汀药物 颈动脉和椎动脉斑块脱落也是缺血性卒中的重要发病机制之一，对于颈动脉或椎动脉有斑块特别是不稳定斑块患者，可考虑给予他汀治疗。常用阿托伐他汀、瑞舒伐他汀等。

胆固醇水平升高的缺血性脑卒中和 TIA 患者，须进行生活方式的干预及药物治疗。使用他汀类药物，目标是使低密度脂蛋白胆固醇（low density lipoprotein，LDL-C）下降幅度达到 30%～40%；伴有多种危险因素的缺血性脑卒中和 TIA 患者，应强化他汀治疗，使 LDL-C 下降幅度＞40%。对高龄患者（年龄≥75 岁）应中等强度他汀治疗：阿托伐他汀 10～20 mg，瑞舒伐他汀 5～10 mg，辛伐他汀 20～40 mg，普伐他汀 40～80 mg，且须对不良反应进行密切监测。既往有出血性卒中史或相应高危因素的高龄人群应用他汀类药物时须谨慎。

（三）卒中风险评估

只有早期、准确识别出脑卒中高危患者，才能有针对性地选择治疗和预防手段。国外相关资料显示，脑卒中的复发率高达 33%，中国脑卒中患者的复发率甚至更高。脑卒中复发的原因有以下几点：①危险因素的多少。②血管损害的严重程度。③动脉狭窄的程度。④斑块的易损性，在脑卒中的复发中，强调识别容易复发的易损斑块，根据斑块的易损性，选择恰当的治疗方法，是当前预防脑卒中复发的一个重要理念。

1. 卒中一级预防的风险评估 目前，在脑卒中一级预防领域，风险评估方法包括 Framingham 评分、AHA/ACC 卒中风险计算器及心源性脑卒中使用的 CHADS2 评分。Framingham 评分方法是根据危险因素评分的高低对患者进行分层，评分较低时，只需要改变生活方式和控制危险因素，不用抗血小板药物。但对中高危患者，即未来 10 年心脑血管事件风险＞10% 的患者，若无禁忌，则可考虑应用阿司匹林治疗（75～160 mg/d）进行预防，慢性肾脏病患者［eGFR＜45 ml/（min · 1.73 m^2）］，可用阿司匹林作为卒中一级预防；严重的肾脏疾病［CKD4 或 CKD5 期，即 eGFR＜30 ml/（min · 1.73 m^2）］不用阿司匹林。

临床上常用简易评估法，满足下列条件的人群未来 10 年心脑血管事件的风险多在 10% 以上，男性，40 岁以上，合并下述 2 项危险因素者；女性，55 岁以上，合并下述 2 项危险因素者。①高血压；②糖尿病；③血脂异常；④超重或肥胖（BMI≥25 kg/m^2）；⑤吸烟；⑥有冠心病家族史（男性 55 岁以下，女性 65 岁以下患冠心病）。

对于房颤脑栓塞低危患者，可不用抗栓治疗，对于中危患者可用抗血小板治疗或抗凝治疗，对于高危患者应抗凝治疗。对于老年人（年龄＞75 岁）房颤，最近无出血或颅内出血，可选华法林抗凝预防脑栓塞，对于高龄老年患者，INR 维持在 1.6～2.5 较安全。

对于颅内出血风险较高的患者，应该选用达比加群、利伐沙班或阿哌沙班，其脑出血的风险较低。对于不愿意或无法定期进行 INR 测试的患者，应该给予达比加群、利伐沙班或阿哌沙班。对于需要抗凝治疗但胃肠出血风险增加的患者，可用阿哌沙班。

2. 卒中二级预防的风险评估 二级预防的 Essen 评分是根据 CAPRIE 试验得出的（表 30-2、表 30-3），其最高得分为 9 分。如果是 0～2 分，说明脑卒中的复发率比较低；3 分是一个分界值，大于 3 分者复发概率高，而且评分越高，发生脑卒中和心血管事件的危险越高。在应用药物预防脑卒中复发时，可用阿司匹林或氯吡格雷；如果应用他汀类药物，应该强化他汀治疗。TIA 二级预防的风险评估采用 ABCD2 评分（表 30-4）。

表 30-2　心房颤动患者脑栓塞的风险分层

CHADS2	CHA2DS2-VASc
年龄>75 岁：1 分 高血压：1 分 糖尿病：1 分 充血性心力衰竭：1 分 卒中 /TIA 史：2 分	65～74 岁：1 分 >75 岁：2 分 高血压：1 分 糖尿病：1 分 充血性心力衰竭：1 分 女性：1 分 血管性疾病：1 分（心肌梗死病史、周围动脉疾病、主动脉斑块） 卒中 /TIA 史：2 分

注：低危，0 分；中危，1 分；高危，≥2 分

表 30-3　Essen 卒中风险评分量表（ESRS）

危险因素	分值
<65 岁	0
65～75 岁	1
>75 岁	2
高血压	1
糖尿病	1
既往心肌梗死	1
其他心血管疾病（除外心房颤动和心肌梗死）	1
外周动脉疾病	1
吸烟	1
既往缺血性脑卒中 /TIA 史	1

注：最高分值为 9 分，0～2 分为低危，3～6 分为中危，7～9 分为高危。0～2 分只需控制危险因素，3 分以上应强化抗血小板治疗

表 30-4　TIA 患者的 ABCD2 评分

项目	分级	分数
年龄	≥60	1
血压	收缩压>140 mmHg 和（或）舒张压≥90 mmHg	1
临床特点	一侧无力	2
	不伴无力的言语障碍	1
	其他	0
症状持续时间（分钟）	≥60	2
	10～59	1
	<10	0
糖尿病	有糖尿病	1
	无糖尿病	0

注：<4 分为低危，4～5 分为中危，>5 分为高危

四、缺血性脑卒中

（一）短暂性脑缺血发作

【定义】★△

短暂性脑缺血发作（transient ischemic attack，TIA）是脑、脊髓或视网膜局灶性缺血所致的、未发生急性梗死的短暂性神经功能障碍。

TIA 患者的典型临床症状持续不超过 1 小时，且在影像学上无急性脑梗死的证据。当 TIA 持续时间>1 小时，脑 MRI 的 DWI 像梗死灶的检出率可高达 80%，因此，传统关于 TIA 的 24 小时时间界限并不合理，新的 TIA 定义已无时间界限，如果影像学有梗死灶应诊断为脑梗死。但对于社区为基础的流行病学研究，很难急诊行 MRI 的 DWI 检查，考虑到与国际上、既往流行病学研究数据的可比性和延续性，建议仍采用传统 24 小时的定义，可诊断为临床确诊 TIA。

由于 TIA 可反复发作，其中的一部分可进展为完全卒中即脑梗死，相关荟萃分析指出，TIA 患者发病后第 2 天、第 7 天、第 30 天和第 90 天内的卒中复发风险分别为 3.5%、5.2%、8.0% 和 9.2%，上述数据证实 TIA 是急性缺血性脑血管病之一，是完全性缺血性卒中的危险信号。因此，在防治脑梗死中，早期诊断和及时治疗 TIA 是关键环节之一。

【流行病学】

2010 年我国 TIA 流行病学调查显示，我国成年人标化的 TIA 患病率为 2.27%，知晓率仅为 3.08%，在 TIA 人群中，有 5.02% 的人接受了治疗，仅 4.07% 接受了指南推荐的规范化治疗。研究估算，全国有 2390 万 TIA 患者，表明 TIA 已成为中国沉重卒中负担的重要推手。

【病因与发病机制】

短暂性脑缺血发作病因包括外来栓子、血流动力异常、动脉管壁病变、管壁痉挛或动脉被压迫（表 30-5）。

表 30-5　不同机制 TIA 的鉴别

临床表现	血液动力学型	微栓塞型
发作频率	密集	稀疏
持续时间	短暂	较长
临床特点	刻板	多变

1. 脑血流动力异常　在脑动脉粥样硬化或管腔狭窄的基础上，当血压突然下降过低时，脑灌注压下降，局部血流明显减少至 30 ml/（100 g·min）以下，可出现相应部位的症状和体征。

2. 微栓塞　微栓子脱落引起局部脑动脉或视网膜动脉闭塞，造成脑的微栓塞。①动脉 - 动脉栓塞，如颈动脉或椎 - 基底动脉粥样硬化斑块的内容物或附壁血栓发生溃烂时的碎屑脱落，进入相应脑动脉远端发生栓塞。②心源性栓塞，心脏产生的栓子进入脑动脉导致阻塞。

3. 脑动脉痉挛、狭窄或受压

（1）在椎动脉粥样硬化的基础上，在横突孔周围

增生的骨质直接压迫椎动脉，如突然转颈或过度伸、屈颈时，可使椎动脉扭曲、受压而使椎动脉管腔变窄，出现椎 - 基底动脉供血不足。

（2）颈椎体增生的骨质直接刺激颈交感干，造成椎 - 基底动脉的痉挛致缺血现象。

【临床表现】★△

本病发生突然，症状和体征迅速达高峰，持续数分至数小时，多在 1 小时内缓解，可反复发作。

1. 颈内动脉系统（前循环）TIA 以大脑中动脉 TIA 最多见，其主要表现为以上肢和面舌瘫为主的对侧肢体无力、病理反射阳性，可伴有对侧肢体感觉障碍、对侧同相偏盲、记忆障碍、情感障碍、人格障碍及失用等；病变在主侧半球者，还可伴有失语、失算、失读及失写等。大脑前动脉 TIA 表现为精神障碍、人格障碍和情感障碍等，肢体力弱以下肢为主。颈内动脉 TIA 最具有特征性表现为同侧眼黑矇及对侧上、下肢体无力。

2. 椎 - 基底动脉系统（后循环）TIA 最常见的症状有眩晕、呕吐、复视、偏盲、眼球震颤、声音嘶哑、饮水呛咳、吞咽困难、共济失调、单或双侧的口周及舌部麻木、交叉性面及肢体感觉障碍、单或双侧的上下肢体无力及病理反射阳性等。有的老年患者，可出现一过性短暂的意识障碍。猝倒发作（drop attack）是后循环 TIA 的特殊表现，表现为突然四肢无力，跌倒在地，往往在极短时间内能自行起立。

【辅助检查】★△

应急诊脑 CT 检查，以排除脑出血等病变。可行脑 MRI 包括 DWI 像、脑磁共振血管成像（MRA）和颈 MRA 检查，经颅多普勒超声检查。应行心电图和超声心动图检查以除外心房颤动及其他心脏疾病，血常规、血电解质、肝肾功能及快速血糖和血脂测定。脑 CT 一般无明显异常，在发作期间，脑 MRI 无责任病灶。

【诊断及鉴别诊断】★△

本病的诊断要点：①突然发病，短暂的局灶性神经功能障碍，多不超过 1 小时。②临床表现完全可用某一脑动脉病变解释。③发作后无任何神经系统体征。④可反复发作。⑤中老年人发病多。⑥多数伴有高血压、高脂血症、糖尿病、心脏病等病史。⑦脑 CT 或 MRI 检查排除脑梗死和脑出血等其他脑部疾病。

本病主要应与脑梗死相鉴别，当 TIA 的持续时间＞1 小时，脑 MRI 的 DWI 像梗死灶的检出率可高达 80%，如果影像学有梗死灶应诊断为脑梗死。其他应与脑出血、癫痫、晕厥、癔症发作、有先兆偏头痛、低血糖发作、眼科疾病等鉴别。

【治疗】★△

由于 TIA 在发病机制和临床表现与缺血性卒中非常类似，因此国际上通常将 TIA 和缺血性卒中列入相同的预防及治疗指南中。

1. 危险因素控制

（1）高血压：①既往未接受降压治疗的 TIA 患者，发病数天后如果收缩压≥140 mmHg 或舒张压≥90 mmHg，应启动降压治疗；对于血压＜140/90 mmHg 的患者，其降压获益并不明确。②既往有高血压病史且长期接受降压药物治疗的 TIA 患者，如果没有绝对禁忌，发病后数天应重新启动降压治疗。③由于颅内大动脉粥样硬化性狭窄（狭窄率 70%～99%）导致的 TIA 患者，推荐收缩压降至 140 mmHg 以下，舒张压降至 90 mmHg 以下。由于低血流动力学原因导致的 TIA 患者，应权衡降压速度与幅度对患者耐受性及血流动力学影响。④降压药物种类和剂量的选择以及降压目标值应个体化，应全面考虑药物、脑卒中的特点和患者三方面因素。

（2）脂代谢异常：①对于非心源性 TIA 患者，无论是否伴有其他动脉粥样硬化证据，推荐予高强度他汀类药物长期治疗以减少脑卒中和心血管事件的风险。有证据表明，当 LDL-C 下降≥50% 或 LDL≤1.8 mmol/L 时，二级预防更为有效。②对于 LDL-C≥2.6 mmol/L 的非心源性 TIA 患者，推荐强化他汀类药物治疗以降低脑卒中和心血管事件风险；对于 LDL-C＜2.6 mmol/L 的 TIA 患者，目前尚缺乏证据，推荐强化他汀类药物治疗。③由颅内大动脉粥样硬化性狭窄（狭窄率 70%～99%）导致的 TIA 患者，推荐高强度他汀类药物长期治疗以减少脑卒中和心血管事件风险，推荐目标值为 LDL-C≤1.8 mmol/L。④长期使用他汀类药物治疗总体上是安全的。有脑出血病史的非心源性 TIA 患者应权衡风险和获益合理使用。他汀类药物治疗期间，如果监测指标持续异常并排除其他影响因素，或出现指标异常相应的临床表现，应及时减药或停药观察（例如，肝酶超过 3 倍正常值上限，肌酶超过 5 倍正常值上限，应停药观察）；老年人或合并严重脏器功能不全的患者，初始剂量不宜过大。

（3）糖代谢异常和糖尿病：① TIA 患者糖代谢异常的患病率高，糖尿病和糖尿病前期是缺血性脑卒中患者脑卒中复发或死亡的独立危险因素，临床医师应提高对 TIA 患者血糖管理的重视。② TIA 患者发病后均应接受空腹血糖、糖化血红蛋白监测，无明确糖尿病病史的患者在急性期后应常规接受口服葡萄糖耐量试验来筛查糖代谢异常和糖尿病。③对糖尿病或糖尿病前期患者进行生活方式和（或）药物干预能减少缺血性卒中和 TIA 事件，推荐 HbA1c 治疗目标为＜7%。降糖方案应充分考虑患者的临床特点和药物的安全性，制定个体化的血糖控制目标，要警惕低血糖事件带来的危害。④ TIA 患者在控制血糖水平的同时，还应对患者的其他危险因素进行综合全面管理。⑤伴有胰岛素抵抗 TIA 患者可以根据个体化情况给予口服吡格列酮治疗预防卒中发生，但要注意治疗带来的骨折等风险。研究表明，伴有胰岛素抵抗患者的卒中发生风险显著升高，且伴有胰岛素抵抗的急性缺血性卒中患者溶栓后预后不良。对于伴有胰岛素抵抗的非糖尿病缺血性卒中 /TIA 患者，糖尿病药物吡格列酮较安慰剂更有可能降低其卒中或心肌梗死（MI）的风险。但该治疗会出现体重增加、水肿甚至需要手术或住院治疗的骨折的风险，因此要个体化治疗。

（4）吸烟：①建议有吸烟史的缺血性脑卒中或 TIA 患者戒烟。②建议缺血性脑卒中或 TIA 患者避免被动吸烟，远离吸烟场所。③可能有效的戒烟手段包括劝告、尼古丁替代产品或口服戒烟药物。

（5）睡眠呼吸暂停：①鼓励有条件的医疗单位对 TIA 患者进行呼吸睡眠监测。②使用持续正压通气（continuous positive airways pressure，CPAP）可以改善合并睡眠呼吸暂停的 TIA 患者的预后，可考虑对这些患者进行 CPAP 治疗。

（6）高同型半胱氨酸血症：对近期发生缺血性脑卒中或 TIA 且血同型半胱氨酸轻度到中度增高的患者，补充叶酸、维生素 B_6 及维生素 B_{12} 可降低同型半胱氨酸水平。尚无足够证据支持降低同型半胱氨酸水平能够降低脑卒中复发风险。

2. 口服抗栓药物治疗

（1）非心源性 TIA 的抗栓治疗：①对于非心源性 TIA 患者，建议给予口服抗血小板药物而非抗凝药物预防脑卒中复发及其他心血管事件的发生。②阿司匹林（75～150 mg/d）或氯吡格雷（75 mg/d）单药治疗均可以作为首选抗血小板药。老年患者阿司匹林抗血小板治疗的最佳剂量为 50～100 mg/d。抗血小板药应在患者危险因素、费用、耐受性和其他临床特性的基础上进行个体化选择。③发病在 24 小时内，具有脑卒中高复发风险（ABCD2 评分≥4 分）的急性非心源性 TIA，应尽早给予阿司匹林联合氯吡格雷治疗 21 天。此后阿司匹林或氯吡格雷均可作为长期二级预防一线用药。④发病 30 天内伴有症状性颅内动脉严重狭窄（狭窄率 70%～99%）的 TIA 患者，应尽早给予阿司匹林联合氯吡格雷治疗 90 天。此后阿司匹林或氯吡格雷均可作为长期二级预防一线用药。⑤伴有主动脉弓动脉粥样硬化斑块证据的 TIA 患者，推荐抗血小板及他汀类药物治疗。口服抗凝药物与阿司匹林联合氯吡格雷药物治疗效果的比较尚无肯定结论。⑥用阿司匹林和氯吡格雷治疗时建议测定花生四烯酸和 ADP 诱导的血小板聚集率，若阿司匹林的血小板抑制率低于 50%、氯吡格雷抑制率低于 30%，则提示有阿司匹林和氯吡格雷低反应，一般不会两者均有抵抗。⑦非心源性 TIA 患者，不推荐常规长期应用阿司匹林联合氯吡格雷抗血小板治疗。

（2）心源性栓塞性 TIA 的抗栓治疗：①对伴有心房颤动（包括阵发性）的 TIA 患者，推荐使用适当剂量的华法林口服抗凝治疗，预防再发的血栓栓塞事件。华法林的目标剂量是维持 INR 在 2.0～3.0，对于高龄老年人 INR 维持在 1.6～2.5 较安全。②新型口服抗凝药可作为华法林的替代药物，新型口服抗凝药包括达比加群、利伐沙班、阿哌沙班以及依度沙班，选择何种药物应考虑个体化因素。③伴有心房颤动的 TIA 患者，若不能接受口服抗凝药物治疗，推荐应用阿司匹林治疗。也可以选择阿司匹林联合氯吡格雷抗血小板治疗。④伴有心房颤动的 TIA 患者，应根据缺血的严重程度和出血转化的风险，选择抗凝时机。建议出现神经功能症状 5 天内给予抗凝治疗预防脑卒中复发，对于出血风险高的患者，应适当延长抗凝时机。⑤ TIA 患者，尽可能接受 24 小时的动态心电图检查。对于原因不明的患者，建议延长心电监测时间，以确定有无抗凝治疗指征。⑥伴有急性心肌梗死的 TIA 患者，影像学检查发现左室附壁血栓形成，推荐给予至少 3 个月的华法林口服抗凝治疗（目标 INR 值为 2.5；范围 2.0～3.0）。若无左室附壁血栓形成，但发现前壁无运动或异常运动，也应考虑给予 3 个月的华法林口服抗凝治疗（目标 INR 值为 2.5；范围 2.0～3.0）。⑦对于有风湿性二尖瓣病变但无心房颤动及其他危险因素（如颈动脉狭窄）的 TIA 患者，推荐给予华法林口服抗凝治疗（目标 INR 值为 2.5；范围 2.0～3.0）。⑧对于已使用华法林抗凝治疗的风湿性二尖瓣疾病患者，发生 TIA 后，不应常规联用抗血小板治疗。但在使用足量的华法林治疗过程中仍出现缺血性脑卒中或 TIA 时，可加用阿司匹林抗血小板治疗。⑨不伴有心房颤动的非风湿性二尖瓣病变或其他瓣膜病变（局部主动脉弓、二尖瓣环钙化、二尖瓣脱垂等）的 TIA 患者，可以考虑抗血小板聚集治疗。⑩对于植入人工心脏瓣膜的 TIA 患者，推荐给予长期华法林口服抗凝治疗。对于已经植入人工心脏瓣膜且既往有 TIA 病史的患者，若出血风险低，可在华法林抗凝的基础上加用阿司匹林。

3. 症状性大动脉粥样硬化性 TIA 的非药物治疗

（1）颅外颈动脉狭窄：①对于近期发生 TIA 合并同侧颈动脉颅外段严重狭窄（70%～99%）的患者，如果预计围术期死亡和卒中复发<6%，推荐进行颈动脉内膜切除（CEA）或支架置入术（CAS）治疗。CEA 或 CAS 的选择应依据患者个体化情况。②对于近期发生 TIA 合并同侧颈动脉颅外段中度狭窄（50%～69%）的患者，如果预计围术期死亡和卒中复发<6%，推荐进行 CEA 或 CAS 治疗。CEA 或 CAS 的选择应依据患者个体化情况。③颈动脉颅外段狭窄程度<50% 时，不推荐行 CEA 或 CAS 治疗。④当 TIA 患者有行 CEA 或 CAS 的治疗指征时，如果无早期再通禁忌证，应在 2 周内进行手术。

（2）颅外椎动脉狭窄伴有症状性颅外椎动脉粥样硬化狭窄的 TIA 患者，内科药物治疗无效时，可选择支架置入术作为内科药物治疗辅助技术手段。

（3）锁骨下动脉狭窄和头臂干狭窄：①锁骨下动脉狭窄或闭塞引起后循环缺血症状（锁骨下动脉盗血综合征）的 TIA 患者，如果标准内科药物治疗无效，且无手术禁忌，可行支架置入术或外科手术治疗。②颈总动脉或者头臂干病变导致的 TIA 患者，内科药物治疗无效，且无手术禁忌，可行支架置入术或外科手术治疗。

（4）颅内动脉狭窄：对于症状性颅内动脉粥样硬化性狭窄≥70% 的 TIA 患者，在标准内科药物治疗无效的情况下，可选择血管内介入治疗作为内科药物治疗的辅助技术手段，但患者的选择应严格和慎重。

4. 短暂性脑缺血发作依病因和发病机制进行治疗　对于动脉源性 TIA，抗血小板治疗是基础，其中动脉 - 动脉栓塞引起的 TIA，应短期双联抗血小板治疗，如阿司匹林加氯吡格雷，并用他汀药。低灌注性 TIA 除抗血小板药外，还要扩容治疗，如右旋糖酐 40 等，在用抗高血压药者还应停药。对心源性 TIA 患者应抗凝治疗，如低分子肝素、华法林或新型抗凝药。因颈动脉明显狭窄引起的 TIA，可考虑颈动脉支架成形术或颈内动脉内膜切除术。

【预后】

TIA 如未经任何治疗而任其发展，则有 1/3 的患者在 5 年内发生脑梗死，TIA 患者 7 天内的卒中风险为 4%～10%，90 天卒中风险为 10%～20%（平均为 11%）；约 1/3 在反复发作后留有脑功能的损害。评价 TIA 导致脑梗死的风险，通常用 ABCD2 评分法（见表 30-4），评分越高，7 天卒中风险越高。

（二）脑梗死

脑梗死是指局部脑组织因供血障碍而发生的缺血性坏死，其根本原因是在颅内或颅外动脉狭窄或闭塞下，侧支循环又不足以起到代偿性的供血时，而出现局部脑组织发生缺血性坏死。

1. 脑梗死的分型

（1）病因分型（TOAST 分型）。①大动脉粥样硬化性脑梗死：包括动脉源性栓塞、低灌注性脑梗死、脑血栓形成等。②穿支动脉病（腔隙梗死）。③心源性栓塞：常见心房纤颤、心脏瓣膜病，如风湿性心瓣膜病、老年性心瓣膜退行性病变、心肌梗死、血栓性心内膜炎、心房黏液瘤等。④原因不明的脑梗死（隐匿性卒中）。⑤其他少见原因的脑梗死：如动脉夹层、动脉炎、烟雾病、颈动脉肌纤维发育不良、偏头痛 / 血管痉挛、药物滥用等。

（2）牛津卒中项目分型（OCSP 分型）。①前循环梗死（TACI）。②部分前循环梗死（PACI）。③后循环梗死（POCI）。④腔隙梗死（LACI）。

（3）中国缺血性卒中病因分型（CISS 分型）。①大动脉粥样硬化性脑梗死（LAA）：主动脉弓粥样硬化；颅内外大动脉粥样硬化。②心源性卒中（CS）。③穿支动脉疾病（PAD）：由穿支动脉口粥样硬化或小动脉玻璃样变所导致的急性穿支动脉区梗死灶称为穿支动脉疾病。④其他病因：如存在血管相关性疾病、感染性疾病、遗传性疾病、血液系统疾病、血管炎等证据，经辅助检查证实，且与本次发病相关。同时排除了大动脉粥样硬化性或心源性卒中的可能。⑤原因不确定（UE）。

腔隙性脑梗死是指小动脉供血障碍导致的脑组织缺血性坏死，梗死灶直径小于或等于 15 mm，其在功能区者可表现为明显的症状体征，不同部位腔隙梗死可有不同症状和体征（腔隙综合征），主要有纯运动性障碍、纯感觉障碍、感觉运动性障碍、偏侧舞蹈性综合征、半身舞动性综合征、构音障碍及笨拙手综合征、轻偏瘫共济失调综合征、眼肌麻痹及共济失调、延髓外侧综合征等。而在非功能区者可以没有任何症状和体征，主要靠脑 CT 或 MRI 明确诊断。

无症状性脑梗死是指脑梗死发生在非功能区，而不产生任何的症状和体征，在行脑 CT 或 MRI 检查时发现梗死灶。

2. 脑血栓形成

【定义】

脑血栓形成（cerebral thrombosis）是指血液在脑动脉管腔内凝集，造成管腔狭窄或闭塞，该动脉所供应的脑组织发生缺血坏死，而出现相应的神经系统受损表现或影像学上发现梗死灶。脑血栓形成与动脉-动脉栓塞不易鉴别。

【病因】

动脉粥样硬化是脑血栓形成最常见的病因，其他少见病因有动脉炎、血液成分变化，如真性红细胞增多症、血小板增多症、产后、长期口服避孕药、恶病质、严重脱水等高凝状态等；血液动力学异常，如血压过低致血流速度过缓或血流量过低，易发生脑血栓形成。

【病理】

血管闭塞1分钟，出现该血管血液供应区的低灌注区，细胞虽无坏死但有功能受抑制状态的半暗带。血管闭塞30分钟，出现神经元坏死，相对的缺血半暗带缩小。血管闭塞1小时，坏死区扩大，缺血半暗带进一步缩小。血管闭塞3小时，坏死区基本扩大至整个缺血半暗带。脑组织缺血后，半小时左右即可出现细胞毒性水肿（磁共振弥散加权像示高信号），在3～5天出现血管源性水肿，7～10天后水肿开始消退，2～3周时水肿消失。

【临床表现】★△

本病好发于中老年人，多在静态状态下发病，尤其是在夜间发生，醒后发现功能障碍。25%的患者先有短暂性脑缺血发作，而后发展为脑血栓形成。

1. 颈内动脉血栓形成 典型表现为同侧黑矇，对侧偏瘫及偏身感觉障碍；在优势半球发生者还出现失语、失读、失算、失写等言语障碍的表现。大面积脑梗死患者可出现高颅压，重者发生脑疝而致死。

2. 大脑中动脉血栓形成 大脑中动脉主干血栓，出现对侧偏瘫，对侧偏身感觉障碍，对侧同相偏盲。发生在优势半球者，还出现失语、失读、失算、失写等言语障碍。脑梗死面积较大时，在发病后3～5天时由于水肿致颅内压增高，甚至脑疝致死。

3. 大脑前动脉血栓形成 除有肢体偏瘫和感觉障碍外，还可出现精神症状及大小便障碍。若血栓发生在前交通支之后的主干，出现对侧以下肢为主的偏瘫，偏身感觉障碍，旁中央小叶受损可伴有尿潴留；由于额叶及胼胝体受损，可出现精神障碍，如反应迟钝、表情淡漠、情绪不易控制、欣快、夸大，还有强握反射及摸索动作等；在优势半球者可有运动性失语。

4. 脉络膜前动脉血栓形成 出现一过性或较轻的对侧偏瘫，下肢重；对侧半身深浅感觉障碍和对侧偏盲。

5. 大脑后动脉血栓形成 皮质支血栓形成，出现对侧偏盲，但有黄斑回避现象。发生在优势半球者，可出现失读及感觉性失语。深支血栓，如丘脑膝状体动脉血栓者表现为丘脑综合征，即对侧半身感觉减退，对侧半身的自发性疼痛，可出现短暂性较轻的对侧偏瘫；如丘脑穿通动脉血栓者表现为对侧肢体舞蹈样运动。

6. 椎-基底动脉血栓形成 病情多较严重，病死率高。

（1）基底动脉主干血栓形成：表现为四肢瘫痪、脑神经麻痹、小脑症状、瞳孔缩小，可出现昏迷、高热，可伴急性肺水肿、心肌缺血、胃应激性溃疡出血等。若近端血栓不能再通者，80%以上在短期内死亡，基底动脉尖血栓病死率显著低于近端。

（2）中脑穿动脉血栓形成：可出现大脑脚综合征，即韦伯（Weber）综合征，表现为同侧动眼神经麻痹，对侧肢体偏瘫，有的还伴有意识障碍。有的出现红核综合征，即贝内迪克特（Benedikt）综合征，表现为同侧动眼神经麻痹，对侧肢体不自主运动如震颤、舞蹈或手足徐动。

（3）双侧桥脑正中动脉血栓形成：可出现典型的闭锁综合征（locked-in syndrom），表现为四肢瘫痪、双侧完全性假性球麻痹、双侧周围性面瘫、双眼外展麻痹、双侧视中枢麻痹。

（4）单侧脑桥正中动脉血栓形成：出现脑桥旁正中综合征，即福维尔（Foville）综合征，表现为双眼球向病变侧的侧视运动障碍（向偏瘫侧凝视）及对侧偏瘫。有的仅表现为对侧偏瘫。

（5）单侧桥脑旁中央动脉血栓形成：出现桥脑外侧综合征，即米亚尔-居布勒（Millard-Gubler）综合征，表现为同侧眼球外展麻痹和周围性面肌麻痹，对侧肢体偏瘫。

（6）小脑下前动脉血栓：可表现为眩晕、恶心、呕吐、眼震、同侧耳鸣、耳聋、同侧面瘫、同侧共济失调等。

（7）小脑下后动脉或椎动脉血栓形成：出现延髓背外侧综合征，即瓦伦贝格（Wallenberg）综合征，可出现以下几种表现：①眩晕和眼球震颤。②交叉性痛温觉减退，即同侧面部和对侧半身感觉减退。③同侧小脑性共济失调。④同侧软腭活动差、声音嘶哑、咽反射消失、吞咽困难。⑤同侧霍纳（Horner）综合征。

【辅助检查】★△

脑血栓形成应急诊行脑 CT 扫描，其目的是排除脑出血，结合病史和临床表现大多即可确诊。

1. CT 扫描 脑血栓形成后的 24 小时内，脑 CT 扫描大多无明显梗死灶，部分大脑中动脉血栓可示动脉高密度影。在 24 小时以后，可逐渐显示出梗死区为低密度影，边界不清。若梗死面积大者还可伴有明显的占位效应，如同侧脑室受压和中线移位。CT 扫描对脑梗死的检出率达 70%，病灶过小，病灶位于脑干，以及发病 24 小时内 CT 可能阴性。

2. MRI 脑血栓半小时以上 DWI 即可显示梗死区高信号，在 12 小时左右可显示长 T_1 和 T_2 信号。如果伴有出血者，MRI 显示的长 T_1 和 T_2 信号中混杂有短 T_1 信号。MRI 对脑梗死的检出率高达 90% 以上，特别是能检查出较小病灶、小脑和脑干的病灶及较早期病灶。

3. 脑血管影像检查 MRA、CTA 和 DSA 可发现血栓动脉的部位、动脉狭窄及脑动脉硬化情况；有时还可发现动脉瘤、血管畸形等。MRA 不用造影剂，更适合老年患者；CTA 较 MRA 更准确，但需造影剂；DSA 为血管影像的金标准，但属有创性检查。

4. 多普勒超声 彩超检查可协助发现颈动脉粥样硬化斑块的大小和内膜厚度，有否腔狭窄及其程度。经颅多普勒超声可了解颅内脑动脉血流动力学情况。

【诊断与鉴别诊断】★△

诊断要点：①多发于中老年。②静态下急性发病，可表现为失语、复视、肢体偏瘫、共济失调、感觉障碍等。③病后几小时或几天内达高峰。④多有高血压、糖尿病、高血脂、心脏病或脑卒中史。⑤病前可有短暂性脑缺血发作。⑥脑 CT 提示症状相应动脉供血部位有低密度影或脑 MRI 显示长 T_1 和 T_2 异常信号，DWI 为高信号。

应注意与脑出血、脑炎性脱髓鞘病、脑炎、脑肿瘤、高血压脑病等相鉴别。

【治疗】★△

脑血栓形成的治疗原则是尽量解除血栓及增加侧支循环，积极消除脑水肿，减轻脑组织损伤，减少并发症；病情稳定后尽早进行神经功能康复训练，促进康复；预防复发。急性脑梗死后早期血压可能有所升高，1 周内若血压不高于 180/100 mmHg，则不必积极降血压，1 周后可将血压维持在正常水平。若血压＞185/110 mmHg，可缓慢将血压控制在略高于正常水平。

1. 溶栓治疗：溶栓治疗是急性期最有效的治疗，及时溶栓治疗使血管再通，挽救缺血半暗带区神经细胞，改善侧支循环。常用的溶栓药物为重组组织型纤维蛋白溶酶原激活药（tissue type plasminogen activator，rt-PA，阿替普酶）和尿激酶（urokinase，UK）。

（1）静脉溶栓

1）适应证：①时间窗为发病后 3～4.5 小时以内，越早越好。开始溶栓治疗的时间窗越长，效果越差，且易并发出血。不推荐为明确半暗带而进行相关影像检查，延误时间。②有明显的神经功能障碍。③脑 CT 无与临床症候有关的低密度梗死灶，有低密度灶者发病时间较长，溶栓效果差，脑出血发生率高。④无出血性疾病及出血倾向。⑤血压不高于 180/105 mmHg，对于血压＞185/110 mmHg 的高血压患者，可以安全降压至 180/105 mmHg 以下并且血压稳定时也可以溶栓。⑥如果符合溶栓标准且年龄≥18 岁时，对于 80 岁以上和 80 岁以下患者均可在发病 3 小时内用 rt-PA 溶栓治疗。儿童及年龄＜18 岁应用 rt-PA 的安全性和有效性尚不明确。

2）禁忌证：①脑 CT 有颅内急性出血。②有出血性疾病或出血倾向者。③用或不用抗凝治疗者，APTT＞40 秒或 PT＞15 秒，血小板计数低于 100×10^9/L，INR＞1.7 者。④ 24 小时内接受低分子肝素治疗者。⑤疑有主动脉夹层者。⑥疑有脑淀粉样血管病的患者。⑦药物无法控制的严重高血压。⑧近 3 个月内有严重颅脑外伤者。⑨近 3 个月有过颅脑或脊髓手术的患者。⑩伴有感染性心内膜炎脑梗死。

静脉溶栓相对禁忌证：①近 14 天内有过大手术者，应权衡手术部位出血风险和溶栓获益慎重选择溶栓。②近 14 天有过严重外伤，应权衡溶栓获益和出血风险，慎重选择溶栓。③妊娠期应慎用，妊娠期中、重度脑梗死如果预期收益大于子宫内出血的风险，也可以慎重考虑静脉用 rt-PA。④产后早期（分娩后＜14 天）脑梗死患者用 rt-PA 的安全性和有效性尚不明确。⑤ NIHSS 评分＞25 分患者 rt-PA 获益不明确，即使溶栓应在发病 3 小时内。⑥近 3 个月有缺血性卒中病史的急性脑梗死患者溶栓应慎重。⑦严重心、肝、肾功能不全或血糖＜2.7 mmol/L 的脑梗死患者。⑧患有结构性胃肠道肿瘤及卒中发病前近 21 天有过出血事件者。⑨卒中发病前 7 天内有过不可压迫部位的动脉穿刺史者。

静脉溶栓方法：rt-PA 用量为 0.6～0.9 mg/kg 体质量，溶于生理盐水 100 ml，前 1/10 团注，以后持续静脉滴注 1 小时。每 15 分钟测一次血压。65 岁以上老年患者 0.6 mg/kg 更安全、有效。对于因经济条件或其他原因不能用 rt-PA 的患者，可用尿激酶溶栓，对发病 3 小时内的急性脑梗死患者，给予尿激酶 100 万 U。

（2）选择性动脉溶栓：存在静脉 rt-PA 溶栓禁忌证或静脉 rt-PA 溶栓无效的患者，尤其是基底动脉、大脑中动脉等大动脉血栓的患者，应尽早血管内治疗。前循环动脉溶栓时间窗在起病 6 小时内，后循环大动脉闭塞为 24 小时内，可用阿替普酶或尿激酶，通常用尿激酶 50～75 mg。

（3）机械取栓：不适合溶栓治疗或溶栓治疗无效者，可考虑支架取栓。适应证：卒中前 MRS 评分 0～1 分。①前循环大动脉闭塞发病<6 小时，如果梗死 - 灌注明显不匹配取栓应尽早，若 16～24 小时内仍不匹配也可以评估风险、谨慎取栓。②血管影像检查证实存在颅内大动脉闭塞（如大脑中动脉 M_1 段、颈内动脉和基底动脉）。③年龄大于 18 岁。④ NIHSS 评分大于 6 分，ASPECTS 评分大于 6 分。

（4）溶栓相关脑出血：所有溶栓药在临床应用中均有可能产生出血性的并发症，包括脑内和脑外出血。临床将溶栓相关脑出血分为两类：①无症状性脑出血，影像学显示有颅内出血，但临床无恶化。②症状性脑出血，CT 证实的新发颅内出血，并与患者临床恶化呈时间相关性，NIHSS 增加≥4 分。脑出血较重者可用抗纤溶药止血。

（5）抗血小板药：静脉溶栓后 24 小时可用阿司匹林 100 mg 或氯吡格雷 75 mg 预防血栓复发。

2. 防治脑水肿和脑疝 脑大动脉主干血栓，可很快出现缺血性脑水肿，进一步增大脑梗死的范围，还可引起颅内压增高，严重者发生脑疝。因此，大面积脑梗死后，应积极治疗脑水肿。

对于急性高颅压者，每次 20% 甘露醇 250 ml 静脉快速滴注，每日 2～4 次，直至脑水肿减轻，老年患者可每次 125 ml，每日 2～3 次。肾功能受损者应慎用，可选择其他利尿药治疗。

甘油果糖 250 ml，12 小时一次静脉滴注，速度不宜过快，以防溶血。本药不影响肾功能，糖尿病患者也可使用。

呋塞米对合并有高血压、心功能不全者更佳。若患者有肾功能障碍或用较大剂量甘露醇后效果仍不佳时，可应用本药。每次 20～80 mg，静脉滴注，每日 2～4 次。

白蛋白对于严重的大面积脑梗死引起的脑水肿，有脱水效果。每次 10 g，静脉滴注，每日 1～2 次，连用 5～7 天。

3. 手术治疗 对于大面积脑梗死，有可能发生或已经发生脑疝者，应急诊手术，去骨瓣减压和清除梗死组织，以挽救生命。

4. 控制好血压、血糖和血脂 发病数日内除血压大于 200 mmHg 的情况外，一般不用降压药，1 周后应维持血压在正常水平，应防止血压降得过低，使脑血流灌注进一步下降，加重病情。可用他汀药物，如阿托伐他汀、瑞舒伐他汀等治疗。维持血糖在正常水平。

5. 合理营养 如果病情较重尤其伴有球麻痹或意识障碍者，由于进食困难，应在发病 24 小时后，留置胃管，以便鼻饲保证补充足够的营养。

6. 防治水、电解质及酸碱平衡紊乱。

7. 防治感染 对于严重瘫痪、球麻痹、意识障碍者，容易合并肺部感染，可使用抗菌药物防治肺内感染，对有感染者，应进行痰细菌培养和药敏试验，选择敏感抗菌药物。

8. 预防下肢静脉血栓 对于意识不清或瘫痪者，定时活动肢体，以及应用肢体加压泵。对下肢血栓风险较大者，可用低分子肝素。

9. 早期康复治疗 发病后 1～2 周，如无严重的并发症，病情比较稳定者，应开始早期康复治疗（如肢体功能锻炼和语言训练）。可明显地降低脑血栓形成患者的致残率，也可减少并发症和后遗症等。

（三）脑栓塞

【定义】

脑栓塞（cerebral embolism）是指脑动脉被异常的栓子阻塞，使其供血脑组织发生缺血性坏死，出现相应的神经功能障碍。栓子以血栓栓子为主，占所有栓子的 90%。

【病因】★△

脑栓塞的栓子来源可分为心源性、非心源性和不明原因性三种。心源性脑栓塞以心房颤动为最重要和最常见病因，其次为心肌梗死、亚急性细菌性心内膜炎、心脏黏液瘤、心力衰竭、二尖瓣脱垂及心内膜纤维性变性等。非心源性脑栓塞以动脉 - 动脉栓塞最常见，其他还有脂肪栓塞、空气栓塞、癌栓塞等。

【发病机制】

栓子进入脑动脉后，向远端移行至比栓子直径小的动脉时，发生阻塞现象，造成以下几种变化。

①栓塞动脉远端的急性供血中断，该区脑组织发生缺血性变性、坏死及水肿。②受栓子的刺激，该段动脉和周围小动脉反射性痉挛，结果不仅造成该栓塞动脉区域的缺血，且其周围的痉挛动脉区域也缺血，使脑缺血的范围扩大。

【临床表现】★△

任何年龄均可发病，多在动态下突然发病，多无前驱症状下，突然发病，常在数秒或数十秒内症状达高峰。少部分患者在几天内呈阶梯式进展恶化，这是因为反复栓塞所致。脑栓塞的表现取决于被栓塞的动脉，也可因多动脉性栓塞而表现复杂。80% 的栓塞发生在颈内动脉系统，发病时可有短暂的意识障碍、头痛、头晕和（或）抽搐；继而可出现失语、眼球凝视麻痹、面瘫、肢体瘫痪、感觉障碍。少数发生在椎-基底动脉系统发生者，可表现为复视、口舌麻木、眩晕、共济失调、交叉性瘫痪、意识障碍等。因较大动脉阻塞致大面积梗死者，或多发栓塞者，在发病后 3～5 天病情加重，甚至因高颅压引起脑疝致死。

【辅助检查】

脑 CT 扫描可发现低密度影；脑 MRI 提示病灶区呈长 T_1 和长 T_2 信号，脑栓塞出血性梗死较常见，可混有短 T_1 信号。心电图可发现房颤等心律失常、心肌损害等，对于原因不明的脑梗死。有条件应长程监测心电图，以提高房颤的发现率。

【诊断与鉴别诊断】

患者在动态下突然发病并迅速达高峰，有明确的定位症状和体征；如查询出原发病如心脏病、动脉粥样硬化、骨折、心脏手术、大血管穿刺术等原因，脑 CT 和 MRI 能明确脑栓塞的部位和大小者即可确诊为本病。脑栓塞应注意与其他类型的急性脑血管病区别，尤其是出血性脑血管病，这主要靠脑 CT 和 MRI 检查加以区别。

【治疗】

治疗主要是积极改善侧支循环、减轻脑水肿、防治出血和治疗原发病。

1．脑栓塞的治疗 其治疗原则与脑血栓形成相同。但有以下注意事项：①由于本病容易合并出血性梗死或出现大片缺血性水肿，因此在急性期慎用溶栓治疗。②房颤引起的脑栓塞可应用抗凝药，最好在病情稳定 2 周内应用。若用华法林，对于高龄老年患者，INR 维持在 1.6～2.5 较安全。对于颅内出血风险较高的患者，应该选用达比加群、利伐沙班或阿哌沙班，与华法林相比较，其脑出血的风险较低。心源性栓塞者，可伴有心功能不全，在用脱水药时应酌情减量，甘露醇与呋塞米交替使用。③其他类型的栓子所致的脑栓塞，如空气栓塞者，可应用高压氧治疗。脂肪栓塞者，加用 4% 碳酸氢钠 250 ml，静脉滴注，每日 2 次；也可用糖皮质激素。④大面积脑梗死，明显脑水肿，高颅压有脑疝风险者，应积极去骨瓣减压手术，以挽救生命。

2．原发病治疗 治疗原发病有利于脑栓塞的恢复和防止复发。

（四）脑淀粉样血管病★△

【定义】

脑淀粉样血管病（cerebral amyloid angiopathy，CAA）为淀粉样物质沉积在脑中小动脉壁上，引起以脑叶出血为主要表现的脑血管病。

【流行病学】

脑淀粉样血管病的发生率随年龄增加而有上升趋势，如 60～69 岁的发生率为 8%，70～79 岁为 23%，80～89 岁为 37%，90 岁以上为 58%，无性别差异。

【病因】★

脑淀粉样血管病大多为散发型，家族型少见。家族型的主要危险因素是 APP 基因；散发型唯一公认的危险因素是 ApoE 等位基因。在冰岛和荷兰，发现一些有家族史并发病年龄较早的 CAA，呈常染色体显性遗传方式，故分别称为冰岛型 CAA 和荷兰型 CAA。现已证实伴有淀粉样变性的遗传性脑出血荷兰型（hereditary cerebral hemorrhage with amyloidosis，HCHWA-D）和冰岛型（HCHWA-I）均是一种常染色体显性遗传病。荷兰型由第 21 号染色体淀粉样前体蛋白基因 693 单一碱基突变引起，谷氨酸转变为谷氨酰胺所致；而冰岛型由第 68 碱基突变引起，谷氨酸转变为亮氨酸。均表现为卒中的反复发作。

【病理】★△

CAA 主要发生于大脑皮质和软脑膜的中小动脉和毛细血管壁上，多数呈局限性、片状和对称分布，少数可遍及整个大脑皮质，以枕叶、颞叶较多，顶叶和额叶亦可受累。病理变化为 β- 淀粉样蛋白（Aβ）在脑的中小动脉沉积，用刚果红染色后在偏振光显微镜下观察，淀粉样物质呈现黄绿色双折光，这一方法被认为是确定CCA诊断的最特异方法。淀粉样物质沉积导致脑血管病变（血管壁增厚、微动脉瘤、血管腔狭窄、断裂）。CAA多与老年斑和神经元纤维缠结相伴随，脑淀粉样血管病可呈现阿尔茨海默病的特点。CAA患者大脑白质、基底节、小脑、脑干和脑静脉通常不受累。

【临床表现】★△

本病多发生在老年人，并随年龄增加而增多，平均发病年龄69.5岁，55岁以下较少见。冰岛型和荷兰型CAA发病年龄较早且多有家族史，冰岛型CAA多在青年发病，荷兰型CAA多在中年发病。男女发病大致相同。

1. 脑出血 症状性脑叶出血是CAA最重要的临床表现，高龄者脑叶出血多由CCA引起。部分患者以脑出血为首发症状，发病前血压可正常，部分患者发病时血压有不同程度升高。出血灶以枕叶、顶叶或额叶多见，也见于颞叶，而基底节、丘脑、小脑和脑干等高血压性脑出血好发部位甚为罕见。CCA性脑出血的特征多为大脑半球两侧多发性出血，易在短期内再出血。脑出血发生后的症状以头痛最为多见，多发性脑叶出血临床表现较重，多以突然头痛、偏瘫、昏迷起病，伴恶心、呕吐或精神异常。个别患者仅表现为短暂的局灶性症状和体征，而误诊为脑缺血发作，后经CT检查和尸检证实为CCA引起的脑出血。有报道因头颅外伤引起的颅内出血，经病理证实为CAA，表明外伤容易引起CAA的脑内出血。

2. 认知功能障碍和痴呆 CCA患者约30%有明显的进行性痴呆的症状和临床经过，多以精神障碍和行为异常为首发临床表现，如严重的记忆力减退、定向力障碍、注意力不集中、计算力障碍、精神运动兴奋状态，假性偏执狂状态，可有幻觉与妄想。病情多呈缓慢进行性进展，也可突发，晚期可发展为严重的痴呆、昏迷或植物状态。也有相当一部分患者无痴呆或认知障碍较轻，或无症状不易引起人们的重视，因此无症状者不能除外CAA。CAA引起的认知障碍与脑小血管的Aβ沉积和Aβ清除机制障碍有关，特别是与血管周围排泄通道障碍有关。脑影像学研究证实微出血、微梗死和白质病变等和认知功能障碍有关。

3. 快速进展的认知和神经功能减退 CAA相关性炎症是造成快速认知功能障碍的直接原因，典型的CAA相关性炎症主要影响老年人，临床表现为急性、亚急性认知功能减退、头痛、行为改变、癫痫发作和局限性神经功能症状。典型的MRI表现包括片状或融合的非对称T_2加权或者FLAIR的白质高信号（伴有或不伴有占位效应以及软脑膜或脑实质增强）。磁敏感成像（SWI）可能显示先前发生的脑叶出血和（或）多发皮质或者皮质下微出血。确定诊断需要大脑和软脑膜的活组织检查，尽管CAA相关性炎症的临床进程变异很大，但是提高对其识别十分重要，因为其对免疫抑制治疗（例如大剂量的皮质类固醇或者环磷酰胺）效果显著。

4. 短暂性局灶性神经症状发作 短暂性局灶性神经症状发作（transient focal neurological episodes，TFNE）是CAA较特征性临床表现，被称为“淀粉样蛋白发作”。CAA相关的TFNE的临床表现特征为反复性、刻板和短暂的发作，一般少于30分钟，通常在几分钟之内。临床表现：①“先兆样”扩展性感觉异常、阳性视觉现象（通常为与偏头痛先兆相似的阳性视觉症状）或肢体抽动（部分运动癫痫样发作）。先兆样感觉异常多累及面或手，也有累及嘴角和手呈皮质手-口综合征样发作。②“短暂性缺血发作（TIA）样”突然开始的肢体无力、言语障碍或视力丧失。有些TFNE患者，发作过后会发生严重的症状性ICH，故诊断和认识CAA相关TFNE具有重要的临床意义，若将TFNE误诊为短暂性缺血发作（TIA）并应用抗血小板或抗凝药治疗，将会造成本可以避免的颅内出血。

TFNE与相应的皮质区域某些出血类型有关，脑MRI的SWI像可见脑微出血、脑凸面蛛网膜下腔出血（cSAH）。CAA TFNE的机制尚不十分清楚，可能包括癫痫发作样活动[可能与小量出血相关，例如：微出血、脑凸面蛛网膜下腔出血（subarachnoid hemorrhage，SAH）或皮质表浅铁沉着症]，淀粉样蛋白或出血对局部皮质功能的直接影响，或皮质扩散性抑制等。

TFNE临床表现酷似TIA、部分癫痫发作、偏头痛等常见病而误诊和误治，所以对疑似患者应检查MRI的SWI序列，以发现脑凸面SAH或皮质表浅铁沉着症等予以拟诊。

5. 脑梗死 近年来发现CAA也可有脑梗死和短暂性脑缺血发作。有学者对145例阿尔茨海默病进行了尸检研究，结果显示AD患者重度淀粉样血管病脑梗死发病率高于轻度淀粉样血管病，10例脑梗死中的6例为皮质梗死。

【辅助检查】★△

1. 脑MRI支持CAA的特征

（1）脑叶多发微出血（cerebral microbleeds，CMB）：脑MRI磁敏感成像（SWI）发现脑叶多发CMB，

高度提示CAA可能。表现为均匀一致的直径2～5 mm的圆形低信号，无水肿及占位效应，排除静脉血管及钙盐沉积。病理为微小血管周围陈旧的微小出血灶，主要为含铁血黄素沉积。

（2）脑白质稀疏（leukoaraiosis,LA）：LA在CAA中是很常见的，且易发生在脑后部区域白质病变，MRI示侧脑室周围的长T_1和长T_2改变。LA随着病程时间延长而加重，LA对是造成进行性认知功能障碍的主要原因。CAA合并高血压患者LA的体积较无高血压患者更大，提示严格控制高血压可能降低CAA患者LA的相关损害。

（3）脑凸面蛛网膜下腔出血（cSAH）与皮质表浅铁沉着症：非外伤的脑凸面SAH与皮质表浅铁沉着症是sCAA相关的影像学特殊表现，临床诊断为CAA的患者中检测到皮质表浅铁沉着症者达47.4%，在MRI的SWI序列表现为特征的大脑凸面“脑回”状低信号，脑凸面SAH是局灶性出血，通常最多累及几个邻近的凸面脑沟。60岁以上患者多见，特征的临床表现是单发或反复发作TFNE。

（4）无症状急性缺血灶：CAA晚期患者无症状的急性缺血性病变发生率很高，弥散性加权成像（DWI）可见脑叶为主的较小高信号病变，且与脑微出血共存。

2. 匹兹堡复合B染剂标记的PET-CT（PIB-PET） 能显示脑Aβ沉积，对CAA诊断有帮助。

3. 眼底检查 有助于早期诊断CAA的潜在方法，部分CAA患者眼底荧光照影在眼底可看到一些微小出血。

【诊断】★△

目前尚缺乏对CCA患者脑叶出血前的特异性诊断方法，若不能行病理检查，则根据临床特征和SWI发现脑叶多发微出血和脑凸面蛛网膜下腔出血（cSAH）与皮质表浅铁沉着症进行可能临床诊断，对可能CAA患者，抗栓治疗应慎重，以防脑出血。在2012年修改的CAA诊断标准中，已将这些特征的影像学表现用于辅助诊断，替代经典CAA Boston临床诊断标准。

2012年修改的CAA诊断标准（波士顿标准）：①确诊的CAA，完整的尸检资料显示脑叶（皮质或皮质-皮质下）出血和伴有严重血管淀粉样物质沉积的CAA，无其他病变。②病理支持的很可能的CAA，临床症状和病理组织（清除的血肿或皮质活检标本）显示脑叶（皮质或皮质-皮质下）出血和仅有某种程度的血管淀粉样物质沉积，无其他病变。③很可能的CAA，年龄≥55岁，临床症状和影像表现均显示局限于脑叶皮质或皮质-皮质下（可包括小脑）多发出血，而没有其他原因引起的出血。或单个脑叶（皮质或皮质-皮质下）出血和局灶的或弥漫的皮质表浅铁沉着症。④可能的CAA，年龄≥55岁，临床症状和影像表现为无其他原因可以解释的单个脑叶（皮质或皮质-皮质下）出血，或局灶的或弥漫的皮质表浅铁沉着症。

其他原因出血为颅脑外伤、缺血性卒中的出血转化、动静脉畸形、肿瘤出血、华法林抗凝INR＞3、血管炎。局灶性铁沉积为≤3脑沟；弥漫性铁沉积为≥4脑沟。

【鉴别诊断】★△

以智力和精神障碍为主要表现的CCA应与阿尔茨海默病、弥漫性路易体痴呆、皮质下动脉硬化性脑病、亨廷顿病、血管性痴呆、进行性核上性麻痹等病相鉴别。CAA所致的脑出血应与高血压性脑出血、脑血管畸形引起的脑出血、脑肿瘤出血、血液病引起的脑出血等相鉴别。

【治疗】

目前正进行Tramiprosate和Aducanumab的临床试验，能抑制淀粉样蛋白在脑组织沉积和清除Aβ蛋白，将来是否能用于临床尚不清楚。对痴呆者可应用胆碱酯酶抑制药如安理申、艾斯能，或NMDA受体拮抗药美金刚，但这些药物对CCA痴呆的疗效尚不确定。

CCA并发脑出血者一般采取内科保守治疗，治疗同高血压性脑出血。出血严重者可行手术血肿清除术，但对手术治疗应持慎重态度，除非有可能危及生命，因为淀粉样物质代替了血管壁的中层结构，影响了血管的收缩和止血过程，可能容易引起出血。

（吴卫平）

五、脑出血

【定义】★★★△△

脑出血是指脑血管破裂导致脑实质内的出血。

【流行病学】★★★△△

脑出血的发病率为（50～80）/10万人年，在脑出血中，大脑半球出血占80%，脑干和小脑出血为20%，但后者的病死率较高。

【病因及发病机制】★★★△△

1. 脑出血的病因分型 老年人群中，高血压性脑出血约占50%或以上，淀粉样血管病约占30%，为老年人脑叶出血最常见的病因，其他原因包括动静脉畸形、动脉瘤、海绵状血管瘤、烟雾病、血液病或凝血功能障碍、颅内肿瘤、血管炎、脑梗死的出血转化、静脉窦血栓、抗凝或溶栓治疗等。

2. 发病机制 高血压脑出血的发病机制并不完全清楚。研究发现，长期高血压可导致颅内小动脉或深穿支动脉壁纤维素样坏死或脂质透明变性、小动脉瘤或微夹层动脉瘤形成，当血压骤然升高时，血液自血管壁渗出或动脉瘤直接破裂而导致脑出血。豆纹动脉自大脑中动脉近段呈直角分出，受高血压血流冲击易发生动脉硬化或粟粒状动脉瘤，是脑出血最好发的部位。

【临床表现】★★★△△△

本病多发于中老年人。大多数在动态下发病，如激动、疲劳、过度用力等，但部分老年人可在静态下起病，且起病前无预兆。多数患者突然发病，起病后病情很快达到高峰，部分患者在数小时或者1～3天内达高峰。临床表现取决于出血的量和部位。轻者可有头痛或伴恶心、呕吐，重症者数分钟内可转入意识模糊或昏迷。高龄老年人脑出血并发症多，病死率高，出血后并发症以肾功能障碍和电解质紊乱最常见。

1. 基底节出血 ①内囊出血：最为常见。患者可表现为双眼向病变同侧凝视的三偏征，即偏瘫、偏身感觉障碍和偏盲；优势半球病变常伴有失语，非优势半球病变多出现体像障碍。②丘脑出血：丘脑出血常出现病灶对侧的偏身浅感觉障碍与深感觉障碍；当出血波及中脑时，会发生一系列眼球症状，两眼同向运动不能或两眼向上运动受限而处于向下视，犹如“落日”状，瞳孔变小或不等大，对光反应迟钝或消失。血肿若压迫第三脑室移位可累及丘脑下部出现高热、脉搏增快及血压升高，预后不良。

2. 脑桥出血 通常为突然起病的深昏迷而无任何预感或头痛，可在数小时内死亡。常见双侧锥体束征和去大脑强直。大量出血（血肿＞5 ml）累及双侧被盖部和基底部常破入第四脑室，患者迅速进入昏迷、双侧针尖样瞳孔。呕吐咖啡样胃内容物、中枢性高热、中枢性呼吸障碍、眼球浮动、四肢瘫痪和去大脑强直发作等，多在48小时内死亡。小量出血可无意识障碍，表现交叉性瘫痪和共济失调性偏瘫，双眼向病灶侧凝视麻痹或核间性眼肌麻痹。

3. 小脑出血 多表现突然起病的眩晕、频繁呕吐，枕部头痛，一侧上下肢共济失调而无明显瘫痪，可有眼球震颤。少数呈亚急性进行性，类似小脑占位性病变。重症大量出血者呈现迅速进行性颅内压增高，很快进入昏迷。多在48小时内因枕骨大孔疝而死亡。

4. 脑叶出血 可发生于任何脑叶。常表现为头痛，或伴有呕吐。不同脑叶的出血，临床表现不同，额叶出血可出现精神症状，如烦躁不安、疑虑，对侧偏瘫、运动性失语等；顶叶出血则出现对侧感觉障碍；颞叶出血可出现感觉性失语、精神症状等；枕叶出血则以偏盲最为常见。脑叶出血一般症状均略轻，预后相对较好。

5. 脑室出血 分为原发性和继发性。原发性脑室内出血为脉络丛破裂出血，较为少见。继发性者是由于脑内出血量大，穿破脑实质流入脑室。小量出血临床表现为头痛、呕吐、脑膜刺激征，一般无意识障碍及局灶性神经缺损症状，大量出血起病急骤，发病后1～2小时便陷入昏迷、高热、四肢瘫痪，或呈强直性抽搐、血压不稳、呼吸不规律等，病情多较严重，预后不良。

【辅助检查】★★★△△

1. CT 脑CT是诊断脑出血的首选检查。在急性期脑CT可检测出0.5 ml以上的脑出血，CT扫描提示出血灶为高密度影，边界清楚。48小时后，高密度出血灶周围的水肿带为低密度影，边界不清楚。急性期患者病情加重应复查脑CT，以确定是否有血肿扩大。

2. MRI MRI在慢性出血及发现血管畸形方面优于CT，在急性期脑出血诊断应用上有其局限性，且MRI费用高，耗时较长，尤其在某些情况下（患者有心脏起搏器、金属置入物、幽闭恐惧症或脑出血后的意识障碍、呕吐、烦躁等）不如CT适应性好。但MRI的磁敏感加权成像（SWI）对少或微量脑出血十分敏感。

3. 脑血管检查 非高血压性脑出血，特别是怀疑有血管异常时，应选择脑MRA、CTA或脑血管造影检查。对于老年患者应首选MRA，优点为不需造影剂，不影响肾功能，但阴性结果不能完全排除病变的存在。脑血管造影仍是当前血管病变检查的“金标准”，其可以清楚地显示异常血管，如发现血管畸形者，可进一步选择栓塞或手术治疗。

【治疗】★★★△△△

脑出血的治疗包括内科治疗和外科治疗，老年患者因严重的动脉粥样硬化，且多病共存，多以内科治疗为主，如果病情危重或发现有继发原因，且有手术适应证者，应进行外科治疗。

（一）内科治疗

1. 一般治疗 脑出血患者在发病后的最初数天内，脑水肿较重，病情往往不稳定，应常规予以生命体征监测、神经系统评估、持续心肺监护。急性期应保持安静，绝对卧床，保持大便通畅。不能进食者，应注意患者的营养支持，首选肠内营养。严重脑出血患者伴有意识障碍和球麻痹，应该注意翻身、叩背、雾化吸入，以协助排痰，咳痰困难者应给予人工吸痰，严重者，应尽早插管，甚至气管切开，同时给予吸氧，以防止因痰阻塞造成的窒息而致死和防止坠积性肺部感染。

2. 降低颅内压 脑出血最重要的治疗是积极降低颅内压，防治脑水肿和脑疝。脱水降低颅内压最好在发病6小时以后进行，以防血肿扩大，可应用甘露醇、呋塞米、甘油果糖及白蛋白等，尤以甘露醇应用广泛，常用剂量为1～8 ml/（kg·d），应用甘露醇时应注意脑灌注和基础肾功能情况。

3. 降血压治疗 大量研究显示入院时高血压与脑出血预后较差相关。最新发表的《2015脑出血诊断治疗中国多学科专家共识》中提到，我国对降压目标参考AHA/ASA2015年版指南并结合中国实际情况建议。①收缩压在150～220 mmHg和无急性降压治疗禁忌证的脑出血患者，急性期收缩压降至140 mmHg是安全的（Ⅰ类，A级证据），且能够改善功能结局（Ⅱa类，B级证据）。②收缩压＞220 mmHg的脑出血患者，连续静脉用药强化降低血压和频繁血压监测是合理的（Ⅱb类，C级证据）。但在临床实践中应根据患者高血压病史长短、基础血压值、颅内压情况及入院时的血压情况个体化决定降压目标。③为防止过度降压导致脑灌注压不足，可在入院高血压基础上每日降压15%～20%。脑出血急性期推荐静脉给予快速降压药物，可选择乌拉地尔、拉贝洛尔、盐酸艾司洛尔、尼卡地平等。

4. 血糖管理 目前脑出血患者的最佳血糖水平还未确定，应将血糖控制在正常水平。

5. 体温管理 脑出血患者早期可出现中枢性发热。体温超过38℃以上者应积极降温，降温措施包括治疗感染、物理降温及亚低温治疗。降温目标是将体温控制在38℃以下，尽量不低于35℃。

6. 药物治疗 2014年《中国脑出血指南》推荐，由于止血药物治疗脑出血临床疗效尚不确定，且可能增加血栓栓塞的风险，不推荐常规使用。神经保护药、中药制剂的疗效与安全性尚需开展更多高质量临床试验进一步证实。

7. 防治癫痫 目前尚无足够证据支持预防性抗癫痫治疗。对于脑出血后2～3个月再次发生的癫痫样发作，应按癫痫的常规治疗进行长期药物治疗。

8. 并发症防治 脑出血后可出现肺部感染、消化道出血和水电解质紊乱等多种并发症，加之老年患者可能有高血压、糖尿病、冠心病等慢性病史，极易合并心、肺、肾等早期功能障碍，应高度关注并发症的防治。

9. 早期康复治疗 脑出血病情稳定者，应尽早开展康复治疗。

（二）外科手术治疗

手术治疗在脑出血中的价值仍是争议的焦点。以下情况考虑存在手术指征：①颞叶钩回疝。②影像学有明显颅内高压表现（中线结构移位超过5 mm），同侧侧脑室受压闭塞超过1/2；同侧脑池、脑沟模糊或消失；或实际测量颅内压＞25 mmHg。③脑室出血量较大，超过侧脑室50%，合并梗阻性脑积水。④脑室出血量超过脑室75%或完全脑室铸型。⑤小脑血肿＞10 ml，四脑室、脑干受压或并发梗阻性脑积水。老年人因其多病共存的特点，应结合患者心肺功能、营养状况等综合评估对麻醉及手术的耐受性，提高患者的生存率。

六、蛛网膜下腔出血

【定义】★★★△△

血液自破裂的血管流入蛛网膜下腔称为蛛网膜下腔出血（subarachnoid hemorrhage，SAH）。

【流行病学】★★★△△

SAH年发病率约为6/10万，死亡率35%～65%，SAH首次发病的年龄中位数为50～60岁。

【病因】★★★△△

凡能引起脑出血的病因也能引起本病，与中青年人群不同，高血压动脉粥样硬化和动脉瘤是老年人最常见的病因，其他的原因如烟雾病、动静脉畸形、血液病、颅内肿瘤、免疫性血管病、颅内感染性疾病、抗凝治疗后、颅内静脉系统血栓等。

【发病机制】★★★△△

动脉瘤是动脉壁因局部病变（可因薄弱或结构破

坏）而向外膨出，形成永久性的局限性扩张。动脉瘤的形成可能是由动脉壁先天性肌层缺陷或后天获得性内弹力层变性或两者联合作用导致。所以动脉瘤的发生一定程度上有遗传倾向和家族聚集性。随着年龄增长，动脉壁的弹性逐渐减弱，在血流冲击等因素下向外突出形成动脉瘤。

无论是动脉瘤破裂、动静脉畸形病变血管破裂还是血压突然增高使血管破裂其他情况，均导致血流入脑蛛网膜下腔，通过围绕在脑和脊髓周围的脑脊液迅速扩散，刺激脑膜，引起头痛和颈强直等脑膜刺激征。血液进入蛛网膜下腔后还会使颅腔内容物增加，压力增高，并继发脑血管痉挛。另外大量积血或凝血块沉积于颅底，部分凝集的红细胞还可堵塞蛛网膜绒毛间的小沟，使脑脊液的回吸收被阻，因而可发生急性交通性脑积水或蛛网膜粘连，使颅内压急骤升高，进一步减少了脑血流量，加重了脑水肿，甚至导致脑疝形成。

【临床表现】★★★△△△

由于发病年龄、病变部位、出血量多少等不同情况下，临床表现差别较大。SAH 典型的临床表现为体力劳动或激动时发病，突发剧烈头痛，可伴恶心、呕吐、癫痫和脑膜刺激征，严重者可有意识障碍甚至很快死亡。部分老年人 SAH 起病不典型，可以精神症状为主，如精神错乱、木僵。起病较缓慢，无明显头痛、颈强直等脑膜刺激征，或表现意识障碍和脑实质损害症状，如语言障碍、抽搐或偏瘫或单肢无力，容易漏诊或误诊。

【常见并发症】★★★△△△

1. 继发性脑血管痉挛 脑血管痉挛是死亡和致残的重要原因；早发性脑血管痉挛出现于出血后，历时数分钟或数小时缓解；迟发性脑血管痉挛始发于出血后 3～5 天，5～14 天为高峰，2～4 周逐渐减少。

2. 再出血 SAH 后在第 1～2 周时，因激动、疲劳、过早活动、血压突然升高、咳嗽、打喷嚏、便秘等原因而出现再次出血。再出血原因多为动脉瘤破裂。

3. 急性脑积水 SAH 后数小时至 1 周以内，由于血液进入脑室系统和蛛网膜下腔形成血凝块，阻碍脑脊液循环通路引起急性梗阻性脑积水，导致颅压急剧升高，严重者出现脑疝。脑 CT 扫描可发现脑室明显扩大。

4. 急性肺水肿 见于大量出血的患者，表现为突然病情加重，呼吸困难，双肺底可闻及水泡音及咳出粉红色泡沫样痰。

5. 心脏受损征 有 20% 的患者合并心肌缺血，最常见于中老年患者或出血量多者，心电图可发现心律失常、ST-T 改变，心肌酶可有不同程度的升高。

6. 正常颅压脑积水 SAH 数周或数月后，逐渐出现以脑室扩大为主要表现的交通性脑积水，临床主要表现为精神智力障碍、步态异常及尿便障碍，脑 CT 可见脑室扩大。

7. 其他 5%～10% 患者可发生抽搐，5%～30% 患者可发生低钠血症和血容量减少的脑耗盐综合征，或者发生抗利尿激素分泌增多所致的稀释性低钠血症和水潴留，上述两种低钠血症需要在临床上进行鉴别。

【辅助检查】★★★△△

1. 颅脑 CT 颅脑 CT 对诊断早期 SAH 敏感度很高，对于怀疑 SAH 的患者均应尽早行颅脑 CT 检查，SAH 发生 3 天内颅脑 CT 诊断的灵敏度可达 93%～100%。

2. MRI 检查 近年来由于 MRI 技术的改善，特别是液体衰减反转恢复序列（FLAIR）、质子密度成像、弥散加权成像（DWI）和梯度回波序列等的应用，使其在 SAH 的诊断敏感性增高，但由于 MRI 时间长、费用高及患者配合度要求高等原因，目前主要应用于 CT 不能确诊的可疑 SAH 患者。

3. 腰椎穿刺 由于 CT 及 MRI 有漏诊可能，对于怀疑 SAH 而 CT 和（或）MRI 结果为阴性时，仍需腰椎穿刺排除 SAH，其结果阴性可排除近 2～3 周的 SAH。

4. CT 血管成像（CTA） 其诊断颅内动脉瘤的敏感度和特异度均可接近 100%，但是 CTA 的敏感度随着动脉瘤大小而改变，对于小型动脉瘤（<3 mm），CTA 的敏感度有所降低，如果 CTA 无法明确出血部位，但 CT 扫描显示典型的基底池 SAH 模式，则应行全脑 DSA 检查，如果未发现动脉瘤，应按照“非动脉瘤性 SAH”进行 CTA 或 DSA 复查。

5. 脑血管造影 目前仍是诊断颅内动脉瘤的金标准，但其也存在假阴性的可能，首次造影阴性的明确 SAH 患者，建议复查脑血管造影。

【诊断】★★★△△

突然发生的剧烈头痛、恶心、呕吐和脑膜刺激征阳性的患者，无局灶性神经缺损体征，伴或不伴意识障碍，应高度怀疑本病，结合 CT 证实脑池与蛛网膜下腔内有高密度征象可诊断为蛛网膜下腔出血。如果 CT 检查未发现异常或没有条件进行 CT 检查时，可根据临床表现结合腰穿 CSF 呈均匀一致血性、压力增高等特点做出蛛网膜下腔出血的诊断。

【鉴别诊断】★★★△△

老年人 SAH 起病可以精神症状为主，起病较缓慢，头痛、颈强直等脑膜刺激征不明显，或表现意识障碍和脑实质损害症状较重，容易漏诊或误诊，应注意询问病史及体格检查，并行头颅 CT 或 CSF 检查及早明确诊断。

1. 脑出血　深昏迷时与 SAH 不易鉴别，脑出血多见于高血压，伴有偏瘫、失语等局灶性神经功能缺失症状和体征。原发性脑室出血与重症 SAH 临床难以鉴别，小脑出血、尾状核头出血等因无明显肢体瘫痪易与 SAH 混淆，仔细的神经功能检查、头颅 CT 和 DSA 检查可资鉴别。

2. 颅内感染　各种类型的脑膜炎如结核性、真菌性、细菌性和病毒性脑膜炎等，虽有头痛、呕吐和脑膜刺激征，但常先有发热，发病不如 SAH 急骤，CSF 性状提示感染而非出血，头颅 CT 无蛛网膜下腔出血表现等特点可以鉴别。

3. 瘤卒中或颅内转移瘤　约 1.5% 脑肿瘤可发生瘤卒中，形成瘤内或瘤旁血肿合并 SAH，癌瘤颅内转移、脑膜癌病或 CNS 白血病有时可为血性 CSF，但根据详细的病史、CSF 检出瘤 / 癌细胞及头颅 CT 可以鉴别。

【治疗】★★★△△△

应积极控制出血和降低颅内压，防治动脉痉挛等并发症和再出血；急诊进行脑血管造影检查，如发现动脉瘤，则应积极进行血管内栓塞治疗或手术。

1. 一般处理　绝对卧床休息 4～6 周，避免用力和情绪波动，烦躁不安者适当应用镇痛和镇静药物，稳定血压，控制癫痫发作。可以进行腰椎穿刺放出血性脑脊液，每次放出 10 ml，每周进行 2 次；其可降低颅内压、缓解头痛，同时能快速减少脑脊液中的血液成分，降低正常颅压脑积水的发生率。但在放脑脊液时，应缓慢进行以避免发生脑疝。应定期监测心电图、意识水平（GCS 评分）、局灶性神经功能缺损、体温和瞳孔，监测期至少为 SAH 发病后最初 7 天或更长时间。头痛时使用对乙酰氨基酚 500 mg，每 3～4 小时一次；严重的患者，可使用曲马多，或者将哌腈米特（肌内注射或静脉滴注）作为最后的手段。

2. 脱水治疗　蛛网膜下腔出血引起颅内压升高及脑水肿，严重者发生脑疝，是本病的死亡原因之一。因此，应积极地进行脱水降低颅内压治疗。常用药物有甘露醇、呋塞米、白蛋白等。

3. 止血及防治再出血　多中心、随机、双盲、安慰剂对照研究发现，使用氨甲环酸治疗组再出血风险减少 60%，但增加了脑梗死风险，抵消了其益处。加强早期动脉瘤治疗结合预防性治疗脑血管痉挛，可减少因抗纤溶药物带来的缺血损害。目前关于抗纤溶药物的使用，《中国蛛网膜下腔出血诊治指南 2015》推荐早期、短疗程抗纤溶药物如氨基乙酸或氨甲环酸治疗（发病 48 小时内，连续应用不超过 72 小时），可以减少再出血的发生。

4. 防治继发性脑血管痉挛　当病情变化或出现新发局灶性神经功能缺损，难以用脑积水或脑出血解释时，应首先考虑为症状性血管痉挛。口服尼莫地平（60 mg/4 h）可以预防迟发性缺血事件的发生。对于无法口服药物的患者，可采用静脉给予尼莫地平治疗。

5. 治疗脑积水　发生急性阻塞性脑积水者，应积极进行脑室穿刺引流或分流手术，同时应用脱水药。伴有症状的慢性脑积水患者可行临时或永久的脑脊液分流术。

6. 病因治疗　脑血管造影发现动脉瘤或动静脉畸形者，在造影的同时可进行血管内介入性栓塞治疗，不适合栓塞者，可进行手术切除治疗。

（单培彦）

参考文献

［1］Fillit HM, Rockwood K, Woodhouse K. Brocklehurst's textbook of geriatric medicine and gerontology. 7th edition. Philadelphia: Saunders Elsevier, 2009.

［2］Sinclair AJ, Morley JE, Vellas B. Pathy's principles and practice of geriatric medicine. 5th edition. West Susex: Wiley-Bleckwell, 2012.

［3］Wang WZ, Jiang B, Sun HX. et al. Prevalence, incidence and mortality of stroke in China: results from a nationwide population-based survey of 480 687 adults. Circulation, 2017, 135 (8): 759-771.

［4］全军脑血管病流行病学协作组．中国脑血管病流行病学研究．北京：人民军医出版社，1993.

［5］Khandelwal P, Yavagal DR, Sacco RL. Acute ischemic stroke intervention. J Am Coll Cardiol, 2016, 67: 2631-2644.

［6］中华医学会神经病学分会脑血管病学组．中国脑血管病一级预防指南 2015．中华神经科杂志，2015，48（8）：629-639.

［7］国家卫生计生委脑卒中防治工程委

员会. 中国短暂性脑缺血发作早期诊治指导规范，2016.
[8] American Heart Association Stroke Council and Council on Epidemiology and Prevention. Scientific rationale for the inclusion and exclusion criteria for intravenous alteplase in acute ischemic stroke. A statement for healthcare professionals from the American Heart Association/American Stroke Association. Stroke, 2016, 47: 581-641.
[9] James PA, Oparil S, Carter BL, et al. 2014 evidence-based guideline for the management of high blood pressure in adults: report from the panel members appointed to the Eighth Joint National Committee (JNC 8) . JAMA, 2014, 311 (5): 507-520.
[10] Wang YJ, Wang YL, Zhao XQ, et al. Clopidogrel with aspirin in acute minor stroke or transient ischemic attack. N Engl J Med, 2013, 369 (1): 11-19. DOI: 10. 1056/NEJMoa1215340.
[11] Xu AD, Wang YJ, Wang DZ. Consensus statement on the use of intravenous recombinant tissue plasminogen activator to treat acute ischemic stroke by the Chinese Stroke Therapy Expert Panel. CNS Neurosci Ther, 2013, 19 (8): 543-538.
[12] Connolly ES Jr, Rabinstein AA, Carhuapoma JR, et al. Guidelines for the management of aneurysmal subarachnoid hemorrhage: a guideline for healthcare professionals from the American Heart Association/American Stroke Association. Stroke, 2012, 43 (6): 1711-1137.
[13] Lansberg MG, O'Donnell MJ, Khatri P, et al. Antithrombotic and thrombolytic therapy for ischemic stroke: antithrombotic therapy and prevention of thrombosis, 9th ed: American College of Chest Physicians Evidence-Based Clinical Practice Guidelines. Chest, 2012, 141 (2 Suppl): e601S-e636S.
[14] Fuentes B, Gállego J, Gil-Nuñez A, et al. Guidelines for the preventive treatment of ischaemic stroke and TIA (I). Update on risk factors and life style. Neurologia, 2012, 27 (9): 560-574.
[15] Goldstein LB, Bushnell CD, Adams RJ, et al. Guidelines for the primary prevention of stroke: a guideline for healthcare professionals from the American Heart Association/American Stroke Association. Stroke, 2011, 42 (2): 517-584.
[16] Charidimou A, Gang Q, Werring DJ. Sporadic cerebral amyloid angiopathy revisited: recent insights into pathophysiology and clinical spectrum. J Neurol Neurosurg Psychiatry, 2012, 83 (2): 124-137.
[17] Hemphill JC, Greenberg SM, Anderson CS, et al. Guidelines for the Management of Spontaneous Intracerebral Hemorrhage: A Guideline for Healthcare Professionals From the American Heart Association/American Stroke Association. Stroke, 2015, 46 (7): 2032-2060.
[18] Sang YH, Su HX, Wu WT, et al. Elevated blood pressure aggravates intracerebral hemorrhage-induced brain injury. J Neurotrauma, 2011, 28 (12): 2523-2534.
[19] Connolly ES Jr, Rabinstein AA, Carhuapoma JR, et al. Guidelines for the management of aneurysmal subarachnoid hemorrhage: a guideline for healthcare professionals from the American Heart Association/american Stroke Association. Stroke, 2012, 43 (6): 1711-1737.
[20] 中华医学会神经病学分会，中华医学会神经病学分会脑血管病学组. 中国脑出血诊治指南（2014）. 中华神经科杂志，2015，48（6）：435-444.
[21] 中华医学会神经病学分会，中华医学会神经病学分会脑血管病学组. 中国蛛网膜下腔出血诊治指南（2015）. 中华神经科杂志，2016，48（3）：182-191.

第 2 节 阿尔茨海默病与认知障碍

一、阿尔茨海默病

【定义】★★★ △△

阿尔茨海默病（Alzheimer's disease，AD）是一种与年龄相关的慢性进行性中枢神经系统变性疾病，是老年期最常见的痴呆类型。AD 以渐进性认知功能障碍和人格精神异常为主要临床表现并影响患者的日常生活和社会交往能力。神经炎性斑（neurite plaques，NP）、神经原纤维缠结（neurofibrillary tangles，NFT）、脑血管的淀粉样病变、神经元和突触的丢失是其特征性的神经病理改变。AD 严重危害老年人的身心健康并影响生存质量，给家庭及社会带来沉重的负担，已成为严重的社会公共卫生问题。

【流行病学】★★ △△

AD 占所有类型痴呆的 50%～70%。目前在世界范围内 65 岁以上老年人中每年新发 1275/10 万，85 岁以上老年人超过 1/3 人群罹患 AD。妇女患病率约 3 倍于男性。中国人群痴呆患病率 65 岁以上的人群为 4.8%，与西方国家相似。

AD 的许多危险因素已经被证实。主要风险因素有年龄、阳性家族史、女性、高血压、糖尿病、肥胖和高胆固醇血症，以及颅脑外伤、教育程度低、高同型半胱氨酸血症、叶酸缺乏、高胰岛素血症、抑郁症、低促甲状腺激素水平。可能的保护因素包括 ω-3 脂肪酸饮食、高教育程度、运动、适量饮酒、非甾体类抗炎药，补充叶酸和维生素 C、维生素 E、维生素 B_6 和维生素 B_{12} 等。流行病学研究显示绝经后妇女的雌激素替代疗法可能减少 AD 的发生，但随机、安慰剂对照试验不显示获益。目前雌激素不推荐用于治疗和预防 AD。

【病因及发病机制】★★ △

（一）病因

AD 可以分为家族性 AD 和散发性 AD。家族性 AD（FAD）多呈常染色体显性遗传，多于 65 岁前发病。已确定有三种导致早发型 FAD 发病的基因，它们是分别位于 14、1、21 号染色体上的早老素 1（*PSEN1*, presenilin 1, PS1）基因、早老素 2（*PSEN2*, presenilin 2，PS2）基因、淀粉样前体蛋白（amyloid precursor protein，APP）基因。对于占 90% 以上的散发性 AD，目前肯定的是位于 19 号染色体上载脂蛋白 Eε4（apolipoprotein E ε4，ApoE ε4）等位基因显著增加 AD 的风险。最近研究还发现了分拣蛋白相关受体 -1（sortilin-related receptor 1 gene，SORL1）基因、低密度脂蛋白受体相关蛋白（low-density lipoprotein receptor-related protein，LRP）、编码 2 型髓样细胞触发受体（TREM2）的基因变异型参与 AD 的病理过程，增加晚发型 AD 患病的危险性。此外，年龄是 AD 重要的危险因素，60 岁后 AD 患病率每 5 年增长 1 倍，60～64 岁患病率约 1%，65～69 岁增至约 2%，70～74 岁约 4%，75～79 岁约 8%，80～84 岁约为 16%，85 岁以上 35%～40%。AD 的发生也受环境因素影响。

（二）发病机制

1. Aβ 级联反应学说　是 AD 发病的核心和主流学说。该学说认为各种原因所导致的 Aβ 生成和清除代谢失衡，引起 Aβ 在脑组织中的异常积聚，触发了与 AD 病理生理、生化相关的级联反应。目前研究证实可溶性的 Aβ 寡聚体是最具神经毒性的 Aβ 聚合形式，其细胞内积聚能够增强氧化应激反应、损害线粒体的功能、促进 tau 蛋白过度磷酸化并诱导神经元凋亡；Aβ 寡聚体诱导神经突触可塑障碍、抑制长时程增强和破坏学习记忆过程；Aβ 寡聚体导致小胶质细胞的吞噬清除能力障碍，并通过小胶质细胞激活非特异性的免疫反应间接介导神经元损伤。

2. 免疫异常学说　AD 脑内免疫功能异常主要表现为小胶质细胞和星形胶质细胞的过度激活及特定脑区炎症细胞因子水平的增高。小胶质细胞和星形胶质细胞在 AD 脑内被 Aβ 募集并诱导生成促炎症细胞因子和急性时相反应蛋白。胶质细胞通过细胞表面受体，包括糖基化终末产物受体（RAGE）、甲酰肽受体（FRP）、清道夫受体（SR）等介导炎症和氧化应激信号并释放大量细胞因子、趋化因子和补体等介质，介导炎症级联反应并引起神经毒性，同时促进 Aβ 血管内沉积。

3. 氧化应激和线粒体功能衰竭　Aβ 能够诱导神经细胞内活性氧物质（reactive oxygen species，ROS）和活性氮物质（reactive nitrogen species，RNS）生成增多，这些过氧化物产生线粒体毒性作用。氧化损伤导致膜依赖的、离子特异性的 ATP 酶损伤和钙内流机制，如谷氨酸受体、补体膜攻击复合物等，引起细胞内和线粒体钙超载。

4. 神经递质障碍学说　皮质和海马神经元乙酰胆碱水平的异常降低和谷氨酸水平的持续升高是 AD 特征性的神经递质变化。AD 患者海马和新皮质的乙酰胆碱（acetylcholine，ACh）和胆碱乙酰转移酶（ChAT）显著减少。AD 所引起的能量缺乏可导致细胞的膜电位随 Na^+/K^+-ATP 酶及其他泵活性的降低而降低，谷氨酸释放增加、摄取减少。谷氨酸水平升高和去极化使通过 NMDA 受体的 Ca^{2+} 内流增加，产生神经兴奋毒性作用。AD 脑内毒蕈碱 M_2 受体和烟碱受体显著减少、5- 羟色胺（serotonin，5-HT）、γ- 氨基丁酸（GABA）、生长抑素（somatostatin）、去甲肾上腺素（norepinephrine）及 5-HT 受体、生长抑素受体均减少，这些改变是原发或继发于神经元减少尚未确定。

【病理】★★ △

前额叶、颞叶等新大脑皮质及海马、杏仁核等神经原纤维缠结和神经炎性斑块是诊断 AD 的特征性的病理指标，脑皮质萎缩、各脑区神经元减少、血管淀粉样蛋白沉积也是 AD 的重要病理特点。

1. 神经炎性斑块（neuritic plaques，NP）　是 AD 的特征性病理改变，位于细胞外，银染色易显示。病变核心 β- 淀粉样蛋白（Aβ）肽组成，核心周围是变性轴索、树突及增生的小胶质细胞和星形胶质细胞，神经突起含双股螺旋细丝（paired helical filaments,

PHF）结构，PHF由大量异常磷酸化的tau蛋白组成。NP在AD患者的大脑皮质、海马、某些皮质下神经核（如杏仁核、前脑基底神经核）和丘脑大量存在。

2. 神经原纤维缠结（neurofibrillary tangles，NFT） 是神经元异常细胞骨架的组成结构，由双股螺旋细丝组成，含过度磷酸化tau蛋白，是微管相关糖蛋白的主要成分。HE染色组织切片可见NFT，用银染或刚果红染色在偏振光显微镜下观察，神经丝网含双股螺旋细丝突起，含NFT的锥体细胞树突先出现。AD的NFT遍及整个大脑，常见于海马和内嗅皮质。

3. 神经元丢失（loss of neurons） 在脑皮质表浅的较大胆碱能神经元较显著，年轻患者明显，常伴神经胶质细胞增生。AD的神经元突触较正常人减少36%～46%，多见于神经炎性斑块部位，神经元及突触缺失与认知功能障碍关系密切。

4. 脑淀粉样血管病（cerebral amyloid angiopathy，CAA） Aβ在AD脑血管内皮细胞沉积，刚果红染色在偏振光显微镜下观察，脑血管壁上Aβ呈苹果绿色，称为嗜刚果红血管病或脑淀粉样血管病，病变影响软脑膜和皮质表浅小动脉。现已知血管类淀粉物与神经炎性斑块的类淀粉核心是同一物质。

【临床表现】★★ △△

AD起病隐袭，持续性进行性发展，主要表现为认知功能减退和神经精神症状。早期不易被家人觉察，可以因感染、手术或服药后出现精神异常而引起注意。2011年美国国立老化研究所和AD协会推荐了新的AD诊断标准，明确提出AD是一个连续的病理生理过程，包括轻度认知障碍前期（pre-mild cognitive impairment，pre-MCI）、轻度认知障碍期（mild cognitive impairment，MCI）和痴呆期。在此基础上，临床上将整个过程分为两个阶段，即痴呆前阶段和痴呆阶段。

1. 痴呆前阶段 包括轻度认知障碍前期和MCI期。轻度认知障碍前期是指MCI发生前时期，此期患者没有任何认知障碍或有轻微的认知功能下降，这种下降超过了正常老龄化，但未达到MCI诊断标准，有进展为MCI和痴呆的风险；AD源性的MCI期是指发生于AD痴呆前，患者仅有轻度认知功能损害，主要表现为记忆力轻度受损，学习和保存新知识的能力下降，其他认知域如注意力、执行能力、语言能力、视空间能力也可以轻度受损，但不影响基本的日常生活功能，达不到痴呆的程度。

2. 痴呆阶段 主要表现为认知功能下降、精神症状和行为障碍、日常生活能力逐渐下降。根据认知能力和身体功能的恶化程度分成三个时期。

第一阶段（1～3年）：轻度痴呆期。表现为记忆减退，尤其对近事记忆减退突出；随着病情发展远期记忆减退。出现时间定向障碍，对所处地理位置定向困难，复杂结构的视空间能力差；言语词汇少，命名困难。能做些熟悉的日常工作，但对新的事物接受困难，判断能力下降，不能对事件进行分析、思考、判断，难以处理复杂的问题；工作或家务劳动漫不经心，社交困难；情感淡漠，偶尔激惹，多疑。

第二阶段（2～10年）：中度痴呆期。记忆障碍加重，表现为远近记忆严重受损，明显的视空间结构能力下降，时间、地点定向障碍；如在家中找不到自己的房间，在处理问题、辨别事物的相似点和差异点方面有严重损害；不能独立进行室外活动，在穿衣、个人卫生方面需要帮助；言语重复、计算不能，可以出现失语、失用和失认。此期患者出现较为明显的行为和精神异常，情感由淡漠变为急躁不安，兴奋欣快、言语增多，而原来性格外向的可以变得沉默寡言，出现明显的人格改变。

第三阶段（8～12年）：重度痴呆期。此期患者除了上述各项症状加重外，还有情感淡漠、失语，以至不能完成日常简单的生活事项，如穿衣、进食，大小便失禁，需要完全依赖照护者，呈现缄默、四肢出现强直或屈曲瘫痪，查体可见锥体束征阳性，有强握、摸索和吸吮等原始反射。此期患者常可并发肺部或尿路感染、压疮及全身衰竭，最终昏迷并因并发症死亡。

【辅助检查】★★★△△

1. 实验室检查

（1）血液学检测：对首次就诊的患者进行以下血液学检测以排除非AD性认知障碍的病因，常用检测项目包括甲状腺功能、肝肾功能、乳酸、血脂、电解质、血糖、叶酸、维生素B_{12}、维生素B_1、同型半胱氨酸、红细胞计数、血红蛋白、血沉、HIV、梅毒螺旋体抗体、重金属、药物或毒物水平。

（2）脑脊液检测：少数病例需要脑脊液检测以排除其他导致痴呆的病因，如脑脊液的压力、细胞学、蛋白、寡克隆带、梅毒、莱姆病、HIV病毒等。

脑脊液的AD标记物检测包括：①脑脊液Aβ多肽，Aβ1-42与神经炎性斑块的形成有关。在AD人群中，脑脊液Aβ1-42水平异常降低。②脑脊液总tau蛋白（t-tau）和磷酸化tau蛋白（p-tau），AD患者的脑脊液总tau蛋白升高，但脑脊液t-tau不是AD特异性标志物，VD、FTD、DLB 、CJD和急性缺血性卒中亦升高。脑脊液磷酸化 tau 蛋白有助于 AD 与其他神经疾病鉴别。AD 脑脊液 tau 磷酸化水平高于非 AD 型痴呆及其他神经疾病如 FTD、VD、DLB、PD、ALS、精神分裂症。③脑脊液 Aβ1-42 和 p-tau 联合检测反映了 AD 病理生理变化。随病程进展，脑脊液 Aβ1-42 进行性下降，而 t-tau 和 p-tau 反映了疾病进展强度，联合检测 Aβ1-42 和 p-tau 是目前 AD 与非 AD 痴呆早期鉴别最有效的生物标记物。

（3）分子遗传学标记物检测：检测 APP、PS-1 和 PS-2 基因突变有助于确诊早发家族性 AD，携带 ApoEε4 基因明显增加 AD 散发患者的发病。ApoE 和 AD 的关联度和人种、年龄、性别均有关。55～65 岁人群发病的相对风险高，ApoEε4 携带者女性比男性发病风险高。ApoEε4 的诊断敏感性和特异性都较低，因此不应用于 AD 风险常规筛查和 AD 诊断。由于轻度认知功能障碍和非痴呆性认知功能损害进展为痴呆的风险极高，数个循证医学研究结果建议将 ApoE 等位基因分析加入痴呆的转化风险预测模型。

2. 神经心理学检查 认知障碍的神经心理学表现可以分为认知功能障碍、社会和日常能力减退、精神行为症状三部分。临床工作中，神经心理评估主要针对这三部分内容进行。AD 型痴呆在定向、记忆、语言、运用、视知觉和解决问题能力等认知领域中至少有 2 项受损（其中记忆损害必不可少）。

（1）评价认知功能障碍的量表：①简明精神状态量表（mini-mental state examination，MMSE）。该表包括定向力、记忆力、注意及计算力、回忆和语言 5 个方面的检测。可作为流行病学大样本调查的筛查工具，也用来区分痴呆的严重性。②蒙特利尔认知评估（Montreal cognitive assessment，MoCA）量表。包括注意与集中、执行功能、记忆、语言、视结构技能、抽象思维、计算和定向力等 8 个认知领域的 11 个检查项目。MoCA 敏感性较高，信度和效度好于 MMSE。③阿尔茨海默病评估量表（Alzheimer disease assessment scale，ADAS）。包括阿尔茨海默病评定量表 - 认知分量表（Alzheimer disease assessment scale-cognitive section，ADAS-cog）和非认知功能量表（ADAS-noncog）两部分。认知功能测定包括词语回忆、物品及手指命名、指令、结构性运用、观念性运用、定向力、言语能力、语言理解、找词困难、记忆再现。ADAS-cog 覆盖了 NINCDS-ADRDA 和 DSM-Ⅳ有关痴呆诊断标准要求检测的主要认知领域，是用于轻中度痴呆治疗药物的疗效评估的最常用量表，通常将改善 4 分作为治疗显效的判定标准。它是目前应用最广泛的抗痴呆药物临床试验的疗效评价工具。④严重障碍量表（severe impairment battery，SIB）。包括定向力、注意力、记忆力、语言、视知觉、结构。评分越低，说明痴呆程度越重。SIB 适用于严重痴呆，能有效区分 MMSE 0～5 分组与 6～11 分组。它是评价中重度到重度 AD 疗效最常用的量表，有中文版本，信度和效度良好。

（2）评定日常和社会功能的量表：日常能力包括基本的日常生活能力和工具性日常生活能力，前者指独立生活所必需的基本功能，如穿衣、吃饭、如厕等；后者包括复杂的日常或社会活动能力，如出访、工作、家务能力等，需要更多认知功能的参与。常用评价日常生活能力和社会功能的量表，包括阿尔茨海默病协作研究日常能力量表（Alzheimer disease cooperative study ADL，ADCS-ADL）、社会功能问卷（functional activities questionnaire，FAQ）等。其中 FAQ 和工具性日常生活能力量表涉及复杂的社会功能和日常活动，适用于较轻患者。重度痴呆患者应另选相应的评定量表，如阿尔茨海默病协作研究重度患者日常能力量表（ADCS-ADL-severe）。

（3）评定精神行为症状（behavior and psychological symptom of dementia，BPSD）的量表：评估精神行为症状有利于痴呆的鉴别诊断和疗效评价，也有利于对痴呆患者的综合管理。AD 患者淡漠、抑郁和焦虑出现较早，而幻觉和激越出现在病程的中晚期。常用 AD 行为病理评定量表（BEHAVE-AD）、Cohen-Mansfield 激越问卷（Cohen-Mansfield agitation inventory，CMAI）和神经精神症状问卷（neuropsychiatric inventory，NPI），通常需要依赖知情者提供的信息进行评测。这些量表不仅能发现症状的有无，还能评价症状的频率、严重程度及对照料者负担，并监测治疗和干预效果。

（4）总体评价量表

1）临床痴呆量表（clinical dementia，CDR）：可以评价受试者的总体或各部分的水平，现已成为痴呆临床试验总体评价的标准之一，CDR 对痴呆患者认知功能和社会生活功能损害的严重程度进行临床分级。采用临床半定式访谈患者和知情者来获得信息，评估受试者 6 方面的表现（记忆、定向、解决问题、社区事务、家庭生活、生活自理），各部分单独进行，由临床医生集合相关的信息得出总积分。按严重程度分为 5 级，即健康、可疑痴呆、轻度痴呆、中度痴呆和重度痴呆，分别记为 0、0.5、1、2、3 分。

2）总体衰退量表（global deterioration scale，GDS）：也是评价痴呆严重程度或分期最常用的量表。该量表从正常（无认知下降）到非常严重的认知下降分为7期，内容涉及记忆（即刻记忆、近期和远期记忆）、日常生活能力、人格和情绪几方面。量表通过对患者和照料者进行访谈并进行分期。将正常人到严重痴呆分为1～7分。GDS-1为正常健康人群，完全能够行使所有的认知功能；GDS-2代表了有患者自己主观主诉的主观认知损害，没有临床观察到的客观记忆障碍的证据，即SCI；GDS-3代表了有临床观察发现的轻度认知功能损害（MCI），该阶段患者可能表现出轻微的社会和职业活动能力损害，但日常生活能力完全正常。

（5）相关的鉴别量表：如应用Hachinski缺血积分（HIS）量表鉴别血管性痴呆和AD；汉密尔顿抑郁量表（HAMD）可以帮助抑郁状态的评估。

3. 神经电生理检查 AD患者早期脑电图正常，随病程进展出现非特异性改变，如慢活动增加至弥漫性慢波，病程后期可见α波节律变慢、α波减少、波幅降低或θ波、δ波增多。建议将EEG用作AD的鉴别诊断。EEG可提供CJD的早期证据，或提示可能存在中毒代谢异常、癫痫性疾病。此外，AD患者视觉、听觉诱发电位潜伏期延长，事件相关电位（P300）潜伏期明显延长，波幅降低。

4. 神经影像学检查 神经影像学是AD诊断和鉴别诊断及排除其他可治性痴呆的重要手段。

（1）CT检查后期可见脑萎缩，特别是额、颞叶皮质萎缩，脑沟、外侧裂池增宽和侧脑室增大。

（2）头颅MRI：头颅结构MRI可见海马萎缩、皮质局限性萎缩，也可排除多梗死性痴呆、硬膜下血肿、梗阻性脑积水和脑瘤等器质性痴呆；内颞叶结构测量指标以海马和内嗅皮质最重要。海马测量方法主要有两种。①线性法，主要指标有颞中叶厚度、双额指数，颞角宽度、海马高度（图30-1）。②体积测量，可以测量整个颞叶、海马及杏仁核等结构的体积。功能影像学（fMRI）显示AD患者颞顶叶相对血流量显著降低，命名和字母流畅性测试时颞叶激活降低，视觉搜索任务时顶叶激活减少，伴前扣带回和额叶功能减低。

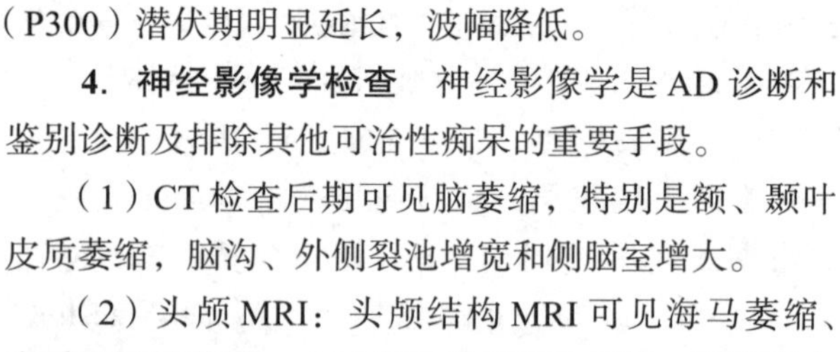

图30-1 线性法测量海马萎缩程度

A. 最小颞中叶厚度；B. 1. 海马高度；2. 脉络膜裂宽度；3. 颞角宽度

（3）单光子发射计算机断层摄影（SPECT）检测：用于评估脑的血流灌注，显示患者海马及颞、顶和额叶皮质区脑血流减少，与痴呆的严重程度相关；SPECT多巴胺能影像能够区分AD与DLB。

（4）正电子发射断层显像（PET）检测：^{18}F-FDG PET是最常用于探测体内葡萄糖代谢的示踪剂，^{18}F-FDG-PET显示AD的特异性的颞顶和上颞/后颞区、后扣带回皮质和楔前叶和额叶外侧皮质葡萄糖代谢降低。^{11}C-PIB-PET研究显示，AD患者额叶、顶叶、颞叶、部分枕叶和纹状体PIB摄取明显增加，与脑内已知可能含Aβ沉积的区域一致。^{18}F-FDDNP能与Aβ和神经原纤维缠结相结合，可作为诊断AD的另一种特异性新型分子探针。

【诊断及鉴别诊断】★★★△△△

1. 诊断 AD根据详尽病史及临床症状、体征，结合神经心理量表、神经影像学及神经生化等实验室资料进行诊断。1984年以来临床广泛采用由美国国立神经病语言障碍卒中研究所（NINCDS）和AD及相关疾病协会（ADRDA）建立的NINCDS-ADRDA诊断标准。2010年《柳叶刀·神经病学》杂志在线发表关于“AD定义修订的专家组意见书”，2011年美国国立老化研究所和AD协会推荐了新的AD诊断标准，明确提出AD是一个连续的病理生理过程，指出AD并不局限于痴呆综合征，而是涵盖了疾病临床相关的谱系变化，包括轻度认知障碍前期（pre-MCI）、轻度认知障碍期（MCI）和痴呆期。在此基础上，临床上将整个过程分为两阶段，即痴呆前阶段和痴呆阶段。其中，生物学标记物是诊断的必要条件。典型AD的临床表型必须存在情景记忆损害，对于不存在情景记忆损害的个体，则可能的诊断为非典型AD痴呆、轻度认知损害（MCI）或AD的临床前阶段。再次修订的AD痴呆建议用下列术语分类：①很可能的AD痴呆。②可能的AD痴呆。③有AD病理生理证据的很可能或可能的AD痴呆。其中①和②拟用于所有临床情况，③当前拟用于研究领域（表30-6）。

2. 鉴别诊断

（1）血管性痴呆（VaD）：血管疾病是痴呆的一个重要原因。血管性痴呆包括多发脑梗死、关键部位梗死、小血管病变、血流灌注不足或出血等引起的痴呆。它的特点是痴呆临床表现与脑血管疾病之间的时间关系，可以通过既往史（突发性痴呆，波动过程）、临床检查、神经影像（MRI或CT）证实脑血管疾病。

表 30-6　阿尔茨海默病痴呆诊断标准的推荐

很可能的 AD 痴呆：核心临床标准	当患者符合以下情况，可诊断很可能的 AD 痴呆 符合 1984 年版 NINCDS-ADRDA 标准中“很可能的 AD”的标准，并具有以下特点 ① 起病隐袭。症状在数月至数年中逐渐出现，而不是数小时或数天间突然发生 ② 有明确的认知损害的病史 ③ 在病史和检查中，起始和最突出的认知障碍在以下某一范畴表现明显 a．遗忘：是 AD 痴呆最常见的表现，包括学习及回忆最近信息的能力受损。至少还存在一个其他认知域受损的证据 b．非遗忘性表现 • 语言：最突出的是找词困难，但其他认知领域也存在障碍 • 视空间功能：最突出的是空间认知，包括物体失认，面部识别受损，图像组合失认和失读。其他认知领域也存在障碍 • 执行功能障碍：最突出的是推理、判断和解决问题能力受损。其他认知领域也应存在障碍 当有下列证据之一时不应诊断很可能的 AD 痴呆 • 伴确凿的脑血管病，有与认知障碍起病或恶化暂时相关的卒中病史；存在多发或广泛梗死，或严重的白质高信号病灶 • 有路易体痴呆的核心特征 • 行为变异性额颞叶痴呆的显著特征 • 语义变异性原发性进行性失语或非流利变异性原发性进行性失语的显著特征 • 存在同时发生的、活动的神经精神疾病，或非神经精神共病，或有应用对认知造成重大影响的药物的证据 确定性较高的很可能的 AD 痴呆 ① 已确证认知下降的很可能的 AD 痴呆：在符合很可能的 AD 痴呆的核心临床标准的人群中，确凿的认知功能下降增加了 AD 病理活动和进展的证据 已确证认知下降的很可能 AD 痴呆的定义如下：知情人提供的信息和以正式神经心理测验或标准化精神状态检查的认知测试证实的进行性认知下降 ② AD 致病基因突变携带者中的很可能的 AD 痴呆：在符合很可能的 AD 痴呆核心临床标准的人群中，找到致病基因突变（APP、PS1 或 PS2）的证据，有助于进一步确定患者临床表现源于 AD 的病理改变。但携带 ApoE 基因中 ε4 等位基因并没有足够的特异性被诊断为这一类型
可能的 AD 痴呆：核心临床标准	有以下所述的任一情况，即可诊断可能的 AD 痴呆 ① 非典型过程：符合（上述）核心临床标准的①和④，但认知障碍可呈突然发作，或病史不够详细，或客观认知进行性下降的证据不足 ② 病因混合的表现：满足 AD 痴呆的所有核心临床标准，但具有下列证据 • 伴脑血管病：存在与认知障碍起病或恶化相关的卒中病史；存在多发或广泛梗死，或严重的白质高信号病灶 • 有路易体痴呆特征 • 有其他神经疾病的证据，或非神经疾病的共病，或存在对认知造成重大影响的药物应用的证据
有 AD 病理生理过程证据的很可能的 AD 痴呆	符合很可能的 AD 痴呆核心临床标准的人群中，AD 的生物标志物证据可增加临床 AD 型痴呆的诊断基础并确定 AD 病理生理过程 目前被广泛研究的主要的 AD 生物标志物基于生物学分为两类 1）Aβ 沉积的生物标志物：CSF-Aβ42 水平降低和 Aβ 阳性的 PET 显像 2）后继的神经元变性或损伤的生物标志物：CSF-tau 蛋白升高，包括总 tau（t-tau）和磷酸化 tau（p-tau）；PET 显示颞顶叶皮质摄取氟化脱氧葡萄糖（FDG）下降；结构磁共振成像（sMRI）显示基底节、颞叶外侧面、顶叶中央皮质的不成比例的萎缩
有 AD 病理生理过程证据的可能的 AD 痴呆	这一分类是指符合非 AD 痴呆的临床标准，但有 AD 病理生理过程的生物标志物的证据，或符合 AD 的神经病理学标准的患者。例如，患者满足路易体痴呆（DLB）或额颞叶变性（FTLD）亚型的临床标准，但有阳性的 AD 生物标志物研究，或尸检的结果符合 AD 病理标准。上述的生物标志物提示，符合非 AD 表型临床表现的患者两类生物标志物必须均阳性方可诊断可能的 AD
病理生理学证实的 AD 痴呆	如果患者符合前述的 AD 痴呆的临床和认知标准，并用公认的神经病理学检查证明 AD 病理的存在，即可诊断为病理生理学证实的 AD 痴呆

中风和痴呆发病时序关系是血管性痴呆最好的提示。血管性痴呆也可由皮质或皮质下重要功能区梗死引起，如丘脑梗死会影响注意力、记忆、语言和抽象思维能力。左侧角回或左额叶梗死损害记忆。尾状核或右顶叶的梗死也降低认知功能。急性发病的痴呆，要考虑到关键部位梗死性痴呆的诊断。血管性痴呆的另一原因是小血管病变，通常与高血压和糖尿病相关。高血压和动脉硬化引起的慢性缺血引起脑白质脱髓鞘，影像可见脑白质疏松。心脏骤停或严重低血压引起的弥漫性脑缺血也导致血管性痴呆。

（2）额颞叶痴呆（FTD）：包括额叶和颞叶局灶性退行性痴呆。临床特点包括行为和语言问题。额颞叶痴呆，曾称 Pick 病，早期表现为人格改变、自知力差和社会行为衰退，遗忘、空间定向及认知障碍出现较晚。有 3 种亚型：额叶变异型、颞叶变异型（也称语义性痴呆）、左额叶为主的变异型（也称进行性非流利性失语）。额颞叶痴呆症患者出现脱抑制，表现出不恰当的社会行为，表明眶额皮质受累。其他额叶行为异常包括冷漠，缺乏动力。颞叶变异型的主要临床特点是词义理解障碍或物体失认，或两者兼有，反映左侧颞叶的明显退化。左额叶为主的变异型主要表现为表达障碍。

（3）路易体痴呆（dementia with Lewy bodiy，DLB）：它是第二常见的痴呆症，占所有老年期痴呆的 15%～25%。病理特点是路易小体。路易小体是嗜酸性神经元包涵体，路易体痴呆患者这些包涵体见于脑干和大脑皮质。路易体痴呆的核心症状是认知功能的波动性伴注意力和警觉性的改变；反复发作的内容具体、形象的视幻觉；帕金森综合征的自发运动表现（运动迟缓、静止性震颤、强直和姿势反射缺失）。运动症状通常出现于精神障碍后 1 年以上，支持症状包括快速动眼（REM）睡眠行为障碍和对镇静类药物高度敏感。对抗精神病药物的高敏感性在本病的治疗管理中是非常重要的。

（4）帕金森病痴呆：PD 患者的痴呆发病率可高达 30%，表现为近事记忆稍好，执行功能差，但不具有特异性。须注意约 10% 的 AD 患者可发现路易小体，20%～30% 的 PD 患者可见神经炎斑和神经原纤维缠结。

路易体痴呆与阿尔茨海默病、帕金森病的鉴别：这三种疾病在老年群体都有很高的发病率。路易体痴呆和帕金森病更多见于男性。与 AD 和帕金森病不同，路易体痴呆可以突然发作，病情波动、进行性发展，这点常和谵妄混淆。视幻觉等精神病症状是路易体痴呆的突出特征，虽然幻觉也见于 AD，但通常晚期才出现。痴呆发病的时间是帕金森病痴呆和路易体痴呆两者的鉴别点。当痴呆早于帕金森综合征或与其同时发生，则应诊断为路易体痴呆。帕金森病痴呆指的是明确的帕金森病症状存在 1 年后发生的痴呆。

（5）其他非变性型痴呆：正常颅压脑积水多发生于脑部疾病如蛛网膜下腔出血、缺血性脑卒中、头颅外伤和脑感染后或为特发性。出现痴呆、步态障碍和排尿障碍等典型三联症，痴呆表现以皮质下型为主，轻度认知功能减退，自发性活动减少，后期情感反应迟钝、记忆障碍、虚构和定向力障碍等，可出现焦虑、攻击行为和妄想。CT 可见脑室扩大，腰椎穿刺脑脊液压力正常。AD 尚需与酒精性痴呆、颅内肿瘤、慢性药物中毒、肝衰竭、贫血、甲状腺功能减退或亢进、亨廷顿病、神经梅毒、CJD 等引起的痴呆综合征鉴别。

【治疗】★★△△

由于 AD 的病因及发病机制未十分明确，治疗尚无特效疗法。针对痴呆的治疗药物，除改善认知功能的疗效外，也更加重视对患者生活质量的影响。

1. 药物治疗 药物治疗以最大程度地延缓痴呆进程为原则、以改善患者和照料者的生活质量为目标。治疗药物主要包括胆碱酯酶抑制药、兴奋性氨基酸受体拮抗药、脑代谢增强药及抗精神病药物。

（1）改善认知功能：①胆碱酯酶抑制药。通过抑制胆碱酯酶活性，增加突触间隙 ACh 含量、改善神经递质来提高认知功能。这类药包括多奈哌齐（Donepezil）、重酒石酸卡巴拉汀（Rivastigmine）、加兰他敏（Galanthamine）。以上三种胆碱酯酶抑制药的作用机制和药物活性存在一些差异，因此胆碱酯酶抑制药之间可以相互转换治疗。②兴奋性氨基酸受体拮抗药。AD 患者 *N*- 甲基 -D- 天冬氨酸（NMDA）受体处于持续轻度激活状态，导致记忆 - 长时程效应失效、认知功能受损，引发钙超载、细胞凋亡。美金刚是具有非选择性、非竞争性、电压依赖性、中亲和力的 NMDA 受体拮抗药，用于治疗中、重度痴呆的治疗药物；可改善认知功能、日常生活能力，对妄想、激越等精神行为症状有一定的作用，具有较好的耐受性，少数可能出现恶心、眩晕、腹泻等不良反应。美金刚与胆碱酯酶抑制药作用机制的差别，支持两者联合应用。

（2）改善精神和行为症状：痴呆症的精神行为症状很普遍，包括睡眠障碍、情绪激动、抑郁、幻觉和妄想。在精神药物治疗前应记录这些具体的精神行为症状，并寻找其原因或促发因素。引起精神行为异常的原因有疼痛、抑郁、药物副作用、感染、物理限制等。对患者的精神行为症状，如抑郁、淡漠、焦虑、烦躁、退缩等，应用 SSRIs 类药物，对在应用改善认知功能药物及 SSRIs 药物基础上，仍出现精神行为症状（幻觉、妄想、激越和攻击行为），可短期、小剂量应用非典型抗精神病药。非典型抗精神病药物除氯氮平外副作用相对较少，如利培酮、奥氮平和喹硫平，可以根据病情及患者的耐受性选择药物并缓慢调整剂量。总体上，使用抗精神病药物前应与患者家属或照料者商讨精神药物的作用和副作用，并权衡利弊，谨慎调整剂量。

（3）改善脑代谢和控制危险因素：脑血流减少和糖代谢减低是 AD 的重要病理变化，血管扩张药可增加脑血流，脑细胞代谢药可提高脑对葡萄糖的摄取和利用，改善症状或延缓疾病进展。此类药物常用的有银杏叶提取物、γ-氨基丁酸（GABA）、吡拉西坦、奥拉西坦、茴拉西坦等。神经营养性因子、神经节苷脂可促进神经系统发育和维持神经系统功能。但只有几个小样本试验提示脑代谢增强药对痴呆有治疗效果。此外，AD 和 VD 常以共病形式发生，而预防和治疗脑血管病及其危险因素是血管性认知功能损害最根本的方法，所以，控制危险因素包括了防治高血压或低血压、血脂、血糖、抗血小板聚集、抗脑缺血等措施。

（4）康复治疗及社会参与：对于轻到中度痴呆患者考虑给予认知刺激或康复训练。职业治疗可以改善患者的日常活动功能并减少对非正式看护的依赖。改善患者的社会生活环境，鼓励参与各种社会日常活动，增加家庭教育项目，让患者维持一定的社会活动和生活能力，加强家庭和社会对患者的照顾、帮助和训练；教育看护者掌握护理及康复原则和方法。帮助患者家属合理指导患者生活，提高患者的生存质量，减轻社会及家庭负担。

二、轻度认知功能障碍

【定义】★★★△△

轻度认知功能障碍（mild cognitive impairment，MCI）是用来定义有记忆或其他认知损害，但对日常能力无明显影响、未达到痴呆的程度。MCI 是正常的认知功能和痴呆的中间状态。MCI 患者发展为痴呆的风险大大增加。这一点强调了在早期阶段，对于 MCI 诊断和治疗干预的必要性。

【流行病学】★△

65 岁以上人群有 10%～20% 罹患 MCI。随年龄增长，男性患 MCI 的风险比女性高。其他的风险因素包括低教育水平、血管风险因素（如糖尿病、高血压）、携带 APOEε4 基因、维生素 D 缺乏、睡眠呼吸暂停或之前罹患一些重症疾病（如败血症）。大约 22% 的 MCI 患者，尤其是记忆障碍的 MCI 患者，可能发展为 AD 或其他类型的痴呆。最近研究显示，32%～38% 的 MCI 患者在 5 年后发展为痴呆。然而，MCI 不总是发展为痴呆，部分 MCI 患者可以转变为认知正常或者维持状态，还有部分 MCI 患者，去除可逆的病因后可以恢复认知功能。因此，寻找和鉴别认知障碍发生的原因非常重要。

【分类】★★★△△

MCI 主要有以下两种分类方法。

1. 根据累及的认知域分类 遗忘型 MCI（amnestic MCI，aMCI）和非遗忘型 MCI（non amnestic MCI）。患者有突出的记忆障碍，称为遗忘型 MCI。存在其他认知域损害，记忆相对保留，称为非遗忘型 MCI。根据累及认知域的多少，又进一步分为单一认知域损害型和多认知域损害型。患者单一的非记忆域的认知域损害，如执行功能或语言功能缺损，称为单个非记忆域损害型 MCI。这种亚型的 MCI 会进展为额颞叶痴呆或失语症。

2. 根据病因分类 MCI 各临床亚型可以有不同的病因，包括血管性、代谢性、创伤性及神经退行性。也可以认为 MCI 可由不同疾病引起，如 AD、脑小血管病、路易体病、额颞叶变性等，其中脑血管病变导致的 MCI 称为血管源性轻度认知障碍（vascular mild cognitive impairment，vMCI）或轻度血管性认知障碍（mild vascular cognitive impairment，mVCI）。

【病因及发病机制】★△

引起 MCI 的病因并不完全明确，由于 MCI 本身归属于脑疾病发生的早期阶段，与后续的痴呆阶段是疾病的连续统一体，如 aMCI 可以是 AD 的临床前阶段。因此，MCI 发生的病因与痴呆发生的病因相一致，包括血管性、代谢性、外伤性、免疫性、中毒性以及神经退行性疾病等原因。

各类型 MCI 的发病机制也来自于各种疾病本身。代谢障碍引起的认知损害，如肝性脑病因血氨等代谢物堆积脑内，引起三羧酸循环障碍、兴奋毒性氨基酸产生等导致脑功能下降，引起认知损害。甲状腺功能减退可因为甲状腺激素合成分泌缺乏或生物效应不足引起记忆力减退、智力低下、反应迟钝、嗜睡、情绪低落。AD 早期临床前阶段的 aMCI 发病机制包括 Aβ 级联反应学说、免疫异常学说、氧化应激和线粒体功能衰竭、神经递质障碍学说等。

【临床表现】★★△△

aMCI 患者有突出的记忆障碍，学习和保存新知识的能力下降。非遗忘型 MCI 存在其他认知域损害，记忆相对保留。患者单一的非记忆域的认知域损害，包括注意力、执行能力、语言能力和视空间能力等其他认知域出现受损。客观的神经心理学检查可以发现这些认知功能域的减退，但未达痴呆的标准，日常生活不受影响。此外，MCI 患者可伴有情绪和行为症状，包括冷漠、激动、焦虑、易激惹、抑郁、幻觉等。其中，认知障碍和抑郁的关系复杂，其中后者可引起假性痴呆，两者可相互促进。

【辅助检查】★★△△

（一）神经影像检查

1. 结构神经影像学 美国国家衰老研究所（National Institute of Aging，NIA）和阿尔茨海默病学会（Alzheimen's Association，AA）发表的NIA-AA的诊断指南并未推荐对MCI进行常规的神经影像检测，但提出神经影像可以帮助MCI病因和预后判断。研究显示MRI可以帮助鉴别MCI和那些具有高危转化为AD的MCI患者，例如，MRI容积测量显示海马萎缩可能提示MCI向痴呆转化的高风险性。此外，结构脑影像学可以结合病史、体检和实验室检查排除硬膜下血肿、卒中、肿瘤等引起的认知损害。

2. 功能磁共振和淀粉样蛋白检测 ^{18}F-葡萄糖PET扫描（^{18}F-FDG-PET）能够检测到AD源型或其他类型的MCI局部脑葡萄糖呈低代谢特征。另外，淀粉样蛋白PET显像阳性被认为是AD发生高风险的证据，但是目前并没有证据推荐淀粉样蛋白PET显像作为疑似MCI患者的常规检测。

（二）实验室检查

实验室检查包括血常规、血电解质、血糖、甲状腺功能、肝功能、维生素B_{12}、叶酸水平等。通常被确定为潜在的可逆性MCI包括感染、肾功能不全、高镁或低镁血症、高钙或低钙血症、甲状腺功能减退或亢进、维生素B_{12}或叶酸缺乏等。梅毒抗体、莱姆螺旋体抗体、HIV抗体检测可能找到相对罕见的认知损害的原因。脑脊液如Aβ1- 42和tau蛋白磷酸化水平有助于那些可能发展为AD的MCI患者的诊断，但临床上腰椎穿刺检测并不常规推荐作为MCI的临床评估。

【诊断及鉴别诊断】★★★△△

所有患者需要询问完整的病史、进行体格检查和神经认知测试，尤其关注认知功能、社会功能、用药情况、神经精神方面有无异常，同时实施实验室检查。其主要目的在于区分MCI和正常老龄状态或痴呆以及鉴别出可逆性的MCI（如药物引起的、甲状腺疾病、维生素B_{12}或叶酸缺乏等）。

MCI诊断标准：①来自知情者或患者本人主诉或有经验的临床医生观察到患者认知功能下降。②客观的证据（认知测试）显示1个以上认知功能损害，包括记忆力、执行能力、注意力、语言能力或视空间技能。③保留独立的日常生活能力（虽然执行日常生活功能比以往的效率低或有些小错误）。④没有证据显示有明显的社会和职业功能受损。

MCI主要需要和抑郁症鉴别，同时需要鉴别不同病因类型的MCI。临床提示AD源性MCI的特征包括：①出现记忆力受损。②进行性（数月至数年）认知功能受损（快速进展的认知下降提示朊蛋白病、肿瘤或代谢性疾病）。③没有帕金森症状和视幻觉（排除路易体性MCI）。④脑影像学显示没有血管性和脑血管病的风险因素（排除血管性认知功能损害）。⑤没有显著的行为和语言功能障碍（排除额颞叶变性引起的认知损害）。

【防治】★★△△

MCI防治无统一方案。一般原则：早期识别并控制危险因素，进行一级预防；根据病因进行针对性治疗，或对症治疗，进行二级预防；在无法根治情况下，尽量延缓病情，进行三级预防。

1. 识别并控制危险因素 MCI的危险因素，包括：①人口学因素，老龄、性别、低教育水平。②血管危险因素，高血压、糖尿病、高血脂、心脏病、动脉硬化、肥胖、高同型半胱氨酸血症等。③脑卒中，卒中病灶的体积、部位、脑白质病变等。④遗传学因素，ApoEε4基因、Notch3基因突变等。⑤系统性疾病，肝、肾功能不全、肺功能不全等、维生素缺乏、甲状腺功能减退。⑥中毒，酒精中毒、毒品滥用等。

2. 治疗 ①对因治疗：根据MCI的病因进行针对性治疗，如叶酸、维生素B_{12}缺乏导致的MCI需补充叶酸和维生素B_{12}；甲状腺功能低下导致的MCI应当进行激素替代治疗；卒中导致的MCI应当积极治疗卒中，减轻认知障碍后遗症；对酒精中毒导致的MCI应补充维生素B_1。对怀疑变性病导致的MCI目前尚无针对病因的治疗药物。②对症治疗：目前，临床上用胆碱酯酶抑制药治疗MCI，但关于MCI的治疗没有达成共识。改善认知障碍的药物还包括促智药、麦角生物碱类制剂、钙离子拮抗药、银杏叶提取物、胆碱酯酶抑制药等，但是目前还没有美国FDA批准的治疗MCI认知症状的药物。

三、血管性认知障碍

【定义】★★★△△

血管性认知障碍（vascular cognitive impairment，VCI）是指由脑血管病危险因素（如高血压、糖尿病和高脂血症等）、显性（如脑梗死和脑出血等）或非显性脑血管病（如脑白质疏松和慢性脑缺血）引起的从轻度认知损害到痴呆的一类综合征。

【流行病学】★△

VCI 在认知障碍疾病中占有相当大的比例，在欧美国家中发病率约 28%，仅次于 AD；而在中国和日本等东亚国家中占 38%，其发病率与 AD 相当。血管性认知功能障碍发生率随年龄增加，70 岁以上每年 VaD 的发生率为 0.6%～1.2%，卒中后血管性认知功能障碍的发生率约 1/3。

【分类】★★★△△

1. 根据病程分类 VCI 涵盖了血管源性认知损害从轻到重的整个发病过程，病程分类强调对血管因素导致的认知障碍进行早期识别和干预。

2. 根据病因分类 VCI 可由血管性危险因素引起、缺血性或出血性卒中、其他脑血管病（如脑静脉窦血栓形成及脑动静脉畸形）和脑血管病合并 AD 等引起。

【病因及发病机制】★△

（一）病因

1. 各种脑血管病 多发性脑梗死、脑白质病、单个关键部位脑梗死、小血管疾病、线粒体病、淀粉蛋白样痴呆、弥漫性低氧和缺血损伤、宾斯旺格（Binswanger）病。

（1）多发性脑梗死：最常见的病因。常发生多发的、双侧的皮质或皮质下脑梗死。高血压、糖尿病、动脉粥样硬化、包括吸烟、饮酒、高脂饮食、缺乏体育锻炼在内的不良生活方式常是其危险因素。

（2）脑白质病：通常与小动脉闭塞引起的腔隙性梗死有关。另外可见 *Notch 3* 基因突变引起的遗传性脑白质病——常染色体显性遗传性脑动脉病伴皮质下梗死和白质脑病（cerebral autosomal dominant arteriopathy with subcortical infarcts and leukoencephalopathy，CADASIL）。

（3）单个关键部位脑梗死：如丘脑梗死、左角回和左额叶梗死、尾状核和右顶叶梗死等均可引起相应症状进而出现痴呆的表现。

（4）小血管疾病：高血压和糖尿病通常与脑小血管病变有关。慢性缺血导致高血压和小动脉硬化可产生中央白质脱髓鞘；弥漫性脑缺血导致的心搏停止和严重低血压也可以导致血管性痴呆。

（5）线粒体病：可出现中风样发作并且选择性地损伤基底神经节或者皮质，从而使患者出现神经系统或全身症状。

2. 遗传因素 如 *Notch 3* 基因突变引起 CADASIL、*APP* 基因突变引起家族性 CAA、*HTRA1* 基因突变引起的 CARASIL 等。

3. 其他因素 心理因素及年龄、性别、种族及受教育程度等。

（二）发病机制

血管性认知功能障碍的发生常与低灌注和低氧、血 - 脑屏障通透性增加、氧化应激和炎症反应、脱髓鞘和髓鞘再生等机制相关。

【临床表现】★★△△

1. 多发性脑梗死可见轻偏瘫、单侧巴宾斯基征、视野缺损和假性球麻痹。

2. 脑白质病早期表现为精神混乱、冷漠、人格改变、抑郁、记忆力和立体空间、执行功能障碍；后期表现为判断力、定向力和日常生活能力下降。随着疾病进展，逐渐出现欣快、抑郁或攻击性行为、尿失禁和伴或不伴其他假性球麻痹的构音障碍、癫痫和肌阵挛等。也可出现锥体束征和小脑症状。

3. 单个关键部位脑梗死如丘脑梗死引起注意力、记忆力、语言和抽象思维障碍；左角回和左额叶梗死引起记忆力减退；尾状核和右顶叶梗死引起认知功能障碍。

4. 线粒体病可见眼肌麻痹、视网膜病变、听力下降或者肌病等。

【辅助检查】★★△△

VCI 的辅助检查包括神经心理学量表评估（筛查、专项认知域的检测）、影像学评估（结构影像学、血管影像），以及其他综合评估。

1. 神经心理学评估 怀疑 VCI 者应进行全面神经心理评估。认知相关量表如 MMSE、MoCA 可以进行血管性认知损害的筛查诊断，ADL 检测有无日常生活能力受损。VaD 者可以出现日常生活能力受损。根据不同的梗死部位以及脑缺血的性质（如脑白质损伤）显示出不同脑区相关的认知功能损害的特点，VCI 认知损害的特点为：不同类型（如多发梗死性和皮质下小血管病性）、不同病灶部位其神经心理特征可不同，常见特征为额叶 - 皮质下功能损害，抽象思维、概念形成和转换、信息处理等执行功能损害突出，不一定有记忆损害，但出现时可非常严重。

2. 影像学检查 通过 CT、CTA、MRI、MRA、

MRV 等进行脑结构影像和脑血管影像的评估以发现脑缺血性或出血性、动脉性或静脉性、卒中部位及体积、多发或单发、白质病变的严重程度、脑（尤其海马）萎缩等情况。并排除其他情况，如正常颅压脑积水、炎症或肿瘤。CT 可见脑萎缩、脑室不对称扩大；发现梗死的部位位于顶叶皮质、角回、枕叶、海马和基底节区的单个或多个大小不等的缺血性病灶。MRI 检查显示关键部位梗死（丘脑、海马等）和脑白质脱髓鞘可见长 T_2 信号，同时伴白质低密度影和局灶性梗死。DWI、DTI 序列结合 MRA 检测进一步区分大血管病变、小血管病变（腔隙性梗死）、脑白质病变（白质疏松）、微梗死及 SWI 序列或梯度回波序列确定有无脑微出血。此外，CTA 可以很好地显示脑动脉系统病变。MRV 可以检测脑静脉系统病变，包括静脉窦、大脑大静脉等显影情况。PET 检查可以显示脑内单一或多发的局灶性代谢降低和血流灌注减少，通常呈左侧多见的不对称性。

3. 其他综合评估 包括遗传性的因素，如 *Notch 3* 基因突变引起 CADASIL、*APP* 基因突变引起家族性 CAAs、*HTRA1* 基因突变引起 CARASIL 以及线粒体相关突变基因引起线粒体脑病等。其他检测如静脉窦血栓需要检测：D- 二聚体、凝血功能和凝血因子、蛋白 C/S；怀疑血管炎的需检测血管炎相关的抗体如 ANCA、抗内皮细胞抗体等，以及免疫活动指标如 CRP、红细胞沉降率、补体水平、并进行其他血管的 CTA 或超声检测。

【诊断】★★★△△

1. 需具备以下 3 个核心要素 ①认知损害：主诉或知情者报告有认知损害，客观检查也有认知损害的证据，和（或）客观检查证实认知功能较以往减退。②血管因素包括血管危险因素、卒中史、神经局灶体征、影像学显示脑血管病证据。③认知障碍与血管因素有因果关系通过询问病史、体格检查、实验室和影像学检查确定认知障碍与血管因素有因果关系。并除外其他导致认知障碍的原因。

2. VCI 的程度诊断 ①非痴呆性血管性认知障碍（vascular cognitive impairment not dementia，VC-IND）：日常能力基本正常；复杂的工具性日常能力可以有轻微损害；不符合痴呆诊断标准。②血管性痴呆（VD）：认知功能损害明显影响日常生活能力、职业或社交能力，符合痴呆诊断标准。

3. VCI 诊断成立后需进行以下分类诊断

（1）危险因素相关性 VCI：有长期血管危险因素，如高血压、糖尿病、血脂异常等；无明确的卒中病史；影像学无明显的血管病灶，关键部位无血管病灶，非关键部位＞1 cm 的血管病灶≤3 个。

（2）缺血性 VCI：①大血管性，明确的脑卒中病史；认知障碍相对急性发病或呈阶梯样进展；认知障碍与卒中有明确的因果及时间关系；影像学显示大脑皮质或皮质下病灶（直径＞1.5 cm）。②小血管性，有或无明确卒中病史；认知障碍相对缓慢发病；影像学显示有多发腔隙性脑梗死或广泛白质病变，或两者并存。③低灌注性，有导致低灌注的病因：如心脏骤停、急性心肌梗死、降压药物过量、失血性休克、脑动脉狭窄等；认知障碍与低灌注事件之间有明确的因果及时间关系。

（3）出血性 VCI：①明确的脑出血病史（包括脑实质出血、蛛网膜下腔出血、硬膜下血肿等）。②认知障碍与脑出血之间有明确的因果及时间关系。③急性期影像学可见相应的出血证据。

（4）其他脑血管病性 VCI：①除上述以外的血管病变，如脑静脉窦血栓形成、脑动静脉畸形等。②认知障碍与血管病变之间有明确的因果及时间关系。③影像学显示有相应的病灶。

（5）脑血管病合并 AD：①脑血管病伴 AD，有脑血管病病史，发病后一段时间内逐渐出现以情景记忆为核心的认知障碍，这种记忆障碍不符合血管病变导致记忆障碍的特征；影像学有脑血管病的证据，同时存在海马和内侧颞叶萎缩；高龄，有 AD 家族史支持诊断；脑脊液总 tau 蛋白和异常磷酸化 tau 蛋白增高，Aβ42 降低支持诊断。② AD 伴脑血管病，临床符合 AD 特征，隐袭起病，缓慢进展。以情景记忆为核心认知损害；病程中发生脑血管病，可使已存在的认知损害加重；影像学有海马和内侧颞叶萎缩，同时有本次脑血管病的证据；高龄，有 AD 家族史支持诊断；脑脊液总 tau 蛋白和异常磷酸化 tau 蛋白增高。Aβ42 降低支持诊断。

【防治】★★△△

1. 一级预防 通过控制脑血管病的危险因素，如高血压病、糖尿病、高脂血症等，减少脑血管病的发生，是 VCI 一级预防的根本途径。

2. 二级预防 是对于已经出现卒中或 VCI 的患者，进行血管危险因素的干预以防止再次出现卒中，从而预防 VCI 的发生或减缓 VCI 的进展。目前专家推荐脑血管病或 VCI 患者伴有高血压时应积极进行血压调控，同时存在其他血管危险因素时应进行干预，防治卒中的二次复发、减少或延缓 VCI。

3. VCI 治疗

（1）改善认知：胆碱酯酶抑制药和美金刚对于

轻中度 VD 患者的认知功能有轻度改善作用，可用于 VD 的治疗。胆碱酯酶抑制药和美金刚对 VCIND 的治疗作用有待进一步的大规模临床试验证实。

（2）改善精神行为症状：VCIND 较少出现明显的精神行为症状，症状多轻微，应首选非药物治疗。系统性评价证明音乐治疗、行为治疗和周围环境调整对精神行为症状有效。VD 较 VCIND 容易出现精神行为症状如抑郁、焦虑、幻觉、妄想、激越、睡眠倒错、冲动攻击行为等，且程度较重。若患者痛苦或伴随的激越、冲动、攻击行为，是药物治疗的适应证。使用非典型抗精神病药物时应充分考虑患者的临床获益和潜在风险。抑郁是 VD 患者的常见症状，抗抑郁治疗能改善患者的认知功能和生活质量。

（陈晓春）

[1] 中华医学会神经病学分会痴呆与认知障碍学组，中国阿尔茨海默病协会. 中国痴呆与认知障碍诊治指南（三）：神经心理评估的量表选择. 中华医学杂志，2011，91（11）：735-741.

[2] 中华医学会神经病学分会痴呆与认知障碍学组，中国阿尔茨海默病协会. 中国痴呆与认知障碍诊治指南（四）：辅助检查及其选择. 中华医学杂志，2011，91（13）：867-875.

[3] 中华医学会神经病学分会痴呆与认知障碍学组，中国阿尔茨海默病协会. 中国痴呆与认知障碍诊治指南（五）：痴呆治疗. 中华医学杂志，2011，91（14）：940-945.

[4] 中华医学会神经病学分会痴呆与认知障碍学组. 血管性认知障碍诊治指南. 中华神经科杂志，2011，44（2）：142-147.

[5] 中华医学会神经病学分会痴呆与认知障碍学组和中国阿尔茨海默病协会专家组. 中国痴呆与认知障碍诊治指南：轻度认知障碍的诊断和治疗. 中华医学杂志，2010，90（41）：2887-2893.

[6] Dubois B, Feldman HH, Jacova C, et al. Revising the definition of Alzheimer's disease: a new lexicon. Lancet Neurol, 2010, 9 (11): 1118–1127.

[7] Dong MJ, Peng B, Lin XT, et al. The prevalence of dementia in the people's Repulic of China: a systematic analysis of 1980-2004 studies. Age Ageing, 2007, 36 (6): 619-624.

[8] Ferri CP, Prince M, Brayne C, et al. Global prevalence of dementia: a Delphi consensus study. Lancet, 2005, 366 (9503): 2112-2117.

[9] Frisoni GB, Beltramello A, Weiss C, et al. Linear measures of atrophy in mild Alzheimer disease. AJNR Am J Neuroradiol, 1996, 17 (5): 913-923.

[10] LaFerla FM, Green KN, Oddo S. Intracelluular amyloid-beta in Alzheimer's disease. Nature Reviews Neuroscience, 2007, 8 (7): 499-509.

[11] McKhann GM, Knopman DS, Chertkow H, et al. The diagnosis of dementia due to Alzheimer's disease: recommendations from the National Institute on Aging-Alzheimer's Association workgroups on diagnostic guidelines for Alzheimer's disease. Alzheimers Dement, 2011, 7 (3): 263-269.

[12] Pan XD, Zhu YG, Lin N, et al. Microglial phagocytosis induced by fibrillar β-amyloid is attenuated by oligomeric β-amyloid: implications for Alzheimer's disease. Molecular Neurodegeneration, 2011, 6: 45.

[13] Plassman BL, Langa KM, Fisher GG, et al. Prevalence of dementia in United States: the aging, demographic, and memory study. Neuroepidemiology, 2007, 29 (1-2): 125-132.

[14] Qiu CX, Fratiglioni L. Epidemiology of Alzheimer's disease//Waldemar G, Burns A. Alzheimer's disease. New York: Oxford University Press, 2009: 17-25.

[15] Querfurth HW, LaFerla FM. Alzheimer's disease. N Engl J Med, 2010, 362 (4): 329-344.

[16] Shoghi-Jadid K, Small GW, Agdeppa ED, et al. Localization of neurofibrillary tangles and beta-amyloid plaques in the brains of living patients with Alzheimer disease. Am J Geriatr Psychiatry, 2002, 10 (1): 24-35.

[17] Zhang ZX, Zahner GE, Román GC, et al. Dementia subtypes in China: prevalence in Beijing, Xian, Shanghai, and Chengdu. Arch Neurol, 2005, 62 (3): 447-453.

[18] Langa KM, Levine DA. The diagnosis and management of mild cognitive impairment: a clinical review. JAMA, 2014, 312 (23): 2551–2561.

[19] Prince, Martin, Comas-Herrera, et al. World Alzheimer report 2016: improving healthcare for people living with dementia: coverage, quality and costs now and in the future. London: Alzheimer's Disease International, 2016: 1-141.

第3节 帕金森病及相关疾病

【定义】★★★ △△

帕金森病（Parkinson disease，PD）又称为震颤麻痹，是一种原因未明的中老年人常见的神经系统变性病。1817年英国医生James Parkinson首次报道6例患者，提出震颤麻痹一词，并对其进行描述。其病理标记物是路易小体和路易神经突。主要临床表现包括运动迟缓、肌强直、静止性震颤等运动症状以及嗅觉减退、快动眼睡眠行为障碍、抑郁、焦虑等非运动症状。非运动症状可先于运动症状出现，有些可以作为疾病发生的预见因素。PD多为散发性，5%～10%的患者有家族史。本病主要见于50岁以上中老年患者，40岁以前发病者较少，男女比例约为3∶2。65岁人群的患病率为1000/10万，随年龄增高，患病率逐渐增高。40～50岁以前发病者称为早发型帕金森病，而50岁以后发病者称为晚发型帕金森病。

【流行病学】★★★ △△

国外文献报道PD全人群患病率约为0.3%。在老年人群中患病率成倍增加，65岁以上老年人群患病率为1%～2%，85岁以上为3%～5%。据我国的一项统计，55岁以上人口患病率为1%，65岁以上则为1.7%，随增龄患病率进一步增加。

【病因、分类及病理】★★★ △△

帕金森综合征（Parkinson's syndrome）可分为四大类：原发性（即PD）、继发性、症状性和遗传变性型。继发性帕金森综合征有明确的病因，如脑卒中、中毒、脑炎等。症状性帕金森病又称帕金森叠加综合征、非典型帕金森症，是指具有类似帕金森病症状和体征，又伴有其他神经系统损害体征如自主神经、小脑、眼球运动神经或皮质功能障碍的神经变性病，包括多系统萎缩、进行性核上性麻痹、皮质基底节变性等一组疾病。遗传变性型帕金森综合征通常于儿童期或青春期发病，多有家族史。

PD病因尚不清楚，一般认为与脑老化、遗传及环境因素有关。一般认为，在早发性帕金森病起病中遗传因素作用较强，而在晚发性帕金森病起病中环境因素起重要作用。近年来发现，肠道菌群异常在PD发病过程中有重要作用。

无论在症状前期还是症状期均存在神经细胞核周出现纺锤样或丝样路易神经突（Lewy neuritis，LN）和球形路易小体（Lewy bodies，LB），LN和LB均是PD病理过程中存在特异性包涵体的证据。根据这一PD病理诊断的先决条件，Braak教授将PD的病理进程分为六期。早期嗅球及延髓第Ⅸ、Ⅹ对脑神经核首先出现病理改变，后逐渐向上进展至脑桥、蓝斑及中脑黑质，最终累及大脑皮质。因此临床上出现运动症状时疾病已非早期。PD诊断所必需的病理特征：①中脑黑质多巴胺能神经元减少达50%～70%。②残存的神经元内含有路易小体，是一种嗜伊红包涵体，外周为暗淡的晕圈，内含大量突触核蛋白及泛素。③星形胶质细胞增生。

【临床表现】★★★ △△△

PD症状包括多巴胺能系统损害相关的运动症状和非多巴胺能系统损害相关的非运动症状。

（一）运动症状

起病隐袭，多从一侧上肢起病，逐渐扩展到另一侧肢体。起病侧症状常重于非起病侧。

1. 运动迟缓或少动 是所有PD患者均具有的症状。其特征是动作速度缓慢、幅度变小。日常生活中各种动作迟缓，起床翻身困难，行走时受累上肢伴随的摆动幅度小甚至无摆动。轮替动作笨拙，动作过程中常有停顿。呼吸肌的少动可致呼吸不畅。声带功能减退及吸气压力不够引起声音低沉、单调、嘶哑，出现重复言语及口吃。面部表情呆板、瞬目减少，称为面具脸。书写时字体越写越小、变差，称为“小字症”。患者需要更多的时间来完成如穿衣、刷牙、洗脸、剃须等动作，起坐费力，严重时日常生活难以自理。口咽部肌肉少动使唾液吞咽困难，造成流涎，严重时无法进食。

2. 静止性震颤 震颤在静止状态下出现，活动时减轻。震颤幅度较大，频率为4～6 Hz。典型者出现“搓丸样震颤”，表现为手指的节律性震颤使手部不断地做旋前旋后的动作。约半数患者以震颤为首发症状，常从一侧上肢的远端开始，逐渐扩展到其他肢体。下颌、口唇、舌和头部震颤在晚期才会出现。震颤在睡眠和麻醉时可完全消失。

3. 肌强直 表现为主动肌和拮抗肌张力均增

高，在做关节被动运动时，检查者感到有均匀的阻力，称为铅管样强直。伴有震颤者可感到在均匀增高的阻力上有断续的停顿，像齿轮的转动，又称为“齿轮样强直”。肌强直可累及全身骨骼肌。颈项部肌张力增高，患者在平卧时头部常悬在半空持续数分钟，好似有一个“空气枕头”。中晚期患者由于肌张力障碍可出现“纹状体手”，表现为掌指关节屈曲，近端指间关节伸直，远端指间关节屈曲。在症状限于一侧肢体时，患者常主诉一侧肢体无力而常被误诊为脑血管病。但 PD 患者的肌张力增高为屈肌和伸肌张力均匀增高，不同于锥体束病变的折刀样肌张力增高，不伴有腱反射亢进和病理征阳性。

4. 姿势和平衡障碍 出现于疾病的中晚期，表现为头部前倾，躯干俯屈，上肢肘关节屈曲，腕关节伸直，双手置于前方，下肢之髋及膝关节略为屈曲。由于躯干两侧肌张力增高的不平衡，患者可能出现躯干的侧弯，有人称为“比萨”综合征。行走步幅变小，转弯需连续小碎步多步完成，两足擦地行走且速度缓慢或行走呈拖拽步态。可出现“冻结”步态，表现为起步困难；或出现慌张步态，表现为迈开步后就以极小的步伐向前冲去，越走越快，不能及时停步或转弯，由于平衡障碍而易于跌倒。

（二）非运动症状

PD 的非运动症状可出现于 PD 各期，包括运动症状前期。

1. 嗅觉障碍 嗅觉障碍可能是 PD 最早出现的症状。80%～90% 的 PD 患者有嗅觉障碍，但以此作为主诉者罕见。嗅觉障碍既可出现在 PD 运动期，也可先于患者运动症状而出现。伴嗅觉减退的 PD 患者一般高龄、发病年龄晚、自主神经功能障碍明显。

2. 睡眠障碍 PD 患者常伴有睡眠障碍，包括白天睡眠增多、失眠及快速动眼期睡眠行为障碍（REM sleep behavior disorder，RBD）及不宁腿综合征。RBD 表现为患者出现生动的梦境，常是噩梦，由于不同梦境患者出现睡眠中拳打脚踢、走动或坠床等行为，唤醒后常能清晰地记住梦中的细节。RBD 可见于 PD 运动症状出现后，也可见于 PD 运动症状出现之前。

3. 认知和精神行为障碍 PD 中晚期常出现认知损害甚至痴呆。临床特点主要是执行功能和视觉空间受损，记忆障碍主要是回忆困难，再认保持良好。另外，注意及思维判断力也下降。老年 PD 患者的认知障碍发生率高，且病程进展快，认知障碍程度重。40%～60% 的 PD 患者出现抑郁和焦虑。抑郁可以出现在 PD 病程各期，甚至在运动症状出现前就已经出现。多为轻中度，出现自责、自罪和自杀行为者较少见。PD 焦虑主要表现为广泛性焦虑、惊恐障碍和社交恐惧。其中广泛性焦虑、惊恐障碍较为常见。PD 精神病性症状常见于疾病中晚期。其主要表现为幻觉、错觉和妄想。视幻觉最为常见，常常为生动的人或动物。听幻觉可以为低语、音乐或威胁的声音。

4. 自主神经功能障碍 超过 70% 的患者出现顽固性便秘；也可有尿失禁、尿频、排尿不畅，但多见于疾病中晚期。有些患者大量出汗，头面部皮脂溢出也颇常见。超过一半的患者存在性功能障碍。直立性低血压主要见于中晚期患者，表现为突然站立时血压的急剧下降，起立 3 分钟内收缩压持续下降≥30 mmHg 或舒张压持续下降≥15 mmHg，因而出现站立时头重脚轻、视物模糊，平躺后消失，严重者可发生跌倒及晕厥。有研究发现 PD 患者直立性低血压发生率为 40.5%。

【辅助检查】★★★ △△△

1. 常规的实验室检查及头颅神经影像学（CT 和 MRI）检查一般无特异性改变

2. 分子影像学 用于单光子发射断层显像（SPECT）的 ^{123}I-β-CIT 和 ^{123}I- fluopane（FP）-CIT，可以显示多巴胺转运蛋白量，在 PD 患者显著降低，而原发性震颤正常，可用于两者的鉴别。^{131}I-Metaiodobenzylguanidine（MIBG，间碘苄胍）/SPECT 可以显示心脏交感神经突触后功能。PD 患者 ^{131}I-MIBG 摄取率显著下降，而非典型帕金森病或血管性帕金森综合征显示正常或轻微降低。其他分子影像学检查还不推荐用于帕金森病的诊断与鉴别诊断。

3. 经颅多普勒超声显像 超声检查显示 PD 患者黑质信号显著增强，对 PD 诊断有一定参考价值，但敏感度较高，特异度有限。

【诊断及鉴别诊断】★★★ △△△

一、诊断

PD 诊断主要依赖临床。2016 年中华医学会神经病学分会帕金森病与运动障碍学组制定了我国 PD 诊断标准，详述如下。

1. 帕金森症的诊断 帕金森症的诊断是诊断 PD 的先决条件。帕金森症有 3 个核心运动症状，即必备运动迟缓和至少存在静止性震颤或肌强直 2 项症状的1项。对核心症状的检查必须按照统一帕金森病评估量表（UPDRS）中所描述的方法进行。

2. 帕金森症的核心运动症状

（1）运动迟缓，即运动缓慢和在持续运动中运动幅度或速度的下降（或者逐渐出现迟缓、犹豫或暂停）。在可以出现运动迟缓症状的各个部位（包括发声、面部、步态、中轴、四肢）中，肢体运动迟缓是帕金森综合征诊断所必需的。

（2）肌强直，即当患者处于放松体位时，四肢及颈部主要关节的被动运动阻力增高。强直特指“铅管样”抵抗，不伴有“铅管样”抵抗而单独出现的“齿轮样”强直不满足强直的最低判定标准。

（3）静止性震颤，即肢体处于完全静止状态时出现4～6 Hz震颤（运动起始后被抑制）。可在问诊和体检中判断。单独的运动性和姿势性震颤不满足帕金森症的诊断标准。

3. 支持标准、绝对排除标准和警示征象

（1）支持标准

1）患者对多巴胺能药物治疗明确而显著有效。在初始治疗期间，患者的功能恢复正常或接近正常水平。在没有明确记录的情况下，初始治疗显著应答分为以下两种情况：①药物剂量增加时症状显著改善，减少时症状显著加重；不包括轻微的改变。以上改变通过客观评分（治疗后UPDRS-Ⅲ评分改善超过30%）或主观（由患者或看护者提供的可靠而显著的病情改变）来确定。②存在明确且显著的开/关期症状波动，并在某种程度上包括可预测的剂末现象。

2）出现左旋多巴诱导的异动症。

3）临床体格检查记录的单个肢体静止性震颤（既往或本次检查）。

4）以下辅助检测阳性有助于鉴别PD与非典型帕金森综合征：存在嗅觉减退或丧失，或头颅超声显示黑质异常高回声（20 mm^2），或心脏间碘苄胍闪烁显像法显示心脏去交感神经支配。

（2）绝对排除标准：出现下列任何1项即可排除PD诊断（但不应将有明确其他原因引起的症状算入其中，如外伤等）。

1）明确的小脑性共济失调异常，或者小脑性眼动异常（持续的凝视诱发的眼震、巨大的方波急跳、超节律扫视）。

2）出现向下的垂直性核上性凝视麻痹，或者向下的垂直性扫视选择性减慢。

3）在发病的前5年内，患者被诊断为高度怀疑的行为变异型额颞叶痴呆或原发性进行性失语。

4）发病3年后仍局限在下肢的帕金森样症状。

5）多巴胺受体阻滞药或多巴胺耗竭药治疗诱导的帕金森综合征，其剂量和时程与药物性帕金森综合征相一致。

6）尽管病情为中等严重程度（即根据MDS-UPDRS，评定强直或运动迟缓的计分大于2分），但患者对高剂量（不少于600 mg/d）左旋多巴治疗缺乏显著的治疗应答。

7）存在明确的皮质复合感觉丧失（如在主要感觉器官完整的情况下出现皮肤书写觉和实体辨别觉损害），以及存在明确的肢体观念运动性失用或者进行性失语。

8）分子影像学检查突触前多巴胺能系统功能正常。

9）存在明确可导致帕金森综合征或疑似与患者症状相关的其他疾病，或者基于全面诊断评估，由专业医师判断其可能为其他综合征而非PD。

（3）警示征象

1）发病5年内出现快速进展的步态障碍，以至需要经常使用轮椅。

2）运动症状或体征在发病后5年或5年以上完全不进展，除非这种病情的稳定是与治疗相关。

3）发病后5年内出现球麻痹症状，表现为严重的发音困难、构音障碍或吞咽困难（需进食较软的食物，或通过鼻饲管、胃造口进食）。

4）发病后5年内出现吸气性呼吸功能障碍，即在白天或夜间出现吸气性喘鸣或者频繁的吸气性叹息。

5）在发病5年内出现严重的自主神经功能障碍，包括：①直立性低血压，即在站起后3分钟内，收缩压下降至少30 mmHg或舒张压下降至少20 mmHg，并排除脱水、药物或其他可能解释自主神经功能障碍的疾病。②发病5年内出现严重的尿潴留或尿失禁（不包括女性长期存在的低容量压力性尿失禁），且不是简单的功能性尿失禁（如不能及时如厕）。对于男性患者，尿潴留必须不是由于前列腺疾病所致的，且伴发勃起功能障碍。

6）在发病3年内由于平衡损害导致的反复（>1次/年）摔倒。

7）发病10年内出现不成比例地颈部前倾或手足挛缩。

8）发病后5年内也不出现任何一种常见的非运动症状，包括嗅觉减退、睡眠障碍（睡眠维持性失眠、日间过度嗜睡、快动眼期睡眠行为障碍）、自主神经功能障碍（便秘、日间尿急、症状性直立性低血压）、精神障碍（抑郁、焦虑、幻觉）。

9）出现其他原因不能解释的锥体束征。

10）起病或病程中表现为双侧对称性的帕金森症状，没有任何侧别优势，且客观体检亦未观察到明显的侧别性。

4. PD的诊断 诊断分为两个层级。

（1）临床确诊PD需要具备：①不存在绝对排除标准。②至少存在2条支持标准。③没有警示标准。

（2）临床很可能的PD需要具备：①不符合绝对排除标准。②如果出现警示征象需要支持标准来抵消；如果出现1条警示征象，必须需要至少1条支持标准抵消；如果出现2条警示征象，则需要至少2条支持标准抵消，如果出现两条以上警示征象，则诊断不能成立。

二、PD相关运动障碍及鉴别诊断

老年PD需与以下相关运动障碍鉴别。

（一）原发性震颤

1. 临床表现 多有家族史，其发病率随年龄增长逐渐增高，65岁以上老年人的患病率为5%。震颤常为唯一症状，其特点为动作性或姿势性，部分老年患者可合并静止性震颤。最常见部位为上肢远端（95%），其次为头部（34%）、下肢（20%）、言语（12%），面部及躯干受累及较少（均为5%）。震颤幅度较PD小，但频率更高，为8～10 Hz。没有肌强直、少动及姿势障碍等症状。部分患者可能伴有齿轮现象。

2. 诊断标准 国际运动障碍学会及世界震颤组织提出了原发性震颤诊断标准。

核心诊断标准：①双手及前臂动作性震颤。②除齿轮征外，不伴有其他神经系统体征。③或仅有头部震颤，但不伴有头部异常姿势（如果头部有异常姿势，如倾斜或扭转，往往提示肌张力障碍）。

次要诊断标准：①病程超过3年。②有家族史。③饮酒后震颤减轻。

排除标准：①伴其他神经系统体征，或震颤前不久有外伤史。②由药物、焦虑、抑郁、甲状腺功能亢进等引起的震颤。③有精神性震颤病史。④突然起病或分段进展。⑤原发性直立性震颤。⑥仅有位置特异性或目标特异性震颤。⑦仅有言语、舌、颏或腿部震颤。

没有特别有效的药物能完全控制震颤，酒精对控制症状有一定作用，但不宜长期使用。β受体阻滞药如普萘洛尔、阿罗洛尔有一定疗效；扑米酮对上肢震颤有一定疗效，对严重震颤者可行立体定向丘脑切开术或深部脑刺激术。

（二）进行性核上性麻痹

多于50～70岁发病。早期就易出现向后反复跌倒。头颈部倾向于伸直后仰，有时出现后退步态。构音障碍明显，有肢体强直、少动等症状。垂直性核上性眼球运动麻痹伴姿势不稳、易跌倒是该病特征性的表现，患者常两眼向前或向上凝视，下视受限，因而下楼困难。最终眼球固定于中间位。常早期出现锥体束征。进行性核上性麻痹（progressive supranuclear palsy，PSP）病情进展多迅速，一般3～4年后不能独自行走，5年后常坐轮椅或卧床，多于10年内死亡。近年来以病理诊断为基础的病例研究显示，PSP临床变异较大，可分为7个类型，其中典型PSP（PSP理查森型，PSP-Richardson's syndrome，PSP-RS）占50%左右，其他类型包括帕金森综合征型（PSP-P）、纯少动伴冻结步态（PSP-PAFG）、皮质基底节综合征（PSP-CBS）、非流利型变异型原发性进行性失语（PSP-nfvPPA）、行为变异型额颞痴呆（PSP-bvFTA）和小脑性共济失调（PSP-C）等，易被误诊为帕金森病及其他神经变性病。根据中华医学会神经病学分会帕金森病及运动障碍学组拟定的中国进行性核上性麻痹临床诊断标准，PSP诊断分为纳入条件、支持条件及排除条件。详述如下。

1. 诊断所需条件

（1）纳入条件

1）隐匿起病，病程逐渐进展。

2）发病年龄，A. ≥40岁或B. ≥30岁。

3）临床症状：临床症状为并列条件可以同时具有或单独存在。①姿势不稳，A. 伴病程第1年出现明显的反复跌倒；或B. 1年后出现反复跌倒。②病程2年内出现，A. 垂直性核上性向下或向上扫视缓慢；B. 凝视麻痹。

（2）支持条件

1）中轴性肌强直或多巴抵抗的帕金森症。

2）早期的吞咽困难或构音障碍。

3）存在额叶认知功能障碍、冻结步态、非流利性失语或假性球麻痹等无法用排除条件中所列疾病解释的临床表现。

4）头颅MRI：①正中矢状位T_1WI MR成像。A. 表现为以中脑萎缩为主的特征性征象，中脑背盖上缘平坦及蜂鸟征。B. 磁共振帕金森综合征指数［MR Parkinsonism index，MRPI＝脑桥与中脑的面积比值（p/m）×小脑中脚/小脑上脚宽度比值（MCP/SCP）］＞

13.55。C. 中脑和脑桥长轴的垂直线比值<0.52或中脑长轴垂直线<9.35 mm。D. 小脑上脚萎缩。②大脑脚水平轴位 T_1WI MR成像显示中脑前后径明显缩短，即“米老鼠征”；中脑被盖部外侧缘凹陷，即“牵牛花征”。

5）嗅觉检查和心脏MIBG闪烁显像正常。

（3）排除条件

1）有其他帕金森综合征病史。

2）与多巴胺能药物无关的幻觉和妄想。

3）严重不对称性PDS。

4）采用多巴胺受体阻滞药或多巴胺耗竭药治疗，且剂量和时间过程与药物诱导的帕金森综合征一致。

5）神经影像学有结构损害的依据（如基底核或脑干梗死、占位性病变等）。

6）AD型皮质性痴呆。

7）局限性额叶或颞叶萎缩。

8）早期出现明显小脑功能障碍。

9）早期显著的自主神经功能障碍。

2. 诊断标准

（1）临床确诊的PSP-RS：必备纳入条件中的1）和2）A、3）①A和②B及支持条件中的4）①A或B或C；无排除条件。

（2）很可能的PSP-RS：必备纳入条件1）和2）B，3）①A和②A；伴支持条件4）①D或②及5）；无排除条件。

（3）很可能的PSP-P：必备纳入条件1）、2）A、3）②A和支持条件1）、5）；无排除条件。

（4）可能的PSP：必备纳入条件1）和2）B，3）①B或②A或伴有支持条件1）、2）、3）其中一项；无排除条件1）～6）。

该病目前无特殊治疗。

（三）血管性帕金森综合征

可见于宾斯旺格（Binswanger）病或基底节腔隙性梗死。多起病缓慢并逐渐进展或阶梯样进展。步态障碍是其突出表现，上肢症状轻微或不累及。常伴有假性延髓麻痹表现、锥体束征及痴呆。震颤和运动迟缓少见。头部影像学检查显示脑白质病变及脑小血管病的特点。治疗主要针对脑血管病，左旋多巴对运动症状有轻微疗效。

（四）多系统萎缩

包括为2个类型：帕金森型（MSA-P）和小脑型（MSA-C）。MSA-C由于其突出的小脑共济失调并不难鉴别。主要需与MSA-P鉴别。MSA-P于中老年期发病，为散发性并逐渐进展，其临床特征是早期出现运动迟缓和强直，步态缓慢，可有姿势不稳。疾病进展较PD快，症状是双侧对称性发生，早期出现显著的自主神经障碍，如直立性低血压、阳痿及尿失禁。震颤少见，可有腱反射亢进，伴或不伴锥体束征。常规1.5 T常规MRI检查在 T_2WI可发现壳核萎缩及外侧缘高信号（壳核裂隙征），小脑中脚高信号及桥脑“十”字征。该病无特异治疗。

（五）药物性帕金森综合征（drug-induced Parkinsonism，DIP）

各种多巴胺能耗竭药和阻滞药均可诱发，如抗精神病药中吩噻嗪类的三氟拉嗪、奋乃静、氟奋乃静，丁酰苯类的氟哌啶醇、达哌啶醇，硫杂蒽类的泰尔登，以及新型抗精神病药如奥氮平、利培酮等。降血压药物如利舍平、镇吐药甲氧氯普胺、钙拮抗药桂利嗪和氟桂利嗪及治疗心绞痛药物曲美他嗪也可导致帕金森综合征。有以上服药史且出现帕金森症时仍在服用需考虑DIP。DIP多为双侧受累，症状对称，停药后症状多缓解。

治疗措施首先应停用相关药物，若不能停用则可替换为锥体外系副作用较少的药品。大部分患者于停药数周内症状消失，但10%～50%的患者症状仍持续存在。若症状持续且逐渐进展或症状在停药后消失。安坦、金刚烷胺、复方左旋多巴和多巴胺受体激动药可用于DIP治疗，但均缺乏循证医学证据。

（六）皮质基底节变性（CBD）

罕见。起病隐匿，进行性加重。发病年龄为45～77岁，平均63.7岁，男女比例3∶2。病程2～12.5年，平均6.6年。临床表现可分为两个方面，即锥体外系症状和大脑皮质受损症状。其中锥体外系症状早期出现，主要表现为非对称性左旋多巴无效的帕金森综合征。多首先累及左侧肢体尤其上肢，表现为受累肢体肌强直、运动迟缓、静止性或运动性震颤及手足徐动。肌强直逐渐加重而呈现无动性僵直。皮质损害表现为肢体失用、肌阵挛、皮质性感觉缺失及异己手综合征等。部分患者可有行为异常，如淡漠、人格改变、易怒、脱抑制等表现。

根据临床及病理改变，CBD可分为5型，涵盖约87.1%的最终临床诊断病例：皮质基底节综合征型（37.1%）、进行性核上性麻痹型（23.3%）、额颞叶痴呆型（13.8%）、AD样痴呆型（8.1%）及失语型（4.8%）。

头CT或MRI显示受累肢体对侧大脑顶叶及额

叶不对称性皮质萎缩。无动性僵直及左旋多巴治疗无效与 PD 明显不同，具有鉴别意义。根据隐袭起病，逐渐进展，症状持续超过 1 年以上，有很可能的皮质基底节综合征表现，受累肢体对侧大脑顶叶及额叶不对称性皮质萎缩，可以初步诊断。

此外，PD 还应与正常颅压脑积水、夏 - 德（Shy-Dräger）综合征、脊髓型颈椎病及阿尔茨海默病等进行鉴别。

【治疗】★★★ △△

PD 运动症状和非运动症状对患者的生活均有较大影响，因此，应综合治疗，包括药物治疗、手术治疗、运动疗法、心理治疗及照料护理。药物治疗是最主要的治疗方法。

（一）治疗药物

1. 左旋多巴或复方左旋多巴 目前最有效的抗帕金森病药物。单用左旋多巴每日有效剂量在 2～5 g。复方左旋多巴由左旋多巴和脑外多巴脱羧酶抑制药组成，国内有 3 种复方制剂：①卡左双多巴控释片，为左旋多巴加卡比多巴合剂。②多巴丝肼，是左旋多巴加苄丝肼合剂。起始有效剂量常在 300 mg/d（指左旋多巴量）左右。与标准片相比，控释片要达到同样效果需增加 30% 的左旋多巴量。应从小剂量开始，逐渐增加到满意疗效为止，并以此剂量长期维持。因蛋白质影响左旋多巴的吸收和转运，应空腹服用。③恩他卡朋双多巴片，见下文儿茶酚胺 - 氧位 - 甲基移位酶抑制药。

左旋多巴近期副作用表现为胃肠道症状，如恶心、呕吐、食欲减退；心血管系统症状如直立性低血压、高血压、心律失常；也可见短暂性转氨酶增高。远期副作用有运动波动（剂末现象、开关现象等）、异动症、睡眠障碍和精神病性症状。左旋多巴剂量与远期运动并发症的发生明显相关，早期单用时，剂量应控制在 400 mg/d 及以内。

2. 多巴胺受体激动药（DA） 包括麦角碱类和非麦角碱类。前者如溴隐亭、培高利特等由于其心脏瓣膜纤维化等副作用，目前已不推荐使用。后者有：①吡贝地尔（Piribedil）缓释片：初始剂量为 50 mg，每天 1 次，必要时每周增加 50 mg，有效剂量为 50～250 mg/d，需要大剂量治疗时可分 3 次服用。②普拉克索（Pramipexole）：初始剂量为 0.375 mg/d，分 3 次服用，每隔 5～7 天增加 0.375 mg，达到满意疗效时为最佳剂量并以此剂量维持治疗。常用剂量为 0.75～2.25 mg/d，最大剂量 4.5 mg/d。目前有缓释片剂型，每天 1 次，可等量替换。③罗匹尼罗（Ropinirole）：初始剂量为 0.25 mg，3/d。每隔 1 周增加 0.75～3 mg/d。一般有效剂量为 3～9 mg/d，分 3 次服用，最大剂量为 24 mg/d。

3. 单胺氧化酶 B 抑制药（MAOB-I） 包括司来吉兰（Selegiline）和雷沙吉兰（Rasagiline）。可早期单用，或与左旋多巴合用。司来吉兰用法为 2.5～5 mg，每日 1～2 次，应早、中午服用，勿在傍晚应用，以免引起失眠。雷沙吉兰用法为 1 mg/d，单次服用。一般不应与 5- 羟色胺再摄取抑制药（SSRI）合用。副作用主要为口干、食欲减退、直立性低血压、多梦或幻觉等。

4. 金刚烷胺 可单用或与其他药物合用。对强直、少动有一定疗效，对震颤的改善作用不如苯海索。其作用机制可能是加强突触前膜多巴胺的合成和释放、抑制突触前膜对多巴胺的再摄取，从而增加突触间隙多巴胺的含量。除改善运动症状外，也对左旋多巴诱发的异动症有缓解作用。剂量一般为 0.1～0.2 g/d，分 2～3 次服用，末次应在下午 4 点前服用。常见的副作用如失眠、意识模糊、幻觉、下肢出现网状红斑和踝部水肿等。在老年患者更易诱发意识模糊及幻觉。肾功能不全应减量，癫痫、严重胃溃疡、肝病患者慎用，哺乳期妇女禁用。

5. 抗胆碱能药 主要改善 PD 的震颤症状，对少动和强直基本无效。其作用机制是抑制乙酰胆碱的作用，但可损害记忆及认知功能，加重青光眼，引起尿潴留、便秘、精神症状等，60 岁以上及有认知功能障碍者如无必要应避免使用。代表药物为苯海索，剂量一般为 1～2 mg，2～3 次 /d。老年人不宜超过 4 mg/d。

6. 儿茶酚胺 - 氧位 - 甲基移位酶抑制药（COMT-I） 作用机制是抑制 COMT，阻止了周围血左旋多巴及脑内多巴胺的降解，从而改善左旋多巴引起的运动波动。目前有两种药物：①恩托卡朋。本药不能通过血 - 脑屏障，仅能抑制外周的 COMT。因半衰期短，每次需与左旋多巴同时服用，单用无效。每次 100～200 mg，每日不超过 1600 mg。②托卡朋。可通过血 - 脑屏障，因而在中枢和外周均有 COMT 抑制作用，可以改善剂末和开关现象。本药每次服用 100～200 mg，3/d。每日第一剂需与左旋多巴同时服用，此后隔 6 小时服用，可以单用。极少数患者服用托卡朋后出现严重肝毒性，故用药期间应严密监测肝功能。服用 COMT-I 时需减少左旋多巴剂量 30% 左右。恩他卡朋双多巴片是恩他卡朋与卡左双多巴的复方片剂，服用方法参照以上原则。

（二）老年 PD 患者的药物治疗

PD 患者药物治疗有其共同的原则，即：①细水长流，不求全效。即以相对小的剂量获得满意疗效。②从小剂量起始，逐渐增加达到合适的剂量。③不宜突然停药，以免发生撤药恶性综合征。但老年患者由于其发病晚、进展相对早发型PD快、左旋多巴的远期运动并发症发生率较早发型PD低、伴发的其他系统疾病多，因而在药物的选用上与早发PD有所不同。

1. 药物首选原则 对于早发型PD患者，一旦诊断即应开始治疗。复方左旋多巴（美多巴、息宁）或加COMT-Ⅰ、多巴胺受体激动药、MAOB-Ⅰ、金刚烷胺均可作为首选药物。为推迟运动并发症的发生，常首选多巴胺受体激动药。但老年PD患者则首选左旋多巴类药物进行对症治疗。每日左旋多巴剂量控制在400 mg/d（含）以内。已达400 mg/d疗效减退后再加用多巴胺受体激动药、MAOB-Ⅰ、COMT-Ⅰ等。苯海索除非必要一般不用，金刚烷胺亦有抗胆碱能作用，也应慎用。

2. 运动并发症的治疗

（1）内科治疗：①运动波动的治疗。运动波动包括剂末现象、"开"期延迟或无"开"期及"开-关"现象。其中剂末现象最为常见。处理原则：在复方左旋多巴应用的同时，首选加用DA，或加用COMT-I及MAOB-Ⅰ；也可以维持总剂量不变，增加左旋多巴的次数，减少每次服药剂量；或改用左旋多巴控释片，但剂量要增加20%～30%。避免饮食（含蛋白质）对左旋多巴吸收及通过血-脑屏障的影响，餐前1小时或餐后1个半小时服用，减少全天蛋白摄入量或重新分配蛋白饮食可能有效。严重"关期"患者可采用皮下注射阿扑吗啡。②异动症的治疗。异动症包括剂峰异动症、双相异动症和肌张力障碍。对剂峰异动症首先应考虑减少每次左旋多巴剂量，每日总剂量不变。如果是左旋多巴单药治疗，减药同时可加用DA或COMT-I。金刚烷胺有轻微抗异动症作用。非典型抗精神病药氯氮平对异动症也有疗效，但应定期监测血常规。

（2）外科治疗：脑深部灰质立体定向毁损术和脑深部电刺激术（deep brain stimulation，DBS）对运动并发症有效且可改善运动症状。其中DBS由于其微创、安全和可调控性而成为外科治疗的主要选择。但手术并不能根治帕金森病，术后仍需药物治疗。一般病程需5年以上，经过最佳的药物治疗出现疗效减退及运动并发症，可以考虑手术治疗。手术年龄最好不超过75岁。如身体状态良好，经评估后也可放宽到80岁。

3. 非运动症状的治疗

（1）精神症状的治疗：对于PD抑郁焦虑，具有明确疗效者包括普拉克索、帕罗西汀及文拉法辛缓释胶囊。劳拉西泮等对于激惹状态疗效良好。对于幻觉妄想等精神病性症状，首先应依次停用或减少苯海索、金刚烷胺、司来吉兰、DA。或使用抗精神病药。推荐使用氯氮平和喹硫平，但服用氯氮平要定期监测粒细胞。奥氮平可加重锥体外系症状且疗效不肯定，不建议使用。老年患者对这些药物较敏感，应从最小剂量起始治疗，缓慢增加到有效剂量并监测不良反应。

（2）认知障碍：卡巴拉汀及多奈哌齐对PD痴呆有中等程度疗效，对伴随的幻觉也有轻度改善。

（3）自主神经损害：对于症状性体位性低血压，首先应适当增加盐和水的摄入，平卧时抬高头位，穿弹力袜，改变体位时要缓慢。应适当减少DA及左旋多巴的剂量。上述方法无效可用盐酸米多君或屈昔多巴。对于便秘应促使患者多饮水多运动，停用或减少抗胆碱能药物。乳果糖、莫沙必利等可改善便秘。

（4）睡眠障碍：对于失眠者，司来吉兰应在早、中午服用，金刚烷胺服用时间不迟于下午4点服用。失眠也可能与晚间药效不持续致翻身困难引起，睡前加用卡左双多巴控释片或DA多有效。也可根据患者失眠的类型选择镇静催眠药。对于RBD患者，睡前给予氯硝西泮，起始时0.5 mg就能奏效。白天睡眠过多特别是服药后出现者应减少药物特别是DA剂量。

（三）运动疗法

应鼓励患者多运动，有利于改善症状和延缓疾病进展。可根据患者运动症状选择运动方式，如太极拳、慢跑或快步走、健身操。有证据证明太极拳可以改善患者的平衡障碍。长期坚持运动有助于改善生活质量。

（陈海波　李淑华）

参考文献

［1］陈海波．运动障碍性疾病//贾建平．神经病学（中国医师协会全国专科医师培训规划教材）．北京：人民卫生出版社，2009：348-372.

［2］陈生弟，赵迎春，陶恩祥．运动障碍疾病//王维治．神经病学．2版．北京：人民卫生出版社，2013：1385-1431.

［3］中华医学会神经病学分会帕金森病及运动障碍学组，中国医师协会神经内科医师分会帕金森病与运动障碍专业委员会．中国帕金森病的诊

断标准. 中华神经科杂志，2016，49：268-271.
[4] 中华医学会神经病学分会帕金森病及运动障碍学组（陈海波、苏闻、陈生弟执笔）. 中国进行性核上性麻痹临床诊断标准. 中华神经科杂志，2016，49：272-276.
[5] 中华医学会神经病学分会运动障碍及帕金森病学组（陈生弟执笔）. 帕金森病治疗指南（3 版）. 中华神经科杂志，2013，46：1-6.
[6] 中华医学会神经病学分会神经心理学与行为神经病学组，中华医学会神经病学分会帕金森病与运动障碍学组（陈海波，陈生弟，李淑华执笔）. 帕金森病抑郁、焦虑及精神病性障碍的诊断标准及治疗指南. 中华神经科杂志，2013，46（1）：56-60.
[7] 中华医学会神经病学分会帕金森病与运动障碍学组，中华医学会神经病学分会神经心理学与行为神经病学组（陈生弟，陈海波，谭玉燕执笔）。帕金森病痴呆的诊断与治疗指南. 中华神经科杂志，2011，44（9）：635-637.
[8] 刘琦，苏闻，陈海波. 已治疗帕金森病患者的精神病性障碍临床特点及相关因素分析. 中华老年医学杂志，2013，32（3）：282-285.
[9] 李淑华，陈海波，王振福，等. 罗匹尼罗治疗帕金森病的多中心、随机、双盲、溴隐亭对照临床疗效和安全性评价. 中华医学杂志，2013，93（25）：1952-1957.
[10] Ropper AH, Samuels MA, Klein JP. Adams and Victor's Principles of Neurology, 10th ed. New York: McGraw-Hill Education, 2014: 1082-1095.
[11] Donaldson IM, Marsden CD, Schneider SA, et al. Marsden's Book of Movement Disorders. New York: Oxford University Press, 2012: 159-370.
[12] Miyasaki JM, Martin W, Suchowersky W, et al. Practice parameter of initial treatment for Parkinson's disease. An evidence-based review: report of the quantity standard subcommittee of ANN. Neurology, 2002, 58: 11-17.
[13] Braak H, Tredici KD, Rüb U, et al. Staging of brain pathology related to sporadic Parkinson's disease. Neurobiology of Aging, 2003, 24 (2): 197–211.
[14] Lees AJ, Hardy J, Revesz T. Parkinson's disease. Lancet, 2009, 373: 2055–2066.
[15] Olanow CW, Stern MB, Sethi K, et al. The scientific and clinical basis for the treatment of Parkinson disease. Neurology, 2009, 72 (suppl 4): S1-S136.
[16] Olanow CW, Schapira AH. Therapeutic prospects for Parkinson disease. Ann Neurol, 2013, 74 (3): 337-347.
[17] Berardellia A, Wenningb GK, Antonini A, et al. EFNS/MDS-ES recommendations for the diagnosis of Parkinson's disease. Eur J of Neurol, 2013, 20: 16–34.
[18] Li F, Harmer P, Fitzgerald K, et al. Tai chi and postural stability in patients with Parkinson's disease. N Engl J Med, 2012, 366 (6): 511-519.

第 4 节　癫痫与发作

【定义】★★△△

发作（seizure）是大脑高度同步化的神经元异常阵发放电引起的一过性临床症状。癫痫（epilepsy）是中枢神经系统对痫性发作的易感状况，是由于神经化学、神经病理学、神经生理学异常而出现的一组短暂大脑功能障碍的慢性脑部疾病，以发作性、短暂性、重复性、刻板性为特征。老年性癫痫是发生在老年期的癫痫，包括老年前期的癫痫延续到老年期，也包括老年期新发癫痫。癫痫已成为继卒中和痴呆后老年人最常见的严重的神经系统疾病，得到越来越多的重视。

癫痫对老年患者的社会和功能产生深远而多样的影响。癫痫发作增加了老年人跌倒后外伤的风险，使老年人自信心和独立性受损。尽管老年性癫痫治疗效果好，但抗癫痫药物的不良反应及焦虑、抑郁的发生无疑严重影响了老年患者的生活质量，同时也给社会医疗资源带来了沉重负担，但目前对老年性癫痫的相关研究仍然匮乏。增加照料者及患者对癫痫的认识，提高患者治疗的依从性显得至关重要。本节主要讨论老年人新发的癫痫及发作。

【流行病学】★△

老年期是癫痫和痫性发作的高峰期，国外流行病学资料显示，癫痫的总体人群发病率为 69/10 万，40～59 岁的成年人癫痫发病率为 12/10 万，而超过 60 岁的老人发病率急剧增至（77～82）/10 万，65 岁以上老年人每年癫痫的发生率高达 240/10 万。此外，癫痫和痫性发作的发病率随年龄增加而增加，65～69 岁每年发病率为 85/10 万，70 岁以后发病率为 150/10 万，80 岁以后发病率为 159/10 万。大约 25% 的癫痫新病例是 60 岁以上的老年人。

国外研究表明，癫痫的总人口患病率为 6.8/1000，老年人的总患病率为（7～12）/1000。其中，55～64

岁的患病率为12/1000，大于75岁的老人患病率为14.8/1000，85～94岁的患病率为7/1000。我国癫痫的患病率为（3.5～6.8）/1000，大约23%癫痫患者年龄大于60岁。由于老年性癫痫识别和诊断的困难，其发病状况往往被低估。有学者预测，到2020年，在所有新发癫痫患者中老年患者将占据一半。老年性癫痫的死亡率高出普通人群2～3倍。

单次的急性症状性发作并不能称为癫痫，60岁以上急性症状性发作的患病率为100/10万，随增龄患病率增加，大约75%的急性症状性发作会有第二次发作，且在老年人群中，该比率可高达90%。

【病因】★★△△

2010年国际抗癫痫联盟按病因将癫痫分为遗传性、结构/代谢性及未明确病因的类型，这种分类方式适合于所有的年龄阶段，然而对于不同的年龄段具体的病因分布是不同的。老年性癫痫的病因复杂多样，大多能找到明确的原因，约30%病因不明确或为隐源性，而与遗传相关的特发性癫痫极少见。在明确病因中，脑血管病最常见，神经退行性疾病、颅内肿瘤和外伤性脑损伤亦为常见病因。

1. 脑血管疾病 引起老年性癫痫最主要的原因，占30%～50%。癫痫可出现在围卒中期，或卒中后期，也可以是脑血管疾病早期的临床表现。有研究报道，中风后第一年发生癫痫的风险增加20倍。卒中病灶数量越多，面积越大，发生癫痫风险越大。出血性卒中更易发生卒中后癫痫。接近皮质的壳核出血、蛛网膜下腔出血和原发性脑室出血继发癫痫发作是最常见的。梗死部位接近或位于额叶顶区皮质易发生癫痫。

此外，脑小血管病也是癫痫发生的原因，尤其在伴有认知损害的情况下，脑小血管病引起癫痫的概率增加。有研究发现，在一些有高血压、高脂血症、动脉硬化疾病等脑卒中危险因素的患者，影像学检查往往没有任何脑卒中的发现，但可出现癫痫的发作，最终病因往往归结于小血管疾病。

2. 脑肿瘤 这是老年性癫痫第二常见病因，占老年性癫痫病因的10%～30%，尤其是神经胶质瘤、脑膜瘤、脑转移瘤。癫痫发作通常在原发性肿瘤比继发性肿瘤常见。神经胶质瘤是最常见的原发性肿瘤。低分化肿瘤比高分化肿瘤常见。接近脑皮质的肿瘤比位于脑髓质的肿瘤更可能导致癫痫发作。

3. 与认知障碍相关的神经退行性疾病 痴呆老年人10%～20%伴有癫痫。痴呆患者发生癫痫的风险增加了5～10倍。与同龄非痴呆患者相比，阿尔茨海默病伴发癫痫的风险增加了3～87倍。通常认为肌阵挛性癫痫与阿尔茨海默病有关。

其他非神经退行性痴呆也可伴癫痫发作，如克-雅病属于朊病毒感染性疾病，其伴发癫痫的比率高达20%。但是，目前关于混合性痴呆、血管性痴呆、路易体痴呆、额颞叶痴呆伴发癫痫的风险仍无具体数据。

痴呆严重程度与发生癫痫的风险相关。研究显示，1.5%～16%轻度痴呆患者伴发癫痫，而重度痴呆患者癫痫发生率高达9%～64%。癫痫可以出现在退行性疾病的任何阶段，但往往出现在疾病的后期。对阿尔茨海默病患者的随访研究显示，10年的癫痫发病率为11%，15年为26%。

4. 外伤性脑损伤 10%～20%老年性癫痫由脑外伤引起，是难治性癫痫的最常见原因。贯通伤、双顶叶或多处挫伤、颅内出血、额颞叶损伤、硬膜下血肿、颅骨骨折、脑中线移位超过5 mm、意识丧失或遗忘超过24小时、受伤早期的痫性发作、年龄超过65岁是发生外伤后癫痫的危险因素。

5. 中枢神经系统感染 老年人基础疾病多，免疫力低下，容易并发中枢神经系统感染，如病毒、结核、寄生虫。感染急性期，因充血、水肿、毒素和渗出的刺激，引起癫痫发作。痊愈以后，瘢痕和粘连可成为发生癫痫的原因。

6. 代谢和毒性因素 主要包括发热、感染、糖尿病急症、电解质紊乱、严重的黏液性水肿、肝衰竭、肾衰竭、药物和药物戒断、酒精和酒精戒断等。这些代谢和毒性因素可能降低发作的阈值，从而诱发癫痫发作；这种发作往往随着原因去除可以缓解，因此，严格地说不应该诊断为癫痫，称为急性症状性发作。但是，这种症状性发作增加了发生癫痫的风险。

大剂量用药、肠外给药，或者患者不适合使用药物时容易诱发癫痫。例如，口服降糖药或胰岛素过量引起的低血糖可以诱导癫痫发作；吸烟可以影响氨茶碱的分布，因此，在吸烟的患者中使用氨茶碱特别容易引起全面性发作。可能引起癫痫发作的常见药物有抗生素（氨苄青霉素、青霉素、苯唑西林、羧苄青霉素、异烟肼、环丝氨酸、萘啶酸、喹诺酮、碳青霉烯类）、内分泌药物（胰岛素、口服降糖药、肾上腺皮质激素）、局部麻醉药/抗心律失常药（利多卡因、普鲁卡因、达舒平、抗胆碱药过量）、精神药物（氯丙嗪、其他吩噻嗪、三环类抗抑郁药和其他、锂）、兴奋药物（氨茶碱、多沙普仑、麻黄碱、尼可刹米）、麻醉药物（醚、美索比妥、氯胺酮、氟烷、安泰酮）、抗惊厥药（苯巴比妥、苯妥因）过量，其他（青霉胺、巴氯芬、高压氧、环孢素、干扰素），药物及停药戒断（苯二氮䓬类药物、酒精）。

7. 其他原因 目前的资料显示大约1/3的老年性癫痫病因不明。2015年美国Gaspard N等的一项研究显示，免疫因素是新发难治性癫痫持续状态的病因。对于这些患者，免疫治疗效果优于抗癫痫药物治疗。

【临床表现和分型】★★★△△△

（一）发作类型

目前常用的是修订的1981年国际抗癫痫联盟分类，根据临床表现及发作时的脑电图改变大体分为全面性发作和部分性发作。此外，大约10%老年性癫痫的发作尚不能分类。

1. 全面性发作 起源于双侧大脑皮质，脑电图可证实异常放电来源于双侧脑部，分为原发性和继发性。老年人常见的是继发性全面性发作，通常伴有学习障碍；原发性全面性癫痫与遗传因素有关，在老年人中相对少见，包括强直-阵挛发作、强直发作、阵挛发作、肌阵挛发作、失张力发作、反射性发作。其中强直性肌阵挛最常见，仅26%老年人表现为全身强直-阵挛发作，而年轻人65%的全面性癫痫表现为全身强直-阵挛发作。此外，老年人失神发作亦少见。

2. 部分性发作 起源于大脑半球的局灶部位，临床表现与病变部位的功能有关，如左侧大脑皮质区的病灶主要表现为右侧肢体抽搐、颞叶癫痫的自动症、额叶癫痫的姿势性发作、顶叶癫痫的发作性感觉异常、枕叶癫痫的发作性视幻觉和失明等。其中，颞叶癫痫是老年性癫痫比较常见的类型。如果异常放电传播至对侧，可以引起继发性全面性发作。由于老年性癫痫主要起源于局灶，因此75%以上的老年性癫痫是部分性发作，以复杂部分性发作伴或不伴继发全面性发作最为常见。

在老年性癫痫中，部分性发作可分为无意识障碍的单纯部分性发作和有意识障碍的复杂部分性发作。单纯部分性发作包括：①有运动症状的发作，如局部运动发作、旋转性发作、姿势性发作、发音性发作。②有躯体感觉或特殊感觉症状，如躯体感觉、视觉、听觉、嗅觉、味觉、眩晕。③有自主神经症状或体征，如上腹感觉、苍白、出汗、脸红、立毛、瞳孔扩大。④伴高级中枢损害，如语言障碍、情感障碍、认知障碍，或幻觉（如视物增大）。复杂部分性发作包括：①仅有意识障碍的发作。②意识障碍伴自动症的发作。③意识障碍伴强直阵挛的发作。

（二）老年性癫痫的特点

老年期起病的癫痫往往临床表现不典型，复杂多样，出现先兆的较少见且缺乏特异性，大约30%的老年患者首发症状为癫痫状态，自动症状少见，有些患者仅表现为记忆混乱、行为怪异、意识混沌或无反应状态，且发作性症状可以持续数小时、数天、数周。此外，癫痫发作后状态较年轻人延长，可达数天至2周，表现为恍惚、混乱、失定向、活动过度，徘徊、尿失禁、持续头痛。临床表现的复杂多样可能与病变常常累及额顶叶有关。表30-7总结了老年性癫痫区别于青年人癫痫的特点。

意识混沌可以是老年性癫痫发作或发作后的唯一临床表现。突发的或短暂的意识混沌应考虑不典型的复杂部分性发作。对于痴呆患者，波动性的意识混沌往往被认为是痴呆本身的表现，常常不易被识别。老年人非惊厥性癫痫持续状态往往表现为不能解释的昏迷或意识混沌，缺乏特异性的运动特征，此时，诊断易被延误。对高度怀疑癫痫的患者进行早期的脑电图检查是诊断老年非惊厥性癫痫持续状态的关键。

表30-7 老年性癫痫发作临床表现与青年人区别

	老年人	青年人
发作频率	高	低
病灶部位	顶叶/额叶	颞叶
全面性发作	少见	多见
器质性病变	较多	较少
先兆症状	少见	多见
自动症	少见	多见
发作后的意识模糊持续时间	长	短暂
反复发作的可能性	大	小

注：引自Smith N，Tiwari D.Epilepsy in older people.Reviews in Clinical Gerontology，2015，25：53-59.

【诊断】★★★△△△

（一）病史

目击者提供的完整、详尽病史是诊断最重要的基础。准确的病史采集往往比较困难，除了典型的强直-阵挛发作易被目击者准确描述外，其他发作形式，如复杂部分性发作，往往不能被目击者识别。尤其对于独居的老年人，被发现时就是“躺在地上”，很难获得发作的细节，这样使诊断相对困难，因此需要加强对该病的认识，尤其是对不典型发作的识别，以提高诊断率。表30-8总结了询问病史的要点。

（二）辅助检查

脑电图是癫痫诊断的重要辅助检查，阵发性异常放电（如棘波、尖波、棘慢波、尖慢波）支持癫痫的

表 30-8 考虑老年人癫痫发作询问病史要点

询问患者	询问目击者
发作当时在做什么，有无体位改变	患者当时在干什么
是否有头晕、黑矇、视觉先兆或警示	发作前你是否注意到任何异常或患者提到不适
发作后有无头痛、肌痛等表现	患者是否有抽搐、阵挛，或者不自主运动
最近是否在服药或有任何改变	发作后有无舌咬伤等表现
是否有目击者	是否发现患者的脉搏改变

诊断。但是，国外学者研究发现，在 26% 非癫痫患者可记录到癫痫样放电，仅 75% 癫痫患者脑电图有癫痫样放电，可见脑电图诊断癫痫其敏感性和特异性都是不高的。此外，常规脑电图记录时间较短，通常为 20 分钟，仅 30%～50% 可以记录到发作间期的阵发性异常放电，因此没有记录到异常放电活动不能除外癫痫的诊断。此外，老年人常常更容易出现非特异性脑电图改变，完全依赖脑电图来诊断或排除癫痫有潜在风险。当诊断和鉴别困难时，通过长程脑电图、视频脑电图、睡眠脑电图的记录对老年性癫痫的诊断具有重要意义，对区分癫痫和因心律失常引起的晕厥亦有帮助。其中，对于反复不典型发作，且发作较频繁时，通过视频脑电图检查可有助于鉴别癫痫和非癫痫事件。

由于老年性癫痫继发性因素多，60% 以上的患者可能有器质性脑疾病，因此影像学检查是必要的。老年期起病的癫痫伴随以下情况时建议 CT 扫描：①局灶性神经系统体征。②进展性或新发神经系统症状或体征。③不是由于服药依从性差或物质成瘾（如酒精）导致的发作难以控制。④明确的局灶性发作。⑤脑电图显示持续的慢波异常。此外，对于诊断不明确，CT 未见阳性发现的患者，MRI 可进一步评估，以便发现 CT 不能显示的胶质病变和海马的细微改变。

为了进一步筛查老年性癫痫的可能原因，可根据患者情况选择检查，包括全血细胞计数、红细胞沉降率、生化检查（包括尿液、电解质、血糖、肝功能、甲状腺功能）、心电图、X 线胸片，必要时进行特殊筛查，如梅毒、克 - 雅病等。此外，为鉴别心源性晕厥，可以考虑动态心电图、心脏彩超、颈动脉窦按摩及倾斜试验等检查。图 30-2 总结了对疑似癫痫患者进行辅助检查的流程。

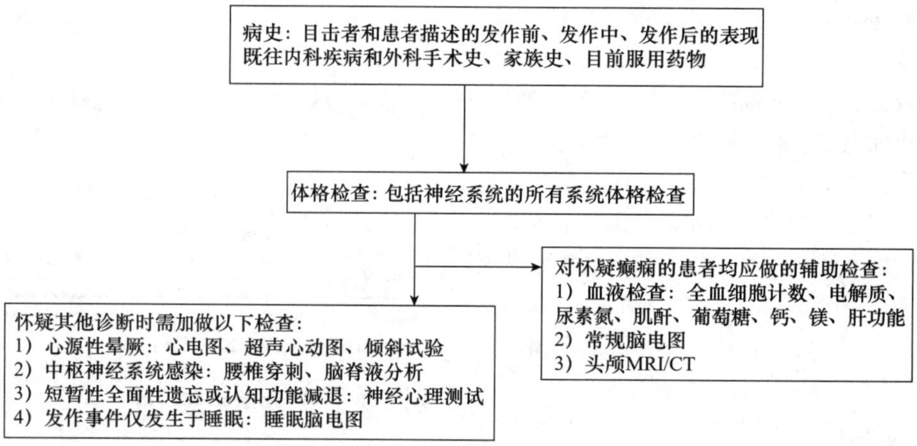

图 30-2 老年性癫痫辅助检查的流程

（三）诊断步骤

老年性癫痫的诊断同其他年龄段癫痫的诊断一样，也包括三个方面，首先要确定是否是癫痫，其次是明确发作类型，最后要尽可能查明原因。但是，老年性癫痫发作的多样性增加了诊断难度，如果老年人出现以下情况应该考虑癫痫：意识混沌、意识改变或丧失、行为改变、无反应，抽搐、不自主运动、无意识丧失的肢体或面部感觉异常，反复发作的睡眠障碍，不能回忆的反复跌倒。此外，对疑似癫痫的老年患者应该遵循以下诊断步骤。

首先，明确是否有目击者。如果有，那么在发作后尽快向目击者采集详细的病史。如果没有目击者，且诊断尚不明确时，嘱可能目击的人观察再次发作的情况，并在发作时了解脉搏有无变化（见表 30-8 询问目击者要点）。

其次，确定发作的性质。应该全面了解发作前、发作中和发作后的细节，根据患者跌倒时有无意识障碍、异常行为、混乱、局灶性神经系统特征可以判断发作的性质。癫痫发作一般是刻板性的，如果多次发作的形式不同，考虑可能有其他原因。

再者，考虑是否存在认知障碍。由于认知障碍引起病史采集困难，治疗依从性较差，因此对老年人癫痫应该筛查认知功能，为治疗决策和副作用评估作参考。建议用认知筛查量表进行评估，如简易精神状态量表（MMSE）筛查。

老年患者的特殊性使得老年性癫痫诊断比儿童和青年更加困难，易被漏诊和误诊。研究显示老年性癫痫被延误诊断的平均时间为 1.7 年，而 30% 被初诊为癫痫的患者并没有癫痫。

被误诊的原因包括：①不恰当的试验性抗癫痫治疗，并且没有充分随访这种治疗的效果。②不了解惊厥性晕厥也可以出现肌阵挛或其他异常运动。③错误地认为发作过程中的尿便失禁仅出现在癫痫发作过程中。④不恰当地依赖发作间期的脑电图结果。⑤采集病史的技巧，认知功能减退，缺少目击者等造成病史不完整。⑥没有掌握癫痫区别于其他疾病的特征。⑦诊断过程没有癫痫专科医生的参与。

被漏诊的原因包括：①患者或者照顾者没有将发作事件告知医生。②当患者不能确定发作过程是否有意识丧失时，会将反复发作的事件过度地认为是简单跌倒。③过度诊断为短暂性脑缺血发作（transient ischemic attack，TIA），尤其是先前有 TIA 或者卒中病史。④过度诊断为晕厥，由于动态心电监测、像倾斜试验、颈动脉窦按摩试验这样的心血管激发试验的假阳性结果，或者没有将这些结果与临床表现相联系。⑤老年人复杂部分性癫痫发作的临床特征不典型。⑥采集病史的技巧，认知功能减退，缺少目击者等造成病史不完整。⑦没有掌握癫痫区别于其他疾病的特征。⑧诊断过程没有癫痫专科医生的参与。

【鉴别诊断】★★★△△△

由于老年人所患疾病较多，许多疾病的症状与癫痫发作相似，因此在诊断时必须加以鉴别，包括晕厥、低血糖、TIA、继发于脑器质性疾病的反复发作性行为异常、药物和非痫性因素引起的跌倒发作、发作性短暂性全面遗忘、精神源性发作、惊恐发作、通气不足、心因性发作（假性癫痫发作、非癫痫发作事件）。

（一）晕厥

老年性癫痫发作表现不典型，症状和体征具有非特异性，晕厥伴有的肌阵挛等可能被误诊为癫痫，惊厥性晕厥的存在增加了误诊的可能性，所以临床上两者鉴别有一定困难。表 30-9 的临床特征有助于鉴别晕厥和癫痫。

表 30-9 老年人癫痫和晕厥鉴别的临床特点

	晕厥	癫痫
发作前	直立位发生 与排尿、咳嗽、排便有相关性 前驱症状常为头晕、恶心、呕吐、出汗 情绪刺激常可诱发	可在不同的体位、姿势或环境中发生 先兆（如嗅觉） 在睡眠中发生的
发作期间	面色苍白 肌阵挛 目击者描述“倒下，静静地躺在地上”	起始有头部转向一侧 移动、咀嚼、口部发声 强直 - 阵挛发作 每次发作类似
发作后	恶心、呕吐 意识模糊或遗忘时间较短	面部发绀、舌咬伤、头痛、肌痛 意识模糊或遗忘时间较长

（二）TIA

TIA 通常表现为缺失性症状，如无力和感觉减退，而癫痫主要表现为刺激性症状，如感觉倒错、肢体抽搐。但是，区别 TIA 和单纯部分性发作有时仍然比较困难。如果存在意识丧失，TIA 的可能性较小。需要强调，任何脑血管疾病都是癫痫的危险因素。

（三）短暂性全面遗忘症

该病在老年人中不常见，主要表现为数小时至 24 小时左右的记忆丧失，不能完成复杂的任务，通常重复问同样的问题，发作时意识清楚、自知力存在。通常只有一次发作，如果患者反复发生，就需要重新考虑诊断。需与复杂部分性发作相鉴别，后者常有意识状态的改变，常不会超过 1 小时，往往反复发作。

（四）心律失常

无论是缓慢性还是快速性心律失常，都可能引起脑部缺氧，从而导致强直 - 阵挛发作。如果发作前伴有头晕、心悸等前驱症状，应当考虑心源性因素。心源性发作通常在异常脑电出现前发生心律失常，有明确的时间先后关系，24 小时动态心电图、视频遥测技术有助于鉴别心源性事件和癫痫发作。

（五）心因性发作

又称为假性发作，这种发作在老年期起病比较罕见，但是老年性癫痫表现不典型、持续时间可能较长，需要和其鉴别。假性发作的特点是多在精神刺激后出现，发作中哭喊、闭眼、眼球躲避、瞳孔正常，发作时脑电图无癫痫样放电，无潜在的器质性病变。

（六）惊恐发作

该病虽然是终身性疾病，但是在老年人比较少见。患者主要表现为感觉要发生什么事情，需要深呼吸，往往由于害怕发作而出现头昏、肢体和口周感觉异常，肢体沉重感，过度换气可以诱发。

（七）跌倒发作

女性多见，往往无诱因突然跌倒在地，伴有面部、手和膝部挫伤，发作通常无先兆，意识清醒，发作后能立即站立，脑电图正常。

（八）低血糖

当血糖低于2 mmol/L时，容易出现意识障碍，产生局部阵挛发作或全身强直-阵挛发作，往往伴有低血糖发作的其他表现，如出汗、心悸、瞳孔扩大，在糖尿病进行降糖治疗的患者中应警惕。

（九）睡眠障碍

睡眠中的癫痫发作应该和异睡症鉴别。通常癫痫可以根据病史，尤其是目击者描述的发作细节来诊断。快速动眼睡眠中的行为异常通常是梦境的再现，表现为踢击、叫喊或咒骂。周期性肢体运动以非快速动眼睡眠周期性运动为特征，表现为每20～40秒重复的踝部背屈、髋部和膝部屈曲，约30%的患者伴不宁腿综合征。

【治疗和管理】★★★△△△

虽然抗癫痫药物仍然是老年性癫痫的主要治疗方法，但是，癫痫产生的影响远远超过癫痫发作的直接后果，因此，需要对老年性癫痫患者进行综合管理。

（一）一般措施

心理指导使老年患者能够对疾病有正确的认识以消除老年人对疾病的恐惧。要让患者知道癫痫发作是继头痛后最常见的神经系统问题，有1/50的人在一生中有过癫痫发作，癫痫本身很少引起脑损害，发作与精神障碍无关，大部分可以用药物控制。对于患病老年人，给他们机会表达想法，给予理解，关心他们的躯体和心理状态是极其重要的。

加强对老年患者的健康教育和社会支持，避免意外。由于癫痫发作的不可预知性，应避免因发作导致危险或意外的活动，如驾驶、游泳、高空作业等。此外，应该告诉患者不良生活习惯可能促使癫痫发作，应该避免睡眠不足、饮酒过度等不良生活习惯。

医务工作者、社工、职业治疗师等多学科综合评估改善其生活质量。由于癫痫发作可能打击老人的自信心，从而限制他们的活动，导致“生活圈”缩小。因此，需要综合评估患者的行走能力、家庭环境、社会支持等。当癫痫频繁发作，穿戴式警报器可能有帮助。

加强服药的管理。老年人不可避免有多种药物使用的问题，对于老年性癫痫患者，应该对现服用的药物进行审查，尽量停用可能干扰抗癫痫药效的药物。抗抑郁药等抗精神病药会降低癫痫发作的阈值，因此需详细询问是否在服用此类药物。应提高老年患者长期规律服用抗癫痫药的依从性，如减少服药次数、给予口头和书面提示、确保药物有标签等。

（二）处理伴随疾病

老年人由于多种疾病共存，应该合理治疗其伴随疾病，如痴呆、卒中、糖尿病、骨质疏松、慢性肾病，以便更好地控制癫痫。采取的措施如表30-10所示。

表30-10 老年性癫痫常见合并症的临床意义及其处理

	对癫痫的影响	措施
痴呆	治疗依从性降低 发作频率难以监控 患者教育几乎不可能	老年人新发癫痫或疑似癫痫均需要常规筛查认知功能 评估抗痴呆治疗的指征 管理服用的所有药物 提供适当的照顾者训练
卒中	再发卒中的风险增加	控制血管危险因素
骨质疏松	部分抗癫痫药物（如苯妥因、卡马西平）增加骨丢失，可能增加发作时骨折风险	使用抗骨质疏松药物
慢性肾病	改变了部分抗癫痫药的排泄	了解各种抗癫痫药的特性
糖尿病	低血糖可能降低发作阈值	检测血糖，了解血糖控制水平
衰弱	导致体力和功能全面减退	评估运动能力，如能否在发作后独立从地板站起 了解是否需要佩戴安全报警器

（三）了解药物相互作用

多药使用在老年人是不可避免的现象，而部分抗癫痫药物的肝酶诱导作用（如苯妥因、卡马西平、丙戊酸、奥卡西平）与其他药物有相互作用，包括华法林、他汀类调脂药、精神安定药、抗生素、抗心律失常药、抗高血压药、皮质激素、细胞毒性药物及其他免疫抑制药，在临床使用中应该根据患者的用药情况选择。此外，酶诱导药对内源性维生素D和雄性激素亦有一定影响，长期使用可导致骨质疏松和性功能障碍，长期使用抗癫痫药物的过程中应监测骨密度，预防骨质疏松。

（四）抗癫痫药物治疗

1. 处方策略 抗癫痫药物仍然是老年人癫痫的主要治疗方法。总体来说，老年性癫痫的治疗效果较好，65%～80% 的患者发作经单药治疗发作可以控制。老年性癫痫选药需考虑发作类型，还应当注意年龄相关的药代动力学改变、伴随疾病、多药的相互作用等问题。因此，需要全面评价抗癫痫药物的有效性、副作用、对认知的影响、跌倒风险、对骨代谢影响、药物相互作用、服药简便、老年患者的经济问题来指导选药，达到维持正常生活、发作完全控制和副作用最小化的治疗目标。

老年性癫痫患者在对抗癫痫药的吸收、分布、代谢、分解和排出的各个环节上异于成年人。例如，吸收面积的减少、内脏血循环速度的缓慢、胃肠功能下降、血蛋白含量降低（游离形式抗癫痫药物浓度相对较大）、容积分布增加、代谢和降解能力减退及肾排出减少等，均可影响药代动力学，其结果是药物清除减慢。因此，抗癫痫药物在成年人的推荐剂量不完全适合老年患者，建议采取"从成年人推荐剂量的一半开始，缓慢加药、逐渐滴定"的策略。这样可明显降低药物对中枢神经系统及外周的不良反应，并且应当严密监测血药浓度，注意不良反应，尤其是认知损害、骨质疏松风险等。

2. 抗癫痫药物的选择 近 20 年来，新型抗癫痫药不断问世，与传统药物（苯妥因、苯巴比妥、卡马西平、丙戊酸）相比，新药疗效与之相似，但具有药物代谢动力学更好，药物相互作用更少，副作用相对少的特点，因此对老年性癫痫可考虑优先选用。但是，涉及老年人群的临床研究较少，现有证据表明拉莫三嗪和加巴喷丁在老年人中耐受性良好。最近国际抗癫痫联盟提出拉莫三嗪和加巴喷丁可用于部分性发作的老年性癫痫患者，2013 年国内癫痫管理专家共识中也赞同这一推荐；此外，专家也推荐老年性癫痫患者使用左乙拉西坦、卡马西平、奥卡西平。二线的抗癫痫药物包括加巴喷丁、托吡酯、唑尼沙胺、拉考沙胺、噻加宾。

从癫痫发作类型考虑，原发性或症状性的全面性癫痫首选药物是左乙拉西坦、拉莫三嗪或丙戊酸；治疗部分性发作相关的一线抗癫痫药具有相似的疗效，因此更应该考虑其副作用，倾向于选择拉莫三嗪、左乙拉西坦、卡马西平或丙戊酸；此外，阿尔茨海默病患者的肌阵挛性癫痫发作首选丙戊酸；氯巴占可用于预防发作或丛集发作。苯巴比妥和苯妥因由于副作用较多，老年性癫痫患者应尽量避免使用。

但是，新型抗癫痫药物往往价格昂贵，对经济条件差的老年人在选择传统抗癫痫药物时，应当密切监测药物不良反应。例如，苯巴比妥和苯妥英钠对认知功能的影响，增加骨质疏松和跌倒的风险；卡马西平在用药剂量很小的情况下，也能引起低血钠症，随年龄的增加更加明显，因此在合并有心力衰竭而使用利尿药的患者，一定要加以注意；有震颤的老年人应避免选择丙戊酸。

当一种首选的抗癫痫药不能控制发作时，首先应该评估以下情况：①是否是癫痫发作。②用药是否合理。③剂量是否合适。④患者是否坚持服药。如果确定是药物失败，可以考虑换用第二种药物单药治疗，2～3 种单药治疗失败时，可以考虑联合用药。如果第二种药有效，应逐渐撤退第一种药物。如果发作不能完全控制，需尽可能减少发作频率且无明显的药物不能耐受。国内常用抗癫痫药物在老年人的药代动力学和安全性等问题见表 30-11。

表 30-11 老年人常用抗癫痫药的特征

药物	蛋白结合率（%）	肝清除率（%）	药代动力学	老年人的安全性问题	认知障碍	服药次数	成人常用剂量（mg/d）	推荐强度
苯妥因	90	10	肝酶诱导药	剂量依赖的副作用，骨质疏松，跌倒风险增加 3 倍，共济失调，多毛，牙龈肥厚，多毛	轻 - 中度，剂量依赖	1～2 次 /d	300～600	低
卡马西平	75～85	100	肝酶诱导药	低钠血症，震颤，肌阵挛，皮疹，骨量减少 - 骨质疏松，软骨病，步态异常，跌倒风险增加，房室传导异常	轻 - 中度	2 次 /d	300～1200	中
丙戊酸	75～95	100	肝酶诱导药	低白蛋白时有神经毒性，骨量减少 - 骨质疏松，步态异常，体重增加，血小板减少，震颤	轻 - 中度	2～3 次 /d	600～2500	中

（待续）

（续表）

药物	蛋白结合率（%）	肝清除率（%）	药代动力学	老年人的安全性问题	认知障碍	服药次数	成人常用剂量（mg/d）	推荐强度
奥卡西平	40	60～70	肾衰竭者需调整剂量，异质性反应降低	与卡马西平相似，但皮疹发生率低，低钠血症发生率高	轻度	2次/d	600～1200	中
托吡酯	15	20	80%由肾排泄，肾衰竭者需调整剂量	感觉异常，肾结石，体重减轻	易引起认知障碍、精神迟缓、找词困难	2次/d	100～200	中-低
拉莫三嗪	55～60	100	缓慢滴定	皮疹，史-约综合征（Stevens-Johnson综合征），失眠	无，可稳定情绪	2次/d	100～300	高
加巴喷丁	0～5	0	不诱导肝酶，肾脏排泄，根据肌酐清除率计算剂量	外周水肿，体重增加，头晕	无	2～3次/d	900～1800	高
普瑞巴林	5～10	0	肾衰竭者需降低剂量	体重增加，镇静，头晕，外周水肿	认知降低	2次/d	150～300	高
左乙拉西坦	0	33	66%由肾脏排泄，肾衰竭者需调整剂量	激惹，敌意，易怒，抑郁，情绪不稳	较少	2次/d	1000～3000	高
唑尼沙胺	40～60	50～70	老年人清除率降低，缓慢滴定	头晕，思睡，体重增加，易怒，抑郁，幻觉，精神异常，肾结石	注意、记忆、语言障碍	1～2次/d	300～400	中
拉考沙胺	15	—	40%由肾排泄	剂量依赖的视物模糊，思睡	记忆、注意障碍，混乱	2次/d	200～400	中
噻加宾	95	100	肾病不需剂量调整	剂量依赖的膝部屈曲和跌倒，协调性改变，脑病	认知改变	2次/d	24～56	低

注：引自 Abdulla A.Epilepsy in older people.Oxford Desk Reference：Geriatric Medicine，2012（有修订）

3. 首次发作的治疗 通常情况下，第一次发作不能称之为癫痫，有诱因的单次发作（如发热或酒精）应当去除诱因，不需抗癫痫药治疗。出现一次不明原因的发作时，是否使用抗癫痫药成为难题。可以根据复发的风险和可能性大小、抗癫痫药物的副作用，是否存在潜在的病因，以及发作持续时间的长短等多种因素综合考虑是否使用抗癫痫药。如果发作持续时间长或是有明确的潜在脑部因素（如脑部肿瘤），选择治疗是合理的；相反，一次持续时间短的全身或部分抽搐发作或非惊厥发作采取随访观察的策略比较合适。尽管老年患者首次发作后再发的风险高达80%，但总体上仍需要考虑抗癫痫治疗的获益和风险，并与患者及其家属充分沟通后确定是否开始抗癫痫治疗。

4. 癫痫状态的治疗 老年性癫痫状态的治疗与成年人是相似的。强直-阵挛性癫痫持续状态发作前往往表现为发作频率和严重程度的增加，紧急使用苯二氮䓬类（如地西泮或咪达唑仑）可阻止发展成真正的癫痫状态。癫痫状态一旦发生，应立即将患者送往医院，静脉注射劳拉西泮2～4 mg（1～2 mg/min），或者地西泮10～20 mg（2～5 mg/min）；对于不能静脉给药者，可以选择肌内注射咪达唑仑，也可以直肠使用咪达唑仑或地西泮。药效不佳时，给予静脉输注苯妥因（18 mg/kg，50 mg/min）或苯巴比妥（10 mg/kg，10 mg/min）。如果发作仍然不能控制超过30～60分钟，应当转入重症病房给予全身麻醉药（丙泊酚或咪达唑仑），麻醉药应当在发作停止后持续给药12～24小时，然后减量停药。

5. 抗癫痫药物的停用 大约40%的癫痫患者在发作完全控制后可以成功撤药。一般在完全控制发作后2年以上可以考虑缓慢减量直至撤药，而且发作控制的时间越长，停药越容易成功。但是对老年人群的停药研究较少，应当考虑撤药后复发的危险因素，包括年龄，癫痫类型，服用抗癫痫药物的数量，撤药后的缓解时间。总体来说，老年人新发的癫痫、部分和继发性全面发作性癫痫和已知的脑部病变与复发率增加有关，因此大多数老年患者可能需要长期服药。

（五）手术

对于难治性癫痫或病灶明确的癫痫，可选择手术治疗，癫痫发作完全控制率可以和年轻人相比，但往往存在其他方面的风险。对年轻癫痫患者术后的观察性研究显示，癫痫病灶切除术会降低认知功能，但对于老年性癫痫患者目前仍缺乏相关的研究。

【预后】★△

75% 的老年人癫痫发作可以得到完全控制，癫痫本身没有增加老人死亡率，其预后和生存率是良好的。但是，由于发作的不可预知性，患病老人自信心减退，社会交往减少，依赖性增加，严重者产生焦虑、抑郁情绪，从而导致生存质量下降。

（吕 洋）

参考文献

[1] Tanaka A, Akamatsu N, Shouzaki T, et al. Clinical characteristics and treatment responses in new-onset epilepsy in the elderly. Seizure, 2013, 22: 772-775.

[2] Lawn N, Kelly A, Dunne J, et al. First seizure in the older patient: clinical features and prognosis. Epilepsy Res, 2013, 107 (1-2): 109-114.

[3] 成人癫痫患者长程管理共识专家协作组. 关于成人癫痫患者长程管理的专家共识. 中华神经科杂志, 2013, 46（7）: 496-499.

[4] Sinclair AJ, Morley JE, Vellas B. Principles and Practice of Geriatric Medicine. 5th ed. Chichester: John Wiley & Sons, Ltd, 2012.

[5] Gosney M, Harper A, Conroy S. Oxford Desk Reference: Geriatric Medicine. 1st ed. Oxford: Oxford University Press, 2012.

[6] Leppik IE, Walczak TS, Birnbaum AK. Challenges of epilepsy in elderly people. Lancet, 2012, 380 (9848): 1128-1130.

[7] Brodie MJ, Elder AT, Kwan P. Epilepsy in later life. Lancet Neurol, 2009, 8 (11): 1019-1130.

[8] Tallis RC, Fillit HM, Brocklehurst JC. Brocklehurst's textbook of geriatric medicine and gerontology. 6th ed. Philadelphia: Elsevier Health Sciences, 2003.

[9] Alan J, John E, Bruno V, et al. Pathys Principles and Practice of Geriatric Medicine, Two Volume Set. 5th Ed. West Sussex: Wiley-Blackwell, 2012: 710-720.

[10] Ghosh S, Jehi LE. New-onset epilepsy in the elderly: challenges for the internist. Cleve Clin J Med, 2014, 81 (8): 490-498.

[11] Saetre E, Perucca E, Isojarvi J, et al. An international multicenter randomized double-blind controlled trial of lamotrigine and sustained-release carbamazepine in the treatment of newly diagnosed epilepsy. Epilepsia, 2007, 48: 1292-1302.

[12] Brodie MJ, Overstall PW, Giorgi L. Multicentre, double-blind randomised comparison between lamotrigine and carbamazepine in elderly patients with newly diagnosed epilepsy. Epilepsy Res, 1999, 37: 81-87.

[13] Ramsay R, Uthman B, Pryor FM, et al. Topiramate in older patients with partial onset seizures: a pilot double-blind, dose-comparison study. Epilepsia, 2008, 49: 1180–1185.

[14] Ensrud KE, Walczak TS, Blackwell TL, et al. Antiepileptic drug use and rates of hip bone loss in older men: a prospective study. Neurology, 2008, 71: 723-730.

[15] Cold JA, Wells BG, Froemming JH. Seizure activity associated with antipsychotic therapy. DICP: the annals of pharmacotherapy, 1990, 24: 601-606.

[16] Rathore C, Paterson R. Stopping antiepileptic drugs in patients with epilepsy in remission: why, when and how? Neurol India, 2014, 62: 3-8.

[17] Smith N, Tiwari D. Epilepsy in older people. Rev Clin Gerontol, 2015, 25: 53-59.

[18] Stefan H, May TW, Pfafflin M, et al. Epilepsy in the elderly: comparing clinical characteristics with younger patients. Acta Neurol Scand, 2014, 129: 283-293.

[19] Dachet F, Bagla S, Keren-Aviram G, et al. Predicting novel histopathological microlesions in human epileptic brain through transcriptional clustering. Brain, 2015, 138: 356–370.

[20] Seinfeld S, Goodkin HP, Shinnar S. Status epilepticus. Cold Spring Harb Perspect Med, 2016, 6 (3): 1-5.

[21] 丁晶，汪昕. 癫痫诊疗指南解读. 临床内科杂志，2016，33（2）: 142-144.

[22] Bryson AS, Carney PW. Pharmacotherapy for epilepsy in the elderly. Journal of Pharmacy Practice and Research, 2015, 45: 349-356.

第 31 章　心血管系统疾病

第 1 节　急性冠脉综合征

【定义】★★★　△△

急性冠脉综合征（acute coronary syndrome，ACS）是一组具有共同病理生理基础的冠状动脉急症的总称，根据发病早期心电图 ST 段变化，分为非 ST 段抬高型 ACS（NSTE-ACS）和 ST 段抬高型 ACS（STE-ACS），前者包括不稳定型心绞痛（unstable angina，UA）、非 ST 段抬高型心肌梗死（non-ST segment elevation myocardial infarction，NSTEMI），后者主要是 ST 段抬高型心肌梗死（ST segment elevation myocarclial infarction，STEMI）。随着人口老龄化进程的加速，老年 ACS 的患病率逐年上升，它是威胁老年人生命最常见的疾病。有研究显示，急性心肌梗死（acute myocardial infarction，AMI）21 天内的病死率随年龄增长而增高：<65 岁为 7.7%，65～75 岁为 18.1%，>75 岁为 33.1%。与年轻患者相比，老年患者 AMI 的病死率、充血性心力衰竭和其他合并症的发生率更高。STEMI 的合并症如心脏游离壁破裂和心源性休克更常见于老年人。

近年，ACS 诊治的指南不断更新，促进了临床 ACS 诊治的规范化。由于临床试验多除外高龄老年动脉硬化患者，通用的指南对老年人临床实践的指导价值受到限制。因此，应重视老年 ACS 的特点，根据个体特征选择、调整和确定治疗方案。

【流行病学】★★△△

在美国，ACS 是心血管病的主要表现形式。AMI 的发生率约为 650 000 例 / 年，每年大约有 250 000 例患者因急性冠脉综合征而死于院外。英国的流行病学资料显示，急性冠脉综合征的发病率约为 120 000 例 / 年。近年来，美国和其他发达国家 ACS 发生率均有不同程度的下降。

与西方国家相比，我国急性冠脉综合征的发病率和死亡率水平相对较低，但呈增长趋势。2004 年中国城市居民冠心病粗死亡率为 46.27/10 万，占所有心脏病死亡的 48%，2006 年则分别上升至 57.1/10 万和 60.9%，中国农村居民冠心病粗死亡率为 33.74/10 万，占所有心脏病死亡的 47%。

老年人 ACS 的患病率和死亡率更高。中国 OASIS 和 CREATE 研究表明：STEMI 患者的平均年龄为 62 岁，NSTEMI 患者的平均年龄为 63 岁。增龄是 ACS 的高危因素之一。就性别而言，女性 ACS 患者年龄大，症状不典型者更多，UA 和 NSTEMI 更常见，心衰、心源性休克等并发症发生率更高，预后更差。

【病因】★★★△△

急性冠脉综合征的基本病因是冠状动脉粥样硬化，造成一支或多支血管管腔狭窄和心肌供血不足。在此基础上，一旦出现冠状动脉粥样硬化斑块破裂和血栓形成，心肌严重而持久地急性缺血，即可发生 UA、NSTEMI 或 STEM。

少数 ACS 由非动脉粥样硬化性疾病所致，如冠状动脉栓塞、炎症、先天畸形等。此外，还包括外伤、夹层、血栓栓塞、先天异常、滥用可卡因，或心脏介入治疗并发症。

【病理生理】★★★△△

ACS 具有共同的病理生理机制，即在冠状动脉粥样硬化的基础上，发生斑块破裂或糜烂、溃疡，并发血栓形成、血管收缩、微血管栓塞等导致急性或亚急性的心肌供氧减少。

老年 ACS 患者常已存在冠状动脉病变甚至是严重病变，相应的冠状动脉储备功能显著下降。与中青年冠心病患者相比，老年患者往往为多支血管病变，病变复杂，多为弥漫、钙化、纡曲性病变，左主干病变、慢性闭塞性病变多面，部分已存在侧支循环。NSTEMI 是老年人心肌梗死（myocardial infarction，

MI）最常见的类型，老年人既往患 MI、多支血管病变、高血压和心室肥厚等造成心内膜下心肌缺血，导致 NSTEMI 发生率增加。欧洲的注册研究显示，27%～34% NSTEMI 为 75 岁以上的老年人。由于老年 ACS 患者冠状动脉储备功能严重受损，一旦发生急性缺血，容易导致严重的临床后果。在 GUSTO 试验中，老年 ACS 患者 30 天病死率从 65 岁以下的 3% 上升到 85 岁以上的 30%。

老年人心血管病理生理的功能减退（如血管硬度增加、左心室舒张功能受损、血管内皮功能异常、β 肾上腺素能反应性下降、心脏储备减少和心功能代偿能力差等）使老年人发生 ACS 后更容易失代偿，甚至导致多器官功能衰竭。相当比例的老年人在发生冠心病前常合并各种疾病，如高血压、慢性阻塞性肺疾病、糖尿病、脑血管疾病、慢性肾病、肝胆疾病及肿瘤等。这些疾病可加重心脏负担，降低血氧的含量，增加心肌氧耗，导致老年人 ACS 发病率上升，并且一旦发生 ACS，这些疾病还可能加速 ACS 病情进展。反之，ACS 发病也会导致血压、血糖的变化，也能诱发脑、肾、肺等重要脏器功能的明显障碍。

【临床表现】★★★　△△△

老年 ACS 的临床症状常不典型，出现典型症状者不足 40%。部分患者以上腹不适、恶心、呕吐、乏力、食欲减退等消化道症状为主要表现，有些以气短、呼吸困难、充血性心力衰竭为表现就诊，严重者甚至以晕厥、急性意识丧失、休克为首发症状。在 80 岁以下患者中，疼痛仍是老年 AMI 的主要表现。

1. 疼痛　MI 时的疼痛性质或部位可不典型。除胸痛外，疼痛可发生于其他部位，如上腹部、肩背部、左前臂腕部、手指、头颈部、咽喉部、下颌部、牙床，甚至下肢。虽然疼痛部位各异，但诱因多是劳累、激动、饱食等。老年人的疼痛阈值高于年轻患者，老年 ACS 患者胸痛不典型、认知受损、有其他临床疾病并存时，常导致就诊延迟。

2. 消化道症状　以消化道症状就诊者，突出表现为上腹痛、恶心、呕吐，少数出现肠麻痹、消化道出血，甚至出现上腹部饥饿样疼痛感，容易误诊为急腹症，可能是膈面 MI 后刺激膈神经而出现牵涉痛。

3. 充血性心力衰竭　AMI 以心衰为首发症状的患者约占 20%，70 岁以上的老年人可达 74%，其死亡率明显增加。除非有明显的病因，老年人突发呼吸困难，应考虑 ACS 的征兆。老年 ACS 患者的呼吸困难等症状容易被漏诊或误诊，常需与年龄相关的舒张功能不全或肺部疾病鉴别。反复出现端坐呼吸或夜间阵发性呼吸困难，有可能是 AMI 的唯一表现。

4. 休克　休克型 ACS 往往为大面积 MI，由乳头肌断裂、室间隔穿孔及心室游离壁破裂所致，此型常伴有心律失常，易引起各种急性脑缺血症状，出现晕厥或短暂昏迷、抽搐等，亦可发展为脑卒中。

5. 脑循环障碍　老年 ACS 与中枢神经系统疾病或脑血管疾病并存时，心排血量突然减少可引起晕厥、卒中和急性意识丧失等症状，有时成为其就诊的原因。以脑循环障碍为首发症状的患者占无痛性 AMI 的 13.2%～23%，老年患者可达 40%。

6. 心脏性猝死　老年 AMI 患者约有 8% 出现心脏性猝死，有报道其比例更高。应引起注意的是，老年人突发冠脉阻塞时引发的心脏性猝死并非少见，可能是突发致死性心律失常或心脏破裂等所致。

老年人 ACS 也可能发生于其他急性疾病或合并疾病情况恶化时（如肺炎、慢性阻塞性肺疾病、胆囊手术或髋部骨折等），心肌耗氧量增加或应激状态促进潜在的冠状动脉粥样硬化疾病进展而诱发冠脉事件。由于高龄、冠状动脉病变较复杂及合并多种疾病，导致老年人 ACS 症状不典型甚至无症状，多病同时发作使病情复杂，可能导致误诊或漏诊。

【辅助检查】★★△△

1. 心电图检查　心电图在 ACS 患者中的应用价值不可忽视。按照目前的分类标准，ACS 被分为 NSTE-ACS 和 STEMI 两大类，其中前者又被分为 UA 及 NSTEMI，心电图是上述诊断分类的重要依据。NSTE-ACS 患者的心电图主要表现为 ST 段压低或一过性抬高，可伴有 T 波改变。如果 ST 段抬高持续超过 20 分钟，则可将其归为 STEMI 的范畴。此外，在诊断 STEMI 时，新出现的 LBBB 具有和 ST 段抬高相同的诊断价值。除了定性诊断外，心电图在 ACS 患者阻塞血管定位方面的价值同样不可忽视。

2. 心肌标志物检查　心肌肌钙蛋白（cTn）是心肌收缩调节蛋白，cTnI 或 cTnT 的出现和增高是反映急性坏死的指标。肌红蛋白是心肌损伤后最早进入血液的生物标志物，是 ACS 早期排除诊断的重要指标和再梗死的诊断指标。肌酸激酶（creatine kinase，CK）同工酶（CK-MB）作为诊断 AMI 的首选传统血清标志物，其敏感性和特异性均极高。其他传统的心肌酶如 CK、谷草转氨酶（glutamic-oxaloacetic transaminase，GOT）和乳酸脱氢酶（lactate dehydrogenase，LDH）及其同工酶，由于敏感性与特异性较低，目前临床已不推荐应用。

3. ACS 的炎性反应标志物　目前研究确认，C

反应蛋白为粥样斑块内急性炎症反应的敏感性标志物和独立危险因子。尤其血清超敏C反应蛋白（hs-CRP）作为炎症标志物被认为是心血管事件危险因素的最强有力的预测因子之一。C反应蛋白浓度可反映体内炎症的活动程度，C反应蛋白血清浓度显著升高，提示患者可能存在明显的心肌缺血与血栓形成。

4. 冠状动脉造影及其他检查 考虑行血供重建术的患者，尤其是经积极药物治疗症状控制不佳或高危患者，应尽早行冠状动脉造影明确病变情况。目前，多排螺旋CT造影技术被越来越多地用于无创诊断冠状动脉病变。

【诊断及鉴别诊断】★★★△△△

（一）诊断及危险分层

1. 诊断 凭借典型的临床表现、心电图和血清心肌标志物的动态变化，ACS的诊断不难建立。但老年特别是高龄患者的临床诊断有一定困难。老年ACS患者的临床症状常不典型，患者和家属不能描述确切的发病时间，血清心肌标志物常常不能符合ACS的疾病进程。老年患者合并的陈旧MI、心脏传导异常、束支传导阻滞，常导致心电图改变不典型。美国第二次全国MI调查显示，29 585名AMI患者伴有左束支传导阻滞，平均年龄76.4岁，仅50%的患者有胸痛症状。因此通常将临床表现、心电图和心肌标志物综合分析后作出诊断。症状不典型者应密切观察早期心电图和心肌标志物的动态变化，心电图不典型者应重视临床表现和心肌标志物的变化。老年ACS的CK峰值低，更应强调肌酸激酶同工酶（CK-MB）在CK中所占的比例。若CK正常，CK-MB＞8%，结合临床和心电图应考虑为ACS。测定cTnI和（或）hs-cTnI连续动态监测更为准确，易于做出诊断。2015欧洲心肌脏病学会（ESC）NSTEMI指南中建议检测心肌钙蛋白（敏感或者高敏法），且在60分钟内获取结果（Ⅰ，A）；如果有高敏肌钙蛋白的结果，建议行0和3小时的快速排查方案（Ⅰ，B）。

2. 危险分层 对ACS患者进行危险分层有助于早期识别并积极治疗高危患者，以降低发生严重心脏事件及死亡的风险。对于中低危患者需评估心肌缺血的范围和严重程度，再决定进一步的治疗措施。由于老年ACS患者症状常不典型、合并的危险因素多于年轻患者，应通过病史、胸痛特点、心电图、心肌标志物认真评估并进行危险分层。cTnT/cTnI对危险分层及预后评估有重要价值，同样适用于老年人；在NSTEMI和CK-MB正常的患者中，cTnT/cTnI对检出老年人小灶心肌坏死更有价值。此外，BNP、NT-ProBNP除了作为心力衰竭的诊断指标，也可用于ACS危险分层，对老年ACS的诊断有临床价值。老年人如疑为ACS应收入院观察，连续监测心电图和心肌损伤的血清标记物的改变，动态进行危险评估。

（二）鉴别诊断

老年ACS患者的首发症状明显多样化，尽管以心脏相关的症状为多，但心绞痛症状不到30%，且随年龄增加而下降。老年ACS患者中不到半数以胸闷或心前区疼痛就诊，以心外症状为主的可达20%，极易与心外疾病相混淆，容易发生误诊或漏诊，故对以心外症状就诊的老年人，首先应排除心脏疾病。老年患者常一人多病，临床症状不典型，在做出ACS诊断时，还应与急性肺动脉栓塞、主动脉夹层分离、急腹症、食管裂孔疝等老年人常见疾病鉴别。

【治疗】★★★△△△

老年ACS患者的治疗方案应该根据其个体状况、并存疾病、认知状态、预期寿命、患者的意愿及不良反应，并评估获益/风险后再确定。

（一）STEMI的再灌注治疗

老年STEMI的治疗关键是早期再灌注治疗（溶栓治疗或介入治疗）。在临床实践中，患者年龄越大进行再灌注治疗的比例越低。一项大样本的医疗保险分析显示，老年STEMI患者仅有23.2%在6小时内接受了溶栓治疗，2.5%进行了直接血管成形术。老年患者同样应遵循STEMI再灌注治疗的整体目标，应尽量缩短闭塞血管再通的时间，避免延误治疗。2015年《急性STEMI诊断和治疗指南》重点强调STEMI再灌注治疗策略（特别是直接PCI）。由于干预治疗存在风险，必须谨慎考虑并评价老年人治疗的潜在获益，治疗应与患者的价值和愿望相一致。

1. 溶栓治疗 由于受老年患者存在共病、病情危重复杂、临床症状及心电图不典型、就诊时间晚等条件的限制，加之老年人溶栓颅内出血危险增加，致使老年AMI患者应用溶栓药物的比例减少。因此以往的指南中，将年龄＞75岁作为溶栓禁忌。1992年美国溶栓年会将年龄限制放宽至75岁以上人群。我国2010版指南将溶栓治疗人群适当放宽，建议＞75岁患者应首选PCI，但并未禁止溶栓治疗。

研究证明，老年AMI溶栓治疗与年轻人一样获益。尽管溶栓治疗的风险在老年人中有所增加，但未经治疗的老年患者风险更高。一项大规模溶栓试验的荟萃分析表明，年龄55～64岁组35天病死率溶栓组为7.5%，对照组为9.6%；年龄65～74岁组溶栓病死率为14.1%，对照组为16.5%；年龄≥75岁溶栓组病死率为24.2%，对照组为26.0%。溶栓治疗随机试验的回顾性分析显示，溶栓治疗对于55岁以下和75岁以上的患者，每治疗1000人分别挽救11人和34人生命。

老年STEMI患者溶栓治疗前应认真进行脑出血及其他器官出血风险评估，除了关注年龄，还应注意高血压、TIA、脑卒中、消化道出血等病史。GUSTO等大规模的临床试验提示，≥75岁组织型纤溶酶原激活药（t-PA）组脑出血的发生率明显增高，≥70岁溶栓后出血组的发生率是<65岁组的2～4倍，脑出血的发生率最高可达3.9%。

老年人溶栓必须考虑溶栓药物和辅助药物的选择和用量。GUSTO及ASSENT研究显示t-PA比链激酶起效快、30天内不良事件（非致死性卒中及总死亡）的发生少（6.9% *vs.* 7.8%），但t-PA组75岁以上患者的颅内出血的风险更高、病死率增加。指南建议谨慎选择并酌情减少溶栓药物的剂量，密切关注出血并发症。高龄、低体重、女性、既往有脑血管病病史、入院时收缩压和舒张压升高是颅内出血的明显预测因子。一旦发生头晕、头痛、肢体麻木、无力、意识障碍、喷射性呕吐等症状，立即停止溶栓及抗血小板、抗凝治疗，急诊头部CT检查以排除颅内出血。监测血小板和出凝血指标，必要时给予逆转溶栓和抗栓治疗。

2. 经皮冠状动脉介入（PCI）治疗　急诊PCI比溶栓效果好，发生脑出血危险性小，应用更安全，所以首选PCI。多项研究显示，直接PCI治疗STEMI的临床效果和远期预后优于溶栓治疗。荷兰ZWOLLEMI研究显示，>75岁的STEMI患者直接PCI治疗预后明显优于溶栓治疗，直接PCI的30 d（4% *vs.* 29%）和1年（13% *vs.* 44%）的心血管事件（死亡、再梗死与卒中）发生率显著低于溶栓治疗。来自全美MI调查的观察性数据表明，直接PCI比溶栓治疗的预后更好，在大于75岁患者中，t-PA组病死率是16.5%，PCI组病死率为14.4%。t-PA组死亡和致残性卒中的发生率为16.5%，而接受PCI组仅14.6%。与GUSTO Ⅱ b研究结果一致，对纳入2635名STEMI患者的10个随机临床试验的分析发现，在70岁以上老年人中，直接PCI比溶栓治疗更有效降低30天的病死率。PCAT-2研究荟萃分析了1990—2002年22个STEMI再灌注治疗（溶栓和PCI）的临床试验，结果显示PCI降低≥65岁老年患者30天死亡率，尤其是时间延迟少于2小时的患者；亚组分析显示PCI降低绝对死亡率的程度随患者年龄增加而增加（<65岁1%；≥85岁6.9%）。

75岁以上的患者出现心源性休克，临床预后一般很差，直接PCI对合并心源性休克或大面积MI的老年患者的治疗更有优势。对PL-ACS研究的进一步分析显示，1976例年龄>75岁MI合并心源性休克患者早期行介入治疗比非手术治疗患者院内死亡率（55.4% *vs.* 65.8%，P<0.001）和6个月病死率（65.8% *vs.* 80.5%，P<0.001）均明显下降。

我国2010版指南建议，老年STEMI的再灌注策略应与非老年患者相似，应在灌注窗内积极寻求再灌注治疗。年龄≥75岁的老年STEMI患者，如既往心功能状态好，适宜血管重建并同意介入治疗，可行直接PCI（Ⅱ a，B）；年龄≥75岁，发病36小时内已接受溶栓治疗的心源性休克患者，适合进行血管重建者，也可行溶栓后紧急PCI。2011年ACC/AHA指南对NSTE-ACS的治疗建议与我国的指南相符，即对于反复心绞痛、心律失常及血流动力学障碍的患者，如无严重合并症及禁忌证，应尽早行冠脉造影及介入治疗（Ⅰ，B）；对于临床事件高风险者，即使病情稳定，也应尽早行冠脉造影及介入治疗（Ⅰ,A）。总之，在PCI策略的整体获益方面，老年与非老年患者相比至少相当，甚至有可能获益更大。

在技术熟练、设备齐全和配备良好的心脏中心，老年与中青年AMI患者PCI手术成功率相似。合理选择器械，熟练的操作技术以及处理围术期并发症的丰富经验是保证老年PCI成功的关键。因此，如果条件允许，PCI比溶栓更适于老年人STEMI的治疗，无PCI条件的医院，对于颅内出血危险低、有溶栓适应证的患者可选择就地溶栓治疗或就近转诊至有条件的医院行急诊PCI。

3. 冠状动脉旁路移植术（CABG）治疗　高龄患者进行CABG的手术风险和围术期病死率、AMI和卒中发生率均增加，术后合并症和卒中的发生率更高。目前，高龄患者接受CABG治疗的获益/风险比仍需要大规模随机临床试验验证。

（二）老年UA/NSTEMI患者的血供重建治疗

老年UA/NSTEMI患者治疗的主要目的是迅速缓解心肌缺血和预防心脏事件（即死亡或MI或再梗死）。对于高危不稳定的患者，若经充分药物治疗后疗效不佳，推荐早期进行介入治疗。尽管老年UA/NSTEMI患者进行早期血管重建治疗面临的手术风险增加，但是介入治疗的总体获益可能更大。有UA/NSTEMI患者研究显示无禁忌证的老年高危患者，早期介入治疗能显著改善预后。因此，年龄不应成为进行介入治疗的障碍。

尽管早期PCI在老年UA/NSTEMI患者中的临床证据有限，但现有的部分随机临床试验及亚组分析提示老年人早期介入治疗有更好的疗效，尤其对老年高危患者常有较高的绝对获益。TACTICS-TIMI 18试验的老年亚组分析显示，早期PCI治疗比保守治疗进一步减少死亡和MI的发生。与年轻患者比较，介入治疗使65岁以上UA/NSTEMI患者30天死亡或MI的绝对（4.1% *vs.* 1.0%）和相对风险（42.0% *vs.* 20.4%）下降，使年龄≥75岁患者死亡和非致命性MI的绝对风险降低10.8%，相对风险降低56%。FRISC-Ⅱ研究表明，老年患者接受早期介入治疗在减少死亡和MI方面显著获益，且这种获益可持续1年以上。长期随访结果显示患者临床症状改善、生存率提高。GRACE研究共入选18 446例NSTE-ACS患者（其中年龄70～80岁占27%，＞80岁占16%），多因素回归分析表明血供重建治疗降低患者联合终点事件（6个月死亡、MI或脑卒中）的发生率，表明血供重建治疗改善所有的包括高龄患者预后。

老年及高龄ACS患者常合并糖尿病等并发症，冠状动脉病变复杂，常为长病变、弥漫及多支血管病变并存。美国国家心血管网协作研究将7472例接受PCI治疗的≥80岁的老年患者与＜80岁的近10万例患者进行对比分析发现，≥80岁的老年患者PCI后发生死亡、MI、卒中和血管并发症更多，并发症增加2～4倍。老年人介入治疗的围术期风险、术中血管急性闭塞、穿孔、外周血管并发症（如穿刺部位出血、假性动脉瘤、动静脉瘘等），以及抗栓治疗中出血的发生率较年轻患者明显增加。因此，除了关注患者年龄及操作风险，应根据缺血范围、出血风险、预期寿命、合并疾病、生活质量、患者意愿、风险评估及血管再通的获益等方面决定是否行介入手术治疗。在总体获益的前提下，选择有适应证的老年患者进行介入治疗。2015年《急性STEMI诊断和治疗指南》指出，对于老年患者，应该考虑行侵入性检查，条件合适的话，可在仔细评估潜在风险和获益、预期生命期限、合并症、生活质量、体质及患者价值和偏好后进行血供重建（Ⅱa，A）。

（三）老年人ACS的药物治疗

对老年ACS患者均应积极进行药物治疗，经充分药物治疗疗效不佳或者有药物治疗禁忌证者，宜尽早评估是否需进行介入治疗。对于治疗后病情稳定及低危患者，建议进行药物治疗、择期评估，根据危险评分和危险分层，决定是否需要进行冠状动脉造影和血供重建治疗。

1．抗血栓治疗 抗血栓治疗可预防冠状动脉内进一步血栓形成、促进内源性纤溶系统溶解血栓和减少冠状动脉狭窄程度，从而减少事件进展的风险和预防冠状动脉阻塞的发生。抗血栓治疗包括抗血小板和抗凝两部分。

（1）抗血小板治疗：包括阿司匹林、二磷腺苷（ADP）受体拮抗药（氯吡格雷、替格瑞洛）、血小板膜蛋白Ⅱb/Ⅲa（GPⅡb/Ⅲa）受体拮抗药（阿昔单抗、替罗非班、依替巴肽）、磷酸二酯酶抑制药（西洛他唑）、新型的抗血小板药（如替卡格雷、普拉格雷）。

ACS患者应尽早使用阿司匹林，阿司匹林的获益不受年龄影响，高危及老年患者的绝对获益最大。抗血小板治疗在AMI早期乃至预防梗死再发或作为PCI后的维持治疗都是不可或缺的。2015年ESC指南推荐，对于所有没有禁忌证的患者，建议使用口服阿司匹林，初始剂量为150～300 mg，维持剂量为75～100 mg/d，长期给药；如果没有如重度的出血风险之类的禁忌证，建议在阿司匹林的基础上添加P2Y12抑制药，维持治疗12个月（Ⅰ，A）。2009年中国专家共识指出，尽管年龄是出血的独立危险因素，但临床研究结果显示，65岁以上的老年ACS患者依然可以从阿司匹林和氯吡格雷治疗中获益，且老年患者的绝对和相对获益均比非老年患者更为显著，故年龄不应成为限制抗血小板治疗的障碍，老年AMI患者也应接受规范化治疗，在长期应用上述药物时无须调整剂量。由于老年患者消化道出血等风险增大，共识建议阿司匹林剂量不大于100 mg/d，ACS急性期抗血小板药物的首次负荷量可酌情减少或不用。

目前，临床试验对老年人应用血小板GPⅡb/Ⅲa受体拮抗药是否获益结论不一致。PURSUIT研究的亚组分析显示，70岁以上的患者使用依替巴肽出血的风险显著增加；80岁以上患者使用依替巴肽，增加中、重度出血的风险及30天死亡或MI的发生率。ESPRIT研究显示，65岁以上的老年患者使用依替巴肽可绝对（7.2% *vs.* 1.3%）和相对（52.6% *vs.* 16%）降低死亡、MI、血供重建等终点事件的发生率。对已应用抗血小板及抗凝药物的老年ACS患者，使用血小板GPⅡb/Ⅲa受体拮抗药时必须考虑出血的风险，使用时需参照老年患者的一般状况、肌酐清除率和体重调整剂量。

老年人由于药物不良反应、应激反应及合并消化系统疾病，抗血小板治疗时容易出现消化道症状，甚至发生消化道出血，可同时给予H_2受体拮抗药、质子泵抑制药、胃黏膜保护药等治疗。

（2）抗凝治疗：抗凝治疗是老年ACS治疗的一个重要手段，但高龄又是抗凝引发出血的独立危险因素。老年人随着增龄肾功能下降，经肾清除的抗凝血因子减少，低分子肝素清除减少，体内蓄积增加，是慢性肾功能不全患者出血风险增加的重要原因。应根据体重（普通肝素）和肾功能（低分子肝素）调节老年人抗凝药物的剂量。我国2010版指南建议年龄≥75岁者，低分子肝素不用静脉负荷量，直接给予日常剂量，最长使用8天。2011年ESC NSTE-ACS指南建议，应根据肾功能调整依诺肝素用量，75岁以上的老年人剂量应降至1 mg/（kg·d），并监测抗Ⅹa活性。

目前，Ⅹa因子抑制药（如磺达肝癸钠、阿哌沙班、利伐沙班）和凝血酶抑制药（如比伐卢定、达比加群）尚缺乏，是老年人ACS获益的循证医学证据，未推荐作为老年人ACS的常规治疗药物。OASIS-5研究证实65岁以上患者抗凝的出血发生率显著高于65岁以下患者，与依诺肝素相比，磺达肝癸钠的出血风险更低，在肾功能正常的老年患者（≥75岁）无须调整剂量（2.5 mg，每日1次，皮下注射）。TACTICS-TIMI 18研究显示比伐卢定可显著减少75岁以上患者的1年病死率，且出血发生率显著下降。因此，新型抗凝药物有望成为未来老年抗凝治疗的优选药物。

2. 改善心肌缺血治疗 虽然溶栓、介入、抗栓疗法极大地改善和促进了ACS患者再灌注、血供重建、心室重塑等，但硝酸酯类、β受体阻滞药、血管紧张素转换酶抑制药（ACEI）、血管紧张素受体拮抗药（ARB）等药物仍是老年患者治疗的基石。由于高龄、基础病变多等特点，应遵照循证医学的证据，采取谨慎合理选择或酌情减少剂量的方法来实施个体化治疗。

硝酸酯类药物通过扩张血管，减轻心脏负荷而改善心肌缺血。现有临床证据显示ACS患者早期应用硝酸酯类可减轻心肌缺血症状，但不能降低病死率。

β受体阻滞药可使老年ACS患者获益。大型临床试验的汇总分析显示β受体阻滞药降低AMI患者病死率，以及再缺血事件、心力衰竭和心律失常的发生率。MITRA PLUS研究显示，年龄≥65岁的高危老年STEMI患者使用β受体阻滞药明显降低院内死亡率。无禁忌证的老年AMI患者应在24小时内开始使用β受体阻滞药。COMMIT试验提示在血流动力学不稳定的老年AMI患者中应慎用β受体阻滞药。

对于左心室射血分数下降的AMI患者应早期给予ACEI。如无禁忌证，在第一个24小时内就开始给予ACEI治疗。PREAMI研究显示，65岁以上老年AMI患者对培哚普利耐受良好，培哚普利通过减少左心室重构明显改善老年患者左心室功能，长期使用（8 mg/d）不增加心血管事件、再发MI、心力衰竭及血管重建的风险。

在患者能耐受的前提下，β受体阻滞药和ACEI均应逐渐增加剂量达到靶剂量。由于老年患者常有慢性阻塞性肺疾病、心功能不全、低血压和缓慢性心律失常等，应用β受体阻滞药和ACEI时应个体化、从小剂量开始，监测用药后患者临床表现的变化并及时调整剂量和治疗方案，以免发生不良反应。钙拮抗药只在经上述药物治疗未缓解或对上述药物不能耐受时使用。

3. 调脂治疗 老年人ACS早期使用他汀类药物降脂治疗改善预后、减少终点事件，建议老年ACS患者尽早使用调脂药物并尽快使血脂达标，但起始剂量应个体化，根据患者的病情、合并疾病和用药情况等决定。强化降脂治疗的目标为：①使原有的LDL-C水平降低大于50%。②LDL-C＜70 mg/dl（1.8 mmol/L）。目前尚无80岁以上高龄老人使用他汀类药物的随机大规模临床试验，有关他汀类药物对老年人认知功能、心功能等的影响亦缺乏大规模随机、对照临床研究。对于高龄ACS患者，应充分考虑降脂治疗的利弊、患者的整体状况及联用药物情况，再积极稳妥地选择调脂药物。

【预后】★★★△△

老年ACS患者预后较差，发病1个月内的病死率较高。研究显示，ACS患者年龄每增加10岁，病死率增加1%；在年龄＜55岁、55～64岁、65～74岁、75～84岁4组，AMI病死率分别为5%、8%、16%、32%。影响老年ACS预后的主要因素是增龄，左冠状动脉主干病变、左室功能不全、糖尿病、肾功能不全、肺及脑血管疾病均为影响预后的重要因素。

由于现有的临床随机研究多排除了有合并症的老年人和高龄患者，对于高危、高龄ACS患者的诊疗策略，仍期待更多循证医学证据。未来的前瞻性临床研究应该更多选择老年患者，充分评估各项治疗措施的风险和获益。医生对老年患者生活质量、生理功能、认知能力应有充分评估，把老年ACS治疗的风险降至最低。应针对老年ACS的发病机制，积极控制心血管疾病的危险因素、稳定动脉粥样斑块、预防血栓形成，做好冠心病的预防和综合管理。总之，随着人口老龄化进程的加快，应格外关注老年 ACS 患者的特殊问题，针对老年人的个体特点选择合理的治疗方案。

（方宁远）

参 考 文 献

［1］ Roffi M, Patrono C, Collet JP, et al. 2015 ESC Guidelines for the management of acute coronary syndromes in patients presenting without persistent ST-segment elevation: Task Force for the Management of Acute Coronary Syndromes in Patients Presenting without Persistent ST-Segment Elevation of the European Society of Cardiology (ESC). Eur Heart J, 2016, 37: 267-315.

［2］ Levine GN, Bates ER, Blankenship JC, et al. 2015 ACC/AHA/SCAI Focused Update on Primary Percutaneous Coronary Intervention for Patients With ST-Elevation Myocardial Infarction: An Update of the 2011 ACCF/AHA/SCAI Guideline for Percutaneous Coronary Intervention and the 2013 ACCF/AHA Guideline for the Management of ST-Elevation Myocardial Infarction. J Am Coll Cardiol, 2016, 67: 1235-1250.

［3］ Rocca B, Husted S. Safety of Antithrombotic Agents in Elderly Patients with Acute Coronary Syndromes. Drugs Aging, 2016, 33: 233-248.

［4］ Schoenenberger AW, Radovanovic D, et al. Temporal trends in the treatment and outcomes of elderly patients with acute coronary syndrome. Eur Heart J, 2016, 37: 1304-1311.

［5］ Cantor WJ, Mehta SR, Yuan F, et al. Radial versusfemoral access for elderly patients with acute coronary syndrome undergoing coronary angiography and intervention: insights from the RIVAL trial. Am Heart J, 2015, 170: 880-886.

［6］ O'Gara PT, Kushner FG, Ascheim DD, et al. 2013 ACCF/AHA guideline for the management of ST-elevation myocardial infarction: a report of the American College of Cardiology Foundation/American Heart Association Task Force on Practice Guidelines. J Am Coll Cardiol, 2013, 61: e78-140.

［7］ 中华医学会心血管病学分会，中华心血管病杂志编辑委员会．急性 ST 段抬高型心肌梗死诊断和治疗指南．中华心血管病杂志，2015，43（5）：380-393.

［8］ 沈卫峰，沈迎，张奇，等．2015 年《急性 ST 段抬高型心肌梗死诊断和治疗指南》解读．中国循环杂志，2015，30（z2）：23-25.

［9］ 刘梅林．老年医学高级教程·高级卫生专业技术资格考试指导用书．北京：人民军医出版社，2012.

［10］ 李勇，李延林．老年急性冠脉综合征的临床特点和诊断．中国中西医结合杂志．2010，30（2）：117-119.

第 2 节　稳定的冠状动脉疾病

【定义】★★★△△

稳定的冠状动脉疾病（stable coronary artery disease，SCAD）是老年冠心病最常见的临床类型，是在冠状动脉狭窄的基础上，由于心肌负荷增加引起心肌急剧的、暂时的缺血与缺氧的临床综合征，主要包括以下 3 个内容：①稳定型劳力性心绞痛。②既往已明确的冠脉病变经治疗后症状消失、需定期随访的稳定患者（低危的不稳定型心绞痛、变异型心绞痛、微血管性心绞痛）。③有创或无创检查提示有无症状的缺血性心肌病患者（如以呼吸困难等心衰症状起病的缺血性心肌病患者）。

【流行病学】★★★△△

研究表明，心绞痛患病率随年龄明显上升：男性从 45～54 岁年龄组的 2%～5% 上升到 65～74 岁年龄组的 11%～20%；女性则相应从 0.5%～1% 上升到 10%～14%；75 岁以后，男性和女性的患病率几乎相当。

【病因与诱因】★★★△△

主要的病因是冠状动脉粥样硬化。

常见的心绞痛诱因为寒冷、酷热、饱餐、顶风行走、情绪激动和体力活动；老年人合并的多系统疾病导致心脏储备功能下降，如糖尿病、高血压、呼吸道感染、贫血、甲亢、心力衰竭、各种心律失常等。

SCAD 可能的相关机制：①心外膜下血管由斑块导致的动脉阻塞。②正常或粥样硬化的动脉发生局限性或弥漫性冠脉痉挛。③微血管功能失调。④急性心肌细胞坏死或休眠导致的左心功能不全（即缺血性心肌病）。以上机制可能重叠，并可随着时间的迁移而改变。

【临床表现】★★★△△△

1. 症状 典型心绞痛位于胸骨中段后方及心前区，约手掌大小范围，可向左肩背部、左臂内侧放射，为压榨、紧束或窒息感，偶伴濒死感，持续数分钟到半小时，数秒或数小时均少见。

老年患者疼痛部位，不典型者明显多见，可发生在下颌部到上腹部的任何非典型的部位，包括牙痛，颈部、咽喉部疼痛，上肢酸胀疼痛，腹痛和背痛等，容易误诊。但每次发作多固定在某一部位，由相同的原因反复诱发。

老年人由于神经敏感性降低，心脏储备能力较差，对慢性缺血的适应，多表现为非典型的疼痛，常被误解为老化或者其他合并疾病的征象。有的类似关节炎的肩背部酸胀隐痛，类似咽炎的咽喉部不适、紧缩感，类似溃疡病的夜间腹部不适、呃逆、胃灼热，有的仅表现为胸部不适、呼吸困难、气急、憋闷、软弱无力或疲惫，部分患者甚至出现无症状性心肌缺血发作。

稳定型心绞痛的发生阈值，在每天甚至同一天都有所不同，症状的变异性取决于关键狭窄部位的血管收缩程度（动态狭窄）和（或）远端血管状况。

2. 体征 通常心绞痛发作体征较少，无特异性。有时可见心率增快、血压升高，但有些患者可以出现心率减慢、血压下降，症状缓解后消失。

【辅助检查】

1. 心电图 心绞痛发作时的心电图 ST-T 的变化有助于心肌缺血的诊断。静息心电图还可以有其他异常，如陈旧性心肌梗死、左心室肥厚、异常复极、束支阻滞、预激和其他心律失常，这些信息对确定胸痛原因或识别高危患者均有帮助。但是约半数以上的稳定型心绞痛患者静息心电图正常。

2. 运动心电图 现有指南仍然对症状不典型或静息心电图正常且能运动的患者推荐标准运动试验，评价运动试验结果时应考虑受试者的血流动力学反应性、所达到的运动负荷、临床症状特点及心电图 ST 段的变化。但是老年人合并其他脏器功能不全或运动不便、不适合进行运动负荷试验时，或者静息心电图异常且影响运动实验结果分析时（如左束支阻滞或心室起搏心律），或者运动试验还不能确诊的，需要进行其他影像学检查。

3. 动态心电图 可以发现心绞痛症状出现时伴随的 ST-T 改变，有重要的诊断价值；还能观察到无症状的心肌缺血、缺血发作的频度和持续时间，但是在此过程中 ST-T 改变受多种因素影响，一般不作为诊断心肌缺血的主要依据。

4. 超声心动图 所有老年患者均建议进行静息超声心动图检查，旨在排除心绞痛的其他原因如老年性瓣膜改变，确认提示为冠心病的节段性室壁运动异常，测定 LVEF 以助于危险分层，评价心室舒张功能。药物负荷超声心动图（多巴酚丁胺、腺苷或者双嘧达莫）在显示心肌缺血程度和缺血部位方面有特殊的价值，诊断冠心病的特异性和敏感性均高于运动心电图试验。

5. 放射性核素扫描 其优势是可以评估心肌缺血风险、陈旧性心梗面积、左心室射血分数，对判断心肌缺血范围较心电图准确。缺点是费时、价格较高。一般说来，负荷超声心动图和核素成像的敏感性和特异性相似，具体到各个医疗中心可能有所差别。尽管这些检查明显增加了费用，但提高了诊断准确性，还能够提供冠状动脉性疾病的定位和程度的信息。

6. 冠状动脉 CTA 是显示冠状动脉病变及形态的无创检查方法，有较高的阴性预测价值。但是由于老年冠心病患者普遍存在钙化，而重度钙化会影响狭窄程度的判断；对于支架内再狭窄程度的判断也受到限制。指南不建议用于 PCI 术后复查或者无任何冠状动脉疾病征象个体的筛查。

7. 心脏磁共振成像（cardiovascular magnetic resonance imaging，CMR） 辐射小，能探测心肌缺血、观察室壁运动，未来有望成为诊断冠状动脉疾病的重要手段。

8. 冠状动脉造影 为诊断冠心病最可靠的方法，能准确了解冠状动脉病变部位、病变形态、狭窄程度和侧支循环情况。老年患者心导管术的使用需要以它潜在的危险 - 受益比值为基础。尽管在目前的临床实践中，心导管术已经很普遍，也相对安全，但是它仍然可以引起血管损伤、出血、心肌梗死、卒中甚至死亡，尽管这些比较罕见。随着年龄的增加这些风险也轻度增加，在年龄>75 岁的患者中对生命的危险度<0.2%，其他严重的恶性事件的危险度<0.5%。如果从心导管获得的信息不太可能影响治疗决策的时候，患者面对即使是最小的风险也是不值得的。所以，老年人的冠状动脉造影主要用于准备进行血供重建治疗或确定下一步治疗策略的患者，而不仅仅为了明确诊断。推荐用于症状严重且临床特点提示高危的患者，特别是对药物治疗反应不佳的患者，或者虽然无症状或症状轻微，但是无创评价提示高危可能需要血供重建的患者。

9. 冠状动脉血流储备分数（coronary flow reserve fraction，FFR） 是指当冠脉存在狭窄时获

得的最大血流量与冠脉正常时最大血流灌注的比值。利用特殊的压力导丝精确测定的冠脉狭窄（通常是由动脉粥样斑块引起的）前后的冠脉血压，两者的比值即为 FFR。正常冠脉血管的 FFR 值等于 1，FFR ＜0.75 则提示冠脉狭窄与心肌缺血密切相关。FFR 是对冠脉病变的功能性评价指标，对于判断冠脉病变的严重程度及选择治疗策略提供了重要参考依据。

各种影像学检查的优、缺点对比见表 31-1。

表 31-1 各种影像学检查的优、缺点对比

影像学检查	优点	缺点
超声心动图	·应用广泛 ·便携 ·无放射性 ·费用低廉	·透声窗差的患者需使用超声造影剂 ·取决于检查者的技术
SPECT	·应用广泛 ·数据全面	·有放射性
PET	·定量评估冠状动脉血流	·有放射性 ·检查设备不够普及 ·检查费用较高
CMR	·较高的软组织对比度，能精确地显示心肌瘢痕 ·无放射性	·设备在心脏科不够普及 ·有禁忌证 ·对心律失常者功能分析受限 ·对缺血心肌的三维定量分析受限 ·检查费用较高
冠状动脉 CTA	·中低度 PTP 患者的 NPV 较高	·检查设备不够普及 ·有放射性 ·在存在广泛冠状动脉钙化或支架置入史的患者中评估价值受限 ·心律失常、心率较快且无法降低到 60～65 次 / min 者，成像质量欠佳 ·PTP 较高的患者 NPV 较低

注：PTP (pre-test probability)，验前概率；NPV (negative predictive value)，阴性预测值

【诊断及鉴别诊断】★★★△△△

1．诊断 认真采集病史对诊断和处理心绞痛是必需的。在大多数病例，仅根据病史即可作出明确诊断，但是仍有必要进行体格检查和客观试验，以确定心绞痛的病因和严重程度。

2．鉴别诊断 首先排除急性心肌梗死。与急性冠脉综合征一样，还需与主动脉夹层、瓣膜病变、心肌病、急性心包炎、消化系统疾病如反流性食管炎、胆囊炎及胆石症、胰腺炎、消化性溃疡或肿瘤、肺栓塞、带状疱疹等疾病鉴别。

3．心绞痛分级 普遍采用加拿大心血管学会（CCS）心绞痛严重程度分级，见表 31-2。

表 31-2 CCS 心绞痛分级

级别	心绞痛临床表现
Ⅰ级	一般体力活动（如行走和上楼）不引起心绞痛，但紧张、快速或持续用力可引起心绞痛发作
Ⅱ级	日常体力活动稍受限制，快步行走或上楼、登高、饭后行走或上楼、寒冷或冷风中行走、情绪激动可导致心绞痛发作，或仅在睡醒后数小时内发作。在正常情况下以一般速度平地步行 200 m 以上或登 2 层或以上楼梯受限
Ⅲ级	日常体力活动明显受限制，在正常情况下以一般速度在一般条件下平地步行 100～200 m 或上 1 层楼梯时可发作心绞痛
Ⅳ级	轻微活动或休息时即可引起心绞痛症状

注：此表引自 ACC/AHC/ACP-ASIM 慢性稳定型心绞痛处理指南

【冠心病危险评估和分层】★★★△△△

稳定型心绞痛患者有发生急性冠脉综合征的危险。疾病进展和急性事件的发生，并不一定与冠脉造影所显示的病变狭窄程度相关。这就决定了对于 SCAD 患者需要进行评估，根据患者的危险分层决定治疗策略，降低其进展为 ACS 的风险，对高危患者进行血管重建治疗可以改变其转归。

冠心病患者应该在经常规心电图、静息超声心动图评估后进行运动负荷试验，包括普通运动心电图、运动超声心动图、运动核素扫描等检查。在完成这些基本评估后，再决定是否进行冠状动脉 CTA 或冠状动脉造影。评估流程见图 31-1、图 31-2。

【治疗】★★★△△△

治疗稳定型心绞痛目的是改善预后、预防心肌梗死和死亡；减轻或消除症状。前者通过药物与非药物治疗以抑制炎症反应，保护内皮功能，达到延缓斑块进展、稳定斑块和预防血栓形成的目的；后者则通过改善生活方式、药物治疗与血供重建来达到目的。成功控制危险因素可改变初始危险因素水平，对改善老年冠心病患者的预后有重要意义。

在稳定型心绞痛患者中，介入治疗所带来的益处并未超过药物治疗。因此，应首先强调生活方式的改变和药物治疗来缓解症状、提高患者生活质量；对高危患者应评估介入治疗和 CABG 是否获益更多，以最大程度减少心血管事件和降低死亡率，如图 31-3 所示。

几乎所有的指南都是建立在以较年轻患者为主要研究对象的基础上，对于老年患者代表性不足。一

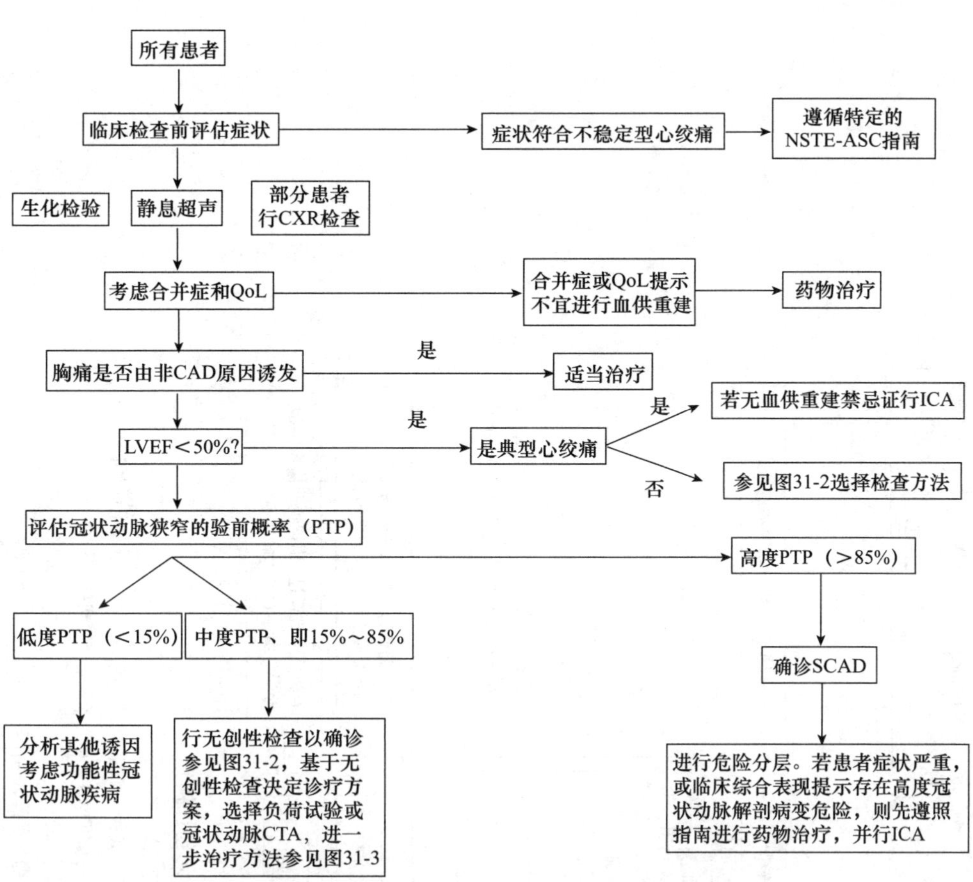

图 31-1　疑似 SCAD 患者的初步诊断性检查

注：此图引自 2013 年 ESC 稳定性冠状动脉疾病诊疗指南

*CAD．冠状动脉疾病；CTA．计算机体层扫描血管造影；CXR．胸部 X 线检查；ICA（invasive coronary angiography），有创性冠状动脉造影；LVEF（left ventricular ejection fractions），左心室射血分数；PTP．验前概率；SCAD．稳定性冠状动脉疾病；QoL（quality of life）生活质量

* 非心源性胸痛可能性大、很年轻及健康患者可予省略；存在多种合并症的患者，其超声检查提示无须进一步处理的患者也可省略

* 若不能确诊 SCAD，可在治疗前采取药物负荷影像学检查以明确诊断

种药物的药物效应动力学（如药物分布和代谢）会随着年龄的增长产生较大的改变。例如，心脏传导系统钙化的增加能够提高老年患者对于房室结阻滞药的敏感度，可能引起严重的心动过缓。合并疾病和虚弱同样能够影响药物的选择和安全性。又如，一位虚弱的老年人摔倒的危险性更高，这能显著提高抗凝药发生出血并发症的风险。老年人常多种药物联合应用，可能引起威胁生命的药物间相互作用和严重的并发症。除了生理和药理学作用之外，心脏病的治疗计划需要考虑患者整体的健康状态和他们接受危险度的意愿。

（一）改善预后的药物治疗

1．抗血小板药和抗凝血药　所有无禁忌证（活动性胃肠道出血、阿司匹林过敏或既往有阿司匹林不耐受的病史）的稳定性心绞痛患者应给予阿司匹林，老年人用于稳定性冠状动脉疾病的有效剂量为 50～300 mg/d；不能服用阿司匹林时，氯吡格雷作为替代；无须联用阿司匹林和氯吡格雷。如果患者胃肠不能耐受阿司匹林，应服用抑酸药以减少胃肠道出血，其中质子泵抑制药效果最佳。不推荐使用双嘧达莫，抗栓疗效弱且易导致冠脉缺血。抗凝药物如华法林或凝血酶抑制药，可与阿司匹林联用或代替阿司匹林，通常用于栓塞的高危人群，如冠心病合并房颤的患者。

2．调脂药物　大量临床研究证实，血脂异常老年人应用他汀降低心脑血管事件及死亡率。Heart Protecion Study 把 40～80 岁的已知 CHD 和高危 CHD 患者，随机分配服用辛伐他汀（每日 40 mg）或者安慰剂。5 年后辛伐他汀组心血管死亡相对危险度降低 16%，主要心血管事件相对危险度降低 22%。最为重要的是，脂质降低的益处是不依赖于年龄的，在那些 80 岁以上的患者中仍然可以有这些益处。所以 NCEP 指南并没有对特定年龄的推荐，所有冠心病患者若无禁忌证或不良反应，推荐应用高强度的他汀类药物，同时不需要常规监测肝肾功能。老年人常

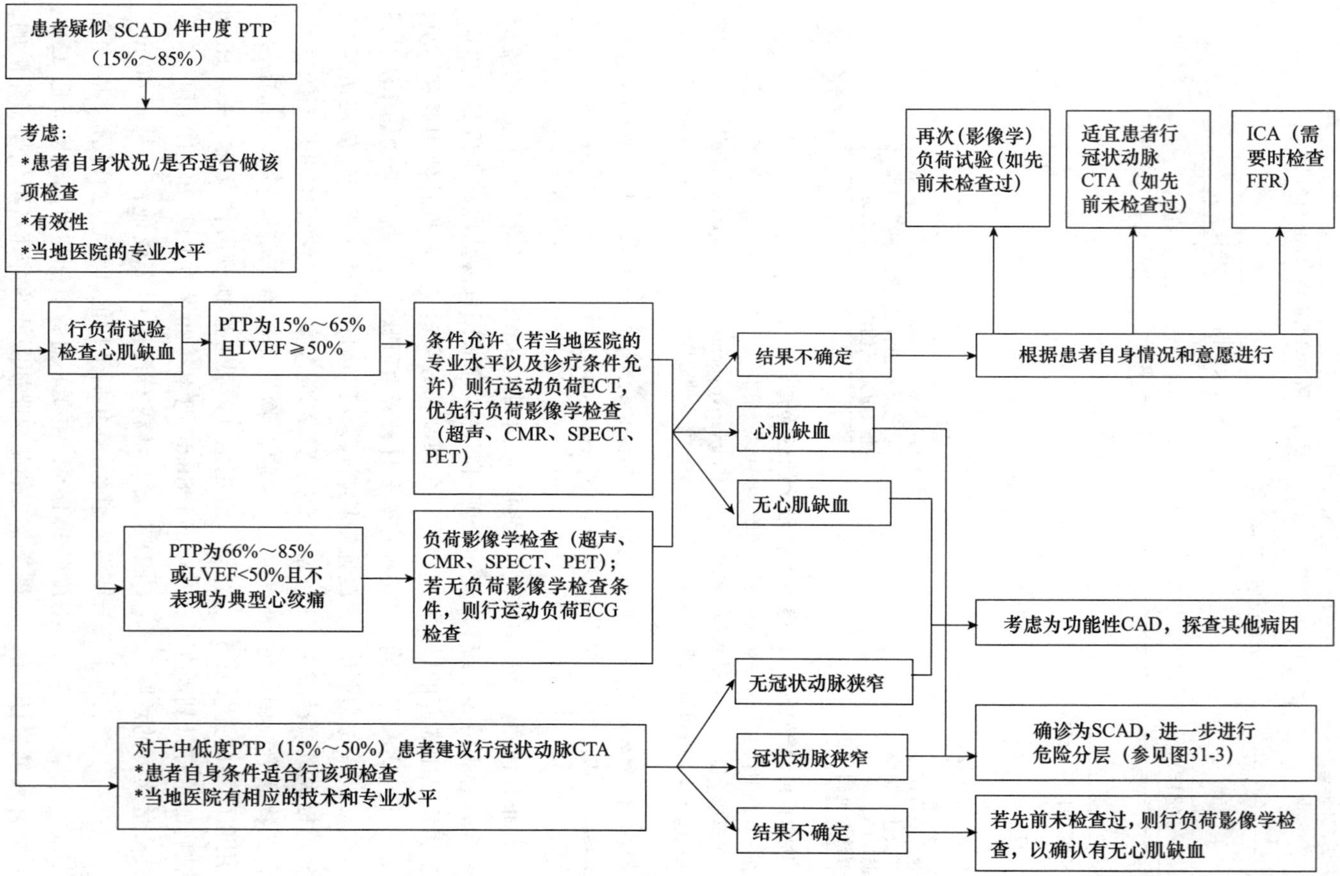

图 31-2 疑似 SCAD 及中度 PTP 患者无创性检查

注：此图引自 2013 年 ESC 稳定性冠状动脉疾病诊疗指南

CAD. 冠状动脉疾病；CTA. 计算机体层扫描血管造影；CMR. 心脏磁共振；ECG. 心电图；ICA. 有创性冠状动脉造影；LVEF. 左心室射血分数；PET. 正电子发射体层扫描；PTP. 验前概率；SCAD. 稳定性冠状动脉疾病；SPECT. 单光子发射计算机体层扫描

* 考虑不同患者年龄的放射线暴露

* 若患者运动能力受限，建议行超声或 SPECT/PET 药物负荷试验代替

*CMR 只能行药物负荷试验

* 要了解患者的具体情况，应行全面的诊断性冠状动脉 CTA 检查。若有严重的弥漫性或局灶性钙化，则要考虑到该检查结果是不明确的

* 参照左侧下方的“冠状动脉 CTA”框内容进行操作

* 参照“行负荷试验检查心肌缺血”框内容进行操作

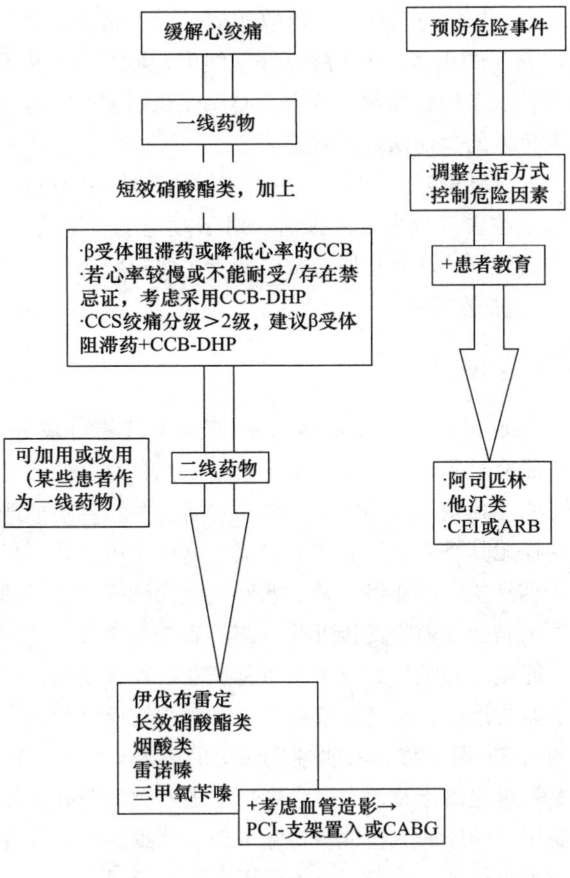

图 31-3 稳定性冠状动脉疾病的药物治疗

注：此图引自 ESC 稳定性冠状动脉疾病诊疗指南

合并多种疾病并联合多种药物治疗，应用他汀时需注意药物相互作用的影响，警惕药物不良反应。对于不能耐受他汀类药物者，可考虑：①更换另一种药代动力学特征不同的他汀类药物。②减少他汀类药物剂量。③隔日用药，老年冠心病患者的调脂目标为 LDL-C＜70 mg/dl（1.8 mmol/L）或 LDL-C 较基线下降 50%。血脂达标后，应坚持长期用药，可根据血脂水平调整剂量甚至更换不同的他汀类药物，如无特殊原因不应停药。

3. ACEI Heart Outcomes Prevention Evaluation 研究扩大了 ACEI 对几乎所有已知 CHD 和高危 CHD 的有益性，年龄≥75 岁的患者同更年轻的患者相比获益更大。2007 年 ACC/AHA 稳定性心绞痛指南推荐，在 LVEF≤40% 和伴有高血压、糖尿病、慢性肾病的心绞痛患者中，若无禁忌证，一律应该开始并长期使用 ACEI 治疗。不能耐受的患者（绝大部分是严重咳嗽）考虑血管紧张素受体拮抗药（ARB）替代治疗。对 ACEI 引起血管性水肿患者，由于交叉反应的可能性不能服用 ARB。老年患者服用时，应谨慎评估血清电解质和肌酐，因为这些药物能够引起肾功能下降和高钾血症。

4. β 受体阻滞药 心肌梗死或 ACS 后患者使用 β 受体阻滞药有明显降低心血管事件危险的益处，对既往有心力衰竭（LVEF≤40%）或心肌梗死的所有患者，都应当接受 β 受体阻滞药治疗，除非有禁忌证。推荐使用已经被证明可降低死亡风险的卡维地洛、琥珀酸美托洛尔或比索洛尔。

（二）改善症状的药物治疗

1. 硝酸酯制剂 短效硝酸甘油用于缓解急性期症状和运动前的预防用药，长效硝酸酯制剂适用于慢性长期治疗，但对于严重主动脉瓣狭窄或肥厚性心肌病引起的心绞痛不宜用硝酸酯制剂。

2. β 受体阻滞药 既可改善预后，又可缓解症状。如果单用 β 受体阻滞药效果不佳或不能耐受，可尝试单用或联用钙离子拮抗药、长效硝酸酯。但在老年患者，联用 β 受体阻滞药和二氢吡啶类钙离子拮抗药可能引起传导阻滞和收缩功能下降，要特别谨慎。

3. 钙离子拮抗药 对变异型心绞痛或以冠状动脉痉挛为主的心绞痛，钙离子拮抗药是一线药物。维拉帕米或地尔硫䓬能减慢房室传导，常用于伴有心房颤动或心房扑动的心绞痛，但不能应用于已有严重心动过缓、高度房室传导阻滞和病态窦房结综合征的患者。老年稳定性心绞痛合并心力衰竭时，可选择氨氯地平或非洛地平。

4. 曲美他嗪 通过抑制脂肪酸氧化和增加葡萄糖代谢改善心肌缺血和左心功能。

5. 尼可地尔 是一种钾通道开放药，具有类似硝酸酯类药物的作用，能发挥抗心绞痛作用。

6. 伊伐布雷定 选择性抑制窦房结起搏电流，降低心率和心肌耗氧量，对心肌收缩力无影响，无论单用还是与 β 受体阻滞药联用都有效，推荐用于不能耐受 β 受体阻滞药或心率控制不满意（超过 60 次 /min）的 SCAD 患者。BEAUTIFUL 研究发现，伊伐布雷定降低心血管死亡、减少心梗和心衰住院率，对心率≥70 次 /min 的患者效果更显著。

（三）血供重建

老年患者治疗的一个主要挑战是是否应该选择进行冠状动脉血供重建术。在更年轻的患者中随机临床试验发现，PCI 或者 CABG 提高了治疗之外的生存率或者生活质量。然而，在这些关键试验中，并不包括年龄＞75 岁的患者。血供重建术之后的手术死亡率随着年龄的增长发生了渐进性的升高，非致死性手术并发症（卒中、MI 和肾衰竭）也随着年龄增长呈曲线增长，CABG 较 PCI 的这些风险更高。因此必须认真权衡血供重建术的危险度和潜在益处。

艾伯塔省冠心病结果评估计划（Alberta Provincial Projet for Outcomes Assessment in Coronary Heart Disease）检查了超过6000名70~90岁的接受心导管术患者的治疗措施和最终结果。同药物治疗相比，接受CABG或者PTCA的患者校正后的4年生存率有显著的增高（CABG 87%，PTCA 84%，药物治疗79%，P<0.01）。这些益处在80多岁的患者中也可以拥有，在所有年龄组中随着患病血管的数目及左心室功能失调的比例增加，与生存率带来的益处有着同比的提高。PTCA和CABG也能减轻CHD老年患者的心绞痛症状，提高心功能。

最近，慢性症状性冠状动脉疾病老年患者的有创治疗和药物治疗对比试验（Trial of Invasive Versus Medical Therapy in Elderly Patients with Chronic Symptomatic Coronay Artery Disease trial）将305名≥75岁的慢性心绞痛患者随机接受诊断性心导管术（随后进行合适冠状动脉血供重建术）或者接受最佳药物治疗，其中只对有顽固性症状患者进行干预，前者的临床表现、心功能以及生活质量都有了显著改善。年龄并不是选择血管重建方式的唯一原则，当同已知的科学证据相符合并且符合患者心愿的时候，药物、手术和联合治疗在老年患者的治疗中有着辅助的作用。

综上所述，对于SCAD的处理原则是：注重患者是否存在明确的缺血证据，结合临床症状的严重程度和危险分层，综合分析决定药物治疗和血供重建策略的选择，同时生活方式干预和优化的药物治疗是基础，在此基础上应用血供重建治疗进一步改善高危患者的预后，缓解药物治疗不能控制的心绞痛症状。

1. 血供重建的指征 对于存在以下临床情况的患者，需要优先考虑血供重建治疗：①心肌梗死后。②左心室功能不全。③多支血管病变和（或）大范围心肌缺血（缺血面积超过10%）。④左主干病变。⑤优化药物治疗难以控制的心绞痛。

2. 经皮冠脉血供重建 对于低危的稳定型冠心病患者，PCI与药物治疗疗效相似；对于高危及多支血管病变的患者，PCI能更好地缓解症状。PCI并不能改善患者的长期预后或阻止心肌梗死的发生，但是对老年人的短期恢复有好处。

3. CABG 对于低危患者并不比药物治疗更好，但可以改善高危患者的预后，对于左主干明显狭窄、三支主要冠状动脉近段狭窄、两支主要冠状动脉狭窄（其中包括左前降支）的患者，CABG优于药物治疗。

【预后】★★★△△

多数慢性稳定型心绞痛患者的预后相对较好，几个研究显示平均年死亡率为2%~3%，每年非致死性心肌梗死发生率为2%~3%。然而，左心室功能严重受损尤其是发生过心衰者，属于高危亚组患者。另一个容易忽视的亚组患者是恶性冠状动脉解剖者，即左主干病变或前降支接近开口部的病变。一般，左心室功能差、心脏扩大、多支血管病变、冠状动脉狭窄位于血管近段、高度狭窄病变、严重心绞痛、静息心电图有ST段下移、心肌梗死病史的患者预后差，但是血管重建治疗获益大。吸烟、出现严重的合并症如高血压、糖尿病、慢性肾功能不全、严重的呼吸系统疾病等也是老年稳定型心绞痛预后不良的因素。

【其他】★★△△

社区医疗，社区医生在SCAD的识别和管理方面起着重要作用。主要任务包括：识别患者症状可能是SCAD表现，需进一步检查评估；识别导致SCAD进展的危险因素，并积极实施管理和治疗干预，以降低风险；开展健康教育，确保患者认识到优化药物治疗对症状控制和预后影响的益处，以及适当情况下选择PCI或外科治疗；建立SCAD患者系统随访体系，定期评估患者的临床症状、药物治疗效果和危险因素控制状况。

（柯 丽 成 蓓）

第3节 高血压病

【定义】★★★△△

老年高血压定义为年龄≥60岁、血压持续或3次以上非同日坐位收缩压≥140 mm Hg和（或）舒张压≥90 mmHg。若收缩压≥140 mmHg，舒张压<90 mmHg，则定义为单纯收缩期高血压（isolated systolic hypertension，ISH）。

我国大于60岁老年人高血压的患病率将近50%，是最重要的心血管疾病危险因素之一，也是危害老年人健康的重大公共卫生问题。老年高血压在发病学、临床表现及诊断治疗等方面与非老年人都有不同之处，如收缩压增高、脉压增大、血压波动大、昼夜节律异常等；常与多种疾病并存，并发症多，如冠状动脉性心脏病（冠心病）、心力衰竭、脑血管疾病（特别是脑卒中发生率远高于西方人群）、肾功能不全、糖尿病等；并且难治性高血压（也称顽固性高血压）的比率高于非老年人群。了解和掌握老年高血压的特点与临床诊治流程，有助于提高诊治和控制达标率水平。

【流行病学与防治现状】★★　△△

Framingham 心脏研究显示，随着年龄增长，高血压的患病率亦逐渐升高。在年龄＜60 岁的人群中，27% 的人患有高血压，其中 20% 为 2 级高血压。在年龄≥80 岁的人群中，70%～90% 患有高血压。2002 年卫生部组织的全国居民营养与健康状况调查资料显示，我国≥60 岁人群高血压的患病率为 49%，显著高于中青年人群。

高血压知晓率、治疗率和控制率是反映高血压流行趋势与防治状况的重要指标。尽管许多临床证据表明降压治疗可以使老年患者获益，但在全球范围内老年高血压治疗率及控制率均较低。Framingham 心脏研究显示，随着年龄增长，接受降压治疗的高血压患者血压控制率逐渐下降。在年龄＜60 岁、60～79 岁和≥80 岁的人群中，血压控制达标率分别为男性 38%、36% 和 38%，女性 38%、28% 和 23%。在我国，仅 32.2% 的老年高血压患者接受治疗，控制率仅为 7.6%。老年高血压血压波动大，清晨高血压发生率在年龄 40～79 岁为 19.4%，≥80 岁为 21.8%。直立性低血压在年龄≥65 岁人群总体患病率可达 20%～50%，而老年高血压合并直立性低血压的患者高于上述比例，其心脑血管事件也增高 2～3 倍。餐后低血压在居家护理的老年人中患病率为 24%～36%，在我国住院老年患者中为 74.7%。老年人血压昼夜节律异常的发生率高，表现为夜间血压下降幅度为 10%（非杓型）或＞20%（超杓型），导致心、脑、肾等靶器官损害的危险增加。白大衣性高血压的发生率约 13%，假性高血压多见于动脉严重钙化的老人，也常见于糖尿病、尿毒症患者。患病率为 1.7%～50% 不等，有随增龄而增加的趋势。

【病因和发病机制】★★★△△

老年高血压以收缩压升高为主，究其原因为主动脉弹性减退，舒张期主动脉回缩力减小，小动脉收缩以帮助在收缩期阻抗血流，因此收缩压升高，脉压增大。老年高血压血压波动大，清晨高血压的发病原因是清晨时交感活性增加，儿茶酚胺类缩血管物质水平升高；肾素血管紧张素醛固酮系统（renin angiotensin aldosterone system，RAAS）激活，且糖皮质激素分泌增加，这些因素共同导致了清晨高血压风险的增加。清晨是心脑血管事件的高发时间，而血压明显升高是促发心脑血管事件的重要因素。

直立性血压变异的原因：①衰老导致心血管系统退行性改变，压力感受器敏感性减退、血管顺应性因动脉硬化而降低、心率反应减弱。②药物因素，常用的抗高血压药物、某些抗精神疾病药物、三环类抗抑郁药、抗肿瘤药物等。③疾病因素，致使血容量不足的系统性疾病、自主神经功能障碍疾病以及周围神经病变。餐后低血压在居家护理的老年人中患病率为 24%～36%，在我国住院老年患者中为 74.7%。其发病机制主要为餐后内脏血流量增加，回心血量和心排血量减少；压力感受器敏感性减低，交感神经代偿功能不全；餐后具有扩张血管作用的血管活性肽分泌增多。

老年人血压昼夜节律异常与老年动脉硬化、血管壁僵硬度增加和血压调节中枢功能减退有关。白大衣性高血压的发病原因和机制可能为患者在医疗环境中精神紧张，交感神经活性增强；基础疾病如血脂、血糖等代谢紊乱等。假性高血压是动脉顺应性下降及动脉僵硬度增高的结果，周围肌性动脉由于动脉粥样硬化进展，袖带内必须有更高的压力去压迫动脉，从而表现为袖带测压高于直接测量血压，出现血压测量值假性升高。

【临床表现】★★★△△

老年高血压患者的临床表现与一般成年患者相似，头痛与头晕为其最常见的主诉。少数重症患者可能以剧烈头痛、视物模糊、恶心、头痛等为首发症状，此时应警惕高血压脑病的可能。然而，由于许多老年患者已有多年的高血压病病史，逐渐适应了较高的血压水平，因此常常无明显的临床表现。除此之外，老年高血压患者还具有以下特点。

1．以收缩压增高为主，单纯收缩期高血压（ISH）更为常见。

2．脉压增大。

3．血压波动幅度增大。

4．容易发生直立性低血压。

5．常合并血压昼夜节律异常。

6．常与多种疾病并存，并发症多。

7．诊室高血压更为多见，易导致过度降压治疗。

8．容易漏诊的高血压

（1）继发性高血压：如由动脉粥样硬化病变所致

的肾血管性高血压、肾性高血压、嗜铬细胞瘤、原发性醛固酮增多症、呼吸睡眠暂停综合征（obstructive sleep apnea hypopnea syndrome，OSAHS），以及由某些药物（如非甾体消炎药等）引起的高血压。

（2）隐匿性高血压（masked hypertension）：是指患者在诊室内血压正常，而动态血压或家中自测血压升高，其心血管疾病和卒中的发病率和病死率与持续性高血压患者相近。

【辅助检查】★★★△△

多数老年患者通过诊室测量即可诊断高血压。对于部分疑似诊室高血压或者隐匿性高血压的患者进行24小时或48小时动态血压监测有助于明确诊断。家庭自测血压对于确诊高血压也有帮助，但需要注意其测量结果的可靠性。高血压的主要危害在于导致心、脑、肾、外周血管等靶器官损害，防治高血压的目的则在于通过控制血压水平最大程度地降低患者心血管系统危险性，因而对于确诊高血压的患者还需通过询问病史、临床症状、体格检查以及必要的辅助检查了解患者是否存在其他心血管危险因素以及高血压所致的靶器官损害与其他并存疾病，为患者的心血管系统整体风险评估提供依据。

根据我国高血压防治指南，高血压患者需要进行的基本辅助检查包括血常规、尿液分析、血糖、血脂、血尿酸、血肌酐、血钾及心电图。若患者条件允许或病情需要，还应检查心脏超声、颈动脉超声、C反应蛋白、尿微量白蛋白（糖尿病患者必查）、尿蛋白定量、眼底检查及X线胸片。部分患者可能需要进行更为复杂的辅助检查，如心功能、肾功能、头部CT或者MRI、肾和肾上腺超声、肾动脉造影，并测定肾素、醛固酮、糖皮质激素和儿茶酚胺水平等，这些辅助检查有助于深入了解患者的靶器官损害情况并鉴别是否存在继发性高血压。

【诊断及鉴别诊断】★★★△△△

（一）诊断

规范化测量血压对于正确诊断老年高血压至关重要，无论医务人员在医院测量还是患者或其家属院外自行测量血压，均应注意以下问题：①至少3次非同日测量血压达到上述标准方可确诊高血压。②测量血压前患者需要背靠座椅、双脚落地静坐至少5分钟。③测量血压时将血压袖带与心脏保持同一水平。④由于老年人常伴有明显的动脉硬化，因而假性高血压更为常见、正确判定假性高血压有助于避免过度的降压治疗。对于诊疗过程中伴有血压过度降低表现且无明显靶器官损害的顽固性高血压患者，应注意甄别是否为假性高血压。⑤老年人诊室高血压更为常见，对于诊室血压持续增高但无靶器官损害者应进行动态血压监测以评估是否存在诊室高血压。⑥与诊室血压测量相比，非诊室血压检测（家庭自测血压与动态血压检测）有助于避免医疗环境对血压测量结果的影响，使检测结果更为准确、客观，同时还可增加测量次数，更为全面了解不同时间段内血压的波动情况。⑦监测立位血压，观察有无直立性低血压，因此初次测量血压和调整用药后，应测量直立位1分钟和5分钟后的血压。

老年高血压的分类方法与一般成年人相同，《中国高血压防治指南》所推荐的分类方法如表31-3所示。血压测量有3种方法，不同测量方法的结果诊断高血压的标准不同如表31-4所示。

表31-3　血压水平的定义和分类*

类别	收缩压（mmHg）	舒张压（mmHg）
正常血压	＜120	＜80
正常高值	120～139	80～89
高血压	≥140	≥90
1级高血压（轻度）	140～159	90～99
2级高血压（中度）	160～179	100～109
3级高血压（重度）	≥180	≥90
单纯收缩期高血压	≥140	＜90

注：*若患者的收缩压与舒张压分属不同的级别时，则以较高的分级为准。单纯收缩期高血压也可按照收缩压水平分为1、2、3级

（二）鉴别诊断

根据有无明确病因，可将高血压分为原发性高血压（无明确病因者）与继发性高血压（存在引起血压升高的明确原因），其中，前者约占90%。对于确诊高血压的患者，鉴别诊断的主要目的是筛查有无导致血压升高的其他疾病，判断其为原发性高血压或继发性高血压。若患者存在以下特点应注意除外继发性高血压：①严重或顽固性高血压。②年轻时发病。③原来控制良好的高血压突然恶化。④突然发生的血压显著升高。⑤合并周围血管病的高血压。继发性高血压的常见类型包括以下几类。

1. 肾实质性高血压　由肾器质性疾病（如肾小球肾炎、肾病等）所致。经过详细了解病史、体格检查，以及检验尿常规、尿蛋白定量、血肌酐等有助于明确诊断。

2. 肾血管性高血压　肾动脉狭窄也是继发性高

表 31-4　血压测量方法与临床意义

血压测量方法	仪器	诊断高血压的标准（mmHg）	临床意义
诊室血压	台式水银血压计 电子血压计	≥140/90	诊断高血压及其分级的标准方法 主要依据
动态血压	动态血压监测仪	24 小时≥130/80	①诊断评估高血压
		白天≥135/85	②诊断白大衣性高血压
		夜间≥120/70	③发现隐蔽性高血压
			④查找难治性高血压原因
			⑤评估高血压升高程度，短时变异和昼夜节律
自测血压	上臂式电子血压计	≥135/85	①长期监测日常血压
			②避免白大衣效应
			③辅助降压疗效评价
			④不建议用于精神高度焦虑患者

注：血压测量仪器验证标准为英国高血压协会、美国医疗器械促进协会、欧洲高血压协会认证标准

血压的常见原因，多由大动脉炎或动脉粥样硬化所致。在临床上可表现为腹部血管杂音、高血钾、肾功能减退、肾体积缩小等，应用超声、增强螺旋 CT、磁共振血管成像、肾动脉造影可明确诊断。

3. 嗜铬细胞瘤　血压严重升高且剧烈波动时应疑及本病，检测血液与尿液儿茶酚胺水平，并结合肾上腺超声或其他影像学检查手段可明确诊断。

4. 原发性醛固酮增多症　常表现为顽固性高血压伴低血钾，检测血液醛固酮水平、血钾和肾素活性，并结合肾影像学检查有助于确诊。

5. 库欣综合征　根据患者的特殊体型及尿液氢化可的松检测可确诊。

6. 睡眠呼吸障碍性疾病　OSAS 也是导致高血压的常见原因，纠正睡眠呼吸障碍后患者血压可有效降低。了解患者睡眠时是否打鼾、必要时辅以睡眠呼吸监测可明确诊断。

7. 药物所致的高血压　老年人常应用多种药物，其中部分药物（如非甾体类抗炎药、口服避孕药、类固醇、甘草制剂等）可引起血压升高，了解患者用药情况可予认鉴别。

【治疗】★★★△△△

以往曾认为老年人血压轻度升高是一种代偿性的生理改变，因而对其危害性认识不足。近年来，随着相关研究证据的逐渐积累，人们对老年高血压的认识亦不断深入。在国内外现行的高血压防治指南中，如 2014 年公布的《美国预防、检测、评估与治疗高血压全国联合委员会第八次报告（JNC-8）》、2016 年《加拿大高血压教育计划高血压指南（CHEP）》、2013 年《欧洲高血压管理指南》，2015 年中国高血压治疗指南修改版，以及 2016 年高龄老年人血压管理中国专家共识，均对老年高血压的防治做出了重要论述。上述指南一致认为，高血压对老年人心血管系统具有更大的危害，应加强防治。

一、初诊老年高血压患者的处理

对于初诊老年高血压须首先进行危险分层的评估，根据分层进行不同的处理，而生活方式的干预则需要贯穿整个治疗过程，见图 31-4。危险分层的评估包括其他心血管危险因素、亚临床靶器官损害和临床疾病，具体内容解释见《中国高血压防治指南 2010》。根据 2010 年中国高血压指南的分层原则和基本内容，将高血压患者按心血管风险水平分为低危、中危、高危和很高危 4 个层次（表 31-5）。

根据以往我国高血压防治指南实施情况和有关研究进展，对影响风险分层的内容作了部分修改（表 31-6）。将糖耐量受损和（或）空腹血糖异常列为影响分层的心血管危险因素；将判定腹型肥胖的腰围标准改为男性≥90 cm，女性≥85 cm；将 eGRF＜［60 ml/（min·1.73 m^2）］、颈股动脉 PWV ≥12 m/s 和 ABI＜0.9 列为影响分层的靶器官损害指标界值。

二、老年高血压患者的降压目标

最大限度地降低心血管并发症及发生死亡的总体危险需要治疗所有可逆性心血管危险因素、亚临床靶器官损害和各种并存的临床疾病。起始治疗血压值为 SBP≥150 mmHg。降压目标值：①≥65 岁患者，

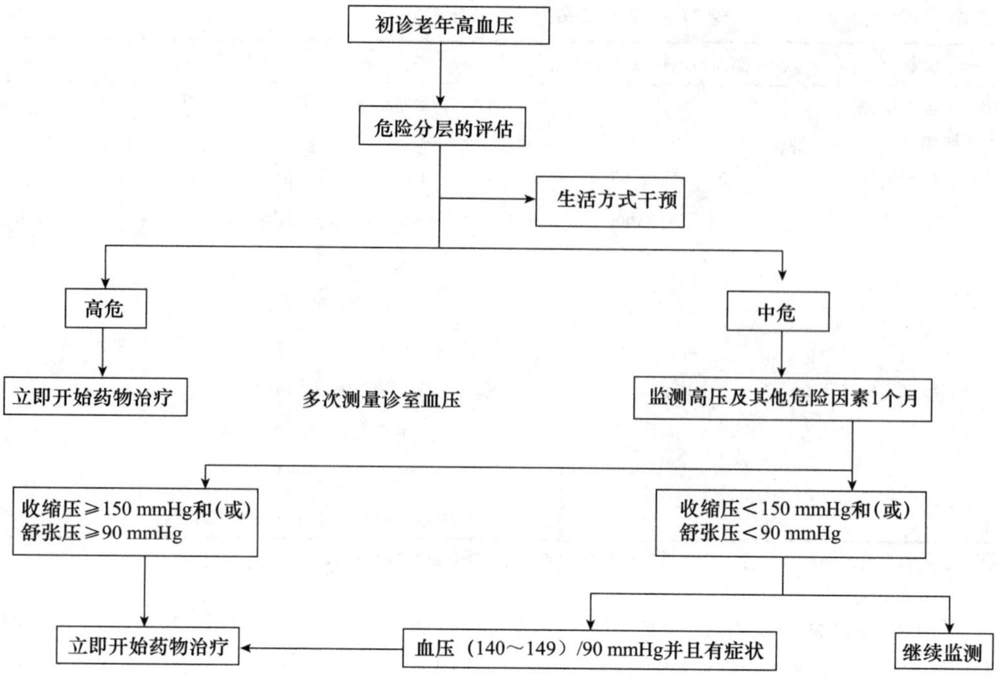

图 31-4　初诊老年高血压患者的评估及监测程序

表 31-5　高血压患者心血管风险水平分层

其他危险因素和病史	高血压		
	1 级	2 级	3 级
无	低危	中危	高危
1～2 个其他危险因素	中危	中危	很高危
≥3 个其他危险因素或靶器官损害	高危	高危	很高危
临床并发症或合并糖尿病	很高危	很高危	很高危

注：1 级高血压，收缩压 140～159 mmHg 和（或）舒张压 90～99 mmHg；2 级高血压，收缩压 160～179 mmHg 和（或）舒张压 100～109 mmHg；3 级高血压，收缩压≥180 mmHg 和（或）舒张压≥110 mmHg

表 31-6　影响高血压患者心血管预后的重要因素

心血管危险因素	靶器官损害	伴临床疾病
高血压（1～3 级）	左心室肥厚	脑血管病
年龄>55（男性）；>65 岁（女性） 吸烟	心电图：Sokolow-Lyon>38 mm 或 Cornell >2400 mm·ms；超声心动图	脑出血，缺血性脑卒中，短暂性脑缺血发作
糖耐量受损（餐后 2 小时血糖 7.8～11.1 mmol/L）和（或）空腹血糖受损（6.1～6.9 mmol/L）	LVMI≥125 g/m²(男性)，≥120 g/m²(女性) 颈动脉超声 IMT≥0.9 mm 或动脉粥样斑块	心脏疾病 心肌梗死史，心绞痛，冠状动脉
血脂异常	颈股动脉 PWV≥12 m/s	血供重建史，慢性心力衰竭
总胆固醇≥5.7 mmol/L（220 mg/dl）	ABI<0.9	肾脏疾病
LDL-C>3.3 mmol/L（130 mg/dl）或	eGFR 降低［eGFR<60 ml/（min·1.73 m²）］	糖尿病肾病，肾功能受损，
HDL-C<1.0 mmol/L（40 ng/dl）	或血清肌酐轻度升高	肌酐≥133 μmol/L（1.5 mg/dl，男性），
早发心血管病家族史［一级亲属	115～133 μmol/L（1.3～1.5 mg/dl，男性）	≥124 μmol/L（1.4 mg/dl，女性）
发病年龄<55 岁(男性)，<65 岁(女性)］	107～124 μmol/L（1.2～1.4 mg/dl，女性）	尿蛋白≥300 mg/24 h
腹型肥胖［腰围≥90 cm（男性），	尿微量白蛋白 30～300 mg/24 h 或白蛋白/肌酐≥30 mg/g（3.5 g/mol）	外周血管疾病
≥85 cm（女性）］或		视网膜病变
肥胖（BMI≥28）		出血或渗出，视盘水肿
血同型半胱氨酸升高（10 μmol/L）		糖尿病
		空腹血糖≥7.0 mmol/L，餐后 2 小时血糖≥11.1 mmol/L，糖化血红蛋白≥6.5%

注：LDL-C. 低密度脂蛋白胆固醇；HDL-C. 高密度脂蛋白胆固醇；BMI. 体质量指数；LVMI. 左心室质量指数；IMT. 内膜中层厚度；ABI. 踝臂血压指数；PWV. 脉搏波传导速度；eGFR. 估算的肾小球滤过率

收缩压应降至<150 mmHg，如能耐受可进一步降至<140/90 mmHg。②≥80岁高龄患者一般情况下不宜<130/60 mmHg。③老年高血压合并糖尿病、冠心病、心力衰竭和肾功能不全患者降压目标应<140/90 mmHg强调收缩压达标，同时避免过度降低血压；在患者能耐受降压治疗的前提下，逐步降压达标，避免过快降压。

三、老年高血压患者的治疗方法

包括非药物治疗和药物治疗。非药物治疗：生活方式干预措施，贯穿整个治疗过程。药物治疗：需要综合治疗所有高危因素、靶器官损害和并存疾病。

（一）非药物治疗

非药物疗法是降压治疗的基石，包括纠正不良生活方式和矫正不利于身心健康的行为和习惯，以降低血压、控制其他心血管危险因素与并存的临床疾病。

1. 减少钠盐的摄入 由于老年人群中盐敏感性高血压更为常见，限制食盐摄入更为重要。建议每日摄盐量应少于6 g，高血压患者的摄盐量应更低，最好<5 g/d。同时，也应警惕过度严格限盐导致低钠对老年人的不利影响。

2. 调整膳食结构 鼓励老年人摄入多种新鲜蔬菜、水果、鱼类、豆制品、粗粮、脱脂奶及其他富含钾、钙、膳食纤维、多不饱和脂肪酸的食物。

3. 控制总热量摄入并减少膳食脂肪及饱和脂肪酸摄入 饮食中脂肪含量应控制在总热量的25%以下，饱和脂肪酸的量应<7%。

4. 戒烟、避免吸二手烟 吸烟及二手烟增加发生高血压的危险、降低老年高血压患者的血管弹性、促进动脉粥样硬化斑块的进展，增加心脑血管事件发生率及病死率。戒烟并避免吸入二手烟对老年人心脑血管病防治、保持健康状态意义重大。

5. 限制饮酒 老年人应限制酒精摄入，不鼓励老年人饮酒。饮酒者男性每日饮用酒精量<25 g，女性每日饮用酒精量<15 g。小至中等量饮酒不影响甚至降低血压，每日摄入酒精量>30 g者，随饮酒量增加血压升高、降压药物疗效降低。计算公式：纯酒精量（g）=饮酒量（ml）×酒精度数（%）×0.8。

6. 适当减轻体重 建议将BMI控制在25 kg/m^2以下。高血压患者BMI降低可改善胰岛素抵抗、糖尿病、血脂异常和左室肥厚。

7. 规律适度的运动 运动有助于减轻体重和改善胰岛素抵抗，提高心血管系统调节能力，有助于降低血压。老年高血压患者可根据个人爱好和身体状况选择适合并容易坚持的运动方式，如快步行走，一般每周3～5次，每次30～60分钟。

8. 减轻精神压力 避免情绪波动，保持精神愉快、心理平衡和生活规律。

注意事项：老年人（特别是高龄老年人）过于严格地控制饮食及限制食盐摄入可能导致营养障碍及电解质紊乱（如低钠血症），应根据患者具体情况选择个体化的饮食治疗方案。过快、过度减轻体重可导致患者体力不佳影响生活质量，甚至导致抵抗力降低而易患其他系统疾病。因此，老年人应鼓励适度逐渐减轻体重而非短期内过度降低体重。运动方式更应因人而异，需结合患者体质状况及并存疾病等情况制定适宜的运动方案。

（二）药物治疗

合理选择降压药物不仅有利于提高老年高血压患者血压达标率，同时降低患者心血管疾病的发病率及病死率，预防靶器官损害（卒中、冠心病、心力衰竭和肾功能不全）。治疗老年高血压的理想降压药物应符合以下条件：①平稳有效。②安全性好，不良反应少。③服用简便，依从性好。

1. 常用降压药物及其作用特点 目前临床常用的降压药物主要包括5类，即钙通道阻滞药（CCB）、利尿药、血管紧张素转换酶抑制药（ACEI）、血管紧张素受体阻滞药（ARB）及β受体阻滞药。一般认为，这5类药物均可用于老年高血压的治疗。由于老年高血压患者的病理生理机制和临床特征与中青年患者有所不同，因而其药物治疗原则亦有所差异。老年人使用利尿药和长效CCB降压疗效好、副作用较少，推荐用于无明显并发症的老年高血压患者的初始治疗。若患者已存在靶器官损害，或并存其他疾病和（或）心血管危险因素，则应根据具体情况选择降压药物。

（1）CCB：由于第一代CCB（维拉帕米、地尔硫䓬、硝苯地平）降压作用持续时间短、不良反应较多，目前推荐长效二氢吡啶类CCB作为老年高血压患者降压治疗的基本药物。长效CCB的副作用较少，主要不良反应包括外周水肿、头痛、面色潮红、便秘等。CCB类药物具有以下特点：①对代谢无不良影响，更适用于糖尿病与代谢综合征患者的降压治疗。②降压作用不受高盐饮食影响，尤其适用于盐敏感性高血压。③对于低肾素活性或低交感活性的患者疗效好。此外，CCB对心肌、窦房结功能、房室传导、外周动脉和冠状动脉循环存在明显差异。硝苯地平、维拉帕米与地尔硫䓬应避免用于左室收缩功能不全的老年高血压患者，存在心脏房室传导功能障碍或病态窦房结综合征的老年高血压患者应慎用维拉帕米、地尔硫䓬。

（2）利尿药：多个欧美人群的降压治疗临床试验表明，利尿药能够减少心血管事件并降低病死率。欧洲指南将其推荐用于老年高血压患者的初始及联合治疗。迄今为止，尚缺乏以我国人群为基础的大规模临床对照试验证据。过去有关噻嗪类利尿药降压获益的多数研究使用的剂量较大（相当于 50～100 mg/d 氢氯噻嗪），也有研究显示小剂量利尿药（氢氯噻嗪 12.5～25.0 mg/d）可使患者获益。鉴于此类药物的不良反应呈剂量依赖性，目前临床上很少单独使用大剂量利尿药用于降压治疗。利尿药应作为老年人高血压联合用药时的基本药物，可用于治疗老年单纯收缩期高血压，尤其适用于合并心力衰竭、水肿的老年高血压患者。由于长期应用利尿药增加电解质紊乱、糖脂代谢异常的风险并可能影响肾血流灌注，需监测肾功能的变化及电解质水平，预防低钾血症和高尿酸血症。老年高血压患者使用利尿药应从小剂量开始，肌酐清除率＜30 ml/（min · 1.73 m^2）的患者应使用襻利尿药如托拉塞米或呋塞米等。

（3）ACEI 与 ARB：ACEI 对于高肾素活性的高血压患者具有良好的降压疗效及具有明确肾脏保护作用，适用于伴有冠状动脉疾病、心肌梗死、心绞痛、左心功能不全、糖尿病、慢性肾脏疾病或蛋白尿的老年高血压患者。ACEI 对糖脂代谢无不利影响，不增加心率、不影响心排血量，副作用较少；主要不良反应包括咳嗽、皮疹，少部分患者可出现味觉异常、肾功能恶化；偶见血管神经性水肿，重者可危及患者生命。ARB 类药物的降压及肾脏保护作用与 ACEI 相似，咳嗽等副作用较少，血管神经性水肿罕见，尤其适用于不能耐受 ACEI 咳嗽等副作用的患者。老年患者常存在动脉粥样硬化性肾血管疾病或其他肾脏病变，需要使用 ACEI 或 ARB 治疗的老年患者，需除外双侧重度肾动脉狭窄。在用药过程中需要密切监测血钾及血肌酐水平的变化。

（4）β 受体阻滞药：虽然近年对 β 受体阻滞药在降压治疗中的地位存在争议，如无禁忌证，仍推荐作为高血压合并冠心病、慢性心力衰竭老年患者首选药物。β 受体阻滞药禁用于病窦综合征、二度及二度以上房室传导阻滞、支气管哮喘的患者，长期大量使用可引起糖脂代谢紊乱。老年人常存在心动过缓、窦房结功能异常，应根据适应证决定是否使用 β 受体阻滞药及用量。

（5）α 受体阻滞药：一般不作为老年高血压患者的一线用药。有症状的前列腺增生的老年高血压病患者可选用 α 受体阻滞药。最主要的不良反应是直立性低血压，治疗时应从小剂量开始、睡前服用，并监测立位血压以避免发生直立性低血压，根据患者对治疗的反应逐渐增加剂量。

2. 降压药物联合治疗 降压药物联合治疗利用多种不同机制降压，降压效果好、不良反应少、更有利于靶器官保护，同时具有提高患者用药依从性和成本 / 效益比的优点。当使用单药常规剂量不能降压达标时，应采用多种药物联合治疗。通常，老年高血压患者常需服用 2 种或 2 种以上的降压药物才能使血压达标。可根据老年个体特点选择不同作用机制的降压药物，以达到协同增效、减少不良反应的目的。确定联合治疗方案时应考虑到患者的基础血压水平、并存的其他心血管危险因素及靶器官损害情况。近年的临床研究表明，以长效二氢吡啶类 CCB 为基础的联合降压治疗副作用小、疗效好，CCB 与 ACEI 或 ARB 联合使用有更多临床获益；利尿药和 β 受体阻滞药长期大剂量联合应用时可加重糖脂代谢异常，非二氢吡啶类 CCB 与 β 受体阻滞药联合使用可诱发或加重缓慢性心律失常和心功能不全。

3. 治疗策略 起始单药治疗适用于下列患者：①血压＜160/100 mmHg。②收缩压 150～179 mmHg/舒张压＜60 mmHg。③危险分层属于中危。

起始联合药物治疗适用于下列患者：①血压≥160/100 mmHg。②收缩压＞180 mmHg/ 舒张压＜60 mmHg。③血压高于目标值 20/10 mmHg。④危险分层属于高危。根据起始治疗的疗效决定是否需要第二、三步治疗措施，高血压患者降压药物选择流程详见图 31-5。

四、老年高血压患者的随访与血压管理

老年高血压患者治疗开始后应注意随访与管理，具体流程见图 31-6。

五、特殊类型的老年高血压

（一）老年单纯收缩期高血压（ISH）

老年单纯收缩期高血压是指老年人收缩压升高超过正常范围而舒张压正常的高血压类型。诊断标准与方法如下：血压持续升高或＞3 次非同日坐位收缩压≥140 mmHg，舒张压＜90 mmHg，或袖带式电子血压

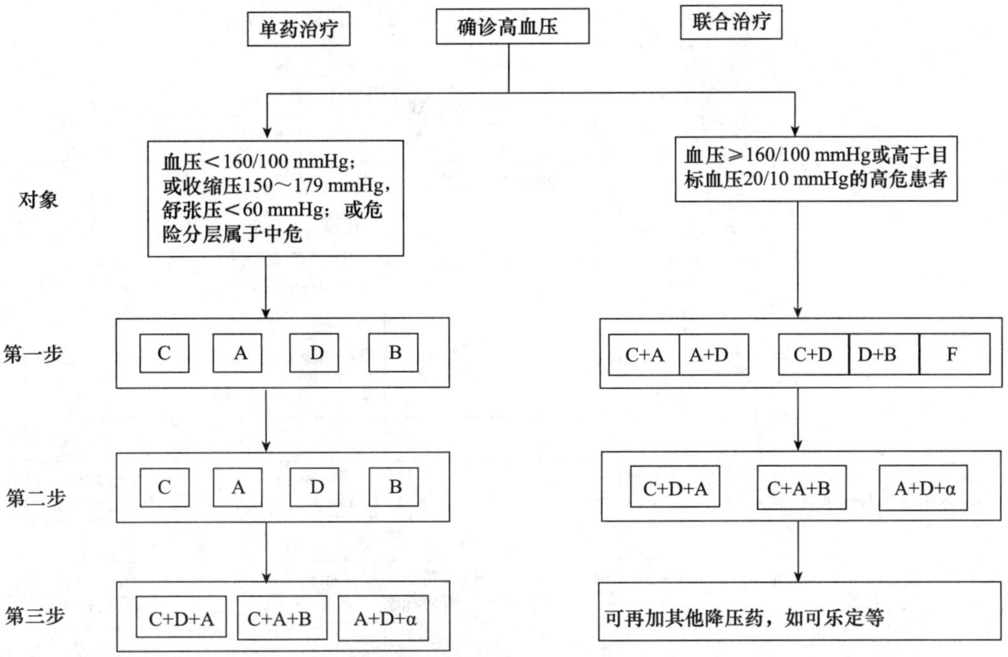

图 31-5　老年高血压患者降压药物选择流程

注：A．血管紧张素转换酶抑制药或血管紧张素受体拮抗药；B．β 受体阻滞药；C．二氢吡啶类钙拮抗药；D．噻嗪类利尿药；α．α 受体阻滞药；F．低剂量固定复方制药。第一步均为小剂量开始，药物治疗后血压未达标者，可在原药基础上加量或另加一种降压药，如达标则持续用药；第二步也是如此

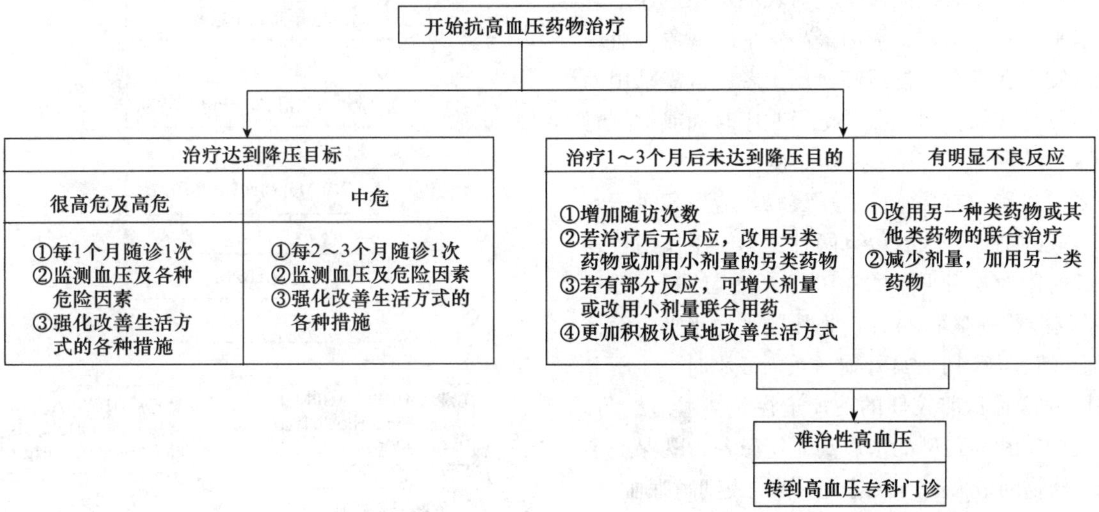

图 31-6　老年高血压患者药物治疗开始后的随诊流程图

计自测，收缩压≥135 mmHg，舒张压＜85 mmHg，诊断为 ISH。

收缩压≥150 mmHg，舒张压 60～90 mmHg，可选用 1 种或联合药物治疗。当舒张压＜60 mmHg 时，降压治疗应以不加重舒张压进一步降低为前提。舒张压＜60 mmHg 时，若收缩压＜150 mmHg，宜观察，可不用药物治疗；若收缩压为 150～180 mmHg，可谨慎用单药、小剂量降压药治疗；若收缩压≥180 mmHg，则用小剂量降压药治疗，单药或联合用药；降压药可用小剂量利尿药、钙拮抗药、ACEI 或 ARB 等，用药中应密切观察病情变化。老年 ISH 的诊治流程见图 31-7。

（二）老年清晨高血压

老年清晨高血压指老年患者清晨醒后 1 小时内的家庭自测血压或起床后 2 小时的动态血压记录≥135/85 mmHg，或 6:00—10:00 的诊室血压≥140/90 mmHg。

清晨高血压的检测和诊断比较容易，测量方法包括家庭自测血压、诊室血压和动态血压。清晨高血压与血压晨峰的概念不同，后者指人体由睡眠状态转

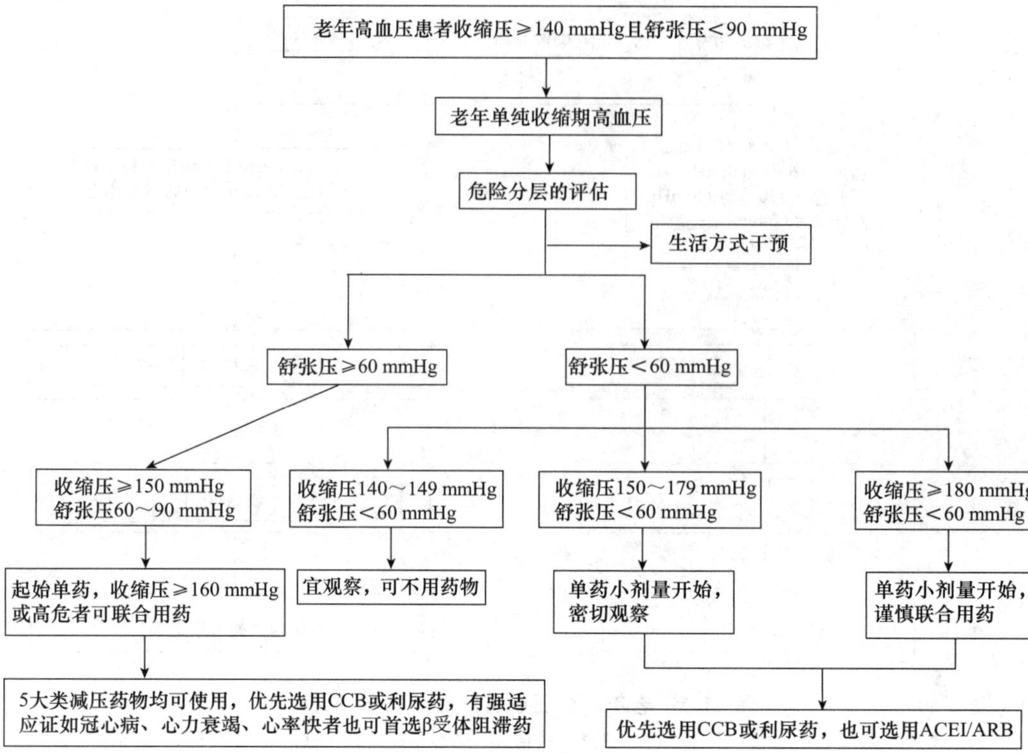

图 31-7　老年单纯收缩期高血压的诊治流程

为清醒并开始活动时，血压从相对较低水平迅速上升至较高水平，甚至达到 1 天内最高水平的现象。血压晨峰可以发生在健康人群或高血压患者，常需采用动态血压监测记录仪，而且必须记录起床时间或觉醒时间，临床大规模推广应用有一定难度。

患者一旦确定有异常的血压晨峰或清晨高血压的现象，有效的治疗方法有以下两种：①使用作用较强而且持续时间较长又平稳的降压药，清晨给药，每日 1 次，不仅能控制整个 24 小时血压的平均水平，而且能有效阻遏服药后 18～24 小时（最后 6 小时）血压上升的幅度，这是目前较佳的治疗途径。②睡前给药，适用于反杓型和非杓型的清晨高血压患者，既保证了清晨降压药物的最大血药浓度又不影响夜间睡眠血压。缺点是可能会削弱 24 小时控制血压的能力。此给药方法应注意观察夜间血压，超杓型的清晨高血压患者应避免使用。老年清晨高血压诊治流程见图 31-8。

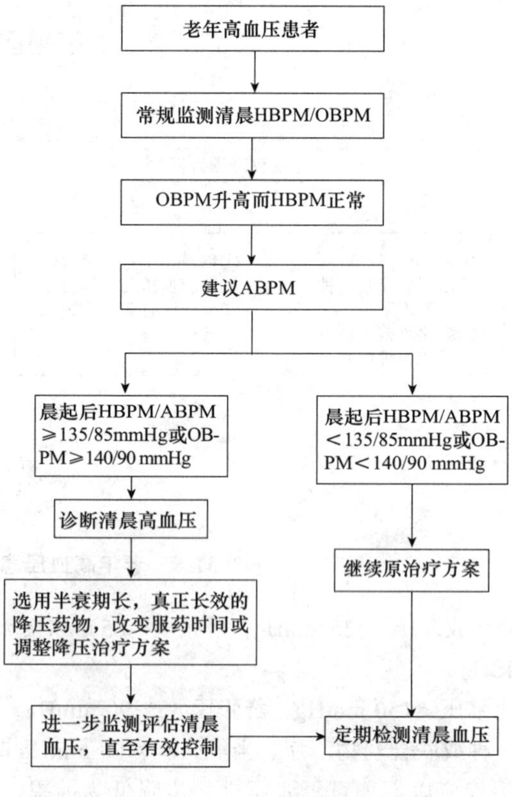

图 31-8　老年清晨高血压诊治流程

注：HBPM．家庭自测血压；ABPM．动态血压监测；OBPM．诊室测量血压

（三）老年高血压多病共存

老年高血压常与多种疾病并存，如脑血管病（脑出血、缺血性脑卒中、短暂性脑缺血发作）、心脏疾病（心肌梗死病史、心绞痛、冠状动脉血供重建史、慢性心力衰竭）及肾脏疾病（糖尿病肾病、肾功能受损）等。由于多疾病共存，加之增龄导致老年患者主要脏器功能衰退，使得老年高血压患者的心脑血管事件风险和并发症发生率明显高于年轻患者，相应处理也变得复杂，须合理治疗。所有老年高血压患者均需要仔细询问病史、体检及做必需的辅助检查，评估心

血管的危险因素和发生事件的风险，并确诊其有无并存疾病。

首先，应针对并存的多种疾病进行综合防治；其次，应充分考虑到患者的特殊情况并确定个体化的降压治疗方案；再次，治疗过程中需密切观察有无脑循环低灌注及心肌缺血相关症状、药物不良反应，以相应调整治疗方案。降压治疗策略和药物的选择分别见表 31-7。

表 31-7　老年高血压合并心脑血管疾病的降压策略

并存疾病	降压目标	推荐药物
脑卒中	急性期血压持续升高≥200/100 mmHg，缓慢降压（24 小时降压幅度＜25%）；慢性期血压目标为 140/90 mmHg	慢性期 ACEI/ARB、利尿药、长效 CCB
冠心病	血压控制目标为＜140/90 mmHg	β 受体阻滞药和 ACEI 或 ARB 血压难以控制或并发血管痉挛性心绞痛时联合 CCB
慢性心力衰竭	血压控制目标为＜140/90 mmHg	若无禁忌证，选择利尿药、β 受体阻滞药和 ACEI、ARB 及醛固酮拮抗药；血压不达标时联合氨氯地平或非洛地平
心房颤动		首选 ACEI/ARB，对持续快速性房颤可用 β 受体阻滞药或非二氢吡啶类 CCB 控制心室率
肾功能不全	血压控制目标为＜140/90 mmHg，有蛋白尿且能耐受者可进一步降低	若无禁忌证首选 ACEI/ARB；降压未达标时可联合二氢吡啶类 CCB；有液体潴留可联用襻利尿药
糖尿病	血压控制目标为＜140/90 mmHg，若能耐受可进一步降低	首选 ARB 或 ACEI，可联合长效二氢吡啶类 CCB 或噻嗪类利尿药

（四）老年难治性高血压

老年难治性高血压是指老年患者在改善生活方式的基础上，同时足量应用了 3 种不同机制降压药物（包括利尿药）后，血压仍在目标水平之上，或至少需要 4 种药物才能使血压达标，可定义为老年难治性高血压。难治性高血压的发病率为 5%～30%。高龄患者比中青年患者发病率高，有更高的心脑血管事件发生风险，是降压治疗中棘手的问题。

难治性高血压的定义并不能替代其诊断标准，部分患者实际上是“持续性诊室高血压”。目前尚无公认的难治性高血压的诊断标准，例如多药联合治疗不能控制血压的时间是多久，有人认为 3 个月，也有人认为 4～6 个月。

临床上遇到难治性高血压，必须首先对其原因进行筛查。①判断是否为假性难治性高血压：常见有测压方法不当（如测量时姿势不正确、袖带过大或过小）；单纯性白大衣性高血压。结合家庭自测血压、动态血压监测可使血压测定结果更接近真实。②寻找影响血压的原因和并存的疾病因素：包括与药物应用相关的原因，如患者顺从性差（未坚持服药）、降压药物选择使用不当（剂量偏低、联合用药不够合理）及仍在应用拮抗降压的药物（如肾上腺类固醇类、非甾体类抗炎药、环孢素 A、促红细胞生成素、可卡因、甘草、麻黄等）；未改变不良生活方式或改变失败（体质量增加或肥胖、吸烟、过度饮酒）；容量负荷过重（利尿药治疗不充分、高盐摄入、进展性肾功能不全）；失眠、前列腺增生（夜尿次数多而影响睡眠）、慢性疼痛和长期焦虑等。患者可能存在＞1 种可纠正或难以纠正的原因。③排除继发性高血压（夜间睡眠呼吸暂停综合征、肾动脉狭窄等在老年患者中相对更常见）。

排除上述因素后，宜对原有 3 药联合方案进行优化。优化联合方案的原则与方法：①在优化联合方案之前，多与患者沟通，以期提高用药的依从性，并严格限制钠盐摄入。若受治疗水平制约则最好将患者转高血压专科治疗。②优先考虑 ACEI 或 ARB＋钙拮抗药＋噻嗪类利尿药，也可考虑扩张血管药、减慢心率药和噻嗪类利尿药组成的 3 药联合方案。难治性高血压常伴有容量潴留而导致血压难以控制，血压控制不仅需要利尿药，而且需要正确地使用利尿药。终末期肾病患者的难治性高血压，往往需要使用襻利尿药。③ 3 药联合降压效果仍不理想者，可采用 4 种药联合。经评估肾功能和潜在高血钾风险后可增加一种醛固酮拮抗药，对部分患者有效。作为第 4 种药考虑的还有 β 受体阻滞药、α 受体阻滞药或交感神经抑制药（可乐定）。④治疗效果仍不好可尝试 5 种药联合，或在严密观察下停用现有降压药，重新启动另一种治疗方案。对已经优化联合降压方案仍失败的患者是否给予器械治疗，仍在研究之中，暂不给予推荐。老年难治性高血压的诊治流程见图 31-9。

（五）老年高血压的特殊问题

1. 老年高血压合并直立性血压变异　直立性

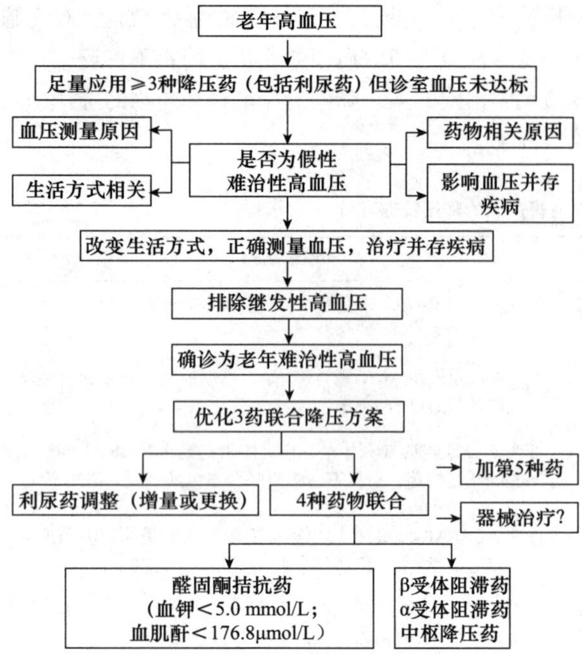

图 31-9　老年难治性高血压的诊治流程

低血压指在改变体位为直立位的 3 分钟内，收缩压和（或）舒张压明显下降，伴有或不伴有低灌注症状的现象。卧位高血压指立位血压正常，而卧位血压达到高血压标准的现象。直立性低血压是指从卧位转为立位后 3 分钟内出现收缩压下降≥20 mmHg 和（或）舒张压下降≥10 mmHg，可伴有或不伴有低灌注症状。采用美国自主神经科学学会和美国神经病学会 1996 年诊断标准。低灌注临床症状是指在体位改变如由卧位、蹲位或久坐位突然立起时出现头晕、黑朦、乏力、恶心、视物模糊、苍白、冷汗等，持续时间多在 5～10 分钟，也有的长达 20 分钟，严重者可以发生晕厥、癫痫样发作、跌伤骨折、短暂性脑缺血及心绞痛发作。部分患者无明显主诉，但同样可以发生跌倒和晕厥。注意有些体位性低血压患者表现为迟发性低血压，对于主诉症状明显的患者，若 3 分钟内血压下降不明显可适当延长测压时间。对有晕厥史的患者，有条件时可做直立倾斜试验，即倾斜 60°3 分钟内出现上述血压改变即可诊断。

在老年直立性低血压患者中，卧位时收缩压≥140 mmHg 和（或）舒张压≥90 mmHg，为卧位高血压。此类患者如伴有立位时低血压，称为卧位高血压 - 立位低血压综合征。常见于老年人和糖尿病患者，但有关研究资料较少。在诊断老年直立性低血压过程中，首先应考虑有无可消除的诱发因素，如脱水或出血致使血容量不足的情况，然后考虑有无药物作用，其中利尿药、α 受体阻滞药、血管扩张药、硝酸酯类药物、三环类抗抑郁药和 β 受体阻滞药报道较多。最后是患者基础疾病的诊断，需要进行心脑血管疾病和神经系统疾病的相关检查以明确病因诊断。

老年直立性血压变异患者首先应当采取非药物治疗，教育患者及家人了解并正确掌握非药物治疗的方法，见表 31-8。文献报道，应注意容量扩张药、血管收缩药和改善贫血药物对老年人的不良影响，以及在改善立位低血压时会有增高卧位血压的不良反应，因此需要慎用。

表 31-8　老年直立性血压变异患者的非药物治疗

方法	评价
逐渐变换体位	使机体有时间调节自主神经
避免增加胸腔内压的动作如过度用力、咳嗽等	这些动作可减少静脉回心血量，降低心输出量
避免卧位过久	将加剧直立时低血压
做物理对抗动作如腿交叉、弯腰及紧绷肌肉等	减少周围血流灌注，增加静脉回心血量
停用或减量降压药物	可使卧位血压略高以维持直立位时的血压
穿弹力袜和用腹带	减少外周血量（下肢和内脏循环）
抬高床头 10°～20°，白天坐斜靠椅	降低卧位高血压，减少压力性利尿

卧位高血压 - 立位低血压综合征患者的药物治疗，应当限制在夜间，应用短效药物较好。因为所有的降压药，甚至血管扩张药都有可能加重直立性低血压，所以这类患者起床和开始白天正常活动后血压不高时需要停用药物。老年高血压伴直立性血压变异的诊治流程见图 31-10。

2. 老年高血压合并餐后低血压

（1）定义：老年高血压合并餐后低血压是指老年患者进食所引起低血压及相关症状（晕厥、衰弱、冠状动脉事件和脑卒中）的现象，主要发生于早餐后，中餐和晚餐后亦可发生。

餐后低血压和直立性低血压虽然不是同一种病变，但两者存在部分共同的病理基础，在同一患者可合并存在（即餐后直立性低血压）。

（2）诊断标准：符合 3 条标准之一者诊断为餐后低血压：①餐后 2 小时内收缩压比餐前下降＞20 mmHg。②餐前收缩压≥100 mmHg，而餐后＜90 mmHg。③餐后血压下降未达到上述标准，但出现餐后心脑缺血症状（心绞痛、乏力、晕厥、意识障碍）者。

（3）诊断步骤：①确定是否合并餐后低血压。方法包括测定餐前血压和餐后 2 小时内血压（每 15 分

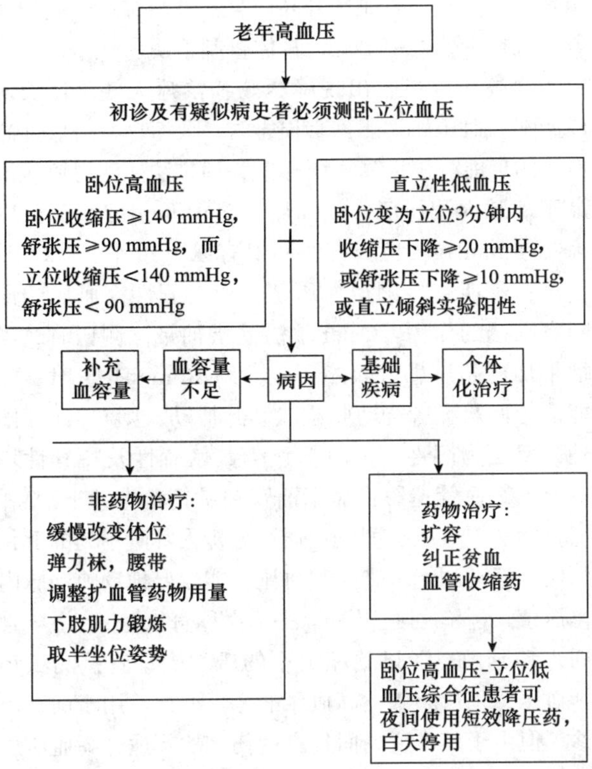

图 31-10　老年高血压合并直立性血压变异的诊治流程

钟测定 1 次）、24 小时动态血压监测（注意调整餐后血压测量时间间隔）。②明确病因与诱因。基础病因包括糖尿病、帕金森病、高血压、肾衰竭、多器官功能衰竭等；诱因包括血容量不足、新增利尿药或血管扩张药、降压药物过量致餐前血压偏低等。③与进餐有关的危险因素。包括高碳水化合物餐、一次进餐量过多和温度过热、长期卧床患者坐位进餐时间过久等。

（4）处理：首先是基础疾病的治疗，并尽快纠正可能的诱因。目前尚无特异性治疗，但是非药物治疗比药物治疗更重要和简便可行。无症状者可以用非药物治疗，有症状者常常需要加药物治疗。

（5）非药物治疗：①餐前饮水 350～480 ml。②减少碳水化合物摄入。③少量多餐。④餐后取坐、卧位。⑤进食时避免饮酒，血液透析患者避免透析时进食。⑥避免餐前服用降压药，宜在两餐之间服用。

（6）药物治疗：包括减少内脏血流量、抑制葡萄糖吸收和增加外周血管阻力的药物，如咖啡因、阿卡波糖、古尔胶，是最常用的能够改善餐后低血压的药物，但临床研究尚缺乏循证医学资料。老年高血压伴餐后低血压的诊治流程详见图 31-11。

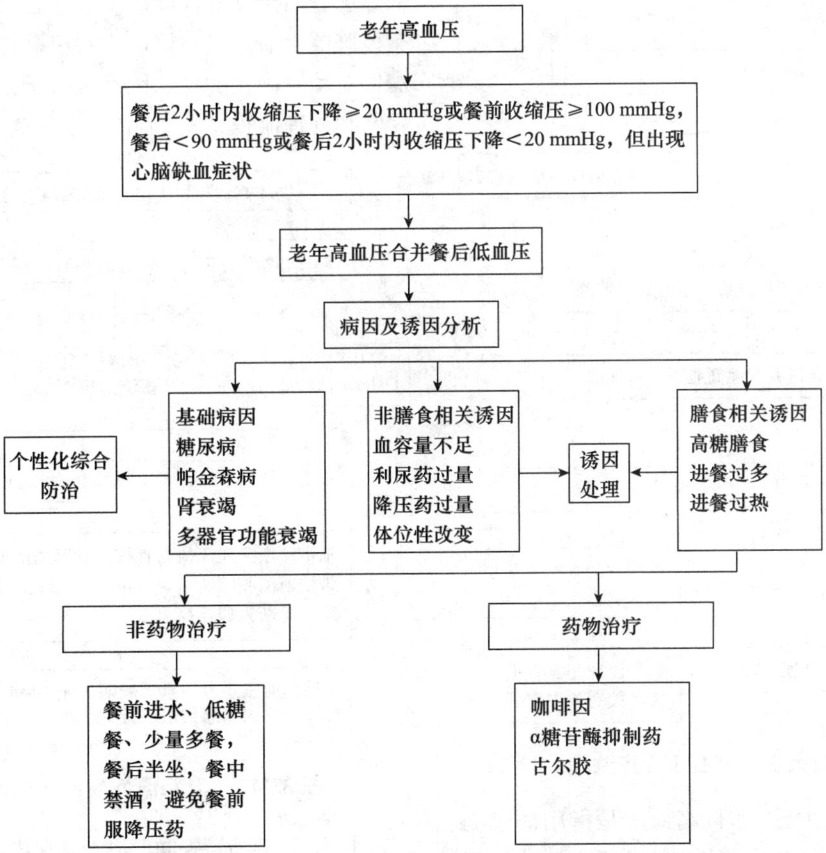

图 31-11　老年高血压伴餐后低血压的诊治流程

3. 白大衣性高血压 指患者仅在诊室内测得血压升高而诊室外血压正常的现象。

未经治疗的老年患者经过多次随访所测得诊室血压≥140/90 mmHg，动态血压监测所测24小时平均血压＜130/80 mmHg、白天平均血压＜135/85 mmHg；或多次家庭血压监测所得血压均值＜135/85 mmHg。白大衣性高血压与白大衣效应的概念有所不同，后者是量的概念，可以发生于正常人群、白大衣性高血压患者、高血压患者，意味着有白大衣效应的人不一定仅仅局限于白大衣性高血压患者。20%～30%的难治性高血压患者诊室外血压正常（白大衣效应）。当接受降压治疗的老年患者出现持续性诊室血压升高时，若缺乏高血压靶器官损害的表现，还需与假性高血压相鉴别，有必要进行相关的检查。

应该对白大衣性高血压患者的诊室外血压进行长期监测，避免发展为持续性高血压。应评估白大衣性高血压患者的整体心血管风险。在没有其他心血管危险因素的情况下，干预方式可以仅限于生活方式的改变。合并代谢紊乱危险因素的患者，需要针对相应危险因素进行药物治疗（控制血糖、调脂治疗等）。白大衣性高血压的药物降压治疗存在争议。白大衣性高血压诊治流程详见图31-12。

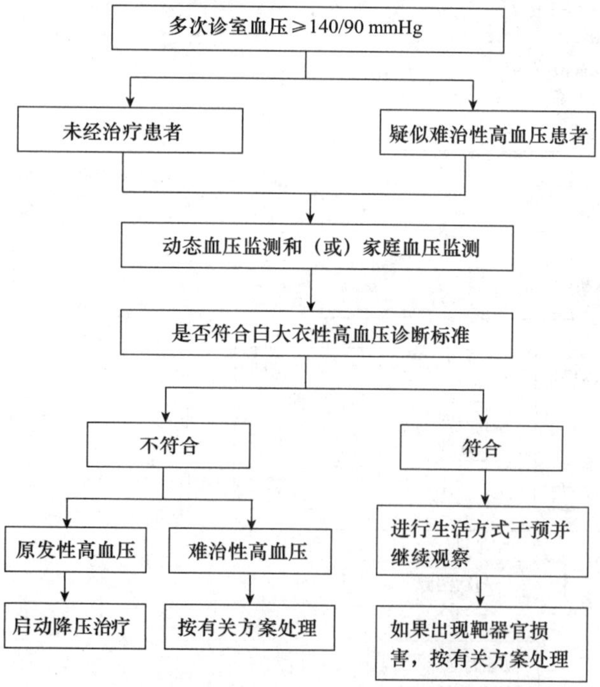

图31-12 白大衣性高血压诊疗流程

4. 老年假性高血压 假性高血压是指用袖带测压法所测血压值高于经动脉穿刺直接测得血压值。假性高血压在临床上有几种类型：收缩期假性高血压、舒张期假性高血压和袖带充气高血压。袖带充气高血压是指袖带充气时血压升高，是一种由神经介导的现象，仅在少数人中出现，具体机制不明。

当高血压患者出现降压药物治疗无效，且长期或严重高血压而无靶器官损害时，要考虑有否假性高血压的可能。假性高血压标准为袖带法所测得血压值高于动脉内测压值，收缩压高≥10 mmHg或舒张压高≥15 mmHg。检查方法一般有以下几种。①Osler手法：不能直接测得血压值，但对假性高血压的诊断有筛选的作用。Osler手法是指袖带法测压时，当袖带加压超过患者收缩压（大约20 mmHg）时，如能清楚扪及患者桡动脉或肱动脉搏动，则Osler征阳性，反之为阴性。但目前认为其敏感性及特异性均较差。②血管造影：显示前臂动脉钙化有助于诊断。③自动次声血压探测仪：通过分析人耳听不到的低频柯氏音振动的能量来探测血压，能较好地反映动脉内血压值。④有创血压测量法（也称直接法）：将导管插入动脉内，通过顶端很小的压力探头直接测量动脉血压，是诊断假性高血压的金标准，可用于最终确诊。但由于其难度高而且有创伤，故不适合高血压患者的普查及长期血压监测。

假性高血压患者一旦诊断明确无须降压治疗。部分患者由于动脉僵硬度增加，脏器血管硬化而常伴有该脏器供血不足。因此，对于确诊假性高血压患者需针对动脉硬化的易患因素进行干预。假性高血压的诊断和处理流程见图31-13。

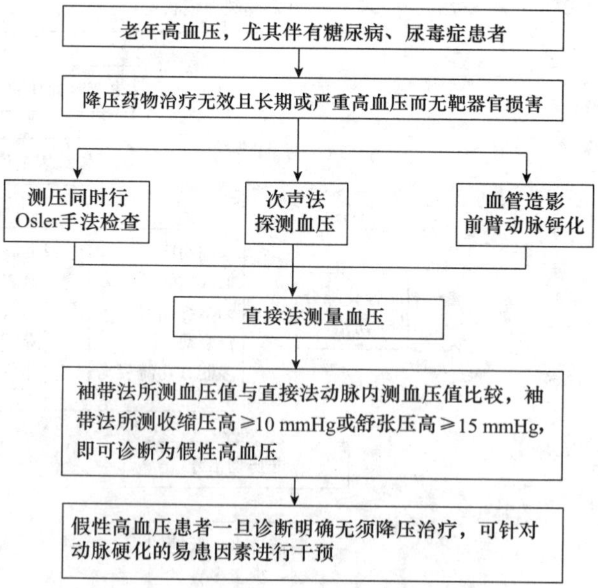

图31-13 老年假性高血压的诊治流程

（六）高龄高血压患者的降压治疗

我国已进入老龄化社会，根据2013年的统计，80岁或80岁以上高龄认可超过2300万，并以每年

5% 的速度递增，预计 2020 年将达到 3067 万，2040 年将增加到 7400 多万人。随着年龄段的增长，高血压的患病率显著增加。80 岁或 80 岁以上人群中，70%～90% 患有高血压。由于循证医学证据缺乏，80 岁或 80 岁以上高龄老年患者的血压管理仍然处于相对滞后状态，血压达标率低于 80 岁以下人群。

1. 高龄高血压的诊断　为进一步加强我国高血压的防治工作，促进高龄老年人的血压管理，2016 年中国老年医学会高血压分会提出了高龄高血压，定义为年龄≥80 岁，血压持续或 3 次以上非同日坐位收缩压≥140 mmHg 和（或）舒张压≥90 mmHg；若收缩压≥140 mmHg，舒张压＜90 mmHg，定义为单纯收缩期高血压（isolated systolic hypertension，ISH）。

2. 高龄高血压的特点　随着年龄增加，动脉硬化加重，血管弹性降低；左心室肥厚，舒张功能减退；压力感受器敏感性下降，肾功能下降 / 水盐代谢能力减弱，胰岛素抵抗 / 糖代谢异常，内分泌功能减退。因此高龄高血压患者的临床特点与 80 岁以下患者有所不同。①收缩压升高为主。②脉压增大，可达 70～100 mmHg。③昼夜节律异常。④血压波动大，表现为体位性血压波动，清晨高血压，餐后低血压。⑤白大衣性高血压。⑥假性高血压。⑦继发性高血压不少见。

3. 治疗策略　对于 80 岁以上的高龄高血压患者，治疗前首先应综合评估患者健康状况、并存疾病、多重用药风险及依从性，继而决定是否开始药物治疗。治疗过程中密切监测血压，并关注降压治疗对患者的影响及耐受性，以便及时调整治疗方案。对于暂不适合药物治疗的患者，可选择生活方式干预，并监测血压，定期随访，再次评估。

目前证据支持对 80 岁及 80 岁以上且血压≥160/90 mmHg 的患者开始药物治疗。

降压治疗目标值的确定：①不合并临床并存疾病的高龄患者（如慢性脑血管病、冠心病、心力衰竭、糖尿病和慢性肾功能不全等），血压目标值＜145～150/90 mmHg。②合并心、脑、肾并存疾病的患者，首先将血压降低至＜150/90 mmHg，若耐受性良好，则进一步降到＜140/90 mmHg。③高龄患者血压不得低于 130/60 mmHg。④应平稳降压，避免过快降低血压，3 个月内血压达标。

降压药物的选择及注意事项：①首先使用小剂量单药作为初始治疗，避免血压过低。②应选择平稳、有效、安全、不良反应少、服用简单、依从性好的降压药物。③若单药治疗血压不达标，推荐小剂量联合用药。④高血压合并心肌梗死、慢性心力衰竭或心律失常的患者，若无禁忌，可加用 β 受体阻滞药。⑤伴发有良性前列腺增生的男性高龄高血压患者，亦可以选用 α 受体阻滞药。⑥应警惕多重用药带来的风险和药物不良反应。⑦清晨高血压患者，应选用平稳、长效的降压药物，并根据血压特点选择用药时间。发生餐后低血压的患者，应避免诱因（如进食过饱、高碳水化合物等），并考虑调整治疗用药。⑧季节和室外温度变化对高龄老年人血压影响较其他年龄人群更为显著。⑨治疗过程中，应密切监测血压（包括立位血压）并评估耐受性，若出现低灌注症状、体位性低血压或其他不能耐受的情况，则应考虑减少降压治疗强度，尤其是在联合用药时。还应识别其他可能降低血压的因素，包括可能影响血压的药物。高龄患者降压治疗流程见图 31-14。

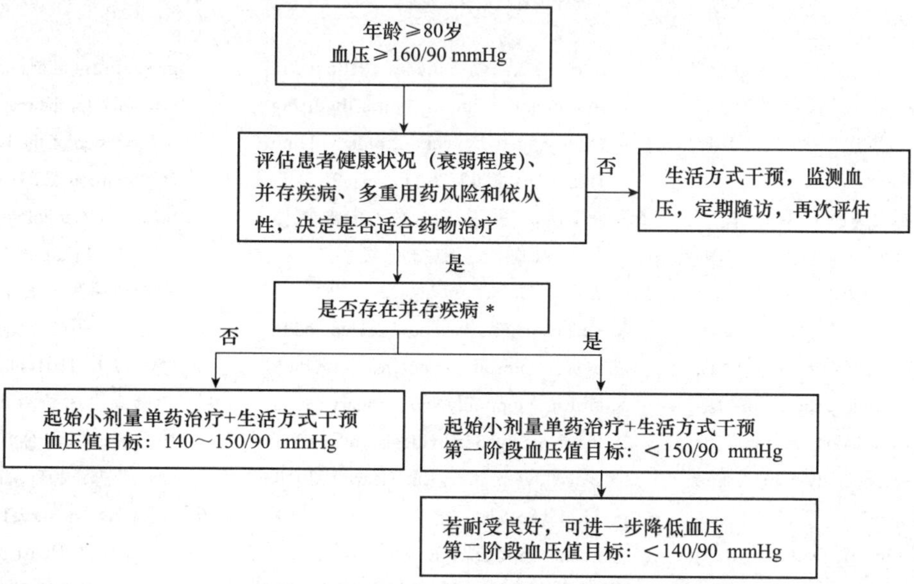

图 31-14　高龄患者降压治疗流程

注：* 并存疾病是指慢性脑血管病、冠心病、心力衰竭、糖尿病和慢性肾功能不全等

4. 高龄高血压的管理 因高龄老年人常合并有营养不良，体重迅速降低有可能引起老年人衰弱的风险增加。同时过度强调严格的膳食控制和食盐摄入可能导致高龄老年人的营养障碍和电解质紊乱，而且目前广泛提倡的有氧运动并非适用于所有高龄患者，因此，对于高龄人群的生活方式干预，仍需采取个体化的原则，并密切随访。

六、老年高血压患者心血管病危险因素的综合管理

老年人高血压患者常与其他疾病或心血管疾病的危险因素（如血脂异常、糖尿病等）并存。多种危险因素并存对心血管系统的危害将显著增加。因此，在积极降压治疗的同时，还应加强对危险因素的综合管理。老年高血压患者的血脂、血糖管理及抗血小板治疗原则与一般成年人群相似，其具体治疗方法参见我国现行的相关指南。

由于老年患者存在特殊性，在临床实践中应予以关注：①血脂异常的老年人可从他汀类药物治疗中获益。通常，常规剂量他汀类药物治疗可使多数患者 TC 和 LDL-C 达标，一般无须服用大剂量他汀类药物。此外，老年人常服用多种药物，在应用他汀类药物过程中需注意药物之间的相互作用并监测不良反应。②与一般成年患者相比，低血糖对老年人危害更大。因此，应尽量避免使用容易发生低血糖的降糖药物，在应用降糖药物过程中应加强血糖监测。一般糖尿病患者糖化血红蛋白的目标值为<7.0%，但对于老年患者（特别是一般健康状况较差或并存严重心血管疾病者）的血糖控制目标宜适当宽松。③应用阿司匹林或其他抗血栓药物可显著降低老年人血栓事件的风险，但老年高血压患者需要认真评估抗栓治疗出血的风险，用药过程中注意监测药物的不良反应。

七、小结

高血压对于老年人的危害更大，老年高血压患者发生靶器官损害及死亡的危险显著增高。积极控制老年患者血压可获得与中青年患者相似甚至更大的益处。目前，我国老年高血压患者的治疗率、控制率和达标率均很低，防治工作任重道远，亟待加强。希望借助于老年高血压诊断与治疗中国专家共识的推广，提高临床医生和患者对老年人群降压治疗的关注，使更多的老年高血压患者获益。

【预后】★★★△△△

老年高血压患者的预后主要取决于血压长期控制情况及是否存在靶器官损害及其严重程度。如果能够坚持治疗并使血压持久达标，一般预后良好。若不进行降压治疗或血压控制不理想，将会显著增加冠心病、心肌梗死、心力衰竭、缺血性或出血性脑卒中、肾功能损害等并发症的发生率，对预后产生显著的不利影响。

（刘相菊 高海青）

参考文献

[1] 中国医师协会高血压专业委员会. 老年高血压特点及临床诊治流程专家建议. 中华高血压杂志，2014，7（22）：620-628.

[2] 中国老年医学会高血压分会. 高龄老年人血管管理中国专家共识. 中国心血管杂志，2015，12（20）：401-409.

[3] Franklin SS, Gustin W 4th, Wong ND, et al. Hemodynamic patterns of age-related changes in blood pressure. The Framingham Heart Study. Circulation, 1997, 96: 308-315.

[4] Hiitola P, Enlund H, Kettunen R, et al. Postural changes in blood pressure and the prevalence of orthostatic hypotension among home-dwelling elderly aged 75 years or older. J Hum Hypertens, 2009, 23 (1): 33-39.

[5] 王国相，顾卫红. 关注中老年体位性低血压. 中华神经科杂志，2008，41（11）：724-726.

[6] Fedorowski A, Stavenow L, Hedblad B, et al. Orthostatic hypotension predicts all-cause mortality and coronary events in middle-aged individuals. (the malmo preventive project) Eur Heart J, 2010, 31 (1): 85-91.

[7] Mencia G, Fggard R, Narkiewicz K, et al. 2013 ESH/ESC guidelines for the management of arterial hypertension: the task force for the management of arterial hypertension of the European Society of Hypertension (ESH) and of the European Society of Cardiology (ESC). Eur Heart J, 2013, 34 (28): 2159-2219.

[8] 中国血压测量工作组. 中国血压测量指南. 中华高血压杂志，2011，19（12）：1101-1115.

[9] 中国高血压防治指南修订委员会. 中国高血压防治指南 2010. 中华高血压杂志，2011，19（8）：701-743.

[10] Go AS, Mozaffarian D, Roger VL, et al. Heart disease and stroke statistics-2013 update: a report from

the American Heart Association. Circulation, 2013, 127 (1): e6-245.

[11] Chobanian AV, Bakris GL, Black HR, et al. Seventh Report of the Joint National Committee on Prevention, Detection, Evaluation, and Treatment of High Blood Pressure: the JNC7 report. JAMA, 2003, 289 (19): 2560-2572.

[12] 中国老年学学会心脑血管病专业委员会，中国医师协会循证医学专业委员会. 老年高血压的诊断与治疗中国专家共识（2011 版）. 2011，9（11）: 801-808.

[13]《新型单片联合制剂治疗老年高血压中国专家共识》写作组，中华医学会老年医学分会，《中华高血压杂志》编辑委员会，《中华老年医学杂志》编辑委员会. 新型单片联合制剂治疗老年高血压中国专家共识. 中华高血压杂志，2012，20（4）: 325-330.

[14] Kario K, Morning surge in blood pressure and cardiovascular risk: evidence and perspectives. Hypertension, 2010, 56 (5): 765-773.

[15] Parati G, Stergiou GS, Asmar R, et al. European Society of Hypertension guidelines for blood pressure monitoring at home: a summary report of the second international consensus conference on home blood pressure monitoring. J Hypertens, 2008, 26 (8): 1505-1526.

[16] Lagi A, Spini S, Clinostatic hypertension and orthostatic hypotension. Clin Cardiol, 2010, 33 (6): E10-15.

[17] 何秉贤. 体位性低血压诊治的现代概念. 中华高血压杂志，2008，16（2）: 101-102.

[18] Deguchi K, Ikeda K, Sasaki I, et al. Effects of daily water drinking on orthostatic and postprandial hypotension in patients with multiple system atrophy. Chin Med J (Engl), 2008, 121 (20): 2054-2059.

[19] Luciano GL, Brennan MJ, Rothberg MB. Prostprandial hypotension. Am J Med, 2010, 123 (3): 281. e1-6.

[20] 曾学寨，刘德平. 老年人餐后低血压. 中华老年医学杂志，2005，24（6）: 476-478.

[21] Mancia G, Bombelli M, Facchetti R, et al. Long-term risk of sustained hypertension in white-coat of masked hypertension. Hypertension, 2009, 54 (2): 226-232.

[22] 何秉贤，苗文风. 对假性高血压的研究. 中华心血管病杂志，1994，22（2）: 93-95.

[23] Calhoun DA, Jones D, Texor S, et al. Resistant hypertension: diagnosis, evalauation, and treatment. A scientific statement from the American Heart Association professional education committee of the council for high blood pressure research. Hypertension, 2008, 51 (6): 1403-1419.

[24] Lewington S, Clarke R, Qizilbash N, et al. Age-specific relevance of usual blood pressure to vascular mortality: a meta-analysis of individual data for one million adults in 61 prospective studies. Lancet, 2002, 360: 1903-1913.

[25] Frankin SS, Gustin W, Wong ND, et al. Hemodynamic patterns of age-related changes in blood pressure. The Framingham heart study. Circulation, 1997, 96: 308-315.

[26] Li YF, Zhao RX, Bu CY, et al. Prevalance for isolated systolic hypertension and analysis on its relative factors in 1002 cases ≥80 years old persons. Chin J Cardiol, 2005, 33: 343-346.

[27] Fan L. New insights of prevention and managements of hypertension in the very old people. Chin J Pract Inter Med, 2012, 32: 21-23.

[28] 华琦，谭静，刘东霞，等. 高血压患者颈 - 股动脉和颈 - 桡动脉脉搏波传导改变及其影响因素[J]. 中华心血管病杂志，2005，33: 1088-1091.

[29] 谭静，华琦，闻静，等. 高血压患者脉搏波速度与心血管疾病危险因素. 中华高血压杂志，2007，15: 807-811.

[30] 崔华，胡亦新，范利，等. 17682 例不同年龄高血压患者并发症发生率的比较. 中华老年多器官疾病，2010，12: 32-33.

[31] 李静，华琦. 白大衣高血压在不同类型人群中的发生率. 首都医科大学学报，2003，24: 141-142.

[32] 樊晓寒，吴海英，惠汝太. 体位性低血压与心脑血管疾病. 中华高血压杂志，2009，17: 858-862.

[33] Szucs TD, Wacher B, Tomonaga Y. Cost-effective of antihypertensive treatment in patients 80 years of age or older in Switzerland: an analysis of the HYVET study from a Swiss perspetive. J Hum Hypertens, 2010, 24: 117-123.

[34] Beckett N, Peters R, Leonetti G, et al. Subgroup and perprotocol analysis from the hypertension in the very elderly trial. J Hypertens, 2014, 32: 1478-1487.

第 4 节　高血压急症、继发性高血压和顽固性高血压

一、血压急症

【定义】★★★△△△

高血压急症（hypertensive emergencies）是指原发性或继发性高血压患者，在某些诱因作用下血压突然显著升高（一般超过 180/120 mmHg），同时伴有心、脑、肾等重要靶器官进行性功能不全表现。其中包括高血压脑病、颅内出血（脑出血和蛛网膜下腔出

血）、脑梗死、急性心力衰竭、肺水肿、急性冠脉综合征、主动脉夹层动脉瘤等。若患者并发急性肺水肿、主动脉夹层动脉瘤或心肌梗死，即使血压仅中度升高也应视为高血压急症。高血压亚急症（hypertensive urgencies）是指患者血压显著升高但没有伴有靶器官损害，可以出现血压明显升高而造成的症状，如头痛、胸闷、鼻出血和烦躁不安等。高血压急症和高血压亚急症曾被称为高血压危象。

老年高血压患者多并发冠心病、心力衰竭、脑血管疾病、肾功能不全、糖尿病等，平时的血压波动就大，因此发生高血压急症和高血压亚急症的机会要较年轻高血压患者明显增加。

【病因与诱因】★★△△

（一）病因

原发性高血压患者常见病因有遗传因素、肥胖、饮食结构不合理、精神因素等。老年人继发性高血压患者常见肾血管性高血压、肾上腺性如原发性醛固酮增多症及嗜铬细胞瘤等。

（二）诱因

常见诱因有寒冷、过劳、精神创伤、情绪激动、紧张、失眠、应激状态等。另外突然停服降压药物用药或饮食不当如使用外源性糖皮质激素或盐皮质激素、单胺氧化酶激素、过多食用含有酪胺的食物等，也可诱发。

【病理及病理生理】★△

较长时间的高血压会导致全身小动脉硬化，特征为小动脉中层肥厚和透明性变。同时在许多重要器官的动脉常合并严重的粥样硬化，导致这些器官长期缺血、纤维化或功能受损。当血压骤升时诱发动脉内皮损伤，小动脉纤维蛋白样坏死，血小板及纤维蛋白积聚，形成微小血栓引起血管内缺血，导致血管活性物质的释放，不断加重重要器官动脉的堵塞，造成这些器官功能丧失。在某种诱因下血压突然升高，脑血管自动调节机制丧失，收缩的血管突然扩张导致脑血流量增加，液体从血管渗出，造成脑细胞水肿和高血压脑病。患者可以出现意识障碍、抽搐等脑病表现。肾脏的缺血，可以刺激肾素 - 血管紧张素系统，肾素分泌增加，使血管收缩。醛固酮分泌增加导致水钠潴留，血容量增多从而使血压进一步上升。当血压高到一定程度，全身小动脉痉挛造成回心血量增加，而肺静脉回心血量减少，心脏前后负荷都增加。由于冠状动脉痉挛，心肌供血缺乏，心肌收缩力明显下降可导致急性肺水肿或心肌梗死。

【临床表现】★★★△△△

（一）症状与体征

原发性高血压或继发性高血压患者在原来高血压基础上，由于某些诱因使得交感神经活性增加，儿茶酚胺分泌过多，使血液循环中血管活性物质急剧增多，导致周围小动脉发生暂时性强烈痉挛，血压尤其是收缩压在短时间内急剧升高，引起一系列临床表现。

1. 发病突然，血压急剧升高，可以高达 250/120 mmHg。

2. 交感神经兴奋的表现，如口干、多汗、头痛、眩晕、烦躁、心悸、恶心、呕吐、面色苍白或潮红，有时尿频。

3. 小动脉痉挛所导致的视物模糊、呼吸困难、阵发性腹痛等。

（二）靶器官功能急性损害的表现

1. 高血压脑病 是指血压在短时间内升高时，出现中枢神经系统功能障碍。可能是由于血压过高导致脑血管本身无法进行自我调节，使得脑组织血液灌注过多，液体经血 - 脑屏障漏出到血管周围，出现脑水肿和颅内高压。患者表现出剧烈头痛、恶心和意识改变。轻的表现为烦躁、意识模糊、肢体麻木；严重的可出现抽搐、昏迷、癫痫样发作。眼底检查可以见到视网膜动脉强烈痉挛，可能但不一定都有出血、渗出及视盘水肿。

2. 主动脉夹层动脉瘤 大部分患者既往有高血压病史，以剧烈胸痛起病多见。呈持续性撕裂或刀割样胸痛，药物难于缓解，患者出现烦躁不安、焦虑、恐惧或濒死等感觉。血压可以突然下降，患者出现休克症状，包括面色苍白、大汗淋漓、四肢皮肤湿冷、脉搏快而弱和呼吸急促等。

3. 急性肺水肿 表现为突发呼吸困难，呼吸频率常达 30～40 /min，强迫体位、面色灰白、发绀、大汗、烦躁，同时频频咳嗽、咳痰，痰呈粉红色泡沫状。严重的患者可以出现神志模糊。开始血压出现上升，但如若一段时间病情不缓解则血压可持续下降，直至休克出现。临床听诊可以发现患者两肺布满湿啰音和哮鸣音，心尖部可以听到第一心音减弱和第三心音奔马律。

4. 急性冠脉综合征 合并冠心病的患者突然的血压升高，可以常因为心肌耗氧量的急剧增加而发生急性冠脉综合征，表现为顽固心绞痛，非ST段抬高心肌梗死或ST段抬高心肌梗死。

【辅助检查】★★△△

1. 生化指标检查 了解血肌酐、尿素氮是否上升；内生肌酐清除率是否下降；心肌酶学检查了解心肌酶特别是肌钙蛋白是否异常；尿常规检查是否有血尿、蛋白尿。

2. 心电图 了解是否有心肌缺血改变或心肌梗死发生。

3. X线、CT或MR检查 胸痛患者要进行胸部X线、CT或MR检查，了解肺部情况及是否有主动脉夹层动脉瘤的影像学改变。有神经系统临床表现的应进行头颅CT或MR检查，判断是否有脑出血、脑蛛网膜下腔出血或急性缺血性卒中改变。

4. 心脏超声检查 了解心脏大小和主动脉改变。

【诊断及鉴别诊断】★★★△△

1. 病史 既往有高血压病史，存在有诱发因素，突发血压升高。

2. 体格检查 收缩压超过180 mmHg甚至200 mmHg以上，和（或）舒张压超过120 mmHg，可能伴有的靶器官损害表现。

3. 辅助检查 进行血和尿常规检查、血糖、血电解质、血肌酐、尿素氮等检查；根据需要进行X线胸片、CT或MR检查。

血压升高的程度不是区别高血压急症与高血压亚急症的标准，区别两者的唯一标准是有无新近发生的急性进行性靶器官损害。本病应该与一些疾病鉴别，包括急性脑血管疾病、急性冠脉综合征、低血糖反应、糖尿病酮症酸中毒等。

【治疗】★★★ △△△

原则：安全有效地降低血压，改善靶器官功能损害，减少并发症发生。

（一）一般措施

1. 怀疑高血压急症时应马上收集其详尽病史，并进行体格检查和实验室检查，对靶器官功能受累情况进行总体评价，尽快明确高血压急症的诊断。

2. 患者尽快进入急诊抢救室或监护室，持续监测血压。

3. 酌情使用镇静药消除患者恐惧心理。

4. 针对不同的靶器官损害给予相应处理。

5. 尽快选择适合的降压药控制血压以阻止靶器官进一步损害。

（二）降压治疗

降压治疗前要明确用药种类与途径、血压目标值和降压速度等，需考虑药物的药理学和药代动力学作用，了解所使用药物对心排出量、全身血管阻力和靶器官灌注等血流动力学影响，避免发生严重不良反应。理想的药物应能预期降压的强度和速度，作用强度可随时调节。降压过程中要严密观察靶器官功能状况，如神经系统症状和体征的变化、胸痛是否加重等。由于已经存在靶器官的损害，过快或过度降压容易导致组织灌注降低，诱发缺血事件。

起始的降压目标不是使血压正常，而是逐步将血压调控至设定的水平，最大程度地防止或减轻心、脑、肾等靶器官损害。一般情况下，初始阶段（数分钟到1小时内）血压控制的目标为平均动脉压的降低幅度不超过治疗前水平的25%。在随后的2～6小时内将血压降至较安全水平，一般为160/100 mmHg左右，如果可耐受这样的血压水平，临床情况稳定，在以后24～48小时逐步降低血压达到正常水平。降压时需充分考虑到患者年龄大小、病程长短、血压升高程度、靶器官损害的有无和合并出现的临床状况，因人而异地制订具体的方案。如果患者为急性冠脉综合征或以前没有高血压病史的高血压脑病，初始目标血压水平可适当降低。若为主动脉夹层动脉瘤患者，在可以耐受的情况下降压目标应低至收缩压100～110 mmHg。一般需要联合使用降压药，并要尽量使用足量的β受体阻滞药。降压的目标还要考虑靶器官特殊治疗的要求，如溶栓治疗等。一旦达到初始靶目标血压，可以开始口服药物，静脉用药逐渐减量至停用。

高血压亚急症患者只须通过口服降压药控制，在24～48小时内把血压缓慢降至160/100 mmHg。初始治疗可以在门诊或急诊室，用药后观察5～6小时。2～3天后门诊调整剂量，此后可应用长效制剂控制至最终的靶目标血压。到急诊室就诊的高血压亚急症患者在血压初步控制后，应给予调整口服药物治疗的建议，并建议患者定期去高血压门诊调整治疗。具有高危因素的高血压亚急症如伴有心血管疾病的患者，可以酌情住院进行治疗。临床上要特别注意避免对那些无并发症，仅仅是血压较高的患者进行过度治疗，如使用静脉或大剂量口服负荷降压药，可发生副作用或低血压，并可能造成相应损害。

（三）临床上部分高血压急症常用的药物

1. 硝普钠（Sodium nitroprusside） 可以同时直接扩张小动脉和小静脉，降低心脏的前后负荷，适用于各种高血压急症，特别是合并出现急性心力衰竭的患者。该药作用强而迅速，静脉使用数秒钟就使血压下降。但该药半衰期很短，停药数分钟降压作用就基本消失。常用剂量为25～50 mg加入5%葡萄糖溶液250～500 ml进行静脉推注，开始剂量为每千克体重0.5 μg/min［即0.5 μg/（kg·min）］，根据降压效果以0.5 μg/（kg·min）的速度逐渐加量。一般常用的剂量为3 μg/（kg·min），最大剂量为10 μg/（kg·min）。静脉使用过程中要严密监测血压，防止血压波动，尤其是降压过快、过剧。注意大量使用可以导致氰化物中毒，表现为虚弱、恶心、耳鸣、精神改变等。

2. 硝酸甘油（Nitroglycerin） 主要是扩张全身小静脉，静脉滴注时也可以扩张小动脉。由于它还可以扩张心脏冠状动脉，同时扩张全身小静脉，降低心脏前负荷以降低心肌耗氧量，因此在合并有急性冠脉综合征时比硝普钠更加有用。硝酸甘油用于治疗急性左心衰亦有效。它静脉途径给药时作用迅速，停药后作用持续短暂。常用剂量为10～20 mg加入10%葡萄糖溶液500 ml，开始按5 μg/min静脉滴注，根据病情和降压效果逐渐加大剂量，最大剂量为100 μg/min。不良反应有头痛、恶心、呕吐。

3. 酚妥拉明（Phentolamine） 是一种β受体阻滞药，主要是扩张全身小动脉，降低周围血管阻力，增加心输出量，常用于儿茶酚胺增高所致的高血压急症，或兼有心、肾功能减退的患者，尤其是嗜铬细胞瘤患者。常用10 mg加入10%葡萄糖溶液20 ml静脉注射，血压下降后按0.1～2.0 mg/min静脉滴注维持。该药降压作用迅速但半衰期短，停药后作用持续不到15分钟。不良反应有心率增快、乏力、头晕、水肿等。

4. 拉贝洛尔（Labetalol） 是α和β受体阻滞药，无内源性拟交感活性。阻滞α受体可以使周围血管阻力降低，而阻滞β受体可以使心率减慢和心肌收缩力降低，适用于合并有心绞痛的高血压急症患者。静脉使用50 mg加入10%葡萄糖溶液40 ml，以5 mg/min静脉推注，15分钟可以重复一次。不良反应有头痛、头晕、恶心等。

5. 甲基多巴（Methyldopa） 进入中枢神经系统后转变为α甲基去甲肾上腺素。α甲基去甲肾上腺素可以激活中枢α_2受体而使周围血管阻力降低，同时作为一种假性介质阻滞节后神经末梢的肾上腺能受体，还可以减少肾素的释放。它使血压下降，但不减少肾脏血流，特别适用于有肾功能不全的高血压急症病人。该药起效慢，静脉使用也要4～6小时才起作用。一般是间断静脉给药（30～60分钟），每次250～1000 mg。不良反应有嗜睡、乏力、发热、口干、精神抑郁、肝功能损害和皮疹等。高血压脑病和脑出血者禁用。

6. 利尿药（diuretics） 利尿药常用的是静脉使用呋塞米即速尿，起效快且在肾功能不全时使用依然有效。一般是呋塞米每次40～80 mg，静脉注射1～5分钟见效，30～45分钟达到高峰，持续作用6～8小时。

在处理高血压急症时，要根据患者具体临床情况作其他相应处理。争取最大程度保护靶器官，并针对已经出现的靶器官损害进行治疗。

二、继发性高血压

【定义】★△

继发性高血压（secondary hypertension）是病因明确的高血压，当查出病因并有效去除或控制病因后，作为继发症状的高血压可被治愈或明显缓解。老年人继发性高血压较为常见，这类患者容易发生心血管病、脑卒中、肾功能不全等，病因又常被忽略以致延误诊断。积极提高对继发性高血压的认识，及时明确诊断与鉴别诊断继发性高血压具有重要意义。

【病因及病理生理】★★△

老年人常见病因有肾实质性、内分泌性、肾血管性高血压和睡眠呼吸暂停综合征等，也有由于精神心理问题而引发的高血压。

（一）肾实质性高血压

病因为原发或继发性肾实质病变，是临床上最常见的继发性高血压之一，其血压升高常为难治性。老年人中常见的肾实质性疾病包括代谢性疾病肾损害（痛风性肾病、糖尿病肾病）；多囊肾；慢性肾小管-间质病变（慢性肾盂肾炎、梗阻性肾病）等。

（二）内分泌性高血压

由于内分泌组织增生或肿瘤所致内分泌激素分泌增多而导致的高血压，称为内分泌性高血压。包括原发性醛固酮增多症、嗜铬细胞瘤等，老年人以原发性醛固酮增多症较为多见。

1. 原发性醛固酮增多症（原醛症） 由于肾上腺自主分泌过多醛固酮，而导致水钠潴留、高血压、低钾血症和血浆肾素活性受抑制的临床综合征。常见原因是肾上腺腺瘤、单侧或双侧肾上腺增生。

2. 嗜铬细胞瘤 源于肾上腺嗜铬细胞过度分泌儿茶酚胺，引起持续性或阵发性高血压。嗜铬细胞瘤可起源于肾上腺髓质、交感神经节或其他部位的嗜铬组织。

（三）肾动脉狭窄

主干或分支的肾动脉狭窄导致患肾缺血，使肾素血管紧张素系统活性明显增高，从而引起高血压及受累肾的功能减退。老年人肾动脉狭窄基本上都是由动脉粥样硬化引起，可以是一侧或是双侧肾动脉受累。

（四）阻塞性睡眠呼吸暂停低通气综合征

阻塞性睡眠呼吸暂停低通气综合征（obstructive sleep apnea hypopnea syndrome，OSAHS）是指由于睡眠期间咽部肌肉塌陷堵塞气道，反复出现呼吸暂停或口鼻气流量明显降低。动脉血氧饱和度明显降低，反复低氧和微觉醒刺激肾上腺素分泌，引起交感反应增高。交感兴奋伴同其他多种神经内分泌因素，包括肾素分泌增多导致肾素 - 血管紧张素系统激活，最终造成血压上升。

【临床表现与诊断】★★★△△△

（一）肾实质性高血压

肾实质性高血压的诊断依赖于：①肾实质性疾病病史，蛋白尿、血尿及肾功能异常多发生在高血压之前或同时出现。②体格检查往往有贫血貌、肾区肿块等。③实验室检查异常，包括贫血、血尿或蛋白尿、24 小时尿蛋白定量或尿蛋白 / 肌酐比值异常、肌酐与尿酸的异常升高、血糖与血脂代谢指标异常等。④肾B 超了解肾的大小、形态及有无肿瘤，如发现肾体积及形态异常，或发现肿物，则需进一步做肾 CT/MRI 以确诊并查病因。⑤必要时在有条件的医院行肾穿刺及病理学检查，这是诊断肾实质性病变的“金标准”。

（二）内分泌性高血压

1. 原发性醛固酮增多症 以下几种情况的高血压患者需要进行原发性醛固酮增多症的筛查。①血压水平较高特别是血压＞180/110 mmHg 的患者。②服用 3 种以上降压药物而血压不能达标的难治性高血压。③伴有持续性低血钾（血钾＜3.5 mmol/L）的高血压。④ 40 岁以前发生过脑血管意外家族史。⑤原发性醛固酮增多症一级亲属中的高血压患者。筛查包括做血浆醛固酮与肾素活性测定并计算比值，阳性者进一步进行确诊试验。确诊试验包括口服盐负荷试验、盐水输注试验、卡托普利试验等，试验前应停用对测定有影响的药物。低钾血症、心功能不全和严重高血压的患者禁止做高钠负荷试验。如上述 1～2 个试验证实醛固酮不被抑制则可确诊，可进一步行肾上腺 CT 薄层扫描来进行原发性醛固酮增多症亚型分型及定位，鉴别腺瘤与增生，除外肾上腺皮质癌。确诊后如选择手术治疗，需进一步进行选择性肾上腺静脉取血标本来测定醛固酮水平，鉴别是单侧肾上腺腺瘤或双侧肾上腺增生病变。

2. 嗜铬细胞瘤 临床表现为患者血压持续性、阵发性升高或持续性高血压升高伴阵发性加重，压迫腹部、活动、情绪变化或大小便时可诱发高血压发作；高血压发作时可以伴嗜铬细胞瘤三联征，即阵发性头痛、多汗、心悸；患者在发生高血压的同时，可以出现体位性低血压；高血压患者常伴糖、脂代谢异常、腹部肿物；高血压伴有其他系统相关体征，但不能用该系统疾病解释；高血压很难用药物进行控制。

腹部 CT 与 MR 检查可以发现肾上腺或腹主动脉旁交感神经节肿瘤，但对肾上腺外肿瘤的诊断敏感性不高。而间碘苄胍（MIBG）快速同位素标记法扫描弥补了 CT 与 MR 的缺点，尤其是对肾上腺外、复发或转移肿瘤的定位具有很大优势，对于嗜铬细胞瘤的定位诊断具有重要的价值。嗜铬细胞瘤的功能诊断主要依赖于生化检测体液中儿茶酚胺的含量，包括肾上腺素、去甲肾上腺素和多巴胺及其代谢产物。

（三）肾动脉狭窄

肾动脉狭窄诊断临床线索包括：①恶性或顽固性高血压。②原来控制良好的高血压失去控制。③高血压合并腹部血管杂音。④高血压合并其他血管闭塞的证据（如冠心病、颈部血管杂音、周围血管病变）。⑤无法用其他原因解释的血清肌酐升高。⑥使用血管紧张素转换酶抑制药（ACEI）或血管紧张素受体拮抗药（ARB）时降压幅度非常大或诱发急性肾功能不全。⑦与左心功能不匹配的发作性肺水肿。⑧高血压并两肾大小不对称。

无创诊断方法主要包括 2 个方面：肾动脉狭窄的解剖诊断（多普勒超声、MR 血管造影、CT 血管造影）和功能诊断（卡托普利肾图、分肾肾小球滤过率、分肾静脉肾素活性）。经皮肾动脉血管造影目前仍是诊断肾动脉狭窄的金标准，用于确定诊断及提供解剖细节。如肾动脉主干或分支直径狭窄≥50%，病变两端收缩压差≥20 mmHg 或平均压差≥10 mmHg，则有血流动力学意义。

（四）阻塞性睡眠呼吸暂停低通气综合征

至少 30% 高血压患者合并 OSAHS，而 OSAHS 患者中高血压发生率高达 50%～80%，远远高于普通人群。其临床表现为：①夜间打鼾，往往是鼾声 - 气流停止-喘气-鼾声交替出现，严重者可以憋醒。②睡眠行为异常，可表现为夜间惊叫恐惧、呓语、夜游。③白天嗜睡、头痛、头晕、乏力，严重者可随时入睡，部分出现精神行为异常、注意力不集中、记忆力和判断力下降、痴呆等。④性情出现变化，表现出烦躁、激动、焦虑。⑤多有肥胖、短颈、鼻息肉、鼻甲或扁桃体及悬雍垂肥大、软腭低垂、咽腔狭窄、舌体肥大、下颌后缩及小颌畸形等。OSAHS诊断标准为呼吸暂停及低通气反复发作，一个晚上在30次以上和（或）呼吸暂停通气指数≥5次/h，多导睡眠监测是目前诊断OSAHS的“金标准”。

【治疗】★★★ △△

（一）肾实质性高血压

肾实质性高血压应在针对原发病进行有效的治疗同时，积极控制血压在130/80 mmHg以下，有蛋白尿的患者应首选ACEI或ARB作为降压药物；长效钙通道阻滞药、利尿药、β受体阻滞药、α受体阻滞药可作为联合治疗的药物；如肾小球滤过率<30 ml/min或有大量蛋白尿时，噻嗪类利尿药无效，应选用襻利尿药治疗。其他治疗包括应低盐饮食（每日<6 g），大量蛋白尿及肾功能不全者，宜选择摄入高生物价蛋白，并限制在0.3～0.6 g/（kg·d）。

（二）内分泌性高血压

1. 原发性醛固酮增多症 确诊为单侧醛固酮分泌瘤或单侧肾上腺增生患者，服用盐皮质激素受体拮抗药，待血压、血钾正常后行腹腔镜单侧肾上腺手术切除术。若为肾上腺肿瘤所致，则手术切除肿瘤后高血压可得到纠正，也可用导管消融术治疗。若患者不能手术，推荐用盐皮质激素受体拮抗药进行长期治疗。若为双侧肾上腺增生，推荐用盐皮质激素受体拮抗药治疗，螺内酯为一线用药，依普利酮为选择用药。血压控制不理想的患者，可以加用其他类型的降压药，但排钾利尿药慎用。

2. 嗜铬细胞瘤 多数嗜铬细胞瘤为良性，手术切除是最有效的治疗方法但有一定的危险性，术前需做好充分的准备。^{131}I-MIBG治疗是手术切除肿瘤以外最有价值的治疗方法，主要用于恶性及手术不能切除的嗜铬细胞瘤的治疗。α受体阻滞药和（或）β受体阻滞药可用于控制嗜铬细胞瘤的高血压、心动过速、心律紊乱，改善临床症状。

（三）肾动脉狭窄

药物治疗主要是降压治疗，基本上都需要联合用药，常用的药物与原发性高血压类似。CCB、β受体阻滞药、新型肾素阻滞药阿利吉仑、ACEI或ARB都是常用的药物。由于这一类型的高血压常是血管紧张素Ⅱ依赖型，因此ACEI或ARB类药物尤为有效。但是在使用ACEI类药物时要特别谨慎，特别是双侧肾动脉狭窄时，要密切观察肾功能改变情况。对于动脉粥样硬化所造成的肾动脉狭窄，经皮肾动脉成形术在长期疗效上是否较药物治疗明显获益还没定论。目前认为一些特殊情况且有血流动力学明显改变的肾动脉狭窄患者，如反复不明原因的充血性心力衰竭、不明原因的突发或一过性肺水肿、不稳定型心绞痛或急进型高血压、顽固性高血压等，肾血管成形术可能有一些获益。

（四）阻塞性睡眠呼吸暂停低通气综合征

减轻体重和生活模式改良对OSAHS很重要，口腔矫治器对轻、中度OSAHS有效；而中、重度OSAHS往往需用持续正压通气（continuous positive airway pressure，CPAP）；注意选择合适的降压药物；对有鼻、咽、腭、颌解剖异常的患者可考虑相应的外科手术治疗。

三、难治性高血压

【定义】★△

难治性高血压（refractory hypertension，resistant hypertension）是指在改善生活方式基础上，应用了足够剂量且合理的3种降压药物（包括利尿药）后，血压仍在目标水平之上，或至少需要4种药物才能使血压达标。难治性高血压占高血压患者的15%～20%。

【筛查】★★△△

1. 判断是否为假性难治性高血压。常见为测压方法不当（如测量时姿势不正确，上臂较粗者未使用较大的袖带），单纯性诊室（白大衣）高血压。

2. 找到影响血压的原因和并存的疾病因素。包括与药物应用相关的原因，如患者顺从性差（未坚持服药）、降压药物选择使用不当（剂量偏低、联合用药不够合理），以及仍在应用拮抗降压的药物（如肾上腺类固醇类、可卡因、甘草、麻黄等）；未改变不良生活方式或改变失败（过度肥胖、吸烟、重度饮酒）；容量负荷过重（利尿药治疗不充分、高盐摄入、进展性肾功能不全）；伴慢性疼痛和长期焦虑等。患者可能存在 1 种以上可纠正或难以纠正的原因。

3．排除上述因素后，应启动继发性高血压的筛查。

【处理原则】★★★ △△

1．多与患者沟通，提高长期用药的依从性，并严格限制钠盐摄入。

2．选用适当的联合方案。先采用 3 种药的方案例如 ACEI 或 ARB＋钙离子拮抗药＋噻嗪类利尿药，或由扩张血管药、减慢心率药和利尿药组成的三药联合方案，往往可以奏效。效果仍不理想者可首先考虑加用醛固酮抑制药如螺内酯，或加用另一种降压药如 β 受体阻滞药、α 受体阻滞药或交感神经抑制药如可乐定。

3．调整联合用药方案。在上述努力失败后，可在严密观察下停用现有降压药，重启另一种治疗方案。

（林展翼）

参考文献

[1] Chobanian AV, Bakris GL, Black HR, et al. The Seventh Report of the Joint National Committee on Prevention, Detection, Evaluation, and Treatment of High Blood Pressure: the JNC 7 report. JAMA 2003, 289: 2560–2572.

[2] Dart RA, Gregoire JR, Gutterman DD, et al. The association of hypertension and secondary cardiovascular disease with sleep-disordered breathing. Chest, 2003, 123: 244-260.

[3] Beckett NS, Peters R, Fletcher AE, et al. Treatment of hypertension in patients 80 years of age or older. N Engl J Med, 2008, 358: 1887-1898.

[4] Pedelty L, Gorelick PB. Management of hypertension and cerebrovascular disease in the olderly. Am J Med 2008, 121 (8 Suppl): S23-S31.

[5] Mancia G, Laurent S, Agabiti-Rosei E, et al. Reappraisal of European guidelines on hypertension management: a European Society of Hypertension Task Force document. J Hypertens, 2009, 27: 2121–2158.

[6] 中国高血压防治指南修订委员会. 中国高血压防治指南（第三版），2010.

[7] 黄振文，张菲雯．高血压．上海：上海交通大学出版社，2010.

[8] Kallistratos MS, Giannakopoulos A, German V, et al. Diagnostic modalities of the most common forms of secondary hypertension. Hellenic J Cardiol, 2010, 51: 518-529.

[9] Aronow WS, Fleg JL, Pepine CJ, et al. ACCF/AHA 2011 Expert Consensus Document on Hypertension in the Elderly: A Report of the American College of Cardiology Foundation Task Force on Clinical Expert Consensus Documents. Circulation, 2011, 123: 2434-2506.

[10] 王浩，赵海鹰．顽固性高血压．北京：科学出版社，2010.

[11] Pak KJ, Hu T, Fee C, et al. Acute Hypertension: A Systematic Review and Appraisal of Guidelines. Ochsner J, 2014, 14: 655-663.

[12] 中华医学会老年医学分会．老年人高血压特点与临床诊治流程专家建议．中华老年医学杂志，2014，33：689-701.

第 5 节　心律失常

一、概论

【定义】★★△△

心律失常是指心脏冲动的频率、节律、起源部位、传导速度和激动次序的异常。随着年龄的增加，老年人心律失常发病率明显增加。老年性心律失常不仅发生率高、危害性大，而且常伴有复杂的临床情况，从而增加治疗难度，成为心血管病和心律失常领域的一个难点。老年人的组织器官发生老化、生理功能下降；成年人期所罹患的慢性病带入老年期，新发各种老年病，还会出现多种老年问题；这些慢病都可能成为心律失常的病因或者诱因，加上老年人各个器官功能开始衰退，导致了老年人心律失常的治疗上也不同于成年人。而老年人最有特征的心律失常是缓慢型心律失常和心房颤动，为本章重点阐述内容。

【老年人心律失常发生的机制及特点】

1．**心脏形态结构的增龄性变化**　随着年龄的增加，心肌的解剖、生理和生化发生变化使心肌的正常生理性质发生改变，心肌发生纤维化、淀粉样变及瓣膜退行性变，传导系统纤维化、脂肪浸润，心肌的兴奋性增高、传导变慢，心律失常发病率明显增加。

2．**心脏本身疾病**　随着年龄的增加，老年人并发各种心脏病的概率明显增加。由于窦房结动脉或其发源动脉的动脉粥样硬化引起心房缺血及炎症、纤维化等，导致窦房结功能减退、房性心律失常发生率增加。冠心病引起的心肌梗死和心室扩大，可以导致心室过度牵张，心肌缺氧和心肌细胞内钾丢失，导致心肌细胞动作电位改变，引起室性心律失常。心室肌缺血，受损心室肌与正常心肌间的电生理不均匀性，可以诱发折返而引起反复发作或持续的室性心动过速。肺心病时多源性房性早搏、房性心动过速较多见。充血性心力衰竭是各种器质性心脏病的晚期表现，常伴有室性心律失常、心房颤动。在老年心房颤动患者中常可见心房内有大量淀粉样物质沉着。老年人主动脉瓣、二尖瓣可有退行性变及钙化，退行性病变可涉及传导系统，引起房室或束支传导阻滞。

3. 药物作用 老年人常同时患有多种疾病，同时服用多种药物，加上老年人肝肾功能的增龄性下降，对药物的耐受性降低，药物生物利用度下降，有效血药浓度增加，易发生毒性反应，可以放大药物的致心律失常作用，如大环内酯类、喹诺酮类抗生素、抗疟药、抗组胺药、抗精神病药、抗抑郁药、抗惊厥药及部分抗肿瘤药物致心律失常作用的发生率明显增加。

4. 临床特点 大部分起病隐袭，病史较长，进展缓慢；临床症状较年轻人明显，心率缓慢引起心、脑、肾等脏器供血不足的症状十分常见；多数老年患者同时存在几种心律失常；老年人常存在多种疾病，尤其伴有中枢神经系统疾病时表述困难易导致漏诊、误诊。老年人缓慢心律失常有其独特的临床特点：①大部分起病隐袭、病史较长、进展缓慢。②难于恢复或痊愈。③房室传导阻滞程度往往较重，如不处理预后差。④临床症状较年轻人明显。⑤老年人心脏传导阻滞一旦发生，常呈进行性发展，且大多发生于房室束远端或束支（90%），少数发生于房室结水平。

【老年心律失常的分类】

老年人由于其特殊的病理生理特性，其心律失常可以分为以下几种。

1. 老年退行性心律失常 患者不伴有其他心血管病和疾病因素，明显属于因增龄引起的退行性变引起的心律失常。此类心律失常并不影响血流动力学，但是比较顽固。

2. 老年病理性心律失常 老年患者既往已有或新发生的各种心血管病或其他疾病因素引起的心律失常称为老年病理性心律失常。其心律失常的发生是疾病发生发展过程中的一种症状。

3. 混合型 即在老年退行性变的基础上出现心血管疾病而导致的心律失常。

【病因】★★△△

老年人窦房结起搏细胞随着增龄而逐渐减少，甚至可减至正常人的5%～10%以下。窦房结动脉多呈单一血管，起始于右冠状动脉。老年人冠心病、心肌病、高血压等发病率较高，这些疾病可能损伤窦房结动脉，导致窦房结及其周围组织缺血、纤维化，以及发生窦房结退行性病变。冠心病心肌梗死、急性心肌炎可发生急性房室传导阻滞，高血压、各种类型的心肌疾病是导致慢性房室传导阻滞的常见原因；Lev病，即左心骨架硬化症。可能由于高血压及二尖瓣、主动脉瓣长期受高压影响导致支架组织纤维化所致；Lenegre病，为特发性房室束、室束支退化症，其基本病理改变是在房室束以下的传导系统细胞逐渐丧失，代之以纤维化和脂肪浸润。

心房颤动是老年人最为特征性的心律失常。心房颤动可见于正常人，在情绪激动、运动、手术后、电击及酒精中毒时发生，多为阵发性心房颤动。持续性心房颤动的病因多继发于原有的心血管病包括冠心病、瓣膜性心脏病（大多为二尖瓣性）、高血压，尤其是存在左心室肥厚、心肌病、感染性心内膜炎、心力衰竭，其他如慢性肺源性心脏病、肺栓塞、甲状腺功能亢进症，自主神经系统通过提高迷走神经或交感神经张力可以触发易感人群发生心房颤动。老年心房颤动的患者中部分是慢快综合征中心动过速期的表现。

【流行病学】★★△△

老年人心律失常的发病率随增龄而升高。有研究者通过对1070例老年患者研究发现，有140例最低心率小于39次/min（13.1%），其中20例小于29次/min；最低心率69.4%发生在夜间睡眠时，对最低心率小于39次/min的140例患者随访1～7年，11例死亡。缓慢性心律失常严重危害老年人的健康。

心房颤动在老年人群中发病率较高，40～50岁人群的心房颤动发生率<0.5%，80岁人群的发生率高达5%～15%。近70%的心房颤动患者年龄为65～85岁。心房颤动患病的绝对人数男女相近，流行病学资料表明，60岁后男性患病率明显升高，65～69岁的男女患病率分别为5.8%和2.8%，而在70～79岁，分别为5.9%和5.8%，75岁以上心房颤动患者中60%为女性。根据近年来心房颤动患病率增长的趋势，未来心房颤动的患病率还将持续增长。

心房颤动对患者的发病率和死亡率有重大影响。心房颤动是卒中的独立危险因素，每年估计有75 000

例脑血管意外是由房颤引起。心房颤动也使患者全因死亡率上升 2 倍以上。尽管心房颤动经常与其他疾病共存，尤其是心血管病和肺部疾病，调整这些因素以及其他因素后，心房颤动患者的死亡率仍然较高。心房颤动患者卒中的危险因素包括新近发生的脑血管意外、高血压病病史、糖尿病病史、心力衰竭和高龄。

二、老年人常见的缓慢性心律失常

由于传导系统的退行性改变，老年人心脏传导阻滞的发生率随年龄增高而增加，因此老年人缓慢性心律失常的发生率明显高于年轻人。老年人缓慢性心律失常的最为常见类型有病态窦房结综合征、房室传导阻滞和室内传导阻滞。

（一）病态窦房结综合征

病态窦房结综合征指的是因窦房结起搏功能低下和（或）传导障碍而产生的严重心动过缓为主的综合征。

【临床表现】★★★△△△

1. 心电图　病窦综合征根据心电图表现可分为 4 个型。Ⅰ型，窦性心动过缓，严重者心率可降至 40 次 /min 以下；Ⅱ型，窦性停搏或窦房阻滞；Ⅲ型，心动过缓 - 过速综合征；Ⅳ型，窦房结、房室结双结病变。

2. 动态心电图　窦性心率持续而显著的心动过缓（低于 40 次 /min 以下），停搏超过 3 秒，可导致黑矇、晕厥等与心动过缓相关的临床症状。

3. 窦房结功能测定　常用指标为窦房结恢复时间（SNRT）和窦房结固有心率（IHR）。老年人 SNRT＞1600 ms 为异常。老年人 IHR_P＜［118.1－（0,57× 年龄）］×82% 可判断为窦房结功能低下。

【治疗】★★★△△△

原发病的治疗十分重要，诊断明确并有与心动过缓相关症状的老年人应及时安置心脏起搏器。由于很多老年人合并有许多心脑血管疾病，所以老年人的耐受力较年轻人差，而且预后不良，这就要求临床医生重视患者的症状，症状明显者，不一定到停搏大于 3 秒才考虑安装起搏器。

起搏器的选择：显著窦性心动过缓、房室传导正常者首选 AAIR 型，伴房室传导阻滞者首选 DDDR 型，显著窦性心动过缓、房室传导正常者首选 AAIR 型，伴房室传导阻滞者首选 DDDR 型，窦房阻滞或窦性停搏但平均窦性心率正常者可选 AAI 或 DDD 型，频发快速性房性心律失常者选有模式转换功能的 DDD 型或 VVIR 型起搏器。

（二）房室传导阻滞

老年人房室传导系统随年龄增加结缔组织逐渐增多，60 岁以后中心纤维体和室间隔上部钙化逐渐增加，房室结内细胞成分和房室束传导细胞含量也逐渐减少，是导致老年人容易发生房室传导阻滞的病理基础。

【临床表现】★★★△△△

老年人房室传导阻滞大多为缓慢发展过程，传导阻滞程度可有一度、二度Ⅰ型、二度Ⅱ型和三度。有些老年人的房室传导阻滞可以呈间歇性表现，需要做 24 小时动态心电图，或反复在症状出现时做心电图才能明确诊断。除了器质性心脏病外，有些间歇性房室传导阻滞可能继发于一过性心肌缺血或睡眠呼吸暂停综合征，后者在长间歇呼吸暂停中出现传导阻滞，此时常同时伴有血氧饱和度的显著下降。

【治疗】★★★△△△

1. 急性房室传导阻滞　主要针对病因治疗。急性下壁心肌梗死和急性心肌炎患者在度过急性期后房室传导阻滞常可以减轻或消失，因此对于此类二度以上房室传导阻滞可以选择临时心脏起搏、肾上腺皮质激素及异丙肾上腺素对症治疗。难于恢复的房室传导阻滞应安置永久心脏起搏器。

2. 慢性房室传导阻滞　二度以上有相关症状的慢性房室传导阻滞，包括长时间不能恢复的急性房室传导阻滞，应选择安置永久性心脏起搏器，窦房结功能正常的可选择 DDD 或 VDD 型，窦房结功能不良者应首选 DDDR 型，频发房性快速性心律失常者可选择有起搏模式转换功能的 DDD 型或 VVIR、VVI 型起搏器。

3. 间歇性房室传导阻滞　如排除因睡眠呼吸暂停综合征或某些不常用药物导致的房室传导阻滞，有相关症状的二度以上房室传导阻滞包括长时间不能恢复的急性房室传导阻滞的老年患者应安置永久性心脏起搏器。

（三）室内传导阻滞

心室内传导阻滞又称为束支阻滞，可分为单束支阻滞、双束支阻滞和三束支阻滞 3 种类型。

【临床表现】★★★△△△

1. 单束支阻滞　单束支阻滞的类型包括左、右束支阻滞和左前分支、左后分支阻滞，左、右束支阻滞又可分为完全性和不完全性阻滞。老年人单支阻滞的发生率较高。右束支阻滞可发生于老年慢性阻塞性肺疾病患者或健康人。左束支阻滞多见于器质性心脏病如高血压、冠心病及心肌病等。左前分支阻滞多发生于老年冠心病、心肌病患者，也常见于健康老年人。

单支传导阻滞的临床意义比较复杂，除了观察其是否与器质性心脏病有关，还应观察单支阻滞的动态变化情况，如传导阻滞是否从无到有，阻滞程度是否逐渐加重等。

2. 双束支和三束支阻滞 双支阻滞类型多为右束支阻滞伴左前分支阻滞，较少见的是右束支阻滞伴左后分支阻滞，以及左前分支和左后分支交替阻滞。后者如发生二分支的完全性阻滞，则与左束支主干的完全性阻滞难于鉴别。

三束支阻滞是指右束支、左前分支及左后分支均出现传导阻滞，可有多种组合方式，如三支均发生完全性传导阻滞，则与三度房室传导阻滞不易鉴别。不完全三束支阻滞的常见形式是左、右束支传导阻滞交替出现，或双支阻滞伴不同程度（一度或二度）房室传导阻滞等。

老年人双束支和三束支阻滞的病因：老年人双束支或三束支阻滞常提示患者有较大面积或弥漫性心肌损害，后者可以出现与缓慢性心律失常相关的严重症状。有些患者可能合并较严重的心功能不全，预后较差。

【治疗】★★★△△△

老年人发生束支传导阻滞，特别是单束支和双束支阻滞，多无心动过缓及心脏停搏表现。若未合并其他原因导致的心动过缓，患者可无症状，临床意义仅取决于患者是否存在心脏器质性疾病。但在持续性或间歇性三束支阻滞的老年患者中，则可能出现与心动过缓及心脏停搏相关的严重症状，其临床意义同完全性房室传导阻滞，必须立即安置心脏起搏器。

（四）老年人缓慢性心律失常的介入治疗的特殊性

心脏起搏器是治疗缓慢性心律失常的有效方法。老年人缓慢性心律失常除了典型的二度以上房室传导阻滞及病窦综合征外，还有些表现为房颤伴缓慢心室率等。因此，心脏起搏器置入术是老年患者中最常施行的心脏介入性手术之一。老年高龄均不是心脏起搏器置入术的禁忌证。相反，由于老年人心脏老龄化改变，常有心功能（包括收缩功能和舒张功能）下降，心脏的自律性降低和传导能力减弱，心功能代偿能力较差，发生缓慢性心律失常的机会增加，缓慢性心律失常时出现的症状较重。老年患者如有安置心脏起搏器适应证，应当及早积极地安置心脏起搏器，以防止心脏意外事件的发生。患者安置心脏起搏器后，还可以改善症状，提高老年人的生活质量。同时由于老年人其自身的特点，其起搏器置入有以下特殊性。

1. 老年人起搏器的安装尽量选用生理性起搏，心脏生理性起搏可以减少心脏病的发病率和死亡率。很多研究提示，生理性起搏器与心室起搏相比，慢性房颤、中风、心力衰竭和心血管事件的发生率明显减少。

2. 老年人容易发生起搏器综合征。起搏器综合征是非生理性心室按需起搏器（VVI）的常见并发症，老年人容易发生起搏器综合征。

3. 老年人心功能代偿能力低，心室舒张期顺应性下降，心室的充盈需更多地依赖于心房的活动，房室协调活动能提高心排血量、改善运动耐量。房室同步起搏更有利于老年患者。

4. 单腔心房按需起搏器（AAI）是最简单的生理性起搏器，应注意的是患者不能合并有房室传导阻滞。有研究提示，对年龄≤70 岁、PR 间期≤0.22 s，或年龄＞70 岁、PR 间期≤0.26 s 的病态窦房结综合征患者，以 100 次 /min 起搏心房，房室传导仍为 1∶1 时，安置 AAI 起搏器应是安全的。

5. VDD 起搏器为单电极双腔起搏器，手术方式简便、快捷，较适合老年患者。然而对有潜在窦房结功能不全，或心功能不全，需提高心率以改善心功能的老年患者，则不适合选用 VDD 起搏器。

6. 频率应答型起搏器的起搏频率可随活动量自动改变，以适合生理需要。老年人安置心室频率应答型起搏器后，活动能力、临床症状、运动耐力均比固定起搏频率的心室起搏器良好。

（五）心脏起搏器植入术常见并发症

1. 出血和感染，如皮下或囊袋内出血，出血合并感染。

2. 糖尿病患者术后创面不易愈合。

3. 起搏器囊袋穿孔，无菌性囊袋穿孔多见于老年女性。

4. 心肌穿孔，特别是老年女性患者，右心室壁较薄弱，容易发生心室壁穿孔。心肌穿孔多见于临时起搏器术后，也可发生在永久起搏器术中。

5. 术后发生起搏和感知失灵多见于电极脱位，老年人心肌萎缩，电极头部不易固定，电极导管置入后容易发生脱位。老年人心肌应激性较差，起搏电压阈值较高，容易导致起搏失灵和感知障碍。

三、老年人常见快速型心律失常

（一）心房颤动

【分类】★★△△

2010年ESC指南推出的新分类法：①首诊房颤（first diagnosed AF），第一次被确诊的房颤，与房颤持续时间及相关症状无关。②阵发性房颤（paroxysmal AF），能在7天内自行转复为窦性心律者，一般持续时间＜48小时。③持续性房颤（persistent AF），常指持续7天以上，需要药物或电复律才能转复为窦性心律者。④长期持续性房颤（long-standing persistent AF），房颤持续时间≥1年并决定进行节律转复治疗的房颤。⑤永久性房颤（permanent AF），不再考虑节律控制策略的患者，一旦再决定进行节律转复治疗时，则永久性房颤患者将被重新诊断为“长期持续性房颤”。

【临床表现】★★★△△△

房颤的症状取决于有无器质性心脏病、心功能基础、心室率快慢及发作形式等。特发性房颤和心室率不快时可无症状。反之，可有病因相关表现、心悸、气促、乏力和心前区不适感，尤以初发或阵发性者明显，严重者可出现晕厥、急性肺水肿、心绞痛或心源性休克等。房颤时由于心房无机械收缩和血流淤滞等，易形成左房或心耳血栓，脱落时易发生动脉栓塞事件，尤以脑栓塞的发生率、致死率和致残率最高。其中又以风心二尖瓣狭窄伴房颤患者最易发生，且有反复发作倾向。心脏听诊时第一心音、心律均绝对不规则，由于部分心动周期心排血量不同程度减少，常致脉搏短绌、强弱不等和血压测量结果差异较大等。如心律变为规则时，应考虑是否恢复了窦性心律、转变为房扑及房室传导比例固定、发生完全性房室传导阻滞、出现房性、房室交界性或室性心动过速。

【心电图特点】★★★△△△

P波消失，代之以连续、极不规则的、形态与振幅以及时间间距不一致的颤动波，称为f波，f波的频率为350～600次/min，心室律绝对不规则，在未接受治疗或房室传导正常者，心室率一般为100～160次/min。QRS波群通常正常，当心室率过快，出现心室内差异传导，QRS波形态增宽变形。

【治疗】★★★△△△

应积极寻找和治疗房颤原发疾病和诱因。治疗原则为预防血栓栓塞、控制心室率和恢复并维持窦性心律。

1. 预防血栓栓塞　除了低危患者（孤立性房颤、年龄＜65岁）或存在禁忌证，所有房颤患者及均应行抗栓治疗以预防血栓栓塞并发症。

国际权威指南推荐CHA2DS2-VASc积分（表31-9）对非瓣膜房颤进行初始卒中风险评估：主要危险因素（年龄≥75岁、脑卒中病史，积分2分）和临床相关的非主要卒中危险因素（女性、年龄65～74岁、高血压、心力衰竭、糖尿病、血管病变，积分1分）。建议直接根据危险因素选择抗栓治疗策略，存在一个主要危险因素或两个以上临床相关的非主要危险因素，即CHA2DS2-VASc积分≥2分者需服用口服抗凝药物；存在一个临床相关的非主要危险因素，即CHA2DS2-VASc积分为1分者，口服抗凝血药或阿司匹林均可，但优先推荐口服抗凝血药；无危险因素，即孤立性房颤、年龄＜65岁，可服用阿司匹林或不进行抗栓治疗。

表31-9　CHA2DS2-VASc评分

	危险因素	评分
C	充血性心力衰竭	1
H	高血压	1
A2	年龄≥75岁	2
D	糖尿病	1
S2	卒中/TIA/血栓栓塞	2
V	血管疾病	1
A	年龄65～74岁	1
Sc	女性	1

目前预防房颤血栓栓塞的药物主要分为抗凝血药和抗血小板药。对于CHA2DS2-VASc≥2患者口服抗凝血药，可以选择的口服抗凝药物有华法林、达比加群、利伐沙班、阿哌沙班等。抗血小板药包括阿司匹林和氯吡格雷。

在所有口服抗凝血药中，华法林是目前为止使用时间最长的药物。华法林的治疗窗非常狭窄，大多老年患者由于高龄引起的生理改变及并存多种疾病而需服用多种药物等特点，都可影响华法林的代谢，使出血倾向增加，仅有2/3有抗凝适应证的患者应用了华法林，在老年人群中，因跌倒而停用华法林也是影响治疗的原因。华法林抗凝治疗，初始时每周监测INR值，稳定后每月监测一次。服用华法林抗凝的靶目标为国际标准化比值（INR）为2.0～3.0。INR在3.0～4.0，颅内出血的风险增加而血栓栓塞事件发生率并不比2.0～3.0低。2011年ACCF/AHA/HRS房颤指南中规定大于75岁老年人INR目标值1.6～2.5，2011年老年房颤诊治中国专家建议大于75岁老年人INR目标值为1.6～2.5。

无法维持治疗INR时推荐口服新型抗凝血药，如直接凝血酶抑制药或Ⅹa抑制药。达比加群等是新近研发的一种抗凝血药。RELY试验对比了达比加群和华法林治疗中风高危因素的房颤患者，纳入18 113例非瓣膜性房颤患者，结果表明达比加群对卒中或体循环栓塞主要终点的作用不低于华法林。达比加群不易于受食物和药物影响，无须抗凝监测或剂量调整，可能逐渐用于房颤卒中的预防和治疗。

对于拒绝服用口服抗凝药物或有服用禁忌的患者，可联用75～100 mg阿司匹林和75 mg氯吡格雷替代。房颤持续时间<48小时伴有卒中危险因素者，转复前也需进行肝素抗凝治疗。房颤持续时间≥48小时应在复律前3周口服抗凝治疗，心律转复后继续治疗4周。

2. 控制心室率 老年房颤患者往往有基础心脏疾病，并且维持时间较长，不管是以何种方式转复为窦性心律的可能性较小。即使能够转复，也往往复发。在持续性心房颤动的心室率控制与电复律对比研究和房颤治疗策略研究也发现心室率控制在预防死亡和心血管死亡上并不比节律控制差。比较持续性心房颤动节律控制、心室率控制及电复律疗效的随访调查研究，房颤治疗策略研究，以及心房颤动的节律控制与心室率控制——药物治疗心房颤动的研究等这些研究的结果显示，心室率控制和长期抗凝治疗更适用于无症状或症状轻微的持续性心房颤动患者。

房颤治疗目标是减慢快速心室率，单用或联合β受体阻滞药、洋地黄或钙离子通道阻滞药，甚至胺碘酮。对于运动状态下出现房颤相关症状患者，评估运动时心率控制水平，必要时调整药物剂量，控制心率在生理水平。有症状房颤，静息心率控制在80次/min以下。永久性房颤，药物治疗不适合或心律控制不理想可以采用房室结消融术加起搏器置入术。有症状房颤且左室射血分数保留的患者心率控制可以适当放宽（平静心率<110次/min）。但对于心力衰竭合并快心室率房颤的患者，洋地黄类药物是最佳选择。其他治疗无效或存在禁忌的情况下，可以口服胺碘酮控制心室率。决奈达隆不能用于控制永久性房颤心室率治疗。房颤合并预激不能使用抑制房室结的药物如地高辛、非二氢吡啶类钙拮抗药或β受体阻滞药。房颤合并预激的情况下，对于房室结的抑制可以使房颤转变为室颤，而出现严重的临床事件，当出现血流动力学改变的情况下，可以选择直流电复律终止房颤。

3. 恢复和维持窦性心律 长期有效且安全地维持窦性心律能够改善和消除症状，延缓病程进展，逆转解剖和电重构改变。应当指出，维持窦律不是要完全消除房颤发作，长期的药物治疗可能引发严重副作用，因此应强调与注重药物治疗的安全性。重视窦律维持治疗的临床化和个体化，即指伴不同临床心血管病、心功能的房颤患者应视情况选用电复律或药物。

初次发作的房颤在24～48小时内可自动转复为窦性心律。房颤持续7天以内，尤其是持续时间小于48小时的患者，药物复律非常有效，大于7天患者电复律治疗优于药物复律。房颤持续时间越长，复律成功率越低。无禁忌的条件下，氟卡尼、多非利特、普罗帕酮和静脉用伊布利特可用于房颤或房扑复律。胺碘酮也可用于房颤药物复律。但老年人往往合并有许多基础疾病，药物复律需要充分评估，之前要反复评价心脏功能及电解质情况。心功能不全患者禁用Ⅰ类抗心律失常药物，在低钾血症、低镁血症的情况下使用Ⅲ类抗心律失常药物容易诱发尖端扭转型室速。另外对于药物复律无反应的房颤或房扑合并快速心室反应患者，推荐直流电复律。房颤或房扑合并预激且血流动力学不稳定情况下推荐直流电复律。直流电复律之间窦性心律维持具有临床意义周期的情况下可以反复电复律。电复律前需要使用镇静药或麻醉药，之前需要评价患者肺功能。

房颤或房扑≥48小时或持续时间不明确，复律前华法林抗凝3周，复律后继续抗凝4周。房颤或房扑≥48小时或持续时间不明确且需要紧急复律，尽快启动抗凝治疗并至少持续4周。对于房颤或房扑<48小时且高危卒中患者，复律前或复律后立即静脉用肝素或低分子肝素或Ⅹa因子抑制药或直接凝血酶抑制药，随后长期抗凝治疗。房颤复律后，根据血栓栓塞风险决定是否长期抗凝。房颤或房扑≥48小时或持续时间不明确或复律前3周未行抗凝治疗，在复律前行经食道超声检查（TEE），若左心房无血栓则行复律，另外，抗凝治疗在TEE前开始，并且至少持续至复律后4周。房颤或房扑≥48小时或持续时间不明确，复律前3周和复律后4周需要抗凝治疗。对于房颤或房扑<48小时且低危血栓栓塞风险患者，复律前可以静脉用肝素、低分子肝素，一种新型口服抗凝药或不抗栓治疗。

房颤是一种慢性疾病，无论是阵发性还是持续性，无论以何种方式转复为窦性心律，大多数患者都可能复发，因此通常需要服用抗心律失常药物来维持窦性心律。胺碘酮是维持窦性心律最有效的药物，但胺碘酮需要定期监测甲状腺功能及肺部情况，对于老年患者还需要注意肝肾功能的影响。胺碘酮延长Q-T间期，在低钾血症、低镁血症的情况下有导致尖端扭转室速的风险，需监测QTC。决奈达隆是不含碘的胺碘酮样药物，在降低房颤复发方面，胺碘酮优于决奈达隆，但是决奈达隆的耐受性更好，但不宜应用于左室功能受损，近期心力衰竭失代偿或者心功能Ⅳ级（NYHA分级）的患者。

4. 导管消融根治房颤 随着技术快速发展，导管消融治疗房颤的疗效不断提高。对有症状的阵发性房颤，以及药物治疗无效、有明显症状的持续性房颤或长期持续性房颤，可考虑行导管消融。但对于年龄大于75岁或左心房直径大于45 mm者，不宜考虑导管消融。此外，对于心室率过快而药物不能控制者，可选择房室结改良术加置入起搏器治疗。心房起搏作为预防房颤的方法目前正在探索，目前使用心脏起搏器预防房颤者主要是窦房结功能不全合并阵发性房颤患者。对于预激合并房颤患者，在房颤转复以后要积极消融旁路，避免房颤发作时转为室颤。

对于房颤发生的高危者（各种器质性心脏病患者）长期服用相关药物（ACEI、ARB、他汀类药物等），改善心肌重构，延缓患者心脏的形态学和功能重构，进而延缓和减少房颤的初发和复发。

（二）室性心律失常

室早是老年人常见心律失常，多无症状，室性心动过速和室颤是猝死的主要原因。老年人室性心律失常的处理原则与年轻人相同，但要考虑抗心律失常药物对老年人的耐受性、致心律失常作用和副作用。

老年人无器质性心脏病室性早搏或非持续性室速并不需药物治疗。症状明显者应去除患者诱发因素，可选用镇静剂或β受体阻滞药。

伴有器质性心脏病的室早患者主要治疗基础疾病，控制诱发因素。在此基础上用β受体阻滞药作为首选治疗，Ⅲ类抗心律失常药可用于复杂室早的患者，不应使用Ⅰ类抗心律失常药物。

发生于器质性心脏病患者的非持续性室速很可能是恶性室性心律失常的先兆。心腔内电生理检查是评价预后方法之一。如果电生理检查不能诱发持续性室速，治疗主要针对病因和诱因，在此基础上应用β受体阻滞药有助于改善症状和预后。对于上述治疗效果不佳且室速发作频繁、症状明显者可以按持续性室速用抗心律失常药物预防或减少发作。对于电生理检查能诱发持续性室速者，应按持续室速处理。如果患者左心功能不全或诱发出血流动力学障碍的持续性室速或室颤，应首选埋藏式心脏复律除颤器（ICD）。无条件者按持续室速药物治疗。

老年人发生持续性室速，多预后不良，容易引起心脏猝死，无论有无器质性心脏病，有无心脏结构和功能异常都应紧急处理。除了治疗基础心脏病、认真寻找可能存在的诱发因素外，必须及时治疗室速本身。终止发作的治疗，血流动力学稳定和非持续性室速可用利多卡因、胺碘酮或普罗帕酮静脉注射。而对持续性室速伴有严重的血流动力学障碍者应选用同步直流电转复。预防复发：积极有效治疗病因；排除急性心肌梗死、电解质紊乱或药物等可逆性或一过性因素所致的持续性室速是入埋藏式自动复律除颤器（ICD）的明确适应证。药物可选用β受体阻滞药及Ⅲ、Ⅰc类药物。

恶性心律失常是指伴有血流动力学障碍的持续性室速或室颤，有明确的器质性心脏病。①频率在230次/min以上的单形性室性心动过速。②心室率逐渐加速的室性心动过速，有发展成心室扑动和（或）心室颤动的趋势。③室性心动过速伴血液动力学紊乱，出现休克或左心衰竭。④多形性室性心动过速，发作时伴晕厥。⑤特发性心室扑动和（或）心室颤动。ICD是治疗恶性室性心律失常最有效的方法，其治疗致命性室性心律失常、预防心脏性猝死的作用明显优于抗心律失常药，已成为无可逆性诱发因素的心脏性猝死高危患者的首选治疗措施。β受体阻滞药能降低心梗、心力衰竭的总死亡率，是恶性心律失常一级预防的首选用药。

（阮　磊　张存泰）

参 考 文 献

［1］ European Heart Rhythm Association1, European Association for Cardio-Thoracic Surgery, Camm AJ, et al. Guidelines for the management of atrial fibrillation: the Task Force for the Management of Atrial Fibrillation of the European Society of Cardiology (ESC). Europace, 2010, 12 (10): 1360-1420.

［2］ January CT, Wann LS, Alpert JS, et al. 2014 AHA/ACC/HRS Guideline for the Management of Patients With Atrial Fibrillation: A Report of the American College of Cardiology/American Heart Association Task Force on Practice Guidelines and the Heart Rhythm Society. J Am Coll Cardiol, 2014, 64 (21): 2305-2307.

[3] 陈灏珠，何梅先，魏盟，等. 实用心脏病学. 4版. 上海：上海科学技术出版社，2007.
[4] 张存泰，刘晓晴. 老年疾病诊疗指南. 2版. 北京：科学出版社，2013.
[5] Jeffrey Halter, Joseph Ouslander, Mary Tinetti, et al. Hazzard's Geriatric Medicine and Gerontolog. Sixth Edition, McGraw-Hill Professional, 2009.
[6] 李小鹰. 中华老年医学. 北京：人民卫生出版社，2016.
[7] 老年人非瓣膜性心房颤动的诊治中国专家共识（2016）中华老年医学杂志，2016，9.
[8] 老年人心房颤动诊治中国专家建议（2011）. 中华老年医学杂志，2011，11.

第6节 心脏瓣膜病

【定义】★★★△△

心脏瓣膜病是我国常见的一种心脏病，常导致单个或多个瓣膜急性或慢性狭窄和（或）关闭不全，其中以风湿热导致的瓣膜损害最为常见。老年性心脏瓣膜病是由于多种原因引起的单个或多个瓣膜结构或功能异常，造成瓣膜狭窄和（或）关闭不全，心脏血流动力学改变，最终导致一系列临床症候群。主要包括以下几种类型：老年退行性心脏瓣膜病（senile degenerated heart valvular disease，SDHVD）；延续至老年的心脏瓣膜病，如风湿性心脏瓣膜病；其他原因所致的心脏瓣膜损伤，如瓣膜先天畸形、缺血、感染、创伤等。其中，老年退行性心脏瓣膜病为老年人所特有，也是本章节介绍的重点。

老年退行性心脏瓣膜病是指随着年龄的增长，原本正常或轻度异常的心脏瓣膜，其结缔组织发生退行性变及纤维化，使瓣膜增厚、变硬、变形及钙盐沉积，导致瓣膜狭窄和（或）闭锁不全。临床上以主动脉瓣及二尖瓣最常受累。心脏瓣膜的退行性变主要有钙化、硬化和黏液性变3种形式。在SDHVD中最常见、最具有临床意义的是钙化性主动脉瓣狭窄（calcified aortic stenosis，CAS）和二尖瓣环钙化（mitral annulus calcification，MAC）。因此，SDHVD通常又称之为老年钙化性心脏瓣膜病，其起病隐匿，进展缓慢，引起瓣膜狭窄和（或）关闭不全多不严重，对血流动力学影响较小，常缺乏特异性临床表现，易发生漏诊和误诊；而一旦出现症状，常伴随严重心力衰竭、心律失常、晕厥甚至猝死，因而是一种严重威胁老年人健康的心脏“隐形杀手”，应引起老年科临床医师的高度重视。

【流行病学】★★★△△

SDHVD的发病率随着年龄增长而增高。国外报道，小于65岁的人群中钙化性心脏瓣膜病的发生率仅20%，而65岁以上老年人的发病率则为上述年龄组的3～4倍。国内报道老年钙化性心脏瓣膜病的发病率在60岁以上者为8.62%。SDHVD存在性别差异，主动脉瓣钙化者男女比例约为4∶1，二尖瓣环钙化者男女比例约为1∶4。

【危险因素】★★★△△

SDHVD的主要危险因素有：①增龄，年龄与该病的关系最为密切，且瓣膜钙化的程度随着增龄而加重，高龄者多瓣膜受累的发生率也明显增高。②性别，主动脉瓣钙化多见于男性，而二尖瓣环钙化多见于女性。③吸烟，能使本病危险性增加35%。④高血压，有高血压史者危险性增加20%。可能与高血压易造成瓣环损伤引起组织变性，加速了钙化过程有关。⑤遗传，钙化性主动脉瓣狭窄具有家族聚集性发病的特点。2005年Garg等在*Nature*上报道了两个患者群体存在*NOTCH 1*基因突变，其瓣膜发生严重异常钙化。此外，apoE缺失小鼠可发生主动脉瓣的硬化，异常钙化部位的成骨相关标记物呈阳性。⑥骨质脱钙，骨质脱钙异位沉积于瓣膜及瓣环可能是导致本病发生的原因之一。二尖瓣环、主动脉瓣沉积的钙盐可能主要来源于椎骨脱钙。⑦其他，如超重、高低密度胆固醇血症、糖尿病等。研究发现，代谢综合征与SDHVD存在着密切的关系，是瓣膜狭窄进展的独立预测因子及无事件生存的独立危险因素。

【病理】★★★△△

主要表现为心脏瓣膜的内膜逐渐增厚，以主动脉瓣及二尖瓣为重。组织学上可见瓣膜的胶原纤维及弹力纤维增多，并可发生断裂、分解，弹力纤维染色不规则。钙化性主动脉瓣狭窄病变主要在瓣膜主动脉侧内膜下，表现为瓣膜不均匀增厚、硬化，无冠瓣最明显。钙化通常由主动脉面基底部逐渐向瓣膜游离缘扩展，钙化斑块轻者呈米粒状、针状，重者可填塞瓦氏窦。但瓣膜间一般不发生粘连、融合及固定。二尖瓣环钙化在二尖瓣后叶心室面及与其相应的左心室心内膜间，可沿瓣环形成“C”形钙化环，并可进一步累及左心房、左心室。通常瓣环钙化重于瓣叶。

光镜下瓣膜钙化可分为 5 级：0 级，镜下无钙盐沉积，伴或不伴瓣膜纤维结缔组织变性；Ⅰ级，局灶性细小粉尘状钙盐沉积；Ⅱ级，局灶性密集粗大粉尘状钙盐沉积或多灶性钙盐沉积；Ⅲ级，弥漫性或多灶性密集粗大粉尘状钙盐沉积，部分融合成小片状；Ⅳ级，无定形钙斑形成。

根据瓣膜僵直与钙化程度也可将其分为轻、中、重 3 度。①轻度：瓣膜轻度增厚、变硬，局灶性点片状钙盐沉积。②中度：瓣膜增厚、硬化，瓦氏窦有弥漫性斑点状或针状钙盐沉积，瓣环多呈灶性钙化。③重度：瓣叶明显增厚，僵硬变形，或瓣叶间粘连，瓦氏窦内结节状钙盐沉积，瓣环区域钙化灶融合成“C”形，或钙化累及周围的心肌组织。

【病理生理】★★★△△

由于瓣膜纤维层退行性变、钙盐沉积导致瓣环钙化、僵硬，也由于瓣叶的变形、腱索的松弛而出现瓣膜关闭不全和（或）狭窄。此外，由于可能并存的心肌硬化引起顺应性降低，心室压力、容量负荷增加而导致心脏尤其是左心房、左心室扩大，左心房、左心室压力升高，进一步引起肺静脉和肺动脉高压，最终可累及右心，导致血流动力学改变。但是由于心室的代偿，可使左心室收缩末期与舒张末期容量长期保持在相对正常范围，这可能是老年钙化性心脏瓣膜病可长期保持无症状的主要原因。

【发病机制】★★★△△

目前，SDHVD 的具体发病机制尚不清楚，可能是多种机制共同作用的结果。

1. 衰老变性学说 由于该病与增龄密切相关，而且随着年龄的增加，不仅是心脏瓣膜，其他器官组织也逐渐出现钙盐的沉积和纤维组织的变性，故推测该病可能是人体衰老过程一系列退行性变中的一个必然现象。

2. 血流动力学说 本病主要累及承受压力最高的左心瓣膜（主动脉瓣、二尖瓣），又以主动脉瓣的主动脉面和二尖瓣的心室面最明显；此外，高循环阻力如高血压状况下，瓣膜钙化的发生率增高；临床还发现，先天性主动脉瓣二瓣化者，瓣膜分别承受的压力高于正常三瓣所承受的压力，其主动脉瓣钙化发生的年龄提前，病情进展更快。以上证据均提示，心脏瓣膜及其支架长期受血流冲击、磨损、机械应力作用是促进其钙化的重要因素。

3. 钙磷代谢异常学说 原发性甲状旁腺功能亢进人群主动脉瓣钙化的发病率为 46%，二尖瓣环钙化的发病率为 39%，复合病变者发病率为 25%，远高于甲状旁腺功能正常的人群。在慢性肾功能不全并经血液或腹膜透析的患者中，老年钙化性心脏瓣膜病的发病率较高。研究发现，这类患者常继发甲状旁腺功能亢进，血液中钙和磷酸钙产物及甲状旁腺激素水平明显升高，常引起钙磷代谢异常。一方面血钙升高可促进心脏瓣膜钙化，同时甲状旁腺激素还可直接促进钙离子进入组织细胞，加重瓣膜的钙化。

4. 钙调节蛋白学说 近年来研究表明，在损伤的主动脉瓣中常有骨桥蛋白的持续表达，提示骨桥蛋白可能是异位组织钙盐沉着的促进因子，在钙化结晶过程中起骨架作用。此外，基质金属蛋白酶 -2（MMP-2）、基质 Gla 蛋白（MGP）、黏胶蛋白 / 肌腱蛋白 -C（TN-C）等也有一定的调节病变部位钙化的作用。

5. 脂质异常学说 SDHVD 在高脂血症尤其是高胆固醇血症患者中更易发生，在病变瓣膜的组织中可见脂质的异常沉积及吞噬脂质的泡沫细胞大量聚集，推测该病可能与脂质的异常沉积后引起瓣膜组织的变性、进一步导致钙盐沉积有关。此外，免疫组化研究发现，主动脉瓣损伤部位的脂质能与 ApoB、ApoA、ApoE、修饰性 LDL 抗体反应，说明脂蛋白在主动脉瓣的积聚也可能是主动脉瓣狭窄的原因之一。

6. 慢性炎症学说 研究表明，SDHVD 的病理进程与动脉粥样硬化相似，可能是一个慢性炎症过程，有细菌、衣原体等病原微生物参与，通过炎性细胞及细胞因子如肿瘤坏死因子 -α（TNF-α）、转化生长因子 -β（TGF-β）等，促进基质金属蛋白酶（matrix metalloproteinases，MMPs）的表达，启动瓣膜上的钙化过程，加重对心脏瓣膜的损伤。

【临床表现】★★★△△△

临床表现主要取决于瓣膜钙化的程度、部位及心脏自身的代偿能力。SDHVD 具有如下临床特点：①起病隐匿，进展缓慢，引起瓣膜狭窄和（或）关闭不全多不严重，对血流动力学影响较小，可长期无明显症状，甚至终身呈亚临床状态。②主要发生在左心瓣膜，常导致主动脉瓣钙化和二尖瓣环钙化，引起主动脉瓣狭窄和二尖瓣关闭不全。③常同时合并其他心肺疾病，如高血压、冠心病、肺源性心脏病等，可掩盖本病的症状和体征，易发生漏诊和误诊。④如出现心绞痛、晕厥及心力衰竭等临床症状时，常表明病变严重。

1. 常见症状

（1）胸闷、心悸、气短：可能系钙化的二尖瓣环增加乳头肌机械环的张力，或合并有冠状动脉钙化引起心肌缺血或冠脉痉挛、心功能不全、心律失常及精神因素等所致。

（2）晕厥甚至猝死：晕厥常为主动脉瓣狭窄所致，严重者可发生猝死。晕厥和猝死还可能与室性心律失常、传导阻滞等有关。

（3）心律失常：老年退行性心脏瓣膜病患者中约80%发生心律失常，常见的心律失常主要有房性心律失常，以房性期前收缩、心房颤动、心房扑动最多见，偶有室上性心动过速、房室传导阻滞、病态窦房结综合征。

（4）心功能不全：35%～50%患者有充血性心力衰竭，心功能一般在Ⅱ～Ⅲ级。可能系由于瓣膜狭窄和（或）关闭不全引起心脏扩大，加之心律失常而影响心室收缩功能所致。

（5）部分老年患者可同时伴有右结肠血管病变，可引起下消化道出血。

2. 体征 老年钙化性心脏瓣膜病患者可以无异常体征。严重二尖瓣环钙化时，可听到舒张期杂音。研究发现，老年人心尖部如有舒张期杂音，其二尖瓣环钙化存在的可能性可达90%，且其病变严重程度显著重于仅有收缩期杂音的患者。主动脉瓣狭窄患者在主动脉瓣区可听到收缩期杂音，其最佳听诊部位在心尖部，多向腋下传导而不向颈部传导，呈轻至中度乐音样；一般无收缩早期喷射音。脉压正常或增宽。主动脉第二音减弱或消失。若出现舒张期杂音则表明主动脉瓣钙化程度较重。

3. 临床分期 参考2014 AHA/ACC心脏瓣膜病指南，可将SDHVD分为4期（表31-10）。

表31-10 SDHVD分期

分期	定义	描述
A期	危险期	患者具有发生心脏瓣膜病的危险因素
B期	进展期	患者具有进展性心脏瓣膜病（无症状的轻中度病变）
C期	无症状重度病变期	无症状重度病变： C1期：左、右心室功能尚可代偿 C2期：左、右心室功能失代偿
D期	有症状重度病变期	出现心脏瓣膜病导致的相关症状

【辅助检查】★★★△△

1. 心电图 可正常，亦可有P-R间期延长、左室肥厚、非特异性ST-T改变、心律失常如房颤、房室传导阻滞、束支阻滞、病态窦房结综合征等。有条件者可行心电图运动负荷试验（electrocardiography exercise test，EET），有利于评估患者的症状和功能状态，尤其对日常无症状或不能明确者意义更大。

2. 超声心动图 经胸超声心动图可见二尖瓣瓣下回声增强，二尖瓣环钙化；主动脉瓣叶增厚，反射增强、钙化，瓣叶活动度减低，跨瓣压差增大，瓣口面积减小；左室乳头肌反射增强、钙化。超声心动图诊断该病的敏感性为89.5%，特异性为97.7%，现已成为该病的首选检查方法。经食管超声心动图诊断早期老年性主动脉瓣周钙化的敏感性显著高于经胸超声心动图，特异性接近；二者联合应用可进一步提高敏感性。

正常人的二尖瓣口面积为4～6 cm^2，当瓣口面积减少一半即对跨瓣血流产生影响而定义为狭窄。瓣口面积1.5 cm^2以上为轻度，1～1.5 cm^2为中度，小于1 cm^2为重度狭窄。重度二尖瓣狭窄时跨瓣压差显著增加，可达20 mmHg。成年人主动脉瓣口≥3.0 cm^2。当瓣口面积减少一半时，收缩期仍无明显跨瓣压差。瓣口面积>1.5 cm^2为轻度，1～1.5 cm^2为中度，小于1 cm^2为重度狭窄。瓣口≤1.0 cm^2时，左心室收缩压明显升高，跨瓣压差显著。

3. 胸部X线 可见升主动脉扩张、主动脉弓有条状钙化影。侧位像若见到二尖瓣环钙化，对于该病的诊断有重要意义。

4. CT 对主动脉瓣和主动脉钙化有较高的敏感性和特异性。与传统的64排CT相比，双源CT瓣膜图像能准确显示瓣膜和主动脉壁的微小钙化，在瓣膜疾病的诊断上更具优势。CT仿真内镜技术则可较好地显示瓣叶的整体情况。

5. 磁共振（MR） 无创MRI技术除可提供准确、可重复的瓣膜形态学信息外，还可提供瓣膜狭窄和反流程度、心室大小、心肌质量和心功能等参数。流速编码MR电影（velocity-encoded cine MR，VEC-MR）对心脏瓣膜病能够比多普勒超声更精确地进行定量评估，今后有可能应用于临床从而提高该病的诊断水平。

6. 核素心肌灌注显像 核素心肌灌注显像可观察心肌的血流灌注情况及心肌细胞的功能状态，具有简单、无创、安全、诊断准确性高等优点。运动或静态核素心肌灌注显像对于SDHVD的鉴别诊断有重要价值。

【诊断】★★★△△△

目前SDHVD尚缺乏统一的诊断标准，以下几点可供参考：①年龄 60 岁以上。②超声心动图有典型的瓣膜钙化或瓣环钙化，病变主要累及瓣环、瓣膜基底部和瓣体，而瓣尖和瓣叶交界处波及甚少。③ X 线检查见瓣膜或瓣环的钙化影。④具有与瓣膜功能障碍相关的临床表现如近期出现的心脏杂音、心功能不全或心律失常尤其是房颤或房室传导阻滞者，或有其他临床检查证据。⑤除外其他原因所致的瓣膜病变，如风湿性、梅毒性、乳头肌功能不全、腱索断裂及感染性心内膜炎等。⑥无先天性结缔组织异常和钙磷代谢异常的病史。因此，老年患者若既往无心脏病病史，近期内出现心脏杂音、心功能不全或心律失常尤其是房颤或房室传导阻滞者应排除 SDHVD 可能。

【鉴别诊断】★★★△△△

SDHVD 应与以下心脏疾病相鉴别。

1. 风湿性心脏瓣膜病　主要侵犯二尖瓣叶，有瓣叶增厚，前后叶在舒张期呈同相运动。而退行性二尖瓣环钙化主要侵犯二尖瓣环，二尖瓣后叶活动正常，舒张期前、后叶仍呈反相运动。超声心动图容易鉴别。

2. 高血压性心脏病　高血压是 SDHVD 的易患因素之一，故高血压性心脏病可与退行性心脏瓣膜病同时存在。如果以左心室扩大为主或心电图上有左室肥厚劳损图形，常提示存在高血压心脏病。

3. 冠心病　冠心病同样是 SDHVD 的易患因素之一，故 SDHVD 也可与冠心病并存。如果临床上有心绞痛和（或）心肌梗死发生，多提示冠心病。若仅表现为心律失常者，则多见于退行性心脏瓣膜病。必要时可行核素运动心肌灌注显像或冠状动脉造影相鉴别。

4. 扩张型心肌病　如果心脏显著扩大者应考虑合并有扩张型心肌病，可行核素静态心肌显像相鉴别。

【治疗】★★★ △△

SDHVD 早期若无症状则无须治疗。若出现症状及体征，则应给予相应处理。

1. 内科药物治疗　考虑老年患者心功能及药代动力学特点，应选择合适的药物及剂量，注意用药的个体化原则。

（1）他汀类药物：考虑到退行性瓣膜病变的发病机制和动脉粥样硬化类似，而他汀类药的多效性作用对动脉粥样硬化疾病的明显效果，故可将他汀类药物作为退行性瓣膜疾病的一种治疗选择。部分研究表明，他汀类药物可不同程度延缓瓣膜钙化的发展，但也存在与此结论不一致的研究报道。

（2）ACE 抑制药 /ARB：有研究表明，ACE 抑制药 /ARB 对退行性瓣膜病变有抑制和延缓作用，但回顾性资料未能发现其能抑制主动脉瓣狭窄的进展。

（3）MMP 抑制药：MMP 对于正常瓣膜的弹性和完整性具有重要意义。在瓣膜钙化性病变时，炎症介导的 MMP 呈过度表达，故认为 MMP 抑制药理论上具有抑制瓣膜钙化的作用。

（4）主动脉瓣狭窄引起的心绞痛发作，可给予小剂量硝酸甘油或 β 受体阻滞药，但有青光眼或颅内高压者不宜使用硝酸酯类药，有心动过缓、传导阻滞、哮喘患者应慎用或禁用 β 受体阻滞药。

（5）其他：有认为改善钙磷代谢的药物和钙拮抗药可用于治疗老年退行性心脏瓣膜病。

2. 加强基础疾病、易患因素及并发症的防治　积极治疗高血压、冠心病、高脂血症、肥胖等，并积极预防心力衰竭、心律失常、感染性心内膜炎、栓塞等各种并发症。应在明确病因的基础上加强晕厥的治疗。晕厥如果由严重心动过缓引起者应植入起搏器；有快速房颤者应控制心室率；由严重主动脉瓣狭窄所致者则应考虑手术治疗以解除机械性梗阻。发生心力衰竭时按心力衰竭指南处理，但尽量避免使用强烈的利尿药与血管扩张药。

3. 手术治疗　人工心脏瓣膜置换术及瓣膜成形术是心脏瓣膜病的根治方法，对于已出现心力衰竭症状的心脏瓣膜病患者，应积极评价手术的适应证和禁忌证，争取手术治疗的机会。对于瓣膜置换术适应证，目前多主张跨瓣压差≥6.65 kPa（50 mmHg），瓣口面积≤0.75 cm^2 为“金标准”。术前冠状动脉造影有冠状动脉病变者可同时行换瓣及旁路移植术。对二尖瓣瓣环钙化而无症状的严重二尖瓣反流患者应进行运动耐量的评价。此外，判定左室的收缩功能对于决定是否行换瓣术是至关重要的。对有症状的轻到中度二尖瓣反流患者也应进行血流动力学监测。影响瓣膜置换术预后的主要因素：①年龄，高龄者病死率高，70 岁以上者其术后 1 年内病死率是 70 岁以下年龄组的 2.5 倍。②心功能，术前心功能明显减退者，其病死率是正常心功能患者的 5～20 倍。③冠心病，严重冠脉病变者（冠脉狭窄＞70%）其术后病死率较非冠心病者增高 2.7 倍。④有肺、肝、肾疾病或糖尿病周围血管疾病者，其预后较差。⑤跨瓣压差，一般来说手术存活率与跨瓣压差呈反向关系，跨瓣压差越大术后存活率越低，反之越高。

4. 介入治疗　介入治疗操作相对简单，无须开胸，且费用相对较低。介入治疗主要包括经皮瓣膜球囊成形术和经皮瓣膜置换术。近年来由于材料和方法学的改进，成功率已明显提高。此外，高频超声消融主动脉瓣上的钙化斑块今后可能是非常有前途的治疗方法之一。

根据2014年AHA/ACC心脏瓣膜病指南，结合美国胸外科医师协会（STS）评分、体质情况、术后不能改善的受累主要器官数及手术难度进行评估，可将外科手术和介入的风险分为低危、中危、高危和禁忌（表31-11）。

表31-11 SDHVD外科手术和介入风险分级

	低危（满足下列所有标准）	中危（出现下列任一情况）	高危（出现下列任一情况）	禁忌（出现下列任一情况）
STS评分（PROM）	＜4%	4%～8%	＞8%	1年内发生手术相关的死亡或并发症的预估风险＞50%
体质虚弱程度	无	轻度	中度至重度	
术后不能改善的受累主要器官数	0个	1个	2个	3个以上
手术难度	无	手术难度较大	手术难度很大	手术难度极大

5. 组织工程和干细胞治疗 组织工程学和干细胞的联合应用可能为退行性瓣膜疾病的治疗提供乐观的前景，但目前尚处于试验研究阶段，临床应用尚未成熟。

【预后】★★★ △△

尽管部分SDHVD患者可长期无临床症状，预后良好，但随访发现，心脏瓣膜退行性病变处于一种持续进展状态，每年可使瓣口面积减少约0.1 cm^2，是引起老年人心力衰竭和猝死的重要原因之一。目前尚无可靠的方法阻止本病的发生和发展。主动脉瓣硬化是最常见的心脏瓣膜退行性病变。有瓣膜硬化者心血管事件发生率明显高于无硬化者，其心血管性死亡、急性心肌梗死、心力衰竭的相对风险分别高达66%、46%、33%。加速病变的相关因素主要有与患者相关的因素（如增龄、吸烟、高血压、肥胖/糖尿病、慢性肾衰竭、合并冠心病等）、与血流动力学相关的因素（如左室收缩功能异常或低心排、运动时有血流动力学的改变、透析治疗等）、与瓣膜本身相关的因素（如二尖瓣畸形、退行性主动脉瓣狭窄、瓣膜钙化合并反流、已存在轻至中度的狭窄等）。二尖瓣瓣环钙化范围每增加1 mm，其心血管疾病的风险、病死率和总死亡率，经基线危险因素调整后约增加10%。

【小结】★★★ △△

总之，SDHVD病因不明，增龄是其最重要因素，且病理机制复杂，临床上主要累及左心瓣膜，瓣膜的狭窄和（或）关闭不全程度多不严重，临床症状常不明显，一旦进入临床期，出现诸如心绞痛、心律失常等症状时常提示病情严重，因此SDHVD强调定期筛查、早期诊断与及时合理的治疗。对无症状的重度瓣膜病变患者应进行运动测试，从而确认患者有无潜在症状，评估患者的预后及运动对血流动力学的影响。目前尚缺乏统一的临床诊断标准，超声心动图检查在该病的诊断中有着重要的地位。内科药物治疗疗效不肯定，对重症患者宜行外科手术或介入治疗，但应严格掌握适应证，并加强手术风险评估。高频超声消融术及组织工程和干细胞治疗今后可能会为SDHVD患者带来新的希望。

（鲁 翔）

参 考 文 献

[1] Nishimura RA, Otto CM, Bonow RO, et al. 2014 AHA/ACC guideline for the management of patients with valvular heart disease: a report of the American College of Cardiology/American Heart Association Task Force on Practice Guidelines. J Am Coll Cardiol, 2014, 63 (22): e57-e185.

[2] Tang GH, Lansman SL, Cohen M, et al. Transcatheter aortic valve replacement: current developments, ongoing issues, future outlook. Cardiol Rev, 2013, 21 (2): 55-76.

[3] Hamatani Y, Saito N, Tazaki J, et al. Percutaneous balloon valvuloplasty for bioprosthetic mitral valve stenosis. Heart Vessels, 2013, 28 (5): 667-671.

[4] Santarpino G, Fischlein T, Concistrè G, et al. A staged approach to transcatheter aortic valve implantation and mitral valve-in-valve implantation for a degenerated bioprosthesis in a high-risk patient. Interact Cardiovasc Thorac Surg, 2012, 15 (4): 764-765.

[5] López-Otero D, Teles R, Gómez-Hospital JA, et al. Transcatheter aortic valve implantation: safety and effectiveness of the treatment of degenerated aortic homograft. Rev Esp Cardiol (Engl Ed) , 2012, 65 (4): 350-355.

[6] Wang AY. Calcium balance and negative impact of cacium load inperitoneal dialysis patients. Perit

Dial Int, 2014, 34 (4): 345-352.

[7] Towler DA. Molecular and cellular aspects of calcific aortic valve disease. Circ Res, 2013, 113 (2): 198-208.

[8] Wasilewski J, Mirota K, Wilczek K, et al. Calcific aortic valve damage as a risk factor for cardiovascular events. Pol J Radiol, 2012, 77 (4): 30-34.

[9] Goldstein RE. Bone modifiers and the quest to slow progression of aortic stenosis. Am J Cardiol, 2009, 104 (1): 125-127.

[10] Rajamannan NM, Bonow RO, Rahimtoola SH. Calcific aortic stenosis: an update. Nat Clin Pract Cardiovasc Med, 2007, 4 (5): 254-262.

[11] Koos R, Brandenburg V, Ketteler M, et al. Prevalence and pathogenesis of aortic valve calcifications. Herz, 2006, 31 (7): 629-634.

[12] Garg V, Muth AN, Ransom JF, et al. Mutations in NOTCH1 cause aortic valve disease. Nature, 2005, 437 (7056): 270-274.

[13] Tanaka K, Sata M, Fukuda D, et al. Age-associated aortic stenosis in apolipoprotein E-deficient mice. J Am Coll Cardiol, 2005, 46 (1): 134–141.

[14] Rosenhek R, Rader F, Loho N, et al. Statins but not angiotensin-converting enzyme inhibitors delay progression of aortic stenosis. Circulation, 2004, 110 (10): 1291-1295.

[15] 张怀勤. 老年性退行性心脏瓣膜病研究近况. 心脑血管病防治, 2011, 11（4）: 257-258.

[16] 李阳，孙轶，彭世义. 老年退行性心脏瓣膜病超声心动图分析. 实用老年医学，2010，24（4）：303-305.

[17] 胡佳勇，王红勇，曾春雨，等. 培哚普利和坎地沙坦倍增剂量治疗老年退行性心脏瓣膜病心力衰竭疗效观察. 中华老年多器官疾病杂志，2010，9（6）：512-515.

[18] 王士雯. 老年退行性心脏瓣膜病及血管钙化的临床与基础研究的回顾与展望. 中华老年多器官疾病杂志，2010，9（1）：5-7.

[19] 杜祥颖，李坤成. 钙化性心脏瓣膜病的影像学诊断. 中华老年多器官疾病杂志，2010，9（1）：12-14.

第 7 节　心力衰竭

【定义】★★★△△

心力衰竭是一种使老年人丧失劳动能力并影响其生活质量的临床综合征，在很大程度上是由衰老引发的一种典型的心血管系统紊乱，是≥65 岁老年人住院的主要原因。随着年龄的增加，心血管系统的结构和功能会逐渐发生明显的变化，心血管系统疾病的发病率明显增加，加之医学的发展使心血管疾病导致的过早死亡逐渐减少，最终导致了心力衰竭的发病率随着年龄增长而呈指数增加。心力衰竭导致的经济负担十分沉重。心力衰竭住院患者的医疗费用是所有癌症住院患者费用的 2.4 倍，是心肌梗死患者的 1.7 倍。因此，老年心力衰竭的早期诊治和预防显得日益重要。

心力衰竭的定义为心脏泵出血液不能满足机体组织代谢的需要或只有心室内压增加时心脏泵血才能满足机体需要的一种病理生理过程，主要表现是呼吸困难、无力和体液潴留。

【流行病学】★★★△△

心力衰竭是一种复杂的临床综合征，是各种心脏病的严重阶段，其发病率高，5 年存活率与恶性肿瘤相近。人群中心力衰竭的患病率为 1.5%～2.0%，65 岁以上人群的患病率可达 6%～10%。在过去的 40 年中，心力衰竭导致的死亡人数增加了 6 倍。

【病因与诱因】★★★△△

1. 病因　老年心力衰竭的病因与年轻人相似，但老年心力衰竭的病因更为复杂，常见病因有冠状动脉疾病、高血压性心脏病、退行性心脏瓣膜病、心肌病、感染性心内膜炎、心肌炎、心包疾病等。高血压性肥厚型心肌病在老年女性中常见，常难以与典型的肥厚型心肌病相区别。高心输出量性心力衰竭及与年龄相关的舒张功能不全在老年患者中均可见到。

退行性瓣膜病是老年心力衰竭患者的常见病因。目前需要外科手术治疗的主动脉瓣钙化性狭窄是最常见的老年心脏瓣膜病，而且在 70 岁以上老年患者中，主动脉瓣置换术是仅次于冠状动脉旁路移植术的心脏直视手术。风湿性瓣膜病患者在我国日渐减少，但仍然是老年心力衰竭的重要病因之一。另外，对于所有既往接受过瓣膜修补术或瓣膜置换术的患者，人工瓣膜功能障碍也是导致心力衰竭的潜在病因。老年人高心输出量性心力衰竭少见，但在诊断时常被忽略，病因包括慢性贫血、甲状腺功能亢进、维生素 B_1 缺乏症和动静脉瘘。少数老年心力衰竭患者未能发现心脏基础疾病，如果患者左心室收缩功能正常，心力衰竭可能与年龄相关的舒张功能障碍（心肌纤维化、心肌僵硬度增加）有关。

2. 老年心力衰竭的常见诱因　急性呼吸系统疾病（如肺炎、肺栓塞）或慢性阻塞性肺疾病急性发作都可引起心功能恶化，其他严重感染如败血症或肾盂肾炎也可导致心力衰竭恶化。对于高血压患者，血压控制不佳是导致心力衰竭恶化最为普遍的原因。甲状腺疾病、贫血（如胃肠道疾病引起的慢性失血）、肾功能受损可直接或间接导致心力衰竭。在心脏诱发因素中，心肌缺血、心肌梗死、新发心房颤动（atrial fibrillation，AF）或心房扑动是导致急性心力衰竭最常见的诱因，其他诱因还包括室性心律失常，尤其是室性心动过速、缓慢型心律失常如严重的病态窦房结综合征或房室传导阻滞。心外的诱发因素包括服药依从性差、医源性容量负荷过重、药物性心律失常等。

【临床表现】★★★△△△

1. 症状 同年轻患者相似，老年心力衰竭患者最为常见的症状是劳累性呼吸困难、端坐呼吸、肺水肿、疲乏和运动耐量降低，但在老年人尤其是≥80岁的患者中，心力衰竭的非典型症状的发生率增加，如非特异性全身症状（乏力、疲倦、活动能力下降）、神经系统症状（精神错乱、易怒、睡眠障碍）、胃肠道功能紊乱（厌食、腹部不适、恶心、腹泻）等。因此老年人心力衰竭存在过度诊断和漏诊两个互相矛盾的方面。例如，老年患者劳力性呼吸困难和端坐呼吸可能是心力衰竭导致，也可能是慢性肺病、肺炎或肺栓塞导致；疲乏和运动耐量降低同样可由贫血、甲状腺功能减退、抑郁或者体质弱导致。另一方面，老年人因活动受限或患有神经肌肉疾病可能较少出现劳力性呼吸困难或疲乏，最先可能出现非典型心力衰竭症状。临床医生必须保持高度警惕，否则可能忽视心力衰竭的存在。

2. 体征 与症状类似，老年心力衰竭患者的体征可能存在非特异性。典型的心力衰竭体征包括肺部湿性啰音、颈静脉怒张、肝颈回流征阳性、S_3奔马律和下肢可凹性水肿。但应当注意老年人的肺部湿性啰音可由慢性肺部疾病、肺炎或肺不张引起，外周水肿可由静脉功能不全、肾脏疾病或者药物（如钙拮抗药）引起，而且老年患者即使存在明显的心脏功能降低，体格检查也有可能正常。

【诊断及鉴别诊断】★★★△△△

诊断老年心力衰竭时，应按顺序回答下列4个问题：有没有心力衰竭？基础病因是什么？诱因是什么？预后如何？

对于初诊患者必须进行临床评价，包括：①采集完整的病史并进行全面的体格检查，以评价导致心力衰竭发生和发展的心源性和非心源性疾病或诱因。②仔细询问饮酒史、违禁药物或化疗药物应用史。③评估心力衰竭患者耐受日常生活和运动的能力，如6分钟步行试验（6分钟步行距离＜150 m为重度心力衰竭，150～450 m为中度心力衰竭，≥450 m为轻度心力衰竭）。④所有患者检测血常规、尿常规、肝肾功能、血清电解质、空腹血糖、血脂，检查甲状腺功能、12导联心电图及X线胸片，必要时可测定血浆B型利钠肽（BNP）或B型利钠肽前体（pro-BNP），如BNP＜35 ng/L或NT-proBNP＜125 ng/L，不支持心力衰竭诊断，而当BNP＞100 ng/L或NT-proBNP＞300 ng/L时可以考虑心力衰竭诊断；测定结果可预测心力衰竭患者的预后，但敏感性和特异性在急性心力衰竭时更高。⑤所有患者行二维和多普勒超声心动图检查，评价心脏大小、室壁厚度、左心室射血分数（left ventricular ejection fraction，LVEF）和瓣膜功能。⑥有心绞痛和心肌缺血的患者行冠状动脉造影检查。

对老年患者进行上述检查时必须考虑其承受能力，包括基础病因、共存疾病、心功能的损伤程度及患者本人的意愿。例如，高龄心力衰竭患者若存在心绞痛合并糖尿病肾病，在进行冠状动脉造影之前应认真权衡其获益与造影剂肾病的风险孰轻孰重，同时在任何时候都要尊重患者的决定。

依据心力衰竭发病的缓急，心力衰竭可分为急性心力衰竭和慢性心力衰竭（chronic heart failure，CHF）。

依据LVEF，心力衰竭可分为LVEF降低型心力衰竭（heart failure with reduced left ventricular ejectin fraction，HFrEF，LVEF＜40%）和LVEF保留型心力衰竭（heart failure with preserved left ventricular ejectin fraction，HFpEF，LVEF≥50%），前者即传统概念上的收缩性心力衰竭，后者为舒张性心力衰竭，而LVEF40%～49%称为HFmEF，即为射血分数中间值的心力衰竭。正确区分心力衰竭是由收缩功能障碍还是舒张功能障碍导致的，是心力衰竭诊断评估的一个重要目标，因为二者的治疗方法不同。

符合下列条件者可诊断为舒张性心力衰竭：①有心力衰竭的典型症状和体征。②LVEF≥45%，左心腔大小正常。③超声心动图有左室舒张功能异常的证据。④超声心动图检查无心脏瓣膜病，并可排除心包疾病、肥厚型心肌病、限制型（浸润性）心肌病等。

仅通过临床特征不能区分HFrEF还是HFpEF，因此通过超声心动图、放射性核素血管造影、磁共振成像或冠状动脉造影检查评估左心室功能至关重要（表31-12）。通常超声心动图因价廉、有效而应用最为广泛。

表 31-12　收缩性心力衰竭和舒张性心力衰竭的临床特点比较

	收缩性心力衰竭（HFrEF）	舒张性心力衰竭（HFpEF）
人口统计	年龄＜60 岁，男性	年龄＞70 岁，女性
共患疾病	心肌梗死病史	慢性高血压病史
	酒精中毒	肾脏疾病
	瓣膜功能不全	肥胖
	渐进性呼吸困难	主动脉瓣狭窄
		急性肺水肿，心房颤动
体格检查	血压正常或低血压	高血压
	颈静脉怒张	无颈静脉怒张
	S_3 奔马律	S_4 奔马律
	可凹性水肿	无水肿
心电图	Q 波和陈旧性心肌梗死	左心室肥厚
X 线胸片	显著的心脏扩大	正常或心脏轻度增大
超声心动图	房室腔明显扩大，LVEF＜40%	心肌肥厚，LVEF≥50%

【严重程度分级】★★★△△

老年心力衰竭患者的预后取决于病变的严重程度，老年心力衰竭严重程度的判定方法与非老年患者相同。慢性心力衰竭的病情评估主要有美国纽约心脏病协会（New York Heart Association，NYHA）心功能分级标准和美国心脏病学会 / 美国心脏联合会心力衰竭 ABCD 分期标准（表 31-13）。急性心力衰竭主要有用于急性心肌梗死 Killip 分级法、用于血流动力学监测的 Forrester 分级法和临床症状体征监测法三种分级方法。

多变量分析表明，以下临床参数均是公认的关键性预后参数，有助于判断心力衰竭的预后和存活：LVEF 下降、NYHA 分级恶化、低钠血症、运动峰耗氧量减少、血细胞比容降低、心电图 12 导联 QRS 增宽、慢性低血压、静息心动过速、肾功能不全（血肌酐水平升高、eGFR 降低）、不能耐受常规治疗以及难治性容量超负荷。

表 31-13　心力衰竭严重程度的临床分级

NYHA 心功能分级		ACC/AHA 心力衰竭分期	
Ⅰ级	无体力活动限制；普通的体力活动未引起过度疲劳、心悸或呼吸困难	A 期	处于心力衰竭的高危状态；没有可检出的结构异常或功能异常；没有体征或症状
Ⅱ级	体力活动轻度受限；静息时感觉舒适，但普通的体力活动可导致疲劳、心悸或呼吸困难	B 期	出现与发生心力衰竭强相关的结构性心脏病，但没有体征或症状
Ⅲ级	体力活动明显受限；静息时感觉舒适，但低于普通水平的体力活动可导致疲乏、心悸或呼吸困难	C 期	与基础结构性心脏病相关的有症状的心力衰竭
Ⅳ级	不能在无不适感情况下从事任何的体力活动；静息时有症状；如果从事任何的体力活动，则不适感增加	D 期	晚期结构性心脏病，尽管给予最大程度的内科治疗但静息时仍有明显的心力衰竭症状

【治疗】★★★△△

一、老年慢性射血分数减低型心力衰竭（HFrEF）的治疗

心力衰竭治疗的主要目标是提高生活质量、减少心力衰竭恶化的发生频率及延长患者寿命，其次是提高患者的运动耐量、增强情绪适应能力、降低心力衰竭治疗所需的医疗资源和护理费用。

对老年心力衰竭患者进行优化治疗主要包括以下 3 个原则：①尽可能控制心力衰竭的诱发因素，如对主动脉狭窄者选择主动脉瓣置换术、对严重心肌缺血者采用冠状动脉重建术等。②注意非药物治疗和康复治疗。③慎重选择药物，积极进行一级预防和二级预防。

（一）一般治疗

1. 去除诱发因素　如及时预防和控制呼吸道感染、心律失常（特别是快速 AF）、电解质紊乱和酸碱平衡失调、贫血、肾损伤等可以引起心力衰竭恶化的诱因。

2. 监测体质量　每日测定体质量非常重要，以早期发现液体潴留。若患者体质量突然增加 2 kg 以上，应考虑已有钠、水潴留（隐性水肿），需加大利尿药剂量。

3. 调整生活方式　包括限钠（2～3 g/d）、限水（一般应＜2 L/d）、营养支持、休息和适度运动等。

4. 心理和精神治疗　压抑、焦虑和孤独对心力衰竭的恶化有重要的影响，也是心力衰竭患者死亡的主要预后因素。综合性情感干预包括心理疏导，可改

善心功能状态，必要时可考虑酌情应用抗抑郁药物。

5. 下列药物可加重心力衰竭症状，应尽量避免使用 ①非甾体类抗炎药（non-steroidal anti-inflammatory drugs，NSAID）和环氧合酶-2 抑制药，可引起钠潴留、外周血管收缩，减弱利尿药和 ACEI 的疗效，并增加其毒性。②皮质激素。③Ⅰ类抗心律失常药。④大多数钙通道阻滞药（calcium channel blocker，CCB），包括地尔硫䓬、维拉帕米、短效二氢吡啶类制剂。

（二）药物治疗

1. ACEI 是证实能降低心力衰竭患者死亡率（约 24%）的第一类药物，也是治疗 CHF 的基石和首选药物。尽管尚缺乏针对 80 岁以上老年心力衰竭患者的循证医学研究，但许多有价值的临床研究已经表明，老年患者同年轻患者一样可从 ACEI 治疗中获益。

ACEI 在 CHF 中的应用方法：①除有禁忌证或不能耐受者外，全部 CHF 患者必须终身应用 ACEI，包括阶段 B 无症性心力衰竭和 LVEF＜40% 者。② ACEI 的各种药物均可以选用，如卡托普利、依那普利等。③ ACEI 的禁忌证，既往应用 ACEI 出现过致命性不良反应者，如既往应用 ACEI 出现严重的血管性水肿、无尿性肾衰竭的患者以及妊娠妇女须绝对禁用。④ ACEI 合并用药，一般与利尿药合用，如无液体潴留亦可单独应用，一般不需补充钾盐；与 β 受体阻滞药合用有协同作用；与阿司匹林合用并无相互不良作用并且对冠心病患者利大于弊；与 NSAID 合用对 ACEI 具有潜在的抑制作用，并可促进钠水重吸收而使肾功能恶化。⑤应用方法，从极小剂量（如 1/4 片）开始，如果老年住院患者病情稳定，则可每日增加剂量，门诊患者可每周或每 2 周增加一次剂量，一旦达到最大耐受量即可长期维持应用；起始治疗后 1～2 周内应监测血压、血钾和肾功能，以后定期复查。如果肌酐水平增高＜30%，不需特殊处理；如果肌酐水平增高＞30%，为异常反应，ACEI 应减量或停用；不应同时加用钾盐或保钾利尿药，必须同时应用时 ACEI 应减量，并加用襻利尿药，若血钾＞5.5 mmol/L，应停用 ACEI。

2. 血管紧张素Ⅱ受体拮抗药（angiotensin receptor blocker，ARB） 对 CHF 的疗效已经经过临床研究证实，并且其有益的结果在老年人和年轻患者中是相似的。

ARB 在 CHF 中的临床应用方法：① ARB 可用于 A 阶段患者，以预防心力衰竭的发生；亦可用于 B、C 和 D 阶段患者，对于不能耐受 ACEI 者，可替代 ACEI 作为一线治疗；对于常规治疗（包括 ACEI）后心力衰竭症状持续存在且 LVEF 低下者，可考虑加用 ARB。② ARB 的各种药物均可考虑使用，其中坎地沙坦和缬沙坦对 CHF 的疗效证据更为明确。③应用注意事项同 ACEI。

3. β 受体阻滞药（BB） 迄今已有 20 个以上安慰剂对照随机试验（逾 2 万患者）结果一致显示，BB 长期治疗能改善 CHF 临床情况和左心室功能，降低病死率（约 35%）和住院率，并能显著降低猝死率。这些试验都是在应用 ACEI 和利尿药的基础上加用 BB；亚组分析表明，在不同年龄、性别、心功能分级、LVEF，以及不论是缺血性还是非缺血性病因，不论是糖尿病还是非糖尿病患者，都观察到 BB 具有一致的临床益处。

BB 在 CHF 的应用方法：①所有 CHF 且心功能为 NYHA Ⅱ级或Ⅲ级、病情稳定的患者，以及阶段 B、无症状性心力衰竭或 NYHA Ⅰ级的患者（LVEF＜45%），均必须应用 BB，且需终身使用，除非有禁忌证或不能耐受。② NYHA Ⅳ级的心力衰竭患者需待病情稳定（4 天内未静脉用药，已无体液潴留且干体重恒定）后，在严密监护下由专科医师指导应用。③应在利尿药和 ACEI 的基础上加用 BB。应用低剂量或中等剂量 ACEI 时即可及早加用 BB。④禁用于患有支气管痉挛性疾病、心动过缓（心率低于 60 次 /min）、二度及以上房室传导阻滞的患者（已安装起搏器者除外）。⑤推荐应用琥珀酸美托洛尔、比索洛尔和卡维地洛。应用时必须从极低剂量开始。如琥珀酸美托洛尔 12.5～25 mg，每日 1 次；或酒石酸美托洛尔 6.25 mg，每日 3 次；或比索洛尔 1.25 mg，每日 1 次；或卡维地洛 3.125 mg，每日 2 次。若患者能耐受前一剂量，每隔 2～4 周将剂量加倍，否则需延迟。⑥清晨静息心率 55～60 次 /min，即为 BB 达到目标剂量或最大耐受量之征。注意心率不宜低于 55 次 /min。⑦需注意监测低血压、心动过缓和房室传导阻滞，据此调整用药。

4. 利尿药 对于有体液潴留的心力衰竭患者，利尿药是唯一能充分控制 CHF 患者体液潴留的药物，是标准治疗中必不可少的组成部分。合理使用利尿药是其他治疗 CHF 药物取得成功的关键因素之一。但噻嗪类和襻利尿药都不会改变 CHF 的自然病程，它们的主要作用是缓解症状。

CHF 时利尿药的应用方法：①所有 CHF 患者若有体液潴留的证据或既往出现过体液潴留，均应应用利尿药。②利尿药必须最早应用。因利尿药缓解症状最迅速，数小时或数天内即可发挥作用，而 ACEI、BB 需数周或数月。③利尿药应与 ACEI 和 BB 合用。

④襻利尿药应作为首选。⑤从小剂量开始（氢氯噻嗪 25 mg/d，呋塞米 20 mg/d，或托拉塞米 10 mg/d），逐渐加量。一旦病情控制（肺部啰音消失、水肿消退、体重稳定）即以最小有效剂量长期维持。每日体重的变化是调整利尿药剂量最可靠的指标。⑥长期服用应严密观察有无不良反应，如电解质紊乱、症状性低血压及肾功能不全，特别是在服用剂量大和联合用药时。⑦在应用过程中，若患者出现低血压和氮质血症，应分析是血容量不足还是心力衰竭恶化，并做相应处理。⑧出现利尿药抵抗时（常伴有心力衰竭症状恶化），可用呋塞米 40 mg 静脉注射，继以持续静脉滴注（10～40 mg/h），2 种或 2 种以上利尿药联合使用，或短期小剂量应用可增加肾血流的药物，如多巴胺 100～250 μg/min。

5. 醛固酮受体拮抗药 螺内酯和依普利酮是相对较弱的保钾利尿药。随机对照研究显示，常规药物加用螺内酯或依普利酮治疗可以降低 CHF 死亡率和再住院率，老年患者从螺内酯治疗中的获益大于等于年轻患者。

醛固酮受体拮抗药在 CHF 中的应用方法：①适用于 NYHA Ⅲ级或Ⅳ级患者，急性心肌梗死后并发 CHF 且 LVEF＜45% 的患者亦可应用。②螺内酯起始量 10 mg/d，最大剂量为 20 mg/d，酌情亦可隔日给予。依普利酮起始剂量为 25 mg/d，逐渐加量至 50 mg/d。③应用的主要危险是高钾血症和肾功能异常，入选患者的血肌酐浓度应低于 2.0 mg/dl（176.8 μmol/L），血钾应低于 5.0 mmol/L。对于老年或肌肉量较少的患者，血肌酐水平并不能准确反映肾小球滤过率，后者或肌酐清除率应大于 30 ml/min。④长期使用螺内酯的患者中，约有 10% 的患者因男性乳房发育而停药，此不良反应在依普利酮少见。⑤一旦开始应用醛固酮受体拮抗药，应立即加用襻利尿药，停用钾盐，ACEI 减量。

6. 神经内分泌抑制药的联合应用

（1）ACEI 和 BB 的联合应用：临床试验已证实二者有协同作用，可进一步降低 CHF 患者的死亡率，已是 CHF 的经典常规治疗，应尽早合用。

（2）ACEI 与醛固酮受体拮抗药合用：临床试验证实 ACEI 加醛固酮受体拮抗药可进一步降低 CHF 患者的死亡率。

（3）ACEI 加用 ARB：根据 VALIANT 试验，急性心肌梗死后并发心力衰竭的患者不宜联合使用这两类药物。

（4）ACEI、ARB 与醛固酮受体拮抗药三药合用：会进一步增加肾功能异常和高钾血症的危险，故不宜联用。

（5）ACEI、ARB 与 BB 三药合用：不论是 ARB 与 BB 合用，还是 ARB＋ACEI 与 BB 合用，目前并无证据表明对心力衰竭或心肌梗死后患者不利。

7. 地高辛 临床研究（DIG 试验、PROVED 和 RADIANCE 试验）证实地高辛治疗不增加 CHF 总死亡率，且可降低死亡和因 CHF 恶化住院的复合危险。地高辛可改善 CHF 症状，对已经接受适宜剂量的 ACEI、BB 和利尿药治疗但 CHF 症状仍存在的患者有益。

地高辛在 CHF 中的应用方法：①应用地高辛的主要目的是改善 HFrEF 的临床状况，因而适用于已在应用 ACEI（或 ARB）、BB 和利尿药治疗，而仍持续有症状的 CHF 患者。②适用于伴有快速心室率的 AF 患者，但加用 BB 对运动时心室率增快的控制更为有效。③地高辛没有明显的降低 CHF 患者死亡率的作用，因而不主张早期应用。④急性心力衰竭并非地高辛的应用指征，除非合并快速心室率的 AF。⑤急性心肌梗死后患者，特别是有进行性心肌缺血者，应慎用或不用地高辛。⑥地高辛不能用于二度或高度传导阻滞（除非有起搏器）者；与负性传导药物合用时必须谨慎。⑦应用地高辛需采用维持量疗法，0.25 mg/d。70 岁以上、肾功能受损或者低体重的患者应使用较低剂量地高辛，如 0.125 mg 每日 1 次或隔日 1 次。⑧老年 CHF 患者应用地高辛会增加中毒的风险，应在用药后每隔 2～4 周或任何疑有中毒时进行血清地高辛浓度测定（有效药物浓度为 0.5～0.9 ng/ml）。⑨由利尿药导致的低钾血症或高钾血症可加重地高辛的心脏毒性，因此维持正常的血清电解质水平至关重要。⑩地高辛的不良反应主要见于大剂量时，但治疗 CHF 并不需要大剂量。

8. 伊伐布雷定 是一种通过抑制窦房结起搏电流、减慢心率从而治疗 CHF 的新药，SHIFT 研究证实，窦性心律心率≥70 次 /min、LVEF≤35% 的 CHF 患者，基础治疗加伊伐布雷定 7.5 mg，每日 2 次，复合终点较对照组减低 18%，LVEF 和生活质量改善。

伊伐布雷定在 CHF 中的应用方法：①适用于窦性心律的 HFrEF 患者。②按照指南应用常规治疗药物（ACEI/ARB、BB、螺内酯、利尿药）已经达到推荐剂量或最大耐受量，心率仍然≥70 次 /min 并且持续有症状，或不能耐受 BB、心率≥70 次 /min 的有症状患者可以加用。③起始用药剂量为 2.5 mg，每日 2 次，根据心率和其他症状、体征调整用量至最大剂量，即 7.5 mg，每日 2 次，静息心率以 60 次 /min 为宜，不宜低于 55 次 /min。④不良反应少见，如心动过缓、光幻视、视物模糊、心悸、胃肠道反应等。

9. 钙通道阻滞药（CCB） 由于缺乏CCB治疗CHF有效的证据，此类药物不宜应用。具有负性肌力作用的CCB如维拉帕米和地尔硫䓬，对心肌梗死后伴LVEF下降、无症状的CHF患者可能有害，不宜应用。若CHF患者并发高血压或心绞痛而需要应用CCB时，可选择氨氯地平或非洛地平。

10. 抗凝血药和抗血小板药 CHF时抗凝血药和抗血小板药物的应用建议如下：①CHF伴有明确的动脉粥样硬化性疾病或心肌梗死史、糖尿病、脑卒中而需二级预防的患者，必须应用阿司匹林，剂量应为每日75～150 mg。②CHF伴AF的患者应长期应用华法林抗凝治疗，并调整剂量使国际标准化比值达到2～3，高龄患者达到1.5～2.5。③有出血高风险但又必须抗凝的CHF患者，可以考虑抗血小板治疗。④CHF窦性心律患者不推荐常规抗凝治疗，但明确有心室内血栓或超声心动图显示左心室收缩功能明显降低、心室内血栓不能除外时，可考虑抗凝治疗。⑤单纯性扩张型心肌病患者不需要阿司匹林治疗。⑥大剂量的阿司匹林和NSAID都可使病情不稳定CHF患者病情加重。

11. 他汀类药物 研究表明，他汀类药物对CHF患者有益或无害，但除非有调脂治疗的适应证，一般不建议老年HFrEF患者常规使用他汀类药物。

HFrEF药物治疗流程见图31-15。

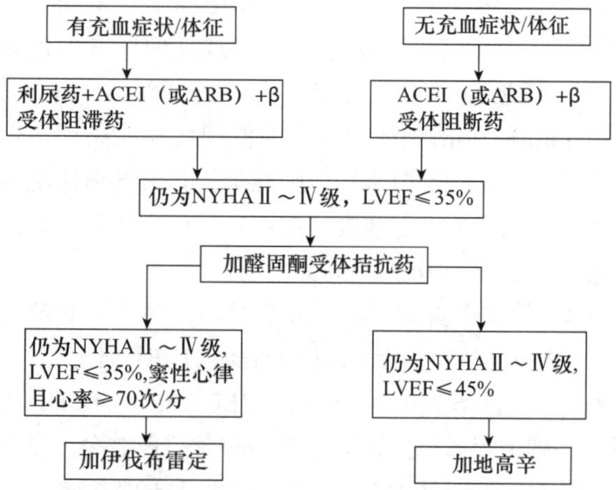

图31-15 HFrEF（NYHA Ⅱ～Ⅳ级）药物治疗流程

（三）非药物治疗

1. 心脏再同步化治疗（cardiac resynchronization therapy，CRT）和心脏再同步化治疗除颤器（CRT defibrillator，CRT-D） 在心功能NYHA Ⅲ级、Ⅳ级伴低LVEF的CHF患者，临床研究（CARE-HF、COMPANION等）已经证实CRT和CRT-D治疗可降低全因死亡率和因CHF恶化而住院的风险，改善症状和心室功能，提高生活质量。

CRT和CRT-D的临床应用方法：①首先经过优化药物治疗3～6个月，仍持续有症状、预期生存期大于1年、状态良好者可以进入筛选。②心功能NYHA Ⅲ～Ⅳ级，LVEF≤35%，且伴有左束支传导阻滞及QRS≥150 ms者，推荐置入CRT或CRT-D（Ⅰ-A）。③心功能NYHA Ⅱ级，LVEF≤30%，伴左束支传导阻滞及QRS≥150 ms者，推荐置入CRT，最好是CRT-D（Ⅰ-A）。④严格选择适当的治疗人群，应用超声心动图检查评价心脏收缩的同步性，同时应继续合理的抗心力衰竭药物治疗。

2. 埋藏式心律转复除颤器（implantable cardioverter defibrillator，ICD） 临床证据（SCD-HeEF、MADIT-II等）显示，ICD对NYHA Ⅱ～Ⅲ级、急性心肌梗死后40天以上、曾有致命性快速心律失常而预后较好者可以降低病死率，因此推荐用于上述患者。

ICD的临床应用方法：①二级预防，CHF伴低LVEF，曾有心脏停搏、心室颤动或伴有血流动力学不稳定的室性心动过速，推荐植入ICD以延长生存（Ⅰ类，A级）。②一级预防，缺血性心脏病患者，心肌梗死后至少40天，LVEF≤35%，长期优化药物治疗（至少3个月）后心功能NYHA Ⅱ级或Ⅲ级，合理预期生存期超过一年且功能良好，推荐植入ICD以减少心脏性猝死，从而降低总死亡率（Ⅰ-A）。③符合CRT适应证同时又是猝死的高危人群，尤其是心肌梗死后或缺血性心肌病的心功能不全患者，有条件者应尽量植入CRT-D。

3. 心脏移植 可作为终末期CHF的一种治疗方式，主要适用于无其他可选择治疗方法的重度CHF患者。但由于供体受限，心脏移植不建议在65岁以上老年患者中进行。

二、老年射血分数保留型心力衰竭（HFpEF）的治疗

老年CHF患者中约有50%的患者左心室收缩功能尚存，然而较少有临床试验评估药物对这种CHF的治疗效果，因此HFpEF的治疗在很大程度上仍然是根据临床经验。

1. 积极控制血压 HFpEF患者的达标血压宜低于单纯高血压患者的标准，即收缩压＜130 mmHg，舒张压＜80 mmHg，但在80岁以上患者血压不宜过低。

2. 控制AF心率和心律 心动过速时舒张期充盈时间缩短，心排血量降低，因此慢性AF控制心室率或AF转复并维持窦性心律都会有益于HFpEF患者。

3. 应用利尿药　可缓解肺淤血和外周水肿，但不宜过度，以免前负荷过度降低而致低血压。

4. 血供重建治疗　由于心肌缺血可以损害心室的舒张功能，冠心病患者如有症状性或可证实的心肌缺血，应考虑冠脉血供重建。

5. 逆转左室肥厚，改善舒张功能　可用 ACEI、ARB、BB 等。维拉帕米有益于肥厚型心肌病。

6. 地高辛不能增加心肌的松弛性，不推荐应用于此类心力衰竭

7. 若同时合并 HFrEF，则以治疗后者为主

HFpEF 的治疗包括积极治疗潜在的心脏疾病；小剂量到中剂量应用利尿药以减轻充血和水肿的症状；合并使用 ACEI、ARB 或 BB 可改善症状并可能减轻再住院的风险。但如果患者对起始治疗无效，应考虑换药治疗，可选用硝酸盐类药物、地高辛、钙通道阻滞药或者联合使用药物。

三、老年急性失代偿性心力衰竭（acute decompensated heart failure，AHF）的治疗

老年 AHF 常常突然起病，并且多为原有 CHF 急性失代偿；可以表现为 HFrEF，也可以表现为 HFpEF。我国因 CHF 急性失代偿住院患者中 60% 是 60 岁以上的老年患者。病因主要为冠心病、风湿性瓣膜病和高血压。常见的诱因有 CHF 药物治疗不足、严重感染尤其是肺炎和败血症、心脏容量超负荷、高血压控制不利、心肌缺血、严重贫血与低蛋白血症、急性严重心律失常、肺栓塞、应用负性肌力药物不当等。入院时心功能都以Ⅲ级居多（42.5%～43.7%），基本为 CHF 的急性加重。AHF 预后很差，急性肺水肿患者的院内死亡率为 12%，1 年死亡率达 30%。

（一）老年 AHF 的临床表现

老年急性左心衰竭的临床表现见表 31-14。老年急性右心衰竭主要表现为低心排出量综合征、右心循环负荷增加，可有颈静脉充盈、肝大、低血压等。

（二）诊断内容与检测指标

1. 老年 AHF 临床诊断应包括三个问题　①有无 AHF？患者的症状、体征有无其他原因（如肺部疾病、贫血、肾衰竭、肺栓塞等）？②诱因是什么？可否立即处理（心律失常、ACS、高血压、感染等）？③威胁生命的关键问题是什么？可否立即处理（血氧、血压、酸中毒等）？

表 31-14　老年急性左心衰竭的临床表现

病情	症状	体征
早期表现	原因不明的疲乏，或运动耐力明显降低	检查可发现左心室增大，心率增加 15～20 次 /min，是最早期的征兆
急性左心衰竭	继续发展出现劳力性呼吸困难、夜间阵发性呼吸困难、不能平卧	①可闻及舒张早期奔马律（S_3 奔马律）、P_2 亢进；②两肺尤其是肺底部可闻及细湿啰音，还可有干啰音和哮鸣音
急性肺水肿	①突发严重呼吸困难、端坐呼吸、喘息不止、烦躁不安并有恐惧感；②面色苍白、皮肤湿冷、大汗淋漓、口唇发绀；③频繁咳嗽并咯出大量粉红色泡沫样血痰	①听诊心率快；②心尖部常可闻及 S_3；③呼吸频率可达 30～50 次 /min；④双肺满布湿啰音和哮鸣音
心源性休克	①意识障碍；②皮肤湿冷和发绀	① SBP＜90 mmHg，或原有高血压患者 SBP 降幅≥60 mmHg 持续 30 分钟以上；②心动过速，心率＞110 次 /min；③少尿（＜20 ml/h）或无尿；④ PCWP≥18 mmHg，CI≤2.2 L/（min・m^2）

注：SBP.systolic blood pressure，收缩压；PCWP.pulmonary capillary wedge pressure，肺毛细血管楔压；CI.cardiac index，心排血指数

2. 辅助检查项目　有助于尽快做出 AHF 患者病情分析的检查有心电图、胸部 X 线检查、超声心动图、动脉血气分析、血常规和血生化、BNP 及 NT-proBNP（表 31-15）、心肌坏死标志物（cTnT 或 cTnI、CK-MB、肌红蛋白）等。

3. 病情严重性分级　临床常用急性心肌梗死的 Killip 法、血流动力学监测的 Forrester 法和临床症状体征监测法三种分级方法（表 31-16～表 31-18）。

表 31-15 BNP 及 NT-proBNP 诊断 AHF 的参考标准

	BNP（pg/ml）	NT-proBNP（pg/ml）	敏感性	特异性
排除切点	＜35	＜125	—	—
诊断参考值	＞100	＞300	—	—
＜50 岁	—	＞450	93%	95%
＞50 岁	—	＞900	91%	80%
＞75 岁	—	＞1800	—	—
肾功能不全（Ccr＜60 ml/min）	—	＞1200	85%	88%

表 31-16 急性心肌梗死的 Killip 法分级

分级	症状与体征
Ⅰ级	无心力衰竭
Ⅱ级	有心力衰竭，两肺中下部有湿啰音，占肺野下 1/2，可闻及奔马律，X 线胸片有肺淤血
Ⅲ级	严重心力衰竭，有肺水肿，细湿啰音遍布两肺（超过肺野下 1/2）
Ⅳ级	心源性休克、低血压（收缩压≤90 mmHg）、发绀、出汗、少尿

表 31-17 AHF 的 Forrester 法分级

分级	PCWP（mmHg）	CI/［L/(min·m²)］	组织灌注状态
Ⅰ级	≤18	＞2.2	无肺淤血，无组织灌注不良
Ⅱ级	＞18	＞2.2	有肺淤血
Ⅲ级	＜18	≤2.2	无肺淤血，有组织灌注不良
Ⅳ级	＞18	≤2.2	有肺淤血，有组织灌注不良

表 31-18 AHF 的临床程度分级

分级	皮肤	肺部啰音
Ⅰ级	干、暖	无
Ⅱ级	湿、暖	有
Ⅲ级	干、冷	无 / 有
Ⅳ级	湿、冷	有

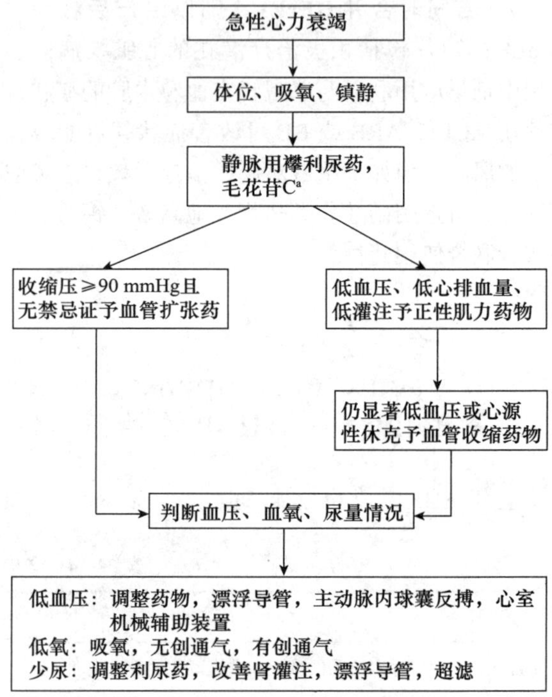

图 31-16 AHF 治疗流程

注：a. 适用于心房颤动伴快速心室率者、严重收缩功能不全者

（三）老年 AHF 的治疗

1. 治疗目标 控制基础病因和诱因，缓解各种严重症状，稳定血流动力学状态，纠正水电解质紊乱，维持酸碱平衡，保护重要脏器功能，降低死亡风险，改善近期和远期预后。

2. 治疗方法

（1）AHF 确诊后的处理流程，见图 31-16。

（2）药物治疗

1）镇静药：①吗啡，1～2 mg，缓慢静脉注射，密切观察疗效和呼吸抑制的不良反应，必要时重复 2～3 次，亦可皮下或肌内注射。伴二氧化碳潴留者则不宜应用；伴明显和持续低血压、休克、意识障碍、慢性阻塞性肺疾病等患者禁忌使用。②亦可应用哌替啶，50～100 mg 肌内注射。

2）利尿药：①首选呋塞米，先静脉注射 20～40 mg，继以静脉滴注，5～40 mg/h，其总剂量在最初 6 小时应不超过 80 mg，最初 24 小时不超过 200 mg。②亦可应用托拉塞米，10～20 mg，或依那尼酸 25～50 mg，静脉注射。③若襻利尿药疗效不佳，加大剂量仍未见良好反应，以及容量负荷过重的 AHF 患者，应加用噻嗪类和（或）醛固酮受体拮抗药。氢氯噻嗪，25～50 mg，每日 2 次，或螺内酯，20～40 mg/d。

3）支气管解痉药：①感染喘息明显者可用氨茶碱，0.125～0.25 mg，以葡萄糖溶液稀释后静脉推注（10 分钟），4～6 小时后可重复一次；或以 0.25～0.5 mg/（kg·h）静脉滴注。②亦可应用二羟丙茶碱，0.25～0.5 mg，静脉滴注，速度为 25～50 mg/h。此类药物不宜用于冠心病（如急性心肌梗死或不稳定型心绞痛）所致的 AHF 患者，不可用于伴心动过速或心律失常的患者。

4）血管活性药物：主要有硝酸酯类、硝普钠、重组人脑钠肽（recombinant human brain natriuretic peptide，rhBNP，奈西立肽）、乌拉地尔及酚妥拉明，但钙通道阻滞药不推荐用于 AHF 的治疗。AHF 血管活性药物的选择应用见表 31-19。

表 31-19 急性心力衰竭血管活性药物的选择应用

收缩压	肺淤血	推荐的治疗方法
＞100 mmHg	有	利尿药（呋塞米）＋血管扩张药（硝酸酯类、硝普钠、rhBNP），以及左西孟旦
90～100 mmHg	有	血管扩张药和（或）正性肌力药物（多巴酚丁胺、磷酸二酯酶抑制药、左西孟旦）
＜90 mmHg	有	此种情况为心源性休克：①在血流动力学监测（主要采用床边漂浮导管方法）下进行治疗；②适当补充血容量；③应用正性肌力药物多巴胺，必要时加用去甲肾上腺素；④如果效果仍不佳，应考虑肺动脉插管监测血流动力学，并使用主动脉内球囊反搏和心室机械辅助装置

硝酸酯类药物静脉制剂：与呋塞米联合应用治疗急性心力衰竭有效且优于单用大剂量的利尿药，静脉应用硝酸酯类药物应十分小心滴定剂量，经常测量血压，防止血压过度下降。硝酸甘油静脉滴注的起始剂量为 5～10 μg/min，每 5～10 分钟递增 5～10 μg/min，最大剂量为 100～200 μg/min。硝酸异山梨酯静脉滴注剂量为 1～10 μg/h，亦可喷雾吸入或口服。硝酸甘油每 10～15 分钟喷雾一次（400 μg），或舌下含服，每次 0.3～0.6 mg；硝酸异山梨酯舌下含服，每次 2.5 mg。

硝普钠：适用于严重的心力衰竭、原有后负荷增加，以及伴心源性休克的患者。临床应用宜从小剂量 15～25 μg/min 开始，酌情增加剂量至 50～250 μg/min，静脉滴注，疗程不要超过 72 小时。应用过程中要密切监测血压，停药时应逐渐减量，并加用口服血管扩张药，以避免反跳现象。

rhBNP：可应用于急性失代偿性心力衰竭。先给予负荷剂量 1.5 μg/kg，缓慢静脉推注，继以 0.0075～0.015 μg/（kg·min）的速度静脉滴注；也可以不用负荷剂量而直接静脉滴注，疗程 24～72 h。

乌拉地尔：适用于高血压性心脏病、缺血性心肌病（包括急性心肌梗死）和扩张型心肌病引起的急性左心衰竭。通常采用静脉滴注，100～400 μg/min，可逐渐增加剂量，并根据血压和临床状况予以调整。伴严重高血压者可缓慢静脉注射 12.5～25 mg。

5）正性肌力药物：主要有洋地黄类、多巴胺、多巴酚丁胺、米力农、氨力农、左西孟旦等。

洋地黄类：对 AHF 伴快速心室率的患者有益。一般应用西地兰 0.2～0.4 mg 缓慢静脉注射，2～4 小时后可以再用 0.2 mg，伴快速心室率的心房颤动患者可酌情适当增加剂量。

多巴胺、多巴酚丁胺：多巴胺 250～500 μg/min 静脉滴注，一般从小剂量起始，逐渐增加剂量，短期应用。多巴酚丁胺 100～250 mg/min 静脉滴注，使用时注意监测血压，常见的不良反应有心律失常，偶可因心肌缺血加重而出现胸痛。正在应用 BB 的患者不推荐应用多巴酚丁胺和多巴胺。

米力农、氨力农：米力农首剂 25～50 μg/kg 静脉注射（超过 10 分钟），继以 0.25～0.5 μg/（kg·min）静脉滴注。氨力农首剂 0.5～0.75 mg/kg 静脉注射（超过 10 分钟），继以 5～10 μg/（kg·min）静脉滴注。常见的不良反应有低血压和心律失常。

左西孟旦：是一种钙增敏药，其正性肌力作用独立于 β 肾上腺素能刺激，可用于正接受 BB 治疗的患者。首剂 12～24 μg/kg 静脉注射（超过 10 分钟），继以 0.1 μg/（kg·min）静脉滴注，可酌情减半或加倍。对于收缩压＜100 mmHg 的患者，不需要负荷剂量，可直接用维持剂量，以防止发生低血压。

（3）非药物治疗

1）主动脉内球囊反搏（intra-aortic balloon pump，IABP）：① AHF 时的适应证。a. 心源性休克，且不能通过药物治疗纠正；b. 伴血流动力学障碍的严重冠心病（如急性心肌梗死伴机械性并发症）；c. 顽固性肺水肿。②禁忌证。a. 存在严重的外周血管疾病；b. 主动脉瘤；c. 主动脉瓣关闭不全；d. 活动性出血或存在其他抗凝禁忌证；e. 严重的血小板缺乏。③撤除的参考指征。a.CI＞2.5 L/（min·m^2）；b. 尿量＞1 ml/（kg·h）；c. 血管活性药物的用量逐渐减少，而同时血压恢复较好；d. 呼吸稳定，动脉血气分析各项指标正常；e. 降低反搏频率时血流动力学参数仍然稳定。

2）机械通气：AHF 者行机械通气的指征，①出现心跳呼吸骤停而进行心肺复苏时。②合并Ⅰ型或Ⅱ型呼吸衰竭。应用指征，a. 心肺复苏时；b. 严重呼吸衰竭经常规治疗不能改善，尤其是出现明显的呼吸性酸中毒和代谢性酸中毒并影响到意识状态的患者。

3）血液净化治疗：包括血液滤过（超滤）、血液透析、连续血液净化和血液灌流等。适应证，①高容量负荷如肺水肿或严重的外周组织水肿，且对襻利尿药和噻嗪类利尿药抵抗。②低钠血症（血钠＜130 mmol/L）且有相应的临床症状如神志障碍、肌张力减退、腱反射减弱或消失、呕吐及肺水肿等。在上述两种情况时应用单纯血液滤过即可。③肾功能进行性减退，血肌酐＞500 μmol/L 或符合急性血液透析指征的其他情况。

4）心室机械辅助装置：急性心力衰竭经常规药物治疗无明显改善时，有条件的可应用此种技术，包括体外膜式人工肺氧合器、心室辅助泵（可植入式电动左心辅助泵、全人工心脏）。根据急性心力衰竭的不同类型，可选择应用心室辅助装置，在积极纠治基础心脏病的前提下，短期辅助可帮助心脏恢复功能，较长时间的辅助可作为心脏移植或心肺移植的过渡。

5）外科手术：下述情况应考虑急诊手术。①不稳定型心绞痛或心肌梗死并发心源性休克的患者，经冠脉造影证实为严重左主干或多支血管病变，并确认冠脉支架置入术和溶栓治疗无效。②心肌梗死后出现机械并发症，如心室游离壁破裂、室间隔穿孔、重度二尖瓣关闭不全等。③急性主动脉夹层、主动脉窦瘤破裂、各种心导管检查和介入治疗并发症导致的急性心力衰竭（如急性冠脉损伤、二尖瓣球囊扩张术后重度反流、封堵器脱落梗阻、心脏破损出血以及心包压塞）均需要行紧急手术。

四、老年难治性心力衰竭的治疗

难治性心力衰竭的定义为对常规基础校正（如人工瓣膜置换术或血供重建）和对积极的非药物和药物治疗无效的心力衰竭，但在定义难治性心力衰竭之前，认真查找潜在的可治疗的病因至关重要。应仔细检查患者的治疗药物，确保患者使用的是最佳的治疗药物；并且与家属认真讨论患者的饮食和用药习惯，确保患者用药的依从性，后者尤其重要，因为很多患者没有进行饮食控制或定期服药，或两者并存而导致发生难治性心力衰竭。

表 31-20 列出了难治性心力衰竭的治疗方案。对于 HFrEF，可加大血管扩张药的治疗剂量，如 ACEI、硝酸甘油、硝普钠、乌拉地尔或奈西立肽（rhBNP）可能使 CHF 患者的症状和血流动力学情况得到明显改善。

如果患者存在持续的肺充血或外周水肿，可强化利尿治疗：襻利尿药与噻嗪类利尿药联合应用可有协同作用；呋塞米常规剂量加倍只能中度增加利尿效果，加用噻嗪类利尿药可产生显著利尿、降压作用；加用托伐普坦 7.5～30 mg/d，可起到排水不排钠的作用；注意防治低钾血症、低钠血症、低血容量、肾功能恶化。CHF 患者静脉使用正性肌力药物存在一定争论，包括多巴胺、多巴酚丁胺、洋地黄、磷酸二酯酶抑制药、左西孟旦等。大量临床经验证明有些难治性 CHF 患者静脉间断或持续给予正性肌力药物可显著改善 CHF 症状并提高患者的生活质量。

近来已经证实双心室起搏可明显改善严重 CHF 伴左束支传导阻滞或严重室内传导阻滞患者的症状，提高患者的生活质量和存活率，该治疗适用于心功能分级持续在Ⅲ或Ⅳ级且有 CHF 症状的患者。初步研究结果显示有些 HFpEF 也可从永久性双腔起搏治疗中获益，但尚需进一步研究。

表 31-20　难治性心力衰竭的治疗方案

HFrEF	HFpEF
血流动力学监测指导治疗	强化利尿治疗
强化血管扩张药治疗	病因与诱因治疗
硝酸酯：适用于 ACS＋HF*	血液净化治疗
硝普钠：适用于严重心力衰竭，高血压及伴肺水肿	正性肌力药物的试验性治疗
乌拉地尔（α_1 受体阻滞药）：适应证同硝普钠	CRT 试验性治疗
奈西利肽（rhBNP）：适用于急性失代偿性心力衰竭	
强化利尿治疗	
高剂量口服，联合用药	
持续静脉滴注给药	
慢性或间歇给予正性肌力药物	
多巴酚丁胺	
磷酸二酯酶抑制药	
左西孟旦（钙增敏药）	
非药物治疗	
血液净化治疗	
机械通气治疗	
起搏器治疗	
机械辅助循环治疗	
手术治疗	
心脏移植	

注：*ACS. 急性冠脉综合征；HF. 心力衰竭

如果上述治疗无效，可以考虑有无非药物治疗的适应证。若患者存在明显的肾功能受损，可进行短期透析或血液超滤以去除多余体液并维持电解质平衡；如果短期透析治疗有效，可考虑长期透析。左室辅助装置可考虑应用于内科治疗无效、预期 1 年存活率＜50%，且不适于进行心脏移植的患者。心脏移植适用于有严重心功能损害，或依赖静脉正性肌力药物的患者，但由于供体的限制，不建议对 65 岁以上的患者进行心脏移植。

【老年心力衰竭的预防和临终关怀】★★★△△

由于老年心力衰竭患者预后不佳，制定和采取预防措施至关重要。积极治疗高血压可使心力衰竭的发生率降低 50%，在 80 岁以上的老年收缩性高血压患者，这种获益更为明显。控制高脂血症可防止发生心肌梗死和其他缺血性事件，从而降低心力衰竭的发生。戒烟也可降低老年心肌梗死和中风的发生率，从而阻止心力衰竭的形成。但目前预防措施还不够充分，尤其是对 80 岁以上的老年人。

老年心力衰竭患者预后很差，5 年存活率甚至低于癌症的 5 年存活率，另外一旦患者出现严重心力衰竭症状（NYHA 心功能分级Ⅲ级或Ⅳ级），生活质量即严重受损，可选择的治疗有限。即使患者心力衰竭相对较轻或者心力衰竭处于代偿阶段，仍存在心搏骤停的风险，而那些心肺复苏成功的患者，将面临更高的生存风险。

由于这些原因，当患者仍然能够理解和进行知情选择时，医师有责任与患者讨论他们希望得到的积极的治疗方法和临终关怀。随着患者病程的演变，患者的意见可能发生变化，因此医师必须定期与他们重新沟通。沟通的艺术很重要，因为尽管患者接受了积极的治疗，但常常仅能改善临终症状而非起死回生。医师的谈话若过于乐观，会给患者及其家庭过多的希望，虽然可能帮助稳定患者情绪、有助于减缓疾病的进展，但治疗失败可能会更加重他们的痛苦；而医师谈话过于悲观，会加重老年患者的心理负担而导致病情加重。因此，医师在提供积极的治疗方案前，应如实介绍该治疗方法对患者身心恢复的益处和风险。

最后，在患者疾病终末期，医师应与患者及其家庭讨论他们希望在哪里度过生命的最后时光。许多患者希望在家人簇拥的情况下离开人世，应尽可能尊重患者的愿望。有些患者可能希望去临终关怀病房，更多患者只能选择所在的病房。应尽可能创造温馨的环境，如增加陪护或允许增加探视，充分体现临终关怀。

（李小鹰）

参 考 文 献

［1］ Hunt SA, Abraham WT, Chin MH, et al. ACC/AHA 2005 Guideline Update for the Diagnosis and Management of Chronic Heart Failure in the Adult: a report of the American College of Cardiology/American Heart Association Task Force on Practice Guidelines (Writing Committee to Update the 2001 Guidelines for the Evaluation and Management of Heart Failure) . J Am Coll Cardiol, 2005, 46: 1-82.

［2］ Mariell Jessup, William T. Abraham, Donald E. Casey, et al. 2009 Focused Update: ACCF/AHA guidelines for the diagnosis and management of heart failure in adults: a report of the American College of Cardiology Foundation/American Heart Association Task Force on Practice Guidelines. J Am Coll Cardiol, 2009, 53: 1-90.

［3］ Nieminer MS, Bohm M, Cowie MR, et al. Executive summary of the guidelines on the diagnosis and treatment of acute heart failure: the Task Force on Acute Heart Failure of the European Society of Cardiology. Eur Heart J, 2005, 26: 384-416.

［4］ Task Force Members: ESC Guidelines for the diagnosis and treatment of acute and chronic heart failure 2008. Eur Heart J, 2008, 29: 2338-2442.

［5］ McMurray JJ, Adamopoulos S, Anker SD, et al. ESC guidelines for the diagnosis and treatment of acute and chronic heart failure 2012: The Task Force for the Diagnosis and Treatment of Acute and Chronic Heart Failure 2012 of the European Society of Cardiology. Developed in collaboration with the Heart Failure Association (HFA) of the ESC. Eur Heart J, 2012, 33: 1787-1847.

［6］ Vahanian A, Alfieri O, Andreotti F, et al. Guidelines on the management of valvular heart disease (version 2012). Eur Heart J, 2012, 33: 2451-2496.

［7］ Ponikowski P, Voors AA, Anker SD,et al. 2016 ESC Guidelines for the diagnosis and treatment of acute and chronic heart failure: The Task Force for the diagnosis and treatment of acute and chronic heart failure of the European Society of Cardiology (ESC)Developed with the special contribution of the Heart Failure Association (HFA) of the ESC. Eur Heart J,2016,37(27):2129-2200.

［8］ 中华医学会心血管病学分会心力衰竭学组，中国医师协会心力衰竭专业委员会，中华心血管病杂志编辑委员会. 中国心力衰竭诊断和治疗指南 2018. 中华心血管病杂志，2018，6（10）：760-789.

［9］ 中华医学会心血管病学分会，中华心血管病杂志编辑委员会. 急性心力衰竭诊断和治疗指南. 中华心血管病杂志，2010，38：195-208.

［10］ 中华医学会心血管病学分会，中华心血管病杂志编辑委员会. 右心力衰竭诊断和治疗指南. 中华心血管病杂志，2012，40：449-461.

［11］ 中华医学会心血管病学分会，中华心血管病杂志编辑委员会. β肾上腺素能受体阻滞剂在心血管疾病应用的专家共识. 中华心血管病杂志，2009，37：195-209.

［12］ 中华医学会心血管病学分会. 中国部分地区 1980、1990、2000 年慢性心力衰竭住院病例回顾性调查. 中华心血管病杂志，2002，30（8）：450-454.

［13］ 重组人脑利钠肽临床研究协作组. 重组人脑利钠肽和硝酸甘油治疗急性失代偿性心力衰竭疗效和安全性的随机、开放、平行对照的多中心临床研究. 中华心血管病杂志，2006，34：222-226.

第 8 节　周围动脉疾病

一、概述和分类

周围动脉疾病（peripheral artery disease，PAD）是老年人常见的动脉血管疾病，指的是除冠状动脉和颅内动脉以外的主动脉及其分支动脉的狭窄、闭塞及瘤样扩张疾病。动脉粥样硬化是PAD的主要原因，其他如炎症性、遗传性发育不良和创伤性动脉疾病仅占所有周围动脉疾病病例的5%～10%。本章内容将主要介绍动脉粥样硬化性外周血管疾病。根据部位进一步可分为颈动脉疾病、四肢动脉疾病、肾动脉疾病、肠系膜动脉疾病（也叫缺血性肠病）。按其发生部位分类不同，其临床特点及诊治要点有所区别，所以本章内容将按颈动脉粥样硬化性疾病、四肢动脉粥样硬化性疾病、粥样硬化性肾动脉狭窄、缺血性肠病四个内容分别阐述。

二、颈动脉粥样硬化性疾病

【定义】★★★△△

颈动脉粥样硬化性疾病（carotid artery disease，CAD）是指颈动脉由于动脉粥样硬化造成狭窄或闭塞性疾病。病变程度分4级：＜50%为轻度狭窄，50%～69%为中度狭窄，70%～99%为重度狭窄，100%为闭塞。

【流行病学】★★★△△

CAD是缺血性卒中和短暂性脑缺血发作（transient ischemic attack，TIA）的重要原因，占全部缺血性卒中的15%～20%。CAD患者发生心肌梗死、其他外周动脉疾病及死亡的风险均明显增加。

【病理】★★△

CAD的病理表现与其他部位血管粥样硬化相似，粥样斑块病变早期呈正性重构（外向增生），逐渐进展为负性重构（内向增生）侵犯动脉管腔、引起狭窄。通常斑块易形成于颈总动脉分叉处。斑块的体积增大、斑块破裂引发血栓形成或血栓脱落与TIA及脑卒中的发生密切相关。

【临床表现】★★★△△△

CAD临床表现复杂多样，如果侧支循环代偿良好，可无症状；若侧支循环不良，可引起TIA或脑卒中发生。

1. TIA发作　多发生于年龄50～70岁人群，男性多于女性。约90%的TIA发生在颈动脉供血区，7%在椎-基底动脉供血区，3%二者均有。临床特征：起病突然；迅速出现对侧肢体无力或偏身感觉障碍，同侧黑矇；持续时间短暂，一般10～15分钟，多在1小时内恢复，最长不超过24小时；恢复完全，不遗留神经功能缺损体征；常反复发作，每次发作时症状基本相似。

2. 缺血性卒中　表现为大脑中动脉和（或）大脑前动脉缺血症状，或分水岭梗死（位于大脑前、中动脉或大脑中、后动脉之间）。可有同侧Horner征，对侧偏瘫、偏身感觉障碍，双眼同向性偏盲伴双眼向病灶侧凝视，优势半球受累可出现失语；严重者甚至出现意识障碍；当眼动脉受累时，可有单眼一过性失明。

3. 眼部缺血综合征　由颈内动脉狭窄或闭塞所致的眼前后节缺血综合征。一过性黑矇是同侧颈动脉狭窄的特征性表现，眼部缺血综合征主要发生在老年患者，平均年龄65岁，男女比例2∶1，病变可累及任意一只眼，双眼受累约占20%。当颈内动脉狭窄＞90%，患者才会有明显症状。根据颈动脉狭窄的严重程度不同，将眼部缺血综合征的临床表现分为3种。①一过性黑矇：为眼部缺血综合征最常见的临床表现，占颈动脉狭窄的30%～40%。临床特点是突发无痛性单眼视力丧失，可持续数秒或数分钟，发作后视力可恢复正常。除眼部症状外，患者还可伴有TIA等脑部症状。②低灌注视网膜病变：眼部长期慢性灌注不足引起的视网膜病变。患者自觉视力下降。眼底改变包括视网膜动脉变窄、视网膜静脉扩张但不纡曲（与中央静脉阻塞鉴别）。视网膜中周部点状出血和微血管瘤形成，黄斑区樱桃红点，也可见视网膜动脉自发性搏动，视盘或视网膜新生血管形成棉絮斑；严重时可出现视网膜脱离或玻璃体出血等。③眼前节缺血综合征：临床可见角膜上皮水肿，当发生缺血性色素膜炎时可见前房浮游细胞、闪光阳性，房角新生血管形成；晚期可出现晶状体混浊。

4. 体征 CAD患者可在颈部闻及血管杂音，但严重狭窄的患者，检测不到杂音。听诊部位：锁骨上窝、下颌角水平胸锁乳头肌内缘。由于CAD常与其他心血管疾病并存，应注意相关体征以免遗漏。

【辅助检查】★★★△△△

1. 实验室检查 主要目的是对患者动脉粥样硬化的危险因素和预后进行评估，同时也是预防性治疗的观察指标。包括血糖、糖化血红蛋白、血脂、同型半胱氨酸、尿酸和肌酐等血液生化检查，以及血常规、尿常规、心电图等。

2. 影像学检查

（1）超声检查：包括颈动脉彩色多普勒血流成像（carotid color Doppler flow imaging，CDFI）及经颅多普勒超声（transcranial Doppler ultrasound，TCD）。CDFI检查可检测无名动脉、双侧颈总动脉、颈内动脉、颈外动脉、椎动脉和锁骨下动脉，检测模式包括二维灰阶成像、彩色多普勒血流成像与能量多普勒血流成像和脉冲多普勒频谱分析；可以根据斑块表面的纤维帽完整性以及血流信号充盈缺损来判断是否存在溃疡性斑块。超声检查结果的准确性依赖操作者的经验和技巧。与血管造影相比，超声检查的敏感性和特异性可达到85%～90%。无论是对于可疑缺血性CAD患者或高风险的无症状患者的初始检查，还是评估已知狭窄的严重程度，其他任何影像学检查均不能替代颈动脉超声检查。TCD可提供血流动力学变化和侧支循环是否建立的客观信息，有助于帮助选择治疗方法（特别是拟行颈动脉内膜剥脱术治疗的患者）和判断病变预后等。TCD联合颈动脉超声检查可较全面、客观、重复地评价颅内外血流动力学变化，是重要的临床检查方法。超声检查适用于脑卒中高危人群、冠心病或周围动脉粥样硬化患者的脑卒中风险评估、头晕患者、发作性黑矇患者、大脑半球性TIA患者、颈动脉有杂音的患者、CAD患者的随访、CAD患者血管重建术的评估。我国根据2003年美国放射年会超声会议公布的标准提出评价颈动脉狭窄程度分类标准，并在2009年4月统一了血管超声规范化操作指南，见表31-21。

表31-21 颈动脉狭窄和闭塞的超声诊断标准

狭窄程度	PSV（cm/s）	EDV（cm/s）	PSV_{ICA}/PSV_{CCA}
＜50%	＜125	＜40	＜2
50%～69%	125～230	40～100	2～4
70%～99%	≥230	≥100	≥4
闭塞	无血流信号	无血流信号	无血流信号

注：PSV. 峰值流速；EDV. 舒张末期流速；PSV_{ICA}/PSV_{CCA}. 颈内动脉与颈总动脉峰值流速的比值

（2）CT或MRI：颈动脉高分辨MRI可用于评估颈动脉粥样硬化斑块的组成、易损性、管壁厚度、管腔狭窄程度及药物疗效等。头颅CT或MRI可检测散在的小梗死灶或大面积梗死，根据梗死部位可推测评估责任血管。

（3）磁共振血管成像（MRA）或CT血管造影（CTA）：MRA可提供主动脉弓、颈动脉和颅内动脉的解剖影像，也可用于血管重建术的术前检查。与DSA相比，高质量MRA的敏感性可达97%～100%，特异性为82%～96%。CTA也可提供主动脉弓至Willis环的解剖图像，多层重建后可用来评价每条纡曲的血管。对于CAD患者的评估，CTA的敏感度可达100%，而特异度为60%左右；对颈动脉狭窄小于70%，CTA阴性预测值也达100%。

（4）DSA：DSA是对CAD患者进行临床和影像学评估的金标准。该检查可进行弓上血管、颈段血管及全脑血管造影，准确提示不同部位血管的狭窄长度、程度、形态、数目及狭窄远端脑实质供血情况；估计脑缺血程度、确诊有无夹层动脉瘤或并发其他血管性病变情况。但血管造影不能判断斑块成分，更不能直视观察斑块处纤维帽是否完整。由于DSA有创、费用高及存在一定风险，不推荐用于CAD的筛查。

【诊断及鉴别诊断】★★★△△△

1. 临床诊断 临床上出现与CAD相关的TIA或缺血性卒中的症状或体征；影像学检查结果提示CAD。

2. 高危因素评估 CAD的危险因素包括不可干预的危险因素如性别、年龄、遗传因素和可干预的危险因素如高血压、糖尿病、血脂异常、吸烟、代谢综合征、肥胖、高同型半胱氨酸血症等。

3. 冠心病评估 颈动脉狭窄＞50%被视为冠心病的等危症，因此对于影像学检查有明显颈动脉狭窄的患者，应同时评估是否患有冠心病。

4. 鉴别诊断 CAD需要与大动脉炎、颈动脉肌纤维发育不良、颈动脉自发和继发夹层、先天性颈动脉闭塞、烟雾病等相鉴别。

【治疗】★★★△△

1. 治疗原则 CAD的治疗包括基础病因治疗和针对局部病变的治疗。基础病因治疗又分为非药物治疗和药物治疗。非药物治疗主要有戒烟、运动和合理膳食。药物治疗包括抗血小板、控制血压、控制血脂、控制血糖、降低高同型半胱氨酸血症等。

药物治疗贯穿CAD治疗的全过程，用于早期患者，目的是延缓病变的进展；用于准备接受手术和介入治疗患者可降低围术期的血栓形成发生率；用于已接受手术和介入治疗患者可巩固和维持手术效果，避免或延缓复发。针对局部病变的治疗包括手术治疗和介入治疗。手术治疗通常指颈动脉内膜剥脱术（carotid endarterectomy，CEA）。20世纪90年代初，欧洲颈动脉手术试验协作组等经过大规模多中心的临床试验，客观评价并确认CEA治疗颈动脉狭窄明显优于单纯药物治疗，直至今日仍被视为治疗的金标准。但是，CEA可出现并发症，而且对位于第2颈椎椎体水平以上部位的狭窄和主动脉弓起始部病变手术难以进行；还有些患者因较严重的心肺疾病和糖尿病等不能耐受手术，所以近年来发展迅速的介入治疗得到人们的肯定。血管内介入治疗指颈动脉支架成形术（carotid angioplasty stenting，CAS），是经皮血管成形并支架植入术，在一定程度上解决了经皮血管成形术后血管弹性回缩和再狭窄的问题，明显改善了颈动脉狭窄介入治疗的效果，同时比较安全。CAD治疗方法选择建议：①最佳内科治疗：贯穿治疗全过程，应给予每位CAD最佳内科治疗。②狭窄≥50%有症状或狭窄≥70%无症状且围术期风险低的患者推荐CEA。③有以下高危因素之一者不建议行CEA，可选择CAS作为潜在替代CEA的治疗手段，年龄≥80岁、Ⅲ级或Ⅳ级心力衰竭（根据纽约心脏协会标准）、慢性阻塞性肺疾病、行颈动脉内膜剥脱术或颈动脉支架置入术、既往行冠状动脉旁路移植术。

2. 非药物治疗 包括戒烟、运动、合理膳食。吸烟与颅外颈动脉内膜中层厚度（carotid intima-media thickness，IMT）和颈动脉狭窄的严重程度相关。吸烟使缺血性脑卒中的相对风险升高25%～50%。戒烟5年内脑卒中风险即显著下降。缺乏运动是脑卒中的危险因素，但改善运动后是否有效还未知。然而Meta分析和观察性研究结果显示，中等至积极体育运动的人群，其脑卒中风险较低。目前推荐：吸烟的CAD患者应给予戒烟指导并努力戒烟；提倡适量和有规律的体育运动；饮食上应控制热量、低脂、低糖、低盐，注意补充纤维素和饮水。

3. 高危因素的处理

（1）控制血压：无症状CAD合并高血压的患者，推荐降压治疗的靶目标在140/90 mmHg以下；重度狭窄或有相关缺血症状且合并高血压的患者，初始降压目标值应不低于150/90 mmHg，降压靶目标要以改善或不加重相关脑缺血症状为前提；CAD血管重建术围术期：收缩压＞180 mmHg禁忌手术，建议术前将收缩压控制在160 mmHg以下，以减少颅内出血风险和过度灌注综合征，术后7天内血压较术前下降25%～30%为宜，但以不发生低血压相关的脑缺血症状为前提；CAD患者发生急性脑卒中时的降压原则参照急性脑卒中诊治指南进行。

（2）控制血脂：缺血性脑卒中的CAD患者目标低密度脂蛋白胆固醇（LDL-C）为≤1.8 mmol/L或较治疗前下降50%；其他CAD患者目标LDL-C≤2.6 mmol/L；未达标者，建议口服调脂药物，首选他汀类药物；如服用高剂量他汀类药物患者LDL-C仍不达标，或不耐受他汀类药物治疗者，加用或换用胆酸结合剂、烟酸或胆固醇吸收抑制药可能有效，合用期间建议密切监测肝功能与肌酸激酶。

（3）对合并糖尿病患者的建议：目标糖化血红蛋白≤7.5%，建议积极饮食控制、运动、降糖药物控制血糖；目标LDL-C：接近或低于70 mg/dl（1.8 mmol/L），建议无禁忌证的患者服用他汀类药物调脂治疗；在有效控制血糖过程中应避免大幅度血糖波动，特别应尽量避免低血糖，尤其在围术期。

（4）控制其他危险因素：如高同型半胱氨酸血症，建议适当补充叶酸。

4. 抗血栓治疗

（1）抗血小板治疗：诊断明确且无禁忌证的CAD患者，建议服用阿司匹林75～150 mg/d或氯吡格雷75 mg/d用于预防缺血性心脑血管事件。对于有频发的脑缺血或TIA症状的CAD患者，建议服用阿司匹林75～300 mg/d或氯吡格雷75 mg/d。对于已经单用一种抗血小板药频发缺血性症状的CAD患者，建议短期行双联抗血小板药治疗，如阿司匹林75～150 mg/d加氯吡格雷75 mg/d，病情稳定后改为单药。最近3个月内有脑梗死的患者，不建议氯吡格雷与阿司匹林联用。抗血小板药的选择应遵循个体化治疗原则，除按上述建议外，还需要考虑患者的危险因素、耐受性、药物费用及其他临床特征。

（2）抗凝治疗：不论是否伴有症状均不建议抗凝治疗。合并急性缺血性脑卒中者，建议按照脑卒中相关指南治疗，早期不建议使用抗凝药治疗缺血性卒中。确需抗凝的患者建议有条件时行脑MRI磁敏感成像检查。若有抗凝治疗适应证如心房颤动、人工心脏瓣膜植入术后等，建议服用维生素K拮抗药华法林，目标国际标准比值（INR）＜75岁2.0～3.0，≥75岁1.6～2.5，预防血栓形成。CAD伴有急性冠状动脉综合征或经皮冠状动脉介入治疗围术期患者，建议按照相关指南在抗凝（普通肝素或低分子肝素）

基础上加用抗血小板药阿司匹林和（或）氯吡格雷，并严密监控出血不良反应。正在口服抗凝药（如华法林）的 CAD 患者，如有频发脑缺血或 TIA 症状，建议加用一种抗血小板药（阿司匹林或氯吡格雷），并将 INR 调至 1.5～2.0，严密监控出血不良反应。

5. 血管重建术　包括 CEA 和 CAS。20 世纪 90 年代以后，有关 CEA 治疗的 3 项具有里程碑意义的随机对照研究对临床实践产生了巨大影响，即欧洲颈动脉外科试验（ECST）、北美有症状颈动脉内膜剥脱术试验（NASCET）和无症状颈动脉粥样硬化研究（ACAS）。结果提示在随访 3 年时手术组发生脑卒中的危险比药物组低 5 倍，手术治疗组的 5 年内脑卒中发生率比药物治疗组低一半（手术组为 5.1%，药物组为 11.0%）。这 3 项试验进一步明确了 CEA 对于症状性 CAD 的疗效，证实了 CEA 可有效降低症状性或无症状性的颈动脉重度狭窄患者的脑卒中风险。基于这些试验，CEA 已经成为标准的治疗方法。

（1）CEA

1）适应证：围术期手术风险低的中重度狭窄（＞50%）的有症状患者或无症状的重度狭窄（≥70%）患者均推荐考虑行 CEA 治疗。

2）禁忌证：合并严重的心、肺、肝、肾功能障碍难以承受手术和（或）麻醉；急性期脑卒中；重度脑卒中，伴有意识障碍；颈动脉闭塞＞24 h，颈动脉颅内段闭塞；颈动脉轻度狭窄（＜50%）；不能控制的高血压、糖尿病等。需要注意如下问题：①有症状指 6 个月内发生过颈动脉供血区的 TIA 或非致残性脑卒中。②围术期内科高风险患者指心血管合并症，Ⅲ、Ⅳ级充血性心力衰竭；Ⅲ、Ⅳ级心绞痛；近期心肌梗死史（＜30 d）；左主干和（或）≥2 支血管冠心病；左心室射血分数≤30%；透析依赖性肾功能衰竭；氧或类固醇依赖性肺病；年龄≥80 岁。③解剖高风险指既往 CEA 后再发狭窄，同侧颈部放疗后遗留永久性损伤，既往根治性颈部手术史，颈动脉分叉位置高和（或）锁骨水平以下的颈总动脉狭窄，对侧喉返神经麻痹，气管切开术后，对侧颈动脉闭塞。

3）围术期处理：CEA 相关并发症包括脑缺血、高灌注综合征、血流动力学不稳定、脑神经损伤、术区血肿形成和感染、再狭窄等。围术期治疗建议：应控制患者可能存在的危险因素，如高血压、糖尿病、高脂血症等，心肺功能评估、戒烟；已行抗血小板或抗凝治疗者，继续用药；最晚在 CE 术前 1 天开始服用阿司匹林（100 mg/d），不能耐受者可用氯吡格雷（75 mg/d）替代；做好术中监测相关准备；术后可考虑丙泊酚镇静 6 小时，密切监护血压、心率情况，观察言语、肢体功能情况；控制高低血压、防治心率过快或过慢，必要时药物干预，控制血压 110～130 mmHg 或 60～80 mmHg，心率 60～80/min；密切注意心脏功能，防治心肌缺血、心律失常等，必要时请心内科协助治疗；术后控制液体量约 2500 ml/d；改善循环，术后 7 天内应用低分子右旋糖酐静脉滴注，每天 1 次；抗凝、抗血小板治疗，术后 24 小时内应用肝素 2500 U 静脉滴注，每 6 小时 1 次，共 4 次；术后第 2 天开始长期口服应用一种抗血小板药；切口处盐袋压迫，观察切口引流和渗出情况；观察有无声音嘶哑、饮水呛咳、伸舌偏向等；控制高血压、糖尿病、高脂血症、同型半胱氨酸，戒烟限酒、适当运动、控制体质量；术后 3 个月、6 个月、1 年行颈动脉无创检查（超声、CTA 或 MRA）评估颈动脉情况。随访颈动脉情况稳定，在严格控制危险因素情况下可延长随访间隔时间；双侧颈动脉狭窄需要行 CEA，在同侧 CEA 术后 6～8 周耳鼻喉科医生评估无声带麻痹、血流动脉学稳定时可考虑对侧行 CEA。

4）CEA 后再狭窄的防治建议：CEA 后严格控制高血压、糖尿病、高脂血症、同型半胱氨酸，戒烟限酒、适当运动、控制体质量；按要求随访，发现再狭窄，优先考虑行 CAS 治疗（见 CAS 手术适应证）。

（2）CAS

1）适应证：有症状、血管狭窄≥50%，内科治疗无效且介入治疗并发症风险中低度的患者；有症状、血管狭窄≥50%，CEA 围术期内科风险较高的患者；无症状、血管狭窄程度≥80% 且因颈部解剖高风险不适宜行 CEA 的患者；急性动脉溶栓后残余狭窄者。

2）禁忌证：神经系统中严重神经功能障碍、显著认知功能障碍、4 周内大脑卒中；临床因素中预期寿命＜5 年、肝素和阿司匹林及噻氯吡啶类禁忌、肾功能不全不能安全使用造影剂、造影剂过敏；解剖因素中无安全血管径路、主动脉弓严重纡曲、颈总动脉或颈内动脉严重纡曲、需要治疗的颅内动脉瘤或动静脉畸形、病变部位严重钙化或血栓形成、完全闭塞。

3）围术期的处理：CAS 相关并发症包括神经系统病变、血管损伤（包括导管进入血管过程中对血管的损伤、对狭窄部位动脉的损伤及对病变远端血管的损伤）、支架装置失灵、内科疾病并发症、穿刺部位并发症、再狭窄、死亡等。CAS 围术期治疗建议，患者在 CAS 术前和术后 90 天或至少 30

天联合服用阿司匹林（75～300 mg/d）及氯吡格雷（75 mg/d）。术后长期应用1种抗血小板药，但氯吡格雷至少应用半年。若患者对氯吡格雷不耐受，可选用其他抗血小板药；高血压患者CAS术前、术后采用降压药物控制血压，收缩压不高于150 mmHg。收缩压≥180 mmHg不能进行CAS手术；CAS术前、术后24小时内进行神经系统相关检查并详细记录结果；当血管损伤风险较低且有条件时在行CAS时采用栓塞预防保护装置以降低脑卒中风险；CAS中常发生压力反射效应（如低血压、心动过缓、血管迷走神经反射、血管减压反射等），除应常规进行持续心电和血压监测外，常需要使用药物来纠正血流动力学异常，例如，术中给予阿托品0.5～1.0 mg静脉注射（在血管成形术或用球囊预扩张之前），使心率提高至80次/min以上，可避免或减少心动过缓的发生。根据临床需要可经静脉临时心脏起搏器治疗。持续的低血压并非少见，在手术操作前应充分水化、仔细调节降压药物的用量以避免该情况发生。当出现持续性低血压时，可静脉注射去甲肾上腺素［1～10 mg/（kg·min）］或采用多巴胺［5～15 mg/（kg·min）］治疗。高血压可在术前、术中或术后出现，将收缩压控制在患者平时可耐受的血压低限水平可减少颅内出血风险和过度灌注综合征；持续低血压但神经系统功能正常者，应在术后继续住院观察一段时间。口服麻黄素片25～50 mg，3～4次/d或静脉滴注多巴胺可有效治疗持续性低血压；CAS术后1个月、6个月及术后每年行无创影像学检查，主要目的是评估颅外段颈动脉通畅情况并了解是否有支架内再狭窄或对侧是否有病变。经过长期随访，若患者病情稳定，可适当延长复查的间隔时间。

4）CAS支架后再狭窄的防治建议：在CAS术中避免多次、高压力的球囊扩张以便有效降低再狭窄的发生率，尤其是对于动脉钙化严重的病例；预防支架术后再狭窄同样需要控制血压、血脂、血糖、血同型半胱氨酸等动脉粥样硬化的危险因素；抗血栓治疗、戒烟、适量运动、减肥、代谢综合征的治疗等，与动脉粥样硬化的二级预防措施相同；对于因内膜增生或动脉粥样硬化所导致的有症状的脑缺血和颈动脉狭窄复发的患者，可再次行CAS（与初次手术的标准相同）；当超声检查或其他具有确诊意义的影像学检查发现颈动脉再狭窄发展迅速并可能完全闭塞时，可再次行CAS；对于无症状、颈动脉狭窄＜70%并且病情长时间较为稳定的患者，可继续观察。

三、四肢动脉粥样硬化性疾病

【定义】★★★△△

四肢动脉粥样硬化性疾病是指四肢动脉粥样硬化导致动脉狭窄甚至闭塞，使四肢组织出现慢性或急性缺血症状的疾病。按部位分为下肢动脉粥样硬化性疾病（lower extremity artery disease，LEAD）、上肢动脉粥样硬化性疾病（upper extremity artery disease，UEAD）。

【流行病学】★★★△△

LEAD是中老年人常见的临床综合征，许多流行病学研究对其患病率进行了调查，所采用的诊断方法包括间歇性跛行问卷表、踝肱指数（ankle brachial index，ABI）及脉搏波传导速度（pulse wave velocity，PWV）等无创方法。结果显示，LEAD的患病率取决于被调查对象的年龄、危险因素及基础疾病。国外的流行病学调查结果显示，LEAD的患病率在不同的人群有较大差异，为3.6%～29%。国内报道显示，LEAD的发生和严重程度与年龄、吸烟、糖尿病病程、血糖稳定程度、高收缩压、高胆固醇及高低密度脂蛋白胆固醇（LDL-C）呈正相关。30%的脑血管病患者及25%的缺血性心脏病患者并存LEAD。因此，LEAD是动脉硬化全身性疾病的重要窗口，其早期检出与有效干预对全身性动脉硬化对靶器官的防治有重要价值。LEAD患者每年病死率较低，心肌梗死、卒中、血管性死亡的联合事件为每年4%～5%，如果将血供重建包括在内则可增加至每年6%。LEAD患者中严重肢体缺血（critical limb ischemia，CLI）患者的1年病死率约为25%，截肢者可达45%。28.8%的LEAD患者一旦出现症状后会有持续疼痛，8.2%的患者需要行血供重建或截肢，1.4%的患者进展为缺血性溃疡。LEAD患者心肌梗死、卒中、心血管性死亡危险性增加，心肌梗死的危险增加20%～60%，冠心病事件导致的死亡危险增加2～6倍，卒中的危险增加约40%。

UEAD最常见的部位为锁骨下动脉疾病，其流行病学资料较少，美国的研究数据显示，锁骨下动脉狭窄在总体人群中的患病率为1.9%，并随增龄而增加，＜50岁人群的患病率为1.4%，而＞70岁人群的患病率为2.7%。

【临床表现】★★★△△△

（一）LEAD

下列人群需要进行下肢动脉功能检查。年龄<50 岁的糖尿病患者，伴有下列 1 项或多项动脉粥样硬化危险因素，如吸烟、高血压、血脂异常和高凝状态；年龄 50～64 岁，有心血管危险因素，尤其是吸烟或糖尿病；年龄≥65 岁；已知有冠状动脉、颈动脉或肾动脉粥样硬化疾病者，或所有 10 年冠心病风险达 10%～20% 的人群；运动后有下肢疲劳症状或有难以愈合的伤口。

1. 无症状型 LEAD 部分下肢周围动脉闭塞症患者无下肢局部缺血或跛行症状，称非典型症状或无症状，但是存在下肢运动功能受损的表现：①站立平衡能力减弱。②由坐姿起立的时间延长。③步行速度减缓，步行距离缩短。

2. 间歇性跛行 ①步行一段距离时发生一侧或双侧下肢疼痛，疼痛总是累及一个功能肌肉单位（如小腿、臀部、大腿等），其中以腓肠肌、小腿肌群疼痛最常见。②疼痛持续存在，直到患者站立休息一段时间，表现为典型的“行走 - 疼痛 - 休息 - 缓解”的重复规律，每次疼痛出现前行走的距离亦大致相当。③病变越重，每次疼痛出现前行走的距离越短。

3. 严重肢体缺血（CLI） 由于动脉闭塞引起的慢性缺血性疼痛（静息疼痛）、溃疡或坏疽，可伴局部蜂窝织炎、骨髓炎甚至败血症。如不进行有效治疗，6 个月内常需进行截肢手术。①静息疼痛：休息时疼痛提示严重的动脉阻塞，常是肢体丧失运动功能的先兆；疼痛常发生于夜间，与平卧位丧失了重力性血流灌注作用有关；患者常于入睡后数小时因严重烧灼痛而疼醒，肢体下垂后疼痛可能减轻；病程晚期，休息时疼痛可持续存在，肢体下垂亦不能缓解。②溃疡或坏疽。

4. 急性肢体缺血（acute limb ischemia，ALI） 在动脉硬化狭窄的基础上合并血栓形成导致，表现为急性疼痛（可因感觉神经缺失而导致疼痛感缺失或减弱）、瘫痪、感觉异常、皮肤苍白、趾端凉。动脉栓塞的临床诊断为患肢症状突然加剧或恶化，可伴有其他周围动脉栓塞的表现，对侧肢体收缩压或动脉搏动正常。

5. 体征

（1）一般体征：常表现为四肢血压不一致；下肢皮肤和趾甲颜色改变、水肿、皮温降低、肌萎缩；长期缺血伴有萎缩性改变（如皮肤干燥变薄、毛发脱落及趾甲变厚等），晚期足趾和角质突出部位可见缺血性溃疡。

（2）患肢体位改变试验：将患肢上抬与水平成 60°，在 60 秒内出现苍白提示动脉闭塞；再将肢体下垂，如肢体转红的时间>1 秒，表浅静脉充盈的时间>15 秒，亦提示有动脉闭塞，且延长的时间与缺血程度相关。

（3）股部、腘部、足背部及胫后动脉搏动情况：如果股动脉、足背动脉或胫后动脉搏动显著减弱或消失，特别是两侧肢体的搏动有差别时，提示有动脉闭塞；部分下肢近端或远端间歇性跛行的患者可能由于侧支循环供血存在，使上述局部动脉搏动可接近正常。

（4）病变血管近端杂音：股腘动脉常可闻及杂音，收缩期杂音提示动脉狭窄，伴有震颤提示动脉狭窄严重；未听到杂音并不代表无病变。

（二）UEAD

UEAD 最常见的部位是左锁骨下动脉，临床上患者常常因为无脉症和锁骨下动脉盗血综合征而就诊发现此病。由于动脉闭塞和侧支循环发生的过程比较长，因此，症状明显的患者不多，约占全部无名动脉或左锁骨下动脉闭塞患者的 15%。一般认为，左锁骨下动脉闭塞后，从无症状到出现较为明显的椎 - 基底动脉供血不足症状的疾病进展时间大多在 2～5 年。锁骨下动脉盗血的临床表现：①上肢动脉缺血的表现，包括无脉征、双上肢动脉血压相差>15 mmHg、上肢间歇性疼痛、不全性麻痹、上肢末梢动脉栓塞性缺血表现。②椎 - 基底动脉供血不足的表现，包括运动失调、复视、晕厥、乏力、头晕、恶心、呕吐等症状。③其他少见症状，如冠状动脉盗血综合征，其发生原因是位于内乳动脉 - 冠状动脉桥血管近心端的左锁骨下动脉闭塞后，严重影响内乳动脉向冠状动脉的血液供应，从而引发冠心病心肌缺血的临床表现。由于近年来使用左内乳动脉进行冠状动脉旁路及需要长期血液透析的老年患者逐年增加，因此，对无症状性左锁骨下动脉闭塞的患者现在也常需要积极治疗。无名动脉硬化性闭塞的情况虽然相对少见，但一旦发生，临床症状大多数比较明显和严重，且常以脑部缺血性表现为主，包括运动失调、复视、晕厥、乏力、头晕、恶心、呕吐等，有些患者还同时伴有患侧上肢动脉缺血和末梢动脉栓塞的表现。

【辅助检查】★★★△△△

1. ABI

（1）方法：用袖带血压计分别测定双侧肱动脉

和双侧踝动脉收缩压，并将二者进行比较，正常时踝动脉收缩压≥肱动脉收缩压。踝动脉收缩压的测定方法，将袖带置于踝骨上方，将听诊器耳件或多普勒血流仪探头置于足背动脉或胫后动脉，充气致动脉搏动消失后缓慢放气，以听到或测到的第1次搏动为踝动脉收缩压。右侧ABI＝右踝收缩压高值/双上肢收缩压高值，左侧ABI＝左踝收缩压高值/双上肢收缩压高值。

（2）测定ABI的意义：判断从心脏到踝部之间是否存在严重循环阻塞性疾病；对阻塞严重程度提供初步评估的依据；有助于鉴别诊断，如患者存在其他原因引起的下肢疼痛，ABI可以正常或踝部动脉压力与症状不符；可用于预测肢体存活程度、伤口愈合情况和患者生存率；可用于检测无症状肢体的血管病变。

（3）ABI的诊断标准：ABI定义的正常值为1.00～1.40，≤0.90定义为异常，0.91～0.99为临界，＞1.40表明血管严重钙化或弹性减低。

（4）ABI运动试验：6分钟步行试验，可以合理地对跛行的功能缺陷、老年患者的治疗反应及不适宜做平板运动试验的人群提供客观的评估标准。平板运动试验：用于静息ABI正常值或临界值的LEAD患者的诊断，帮助鉴别真假间歇性跛行；评估LEAD患者的下肢血流动力学变化，为病变程度提供客观证据和对治疗的反应；评估运动安全性和个体化运动治疗方案。结果判断：静息ABI为0.90以上，运动1 min后ABI下降20%可诊断LEAD。

2. 趾肱指数（toe brachial index，TBI） TBI是快速、有效的确诊方法，或对于存在小动脉阻塞性疾病患者定量测量血流灌注的方法，可用于胫后动脉、足背动脉严重硬化的患者，需用专用袖带。右侧TBI＝右趾收缩压高值/双上肢收缩压高值；左侧TBI＝左趾收缩压高值/双上肢收缩压高值。TBI＜0.60属于异常，TBI＜0.15（趾动脉压＜20 mmHg）见于静息痛患者。TBI可用于诊断血管弹性差、ABI可信度低（通常是因为长期糖尿病或高龄）的可疑LEAD患者。

3. 影像学检查

（1）二维及多普勒超声检查：简单、经济、可重复性好，对诊断LEAD的解剖定位和狭窄的严重程度很有帮助；常规监测静脉旁路行股-腘动脉和股-胫-足动脉旁路移植术后的患者，对股浅动脉阻塞检测的准确性比腹主动脉与髂动脉高；用于选择适合进行血管内介入治疗的患者和适合进行外科旁路手术的患者，并可以帮助选择外科手术吻合部位；可用于评估经皮血管内成形术后的血管通畅情况。

（2）CT血管成像（CTA）：目前较为先进的无创性检查方法，可诊断LEAD患者的病变部位和明显的狭窄。因需要用含碘造影剂，肾功能不全或高龄的患者使用受限。

（3）磁共振血管成像（MRA）：可以诊断LEAD病变部位和狭窄程度；对血管内介入治疗的病例选择有帮助；可用来选择适合外科旁路术的LEAD患者和外科吻合部位；可以用于LEAD患者血供重建术（介入治疗或外科旁路）后的监测。但MRA需要钆增强来完成，可能高估血管狭窄程度，且不可用于对磁共振有禁忌的患者（如起搏器、除颤器、颅内金属支架、夹子、线圈和其他的金属装置）。

（4）动脉血管数字减影造影（digital subtraction angiography of artery，DSA）：考虑行血供重建术的LEAD患者需进行主动脉及其分支DSA检查。对于CTA仍未能明确诊断而临床上有明显动脉缺血症状的患者，可考虑做动脉造影。

4. 血管功能检查 包括脉搏波速度（PWV）、脉搏容积描记及血管内皮功能检查，最新的研究技术包括动脉内膜追踪技术、速度向量成像技术及血管内超声，均有助于确定血管闭塞的部位、程度。

5. 实验室检查 患者初诊时需进行血尿常规、空腹血糖和（或）糖化血红蛋白、血肌酐、血尿素、肌酐清除率、血脂、凝血功能、同型半胱氨酸水平等检查，以便检出可治疗的危险因素及诊断相关疾病。

【诊断及鉴别诊断】★★★△△△

（一）LEAD诊断与临床分期

1. 诊断标准

（1）LEAD：有下肢缺血症状或体征（间歇性跛行、下肢静息痛、足温低、毛发少或足部皮肤发绀）、股动脉闻及杂音、足背动脉或胫后动脉搏动减弱或消失；静息ABI≤0.90，或TBI＜0.60，或运动后ABI下降20%；超声多普勒检查和其他影像学检查（CTA、MRA、DSA）显示下肢动脉硬化狭窄或闭塞性病变。

（2）ALI：在动脉硬化狭窄的基础上合并血栓形成导致，有提示肢体缺血的“5P”表现——疼痛、麻痹、感觉异常、无脉和苍白（pain，paralysis，paresthesias，pulselessness，pallor）。

2. 鉴别诊断

（1）急性动脉栓塞：急性发病，多见于心源性或动脉源性血栓栓塞，如心房颤动并心脏附壁血栓、主动脉夹层动脉瘤血栓、动脉导管操作相关血栓、主动脉内球囊反搏及心脏辅助装置血栓等。

（2）血栓闭塞性脉管炎：多见于男性青壮年，是一种慢性、周期性加重的全身中小型动、静脉的阻塞性疾病；约 40% 患者在发病早期或发病过程中，小腿及足部反复发生游走性血栓性浅静脉炎，脉管炎患者一般无高血压史、糖尿病、冠心病史等。

（3）多发性大动脉炎：多见于青年女性，主要侵犯主动脉及其分支的起始部，如颈动脉、锁骨下动脉、肾动脉等。病变引起动脉狭窄或阻塞，出现脑部、上肢或下肢缺血症状，肾动脉狭窄可出现肾性高血压，如并存双侧锁骨下动脉狭窄，可有上肢低血压、下肢高血压；胸腹主动脉狭窄则出现上肢高血压、下肢低血压。病变活动期有发热和血沉增快等现象。

（4）结节性多动脉炎：皮肤常有散在的紫斑、缺血或坏死，常有发热、乏力、体重减轻、红细胞沉降率增快等，并常伴有内脏器官病变，很少引起较大的动脉闭塞或动脉搏动消失，要确诊本病需行活检。

（5）特发性动脉血栓形成：发病较急，多并发于其他疾病如结缔组织疾病（系统性红斑狼疮、结节性动脉周围炎、类风湿关节炎等）和红细胞增多症，也可发生于手术或动脉损伤后。

（6）其他疾病：需与可引起假性间歇性跛行（非血管性间歇性跛行）的其他疾病，包括神经根压迫、椎管狭窄、有症状的贝克囊肿、慢性肌筋膜综合征、神经性疼痛、髋关节炎等进行鉴别。

3. 临床分期　周围动脉疾病严重程度临床分期以 Fontaine 分期最常用。

（1）Fontaine Ⅰ期，轻微症状期：发病早期，多数患者无症状，或者仅有轻微症状，如患肢怕冷、行走易疲劳等。体格检查可扪及下肢动脉搏动，此时让患者行走一段距离再检查，常能发现患者下肢动脉搏动减弱甚至消失。

（2）Fontaine Ⅱ期，间歇性跛行期：是周围动脉疾病特征性表现。随着下肢动脉狭窄的程度及阻塞的范围不断增大，病变动脉只能满足下肢肌肉组织静息状态下的供血。步行后病变动脉无法满足肌肉更多的血液灌注需求，代谢产物使小腿酸痛。患者被迫停下休息一段时间后再继续行走。病变的发展使间歇性跛行的距离越来越短，休息时间则越来越长。临床上常以跛行距离以 200 m 作为间歇性期的分界，Ⅱ期常常被划分为Ⅱ a 期（绝对跛行距离＞200 m）和Ⅱ b 期（绝对跛行距离≤200 m）。

（3）Fontaine Ⅲ期，静息痛期：当病变动脉不能满足下肢静息状态下血供时即出现静息痛。疼痛部位多在患肢前半足或趾端，夜间及平卧时容易发生。疼痛时，患者喜欢屈膝，常整夜抱膝而坐，部分患者因长期屈膝，导致膝关节僵硬。此期患肢常有营养性改变，表现为皮肤呈蜡纸样，指甲生长缓慢且变形增厚，患足潮红，但上抬时又呈苍白色，小腿肌萎缩。静息痛是患肢趋于坏疽的前兆。

（4）Fontaine Ⅳ期，溃疡和坏死期：当患肢皮肤血液灌注连最基本的新陈代谢都无法满足时，连轻微的损伤也无法修复而出现肢端坏疽。坏疽不断扩大，导致肢体坏疽。合并感染将加速组织坏死。

（二）UEAD 的诊断

除了仔细询问病史以外，详细的体检是发现和诊断 UEAD 最为实用的临床手段之一。通过对颈部和上肢血管的触诊、听诊可以明确病变血管的杂音、外周脉搏减弱或无脉、血压明显降低或双侧肢体血压明显不对称等。

影像学检查是确诊 UEAD 非常重要的无创性手段。采用多普勒超声检查肱动脉和头臂动脉血流可以发现来自对侧椎动脉的逆行血流，进而确诊锁骨下动脉窃血。磁共振和 CT 检查可以直接显示狭窄或闭塞的血管段。尽管如此，目前临床上确诊 UEAD 的金标准仍然是直接动脉造影。

【治疗】★★★△△

（一）LEAD

1. 治疗原则

（1）无症状性 LEAD：治疗目标是控制危险因素、密切追随观察、综合抗动脉硬化治疗。

（2）间歇性跛行：治疗目标是缓解症状、提高运动能力。应首先考虑药物治疗和运动锻炼，对药物治疗无效的严重间歇性跛行患者可考虑血供重建治疗。

（3）CLI：治疗目标是减轻缺血疼痛、治疗神经缺血性溃疡及并发症、保存肢体、提高生活质量、延长寿命。主要疗效指标是无截肢生存率。

（4）ALI：首要治疗目标是阻止血栓蔓延和恶化性缺血。需紧急进行处理，方法包括血管内抗凝治疗和血供重建，必要时考虑截肢手术。

2. 非药物治疗

（1）患者教育：向患者讲授有关 LEAD 的基本知识；向患者解释治疗目标、控制危险因素的重要性，怎样通过步行训练改善症状，以及如何改善生活质量；告知患者，LEAD 患者冠心病和脑血管疾病死亡的风险（每年 5%～10%）高于进展为 CLI 和截肢的风险（每年＜1%），因此，应采取改善生活方式等综合治疗措施。

（2）改善生活方式：戒烟；控制体重，患者的体重与出现跛行疼痛的距离直接相关，超重患者减肥后可延长行走距离（目标 BMI 18.5～23.9 kg/m²）；低脂饮食。

（3）步行锻炼：是最有效的治疗方法之一，可以增加步行距离、改善生活质量。有计划的辅导性锻炼是治疗间歇性跛行的基础。最有效的运动为平板运动或走步，强度达到引发间歇性跛行后休息，每次 30～60 分钟，每周 3 次，连续 3 个月后需进行 1 次疗效评估。

（4）足部保健：教育患者及其家属，应保持患足干燥，注意保暖和预防外伤；选择合适宽松的鞋，足部畸形的患者需要穿加肥、加深或特制的鞋；袜子要软，每日更换，保持干燥清洁；每天用温水和无刺激性的肥皂洗脚后擦干，并涂护肤油；切忌洗脚水温过高造成烫伤。

3. 药物治疗

（1）控制危险因素

1）控制血压：① LEAD 患者血压应控制至≤140/90 mmHg，对老年患者，血压应控制于≤150/90 mmHg，如能耐受可进一步降至≤140/90 mmHg。② LEAD 患者可应用高选择性 β 受体阻滞药，而非绝对禁忌。③ LEAD 患者应用血管紧张素转换酶抑制药（ACEI）可减少心血管事件的风险。④应避免收缩压下降过快，若药物造成收缩压迅速下降可引起部分 LEAD 患者的症状恶化。

2）调节血脂：①所有 LEAD 患者血脂控制基本目标均为 LDL-C≤2.0 mmol/L，在饮食控制的同时服他汀类药物治疗。②并存代谢综合征的 LEAD 患者应控制体重，增加运动量，治疗其他血脂异常。

3）控制糖尿病：①并存糖尿病的 LEAD 患者可进行适当上述的足部护理，皮肤破损和溃疡必须立即治疗。②并存糖尿病的 LEAD 患者应严格控制血糖，基本目标为血糖＜6.1 mmol/L、糖化血红蛋白＜7.5%。老年（＞65 岁）患者可酌情放宽控制目标。

（2）抗血小板药：①能够减少症状性 LEAD（包括间歇性跛行、CLI、既往下肢动脉重建或因缺血截肢）患者心肌梗死、脑卒中、血管性疾病死亡的风险。②阿司匹林 75～300 mg/d 或氯吡格雷 75 mg/d 可以减少症状性 LEAD 患者的心肌梗死、脑卒中、血管性疾病死亡的风险，疗效确切、安全。③在无症状 ABI≤0.90 的患者中，抗血小板治疗可减少心肌梗死、脑卒中、血管性疾病死亡的风险。

（3）改善肢体缺血的药物：①西洛他唑，50～100 mg 口服，每天 2 次，可使无心力衰竭的间歇性跛行患者症状改善并增加行走距离；无心力衰竭但活动受限的跛行患者，应采用西洛他唑治疗，该药兼有抗血小板的作用。②沙格雷酯，100 mg，每天 3 次，也可改善患者症状。③己酮可可碱，能够改善 CLI 患者症状，增加间歇性跛行患者最大行走距离。④凝血酶抑制药阿加曲班，适用于改善四肢溃疡、静息痛及冷感症状，尚需要更多的临床证据。⑤草酸萘呋胺，可以增加间歇性跛行患者无痛行走距离并改善生活质量。⑥静脉应用前列腺素 E_1（prostaglandin E-1，PGE-1）或伊洛前列腺素，7～28 天可减轻缺血性疼痛，并有助于 CLI 患者溃疡的愈合，但仅对部分患者有效。口服前列环素类似物，如前列环素（prostacyclin-2，PGI-2）衍生物贝前列素钠也可改善患者症状。⑦尿激酶、链激酶、阿替普酶等可用于 ALI 的经导管溶栓治疗，14 天之内的 ALI 经导管溶栓治疗有效、有益，且较手术治疗风险低。⑧活血化瘀中药也有改善缺血症状的作用。

4. 血供重建治疗 合并间歇跛行、静息痛及缺血性溃疡或坏疽且内科治疗疗效不佳的患者，需考虑血供重建术治疗。血供重建术的指征包括严重间歇性跛行影响患者的生活质量，药物治疗无效；有静息疼痛；皮肤溃疡及坏疽。对于病变相对局限的患者首选经皮血管腔内成形术（percutaneous transluminal angioplasty，PTA）及支架植入术治疗。对于病变复杂且合并 Fontaine Ⅲ、Fontaine Ⅳ期症状的患者则往往需要接受自体或人工血管动脉旁路移植术。

（1）PTA 合并支架术（stenting）：是目前治疗下肢动脉硬化性闭塞的首选治疗方法。在导丝引导下穿越病变段，插入球囊导管，扩大病变管腔，恢复血流，结合血管腔内支架的应用，可以提高中、远期通畅率。创伤小，术后恢复快。

（2）动脉旁路手术：采用人工血管或自体静脉，于闭塞动脉段近、远端做旁路转流，仍是治疗下肢动脉硬化性闭塞的重要方法。分为解剖旁路和解剖外旁路两种。①解剖旁路：即按照人体血管行经架设旁路血管。②解剖外旁路：适用于全身情况差，无法耐受常规旁路手术，或者发生抑制血管感染无法行解剖内旁路的患者。

（3）血栓内膜切除术：适用于短段下肢动脉硬化性闭塞的患者。方法是显露病变动脉，上下阻断后，做动脉纵向切口，将斑块与动脉中层分离并切除。

（4）静脉动脉化：仅适用于无流出道而严重静息痛的患者，但中远期疗效不佳。

（5）截肢术：对出现患肢大片坏疽的患者，需要进行截肢手术治疗。

（二）UEAD

1. 药物治疗原则 可参照 LEAD 的药物治疗，主要是控制危险因素，预防疾病的发展。

2. UEAD 的介入及手术治疗原则

（1）对于有症状的 UEAD，可采取血供重建。

（2）对于考虑行血供重建的上肢动脉粥样硬化疾病，血管内介入治疗应作为首选治疗方法；对于完全性右侧锁骨下动脉闭塞性病变，在选择介入治疗时应慎重。

（3）对于血管内介入治疗失败，且手术风险较低的患者，可考虑外科手术。

四、动脉粥样硬化性肾动脉狭窄

【定义】★★★△△

动脉粥样硬化性肾动脉狭窄（atherosclerotic renal arterial stenosis，ARAS）是指由于动脉粥样硬化引起的肾动脉管腔狭窄。目前普遍认为，当局限性管腔狭窄程度≥50% 时，才是有临床意义的肾动脉狭窄。ARAS 可进展至严重的肾动脉狭窄乃至肾动脉闭塞，是缺血性肾病、顽固性心绞痛和心力衰竭的主要病因之一。研究表明，ARAS 是近年来老年患者终末期肾病（end stage renal disease，ESRD）病因中增长最快的病变。ARAS 所致的 ESRD 患者预后较差，也是心血管疾病全因死亡的独立预测因子。ARAS 患者的预后与狭窄的严重程度和肾功能恶化的程度明显相关。

【流行病学】★★★△△

目前尚无整个人群 ARAS 患病率的流行病学资料，现有资料均以高危人群为研究对象。在 65 岁以上老年人群中，ARAS 患病率至少为 7%。在疑为冠心病患者中，ARAS 患病率为 14%～17%；在确诊的冠心病患者中，ARAS 患病率为 12.7%～27.9%。风险因素为年龄、体质指数、血肌酐、高血压史、糖尿病病史、缺血性脑血管病病史与顽固性高血压，其中年龄、高血压和冠状动脉多支血管病变为 ARAS 的独立危险因素。ARAS 在脑血管疾病患者中的检出率为 30%。在周围血管疾病患者中，ARAS 检出率最高，研究发现，下肢血栓栓塞性疾病患者中检出率为 40%。尸检资料发现，糖尿病合并 ARAS 的比例为 8.3%，其中 43% 为双侧病变。并存高血压的糖尿病患者中，ARAS 发生率为 10.1%。在并存下肢血管病变的糖尿病患者中，ARAS 的检出率可高达 50%。另外，研究发现 ARAS 患者合并颈动脉狭窄的比例也较高。临床研究资料显示，在我国肾动脉狭窄病因中，动脉粥样硬化所致比例从 1990 年前的 28.9% 增至 1990 年后的 64%～71.1%，成为目前肾动脉狭窄的首要病因。

【诊断及诊断方法】★★★△△△

ARAS 起病隐匿，通常因出现顽固性高血压就诊而发现。当患者出现下列临床线索时高度提示有 ARAS 的可能：① 55 岁以后开始出现高血压，且无高血压家族史者。②发生急进性高血压、顽固性高血压和恶性高血压者，或以往得以控制良好的高血压突然加重并持续恶化者。③经血管紧张素转化酶抑制药（ACEI）或血管紧张素受体拮抗药（ARB）治疗后，发生肾功能恶化（特别是血肌酐升高幅度大于 30%）者。④出现无法解释的肾脏萎缩或双肾长径差异超过 1.5 cm 者。⑤出现无法解释的突然加重和（或）难治性肺水肿者。⑥伴有冠状动脉多支血管病变、脑血管病变或周围动脉粥样硬化性疾病者。

目前临床诊断 ARAS 常用彩色多普勒超声、MRA、CTA、肾动脉造影等方法。巯甲丙脯酸肾脏闪烁成像术、选择性的肾血管肾素检测、血浆肾素活性及卡托普利实验等方法，由于其诊断的可靠性较差，目前已不推荐为诊断 ARAS 的方法。

（一）彩色多普勒超声

彩色多普勒超声检查是目前临床广泛应用的 ARAS 筛查方法。其主要根据肾动脉血流动力学的改变，采用肾动脉收缩期峰值流速（PSV）、肾动脉收缩期峰值流速与肾动脉水平腹主动脉峰值流速比值（RAR）及肾内动脉收缩早期加速时间（AT）相结合的方法判断肾动脉狭窄程度。当 PSV≥180 cm/s、RAR≥3.0，表明肾动脉狭窄程度大于 60%。AT≥0.07 s 往往提示肾动脉狭窄程度已超过 70%，敏感性可达 93%，特异性可达 100%。另外，通过测量肾内动脉的阻力指数，能够预测血管重建术的临床效果。但彩色多普勒超声对副肾动脉和侧支循环的显示较差，检查费时，诊断准确性受肾动脉狭窄程度、患者肥胖、肠道气体干扰、呼吸配合以及操作者的经验、仪器质量等主、客观方面的多种因素影响。

（二）MRA

MRA 诊断 ARAS 的敏感性和特异性均较高，使用含钆对比剂进行动态增强扫描可提高诊断的敏感性和特异性（达97%和93%），有助于显示肾动脉分支的狭窄和副肾动脉、侧支循环的状况，并有助于评估肾实质损伤情况。但MRA检查费用昂贵，不能应用于体内已植入心脏起搏器以及金属大支架的患者（其他支架能否进行MRA检查需严格参照供应商的说明书）。此外，在肾小球滤过率（GFR）＜30 ml/min的慢性肾脏病患者中，尤其是在透析患者中，含钆对比剂有可能导致致残性的肾源性系统性纤维化，故一般不推荐使用。如果必须使用，则尽可能采用低剂量（如＜0.2 ml/kg）。另外，MRA可能会放大肾动脉狭窄的程度。

（三）CTA

CTA诊断ARAS的敏感性和特异性较高，容易判断血管钙化的情况，还能使金属支架显像，可检测支架处再狭窄的情况。其不利之处在于患者接受的放射性剂量较高，需要应用较大剂量的碘对比剂，导致对比剂肾病的危险性较大且不能应用于碘过敏者。此外，CTA与MRA均只提供解剖方面的信息，难以预测血管重建的临床效果。

（四）肾动脉血管造影

肾动脉血管造影是诊断ARAS的金标准，其不仅能确定是否存在狭窄和阻塞，而且可判断血管狭窄的程度和部分病因，评估血供重建术的可行性。但是含碘对比剂有肾毒性，检查操作有诱发胆固醇结晶栓塞的可能，因此，只有在考虑患者需要行介入治疗的情况下，才推荐肾动脉血管造影术作为诊断ARAS的检查方法。在操作过程中，应充分考虑患者的肾功能、有效血容量及是否伴有糖尿病等并发症的情况，在纠正相关危险因素后，结合患者肾功能情况选择合适的对比剂种类和剂量，尽可能减少对比剂的使用剂量；对于已有肾功能不全的患者，两次造影（包括CTA增强扫描检查）间隔时间最好大于2周。临床上对于明确诊断冠心病伴有下列特征的患者，在冠状动脉造影后可考虑行肾动脉造影检查，以便早期发现ARAS：①伴有周围血管粥样硬化性疾病及脑血管病并有高血压者。②冠状动脉多支血管病变者。③冠状动脉单支血管病变合并有严重高血压者。④年龄＞60岁、有顽固性高血压及轻度肾功能不全，临床高度怀疑有ARAS者。

对临床上高度怀疑、具有明显临床特征线索的患者应进行ARAS的筛查，筛查首选肾动脉多普勒超声等非创伤性检查，同时依据患者具体情况考虑行MRA或CTA检查，如仍不能明确，可考虑进一步行肾动脉血管造影或腹主动脉造影等有创性检查明确诊断，并同时做好植入支架的准备，但对有创性检查应严格掌握适应证。

【治疗】★★★△△

ARAS治疗的主要目标是保护肾功能，其次是控制血压，最终目标是降低心血管事件的病死率。目前主要治疗方法是药物治疗和介入治疗，但仍保留有需外科手术治疗的病例，如肾动脉分支病变、狭窄的肾动脉发自腹主动脉瘤及介入治疗失败者。目前，对于老年ARAS患者的介入治疗在安全性、能否保护肾功能、能否有效降低血压等方面尚存在较大争议，因此，药物治疗和介入治疗的有效性和安全性是临床研究的主要方向。

（一）药物治疗

主要目的是控制血压，稳定斑块，防止肾功能恶化，降低心、脑血管终点事件的发生。药物治疗对血管严重狭窄或闭塞无明显疗效。

1. 控制血压 治疗目标是将血压控制在140/90 mmHg以下，如果患者伴糖尿病、蛋白尿或心、脑血管病变，血压应控制在130/80 mmHg以内。老年患者的血压控制达标，应特别注意要保证重要脏器的血液灌注及患者的耐受程度。对于单侧ARAS患者，ACEI、ARB、长效二氢吡啶类钙拮抗药、β受体阻滞药和小剂量利尿药等均可以使用或联合使用。ACEI、ARB类药物对降低ARAS患者病死率有益，可以作为一线治疗药物，但是对于估算肾小球滤过率（eGFR）＜60 ml/（min·1.73 m^2）及伴有高钾血症的患者应慎用。在用药过程中，严密监测患者血清钾和血清肌酐水平的变化，有条件时，可行分侧GFR测定，并在用药后3个月复查。对双侧ARAS、孤立肾ARAS或伴有失代偿性的充血性心力衰竭的患者，使用ACEI或ARB类药物有可能会导致急性肾损伤，此时采用长效二氢吡啶类钙拮抗药更为安全、有效。

2. 降低心脑血管终点事件的发生 可应用他汀类药物纠正脂质代谢紊乱，稳定斑块，治疗目标是将低密度脂蛋白（LDL-C）控制在2.6 mmol/L以内，对并存冠心病等高危因素者，LDL-C应更加严格控制在2.1 mmol/L以内；严格控制血糖，糖化血红蛋白应＜7.0%；采用阿司匹林、氯吡格雷等药物抗血小板聚集治疗；劝诫患者控烟或戒烟。研究表明，心、脑血管并发症是ARAS患者死亡的主要原因，因此，即使在进行成功的肾动脉血管成形术后，患者仍需继续应用 ACEI 或 ARB、他汀类药物及抗血小板聚集等综合治疗。

3. 防止肾功能恶化　ARAS 患者肾功能恶化的病因是多方面的，除了采用以上治疗措施外，在 ARAS 诊治过程中还应尽量避免损伤肾功能，如不使用肾毒性药物、避免发生对比剂肾病、及时纠正有效血容量不足和血压水平过低等因素，积极纠正心力衰竭等。

（二）介入治疗

肾动脉血供重建的目的是通过解除肾动脉狭窄，恢复肾脏血流量。主要目标是改善高血压、保护肾功能或治疗严重肾动脉狭窄的病理生理效应，包括充血性心力衰竭、反复发作的急性肺水肿及心绞痛等；次要目的是减少降压药物的使用，保障慢性心力衰竭或心肌病患者可更安全地使用 ACEI 类药物等。近年来，接受经皮介入治疗的 ARAS 患者迅速增加，在许多医院已基本取代了开放式的外科手术治疗。

1. 适应证　一般认为，当血管直径狭窄≥70%、跨狭窄收缩压差＞20 mmHg 时有血供重建指征，尤其是双侧或单侧肾肾动脉血管直径狭窄≥70% 为血供重建的强力指征。但是，在做经皮肾动脉介入重建血供之前，最重要的步骤是评估肾动脉狭窄与临床症状之间是否存在因果关系，即除了有血流动力学异常的肾动脉狭窄外，还需要伴有以下 1 项以上的临床情况，才考虑行介入治疗。①高血压Ⅲ级。②突发或进行性的肾功能恶化，无法用其他原因解释。③短期内患侧肾出现萎缩。④使用降压药，尤其是应用 ACEI 或 ARB 类药物后肾功能出现恶化。⑤伴不稳定心绞痛。⑥反复发作的急性肺水肿与左心室收缩功能不匹配。

当患者有下列情况时，一般较难以从血管介入治疗中获益，通常不建议进行介入治疗：①患侧肾已明显萎缩，长径＜7.0 cm 和（或）肾内段动脉阻力指数＞0.8。②患者已有明确的对比剂过敏史或胆固醇栓塞病史。③合并严重疾病，预期寿命有限或无法耐受经皮介入治疗。④病变肾动脉的解剖结构不适合经皮介入治疗。⑤病变肾动脉的解剖结构虽然适合经皮介入治疗，但支架置入后可能会严重影响其他重要的后续治疗者。

2. 方法的选择　经皮肾动脉球囊扩张成形术（percutaneous renal artery balloon angioplasty，PTRA）和支架置入术（percutaneous renal artery balloon angioplasty and tenting，PTRAS）是目前最常用的肾动脉血供重建方法。临床随机试验和荟萃分析显示，ARAS 要获得满意的血供重建和减少再狭窄率应常规使用支架置入，但对于不适合支架置入的病变仍可采用 PTRA 治疗。肾动脉开口部病变，PTRA 效果不理想，多主张直接行血管内支架置入；对于病变部位粥样硬化斑块负荷大，而且肾动脉解剖条件适合的肾功能不全高危患者，采用远端栓塞防护装置（distal protection devices，DPD）可能有助于防止远端栓塞。

3. 主要并发症及防治　肾动脉介入除了导管介入的一般风险外，操作相关的肾脏严重并发症有肾动脉栓塞、肾动脉破裂、肾动脉穿孔、肾动脉夹层。在肾动脉介入治疗病例数多且有经验的医学中心，与肾动脉 PRTA 或 PTRAS 相关的并发症总发生率＜10%，严重并发症的发生率＜3%。肾动脉血供重建成功后，肾功能损害加重的主要原因有对比剂肾病、胆固醇结晶栓塞及血容量不足等因素，这些潜在的并发症，尤其对于已存在肾功能不全的患者明显有害。因此，严格把握肾动脉介入适应证，防范介入治疗对肾脏的直接损害，提高手术成功率，是保证肾动脉支架置入术疗效的核心。对比剂肾病是介入治疗后肾功能损害加重的常见原因，在肾功能正常者，对比剂肾病的发生率仅为 0～5%，而在已有肾功能不全的高危患者中，对比剂肾病的发生率可高达 12%～27%。虽然多数患者在 2 周内能恢复，但少数患者可能发生永久性肾功能损害，因此，预防对比剂肾病的发生至关重要。造影前应认真评估患者的肾功能，充分了解患者有无相关危险因素。对比剂肾病的主要危险因素有肾功能不全、糖尿病、充血性心力衰竭、有效血容量不足、应用大剂量对比剂等，高龄、并存高血压、蛋白尿等为次要危险因素，其中原有肾功能不全并存糖尿病是最重要的危险因素。对伴有危险因素的患者，应严格掌握使用对比剂的适应证，并在造影前积极纠正各种相关危险因素。目前比较公认的预防对比剂肾病的措施是水化治疗和应用低渗或等渗、低黏滞度的非离子型对比剂，并尽量减少对比剂的用量，其他药物（如 *N*-乙酰半胱氨酸、碳酸氢钠、非诺多泮、PGE-1 等）或血液净化方法的有效性仍不确切。

4. 术后常规用药及监护

（1）抗血小板治疗及抗凝治疗对经皮肾动脉介入的影响目前尚无循证医学的研究资料，主要来自经皮冠状动脉介入的经验。临床上应在术前 1 周开始服用阿司匹林 100 mg，每日 1 次和氯吡格雷 75 mg，每日 1 次，术后联合用药维持 1～3 个月，此后，长期应用阿司匹林；术中可经动脉使用普通肝素 50～75 mg。

（2）肾动脉血供重建成功后，应密切观测患者血压变化，根据血压变化调整降压药物。

（3）根据术中及患者情况决定是否需要预防性使用抗生素。

（4）术后第1、2、3天复查血、尿常规及肾功能，密切监测尿量及肾功能变化，术后第1、2、3周随访复查尿常规及肾功能，以后每个月随访并复查1次尿常规及肾功能。

5. 介入治疗后再狭窄 肾动脉支架置入后1年的血管平均再狭窄率为16%和17%，在一些有经验的医疗中心，再狭窄率可低于15%。支架术后血管再狭窄主要与支架置入部位所能获得最大直径及晚期管腔丢失有关，支架置入后最小腔径越大，则再狭窄可能性越小；短支架的再狭窄率明显低于长支架。对于支架内再狭窄的优化治疗，目前尚无统一的意见，临床上多采用再次球囊成形或再置入支架处理，也有报道用切割球囊或放射治疗，但未见明显益处。肾动脉介入治疗后血管再狭窄的判定标准：①术后血压显著下降，但逐步回升，舒张压上升＞15 mmHg，或至术前水平。②肾动脉彩色多普勒或CTA检查提示介入部位管腔直径狭窄大于50%。③肾动脉造影证实介入部位管腔直径狭窄程度大于50%。以上除①外，后②、③均为确诊标准。

（三）外科手术治疗

外科开放式手术治疗肾动脉狭窄已有50余年的历史，但存在手术创伤相对较大，术后恢复慢，并发症多等不利情况，对患者心、脑血管及其他重要脏器功能要求较高，目前已非ARAS治疗的首选。但开放式手术可以改变解剖形态、挽救创伤性损害，临床上仍然不可缺少。ARAS的开放式外科手术治疗主要分为两类动脉重建手术和肾切除手术。自体或人工血管旁路移植、肾动脉直接再植、肾动脉内膜剥脱、肾自体移植等均属于肾动脉重建手术。手术方式应根据患者肾动脉病变的具体情况、腹主动脉是否并存动脉粥样硬化病变、患者全身状况等情况进行选择。

1. 适应证 ①肾动脉狭窄病变严重但肾动脉解剖学特征不适合行血管介入治疗者。②介入治疗失败或产生严重并发症者。③肾动脉狭窄伴发的腹主动脉病变需行开放手术治疗者。

2. 术前准备 ①调整降压药物，平稳控制血压，以保障麻醉和手术的安全。②充分评价心肺功能及脑血管病变，并进行相应的调整准备。③充分评估双侧分肾功能，特别是对于可能行肾切除术者。④如拟采取自体静脉为旁路血管，应明确目标静脉通畅性、口径、走行等。

3. 手术方式的选择

（1）主动脉-肾动脉旁路重建术：直接将肾动脉同腹主动脉进行旁路手术，所应用的旁路血管材料以自体静脉为主，也可使用人工血管。应用自体静脉应注意静脉吻合方向，旁路血管长度应适中，避免过长弯曲或过短张力过高。如肾动脉水平腹主动脉瘤、腹主动脉严重狭窄时需要行腹主动脉置换手术同时行肾动脉重建。

（2）肾动脉再植术：仅适用于动脉硬化病变局限在肾动脉与腹主动脉交界处，肾动脉和腹主动脉其他部位的血管壁无明显病变者。肾动脉同主动脉再植吻合口不应离原来肾动脉的开口处过远。分离患肾周围，肾脏游离后可以下移3～4 cm而不能超过5 cm，必须防止肾动脉过度向上成角，如缺损过多，可采用人工血管或自体血管间置移植。

（3）非解剖位动脉重建手术：主要应用于腹主动脉壁有严重的动脉粥样硬化病变，但没有或不适宜腹主动脉置换，可以采用一些特殊的非解剖动脉重建。例如，右侧肾动脉可以利用肝动脉、胃十二指肠动脉进行重建，而左侧可以利用脾动脉进行重建。应注意吻合前对目标血管进行测压，如压力低于肾动脉压力，不宜吻合。

（4）自体肾移植术：适用于肾动脉近端和腹主动脉有明显病变的病例，将肾脏切除，冷却灌注后移植于髂窝内，以髂内动脉作为供血动脉。对一些细小或分支肾动脉狭窄病例，可切除肾脏后，体外在低温灌注下进行显微修复整形，再移植至髂窝内，最大程度保留肾脏和肾组织。

（5）肾动脉内膜剥脱术：主要用于治疗肾动脉近端动脉粥样硬化病变，如病变位于血管远端或分叉处时，需进行补片成形，防止血管狭窄。应注意内膜剥脱后以冰肝素盐水仔细冲洗管腔内，如肾动脉回血不佳，应注意对远端内膜进行缝合固定。

（6）肾切除手术：适用于病变肾脏已无功能或几乎没有功能，但由此引起的高血压却难以控制的患者。肾切除的前提条件是对侧肾脏正常或可以成功重建并维持功能。采用腹腔镜技术进行肾切除或部分肾切除，可明显减少创伤和并发症。

4. 手术后处理 ①手术完毕时需观察两肾色泽是否较术前红润，张力是否增加，肾动脉远端搏动有力，测压应高于术前则视为手术成功。②术后监测肾功能情况，避免使用可能的肾毒性药物。③术后12～24小时应开始应用肝素，后期可改为口服抗凝或抗血小板治疗。总之，目前由于ARAS相关的临床随机对照研究结果较少，部分研究结果尚有矛盾。临床上需要医师对每例ARAS患者的病情进行积极、慎重地评价，根据患者的年龄、伴随疾病、肾功能状况、患肾长径、血压水平、对降压药的反应及血管重建的利弊等因素进行综合考虑，采取个体化治疗原则。

五、缺血性肠病

【定义和分类】★★★△△

这里所述的缺血性肠病主要指肠系膜动脉疾病，是肠系膜动脉因粥样硬化或血栓形成引起的血管闭塞及狭窄，导致肠壁缺血、乏氧，最终发生梗死的疾病。分为急性肠系膜缺血（acute mesenteric ischemia，AMI）、慢性肠系膜缺血（chronic mesenteric ischemia，CMI）和缺血性结肠炎（ischemic colitis，IC）。

【流行病学】★★★△△

随着人口老龄化，缺血性肠病的患病率也有所增加，但目前缺乏缺血性肠病患病率的大宗流行病学确切资料。国外研究表明，急诊监护病房每1000例患者中就有1例患有AMI；我国缺血性结肠炎发病总人数的90%为老年患者（>60岁）。

静息状态下胃肠道动脉血流量占心排血量的10%，而运动或进餐后消化道血流量变化较大。引起本病的主要病理基础是局部血管病变、血流量不足或血液的高凝状态。危险因素主要有心力衰竭、心律失常、心房颤动、各种原因所致的休克、动脉血栓形成、机械性肠梗阻等。医源性因素如动脉瘤切除术、主动脉手术、冠状动脉搭桥术、肠切除术、肠镜检查、钡灌肠检查、妇科手术等；药物因素如可卡因、达那唑、地高辛、雌激素、苯异丙胺、利尿药、非甾体抗炎药等，均可导致老年缺血性肠病发生。

缺血性肠病常无特有的临床表现，误诊、漏诊率较高，因此早期症状和体征特别重要。对于年龄大于70岁，延迟诊断超过24小时，伴休克、酸中毒的患者，预后差。国外报道急性肠系膜的90天、1年和3年累计生存率分别为59%、43%和32%。缺血性结肠炎轻症多为一过性，通常在1～3个月内恢复并不留后遗症。重症患者经积极处理，约半数可在24～48小时内缓解，1～2周病变愈合，严重者3～7个月愈合。少数患者发生不可逆损害，如急性期快速发展为肠坏疽，甚至腹膜炎或广泛中毒性结肠炎，或溃疡延迟不愈进入慢性期，导致肠管严重狭窄，均需手术治疗。

【临床表现】★★★△△△

1. AMI　AMI的三联征为剧烈上腹痛或脐周痛而无相应的体征、器质性心脏病合并心房颤动、胃肠道排空障碍。AMI常以突发剧烈腹痛，伴频繁呕吐和腹泻为主要症状，约75%患者大便隐血阳性，15%患者可伴血便；部分患者可出现肠梗阻；部分重症患者可出现溃疡及穿孔。本病起病急，早期无特异表现，病死率高。80%肠系膜动脉阻塞是由动脉粥样硬化和风湿性心脏病引起的，其次是血管造影后动脉粥样硬化斑块脱落所致，该病不同类型具有各自临床特点。

2. CMI　典型症状为餐后腹痛、畏食和体质量减轻。主要表现为反复发生的与进食有关的腹痛，腹痛可为持续性钝痛，程度不一，定位不明确，以脐周或左下腹多见（与缺血的肠段有关），多发生于餐后15～30分钟，1～2小时达高峰，随后腹痛逐渐减轻，蹲坐位或卧位可使部分患者腹痛缓解。

3. CI　典型症状为腹痛，多位于左下腹，为突发性绞痛，轻重不一，进食后加重。腹痛时多伴便意，部分患者可在24小时内排出与粪便相混合的鲜红色或暗红色血便。其他症状有厌食、恶心、呕吐、低热等。体检可发现腹部轻中度压痛、低热、心率加快。发生肠梗死时可有腹部压痛、反跳痛、腹肌紧张、肠鸣音逐渐减弱甚至消失等腹膜炎的体征。

【辅助检查】★★★△△△

1. 实验室检查　外周血白细胞计数增高，常超过10×10^9/L。大便隐血常阳性。血清肌酸激酶（CK）、乳酸脱氢酶（LDH）、碱性磷酸酶（ALP）也可增高。但血清酶和生化指标的测定对急性肠缺血诊断缺乏特异性。有报道提出D-二聚体升高对本病诊断有一定意义，但其升高程度与病情严重程度的关系仍需进一步研究。

2. 腹部X线检查　是急性缺血性肠病最基本的检查。最典型征象是指压痕征，为增厚的肠壁黏膜下水肿所致。部分患者因肠痉挛致肠腔内气体减少，部分患者因肠梗阻范围较广致肠腔内充满气体。钡灌肠检查可见受累肠段痉挛、易激惹；病变发展后期，可由于黏膜下水肿、皱襞增厚等原因致使肠管僵硬似栅栏样；同时，肠腔内钡剂充盈形成特征性的指压痕或扇形边缘。溃疡形成后，可见黏膜粗糙，呈齿状缺损。钡剂检查可能加重肠缺血甚至引起肠穿孔，腹膜刺激征阳性患者禁忌钡剂检查。

3. 超声检查 为无创性影像学检查，操作简便，迅速而有效。B型超声能显示腹腔动脉、肠系膜上动脉、肠系膜下动脉和肠系膜上静脉的狭窄和闭塞；脉冲多普勒超声能测定血流速度，对血管狭窄有较高的诊断价值。超声检查其他征象有肠壁增厚、腹水、膈下积气、门静脉-肠系膜静脉内积气。

4. CT检查 CT增强扫描和CT血管成像（CTA）可观察肠系膜动脉主干及其二级分支的解剖情况，但对观察三级以下分支不可靠。AMI的直接征象为肠系膜上动脉不显影、腔内充盈缺损、平扫可为高密度（亚急性血栓）；间接征象有肠系膜上动脉钙化、肠腔扩张、积气、积液；门静脉-肠系膜静脉内积气、肠系膜水肿、肠壁增厚。肠壁积气、腹水等则提示肠管坏死。CMI直接征象为动脉狭窄、动脉不显影、腔内充盈缺损等；间接征象有血管壁钙化、侧支形成、肠腔扩张、肠系膜水肿、肠壁增厚。

5. MRI检查 一般不作为急诊检查方法。MRI可显示肠系膜动、静脉主干及主要分支的解剖，但对判断狭窄的程度有一定假阳性率。MRI对判断血栓的新旧、鉴别可逆性和不可逆性肠管缺血有很高价值。

6. 肠镜检查 是缺血性结肠炎主要诊断方法。镜下表现为肠黏膜充血、水肿、瘀斑，黏膜下出血，黏膜呈暗红色，血管网消失，可有部分黏膜坏死，继之黏膜脱落、溃疡形成。病变部与正常肠段之间界限清晰，一旦缺血改善，其症状消失快，病变恢复快，是与其他肠炎相鉴别的关键之一。镜下所见出血结节是缺血性结肠炎的特征性表现，由黏膜下出血或水肿形成所致。病理组织学可见黏膜下层有大量纤维素血栓和含铁血黄素细胞，为此病特征。AMI如累及结肠，内镜改变与缺血性结肠炎大致相同；CMI内镜检查无确切意义，但可排除其他疾病。

7. 选择性血管造影 是AMI诊断的金标准，并可在诊断的同时直接进行血管内药物灌注治疗和介入治疗。但选择性血管造影正常不能除外非闭塞性血管缺血。

【诊断及鉴别诊断】★★★△△△

（一）诊断

1. AMI 诊断较困难，表现为急性严重腹痛，症状和体征严重程度不成比例，体征常不明显。临床观察中如出现腹部压痛逐渐加重、反跳痛及肌紧张等，则为肠缺血进行性加重的表现，强烈提示已发生肠坏死。腹部X线检查可见“指压痕”征、黏膜下肌层或浆膜下气囊征。CT检查可见肠系膜上动脉不显影、腔内充盈缺损。动脉造影有助于鉴别诊断。肠黏膜组织病理学检查以缺血性改变为主要特点，如伴有血管炎、血栓形成及血管栓塞病变者即可确诊。

2. CMI 诊断主要依据临床症状和先进的影像学检查，如反复发作性腹痛，少数出现脂肪泻。查体可见慢性病容、消瘦、腹软无压痛、叩诊呈鼓音、上腹部常可闻及血管杂音。进行动脉造影、CT血管成像、磁共振血管成像、超声检查有助于诊断CMI。

3. CI 老年人出现不明原因的腹痛、血便、腹泻、或腹部急腹症表现者应警惕结肠缺血的可能。根据病情选择肠镜检查，必要时行血管造影。

（二）鉴别诊断

1. 胆囊炎和胆石症 常有胆绞痛的病史，疼痛位于右上腹，常放射到右肩部，墨菲征（Murphy征）阳性，血及尿淀粉酶轻度升高。B超、CT、MRI或X线胆道造影可鉴别。

2. 消化性溃疡急性穿孔 有典型的溃疡病史，腹痛突然加剧，腹肌紧张，肝浊音界消失，X线透视下见膈下有游离气体等可鉴别。

3. 溃疡性结肠炎 腹泻、多伴脓血便。内镜检查溃疡浅，充血，出血明显，可有假息肉，病变分布连续，绝大多数直肠受累。

4. 急性胰腺炎 急性上腹痛、恶心、呕吐、发热、血清和尿淀粉酶显著升高，CT检查有助鉴别。

5. 慢性胰腺炎 反复发作或持续性腹痛、腹泻、或脂肪泻、消瘦、黄疸、腹部包块和糖尿病等，行逆行性胰胆管造影ERCP和CT有助于鉴别。

6. 胰腺癌 临床表现为上腹痛、进行性消瘦和黄疸，上腹扪及肿块，影像学发现胰腺占位性病变可鉴别。

【治疗】★★★△△

（一）一般治疗原则

对怀疑肠系膜缺血的患者应立即禁食、必要时胃肠减压、静脉营养支持。抗休克，密切监测血压、脉搏、每小时尿量，必要时测中心静脉压或肺毛细血管楔压。积极治疗原发病，纠正水、电解质平衡紊乱。早期使用广谱抗生素预防菌血症。

（二）药物治疗

1. AMI的治疗

（1）初期处理：复苏，包括减轻急性充血性心力衰竭，纠正低血压、低血容量和心律失常。

（2）早期应用广谱抗生素：AMI患者血培养阳性的比例高，应用抗生素能够减轻病变的范围和程度，以防肠缺血症状加重，诱发或加速肠管坏死；慎用肾上腺糖皮质激素，以免坏死的毒素扩散。抗菌谱应该覆盖需氧及厌氧菌，尤其抗革兰阴性菌抗生素，常用喹诺酮类和甲硝唑，严重感染者可用第三代头孢菌素。

（3）应用血管扩张药：AMI一经诊断应立即用罂粟碱30 mg肌内注射，继以30 mg/h的速率经泵静脉输注，每日1～2次，疗程3～7天，少数患者可用至2周，同时尽可能避免使用血管收缩药、洋地黄类药物和促发肠穿孔。

（4）抗栓治疗：急性期抗血小板治疗，可用阿司匹林200～300 mg/d或氯吡格雷150～300 mg/d，密切观察防治出血。对于急性肠系膜动脉血栓，一旦诊断，对有适应证者应尽早进行介入治疗。

2. CMI的治疗

（1）轻症患者，应重新调整饮食，少食多餐，避免进食过多或进食不易消化的食物。

（2）餐后腹痛症状明显的患者，亦可禁食，给予肠外营养。

（3）应用血管扩张药：如丹参30～60 ml加入250～500 ml葡萄糖注射液中，每日1～2次，可减轻症状，或输注低分子右旋糖酐500 ml，每6～8小时给1次，促进侧支循环的形成。

3. CI的治疗

（1）禁食。

（2）静脉营养。

（3）应用广谱抗生素。

（4）积极治疗心血管系统原发病，停用血管收缩药（肾上腺素、多巴胺等）。

（5）应用肛管排气，缓解结肠扩张。

（6）应用血管扩张药：如罂粟碱30 mg，肌内注射，8小时1次，必要时可静脉滴注；前列地尔10 μg，静脉滴注，每日1次；或丹参30～60 ml加入250～500 ml葡萄糖注射液，静脉滴注，每日1～2次，疗程3～7天，少数患者需2周。

（7）持续进行血常规和血生化监测，直到病情稳定。

（8）若患者腹部触痛加重、出现肌紧张、反跳痛、体温升高及肠麻痹表明有肠梗死，需立即行手术治疗。

（三）缺血性肠病的介入治疗

1. AMI的介入治疗

（1）适应证：①肠系膜上动脉主干阻塞、无明确肠管坏死证据、血管造影能够找见肠系膜上动脉开口者，可考虑首先用介入技术开通阻塞，如果治疗技术成功（完全或大部分清除栓塞）、临床症状缓解，可继续做保留导管溶栓、严密观察，不必急于手术，如果经介入治疗后症状无缓解，即使开通了肠系膜上动脉阻塞，亦应考虑手术治疗。②存在外科治疗的高风险因素（如心脏病、慢性阻塞性肺气肿、动脉夹层等）、确诊时无肠管坏死证据，可以选择介入治疗。③外科治疗后再发血栓、无再次手术机会者、有进一步治疗价值者。

（2）禁忌证：①就诊时已有肠管坏死的临床表现。②导管不能找见肠系膜上动脉开口者。③存在不利血管解剖因素，如严重动脉纡曲、合并腹主动脉瘤-肠系膜上动脉瘤，预期操作难度大、风险高、技术成功率低。④存在肾功能不全，不是绝对禁忌证，但介入治疗后预后较差。

（3）治疗方法：①导管溶栓治疗，可经导管选择性注入尿激酶200 000 U、罂粟碱30～120 mg，同时配合全身抗凝及扩张血管药物的应用。②机械性清除栓子，可用导管抽吸栓子和血栓，或者用器械清除栓子和血栓。③其他，术中给予解痉药、用血管内保护器、置入支架等。

2. CMI的介入治疗 治疗慢性肠系膜动脉狭窄的目的是解除腹痛、改善营养不良、预防突发肠梗死。

（1）适应证：①腹腔动脉或肠系膜上动脉狭窄＞70%，且有症状者。②两支及两支以上系膜动脉（腹腔动脉、肠系膜上动脉、肠系膜下动脉）病变，狭窄程度＞50%者。③肠系膜动脉狭窄或阻塞，外科治疗后发生再狭窄。④无症状的腹腔动脉或肠系膜上动脉狭窄，存在胰十二指肠动脉瘤或瘤样扩张者。⑤肠系膜上动脉主干夹层造成管腔狭窄，具有血流动力学意义，无外科治疗指征者。⑥主动脉夹层内膜片或假腔累及肠系膜动脉开口，有肠缺血症状者。⑦对无症状的腹腔动脉、肠系膜上动脉狭窄患者是否需要治疗，目前存在争议。一般认为，对无症状的腹腔动脉狭窄多无须处理，而对无症状的肠系膜上动脉狭窄、特别是狭窄程度＞50%，则应给予积极治疗，因为肠系膜上动脉狭窄是急性血栓形成的基础，最终有15%～20%患者发生急性血栓形成。

（2）禁忌证：①存在肠管坏死或腹腔炎症。②肠系膜动脉主干狭窄合并多发末梢分支病变。③肠系膜动脉狭窄，病变同时累及多支空、回肠动脉开口。④大动脉炎引起的肠系膜动脉狭窄，动脉炎处于活动期。⑤存在其他不适宜做血管造影和介入治疗的情况。

（3）治疗方法：①单纯球囊扩张术。疗效有限，术后6个月内复发狭窄率达60%～70%。②置入支架。治疗腹腔动脉、肠系膜上动脉开口处狭窄宜首选球囊扩张式支架。

（4）影响介入疗效的因素：介入治疗肠系膜动脉狭窄的技术成功率为90%～95%，临床有效率为80%～95%，并发症发生率0～10%，随访3年以上的通畅率为82%～89%。

确认CMI腹痛是个复杂的问题，因为导致慢性腹痛的病因较多，即使存在重度腹腔动脉、肠系膜上动脉、肠系膜下动脉狭窄也不一定产生腹痛症状。一般认为，有典型餐后腹痛、发病后体质量明显下降、影像学显示血管狭窄程度>70%者，治疗效果优良。当肠系膜动脉狭窄为多支病变且累及末梢分支时，单纯开通主干狭窄的疗效有限；同时存在糖尿病合并肠系膜末梢血管病变，也是影响疗效的因素。另外，肠系膜动脉缺血同时存在其他可能导致腹痛的原因（如有腹部手术史、早期胰腺癌、系膜根部淋巴结转移等）时，开通系膜动脉狭窄后症状可以持续存在。

（四）缺血性肠病的手术治疗

轻度肠系膜动脉狭窄性疾病的内科治疗能够取得较好的疗效，但对于中、重度肠系膜上动脉狭窄或闭塞疗效较差，往往借助外科手术的方法才能取得较好的效果。

1. 手术适应证 ①急性肠系膜动脉栓塞。②急性肠系膜动脉血栓形成。③慢性肠系膜动脉闭塞性疾病，内科保守治疗无效。④任何形式的肠系膜动脉缺血性疾病出现剧烈腹痛、压痛、腹肌紧张、腹腔抽出血性液体时均应急诊手术。⑤具有典型的症状和动脉造影确定肠系膜上动脉或腹腔干显著狭窄或闭塞者。⑥主动脉造影明确肾动脉和肠系膜上动脉狭窄同时存在，而施行肾动脉重建时，为预防肠梗死的发生，可考虑行预防性主动脉肠系膜上动脉旁路术。

2. 手术禁忌证 ①年老体弱合并严重的心、脑、肺血管疾病等重要脏器的功能障碍而不能耐受手术者，同时未发现肠坏死征象者。②动脉造影显示主动脉、肠系膜上动脉和腹腔干动脉病变广泛，预计手术效果差者。

3. 手术方法

（1）肠系膜上动脉切开取栓术：腹部正中切口入腹，动脉栓塞的部位通常发生在动脉分叉处，根据受累肠管范围初步推测栓塞部位，在控制出血的情况下，横行切开肠系膜动脉，利用Fogarty导管取出血栓，反复拖拉几次，至近端动脉喷血、远端明显返血为止，然后向动脉远端注入100 000 U尿激酶，6-0血管缝合线缝合切口；肠管血供恢复后，应仔细而耐心地观察肠管的血供情况，对有活性的肠管保留，对血管重建后肠管血供难以恢复，动脉无搏动，肠壁无弹性，多种迹象显示肠管坏死者，应行肠切除手术。

（2）肠系膜上动脉远端与右髂总动脉侧-侧吻合术：多作为一种辅助手术。

（3）动脉移位手术：肠系膜上动脉病变远端横断，再重新与腹主动脉吻合，主用于慢性肠系膜上动脉开口处狭窄或开口处闭塞。

（4）血管移植动脉旁路移植手术：对血栓范围较广、高度狭窄段较长、预计切开取栓效果较差者，常用肠系膜上动脉-腹主动脉旁路移植手术，通常选择大隐静脉作为转流血管，也可选用人工血管，但远期通畅率不如自体血管。

（陈 龙 陶 军）

参考文献

[1] Tendera M, Aboyans V, Bartelink ML, et al. ESC guidelines on the diagnosis and treatment of peripheral artery diseases: document covering atherosclerotic disease of extracranial carotid and vertebral, mesenteric, renal, upper and lower extremity arteries. The Task Force on the Diagnosis and Treatment of Peripheral Artery Diseases of the European Society of Cardiology (ESC). Eur Heart J, 2011, 32: 2851–2906.

[2] Anderson JL, Halperin JL, Albert NM, et al. Management of patients with peripheral artery disease (compilation of 2005 and 2011 ACCF/AHA Guideline Recommendations): a report of the American College of Cardiology Foundation/American Heart Association Task Force on Practice Guidelines. J Am Coll Cardiol, 2013, 61: 1555-1570.

[3] 老年人颈动脉粥样硬化性疾病诊治中国专家建议写作组，中华医学会老年医学分会，中华老年医学杂志编辑委员会. 老年人颈动脉粥样硬化性疾病诊治中国专家建议. 中华老年医学杂志，2013，32（2）：113-118.

[4] 四肢动脉粥样硬化疾病诊治中国专家共识2012写作组，中华医学会老年医学分会，中华医学会外

科学分会血管外科专业组等. 老年人四肢动脉粥样硬化性疾病诊治中国专家共识建议（2012）. 中华老年医学杂志，2013，32（2）：121-131.
[5] 动脉粥样硬化性肾动脉狭窄诊治的中国专家建议写作组，中华医学会老年医学分会，中华老年医学杂志编辑委员会. 动脉粥样硬化性肾动脉狭窄诊治的中国专家建议（2010）. 中华老年医学杂志，2010，29（4）：265-270.
[6] 缺血性肠病诊治中国专家建议（2010）写作组，中华医学会老年医学分会，中华老年医学杂志编辑委员会. 老年人缺血性肠病诊治中国专家建议（2011）. 中华老年医学杂志，2011，30（1）：1-6.

第 32 章　呼吸系统疾病

第 1 节　肺　　炎

【定义】★★★△△

肺炎（pneumonia）是老年人的常见病，病原微生物感染是引起肺炎最常见的原因，炎性病变主要发生在肺内终末气道、肺泡和肺实质。这一肺实质炎症反应又可发生于任何年龄的个体和群体，如发生在≥60 岁以上的个体或群体，称之为老年人肺炎（the elderly pneumonia）。老年人是肺炎的主要易感人群，与年轻人相比病情往往比较严重，常缺乏明显的呼吸系统症状，而以自身基础疾病或肺外表现为首发症状，体征多不典型，病情进展快，易致重症肺炎，病死率高，基础疾病与严重合并症是老年人肺炎病死率上升的主要原因。由于老年人肺炎临床表现不典型，易致误诊，贻误治疗时机。因此，临床医师应予以足够重视，早期发现，早期治疗，改善预后。

【发病机制】★★★△△

（一）呼吸系统的老年期改变

随着年龄增长，鼻、咽喉、气管、支气管至肺组织的呼吸系统解剖结构逐渐发生退行性改变。老年人呼吸系统最主要的生理改变是：①鼻黏膜变薄，腺体萎缩，鼻道增宽比较干燥，对气流加温与湿化作用减弱。②咽喉部肌肉及弹性组织逐渐萎缩，软组织松弛，腔道塌陷，咽喉黏膜变薄，感觉钝化，加之声门的保护性反射退化及咳嗽与喉反射减弱易致误吸而引起肺部感染。③唾液流率、吞咽功能下降使口腔清理功能下降和气道黏膜纤毛清理功能下降，是造成上气道细菌定植和肺部感染的常见原因，吞咽与声门动作常不协调而增加吸入危险。④肺弹性回缩力下降、胸壁顺应性和呼吸肌力下降。肺间质发生重构，弹性蛋白和胶原蛋白逆转。远端肺泡管、肺泡毛细血管数下降，肺泡气体交换面积下降。小气道直径下降，呼气流速下降，而功能残气量增加。老年人呼吸系统生理性退行性改变是肺部感染的常见原因之一。

（二）免疫衰老

人体免疫系统功能随年龄增长逐渐衰退，免疫衰老是老年人肺炎发病率和病死率增高的重要原因之一。机体免疫功能减退，T 淋巴细胞在免疫应答中的作用减弱，肺泡内衰老的 T 淋巴细胞虽能识别侵入的细菌，但对这些抗原刺激所产生的活力及增殖能力却明显减弱，肺内不能产生足够的特异性抗体来针对细菌起到最适宜的调理作用。同时，体液免疫水平的降低，对致病菌的防御功能大为减弱，细菌可在肺内生长、繁殖，致使感染病变发展迅速，易导致重症肺炎。

【流行病学】★★★△△

迄今，无论是发达国家还是发展中国家，肺炎在全世界范围内仍是老年人感染性疾病导致死亡的首位原因，其发病率和病死率随年龄增加而逐渐升高，病死率亦与患者病情严重程度相关。2010 年 WHO 在一份报告中指出：“在全球引起发病和造成死亡的疾病中，以肺炎为主的下呼吸道感染疾病被列为第三位高危害疾病。”我国每年肺炎病例数达 250 万例，其中老年人占 70%，每年近 15 万人死于肺炎，病死率占感染性疾病死亡原因的第 1 位，≥65 岁老年人死亡病因中居首位。

【病因与分类】★★★△△

引起肺炎常见的病因有病原微生物感染、理化因素、免疫损伤、过敏因素和药物等，其中以病原微生物感染引起的细菌性肺炎最常见。老年人常由于误吸而引起吸入性肺炎（aspiration pneumonia，AP），根据发病场所不同又分为：老年人社区获得性肺炎（senile community-acquired pneumonia，CAP）、老年人医院获得性肺炎（senile hospital-acquired pneumonia，HAP）。

（一）吸入性肺炎

AP 系指由于误吸（吸入）而引起的肺实质的炎性病变。误吸是指口腔、咽腔中的液体、分泌物或胃内容物反流吸入喉和下呼吸道的过程。老年人伴有吞咽困难、管饲、不良口腔卫生、意识水平下降、合并多种慢性基础疾病等危险因素时，极易发生误吸，也是引起反复发生肺部感染的主发原因之一。误吸分显性误吸和隐性误吸 2 种，显性误吸仅占吸入的 10%，老年人大多为隐性误吸。发生何种吸入综合征取决于所吸入的量、吸入物性质、吸入频率及宿主对吸入物的反应。吸入综合征有 3 种类型：①吸入性化学性肺炎。②吸入性细菌性肺炎。③其他吸入综合征，可见于气道阻塞、肺脓肿、外源性类脂质肺炎、慢性肺间质纤维化和偶发分枝杆菌肺炎。老年人吸入性肺炎以吸入性化学性肺炎和吸入性细菌性肺炎常见，或两者兼而有之。吸入性肺炎也是老年人社区获得性肺炎及医院获得性肺炎的主要原因。

（二）社区获得性肺炎

CAP 是指在医院外罹患的感染性肺实质（含肺泡壁即广义上的肺间质）炎症，包括具有明确潜伏期的病原体感染在入院后潜伏期内发病的肺炎，肺炎支原体和肺炎链球菌是我国成年人 CAP 的重要致病原。其他常见病原体包括流感嗜血杆菌、肺炎衣原体、肺炎克雷伯菌、金黄色葡萄球菌及流感病毒等呼吸道病毒。对于高龄或存在基础疾病的患者，肺炎克雷伯菌及大肠埃希菌等革兰阴性菌则更加常见。

CAP 的临床诊断标准：①社区发病。②肺炎相关临床表现，a. 新近出现的咳嗽、咳痰或原有呼吸道疾病症状加重，伴或不伴脓痰、胸痛、呼吸困难及咯血；b. 发热；c. 肺实变体征和（或）闻及湿啰音；d. 外周血白细胞计数$>10\times10^9$/L 或$<4\times10^9$/L，伴或不伴细胞核左移。③胸部影像学检查显示新出现的斑片状浸润影、叶或段实变影、磨玻璃影或间质性改变，伴或不伴胸腔积液。符合①、③及②中任何 1 项，并除外肺结核、肺部肿瘤、非感染性肺间质性疾病、肺水肿、肺不张、肺栓塞、肺嗜酸性粒细胞浸润症及肺血管炎等后，可建立临床诊断。

（三）医院获得性肺炎

HAP 是指患者入院时不存在，也不处于感染潜伏期，而于入院 48 小时后在医院内发生的肺炎。HAP 包括呼吸机相关性肺炎（ventilator associated pneumonia，VAP）、卫生保健相关性肺炎（healthcare associated pneumonia，HCAP）、老年护理院（nursing home-acquired pneumonia，NHAP）和康复院内发生的肺炎。VAP 是指气管内插管后至少 48～72 小时发生的肺炎，机械通气后出现的肺部感染，属于难治性肺炎。HAP 在我国医院感染中占首位，病死率高达 33%～71%，老年人 HAP 的发病率大约是成年人的 10 倍，相关的医疗费用急剧增加。HAP 临床诊断依据是 X 线检查出现新的或进展的肺部浸润影加上下列 3 个临床症候中的 2 个或以上：①发热超过 38℃。②血 WBC 增加或减少。③脓性气道分泌物。但 HAP 的临床表现、实验室和影像学检查特异性低，需注意与肺不张、心力衰竭、肺水肿、基础疾病肺侵犯、药物性肺损伤、肺栓塞、急性呼吸窘迫综合征（acute respiratory distress syndrome，ARDS）等相鉴别。

【危险因素】★★★△△

老年人年龄亦为一独立危险因素，随年龄的增加而易感肺炎的风险增加，≥65 岁是评估肺炎病情严重程度所占评分之一。此外，诸多的危险因素有：①吸烟或慢性阻塞性肺疾病（COPD）导致肺损伤的人群；②近期发生上呼吸道感染的老年人群；③咳嗽反射不敏感以及因事故或外科手术导致咳嗽无力的人群；④免疫功能低下、糖尿病或恶性肿瘤患者；⑤不恰当的使用镇静药、昏迷患者；⑥瘫痪的患者，如脑卒中、假性球麻痹是引起吸入性肺炎的常见原因，又称“脑卒中相关性肺炎，以及脊柱损伤；⑦各种慢性疾病，如心肺疾病、脑血管疾病、帕金森综合征等神经系统疾病及各种病因引起的食道功能障碍、鼻饲管及人工气道等侵入性操作损害正常呼吸道的防御功能致误吸等均为诱发吸入性肺炎的危险因素；⑧任何疾病晚期，呼吸衰竭、心力衰竭、脑病和衰弱等所致排痰困难、长期卧床，气道分泌物坠积、临终状态均易合并重症肺炎，又称之为“终末期肺炎”。

【临床表现】★★★△△△

老年人肺炎与中青年肺炎迥然不同，其临床特点：①起病隐袭。②老年肺炎多发生在基础疾病之上，如 COPD、冠心病、糖尿病、脑血管病等疾病，临床症状常表现为难以解释的基础疾病症状加重、恶化，而呼吸系统症状、体征多不典型，可无咳嗽、咳痰及胸痛等症状，但呼吸频率可加快。有咳嗽、咳痰者典型痰液有助于鉴别诊断，如肺炎链球菌肺炎为铁锈色痰，克雷伯菌肺炎为黏稠砖红色胶冻状痰。③呼吸系统以外的症状常掩盖呼吸系统的主要症状，代之以心动过速或消化系统症状或中枢神经系统症状（嗜睡、淡漠、意识障碍，甚至昏迷等）。④高龄患者常以典型的五联征（尿失禁、精神恍惚、不想活动、跌倒、丧失生活能力）中的一项或多项为表现特点。⑤通常缺乏典型的肺实变体征，可闻及湿啰音。⑥由于对感染反应低下，往往无畏寒、发热。⑦菌血症较青年人多见，血培养获得致病菌较青年人常见。⑧继发于支气管肺癌的阻塞性肺炎，常在同一部位反复感染。⑨易合并真菌感染及多重耐药菌（MDR）。⑩易发生重症肺炎、全身炎症反应综合征（SIRS）及多器官功能障碍综合征（MODS），预后差。

【实验室检查】★★★△△△

（一）血常规

老年人细菌性肺炎大多数患者白细胞总数往往不升高，而以中性粒细胞百分比升高为主，往往提示急性感染。免疫功能低下的老年人和病毒感染往往白细胞减少。

（二）炎性标志物相关检查

降钙素原（PCT）与C-反应蛋白（CRP）：两者也是区分肺部感染和非感染性疾病的参考之一。肺部感染时，炎症反应可使机体两者水平增高，提示感染的严重程度，经抗菌药物治疗后均可迅速下降，如持续高水平或继续升高，提示抗菌治疗失败或出现感染性并发症（静脉炎、细菌并真菌感染、肺炎旁渗液等）。① PCT用于协助判断病原体是细菌性或病毒感染，PCT水平与肺炎的严重程度呈正相关。PCT＞1 μg/L对诊断CAP的敏感性为90%、特异性为83%。病毒性疾病时PCT不增高或仅轻度增高，一般不会超过1～2 μg /L；② CRP是经典的炎性标志物，在急性创伤和感染时其血浓度急剧升高，升高幅度与感染程度呈正相关。CRP＞6 mg/L，其诊断CAP敏感性90%，特异性38%。

（三）病原学诊断

1. 痰细菌培养与痰涂片 老年人常咳嗽无力，呼吸道排痰能力减弱，不能以正确的方法留痰，故所留置的痰液标本常不能真实反映下呼吸道感染的状况，因此，除做痰培养外，尚须同时做痰涂片检查。指导患者规范的留置痰液标本方法及送检时间。①痰液标本采集：尽量在抗菌药物治疗前采集标本。嘱患者先漱口，并指导或辅助其深咳嗽，留取脓性痰送检。②送检时间：尽快送检，不得超过2小时。

2. 病原学特点

（1）CAP致病原的组成和耐药特性在不同国家、地区之间存在着明显差异，且随时间的推移而发生变迁。目前国内多项成年人CAP流行病学调查结果显示，肺炎支原体和肺炎链球菌是我国成年人CAP的重要致病原。其他常见病原体包括流感嗜血杆菌、肺炎衣原体、肺炎克雷伯菌及金黄色葡萄球菌；但铜绿假单胞菌、鲍曼不动杆菌少见。对于特殊人群如高龄或存在基础疾病的患者［如充血性心力衰竭、心脑血管疾病、慢性肺部疾病（COPD、支气管扩张）、肾衰竭、糖尿病等］，肺炎克雷伯菌及大肠埃希菌等革兰阴性菌则更加常见。我国成年人CAP患者中病毒检出率为15.0%～34.9%，流感病毒占首位，其他病毒包括副流感病毒、鼻病毒、腺病毒、人偏肺病毒及呼吸道合胞病毒等。病毒检测阳性的患者中5.8%～65.7%可合并细菌或非典型病原体感染。

（2）老年HAP则以革兰阴性杆菌为最主要的条件致病菌，占60%～80%，其中以肺炎克雷伯菌、铜绿假单胞菌最常见，口咽部革兰阴性杆菌的寄植是HAP重要的危险因素。

（3）多种病原菌混合感染：老年吸入性肺炎中常以革兰阴性杆菌为主，兼有厌氧菌、金黄色葡萄球菌和真菌等复合菌感染。老年人无论是CAP还是HAP，厌氧菌都是常见的致病菌，特别是高龄、衰弱、意识障碍和吞咽障碍的患者。长期使用广谱抗生素和免疫功能低下的老年人易合并真菌感染及多重耐药菌产生。

3. 门诊治疗与住院肺炎患者病原学诊断方法的选择

（1）在门诊接受治疗的轻症CAP患者不必常规进行病原学检查，当初始经验性治疗无效时需进行病原学检查。

（2）住院发热患者应同时进行血培养和呼吸道标本的病原学检查。

（四）血气分析

老年肺炎应常规行动脉血气分析和氧合指数检测，有助于分析判断肺的氧合功能状况及呼吸衰竭、ARDS、酸碱失衡的诊断，病情评估，及时救治及疗效观察。

【影像学检查】★★★△△△

X 线胸片是老年人肺炎诊断的重要手段，而肺部 CT 的分辨率高于常规 X 线胸片，特别是薄层 CT 或高分辨率 CT（HRCT）的敏感性更佳，有利于早期诊断，故老年患者均应及时进行肺部 CT 检查。①大叶性肺炎：以肺泡腔病变为主。多表现为肺段和肺叶密度均匀增高阴影。②支气管肺炎（小叶性肺炎、局灶性肺炎）：有 COPD 基础疾病的老年患者支气管肺炎比大叶性肺炎更多见，约占 80%，多为沿支气管及周围间质炎性病变为主，肺纹理增粗、紊乱、沿肺纹理分布点片状或小片状模糊、密度不均阴影，多累及两下肺野。③间质性肺炎：病变主要累及肺的结缔组织支架如支气管壁和小叶间隔。病灶多位于双侧中下肺野，呈条索状、网状阴影，可合并融合性斑点状阴影，反复感染可形成慢性间质性纤维化。

【诊断与鉴别诊断】★★★△△△

老年人肺炎依据 CAP 与 HAP 诊断标准可明确诊断，肺部影像学是诊断的必备条件，病原微生物检查可明确病原学诊断。鉴别诊断应注意与心力衰竭、肺栓塞、肺结核和肺癌并肺部感染相鉴别。相应疾病的症状、体征、实验室检查和功能检查，以及必要的纤维支气管镜和病理检查等可协助明确诊断与鉴别诊断。

重症肺炎的诊断标准：符合下列 1 项主要标准或≥3 项次要标准者可诊断为重症肺炎，需密切观察，积极救治，有条件时收住 ICU 治疗。主要标准：①需要气管插管行机械通气治疗。②脓毒症休克经积极液体复苏后仍需要血管活性药物治疗。次要标准：①呼吸频率≥30 次 /min。②氧合指数≤250 mmHg。③多肺叶浸润。④意识障碍和（或）定向障碍。⑤血尿素氮≥7.14 mmol/L。⑥收缩压＜90 mmHg 需要进行积极的液体复苏。

【病情严重程度评估】★★★△△△

肺炎严重性取决于局部炎症程度、肺部炎症的播散、全身炎症反应程度。通常采用 CURB-65、CRB-65（C. 意识障碍，U. 尿素氮，R. 呼吸频率，B. 血压，65. 年龄）和肺炎严重指数（pneumonia severity index，PSI）评分作为临床辅助评价工具对 CAP 病情严重程度进行评估，这对选择适当的治疗场所、经验性抗感染药物和辅助支持治疗至关重要（表 32-1）。

表 32-1　常用的 CAP 严重程度评分系统及其特点

评分系统	预测指标和计算方法	风险评分	推荐
CURB-65 评分	共 5 项指标。满足 1 项得 1 分：①意识障碍。②尿素氮＞7 mmol/L。③呼吸频率≥30 次 /min。④收缩压＜90 mmHg 或舒张压≤60 mmHg。⑤年龄≥65 岁	评估死亡风险 1～0 分：低危 2 分：中危 3～5 分：高危	简洁，敏感度高，临床易操作
CRB-65 评分	共 4 项指标。满足 1 项得 1 分：①意识障碍。②呼吸频率≥30 次 /min。③收缩压＜90 mmHg 或舒张压≤60 mmHg。④年龄≥65 岁	评估死亡风险 0 分：低危，门诊治疗 1～2 分：中危，建议住院或严格随访下院外治疗 ≥3 分：高危，应住院治疗	适用于不方便进行生化检测的医疗机构
PSI 评分	年龄（女性 −10 分）加所有危险因素得分总和。①居住在养老院（+10 分）。②基础疾病：肿瘤（+30 分）；肝病（+20 分）；充血性心力衰竭（+10 分）；脑血管疾病（+10 分）；肾病（+10 分）。③体征：意识状态改变（+20 分）；呼吸频率≥30 次 /min（+20 分）；收缩压＜90 mmHg（+20 分）；体温＜35℃或≥40℃（+15 分）；脉搏≥125 次 /min（+10 分）。④实验室检查：动脉血 pH 值＜7.35（+30 分）；血尿素氮≥11 mmol/L；血钠＜130 mmol/L（+20 分）；血糖≥14 mmol/L（+10 分）；血细胞比容（Hct）＜30%（+10 分）；PaO_2＜60 mmHg（或指氧饱和度＜90%）（+10 分）。⑤胸部影响：胸腔积液（+10 分）	评估死亡风险 低危：Ⅰ级（＜50 岁。无基础 PaO_2＜60 mmHg 疾病）。Ⅱ级（≤70 分。Ⅲ级（71～90 分）； 中危：Ⅳ级（91～130 分）； 高危：Ⅴ级（＞130 分）； Ⅳ和Ⅴ级需要住院治疗	判断患者是否需要住院的敏感指标，且特异性高，评分系统复杂
CURKO 评分	主要指标：①动脉血 pH＜7.30。②收缩压＜90 mmHg 次要指标：①呼吸频率＞30 次 /min。②意识障碍。③血尿素氮＞30 mg/L。④ PaO_2＜54 mmHg 或氧合指数＜250 mmHg。⑤年龄≥80 岁。⑥ X 线胸片示多叶或双侧肺受累	符合 1 项主要指标或 2 项以上次要指标为重症 CAP	用于预测急诊重症 CAP 的简单评分方法

（待续）

（续表）

评分系统	预测指标和计算方法	风险评分	推荐
SMART-COP 评分	下列所有危险因素得分总和：收缩压＜90 mmHg（+2分）；X线胸片多肿叶受累（+1分）；血清白蛋白＜35 g/L（+1分）；呼吸频率≥30次/min（＞50岁）或≥25次/min（≤50岁）（+1分）；心率≥125次/min（+1分）；新发的意识障碍（+1分）；低氧血症（+2分）；PaO_2＜70 mmHg或指氧饱和度≤93%或氧合指数≤333 mmHg（≤50岁）；PaO_2＜60 mmHg或指氧饱和度≤90%或氧合指数＜250 mmHg（＞50岁）；动脉血pH值＜7.35（+2分）	0～2分：低风险 3～4分：中度风险 5～6分：高风险 7～8分：较高风险	＞3分提示有需要呼吸监测或循环支持治疗的可能性

CURB-65评分是CAP患者是否需要住院治疗的参考标准，评分0～1分，原则上门诊治疗即可；2分，建议住院或在严格随访下的院外治疗；3～5分，应住院治疗。但任何评分系统都应结合患者年龄、基础疾病、社会经济状况、胃肠功能及治疗依从性等综合判断。

【治疗】★★★△△△

（一）一般治疗

1. 纠正缺氧 一般采用鼻导管或面罩给氧。对于不伴有CO_2潴留的低氧血症患者，其主要问题为氧合功能障碍，而通气量基本正常，可予较高浓度（40%～60%）吸氧，使PaO_2提高到≥60 mmHg或SaO_2≥90%。对于伴有明显CO_2潴留的慢性呼吸衰竭，如COPD、慢性肺源性心脏病等基础疾病者，应予以低流量（氧浓度＜35%）持续吸氧，使PaO_2≥60 mmHg或SaO_2≥90%。若发生吸入堵塞的紧急情况，亦立即给予高浓度氧吸入及吸痰。

2. 促进排痰，畅通呼吸道 老年人常因咳嗽无力、排痰困难引起痰堵窒息而危及生命，应鼓励患者咳痰，痰液黏稠者可给予扩张支气管药物以平喘祛痰，结合局部给药雾化吸入，以湿化痰液，有利于排痰。适当多饮水，定时翻身叩背，当患者无力将痰液咳出而堆集在气管或咽喉部时，应及时吸痰器吸痰对促进排痰，畅通呼吸道，改善氧合具有重要的意义。

（二）抗菌药物治疗

抗菌药物治疗原则：肺炎一旦诊断，应根据患者不同的发病场所、年龄、基础疾病、临床特点、实验室及影像学检查、疾病严重程度、肝肾功能、既往用药和药物敏感性情况分析最有可能的病原菌并评估耐药风险，选择恰当的抗感染药物及时实施初始经验性抗感染治疗。

1. CAP经验性抗感染治疗 是根据流行病学和临床推测最可能的病原体选择最佳抗菌药物治疗。《中国成人社区获得性肺炎诊断和治疗指南（2016年版）》推荐：①首剂抗感染药物争取在诊断CAP后尽早使用，以改善疗效，降低病死率，缩短住院时间。②对于门诊轻症CAP患者，尽量使用生物利用度好的口服抗感染药物治疗。建议口服阿莫西林或阿莫西林克拉维酸治疗。考虑支原体、衣原体感染患者可口服多西环素或米诺环素及呼吸喹诺酮类抗生素。③对于需要住院的CAP患者，推荐单用β-内酰胺类或联合多西环素、米诺环素、大环内酯类或单用呼吸喹诺酮类。但与联合用药相比，呼吸喹诺酮类单药治疗不良反应少，且不需要皮试。④对于需要入住ICU及重症CAP的患者，推荐青霉素类/酶抑制药复合物、第三代头孢菌素、厄他培南联合大环内酯类或单用呼吸喹诺酮类静脉治疗，而老年人或有基础病患者推荐联合用药。⑤对有误吸风险的CAP患者应优先选择氨苄西林-舒巴坦、阿莫西林克拉维酸、莫西沙星、碳青霉烯类等有抗厌氧菌活性的药物，或联合应用甲硝唑、克林霉素。⑥年龄≥65岁或有基础疾病（如充血性心力衰竭、心脑血管疾病、慢性呼吸系统疾病、肾衰竭、糖尿病等）的住院CAP患者，要考虑肠杆菌科细菌感染的可能，此类患者应进一步评估产超广谱β-内酰胺酶（ESBL）菌感染风险（有产ESBL菌定植或感染史、曾使用第三代头孢菌素、有反复或长期住院史、留置植入物，以及肾替代治疗等）高风险患者经验性治疗可选择头霉素类、哌拉西林-他唑巴坦、头孢哌酮/舒巴坦或厄他培南等。

2. HAP经验性抗感染治疗 老年人HAP的起病时间与肺炎的病原谱、耐药性和预后有密切关系。①早发性HAP（early-onset HAP）：指患者入院48小时后至5天内发生的HAP，通常预后较好，感染多由非耐药菌所致。针对常见病原体抗菌药物推荐头孢曲松、左氧氟沙星、莫西沙星、环丙沙星、氨苄西林/舒巴坦或厄他培南。②迟发性HAP（late-onset HAP）：指患者入院5天后发生的HAP，多由MDR病原体引起。初始经验性抗菌药物选择：抗假单胞菌头孢菌素（头孢吡肟、头孢他啶），或抗假单胞菌碳青霉烯类（亚胺培南、美罗培南），或β-内酰胺/β-内酰胺酶抑制药（哌拉西林/他唑巴坦）联合抗假单胞菌氟喹诺酮类（环丙沙星或左旋氧氟沙星）联合利奈唑胺或万古霉素。治疗时应注意铜绿假单胞菌感染推荐联合用药，因为单药治疗易发生耐药；如果分离出产 ESBL 的肠杆菌科细菌，应避免使用第三代头孢菌素。

3. VAP 治疗 中华医学会重症医学分会制定的《呼吸机相关性肺炎诊断、预防与治疗指南（2013）》针对 VAP 治疗建议：①接受单药治疗的铜绿假单胞菌感染可能会诱导耐药，联合用药可降低不充分治疗及无效治疗的发生率，因此对于重症的多重耐药铜绿假单胞菌感染者可采用联合用药。②泛耐药或者全耐药的鲍曼不动杆菌感染引起的 VAP 主张 2 类或者 3 类抗生素联合用药。③大肠埃希菌和肺炎克雷伯菌是最常见的产 ESBL 的革兰阴性杆菌，应避免单独使用第三代头孢菌素类药物。肠杆菌和肺炎克雷伯杆菌对碳青霉烯类药物的耐药增加，而替加环素仍有较高的敏感性，可作为一种治疗选择。④对于耐甲氧西林金黄色葡萄球菌（MRSA）感染引起的 VAP，尚无足够证据证实万古霉素、替考拉宁、利奈唑胺中哪一类药物是治疗 MRSA 引起的 VAP 最佳选择。⑤对 MRSA 与革兰阴性菌的混合感染及肝肾功能不全的患者，可选择替加环素进行治疗。值得注意的是，替加环素不能覆盖铜绿假单胞菌，因此使用替加环素治疗时应考虑联合用药覆盖铜绿假单胞菌感染。

4. 目标性抗感染治疗 一旦获得 CAP 病原学结果，即可参考体外药敏试验结果进行目标性治疗。

（三）支持、对症、并发症和合并症的处理

及时补液、支持、对症治疗，注意纠正酸碱失衡、电解质紊乱，以及免疫增强药物治疗。高热的老年患者慎用退热药，防止虚脱、休克。罹患肺炎的同时，原有慢性疾病（合并症）可恶化，所以治疗肺炎的同时要加强原有基础病的治疗，如控制血压、血糖，改善心脑循环、纠正心力衰竭，重视并发症和合并症的及时处理。

【预防】★★★△△

老年肺炎重在预防，具体措施如下。

1. 加强口腔护理 保持良好的口腔卫生环境是预防吸入性肺炎的一个重要措施，对于有牙或无牙的老年患者同等重要。坚持饭后刷牙、每天清洗假牙及每周一次的口腔健康护理，不仅可以清除口咽部的病原菌，减少致病菌的寄植，还可以刺激口咽部的感觉神经，促进口腔黏膜物质的释放而增强吞咽反射功能。

2. 有误吸史的患者应指导其选择正确的饮食方式 ①调配固体食物进食，防止流质、饮水打呛误吸。②饭后半小时睡眠时不宜平卧，可头部抬高，以防误吸。③对于假性球麻痹所致吞咽障碍，全身衰竭的患者仍应留置胃管鼻饲补充营养治疗和定期翻身、叩背以助排痰。④物理治疗，使用吞咽模式训练仪进行康复训练。

3. 注意防寒保暖，预防受凉感冒。

4. 戒烟，保持室内通风换气 烟草依赖已被定性为慢性疾病，老年肺炎患者应把戒烟作为治疗目标。

5. 接种肺炎疫苗 免疫实施咨询委员会临床指南推荐≥65 岁的人群和伴有高危并发症者应使用肺炎球菌多糖疫苗。

6. 合理饮食，适量运动，增强体质 避免交叉感染，提高免疫力和抗感染能力。

（王 桦 吴晓玲）

参 考 文 献

［1］ Niederaman MS, Luna CM. Community-Acquired pneumonia guideline: a global perspective. Am J Respira Crit care Med, 2012, 33(3): 298-310.

［2］ 陈元菁．老年社区获得性肺炎病原体分析．临床肺炎杂志，2011，16（6）：859-861.

［3］ 丁国锋，顾振鹏，张清潭，等．老年社区获得性肺炎感染状况．中国老年学杂志，2013，33（20）：5143-5144.

［4］ 高金明．老年患者医院获得性肺炎的诊治和预防策略．中华老年医学杂志，2012，31（2）：91-93.

［5］ Komiya K, Ishii H, Umeki K, et al. Impact of aspiration pneumonia in patients with community-acquired pneumonia and healthcare-associated pneumonia: A multicenter retrospective cohort study. Respirology, 2013, 18(3): 514-521.

［6］ Komiya K, Ishii H, Kadota J. Healthcare-associated pneumonia and aspiration pneumonia. Aging Dis, 2014, 6(1): 27-37.

［7］ Pu C, Zhong XF, Fang F, et al. A retrospective clinicopathological study of aspiration pneumonia in the elderly. Chin J Tubere Respir Dis, 2014, 37(8): 592-596.

[8] Richard G, Wunderink MD, Grant W, et al. Community acquired pneumonia. N Engl J Med, 2014, 370: 543-551.

[9] Wunderink RG. Surrogate markers and microbiologic end points. Clin Infect Dis, 2010, 51(1)S126-130.

[10] Hu X, Yi ES, Ryu JH. Aspiration-related deaths in 57 consecutive patients: autopsy study. PloS One, 2014, 9(7): e103795.

[11] Marik PE. Pulmonary aspiration syndromes. Cur Opinion Pulmonary Med , 2011, 17(3): 148-154.

[12] Schuetz P, Briel M, Christ-Crain M, et al. Procalcitonin to guide initiation and duration of antibiotic treatment in acute respiratory infections: an individual patient data meta-analysis. Clin Infect Dis, 2012, 55(5): 651-662.

[13] 尤飞，郝建．血清降钙素原对老年肺炎诊疗的作用．临床肺科杂志，2014，19（4）：649-652.

[14] Sara L, Madhavan A, Carnaby G, et al. Dysphagia in the elderly: management and nutritional considerations. Clin Interv Aging, 2012, 7: 287-298.

[15] Agustin JJ, Jesus TZ, Emil-Jose L. Ability of procalcitonin to predict bacteremia in patients with community acquired pneumonia. Medicine Clinical, 2014, 142(7): 285-292.

[16] Arnold FW, Lajoie AS, Brock CN, et al. Improving outcomes in elderly patients with community acquired pneumonia by adhering to national guideline. Arch Intern Med, 2009, 169(16): 1515-1524.

[17] Torres A, Rello J. Update in community acquired and nosocomial pneumonia 2009. Am J Respir Crit Care Med, 2010, 181: 782-787.

[18] Cilloniz C, Ewig S, Polverino E, et al. Microbial aetiology of community-acquired pneumonia and its relation to severity. Thorax, 2011, 66: 340-346.

[19] Subirana M, Sola I, Benito S. Closed tracheal suction systems versus open tracheal suction systems for mechanically ventilated adult patients. Cochrane Database Syst Rev, 2007, CD004581.

[20] Lim WS, Baudouin SV, George RC, et al. BTS guideline for the management of community acquired pneumonia in adults: update 2009. Thorax, 2009, 64 Supp 3: iii1-55.

[21] Xie DS, Xiong W, Lai RP, et al. Ventilator-associated pneumonia in intensive care units in Hubei Province, China: a multicentre prospective cohort survey. The Journal of hospital infection, 2011, 78: 284-288.

[22] Gutierrez F, Masis M. Improving outcomes of elderly patients with community acquired pneumonia. Drugs Aging, 2008, 25(7): 585-610.

[23] Remington LT, Sligl WI. Community acquired pneumonia. Current opinion in pulmonary medicine, 2014, 20 (3): 215-224.

[24] 中华医学会呼吸病学分会．中国成人社区获得性肺炎诊断和治疗指南（2016 版）．中华结核和呼吸杂志，2016，39（4）：1-27.

[25] 吴晓玲，王桦，汪琦．老年吸入性肺炎常见危险因素及预防对策．临床内科杂志，2015，32（12）：857-859.

[26] 郭丽．186 例老年肺炎临床特点和治疗分析．临床肺科杂志，2012，17（2）：258-259.

[27] Mandell LA, Wunderink RG, Anzueto A, et al. Infectious disease society of America/American thoracic society consensus guidelines on the management of community acquired pneumonia in adults. Clin Infect Dis, 2007, 44: S27-72.

[28] 中国医师协会急诊医师分会．急诊成人社区获得性肺炎诊治专家共识（一）．中国急救医学，2011，31（10）：865- 871.

[29] Le J, Ashley ED, Neuhauser MM, et al. consensus summary of aemsolized antimicmbial agents: application of guideline criteria. Insights from the society of infectious diseases Phamacists. Phamacotherapy, 2010, 30: 562-584.

[30] 曾宗鼎，邢崇浩．降阶梯方案治疗呼吸科重症监护病房老年重症肺炎患者的临床疗效．中国老年学杂志，2014，34（8）：2271-2273.

[31] 崔佳，孙铁英．经皮内镜下胃造瘘术与鼻胃管对预防肺炎发生的研究．中华老年医学杂志，2014，33（2）：222-224.

[32] Ryan AW, William G, Thomas JJ. Treatment of clinical aspiration: A reappraisal. Am J Health-Syst Pharm, 2013, 70: 1291-1300.

[33] 陆再英，钟南山．内科学．7 版．北京：人民卫生出版社，2011.

[34] 郑颖，陈亮．老年肺炎患者的病原菌分布及耐药性分析．中华医院感染学杂志，2012，22（4): 858- 859.

[35] 刘又宁．呼吸内科学高级教程．北京：人民军医出版社，2009.

[36] Yao X, Hamilton RG, Weng NP, et al. Frailty is associated with impairment of vaccine induced antibody response and increase impost vaccination influenza infection in community dwelling older adults. Vaccine, 2011, 29: 5015-5021.

[37] 产超广谱 β- 内酰胺酶细菌感染防治专家共识．中华实验和临床感染病杂志，2010，4（2）：207-214.

[38] Upadhyay S, Niederman M S. Biomarkers: What is Their Benefit in the Identification of Infection, Severity Assessment, and Management of Community-acquired Pneumonia[J]. Infectious Disease Clinics of North America, 2013, 27(1): 19-31.

[39] 艾学才．血清 PCT、CRP 联合检测对老年肺炎病情诊疗及预后的价值探究［J］．临床科杂志，2016，21（6）：1045-1048.

[40] 降钙素原急诊临床应用专家共识组.

降钙素原（PCT）急诊临床应用的专家共识[J]. 中华急诊医学杂志，2012，21（9）：944-951.
[41] 王肖，尹文. 社区获得性肺炎相关生物标志物的研究进展——解读《急诊成人社区获得性肺炎诊治专家共识》[J]. 中国急救医学，2012，32（6）：481-485.
[42] 降钙素原急诊临床应用专家共识组. 降钙素原（PCT）急诊临床应用的专家共识[J]. 中华急诊医学杂志，2012，21（9）：944-951.
[43] 范方松，杜万红. 血清降钙素原及C反应蛋白在感染性疾病中的应用前景[J]. 中华老年多器官疾病杂志，2013，（9）：693-696.
[44] 王肖，尹文. 社区获得性肺炎相关生物标志物的研究进展——解读《急诊成人社区获得性肺炎诊治专家共识》[J]. 中国急救医学，2012，32（6）：481-485.

第 2 节　支气管哮喘

【定义】★★★△△△

老年哮喘指 60 岁以上的哮喘患者，根据发病时间分为早发性和晚发性老年哮喘两类。早发性老年哮喘指青少年期发病迁延至老年期，晚发性老年哮喘指 60 岁以后新发的哮喘患者。与年轻人相比，老年哮喘的病死率明显升高。老年人基础肺功能的降低及伴发的慢性心肺疾病对平喘药物的选择和疗效有重要影响。支气管哮喘的发病率有逐年增高的趋势，但其病因和发病机制尚不完全清楚。支气管哮喘的诊断以可逆性气流受限和（或）气道高反应性（airway hyper-reactivity，AHR）为依据，治疗上涵盖控制和预防哮喘发作、缓解哮喘发作。哮喘教育与管理是提高疗效、减少复发，提高患者生活质量不可或缺的重要措施。由世界各国的哮喘防治专家共同起草，并不断更新的全球哮喘防治倡议（Global Initiative for Asthma，GINA），是目前哮喘防治的重要指南。

【流行病学】★★★△△△

据我国现有流行病学调查结果显示，哮喘患病率为 0.31%～3.38%。2002 年我国北方地区调查老年支气管哮喘总患病率为 5.17%。

【病因和发病机制】★★★△△△

支气管哮喘的病因和发病机制尚不完全清楚。

患者个体过敏体质及外界环境的影响是支气管哮喘发病的危险因素，其发病受遗传因素和环境因素双重影响。

发病机制主要包括气道炎症机制、免疫 - 变态反应机制、神经机制和 AHR 及其相互作用。慢性气道炎症是支气管哮喘的本质，AHR 是支气管哮喘患者的共同病理生理特征。

【临床表现】★★★△△△

（一）症状

接触过敏原、感染后、运动等诱导所致发作性呼气性呼吸困难、胸闷、咳嗽等。咳嗽可为唯一表现。夜间及凌晨发作或加重常是支气管哮喘发作的特点。上述症状可自行缓解，或经支气管舒张药治疗后缓解。

老年支气管哮喘患者典型的发作性喘息相对少见，更多表现为活动后气促，且常被其他合并症的症状掩盖。

（二）体征

急性发作期时，双肺可闻及广泛哮鸣音，呼气延长。但严重发作时，仅可发现呼吸音减低，可伴有心率增快、奇脉、胸腹矛盾运动。老年患者常缺乏典型表现。

【辅助检查】★★★△△△

（一）呼吸功能检查

1. 通气功能检测　支气管哮喘急性发作期呈不同程度阻塞性通气功能障碍，主要表现为 FEV_1、FEV_1/FVC、PEF 均减少。缓解期，上述通气功能指标可逐渐恢复。

2. 支气管激发试验　临床上常用药物为乙酰胆碱、组胺等。主要观察指标包括 FEV_1、PEF，通常以 FEV_1 下降 20% 的累计吸入激发剂量（$PD_{20}FEV_1$）或（$PC_{20}FEV_1$）来表示。在临床上主要应用于支气管哮喘的诊断、AHR 的测定、疗效评估。

3. 支气管舒张试验　用于评价气流阻塞的可逆性程度。FEV_1 较用药前增加 12% 或以上，且其绝对值增加 200 ml 或以上；PEF 较治疗前增加 60 L/min 或增加>20%，即可判断为支气管舒张试验阳性。

4. PEF 变异率 有助于诊断支气管哮喘。

（二）痰嗜酸性粒细胞和中性粒细胞检测

痰中嗜酸性粒细胞及中性粒细胞计数，可用于评估气道炎症。

（三）血气分析

轻中度支气管哮喘发作者 PaO_2 和 SaO_2 降低，$PaCO_2$ 下降，pH 值上升，表现呼吸性碱中毒。重症哮喘，可有缺氧及 CO_2 潴留、呼吸性酸中毒，甚至代谢性酸中毒。

（四）胸部影像学

支气管哮喘发作时主要表现为肺过度通气状态。但需警惕肺炎、肺不张、气胸等并存症和并发症的发生。

（五）变应性指标

结合病史测定变应原，有助于对患者的病因诊断和脱离致敏因素的接触。包括血清总 IgE 和特异性 IgE 测定。

【诊断】★★★△△△

（一）诊断标准

1. 反复发作性喘息、气急、胸闷、咳嗽等，多与接触变应原、冷空气、物理、化学性刺激，以及上呼吸道感染、运动等有关。

2. 双肺可闻及散在或弥漫性、以呼气相为主的哮鸣音。

3. 上述症状和体征可经治疗缓解或自行缓解。

4. 除外其他疾病所引起的喘息、气急、胸闷和咳嗽。

5. 临床表现不典型者（如无明显喘息或体征），可根据条件做以下检查，如任一结果阳性，可辅助诊断为支气管哮喘。

（1）支气管激发试验或运动试验阳性。

（2）支气管舒张试验阳性。

（3）昼夜 PEF 变异率≥20%。

符合 1～4 条或 4、5 条者，可以诊断为支气管哮喘。

老年支气管哮喘的诊断与成年人诊断一致，但是老年支气管哮喘，由于患者衰弱等原因，往往导致误诊误治，主要原因包括临床表现常为精神异常、大小便失禁、跌倒、日常生活不能自理；呼吸困难没有引起重视；并存症掩盖支气管哮喘发作的临床表现，从而未引起重视；缺乏的气流阻塞的客观依据。

（二）支气管哮喘的分期及控制水平分级

目前，根据 GINA，将支气管哮喘按控制水平分为控制、部分控制、未控制 3 个等级，见表 32-2。

表 32-2 支气管哮喘控制水平分级

临床特征	控制（满足以下所有情况）	部分控制（任何 1 周出现以下 1 种表现）	未控制
白天症状	无（或≤2 次 / 周）	>2 次 / 周	任何 1 周出现≥3 项部分控制特征
活动受限	无	有	
夜间症状 / 憋醒	无	有	
需要使用缓解药的次数	无（或≤2 次 / 周）	>2 次 / 周	
肺功能（PEF 或 FEV_1）	正常或 ≥正常预计值 / 本人最佳值的 80%	<正常预计值（或本人最佳值）的 80%	
急性发作	无	≥1 次 / 年	在任何 1 周内出现 1 次

按照发病特点亦可分为急性发作期、慢性持续期、缓解期。

【鉴别诊断】★★★△△△

（一）慢性阻塞性肺疾病

见表 32-3。近年亦有学者提出如果兼具二者临床特征，可诊断支气管哮喘 - 慢性阻塞性肺疾病重叠综合征。

（二）心源性哮喘

老年支气管哮喘患者往往同时患冠心病，如果发生急性左心衰时，往往与支气管哮喘急性发作难于鉴别。急性左心衰患者往往呈阵发性咳嗽，咳粉红色泡沫痰，查体两肺可闻及广泛湿啰音及哮鸣音，典型者心尖部可闻及奔马律。胸部影像学检查发现肺淤血征，可有助于鉴别诊断。必要时，可雾化吸入 β_2 受体激动药或静滴氨茶碱缓解症状，进一步检查。

表 32-3　支气管哮喘和慢性阻塞性肺疾病的鉴别诊断

	支气管哮喘	慢性阻塞性肺疾病
吸烟	少见	常见
气短	间断出现，但未治疗者可持续存在	往往持续存在
咳嗽、咳痰	间断出现，常表现为刺激性干咳、咳少许痰	经常咳嗽，痰量多
夜间症状	常见	少见
冬季急性加重	可见	常见
胸部影像学	大多正常，急性加重期表现为过度充气	多表现为肺气肿、肺大疱、肺纹理稀疏
肺功能	可逆性气流受限	不完全可逆的气流受限

（三）上气道阻塞

中央型支气管肺癌、支气管肺癌淋巴结转移压迫或阻塞支气管者、支气管异物患者往往因上气道阻塞，出现刺激性咳嗽、喘息，查体往往发现吸气相哮鸣音，行胸部影像学检查可助鉴别诊断，必要时可行支气管镜检查。

【并发症】★★★△△△

急性发作期可并发气胸、纵隔气肿、肺不张、呼吸衰竭等；若反复发作，病情迁延，可并发肺气肿、支气管扩张、肺间质纤维化、慢性肺源性心脏病等。

【难治性哮喘】★★★△△△

吸入性激素（inhaled corticosteroid，ICS）和长效 β_2 受体激动药两种或更多种的控制药物规范治疗至少 3～6 个月仍不能达到良好控制的哮喘，被定义为难治性哮喘。在老年人中多见，往往需与变应性支气管肺曲霉病（allergic bronchopulmonary aspergillosis BPA，ABPA）、变应性肉芽肿性血管炎、慢性心功能不全、肺血栓栓塞等相鉴别。难治性哮喘患者常需要同时给予大剂量 ICS 和口服激素治疗，必要时可联合使用白三烯受体调节药，对于部分患者可选用抗 IgE 抗体、支气管热成形术等方法。

【支气管哮喘 - 慢性阻塞性肺疾病重叠综合征】★★★△△△

2014 年 GINA 首次提出，气流阻塞持续存在的患者，如果同时具备支气管哮喘和慢性阻塞性肺疾病的特征时，可被诊断为支气管哮喘 - 慢性阻塞性肺疾病重叠综合征（asthma-COPD overlap syndrome，ACOS）。ACOS 发病年龄往往≥40 岁，但常曾幼年及青壮年时期有症状出现；气流受限不完全可逆，但变异率较大；气流阻塞常持续存在；曾多次被医生诊断为支气管哮喘，常有过敏史及支气管哮喘家族史；临床症状经治疗后可部分或明显缓解，但病情容易进展；急性加重往往较 COPD 频繁；痰中可见嗜酸性粒细胞和（或）中性粒细胞。

【治疗】★★★△△△

目前，经过长期有效规范治疗，支气管哮喘的症状可以得到良好控制，减少发作，甚至不发作。

（一）脱离变应原

支气管哮喘的发作多与接触变应原有关。一旦怀疑或确定变应原，应立即脱离变应原。

（二）药物治疗

1. 控制或预防哮喘发作药物

（1）糖皮质激素：是最有效的控制气道炎症的药物。主要作用机制是抑制炎症细胞的迁移和活化；抑制细胞因子的生成；抑制炎症介质的释放，增强平滑肌 β_2 受体的反应性。给药途径包括吸入、口服和静脉应用等，吸入为首选途径，详见表 32-4。口服糖皮质激素有泼尼松、泼尼松龙等。静脉应用糖皮质激素包括氢化可的松、甲泼尼龙等。

表 32-4　常用吸入型糖皮质激素的每天剂量与互换关系

药物	低剂量（μg）	中剂量（μg）	高剂量（μg）
二丙酸倍氯米松	200～500	500～1000	1000～2000
布地奈德	200～400	400～800	800～1600
丙酸氟替卡松	100～250	250～500	500～1000
环索奈德	80～160	160～320	320～1280

（2）白三烯调节药：尤适用于阿司匹林哮喘、运动性哮喘和伴有过敏性鼻炎哮喘患者的治疗。临床常用药物包括孟鲁司特、扎鲁司特等。

（3）其他药物：主要包括酮替酚和新一代组胺 H_1 受体拮抗药如阿司咪唑、氯雷他定等。

2. 缓解哮喘发作药物 是指按需使用的药物。这些药物通过迅速解除支气管痉挛从而缓解哮喘症状，其中包括 β_2 受体激动药、抗胆碱能药、茶碱类药物等。

（1）β_2 受体激动药：通过对气道平滑肌和肥大细胞等细胞膜表面的 β_2 受体的作用，舒张气道平滑肌，减少肥大细胞和嗜碱粒细胞脱颗粒和介质的释放，降低微血管的通透性，增加气道上皮纤毛的摆动等，缓解哮喘症状。详见表 32-5。

表 32-5 β_2 受体激动药的分类

起效时间	作用维持时间	
	短效	长效
速效	沙丁胺醇吸入剂 特布他林吸入剂 非诺特罗吸入剂	福莫特罗吸入剂
慢效	沙丁胺醇口服剂 特布他林口服剂	沙美特罗吸入剂

（2）抗胆碱能药：可阻断节后迷走神经传出支，通过降低迷走神经张力而舒张支气管。其舒张支气管的作用比 β_2 受体激动药弱，起效也较慢，但长期应用不易产生耐药，对老年人的疗效不低于年轻人。主要包括异丙托溴铵、噻托溴铵等。

（3）茶碱类：除能抑制磷酸二酯酶，提高平滑肌细胞内的 cAMP 浓度外，还能拮抗腺苷受体，刺激肾上腺分泌肾上腺素，增强呼吸肌的收缩，增强气道纤毛的清除功能和抗炎作用。主要不良反应为胃肠道症状、心血管症状（心动过速等心律失常，血压下降等）。老年患者尤其是合并有心律失常者，使用时需谨慎。

3. 慢性持续期的治疗 根据 GINA 初始诊断的支气管哮喘应从 2 级开始治疗，但病情重者可从 3 级开始治疗。当支气管哮喘达控制水平至少持续 3 个月后，治疗方案可以降级，否则升级。见图 32-1。

4. 急性发作期的治疗

（1）使用缓解哮喘发作药物，亦可联合哮喘控制药物。必要时，可行无创及有创呼吸机辅助通气治疗。

（2）抗生素的使用：对于咳嗽、咳脓痰，伴发热，或合并肺炎者，需给予抗生素治疗。

5. 免疫疗法 主要包括变应原特异性免疫疗法

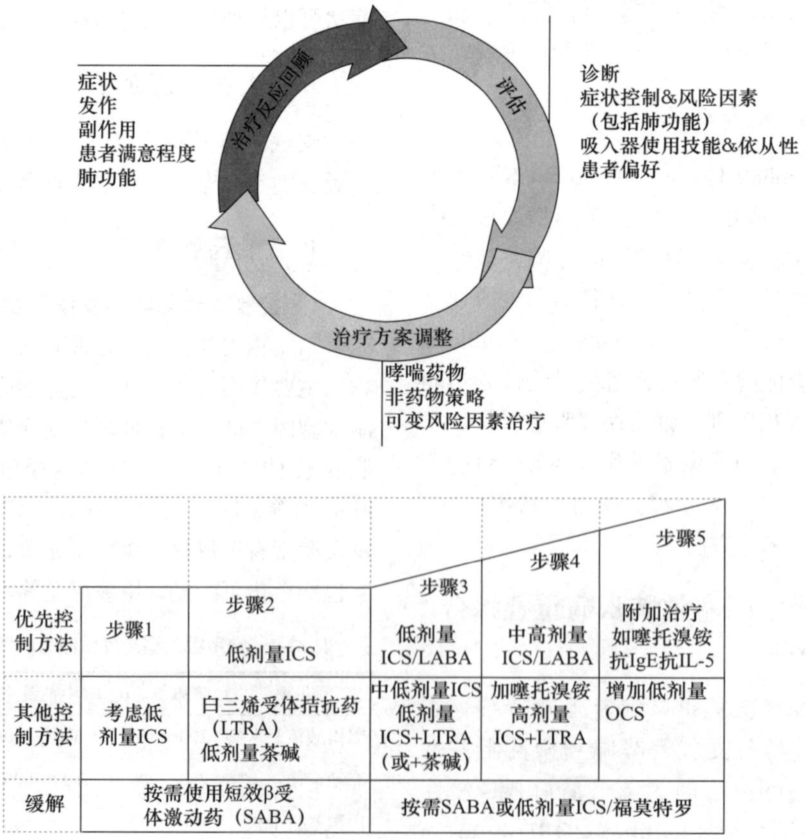

图 32-1 根据哮喘病情分级制定治疗方案

（SIT）和抗 IgE 治疗。

6. 靶向治疗 阻断气道炎症过程的某些环节的治疗方法，被称为支气管哮喘的靶向治疗。主要包括抗细胞因子抗体，如可溶性 IL-4 受体、抗 IL-5 抗体、抗 IL-13 单克隆抗体、抗 TNF-α 抗体等；抗 IgE 抗体奥妥珠单抗（Omalizumab），适用于皮肤过敏原实验阳性的中、重度持续性哮喘的患者，也适用于 ICS 疗效不佳的患者。Toll 样受体 9（TLR-9）激动药及转录因子抗体等。

【教育管理】★★★△△△

教育管理应贯穿于支气管哮喘诊治的整个过程。包括让患者了解支气管哮喘病因和发病机制、自我监测和管理、掌握药物的正确使用方法、记录哮喘日记、病情评估等。

（温红侠 孙 莉）

参考文献

[1] GINA——Global Strategy for Asthma Management and Prevention(2017 update). The GINA reports are available on www. gianasthma. org.

[2] Margot Gosney, Adam Harper, Simon Conroy. Oxford Desk Reference Geriatric Medicine. Oxford: Oxfond University Press, 2012.

[3] Scichilone N, Pedone C, Battaglia S, et al. Diagnosis and management of asthma in the elderly. Eur J Intern Med, 2014, 17.

[4] 难治性哮喘诊断与处理专家共识（2010）. 中华医学会呼吸病学分会哮喘学组.

第 3 节 慢性阻塞性肺疾病

【定义】★★★△△

慢性阻塞性肺疾病（chronic obstructive pulmonary disease，COPD）简称慢阻肺，以持续存在的气流受限为特征，是一种可预防和治疗的疾病。气流受限多呈进行性发展，与气道和肺组织对香烟烟雾等有害颗粒或气体所致的异常慢性炎症反应有关。肺功能检查对确定气流受限有重要意义。COPD 主要累及肺脏，引起肺功能进行性减退，且其持续进展还可引起全身（或称肺外）多器官的不良效应，如右心功能不全、营养不良、骨质疏松等。因此，COPD 也可被视为一种全身性疾病，严重影响患者的劳动力和生活质量，同时造成巨大的社会和经济负担。

COPD 是老年呼吸系统疾病中的常见病和多发病，发病率及死亡率逐年上升，每年因 COPD 死亡人数及致残人数均达 100 万左右。然而，只使用患者或者医生报告的诊断可能会低估 COPD 的发生率，大于 50% 有着气道阻塞的患者从没有被医疗单位诊断过 COPD。在老年人中，诊断不足更为常见，因为他们常常忽略这些症状的主诉，或者认为这些症状与其他的疾病有关。因疾病早期症状不明显或未予足够重视，多数 COPD 患者明确诊断时已步入老年期，且疾病呈进行性发展。可以说，COPD 并非老年人所特有，但其患者多数都为老年人。

【病因和发病机制】★△

（一）病因

确切的病因尚不清楚，可能是多种环境因素与机体自身因素长期相互作用的结果，如吸烟、职业性粉尘和化学物质的吸入、空气污染、反复感染、社会经济地位等。

（二）发病机制

1. 炎症机制 COPD 的特征改变是气道、肺实质及肺血管的慢性炎症，中性粒细胞、巨噬细胞、T 淋巴细胞等炎症细胞均参与了 COPD 的发病过程，炎症细胞分泌的多种生物活性物质对肺实质造成破坏。

2. 蛋白酶 - 抗蛋白酶失衡机制 吸烟、有害颗粒和感染等因素均可造成蛋白酶 - 抗蛋白酶失衡。蛋白水解酶对组织有损伤、破坏作用，抗蛋白酶对多种蛋白酶有抑制作用，α_1- 抗胰蛋白酶是活性最强的一种抗蛋白酶。蛋白酶增多或抗蛋白酶不足均可导致肺组织的破坏。

3. 氧化应激机制 氧化物可直接作用并破坏许多生物大分子如蛋白质、脂质和核酸等，导致细胞功能障碍或细胞死亡，还可破坏细胞外基质；引起蛋白酶-抗蛋白酶失衡；促进炎症反应等。

4. 其他机制 如自主神经功能失调、营养不良、气温变化等都有可能参与COPD的发生、发展。

老年人支气管和肺脏的组织出现老化的改变，表现为支气管黏膜纤毛的变性、咳嗽反射减弱、肺的弹性回缩力下降、肺泡腔扩大等，这些因素导致呼吸道防御功能减弱、呼吸道退行性变、结缔组织增加、肺与胸廓弹性减退，从而使得老年人COPD发生率高于一般成年人。此外，吞咽功能异常、胃食管反流发生率高以及肾上腺皮质功能减退等对老年COPD的发生也有一定的作用。

【病理】★★△△

COPD的病理改变主要是慢性支气管炎和肺气肿的病理改变。急性加重期气管壁的炎症损伤和缓解期的修复过程反复发生，进而引起气管结构重塑、胶原含量增加及瘢痕组织形成，这些病理改变是COPD气流受限的主要病理基础之一。肺气肿的病理改变可见肺过度膨胀，弹性减退。肺外观呈灰白或苍白色，表面有时可见多个大小不一的大疱。镜检可见肺泡壁变薄，肺泡腔扩大、破裂或形成大疱，血液供应减少，弹力纤维网破坏。细支气管壁有炎性细胞浸润，管壁黏液腺及杯状细胞增生、肥大，纤毛破坏。细支气管的血管内膜可增厚或管腔闭塞。有的管腔变窄或扭曲扩张，腔内可有痰液存留。

【病理生理】★△

肺通气功能障碍是COPD特征性的病理生理改变。随病情进展，肺组织弹性逐渐减退，肺泡持续扩大，肺残气量增加。肺气肿加重导致大量肺泡周围毛细血管受压退化，从而使肺泡间毛细血管减少，虽有肺泡通气，但无血流灌注，导致通气-灌注不匹配，从而导致动脉氧分压下降。在无效通气的基础上，严重的COPD患者还存在功能性分流，即部分肺泡通气不良，不能参与气体交换，进一步导致弥散面积减少，发生换气功能障碍，引起缺氧和二氧化碳潴留，最终出现呼吸衰竭。

【临床表现】★★★△△△

（一）症状

起病缓慢，病程较长。主要症状如下所述。

1. 慢性咳嗽 常晨间咳嗽明显，夜间有阵咳或排痰。

2. 咳痰 一般为白色黏痰或浆液性泡沫痰，偶可带血丝，清晨排痰较多。急性加重期排痰量增多，可为脓性。

3. 气短或呼吸困难 早期在较剧烈活动时出现，后逐渐加重，以至在日常活动甚至休息时也感到气短，是COPD的标志性症状。

4. 喘息和胸闷 部分患者特别是重度患者或急性加重时出现。

5. 其他 晚期患者有食欲减退、体重下降等。

（二）体征

早期体征不明显。随病情加重，出现肺气肿的典型体征。

1. 视诊 可见桶状胸，肋间隙增宽，呼吸费力，部分患者呼吸浅快，严重者可见胸腹矛盾呼吸。

2. 触诊 两肺语颤减弱。

3. 叩诊 呈过清音，心浊音界缩小或消失，肺下界和肝浊音界下降。

4. 听诊 呼吸音减弱、呼气延长、心音遥远。合并感染时两肺可闻及干、湿啰音。

老年COPD患者易反复发生呼吸道感染而引起COPD急性加重，表现为呼吸困难加重，咳嗽增加，痰量增多、性状改变；但有些体弱患者，因免疫反应弱，仅表现为乏力、食欲减退，呼吸道症状并无明显改变，但病情可能已重，甚至已合并呼吸衰竭，因此老年人应注意临床观察，警惕COPD急性加重的发生。

【辅助检查】★★★△△△

（一）肺功能检查

吸入支气管扩张药后第1秒用力呼气容积（FEV_1）占用力肺活量（FVC）的百分比，即一秒率（FEV_1/FVC）<0.70可确定为持续气流受限。但老年人，特别是那些年龄大于70岁的老年人，这个临界值可能会导致诊断过度。因此，更应该选择调整的比值来诊断。对于大多数老年人来说，比值小于0.60是异常的，提示阻塞性肺部疾病。第1秒用力呼气容积占预计值的百分比（FEV_1%预计值）可用于评估COPD严重程度的依据。

（二）胸部影像学检查

X线检查早期可无异常变化，以后可出现肺纹理增粗、紊乱等非特异性改变，也可出现肺气肿改变。胸部CT检查可见COPD小气道病变的表现、肺气肿的表现及并发症的表现，但其主要临床意义在于排除具有其他相似症状的呼吸系统疾病。

（三）血气分析

可出现动脉血氧分压（PaO_2）降低，伴或不伴二氧化碳分压（$PaCO_2$）升高。当发生失代偿性呼吸性酸中毒时，pH 值降低。

（四）其他

COPD 合并细菌感染时，可出现外周血白细胞和中性粒细胞比例的升高。C 反应蛋白、降钙素原可升高。痰培养可培养出致病菌。长期低氧血症可导致血红蛋白及红细胞增高。

【诊断、病程分期和病情评估】★★★△△

主要根据病史（如吸烟或职业粉尘等危险因素暴露史），临床症状、体征及肺功能检查等，并排除可以引起类似症状和肺功能改变的其他疾病，综合分析确定。肺功能检查见持续气流受限是诊断 COPD 的必备条件，吸入支气管扩张药后 $FEV_1/FVC<0.70$，表明存在持续性气流受限。

COPD 根据病情可以分为稳定期和急性加重期。

目前多主张对稳定期 COPD 采用综合指标体系进行病情严重程度评估。

1. 症状评估 目前症状评价采用两种方法，即改良版英国医学研究会呼吸问卷（mMRC）和 COPD 患者自我评估测试（CAT）问卷进行评估。

2. 肺功能评估 可使用 GOLD 分级：COPD 患者吸入支气管扩张药后 $FEV_1/FVC<0.70$；再依据其 FEV_1 下降程度进行气流受限的严重程度分级，见表 32-6。

3. 急性加重风险评估 上一年发生 2 次或以上急性加重，或 $FEV_1\%pred<50\%$，均提示今后急性加重的风险增加。

表 32-6 COPD 的肺功能严重程度的肺功能分级

分级	患者肺功能 FEV_1 占预计值的百分比（$FEV_1\%pred$）
GOLD 1 级：轻度	$FEV_1\%pred\geq80\%$
GOLD 2 级：中度	$50\%\leq FEV_1\%pred<80\%$
GOLD 3 级：重度	$30\%\leq FEV_1\%pred<50\%$
GOLD 4 级：极重度	$FEV_1\%pred<30\%$，或 $FEV_1\%pred<50\%$，伴慢性呼吸衰竭，可合并肺源性心脏病

4. COPD 综合评估 目的是改善 COPD 的疾病管理，并根据评估结果选择稳定期的主要治疗药物（表 32-7）。

表 32-7 COPD 患者病情综合评估

患者	特征	肺功能分级 *	每年急性加重次数	mMRC	CAT
A 组	低风险，症状少	GOLD 1～2	≤1	0～1	<10
B 组	低风险，症状多	GOLD 1～2	≤1	≥2	≥10
C 组	高风险，症状少	GOLD 3～4	≥2	0～1	<10
D 组	高风险，症状多	GOLD 3～4	≥2	≥2	≥10

注：*GOLD 1 为Ⅰ级（轻度）COPD 肺功能分级；GOLD 2 为Ⅱ级（中度）COPD 肺功能分级；GOLD 3 为Ⅲ级（重度）COPD 肺功能分级；GOLD 4 为Ⅳ级（极重度）COPD 肺功能分级

【鉴别诊断】★★△△

（一）支气管哮喘

COPD 多为中老年发病，病情缓慢进展，多有吸烟史。哮喘患者多为早年发病，可有家族史、过敏性鼻炎病史，常表现为发作性呼吸困难，发作时双肺满布喘鸣音，可自行缓解或吸入支气管扩张药后缓解，肺功能检测为可逆性呼吸困难，支气管舒张试验阳性。部分患者因气道重塑导致气流受限可逆性减小，此时与 COPD 难鉴别。二者也可同时存在于同一患者，称为哮喘 - 慢性阻塞性肺疾病重叠综合征（ACOS）。

（二）肺结核

老年人中发病率近年呈增高趋势，常有结核中毒症状，如低热、盗汗、体质量减轻等，可有慢性咳嗽、咳痰、咯血；痰液检查发现抗酸杆菌可确诊，抗感染治疗无效。

（三）支气管扩张症

多见于儿童或青少年，主要表现为慢性咳嗽、咳大量脓痰和（或）反复咯血，高分辨 CT 可确诊。

（四）慢性间质性肺疾病

不明原因的乏力、进行性呼吸困难更为明显；双肺底可闻及 Velcro 啰音；肺功能检查呈限制性通气功能障碍。肺活检是确诊手段。COPD 患者可合并肺间质改变。

（五）其他原因所致呼吸气腔扩大

如代偿性肺气肿、老年性肺气肿等。肺顺应性降低，肺容量增加，残气量增大，容易与阻塞性肺气肿相混淆，但老年性肺气肿无慢性支气管炎的病史，肺功能检查无气道阻塞的表现。

【并发症】★★★△△

（一）慢性肺源性心脏病和右心衰竭

老年 COPD 患者因肺结构及血管改变，肺动脉压升高，常并发肺源性心脏病及右心功能不全。病情多较重，心力衰竭、心律失常发生率高。

（二）自发性气胸

COPD 患者肺实质结构改变，多有肺气肿及肺大疱形成，可因剧咳、用力等发生自发性气胸。加之老年人肺脏退行性改变，顺应性降低，使得自发性气胸发生率增加。

（三）慢性呼吸衰竭

常在合并感染等病情急性加重时发生。

（四）继发性红细胞增多症

慢性缺氧引起红细胞代偿性增多，全血容量增加、血液黏度增加，从而引起头痛、头晕、耳鸣、乏力等症状，易发生血栓栓塞。

【合并症】

目前认为 COPD 是全身性疾病，常与其他疾病合并存在，合并症影响疾病进程，常见合并症有心脏病（主要包括缺血性心脏病、心力衰竭、心房颤动和高血压）、骨骼肌功能障碍、骨质疏松、焦虑抑郁、肺炎、肺癌、糖尿病和代谢紊乱综合征等。合并症的治疗与没有 COPD 者相同。

【治疗】★★★△△△

（一）稳定期

一旦患者诊断为 COPD，应对患者进行个体化病情评估，以便于给予有效治疗。

1. 教育和劝导患者戒烟 因职业或环境粉尘、刺激性气体所致者，应脱离危险环境。

2. 支气管扩张药

（1）β_2 肾上腺素受体激动药：主要有短效的 β_2 受体激动药如沙丁胺醇气雾剂，特布他林气雾剂或口服制剂；长效的 β_2 受体激动药如沙美特罗、福莫特罗。

（2）抗胆碱能药：短效抗胆碱药如异丙托溴铵气雾剂，长效制剂如噻托溴铵。

（3）茶碱类：短效剂型如氨茶碱，长效剂型如茶碱缓释或控释片。

目前认为，β_2 受体激动药和抗胆碱药的长效制剂均优于短效制剂；如单一制剂不能控制症状，建议联合应用，如 β_2 受体激动药联合抗胆碱药，而不是单纯增加某一药物剂量；基于疗效和不良反应，吸入性支气管扩张药优于口服制剂。

3. 糖皮质激素 对于中度至重度的 COPD 患者，联合吸入糖皮质激素和长效 β_2 受体激动药有利于改善患者肺功能和健康状况，减少急性加重的发生。目前不建议稳定期 COPD 患者长期单一口服或单一吸入糖皮质激素治疗。近年来有报道 ICS 可导致肺炎发生风险增加。因此，在 COPD 治疗中如何均衡保留与撤除糖皮质激素的利弊，还需综合考虑，仔细斟酌。

4. 祛痰药 痰液黏稠不易咳出的患者可考虑应用，如羧甲司坦、氨溴索、乙酰半胱氨酸等。GOLD 2015 提出 N- 乙酰半胱氨酸（NAC）是一种兼有抗氧化和抗炎作用的黏液溶解药，中重度 COPD 患者长期使用 NAC 600 mg，每天 2 次，可预防急性加重。

5. 其他药物治疗 有研究表明在老年、轻度 COPD、戒烟者中，常规治疗基础上加用阿奇霉素（0.25 g/d，持续 1 年），可降低 COPD 急性加重频率并提高患者的生活质量。在血清 25- 羟维生素 D 水平严重降低（$<$10 ng/ml）的 COPD 患者，补充维生素 D 后 COPD 急性加重发生率明显下降。但大规模的临床验证尚有待于进一步完善。

6. 氧疗 对 COPD 合并慢性呼吸衰竭的患者实施长期氧疗，可改善患者的生活质量，提高生存率。提倡在医生指导下施行长期家庭氧疗（LTOT）。LTOT 的指征（具有以下任何一项）：①静息时，$PaO_2 \leq 55$ mmHg 或 $SaO_2 < 88\%$，有或无高碳酸血症。② 56 mmHg $\leq PaO_2 < 60$ mmHg，$SaO_2 < 89\%$ 伴下述之一：继发红细胞增多（血细胞比容$>$55%）；肺动脉高压（平均肺动脉压$\geq$25 mmHg）；右心功能不全导致水肿。一般采用鼻导管吸氧，氧流量为 1.0～2.0 L/min，吸氧时间$>$15 h/d，使患者在静息状态下，达到 $PaO_2 \geq 60$ mmHg 和（或）使 SaO_2 升至 90% 以上。

7. 辅助通气治疗 对于存在明显日间高碳酸血症的患者，无创辅助通气可改善患者生存率，降低住院风险。

8. 免疫调节治疗 流感疫苗的接种可降低疾病的严重程度和病死率。对于高龄或重度以上肺功能障碍的 COPD 患者，肺炎球菌多糖疫苗的接种可减少社区获得性肺炎的发病率，减少 COPD 合并肺部感染及急性加重。

9. 呼吸功能的锻炼 可采取以下措施：①缩唇呼吸，用鼻吸气，用口呼气，呼气时缩唇，吸与呼时间之比为1∶2或1∶3。规律呼吸，尽量将气呼出，改善通气。②膈肌锻炼（腹式呼吸锻炼），做深而缓的腹式呼吸，加强膈肌活动，增加肺泡通气量，使通气/血流比值失调得到改善。③全身性运动，如步行、广播操、太极拳等，锻炼呼吸循环功能。

10. 手术治疗 肺减容手术使部分患者生活质量有所提高，但远期疗效有待进一步观察。对于经过适当选择的、非常严重的COPD患者，肺移植术可以改善患者生活质量和肺功能。但因肺移植术技术难度高，费用昂贵，目前难以推广。

（二）急性加重期

COPD患者急性加重是指咳嗽、咳痰、呼吸困难比平时加重或痰量增多，或咯黄痰，或者是需要改变用药方案。最常见的诱因是病毒或细菌感染。患者发生急性加重后，应根据患者的症状、辅助检查（动脉血气分析、血常规等）、初始治疗的反应等方面对患者进行病情评估，以决定门诊或住院治疗。

1. 氧疗 鼻导管给氧时，吸入氧浓度与给氧流量有关，估算公式是吸入氧浓度（%）=21+4×氧流量（L/min）。血氧饱和度目标值是88%～92%，特别是COPD合并Ⅱ型呼吸衰竭患者，应给予低流量吸氧，避免吸入氧浓度过高加重二氧化碳潴留。一般氧气吸入浓度为28%～30%。对于高龄、重症、伴有明显呼吸困难的老年患者，早期积极使用无创呼吸机辅助呼吸，可明显改善患者症状、提高氧饱和度、减少呼吸肌用功，有助于病情好转。

2. 抗菌药物 细菌感染是导致COPD急性加重的重要诱因，因此抗感染治疗在COPD急性加重的治疗中具有重要地位。老年COPD患者由于在感染时临床表现比较隐匿，免疫功能较差，选用抗菌药物剂量要充分，特别对于重度COPD患者，开始经验性治疗时更要“重拳猛击”，后可根据痰培养结果调整抗菌药物，疗程不宜太短，同时要防止可能产生的副作用。

3. 支气管舒张药 药物同稳定期。可选择短效制剂，如短效β_2受体激动药单一吸入，或联合短效抗胆碱能药雾化吸入。喘息症状明显者可应用茶碱类药物，应注意给药速度和剂量，以免过量中毒。

4. 糖皮质激素 COPD急性加重患者短期全身应用糖皮质激素能缩短康复时间，改善肺功能和动脉血氧分压，减少治疗失败的概率和缩短住院时间。建议口服泼尼松30～40 mg/d，疗程10～14天；也可静脉给予甲泼尼松龙，40 mg/d，3～5天后改为口服。老年COPD急性加重期住院患者宜在应用支气管舒张药的基础上，采用足量、短期冲击应用，不适合长期应用，防止出现胃出血等并发症。

5. 抗凝治疗 COPD患者有高凝倾向。对长期卧床、红细胞增多症或脱水难以纠正的患者，如无禁忌证可考虑应用低分子肝素。

6. 其他 合理补充液体和电解质以维持水电解质平衡，改善营养状况，排痰治疗。老年人常伴有不同程度的营养不良，积极地进行营养支持，对疾病的控制有很重要的意义。注意识别和重视伴随疾病（如糖尿病、高血压）及合并症（如上消化道出血、休克）的处理。如患者有呼吸衰竭、慢性肺源性心脏病或心力衰竭，具体治疗方法可参阅有关章节。

【预防】★△

预防的关键在于避免发病的高危因素、急性加重的诱因和增强机体免疫力。戒烟是重要措施之一，简单易行且效果显著，在疾病的任何阶段戒烟都有助于防止疾病的进展；控制职业和环境污染，减少有害气体或颗粒的吸入。积极预防感染，可定期注射流感疫苗和肺炎球菌多糖疫苗。加强营养，适量体育锻炼，增强体质，可适当应用免疫增强药。对慢性支气管炎患者，应定期监测肺通气功能，尽早发现气流受限并采取相应的防治措施。

（刘学军）

参考文献

［1］GOLD Executive committee. Global strategy for the diagnosis, management, and prevention of chronic obstructive pulmonary disease (Revised 2011) [EB/OL].

［2］葛均波，徐永健．内科学．北京：人民卫生出版社，2013.

［3］童坦君，张宗玉．医学老年学．北京：人民卫生出版社，2006.

［4］Global strategy for the diagnosis, management, and prevention of chronic obstructive pulmonary disease (updated 2013) [EB/OL].

［5］陈灏珠，林果为，王吉耀．实用内科学．北京：人民卫生出版社，2013.

［6］朱元珏，陈文彬．呼吸病学．北京：人民卫生出版社，2003.

［7］中华医学会呼吸病学分会．慢性阻塞性肺疾病诊治指南（2013年修订版）．中华结核和呼吸杂志，2013，36（4）：255-264.

[8] 施焕中. 慢性阻塞性肺疾病. 北京：人民卫生出版社，2006.
[9] 钱频，钱桂生. 老年人慢性阻塞性肺疾病的诊断与治疗. 中华肺部疾病杂志（电子版），2013，6（2）：103-105.
[10] 王吉耀. 内科学. 北京：人民卫生出版社，2011.
[11] Rabe KF, Hurd S Anzueto A, et al. Global strategy for the diagnosis, management, and prevention of chronic obstructive pulmonary disease: GOLD executive summary. Am J Respir Crit Care Med, 2007, 176(6): 532-555.
[12] 张建，范利. 老年医学. 北京：人民卫生出版社，2009.
[13] 蔡柏蔷. 老年慢性阻塞性肺疾病患者的营养问题应受到重视. 中华老年医学杂志，1998，17（6）：325-327.
[14] 刘春涛，冯玉麟. 呼吸系统疾病. 北京：人民卫生出版社，2013.
[15] 周新，白春学. 慢性阻塞性肺疾病的预防与治疗. 北京：人民卫生出版社，2009.
[16] Global Strategy for the Diagnosis, Management and Prevention of COPD, Global Initiative for Chronic Obstructive Lung Disease (GOLD). Revised, 2016.

第 4 节 间质性肺疾病

间质性肺疾病（interstitial lung disease，ILD）是以肺泡壁为主，并包括肺泡周围组织及其相邻支撑结构病变的一组非肿瘤、非感染性疾病群。因为病变可波及细支气管和肺泡实质，故亦命名为弥漫性实质性肺疾病（diffuse parenchymal lung disease，DPLD）。临床表现以进行性呼吸困难、双肺弥漫性病变和限制性通气功能障碍为特征。DPLD 最终可以发展成弥漫性肺纤维化和蜂窝肺，导致呼吸衰竭而死亡。DPLD 分类目前按照 2002 年美国胸科学会和欧洲呼吸学会（ATS/ERS）的建议进行，见图 32-2。

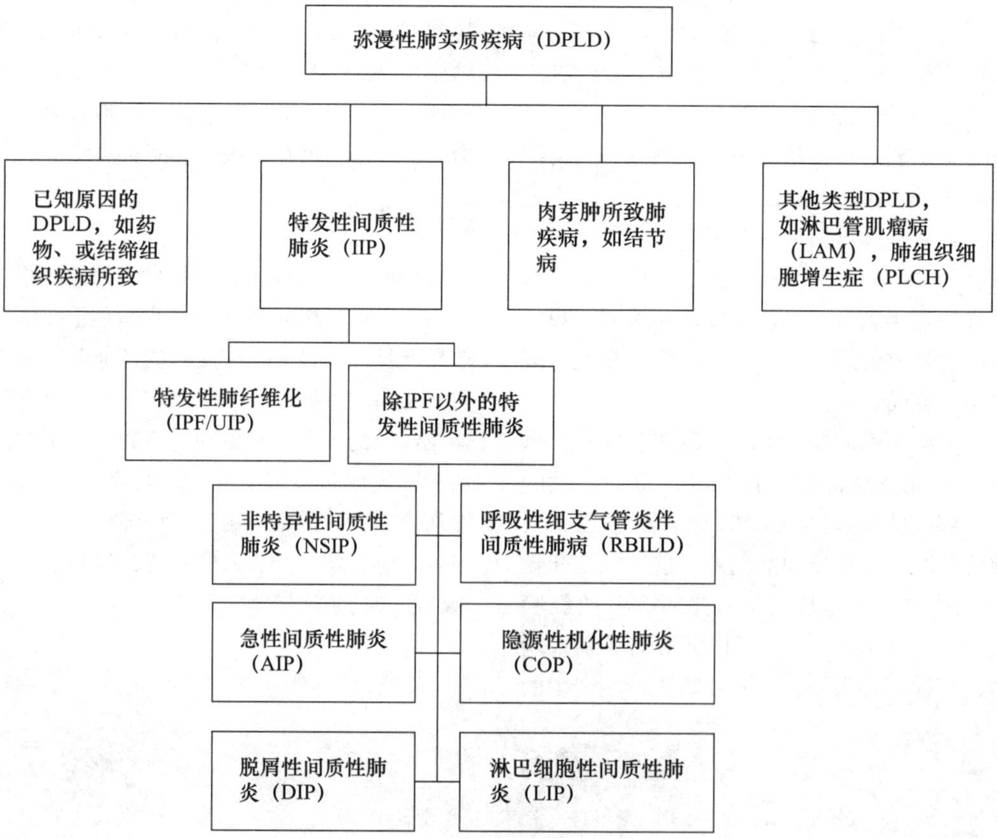

图 32-2 DPLD 的分类（ATS/ERS，2002）

ILD 种类繁多，可累及各个年龄段的人群，部分 ILD 尤其多见于老年人。特发性肺间质纤维化（IPF）是特发性间质性肺炎（IIP）中重要的类型，在老年人群中有很高的患病率。结缔组织相关 ILD，如类风湿关节炎相关 ILD 也更多见于老年人。职业接触相关 ILD，如石棉沉着病（石棉肺），通常在进入老年期出现症状。此外，老年人因应用更多的药物，药物诱发的 ILD 也自然增加。本章主要介绍药物和结缔组织疾病相关的 ILD，以及 IIP。

一、药物性间质性肺疾病

【定义】★★★△△

药物性间质性肺疾病是药物所致肺损伤的一种常见类型，是由药物的直接或间接毒性作用，或人体对药物的变态反应而发生的一类疾病。老年人由于基础病多，应用的药物种类多而复杂，因此较年轻人更容易发生药物性间质性肺疾病。引起间质性肺病的药物以抗生素、免疫抑制药、抗肿瘤药物及中成药最为常见。引起间质性肺病的常见药物见表 32-8。

表 32-8 引起间质性肺病的常见药物

抗生素：青霉素类、头孢类、红霉素、链霉素、异烟肼、米诺霉素、复方新诺明等
免疫抑制药：甲氨蝶呤、来氟米特、金制剂、青霉胺等
抗肿瘤药：伊立替康、长春瑞滨、吉西他滨、紫杉醇、吉非替尼、厄洛替尼、博来霉素等
中药：小柴胡汤、补中益气汤、加味逍遥散、十全大补汤、六君子汤、黄连解毒汤、清心莲子饮等

【临床表现】★★★△△

临床表现多种多样，症状多无特异性，通常有咳嗽、发热、活动后呼吸困难等；肺部听诊可闻及爆裂音。如果体格检查发现红色斑丘疹、多形红斑、红皮病等药疹时支持药物性肺损伤的可能。需要注意的是一种药物可以引起多种临床病变类型，而一种临床病变类型又可以由多种药物引起。例如，博来霉素可以导致肺间质纤维化、机化性肺炎、嗜酸性粒细胞肺炎、ARDS、肺静脉闭塞症等。

【辅助检查】

1. 实验室检查 药物性肺损伤可有血 IgE 升高、外周血嗜酸性粒细胞增加，有时也合并肝肾功能损害，出现肝肾功能异常。

2. 胸部影像学检查 药物性肺损伤表现为间质性肺炎时，影像学所见以双肺斑片状、弥漫性浸润影或磨玻璃影最为多见，一般为双侧、对称性改变。

3. 其他检查 肺功能检查多表现为限制性通气功能障碍，弥散功能降低。纤维支气管镜检查主要用于除外感染、肿瘤等疾病。支气管肺泡灌洗（BAL）可见细胞总数增加，嗜酸性粒细胞或淋巴细胞比例增加，CD4/CD8 比值降低。

【诊断及鉴别诊断】★★★△△

一般符合下列条件中的前 3 项可诊断为药物性肺损伤，满足第 4 项可以确定诊断。①用药后出现肺部症状和肺部弥漫性间质改变，一般与过敏反应时相一致。②停药后症状改善。③除外感染等其他疾病。④同种药物再次应用后症状和肺部阴影再次出现。鉴别诊断需要除外其他原因引起的肺间质改变，如职业环境暴露所致间质性肺炎、结缔组织疾病所致间质性肺炎、特发性间质性肺炎等。诊断时只要能够确认所用药物和间质性肺炎发生的时间顺序和因果关联，一般容易鉴别。

【治疗】★★★△△

①症状较轻者停用致病药物。②症状较重者，可给予泼尼松 30～40 mg，症状改善后逐渐停药。③出现呼吸衰竭者，给予氧疗或呼吸支持治疗，同时给予甲强龙 500～1000 mg 连续 3 天，之后改为泼尼松龙 30～40 mg，症状改善后再逐渐减量。

二、结缔组织病所致间质性肺疾病

结缔组织疾病（connective tissue disease，CTD）是一组累及全身结缔组织的自身免疫性疾病，包括类风湿关节炎（RA）、系统性红斑狼疮（SLE）、原发性舍格伦综合征（pSS）、多发性肌炎 / 皮肌炎（PM/DM）、系统性硬化病（SS）和混合型结缔组织病（MCTD）等。肺是 CTD 最常累及的靶器官之一，CTD 引起的肺部病变临床表现多样，如胸腔积液、肺泡炎、肺血管炎、肺部结节、细支气管炎、肺泡出血等，其中结缔组织疾病所致间质性肺疾病（CTD-ILD）也是常见的临床表现之一，并且少数 CTD 以肺间质改变为首发症状。

【流行病学】★★★△△

国外文献报道，CTD 继发肺间质病变的概率，RA 为 10%～50%，SLE 为 3%～13%，pSS 为 10%，PM/DM 为 5%～10%，SS 为 60%～100%，MCTD 为 30%～85%。

【病因和发病机制】★★★△△

CTD-ILD 的病因未明，免疫、感染、药物、环境等多种因素均参与发病。由于支气管、肺血管、肺间质及胸膜均富含结缔组织，故 CTD 可以累及肺部。CTD-ILD 的发病机制也不清楚，一般认为是免疫机制为主导。

【临床表现】★★★△△

CTD的临床表现一般具备二方面的特征，一方面是出现多个器官或系统受累，第二是有一系列自身抗体的存在。一般CTD合并ILD时多数患者为慢性型。患者在原有CTD疾病的基础上逐渐出现呼吸道症状，如活动后气短、干咳、呼吸浅快，并逐渐加重。少数CTD-ILD患者呈急性过程，短期内快速出现进行性呼吸困难，甚至呼吸衰竭。查体可发现患者有发绀、杵状指（趾）、双肺中下部可闻及爆裂音（Velcro），晚期可出现肺动脉高压和右心衰的体征。

需要特别注意的是一些CTD-ILD不典型的患者，常常以ILD为首发症状和主要表现，而缺乏CTD的临床表现，容易造成误诊。这类患者可在随后的病程中逐渐出现CTD的临床症状和体征。

【辅助检查】★★★△△

实验室检查可有原发病CTD的一些特异性的异常指标，如一些自身抗体的阳性。肺功能检查可以出现限制性通气功能障碍、弥散功能下降和肺容量减少。

影像学检查：胸部高分辨CT（HRCT）是目前诊断CTD-ILD的重要方法，CTD-ILD的HRCT表现通常以双肺磨玻璃样阴影改变最为常见，类似非特异性间质性肺炎（NSIP）的特征性改变。

【诊断及鉴别诊断】★★★△△

若患者有明确的CTD病史，在此基础上出现进行性呼吸困难，咳嗽、咯痰、胸痛或发热，查体有口干、发绀、呼吸浅快，吸气时双肺底出现细湿啰音或吸气性爆裂音，即应考虑CTD-ILD诊断，进一步结合HRCT、血气分析、肺功能检查来协助诊断，必要时行支气管肺泡灌洗或肺活检。鉴别诊断需要注意和引起肺部间质改变的其他疾病，如药物性肺炎、职业环境暴露所致间质性肺炎、特发性间质性肺炎等，特别是一些以ILD为首发症状和主要表现，而缺乏CTD的临床表现，或自身抗体阴性的患者，一定要认真排除可能的环境、药物等病因，并且进行密切随访，一旦出现CTD的证据，即应考虑CTD-ILD诊断。

【治疗】★★★△△

1. 治疗原发病 针对引起肺受累的CTD，采用糖皮质激素或免疫抑制药治疗。原发CTD病情缓解和改善后，肺部病变多可同时得到缓解和改善。对于急性表现为急性间质性肺炎者，可考虑大剂量甲泼尼龙冲击治疗，或联用免疫抑制药、血浆置换或大剂量免疫球蛋白治疗。

2. 抗纤维化药物 药物有N-乙酰半胱氨酸和吡非尼酮。目前认为大剂量N-乙酰半胱氨酸（600 mg，每日3次）口服治疗有一定效果，而吡非尼酮治疗可以延长ILD患者的生存期。

3. 氧疗和预防肺部感染 根据低氧的程度可采用鼻导管、面罩吸氧，出现呼吸衰竭时可考虑有创或无创机械通气治疗。在CTD的治疗中，由于糖皮质激素、免疫抑制药的使用易发生肺部感染，应注意预防和治疗。

三、特发性间质性肺炎

特发性间质性肺炎（IIP）是一组原因不明的弥漫性间质性肺疾病，发病机制不清。包括特发性肺间质纤维化（IPF）、非特异性间质性肺炎（NSIP）、脱屑性间质性肺炎（DIP）、呼吸性细支气管炎伴间质性肺炎（RB-ILD）、急性间质性肺炎（AIP）、淋巴细胞间质性肺炎（LIP）和隐源性机化性肺炎（COP）。

2013年ATS/ERS发表了有关IIP的国际多学科分类，将IIP分为主要的IIP、罕见的IIP和未分类的IIP，见表32-9；并新增了以IIP疾病行为特征为标准的临床分类，将IIP的临床转归、治疗目标和监测策略进行了总结，对IIP临床诊断和治疗具有一定的指导意义，见表32-10。

表32-9 特发性间质性肺炎（IIP）国际多学科分类（ATS/ERS, 2013）

分类	临床-影像-病理诊断	影像和（或）组织病理形态学类型
主要IIP		
慢性纤维化间质性肺炎	特发性肺间质纤维化（IPF）	普通间质性肺炎（UIP）
	特发性非特异性间质性肺炎（iNSIP）	非特异性间质性肺炎（NSIP）
吸烟相关性间质性肺炎	呼吸性细支气管炎伴间质性肺疾病（RB-ILD）	呼吸性支气管炎（RB）
	脱屑性间质性肺炎（DIP）	DIP

（待续）

（续表）

分类	临床 - 影像 - 病理诊断	影像和（或）组织病理形态学类型
急性 / 亚急性间质性肺炎	隐源性机化性肺炎（COP）	机化性肺炎（OP）
	急性间质性肺炎（AIP）	弥漫性肺泡损伤（DAD）
罕见 IIP		
	特发性淋巴细胞性间质性肺炎（iLIP）	LIP
	特发性胸膜肺实质弹力纤维增生症（iPPFE）	PPFE
未分类 IIP		

表 32-10 特发性间质性肺炎的疾病行为分类（ATS/ERS, 2013）

临床行为	治疗目标	监测策略
可逆性或自限性（如大多数 RB-ILD）	去除可能的原因	短期（3～6 个月）观察以判断疾病进展
伴有进展因素的可逆性疾病（如富细胞型 NSIP 和一些纤维化型 NSIP、DIP、COP）	取得初步疗效后，继续合理的长期治疗	短期观察确认治疗有效后，长期观察，保证治疗效果稳定
具有部分残留的稳定病变（如一些纤维化型 NSIP）	维持目前状态	长期观察评估疾病进程
具有潜在稳定，但可能进展的不可逆疾病	预防进展	长期观察评估疾病进展
即使积极治疗，仍呈不可逆进展疾病（如 IFP 和一些纤维化型 NSIP）	延缓疾病进展	长期观察评估疾病进展，判定肺移植或有效的辅助治疗方法

（一）特发性肺间质纤维化

特发性肺间质纤维化（idiopathic pulmonary fibrosis，IPF）是一种局限于肺部的慢性进行性纤维化性间质性肺炎，病因不明，其发病率随年龄增长而增加，典型症状一般在 60～70 岁，主要发生于老年人，小于 50 岁的人群罕见。男性多于女性，多数有吸烟史。

【病因和发病机制】★★★△△

IPF 发病的危险因素有：①吸烟，每年超过 20 包危险性明显增加。②环境暴露，包括金属粉尘、木屑、务农、养鸟、石粉、抛光、护发剂，接触牲畜、矿物和植物粉尘等。③其他因素，如微生物感染、胃食管反流、遗传因素等。IPF 的发病机制不清，其组织病理学表现为普通间质性肺炎（usual interstitial pneumonia，UIP）。

【临床表现】★★★△△

发病随年龄增长而增加，典型症状一般在 60～70 岁，主要发生于老年人，低于 50 岁的人群罕见，男性多于女性。起病隐匿，主要表现为干咳、进行性呼吸困难，活动后明显。大多数患者双下肺可闻及吸气末爆裂音，超过半数可见杵状指（趾）。终末期可出现发绀、肺动脉高压、肺源性心脏病和右心功能不全的征象。

【辅助检查】★★★△△

肺功能主要表现为限制性通气功能障碍、弥散量降低伴低氧血症或 I 型呼吸衰竭。早期静息肺功能可以正常或接近正常，但运动后可出现 $P_A\text{-}aO_2$ 增加和氧分压降低。IPF 行经纤维支气管镜肺活检（TBLB）或支气管肺泡灌洗（BALF）的目的在于排除其他肺疾病，如肿瘤、感染、嗜酸性粒细胞肺炎、外源性过敏性肺泡炎、结节病和肺泡蛋白沉积症等，对诊断 UIP 意义不大。IPF 患者的 BALF 可见中性粒细胞 PMN 数增加，占细胞总数 5% 以上。

【诊断及鉴别诊断】★★★△△

对于可疑 IPF 的患者，应首先除外其他已知原因的 ILD，如家庭环境、职业环境暴露、药物性肺损伤和结缔组织病等。HRCT 是 IPF 的重要诊断方法，可以作为 IPF 诊断的独立手段。IPF 的 HRCT 表现为 UIP，典型的 UIP 的 HRCT 特点是双肺基底部和外周网状阴影，通常伴有牵拉性支气管和细支气管扩张，常见蜂窝肺改变（确诊的关键），磨玻璃影可见但少于网状影，见图 32-3。HRCT 诊断 UIP 的准确性可达 90%～100%，因此，如果 HRCT 具有 UIP 典型表现者即可诊断 IPF，不必行病理活检。但如果无蜂窝肺改变则应该考虑为可能 UIP。

HRCT 表现为典型 UIP、可能 UIP 和非 UIP 特

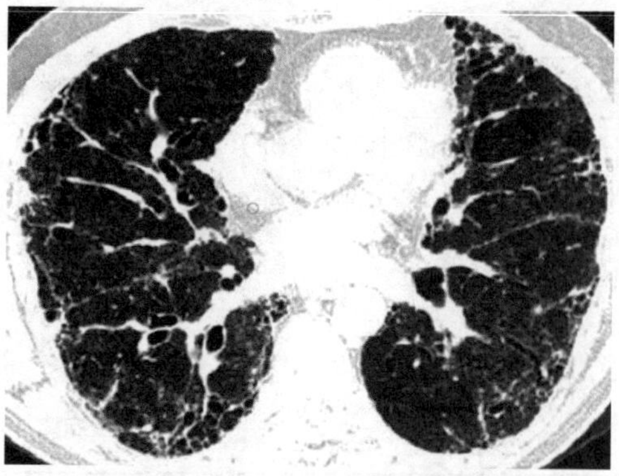

图 32-3 IPF（UIP）的 HRCT 表现

注：双肺基底部和外周网状阴影，伴有牵拉性支气管扩张和蜂窝肺改变，磨玻璃影可见但少于网状影

征见表 32-11。如果 HRCT 表现为可能 UIP 或不符合 UIP，需行外科肺活检进行病理诊断，并进行临床-放射-病理多学科讨论，结合 HRCT 和病理结果诊断或排除诊断。

【治疗】★★★△△

1. 非药物治疗 ①戒烟：大多数 IPF 患者是吸烟者，吸烟与疾病的发生具有一定的相关性。②氧疗：可以改善患者的缺氧状况。③无创正压通气：可能改善部分 IPF 患者的缺氧，延长生存时间。④肺移植：可以改善 IPF 患者的生活质量，提高生存率，5 年生存率达 50%～56%。

表 32-11 UIP 的 HRCT 表现

UIP 特征（符合 4 条）	可能 UIP 特征（符合 3 条）	非 UIP 特征（符合 7 项中任一项）
病变以胸膜下、基底部为主	病变以胸膜下、基底部为主	病变以上肺或中肺为主
网状影	网状影	病变以支气管周围为主
蜂窝肺伴或不伴牵拉性支扩	无非 UIP 特征	广泛的磨玻璃影（范围超过网状影）
无非 UIP 特征		广泛的微结节影（双侧、以上肺为主）
		囊状病变（多发、双侧远离蜂窝区域）
		弥漫性马赛克征 / 气体陷闭（双侧、3 个以上的肺叶受累）
		支气管肺段 / 叶的实变

2. 药物治疗 IPF 尚无肯定有效的治疗药物。泼尼松、硫唑嘌呤和 N- 乙酰半胱氨酸联合治疗曾经被认为是 IPF 的“标准治疗”。但三药联合治疗不能延缓疾病进展，目前已不再推荐使用。目前推荐可以酌情使用下列药物。①吡非尼酮：具有抗炎、抗纤维化和抗氧化特性。推荐轻到中度肺功能障碍的 IPF 患者应用吡非尼酮治疗。②尼达尼布：是一种多靶点络氨酸激酶抑制药，推荐轻到中度肺功能障碍的 IPF 患者应用尼达尼布治疗。③抗酸药物：慢性微吸入包括胃食管反流是继发气道和肺脏炎症的危险因素，可能引起或加重 IPF。④ N- 乙酰半胱氨酸：高剂量（1800 mg/d）时具有抗氧化作用。部分 *TOLLIP* 基因表型的 IPF 患者，N- 乙酰半胱氨酸有一定疗效。

（二）特发性非特异性间质性肺炎

特发性非特异性间质性肺炎（non-specific interstitial pneumonia，NSIP）亦属主要 IIP，病因不明。与 IPF 不同，其病程大多可逆，糖皮质激素治疗有效，大多数患者预后较好，但也有部分患者持续进展为终末期纤维化，甚至死亡。

【临床表现】★★★△△

患者的临床表现差异大，多发生在 50～70 岁，大部分患者有吸烟史，发病过程通常呈渐进性，少数表现为亚急性。病程长短不一。咳嗽、呼吸困难和乏力是常见的症状，可伴发热、体重减轻和杵状指。双下肺可闻及吸气相末的爆裂音。

【辅助检查】★★★△△

胸部 HRCT 表现为双肺斑片状磨玻璃影或实变影，呈对称性分布，并以胸膜下区域为显著，伴不规则线影和细支气管扩张。肺功能表现为限制性通气功能障碍和弥散量减少。支气管肺泡灌洗液中的淋巴细胞比例增高，T 细胞亚群 CD4/CD8 比例倒置。

【诊断及鉴别诊断】★★★△△

NSIP 的诊断按照临床-放射-病理进行，诊断依据包括：①慢性或亚急性起病，中老年多见。②临床上表现为咳嗽和气短，可伴发热。③ HRCT 表现为双侧胸膜下对称性分布的病变，包括斑片状磨玻璃样阴影，以及不规则线样或网状致密影，有时可见散在微小结节等，见图 32-4。晚期可见牵引性支气管扩张和胸膜下微囊蜂窝。④病理改变为肺泡壁明显增厚，含有不同程度的炎症和纤维化，肺泡间隔的慢性炎症由淋巴细胞和浆细胞浸润构成。⑤对糖皮质激素治疗反应好，预后良好。

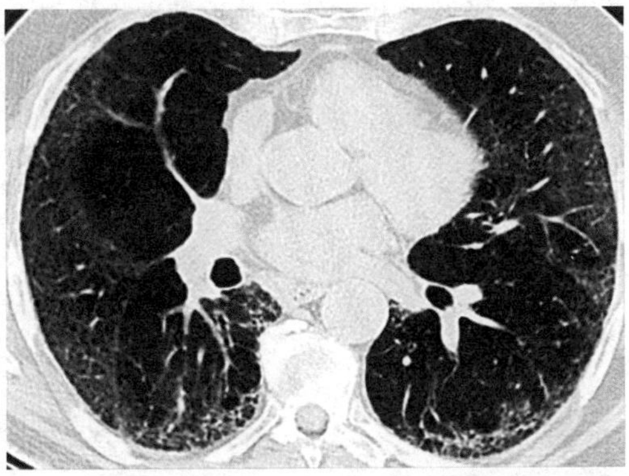

图 32-4 NSIP 的 HRCT 改变

注：斑片状磨玻璃样阴影，以及不规则网状致密影，可见牵引性支气管扩张和胸膜下微囊蜂窝

特发性 NSIP 的诊断是一个动态过程，是一个排除性诊断，注意可能存在的特异性病因或伴有某些潜在的疾病。一旦发现可能的病因，即修正诊断；只有无明确病因者可以诊断为特发性 NSIP。部分病例长期随访才会明确其最终转归，例如，部分特发性 NSIP 的患者在随后的长期随访中发现与风湿疾病相关，此时应修正诊断为 CTD-ILD。

【治疗】★★★△△

糖皮质激素是 NSIP 治疗的首选药物，但剂量和疗程应个体化。一般给予泼尼松每日 40～60 mg，或 1 mg/kg，治疗有效后 1～3 个月减至每日 20～40 mg，4～6 个月后减至维持量 10 mg/d，总疗程 1 年。糖皮质激素和免疫抑制药联合治疗目前也没有统一方案，一般采用联合硫唑嘌呤或环磷酰胺，治疗时间不短于 6 个月，治疗 6～12 个月，若病情改善或稳定，则可继续使用。

四、其他间质性肺疾病

（一）慢性嗜酸性粒细胞性肺炎★

病因不明，病理改变是肺间质、肺泡和细支气管内有嗜酸性粒细胞为主的白细胞浸润。临床表现为慢性病程，有发热、咳嗽伴气促，偶有少量咯血。可有体重减轻、盗汗。外周血嗜酸性粒细胞的比例多在 20%～70%。胸部 X 线片显示非段或叶性分布的片状阴影，常为双侧外带分布（“肺水肿反转”表现），阴影可呈游走性。糖皮质激素治疗效果显著，常可恢复正常，因停药较易复发，故疗程需在 1 年以上。

（二）肺出血 - 肾炎综合征（Goodpasture syndrome）★

以肺弥散性出血、肺泡内纤维素沉着和肾小球肾炎为特征，病因不明。目前认为肾小球基底膜和肺泡毛细血管基底膜有交叉抗原性，在病毒感染等因素作用下，引发机体产生抗肾小球基底膜抗体和抗肺泡毛细血管基底膜抗体，通过自身免疫机制损伤肾小球和肺泡毛细血管基底膜，引发肺出血和肾炎。咯血常为首发症状（少量血痰到大咯血），可有发热、咳嗽、气促等症状。多数在咯血后数周或数月出现血尿、蛋白尿、贫血。血清中抗肾小球基底膜（GBM）抗体及抗中性粒细胞胞浆抗体（ANCA）滴度升高。反复咯血者可因潴留于肺部的含铁血黄素引起肺间质纤维化。糖皮质激素治疗有效。其他治疗方法有血浆置换、细胞毒药物等。

（三）外源性过敏性肺泡炎（extrinsic allergic alveolitis，EAA）★

本病是因吸入外界有机粉尘所引起的过敏性肺泡炎，为免疫介导的肺部疾病。例如，农民肺（吸入发霉的干草、谷物）、蘑菇肺、甘蔗渣肺、饲鸽（鸟）肺、空调机肺（如嗜热放线菌）、皮毛工人肺等。临床特点是接触抗原数小时后出现发热、干咳、呼吸困难、全身不适等症状。急性期胸部 X 线片显示双中、下肺野弥散性、细小、边缘模糊的结节状阴影；慢性期呈肺部弥散性间质纤维化，伴“蜂窝肺”改变。治疗方法是脱离工作环境或过敏原，同时可应用糖皮质激素治疗。对于慢性已形成纤维化的病例，糖皮质激素疗效较差。

（四）肺朗格汉斯细胞组织细胞增生症（pulmonary Langerhans cell histiocytosis，PLCH）★

本病是一种吸烟相关的 ILD，临床罕见。特征性的病理改变为以呈细支气管中心分布的朗格汉斯细胞渗出形成肉芽肿，机化形成“星形”纤维化病灶伴囊腔形成。起病隐匿，表现为咳嗽和呼吸困难。HRCT 特征性地表现为多发的管壁厚薄不等的不规则囊腔。临床上发现涉及上、中肺野的多发性囊腔和结节、或支气管肺泡灌洗液（BALF）中朗格汉斯细胞（OKT6 或抗 CD1a 抗体染色阳性）超过 5%，高度提示 PLCH 的诊断。治疗须首先戒烟，部分患者需要应用糖皮质激素。

（五）肺泡蛋白质沉积症（pulmonary alveolar proteinosis，PAP）★

本病是指肺泡和细支气管腔内充满不可溶性富磷脂蛋白质物质的疾病。临床上以隐匿性、渐进性气促和双肺弥漫性阴影为其特征。属于少见病，病因未明。发病多隐袭，典型症状为活动后气促，以后进展至休息时亦感气促，咳白色或黄色痰。早期轻症病例可无症状，体征常不明显，肺底偶闻及少量捻发音。胸部X线片表现为两肺弥散性磨玻璃影，病情进展可出现斑片状影和融合实变影，常有支气管气相。主要根据临床、影像学和支气管肺泡灌洗物特点（牛奶状、放置后沉淀、脂蛋白含量高和PAS染色阳性），或经纤维支气管镜肺活检病理诊断。目前主要采用肺灌洗治疗。

（刘新民　钱小顺）

参考文献

［1］Wells A U, Hirani N.Interstitial lung disease guideline.Thorax, 2008, 63:v1-v58.

［2］Raghu G, Collard HR, Egan JJ, et al. An Official ATS/ERS/JRS/ ALAT Statement: Idiopathic Pulmonary Fibrosis: Evidence-based Guidelines for Diagnosis and Management. Am J Respir Crit Care Med, 2011, 183:788-824.

［3］Armanios MY, Chen JJ, Cogan JD, et al. Telomerase mutations in families with idiopathic pulmonary fibrosis.N Engl J Med, 2007, 356:1317-1326.

［4］Fernandez Perez ER, Daniels CE, Schroeder DR, et al. Incidence, prevalence, and clinical course of idiopathic pulmonary fibrosis: a population-based study. Chest, 2010, 137: 129-137.

［5］Fell CD, Martinez FJ, Liu LX, et al. Clinical predictors of a diagnosis of idiopathic pulmonary fibrosis. Am J Respir Crit Care Med, 2010, 181: 832-837.

［6］Taniguchi H, Ebina M, Kondoh Y, et al. Pirfenidone in idiopathic pulmonary fibrosis. Eur Respir J, 2010, 35:821-829.

［7］留永健，朱元珏，刘鸿瑞，等. 非特异性间质性肺炎三例报告并文献复习. 中华结核和呼吸杂志，2000，23：19-24.

［8］Martin MD, Chung JH, Kanne JP. Idiopathic Pulmonary Fibrosis. J Thorac Imaging, 2016, 31:127-139.

［9］Brown AW, Fischer CP, Shlobin OA, et al. Outcomes after hospitalization in idiopathic pulmonary fibrosis: a cohort study.Chest, 2015, 147:173-179.

［10］Meyer KC, Danoff SK, Lancaster LH, et al. Management of Idiopathic Pulmonary Fibrosis in the Elderly Patient: Addressing Key Questions. Chest, 2015, 148:242-252.

第5节　肺血栓栓塞症

进入20世纪以来，全球面临人口老龄化的严峻挑战，老年疾病的负担不断加重。老年人群既是慢性呼吸系统疾病、冠心病、高血压、糖尿病、脑卒中等疾病的高危人群，也是肺血栓栓塞症（pulmonary thromboembolism，PTE）的高危人群。

尽管老年患者的PTE诊治原则与年轻患者大体相同，但受增龄、共病和基础心肺疾病的影响，老年PTE患者的诊断和治疗更具挑战和风险且预后不佳，表现为患病率、漏诊率和病死率“三高”，只有对此病高度警惕，才能采取积极的预防措施，降低患病率，提高诊断率，缩短诊断所需时间和改善预后。

【定义】★★★△△△

PTE和深静脉血栓形成（deep venous thrombosis，DVT）是静脉血栓栓塞症（venous thromboembolism，VTE）在不同阶段、不同部位的两种重要的临床表现形式。栓子起源明确的PTE有70%～90%来源于下腔静脉径路，特别是从腘静脉上端到髂静脉段的下肢近端深静脉，而DVT患者中有50%～70%并发PTE。

【流行病学】★★★△△△

增龄是VTE独立且重要的危险因素。一项为期25年的前瞻性研究提示VTE的发生率与年龄呈正相关，老年病房的DVT和PTE发病率随年龄增长稳步增高。VTE在60岁后陡然上升，PTE的发生率在70～80岁最高，DVT在老年人群的发病率为24%～69%。

PTE的生前确诊率在国外为10%～30%，国内约7.8%。常规尸检PTE检出率15%～30%，老年人可高达25%。确诊PTE患者即使治疗病死率也在7%～10%，未确诊患者的病死率则高达60%。

美国每年新发PTE为63万～70万例，其中11%死于发病1小时以内，71%未被诊断，得到诊治的仅29%，治疗的PTE患者中8%死亡。

【危险因素】★★★△△△

静脉血液淤滞、静脉系统内皮损伤和血液高凝状态是导致静脉血栓的 3 个主要因素。临床上 PTE 的危险因素（表 32-12）包括原发性和继发性两类，大多数患者都存在一个或数个危险因素。

表 32-12 PTE 常见危险因素

遗传性危险因素	获得性危险因素
抗凝血酶缺乏	吸烟
先天性异常纤维蛋白原血症	肥胖
血栓调节因子异常	因各种原因的制动 / 长期卧床
高同型半胱氨酸血症	长途航空或乘车旅行
抗心脂抗体综合征	慢性心肺疾病
纤溶酶原激活物抑制因子过量	脑卒中
凝血酶原 *20210A* 基因变异	肾病综合征
Ⅻ因子缺乏	慢性静脉功能不全
Ⅴ因子 Leiden 突变（活性蛋白C 抵抗）	恶性肿瘤
纤溶酶原缺乏	肿瘤静脉内化疗
纤溶酶原不良血症	自身免疫性疾病
蛋白 S 缺乏	血小板异常
蛋白 C 缺乏	真性红细胞增多症
	巨球蛋白血症
	创伤 / 骨折
	外科手术后
	植入人工假体

老年人的 PTE 危险因素普遍增多，一是随着年龄的增加凝血系统发生了易栓倾向；此外，与下肢肌肉的泵功能下降、静脉内皮功能障碍、静脉舒缩功能及静脉瓣异常、活动减少、易脱水、合并多种慢性病（如恶性肿瘤、慢性心力衰竭、脑卒中、慢性肺疾病）等因素有关。当高龄与其他危险因素共存时，PTE 的发病率更高。

【临床表现】★★★△△△

PTE 的临床表现多样，严重程度各异，但缺乏特异性，轻者无临床症状，重者可以发生休克、晕厥、猝死等。症状、血流动力学变化和预后取决于栓子的大小和数量、栓塞的部位及反复栓塞的间隔时间、是否合并其他心肺疾病等。

PTE 常见症状有呼吸急促、呼吸困难、胸痛、心悸、咳嗽、咯血、焦虑、头晕、晕厥等。老年 PTE 常见症状有呼吸急促、呼吸困难、胸痛、心动过速，在所有患者中均单独或同时存在。其他老年 PTE 常见的非特异表现有持续低热、精神状态变化、类似呼吸道感染表现，由于老年人对症状的反应常较迟钝，加之基础心肺疾病的影响，以上症状易被忽视。

PTE 常见体征有呼吸急促、心动过速、血压变化、发绀、发热、颈静脉充盈或搏动、肺部哮鸣音和（或）细湿啰音、$P_2 > A_2$、三尖瓣区收缩期杂音、胸腔积液等。

合并 DVT 的患者常有 DVT 的症状与体征，如患肢肿胀、周径增粗、疼痛或压痛、浅静脉扩张、皮肤色素沉着、行走后患肢易疲劳或肿胀加重。

【辅助检查】★★★△△△

1. 心电图 既不敏感也不特异，主要用于鉴别诊断。早期常表现为胸前导联 V_1～V_4 及肢体导联Ⅱ、Ⅲ、aVF 的 ST 段压低和 T 波倒置，部分病例可出现 $S_{Ⅰ}Q_{Ⅲ}T_{Ⅲ}$征；其他常见改变有右束支传导阻滞、肺型 P 波、电轴右偏和顺钟向转位等。心电图改变多在发病后即刻出现，呈动态变化，动态观察较静态异常对诊断 PTE 更有意义。

2. 动脉血气分析 典型表现为 PO_2 和 PCO_2 的下降。约 20% PTE 患者血气正常。受年龄和基础心肺疾病的影响，血气改变在老年人中无特异性。

3. 血浆 D- 二聚体（D-dimer） 阳性提示凝血系统的激活，浓度与血栓负荷相关。对急性 PTE 诊断的敏感性为 92%～100%，但特异性仅为 40%～43%。主要用于排除和疑诊 PTE。需要注意的是：① D- 二聚体＜500 μg/L 时可基本除外急性 PTE。②炎症、感染、创伤、手术、肿瘤、动脉瘤等均有 D- 二聚体升高。

4. CT 肺动脉造影（CTPA） 是诊断 PTE 的主要手段，灵敏度为 83%，特异度为 96%，可同时显示肺及其他胸部疾患。但在老年人中常因肾功能受损而应用受限。

5. 胸部 X 线平片 / 胸部 CT 平扫 敏感性和特异性较低，主要用于鉴别诊断。

6. 经胸超声心动图 受基础心肺疾病的影响，老年人患 PTE 时易发生肺动脉高压，超声心动图以其无创且可在床旁快速进行的优势成为因血流动力学不稳定、呼吸衰竭等疑诊 PTE 患者的首选检查，并用于治疗效果的随访评价。对于提示 PTE 诊断、鉴别诊断和进行 PTE 危险分层具有重要价值。主要征象有右室扩张、室间隔左移和肺动脉压增高。超声判断右心室功能不全的标准为右心室横径 / 左心室横径＞1.0、右心室前壁运动幅度＜5 mm 及三尖瓣反流压差＞25 mmHg。

7. 肺动脉造影 诊断 PTE 的“金标准”，仅在经无创检查不能确诊或拟行急性 PTE 介入治疗或手术治疗时，为获得准确的解剖信息和血流动力学数据而进行。

8. MRI 肺动脉造影（MRPA） 对段以上肺动脉内栓子诊断的敏感性和特异性均较高。适用于碘造影剂过敏的患者。但与 CTPA 检查相比，MRPA 检查复杂，技术要求高且稳定性差。需要注意的是，MRPA 阴性不能排除 PTE。

9. 肺通气血流检查 在老年患者中假阳性较多，临床已基本不用。

10. 深静脉血栓的辅助检查 ①超声：可以发现 95% 以上的近端下肢静脉内的血栓。② MRI：对有症状的急性 DVT 诊断的敏感性和特异性可达 90%～100%，MRI 在检出盆腔和上肢深静脉血栓方面有优势，但对腓静脉血栓其敏感性不如静脉造影。③静脉造影：是诊断 DVT 的“金标准”，可显示静脉堵塞的部位、范围、程度及侧支循环和静脉功能状态。④放射性核素静脉造影：属无创性 DVT 检测方法，常与肺灌注扫描联合进行，适用于对造影剂过敏者。

【诊断策略】★★★△△△

PTE 的诊断策略包括疑诊、确诊、危险分层和求因 4 步。

一、疑诊——提高 PTE 诊断率的重要一环

PTE 的诊断从疑诊开始。对存在血栓危险因素的老年人，特别是并存多个危险因素的病例，需要有很强的诊断意识，迅速进入诊断程序。一旦突发头晕、意识丧失、胸闷、胸痛、憋气、呼吸急促 / 呼吸困难，要考虑 PTE 可能，并与心血管病、气胸、慢性肺部疾病急性加重相鉴别。

二、确诊——对疑诊病例合理安排进一步检查以明确 PTE 诊断

所有疑诊 PTE 患者均需快速进行下列检验 / 检查：心电图、动脉血气分析、抽血化验（含 D- 二聚体、血常规、心肌酶、BNP）、胸部 CT 平扫。以便进行快速诊断线索收集及鉴别诊断。

确诊 PTE 首选 CTPA，其他可以协助确诊的检查有超声心动图及下肢静脉超声。CTPA 不适用于血流动力学不稳定、造影剂过敏、肾脏功能差且可能通过其他方法快速确诊、通过 D- 二聚体化验已排除 PTE 的患者。

血流动力学不稳定和（或）呼吸衰竭的疑诊 PTE 患者尽快行床旁超声心动图检查。一旦发现右心室功能不全，即可确诊 PTE，无须进一步检查。

可疑 PTE 的患者经超声确认近端 DVT 后即可确诊 PTE。

PTE 临床可能性低的患者，如血浆 D- 二聚体检测阴性，不再行其他影像学检查。

三、PTE 的严重程度及危险分层

据表 32-13，可将 PTE 患者在床旁快速进行区分高危及非高危 PTE 患者。高危 PTE 患者短期病死率>15%，属危及生命的急症，需要快速准确的诊断和有效治疗。非高危 PTE 根据有无右心室功能不全和心肌损伤进一步分为中危和低危 PTE。

表 32-13 PTE 的危险分层

早期死亡风险	危险分层指标			推荐治疗 /
	休克 / 低血压	右心室功能不全	心肌损伤	
高危（>15%）	+	+	+	溶栓或介入治疗
非高危	−	+	+	住院治疗
	−	+	−	
中危（3%～15%）	−	−	+	
低危（<1%）	−	−	−	早期出院

注：只要存在休克或低血压，不必证实右心室功能不全或心肌损伤的存在，即可将患者归为 PTE 相关的早期死亡高风险一类

四、求因——为进一步的预防或治疗提供依据

无论 PTE 与 DVT 单独或同时存在，均应针对患者情况进行全面评估并行相关检查以尽可能地发现其危险因素（含获得性和遗传性危险因素，详见表 32-12）。

【鉴别诊断】★★★△△

因 PTE 临床表现缺乏特异性，且老年患者并发基础心肺疾病者多，需要鉴别的常见疾病有急性心肌梗死、主动脉夹层、肺炎、支气管哮喘、高通气综合征等。

一、急性心肌梗死

患者胸痛往往持久而严重，心电图有特征性改变及演变过程，影响到心脏射血功能时可以并发憋喘、低氧等。心肌酶、心脏超声和冠状动脉造影可协助诊断。

二、主动脉夹层

与呼吸无关的剧烈胸痛，发绀不明显，超声和主动脉增强 CT 有助于鉴别诊断。

三、肺炎

肺炎是 PTE 最容易混淆的疾病之一，也是 PTE 最常见的并发症。与肺部病变不相符的呼吸困难、低氧血症及 D- 二聚体升高，应疑诊 PTE，需行进一步的检查确诊。

四、支气管哮喘

PTE 时发生喘鸣不多见，作为 PTE 的伴发症状时常无明确哮喘病史。血气分析和疑诊时 CTPA 可协助诊断。

五、高通气综合征（焦虑症）

多呈发作性呼吸困难、胸闷、濒死感和呼吸性碱中毒，一般无器质性心肺疾病，常有精神心理障碍，症状可自行缓解消失。

【治疗】★★★△△△

PTE 的主要治疗措施为对症处理和溶栓、抗凝治疗。

一、对症处理

对症处理的目的是在严密监护下维持血流动力学稳定，防治休克和心力衰竭。

主要方法：①患者应绝对卧床，保持大便通畅。②充分给氧，可经鼻导管或面罩吸氧。当合并严重的呼吸衰竭时，可使用无创性机械通气或经气管插管机械通气。③有焦虑和惊恐症状的患者应予安慰并可适当镇静。④合并低血压，酌情使用缩血管药物，慎重补液。⑤存在右心功能不全、心排血量下降，但血压尚正常可予具有一定肺血管扩张作用和正性肌力作用的药物，如多巴酚丁胺和多巴胺。⑥避免有创性操作如气管切开、反复穿刺等，以免在抗凝或溶栓过程中大出血。⑦胸痛、发热、咳嗽等症状可给予对症治疗。

二、抗凝治疗

抗凝治疗是 PTE 的基础治疗手段，可以有效地防止血栓形成和复发，同时发挥机体自身纤溶机制溶解已形成的血栓。目前临床上应用的抗凝药物主要有普通肝素（UFH）、低分子肝素（LMWH）、华法林、非维生素 K 依赖的新型口服抗凝药物（NOAC）等。单纯抗血小板药物的抗凝作用不能满足 PTE 的抗凝要求。

在高度疑诊 PTE 时，即可开始抗凝治疗。抗凝治疗前应筛查抗凝禁忌证，测活化部分凝血激酶时间（APTT）、凝血酶原时间（PT）及化验血常规（含血小板计数、血红蛋白）。

（一）抗凝血药

1. LMWH　治疗 PTE 效果与 UFH 相当，出血和血小板减少症的发生率低，无须常规监测 APTT 和调整剂量，可用于门诊治疗。连续应用 LMWH 超过 7 天时，需每隔 2～3 天复查血小板计数。LMWH 由肾脏清除，对于肾功能不全，特别是肌酐清除率＜30 ml/min 者慎用。若应用，需减量并监测血浆抗 Xa 因子活性。

LMWH 必须根据体质量给药，但对过度肥胖者宜监测血浆抗 Xa 因子活性并调整剂量。

2. UFH　按 80 U/kg 静注，继之以 18 U/（kg·h）持续静滴。在开始治疗的最初 24 小时内每 4～6 小时测定 APTT，使 APTT 达到并维持于正常值的 1.5～2.5 倍（可参考表 32-14 调整 UFH 剂量）。达稳定治疗水平后，改为每天上午测定 APTT 一次。抗凝不充分将严重影响疗效并可导致血栓复发率的显著增高。

对于严重肾衰竭患者，建议应用静脉 UFH，对于每日需要大剂量 UFH，但 APTT 仍不能达治疗目标值者，推荐测定抗 X a 因子水平，指导剂量调整。

表 32-14 根据 APTT 监测结果调整静脉 UFH 用量的方法

APTT	初始剂量及调整剂量	下次 APTT 测定的间隔时间（小时）
治疗前测基础 APTT	初始剂量：80 U/kg 静脉推注，然后按 18 U/（kg·h）静脉滴注	4～6
APTT＜35 s（＜1.2 倍正常值）	予 80 U/kg 静脉推注，然后增加静脉滴注剂量 4 U/（kg·h）	6
APTT 35～45 s（1.2～1.5 倍正常值）	予 40 U/kg 静脉推注，然后增加静脉滴注剂量 2 U/（kg·h）	6
APTT 46～70 s（1.5～2.3 倍正常值）	无须调整剂量	6
APTT 71～90 s（2.3～3.0 倍正常值）	减少静脉滴注剂量 2 U/（kg·h）	6
APTT＞90 s（＞3 倍正常值）	停药 1 小时，然后减少剂量 3 U/（kg·h）后恢复静脉滴注	6

UFH 可能会引起血小板减少症，在使用肝素的第 5 天必须复查血小板计数，若较长时间使用肝素，尚应在第 7～10 天和第 14 天复查。如果在应用肝素后血小板计数下降超过基础值的 50%，和（或）出现动静脉血栓的征象，应停用肝素改用水蛭素、磺达肝癸钠或阿加曲班等替代。

3. 华法林 根据临床情况择期换用华法林，与 UFH/LMWH 需至少重叠应用 4～5 天，当连续 2 天测定的国际标准化比值（INR）达到 2～3（年龄＞75 岁为 1.6～2.5）时，即可停用 UFH/LMWH，单独口服华法林治疗。

华法林的主要副作用是出血。INR＞3.0 一般无助于提高疗效，但出血的机会增加，在老年人群中更为显著。华法林所致出血可以用维生素 K 拮抗。华法林有可能引起血管性紫癜，导致皮肤坏死，多发生于治疗的前几周。

4. 新型口服抗凝药 有直接凝血酶抑制药达比加群酯、Xa 因子抑制药利伐沙班、阿哌沙班和依度沙班等。具有固定剂量给药，食物 - 药物相互作用少，无须监测等优点，因而较传统抗凝血药更易管理，安全性更高。随着新的临床研究结果的不断推出，此类药物的适应证有望逐步扩展，在 PTE 的防治中占据更重要的地位。

（二）抗凝治疗的并发症

出血是抗凝的最主要并发症。出血风险受抗凝药物剂量和患者因素影响。肝素相关的出血在平均发生率大概为 3%。发生在抗凝治疗中的大出血有 10% 是致命性的，其中颅内出血大约 70% 是致命的。威胁生命的出血风险在 80 岁以上的患者中较 50 岁以下的患者中增加 3～4 倍，而且颅内出血的发生率也更高，75 岁以上患者的颅内出血是年轻患者的 3.2 倍。高龄是大出血的一项独立危险因素，其他出血危险因素有：①既往出血史（例如胃肠道或颅内出血）。②既往曾发生过非心源性脑栓塞。③肾功能不全。④贫血。⑤抗凝治疗不稳定。⑥恶性肿瘤。⑦同时应用抗血小板治疗。

老年患者长期应用肝素可导致骨质疏松，因此对老年患者应充分评估。老年人对华法林的作用比较敏感，对华法林的剂量反应在个体之间存在差异，应密切监测。华法林的出血危险与其抗凝作用强度相关，与年龄相关性小，但 80 岁以上高龄患者应非常慎重。新型抗凝药物在老年人群中的应用有待进一步评价。

（三）抗凝治疗的疗程

抗凝疗程因人而异。危险因素短期可以消除时，疗程 3 个月即可；对于栓子来源不明的首发病例，至少抗凝 6 个月；对复发性 VTE 或危险因素长期存在者，如恶性肿瘤、抗磷脂抗体综合征、易栓症等，抗凝治疗的时间应更长，甚至终身抗凝。监测 D- 二聚体可以帮助判断抗凝的有效性及血栓复发，血浆 D- 二聚体持续升高为适当延长抗凝治疗时间的指征之一。

对于高龄老年患者，如需长期抗凝，应慎重评估出血和获益风险，通常不推荐对≥75 岁的首次患近端 DVT 或 PTE 而无促发因素的患者进行长期抗凝治疗，因为这些患者出血风险高。

三、溶栓治疗

可迅速溶解部分 / 全部血栓，恢复肺组织再灌注，减小肺动脉阻力，降低肺动脉压，改善右室功能，减少严重 PTE 患者的病死率和复发率，降低早期死亡风险，降低慢性血栓栓塞性肺动脉高压的发生危险。

适用于症状发生 14 天之内的高危 PTE。血压和右室功能均正常（低危）或≥75 周岁的老年患者不推荐溶栓。对有溶栓指征的病例宜尽早开始溶栓。

临床常用的溶栓药物有尿激酶（UK）和重组组织型纤溶酶原激活药（rt-PA）。溶栓效果相似，rt-PA 可能对血栓有较快的溶解作用。

溶栓后应注意对临床及相关辅助检查情况进行动态观察，评估溶栓疗效。溶栓治疗结束后，应每 2～4 小时测定一次凝血酶原时间或 APTT，当其水平低于正常值的 2 倍，即开始规范的 UFH/LMWH 治疗。

溶栓治疗的主要并发症为出血，尤其存在潜在疾病及并存多种疾病时。研究表明，大出血累计发生率为 13%，颅内出血 / 致命性出血发生率为 1.8%。用药前应充分评估出血的危险性与后果，必要时应配血，做好输血准备。

四、介入治疗

（一）PTE 的介入治疗

多数 PTE 患者经内科治疗即可得到满意疗效。导管碎解和抽吸血栓术可以快速恢复肺血流，改善血流动力学状况。主要适应证：肺动脉主干或主要分支大面积 PTE 并存在溶栓和抗凝治疗禁忌或经积极的内科治疗无效者。

（二）腔静脉滤器植入术

应严格掌握适应证。对于大部分患者，不推荐在抗凝治疗的基础上常规置入静脉滤器。若因出血风险而不能进行抗凝治疗时，推荐植入腔静脉滤器。植入滤器后，当出血的风险消除时，应长期口服华法林抗凝；定期复查有无滤器周围血栓形成。如有可能，建议使用可回收滤器。

五、手术治疗

不推荐常规进行。主要适用于经积极保守治疗无效的紧急情况下，且所在医院有施行手术的条件与经验。手术适应证：①肺动脉主干或主要分支次全堵塞，不合并持续肺动脉高压者。②有溶栓禁忌证者。③经溶栓和其他积极的内科治疗无效者，或溶栓不能及时起效者。④大块髂股静脉血栓患者，存在继发静脉闭塞后发生肢体坏疽的危险者。

【预防】★★★△△△

预防 PTE，首先是防止深静脉系统和右心血栓的生成。建议对 Padua 评分≥4 分（方法见表 32-15）的 VTE 高风险内科住院患者进行预防。诊疗过程中应对患者的血栓和出血风险进行动态评估。

表 32-15　Padua 评分标准

危险因素	评分
活动性恶性肿瘤，患者先前有局部或远端转移和（或）6 个月内接受过化疗和放疗	3
既往静脉血栓栓塞症	3
制动，患者身体原因或遵医嘱需卧床休息至少 3 天	3
已有血栓形成倾向，抗凝血酶缺陷症，蛋白 C 或 S 缺乏，Leiden Ⅴ因子、凝血酶原 *G20210A* 突变，抗磷脂抗体综合征	3
近期（≤1 个月）创伤或外科手术	2
年龄≥70 岁	1
心脏和（或）呼吸衰竭	1
急性心肌梗死和（或）缺血性脑卒中	1
急性感染和（或）风湿性疾病	1
肥胖（BMI≥30 kg/m^2）	1
正在进行激素治疗	1

宜根据临床情况采用相应预防措施。机械预防措施，包括加压弹力袜、间歇序贯充气泵和下腔静脉滤器；药物预防措施，包括小剂量肝素皮下注射、低分子肝素和华法林的应用等。

虽然静脉血栓的发病率在老年人中较高，但由于担心出血的因素，抗凝预防的比例并不高，在对老年患者进行抗凝预防时，应注意评估治疗的益处和风险，并密切监测出血的情况。

由于静脉血栓的发生发展系十分复杂的病理、生理过程，预防前必须进行个体化评估，权衡抗凝与出血的利弊，预防前应认真阅读药物和器械相关说明书。

应用抗凝药物时如发生严重出血，应立即停药，及时采取相应处理措施。即使进行积极的 PTE 预防，仍有发生 PTE 的风险，一旦发生，应采取相应治疗措施。对不能预防的患者应加强临床监护和床旁超声检查，以便尽早发现 DVT。

【PTE 患者的治疗随访】★★★△△△

抗凝是 PTE 治疗中最重要且持续时间最长的一项治疗。抗凝治疗一般在 3 个月，根据病因和治疗反应等可能需要更长时间，部分患者需要持续终身。治疗效果和良好的门诊监测随访密不可分。在抗凝治疗期间应在专科门诊定期随访，主要评估抗凝治疗的有效性和安全性以及确定下一步治疗方案。

【患者教育】★★★△△△

1. 积极的预防可有效减少 PTE 患病风险、缩短治疗时间并减少医疗支出。预防方法简便。但是，虽经积极的预防，还有并发 VTE 的可能，因此住院期间需配合医生严密观察。

2. PTE 急性期的治疗多在院内，建议按照医嘱严密观察和调整治疗方案。稳定后出院随访。

3. 部分患者在经过积极的治疗后还会再发，因此出院后应按医嘱在专科门诊随访治疗，药物调整需在医生的指导下进行，不可随意停药。遇有出血或原有症状加重随时就诊。

4. 服用华法林期间，保持食物中维生素 K 摄入量相对稳定，新增药物需经医生同意，定期门诊监测，以维持稳定和理想的抗凝强度。

5. 服用华法林期间并发急症时，影响华法林血药浓度因素多，应加强监测。

【预后】★★★△△△

自然病程主要取决于年龄、原有心肺疾病、栓子大小、血流动力学改变的程度、血管内皮血栓自溶活性，以及是否进行恰当的治疗等。

血流动力学稳定的 PTE 预后多良好，病死率不高。65 岁以上住院的 PTE 患者死亡率为 21%。65 岁以上患有慢性心力衰竭、慢性阻塞性肺疾病、癌症、心肌梗死、脑卒中或髋部骨折的老年人一旦并发 PTE，死亡率大大增加。

尽管肝素能防止再栓塞，但年龄大于 65 岁的 PTE 患者第一年复发率仍为 8%，死亡率为 39%（大约 50% 死于住院期间）。

【总结】★★★△△△

只有提高对老年人 PTE 的认识和认知，熟悉 PTE 的危险因素及临床表现，才能提高对 PTE 的防治水平。对老年人群进行静脉血栓的危险性评估、监测及常规预防性治疗能大大减少 DVT 及 PTE 的发生，并能取得良好的卫生经济学效益。迄今我国对老年人群 PTE 的流行病学研究仍缺乏广度和深度，加强对老年人 PTE 的研究对于建立完整的 PTE 防治体系具有重要意义。

（陈　倩　樊　瑾）

参 考 文 献

[1] Torbicki A, Perrier A, Konstantinides S, et al. Guidelines on the diagnosis and management of acute pulmonary embolism: the Task Force for the Diagnosis and Management of Acute Pulmonary Embolism of the European Society of Cardiology (ESC). Eur Heart J, 2008, 29(18): 2276-2315.

[2] Engbers MJ, van Hylckama Vlieg A, Rosendaal FR. Venous thrombosis in the elderly: incidence, risk factors and risk groups. J Thromb Haemost, 2010, 8: 2105–2112.

[3] Bauersachs RM. Use of anticoagulants in elderly patients. Thrombosis Research, 2012, 129: 107–115.

[4] Spirk D, Husmann M, Hayoz D, et al. Predictors of in-hospital mortality in elderly patients with acute venous thromboembolism: the SWIss Venous ThromboEmbolism Registry (SWIVTER). European Heart Journal, 2012, 33: 921–926.

[5] Li XY, Fan J, Cheng YQ, et al. Incidence and prevention of venous thromboembolism in acutely ill hospitalized elderly Chinese. Chinese Medical Journal, 2011, 124(3):335-340.

[6] Lacut K, Gal GL, Mottier D. Primary prevention of venous thromboembolism in elderly medical patients. Clinical Interventions in Aging, 2008, 3(3) :399–411.

[7] Spencer FA, Gore J, Lessard D, et al. Venous Thromboembolism in the Elderly: A Community-BasedPerspective. Thromb Haemost, 2008, 100(5): 780–788.

[8] Ageno W, Agnelli G, Imberti D, et al. Risk factors for venous thromboembolism in the elderly: results of the master registry. Blood Coagulation and Fibrinolysis, 2008, 19:663–667.

[9] Siccama RN, Janssen KJM, Verheijden ANF, et al. Systematic review: Diagnostic accuracy of clinical decision rules for venous thromboembolism in elderly. Ageing Research Reviews, 2010, 10(2): 304-313.

第 6 节　呼吸衰竭

【定义】★★★△△

老年人因呼吸、神经及免疫功能的老化，易患引起呼吸衰竭的诱发疾病如各种肺炎、误吸、心脑血管疾病等，呼吸衰竭是老年人常见的急危重症。呼吸衰竭时机体缺氧，伴有或不伴有 CO_2 潴留，会引发一系列病理生理变化。血气分析为呼吸衰竭的诊断依据，按单纯低氧或合并 CO_2 潴留分为Ⅰ型或Ⅱ型呼吸衰竭；按病情发生的缓急分为急性或慢性呼吸衰竭，急性呼吸衰竭在数秒或数小时发生，慢性呼吸衰竭在数日或更长时间内缓慢发生。通常呼吸衰竭血气分析的诊断标准为：在海平面上静息状态下吸空气时，动脉血氧分压（arterial partial pressure of oxygen，PaO_2）低于 60 mmHg，动脉血二氧化碳分压（arterial partial pressure of carbon dioxidl，$PaCO_2$）正常或略低为Ⅰ型呼吸衰竭（type Ⅰ respiratory failure）。PaO_2 低于 60 mmHg，$PaCO_2$ 大于 50 mmHg 时为Ⅱ型呼吸衰竭（type Ⅱ respiratory failure）。

【病因和发病机制】★★★△△

引起老年人呼吸衰竭的常见病因总体上同其他年龄组相似，但病因构成比与其他人群不尽相同。国外的一项研究结果显示，引起老年人急性呼吸衰竭的病因 43% 为心源性肺水肿，35% 为社区获得性肺炎，32% 为慢性阻塞性肺疾病（chronic obstructive pulmonary disease，COPD）急性加重，18% 为肺血栓栓塞症，3% 为哮喘发作，高达 47% 的老年急性呼吸衰竭患者存在 2 个以上病因。从以上研究结果可以看出肺部疾病如肺炎、COPD 的急性加重及肺血栓栓塞症等是引起老年人呼吸衰竭的最主要原因。另一大类引起呼吸衰竭的疾病为肺外因素，如心力衰竭等也是老年患者发生呼吸衰竭的重要因素。老年人神经系统疾病发病率高，使患者误吸增加，咳嗽反射减弱，清除上气道分泌物能力下降，从而引起吸入性肺炎导致呼吸衰竭。营养不良是引起老年人呼吸衰竭的另一重要原因，老年人消化道功能下降，消化吸收障碍，出现疾病时营养支持治疗不力，存在慢性呼吸负荷增加的疾病，当机体能量供应不足或呼吸肌需求过多，呼吸肌易发生疲劳，也是加重通气障碍从而使呼吸衰竭加重的重要原因。

【临床表现】★★★△△△

老年人呼吸衰竭的临床表现同年轻患者无本质区别，但老年人呼吸衰竭常与其存在的基础疾病相关，其临床症状包括基础疾病的临床表现、低氧血症的临床表现、高碳酸血症的临床表现及呼吸衰竭并发症的临床表现。

低氧血症的主要临床表现为呼吸困难，但老年人呼吸困难表现有时不典型，特别原有 COPD 慢性呼吸衰竭的患者，呼吸频率可能并不快。部分老年呼吸衰竭患者表现为胸闷、憋气、无力呼吸或需大力呼吸而仍觉憋气，而他人不一定能看出有明显的呼吸困难。皮肤、黏膜发绀是低氧血症的重要临床体征，但老年患者多有皮肤色素沉着，血管硬化使周围循环差，血红蛋白含量降低等会干扰发绀程度的判断。

老年人呼吸衰竭以Ⅱ型呼吸衰竭多见，且易并发肺性脑病。早期 $PaCO_2$ 轻度升高时患者表现以兴奋为主，患者头痛、躁动、情绪异常等；当 $PaCO_2$ 继续升高患者则出现嗜睡昏睡甚至昏迷，是否出现昏迷与 $PaCO_2$ 上升速度、程度和 pH 值及有无存在慢性 CO_2 潴留有关，$PaCO_2$ 急速升高至 80 mmHg 即可引起昏迷，而缓慢进展或存在慢性 CO_2 潴留者，$PaCO_2$ 甚至高达 120 mmHg 仍可保持意识清醒。

老年人出现呼吸衰竭时更容易出现呼吸衰竭相关的并发症。呼吸衰竭时胃肠道血流量减少，胃肠黏膜充血水肿，患者容易出现胃纳差及上消化道出血；容易出现复杂的水、电解质及酸碱失衡；会出现多种类型的心律失常，以室上性心律失常如房性期前收缩、短阵房性心动过速及房颤多见，老年人呼吸衰竭出现心律失常较年轻患者出现早，且易出现恶性心律失常而危及患者生命。

【诊断】★★★△△△

老年人呼吸衰竭症状不典型，呼吸困难症状少，一些症状会被存在的慢性疾病所掩盖，且从原发病至呼吸衰竭进展快来势凶，死亡率极高，故早期诊断及时治疗是关键。呼吸衰竭的诊断主要依据以下几点：①患者存在引起呼吸衰竭的原发病及基础疾病如 COPD、脑血管意外、呼吸中枢异常及吞咽功能障碍等。②患者出现以上缺氧和 CO_2 潴留有关的临床表现。③血气分析是诊断呼吸衰竭主要依据。在海平面上吸空气时，PaO_2 低于 60 mmHg，$PaCO_2$ 正常或略低为Ⅰ型呼吸衰竭。PaO_2 低于 60 mmHg，$PaCO_2$ 大于 50 mmHg 时为Ⅱ型呼吸衰竭。

【治疗】★★★△△△

（一）一般支持治疗

老年慢性呼吸衰竭的患者多数存在一定程度营养不良，低蛋白血症，故营养支持治疗非常重要。营养支持尽可能通过胃肠道补充，对有吞咽功能障碍的患者应及时给予管饲，这既可以补充营养，又可减少误吸；对因各种原因不能胃肠道补充的患者亦可肠外补充营养；部分胃肠功能不良的患者可采用胃肠道营养与肠外补充营养相结合的方式进行，这既可以保持胃肠功能、减少肠道菌群失调，又可以减少因静脉大量补液导致的心脏负荷过重的风险。

呼吸衰竭会使患者机体能量需求增加，应相应增加能量的供给，能量供给的碳水化合物、蛋白质及脂肪应按比例进行，碳水化合物按总能量的 50% 供给，摄入过多的碳水化合物可产生更多的 CO_2，呼吸商增大，加重通气负担。蛋白质至少每日每千克体重供给优质蛋白 1 g 以上，热比为 15%～20%。经过合理有效的营养支持，血清总蛋白和白蛋白水平升高，低蛋白血症得以纠正，机体的抵抗力和免疫力能有所提高。同时，注意补充维生素、多种微量元素及电解质。

（二）保持呼吸道通畅

呼吸道阻塞是引起或加重呼吸衰竭的主要原因，故保持呼吸道通畅是抢救和治疗患者的关键，同其他治疗相比有时需要争分夺秒，紧急解除老年人呼吸道阻塞有时会起到立竿见影的效果。老年人因呼吸肌无力、球麻痹及咳嗽反射差等，会突发大量胃内容物进入呼吸道或大块痰液阻塞呼吸道的情况，这种情况最有效的治疗即紧急床旁纤维支气管镜吸出胃内容物或痰液，也可紧急气管插管建立人工气道经吸痰管清除胃内容物或痰液。对那些咳嗽反射差、长期存在误吸可能、反复发生呼吸衰竭的老年患者可考虑行气管切开。在病情许可的情况下尽量鼓励患者床旁轻微活动以减少痰液聚积，无法下床活动的患者应减少长期卧床，加强拍背排痰，对有意识障碍反复误吸的患者应抬高床头减少误吸的发生。痰液黏稠难以咳出时，应给予祛痰药物，并进行雾化吸入治疗，有人工气道者每天根据痰液的黏稠度滴入一定量的生理盐水。存在气道痉挛者应给予平喘解痉药物。

（三）抗感染

感染引起的老年呼吸衰竭患者应尽快进行抗感染治疗。研究表明对这些重症感染患者推迟抗感染治疗会导致患者死亡率明显增加，故对感染病原菌明确的患者应根据病原微生物结果进行抗感染治疗，对那些感染病原微生物不明的患者应在取得病原微生物培养标本后即刻经验性抗感染治疗。

经验性抗感染治疗应根据感染发生的地点、当地病原微生物的构成及抗生素的药敏结果确定。我国社区获得性肺炎（community acquired pneumonia，CAP）的常见病原微生物为肺炎链球菌、流感嗜血杆菌、卡他莫拉菌、支原体、衣原体、军团菌及病毒等，老年人社区获得性肺炎厌氧菌及革兰阴性杆菌比例增加；对于存在呼吸衰竭的重症肺炎来讲常见的病原微生物为肺炎链球菌、流感嗜血杆菌、金黄色葡萄球菌、军团菌、铜绿假单胞及肠杆菌属的细菌特别是大肠埃希菌、肺炎克雷伯杆菌等，与非重症者相比混合感染多见。如果患者没有铜绿假单胞菌的危险因素可选用：①加酶抑制药的青霉素类。②第三代头孢菌素及加酶抑制药的复合制剂、头霉素类、氧头孢烯类、厄他培南等碳青霉烯类。③上述药物单用或者联合四环素类 / 大环内酯类。④呼吸喹诺酮类。

有铜绿假单胞菌的危险因素者使用：①具有抗假单胞菌活性的 β- 内酰胺类抗生素。②有抗假单胞菌活性的喹诺酮类（环丙沙星、左氧氟沙星）。③具有抗假单胞菌活性的 β- 内酰胺类抗生素联合有抗假单胞菌活性的喹诺酮类或氨基糖苷类。④具有抗假单胞菌活性的 β- 内酰胺类抗生素、氨基糖苷类、喹诺酮类三药联合。因老年患者普遍肾功能减退，使用氨基糖苷类药物要特别注意其肾毒性。有误吸因素存在的患者因注意针对厌氧菌的治疗。

我国医院获得性肺炎（hospital acquired pneumonia，HAP）的常见病原菌为鲍曼不动杆菌、大肠埃希菌、肺炎克雷伯杆菌、铜绿假单胞菌及耐甲氧西林的金黄色葡萄球菌等，全国的流行病学调查结果显示，鲍曼不动杆菌已成为我国医院获得性肺炎首位致病菌，近年来多家医院出现了广泛耐药甚至全耐药鲍曼不动杆菌菌株，通常对鲍曼不动杆菌作用较强的药物为舒巴坦及含舒巴坦的制剂、碳青霉烯类、多黏菌素及替加环素，针对广泛耐药甚至全耐药菌株需选用以上类型抗生素加大剂量联合使用。耐甲氧西林金黄色葡萄球菌可选用万古霉素及利奈唑胺等，万古霉素有一定肾毒性，老年人使用要注意该方面的副作用；利奈唑胺治疗耐甲氧西林金黄色葡萄球菌至少与万古霉素同样有效，但可引起血小板和全血细胞减少。

（四）氧疗

吸氧也是呼吸衰竭治疗的重要措施，Ⅰ型呼吸衰竭可采用鼻导管或面罩给氧的方式吸入较高浓度氧（35%～50%）或高浓度氧（＞50%），以求尽快将 PaO_2 提高到 60 mmHg 以上。Ⅱ型呼吸衰竭氧疗应采用鼻导管吸氧，在保证 PaO_2 提高到 60 mmHg 或血氧饱和度（oxygen saturation，SaO_2）达 90% 的前提下，尽可能降低吸氧浓度。这类患者氧疗过程中要密切观察，临床上有些患者即使吸入低浓度氧，血氧分压也可以达到较高水平，缺氧纠正后 CO_2 潴留加重，患者则由氧疗前神志清楚变为神志不清。

COPD 患者慢性呼吸衰竭符合以下条件时应行长期家庭氧疗：①慢性呼吸衰竭稳定期经过戒烟、胸部物理疗法和药物治疗后稳定状态的 COPD 患者，休息状态下存在动脉低氧血症，即呼吸室内空气时，其 PaO_2＜55 mmHg 或 SaO_2＜88%。这是长期氧疗最主要的适应证。② COPD 患者其 PaO_2 为 55～60 mmHg 或 SaO_2 为 88%，伴继发性红细胞增多症（血细胞比容＞0.55）、肺心病心衰的临床表现及肺动脉高压也应进行长期氧疗。家庭氧疗每天吸氧要超过 15 小时，使 PaO_2 达到 60 mmHg 或 SaO_2 达 88%～92%。

（五）机械通气治疗

老年患者很多存在营养不良、呼吸肌疲劳、咳嗽反射差、咳嗽少而无力、电解质紊乱等状况，发生呼吸衰竭时机械通气治疗比率要比年轻人高得多。

1. 无创正压通气（noninvasive positive pressure ventilation，NIPPV） 无创通气近年来越来越多得到专家的认可，它不需要气管插管或气管切开，可以避免建立人工气道的各种并发症，患者仍可以吃饭和讲话，老年患者本人及家属容易接受该治疗方法。因此对于有自主呼吸、神志清楚、治疗合作、血流动力学稳定、没有误吸风险及气道分泌物过多且排痰困难、无消化道大出血等的老年呼吸衰竭患者，可以选用无创机械通气治疗。

NIPPV 主要适合于轻中度呼吸衰竭的患者。在急性呼吸衰竭中，其参考的应用指征如下。①疾病的诊断和病情的可逆性评价适合使用 NIPPV。②有需要辅助通气的指标：中至重度的呼吸困难，表现为呼吸急促（COPD 患者的呼吸频率＞24 次 /min，充血性心力衰竭患者的呼吸频率＞30 次 /min）；动用辅助呼吸肌或胸腹矛盾运动；血气异常（pH＜7.35，$PaCO_2$＞45 mmHg，或氧合指数＜200 mmHg）。③排除应用 NIPPV 的禁忌证。老年人呼吸衰竭主要用于：COPD 稳定期伴有二氧化碳潴留的通气功能支持治疗；COPD 急性加重导致的呼吸衰竭早期；危重急性呼吸衰竭的快速救治；逐渐发展的急性呼吸衰竭；急性左心衰竭导致的呼吸衰竭；呼吸衰竭经有创机械通气治疗得到一定缓解，达到“肺部感染控制窗”时，脱机拔管后的序贯治疗。老年人往往因咳嗽反射差、咳嗽无力、气道保护及廓清能力不足等原因导致大量痰液阻塞呼吸道；呼吸驱动低下使用无创通气后会使患者呼吸节律不整等原因限制了无创通气的使用。

患者对治疗的配合是 NIPPV 治疗成功的关键，故 NIPPV 治疗前要对患者进行教育，教育的内容包括讲述治疗的作用和目的；连接和拆除的方法；治疗过程中可能会出现的各种感觉、问题及相应措施，如鼻 / 面罩可能使面部有不适感，闭口呼吸和减少漏气等；指导患者有规律地放松呼吸，以便与呼吸机协调；鼓励主动排痰和指导吐痰的方法；嘱咐患者（或家人）有不适时及时通知医务人员等。通过患者教育可以消除恐惧，争取配合，提高依从性，也有利于提高患者的应激能力。在紧急情况下（如咳嗽、咳痰或呕吐时）患者能够迅速拆除连接，提高安全性。选用合适的鼻罩、口鼻面罩或全面罩可以提高患者的舒适性，通常轻症的患者可先试用鼻罩、鼻囊管或接口器；呼吸衰竭比较严重，尤其是有张口呼吸者，初始治疗时应选用口鼻面罩；老年或无牙的患者口腔支撑能力较差，主张用面罩。

无创通气治疗呼吸衰竭通常会选用双水平气道正压通气（bi-level positive airway pressure ventilation，BiPAP），使用前先设定好通气参数，最初的吸气压水平设置为 6～8 cmH_2O，呼气压水平为 4 cmH_2O。经过 20～30 min 的治疗患者适应后可逐渐增加吸气压力水平，直至达到辅助通气效果。当然，整个 NPPV 治疗过程还需要监测患者一些重要指标和参数的变化，根据患者病情的变化随时调整通气参数。需监测的指标或参数包括：①一般状况，神志、面部压迫程度、胃肠张力、自主排痰能力等。②循环指征，心率、血压等。③呼吸系统症状体征，呼吸困难程度、辅助呼吸肌活动、人机同步性、呼吸音、胸腹矛盾运动、经皮血氧饱和度等。④呼吸机参数，气道压力、潮气量、呼吸频率、吸气时间等。⑤血气分析。最终达到缓解气促、减慢呼吸频率、增加潮气量和改善动脉血气的目的。如果达不到以上目的，经 BiPAP 治疗后患者呼吸困难无改善，血气分析无好转甚至恶化，患者出现烦躁或肺性脑病加重，气道分泌物不能自主排出等提示无创通气治疗无效，需建立人工气道进行有创机械通气。

2. 有创机械通气 老年呼吸衰竭患者有机械通气的适应证，但存在 NPPV 的禁忌证或经 NPPV 治疗后失败应尽早进行气管插管有创正压通气治疗。老年人呼吸系统有其特有的生理特征，在机械通气模式的选择及呼吸机参数的调整方面要充分考虑老年人呼吸系统的生理特征。

通气模式：为了减少老年人机械通气时间，降低并发症，减少呼吸机依赖，老年人气道阻力和闭合气量增加等原因，机械通气过程中尽量减少镇静药及肌肉松弛药的使用，保持患者自主呼吸。通气模式可选用如同步间歇指令通气（synchronized intermittent mandatory ventilation，SIMV）、压力支持通气（pressure support ventilation，PSV）、BiPAP、容量保证压力支持通气（volume assured pressure support ventilation，

VAPSV)、容量支持通气(volume support ventilation，VSV)等模式。

潮气量：为了减少气压伤，降低机械通气对心血管系统的影响，采取低潮气量的通气模式即潮气量5～8 ml/kg。在压力控制通气模式时，潮气量主要由预设的压力、吸气时间、呼吸系统的阻力及顺应性决定。一般避免气道平台压超过30～35 cmH_2O为宜。

呼吸末正压(positive end expiratory pressure，PEEP)：可起到保持肺泡开放、使萎陷的肺泡复张、减少呼吸时肺泡的反复开放和关闭而引起的牵拉伤、增加平均气道压、改善氧合等作用，但它同时会影响回心血量及左心室后负荷，克服内源性PEEP(PEEPi)引起呼吸功的增加。合理适当的PEEP既可以发挥其治疗作用又可以减少副作用的发生，老年人常因各种疾病存在PEEPi，外源性PEEP的设定水平大约为PEEPi的80%。P-V曲线也可以作为设定PEEP的参考，PEEP的下限通常在P-V曲线的低拐点(LIP)或LIP之上2 cmH_2O。以不增加总PEEP为原则。

撤机的时机：撤机时机的掌握是临床上的难题特别是老年患者，过早撤离呼吸机可增加再插管率和病死率；延迟撤机将增加机械通气的并发症，增加老年人长期机械通气概率。一般情况下当导致呼吸衰竭的病因好转后，应尽快开始撤机。撤机前应评估导致机械通气的病因是否好转或祛除、氧合指标是否明显好转、血流动力学是否稳定及有无自主呼吸的能力等。这些参考指标大多数来源于年轻患者，是否适合老年人还需探讨。老年人撤机时机的选择临床经验非常重要，对患者临床指标的综合判断及病情的细心观察也必不可少。机械通气时间短的老年人病情好转后可直接停机观察；有创正压通气撤离后序贯进行NPPV可明显增加撤机患者的比例。

3. 无创与有创机械通气相结合 机械通气可采用无创通气和有创通气相结合的方式进行，两者的互补和配合应用可最大限度提高机械通气的效果并减少其不良作用。一方面呼吸衰竭早期使用无创通气可减少患者行有创通气的比例，另一方面有创正压通气撤离后进行无创通气可大大降低患者再插管的比例增加撤机的成功率。

(高兴林)

参考文献

[1] Sharma G,Goodwin J. Effect of aging on respiratory systemphysiology and immunology Clinical. Clin Inter Aging, 2006, 1(3): 253-260.

[2] Ray P,Birolleau S,Lefort Y,et al. Acute respiratory failure in the elderly: etiology, emergency diagnosis and prognosis. Crit Care, 2006, 10(3): R82.

[3] 俞森洋，牟善初. 老年呼吸衰竭//朱元珏，陈文彬. 呼吸病学. 北京：人民卫生出版社，2003，1458-1468.

[4] 刘幼硕，蹇在金，杨悦. 老年人呼吸衰竭的病因和临床特点. 中华老年医学杂志，2004，23(11)：839-840.

[5] 朱惠莉. 老年人呼吸衰竭诊治特点. 老年医学与保健，2004，10(1)：15-17.

[6] The Global Initiative for Chronic Obstructive Lung Diseases. Global strategy for the diagnosis,management, and prevention of chronic obstructive lung diseases. 2014,Feb. http://www.goldcopd.com/.

[7] Thiem U, Heppner HJ, Pientka L. Elderly patients with community-acquired pneumonia: optimal treatment strategies. Diugs Aging, 2011, 26 (7): 519-537.

[8] 中华医学会呼吸病学分会. 中国成人社区获得性肺炎诊断和治疗指南(2016年版). 中华结核和呼吸杂志，2016，39(4)：1-27.

第7节 睡眠呼吸暂停低通气综合征

【定义】★★★△△

睡眠呼吸暂停低通气综合征(sleep apnea hypopnea syndrome，SAHS)是一种常见的睡眠紊乱，是指各种原因导致的睡眠状态下反复出现的呼吸暂停和低通气，引起低氧血症、高碳酸血症，从而使机体发生一系列病理生理改变的临床综合征。其按发生原因不同主要分为阻塞性睡眠呼吸暂停低通气综合征(obstructive sleep apnea hypopnea syndrome，OSAHS)、中枢性睡眠呼吸暂停低通气综合征(central sleep apnea hypopnea syndrome，CSAHS)和混合性睡眠呼吸暂停低通气综合征(mixed sleep apnea hypopnea syndrome，MSAHS)，中青年人群中以OSAHS最为多见，而在老年人群，CSAHS和MSAHS的发病率明显升高。

夜间打鼾和呼吸暂停是SAHS的主要临床特征，在老年人群中，由于其机体衰老相关的特征性病理改变，致使老年人群中SAHS的发病较为隐匿，症状不典型，往往表现为鼾声减弱、嗜睡和夜尿增多等。值得注意的是，SAHS还可导致老年人广泛而严重的多脏器损害，特别是在心脑血管系统，SAHS是老年高血压、冠心病、心力衰竭及脑卒中等疾病的独立危险因素。此外，SAHS对机体的损害还表现在泌尿生殖系统、内分泌系统及肝等多个系统的器官和组织。因此，SAHS是影响老年人健康的重要问题。

【流行病学】★★△

SAHS的发病率随年龄的增加而增加。30～60岁人群中SAHS的患病率为2%～4%。而65岁以上的老年人SAHS患病率高达20%～50%。此外，由于老年人常合并有多种基础疾病，SAHS的发病率也会明显增高。以OSAHS为例，高血压人群中OSAHS的患病率可达40%～60%，冠心病患者中OSAHS的患病率为30%，同时近60%的脑卒中患者合并OSAHS。

【病因与危险因素】★★△

（一）病因

老年人发生睡眠呼吸暂停的病因与年轻人多有不同。老年人多存在神经系统或运动系统的病变，如脑血管意外、脊髓前侧切断术、血管栓塞或变性病变引发的脊髓病变、脊髓灰白质炎、脑炎，或肌肉、膈肌病变等，因此老年SAHS以中枢性和混合性睡眠呼吸暂停多见。老年人在睡眠时呼吸节律明显变化，唤醒反应及喉刺激的作用减低，可发生高碳酸血症及低氧血症。此外，OSAHS的老年患者多是由肥胖引发的上气道狭窄、鼻部结构的异常、咽壁肥厚、扁挑体肥大、软腭松弛、悬雍垂过长过粗、舌体肥大、舌根后坠等原因引起。另外，饮酒、服用镇静药、甲状腺功能减退等亦可引起OSAHS。在睡眠时，吸气时外展肌张力减退和胸腔负压，上呼吸道被动闭合，以及上呼吸道肌肉主动收缩，可引起气道狭窄，发生呼吸暂停。

（二）老年SAHS的常见危险因素

1. 肥胖 老年人肥胖人群比例较高，由于大量脂肪堆积于颈部，使气道的横截面积狭窄，阻力增大，易出现上气道塌陷，造成上气道阻塞。

2. 年龄 年龄越大，咽部组织松弛、舌根后坠越明显，上气道阻力增高的发生率越高，OSAHS的患病率也越高。另外，随年龄的增加，睡眠片段增多，易出现间歇性呼吸和SAHS。

3. 性别 老年男性较女性更易患睡眠呼吸紊乱，其程度更严重。主要原因为男性中心型肥胖者较多。这可能与男性激素的作用，以及女性在发生中枢性睡眠呼吸暂停时存在更低的高碳酸血症和呼吸暂停阈值有关。

4. 解剖异常 上气道解剖异常可导致OSAHS，随着人体老化，扁桃体增生肥大、鼻中隔偏曲、鼻息肉造成的鼻腔阻塞、结构性的骨异常如下颌后缩等，导致上气道狭窄与通气障碍。

5. 老年人常因失眠服用镇静催眠或肌肉松弛药物 镇静药如苯二氮䓬类对没有SAHS病史的人可能引起该症，对于已经患有SAHS的老年患者则可加重其睡眠呼吸暂停。镇静药还可提高SAHS患者的觉醒阈值而使睡眠呼吸暂停事件的持续时间延长。

6. 长期大量饮酒 酒精可以选择性抑制舌下神经冲动下传，降低上气道扩张肌的紧张度，增加了上气道的阻力，导致上气道狭窄。另一方面，酒精还可使老年患者的觉醒阈值提高，使睡眠呼吸紊乱时间延长，缺氧加深。

7. 长期吸烟 吸烟是一种独立于性别、年龄、体质量指数的危险因素，Wetter等发现吸烟量与发生睡眠呼吸紊乱的危险性有量效依赖性。老年吸烟者往往烟龄较长，比不吸烟者患SAHS的危险性明显增高，持续吸烟者比已经戒烟者的患病危险性高。

8. 神经内分泌系统疾病 一些神经内分泌系统的疾病与老年人睡眠呼吸暂停的发生发展密切相关。例如，甲状腺功能减退可引起舌体肥大、黏液性水肿，造成上气道狭窄，同时使上气道扩张肌群功能下降，悬雍垂、腭、咽和舌根松弛坠入咽后壁，堵塞气道，造成睡眠呼吸紊乱。另外，神经肌肉系统方面的异常，如脑卒中、肌萎缩等均可增加发生睡眠呼吸暂停的危险性。

【临床表现】★★★△△△

与青中年人相比，SAHS的典型症状如打鼾、呼吸暂停、觉醒时头痛和口渴、白天困倦等在老年人中不典型，老年SAHS患者的临床表现有其独特的特点。具体表现在以下几个方面。

（一）日间的临床表现

1. 嗜睡 是老年SAHS最常见的症状，老年SAHS患者的嗜睡以白天为主，轻者表现为困倦、打瞌睡，严重时吃饭、与人谈话时即可入睡，甚至发生严重的后果，如驾车时打瞌睡导致交通事故。

2. 头晕乏力 由于睡眠连续性中断、醒觉次数增多、睡眠质量下降，老年人常有轻重不同的头晕、疲倦、乏力。

3. 神经行为异常 老年人常表现为注意力不集中、精细操作能力下降、记忆力和判断力下降，症状严重时过早地出现老年痴呆症状。

4. 晨起头痛 老年人常有清晨头痛，隐痛多见，不剧烈，可持续1～2小时，有时需服止痛药才能缓解。这与血压升高、颅内压及脑血流的变化有关。

5. 个性变化 烦躁、易激惹、焦虑等，家庭和社会生活均受一定影响，由于与家庭成员和朋友情感逐渐疏远，老年人可以出现抑郁症。

6. 性功能减退 约有30%的患者可出现性功能障碍，甚至阳痿。

（二）夜间临床表现

1. 打鼾 是老年OSAHS主要症状，鼾声不规则，高低不等，往往是鼾声—气流停止—喘气—鼾声交替出现，一般气流中断停止的时间为20～30秒，个别长达2分钟以上，可观察到患者有明显的发绀。

2. 呼吸暂停 75%的同室或同床睡眠者发现患者有呼吸暂停，常常担心呼吸不能恢复而推醒患者，老年OSAHS者，有明显的胸腹矛盾运动，呼吸暂停多随着喘气、憋醒或响亮的鼾声而终止。

3. 憋醒 老年人常因呼吸暂停后突然憋醒，常有四肢不自主运动，甚至抽搐，或突然坐起，感觉心慌、胸闷或心前区不适。

4. 多动不安 因低氧血症，老年患者夜间翻身转动较频繁，并可出现睡眠行为异常，表现为惊叫、呓语、夜游等。

5. 多汗 老年人常以颈部、上胸部明显，与气道阻塞后呼吸用力增加和呼吸暂停后高碳酸血症有关。

（三）全身器官损害的表现

睡眠呼吸暂停对机体各脏器的影响复杂而广泛。

1. 心血管疾病 SAHS引发的低氧血症易导致夜间老年心肌缺血事件、心律失常、心力衰竭、心源性猝死的发生。长期睡眠呼吸紊乱造成血管结构的改变，血压波动或持续升高。

2. 呼吸系统疾病 SAHS合并各种老年呼吸疾病时往往存在更为严重的低氧血症，易引发肺动脉高压、夜间哮喘、呼吸衰竭及慢性肺源性心脏病。

3. 神经系统疾病 许多研究显示SAHS与老年脑血管疾病有显著的相关性，易导致夜间缺血性脑卒中、痴呆症、认知障碍、视力进行性下降、癫痫等。

4. 内分泌紊乱 SAHS引发的老年低氧血症，可导致糖代谢紊乱，临床上出现2型糖尿病及胰岛素抵抗。

5. 肾脏损害 SAHS患者肾功能改变表现为蛋白尿、夜尿多，尿钠、氯排泄增高，而随着治疗后的好转或纠正，症状及蛋白尿可减少或消失。

6. 消化系统疾病 50%～70%的老年睡眠呼吸暂停患者都有病理性胃食管反流，长期反流的结果导致食管及胃黏膜的糜烂、瘢痕形成、黏膜化生，老年人更易发生吸入性肺炎等。

（四）体征

CSAHS可有原发病的相应体征，OSAHS患者可能有以下体征（表32-16）。老年人OSAHS的肥胖、下颌后缩等体征则相对不明显。

表32-16 睡眠呼吸暂停低通气综合征的临床体征

肥胖（BMI＞28 kg/m^2）	下颌后缩
颈围＞40 cm	腭垂肥大
鼻甲肥大	扁桃体和增殖体肥大
鼻中隔弯曲	舌体肥大
下颌短小	

【辅助检查】★★△△

1. 血常规 可出现红细胞和血红蛋白增高，提示可能出现慢性缺氧。

2. 血气分析 夜间呼吸暂停发作时可有不同程度的低氧血症、高碳酸血症和呼吸性酸中毒。

3. 心电图 可出现心肌缺血和各种心律失常的表现，有高血压及冠心病者可出现心室肥厚的表现。

4. X头影测量（包括咽喉部测量）及胸部X线检查 X头影测量可发现颌面结构异常或畸形造成的上气道狭窄。并发肺动脉高压、高血压、冠心病时，胸部X线检查可表现为肺动脉段突出、心影增大。

5. 肺功能 部分可表现为限制性通气功能障碍。

6. 多导睡眠图（polysomnography，PSG） 临床上对怀疑患有睡眠呼吸障碍的患者都需要接受多导睡眠图监测，是诊断睡眠呼吸障碍的“金标准”。PSG记录夜间6～8个小时睡眠期间的脑电图、眼动图、肌电图，鼻和口腔气流、鼾声、胸、腹呼吸运动，心电图、血压、外周血氧饱和度、肢体活动、体位等参数，肺容积变化及呼吸做功的测量、自主神经系统监测等，然后通过计算机进行数据处理作出诊断。

【诊断及鉴别诊断】★★★△△△

目前对老年人 SAHS 没有明确的诊断标准。一般采用成年人 SAHS 的诊断标准。根据典型的临床症状和体征，诊断老年 SAHS 并不困难，确诊并了解病情的严重程度和类型，则需要进行相应的检查。

（一）临床诊断

根据老年患者睡眠时打鼾伴有呼吸暂停、白天嗜睡、身体肥胖、颈围粗及其他临床症状可作出初步临床诊断。

（二）多导睡眠图诊断

PSG 监测是诊断 SAHS 的金标准，根据患者病史、体征和 PSG 显示呼吸暂停低通气指数（apnea hypopnea index，AHI）≥5 次 / 小时者，或对于日间嗜睡不明显者，AHI≥10 次 / 小时或 AHI≥5 次 / 小时，存在认知功能障碍、高血压、冠心病、脑血管疾病、糖尿病和失眠等 1 项或 1 项以上 SAHS 合并症也可确立诊断。然而，随着年龄的增加，打鼾的发生率会逐渐增加，出现呼吸暂停的概率会升高。因此如果不考虑年龄，一律采用统一的 AHI≥5 次 / 小时作为睡眠呼吸障碍的诊断标准或许不合适，对老年人来说可能会出现过度诊断，因而主张对 60 岁以上的老年人适当提高诊断标准。国内外文献普遍将 AHI≥15 次 / 小时作为老年人 SAHS 的诊断标准（AHI 为平均每小时呼吸暂停与低通气的次数之和）。

（三）病因诊断

对于确诊的老年 SAHS 患者常规进行耳鼻喉、口腔及头颅 MRI 检查，了解有无局部解剖和发育异常、增生和肿瘤及中枢性病变等。头颅、颈部 X 线照片、CT 和 MRI 测定口咽横截面积，可作狭窄的定位判断。对部分患者可进行内分泌系统（如甲状腺功能）的测定，均有助于病因诊断。

（四）鉴别诊断

诊断老年 SAHS 还应与单纯性鼾症、上气道阻力综合征和发作性睡病等相鉴别。

1. 单纯性鼾症　有明显的鼾声，PSG 检查无气道阻力增加，无呼吸暂停和低通气，无低氧血症。而老年 SAHS 则具有夜间明显的呼吸暂停和低通气发作。

2. 上气道阻力综合征　气道阻力增加，PSG 检查反复出现 α 醒觉波，夜间醒觉＞10 次 / 小时，睡眠连续性中断，有疲倦及白天嗜睡，可有或无明显鼾声，与老年 SAHS 患者相比无呼吸暂停和低氧血症。

3. 发作性睡病　有过度的白天嗜睡，发作性猝倒，PSG 检查睡眠潜伏期＜10 分钟，入睡后 20 分钟内有快速眼动时相出现，与老年 SAHS 患者相比无呼吸暂停和低氧血症，多次小睡潜伏时间试验（MSLT）检测平均睡眠潜伏期＜8 分钟，往往有发作性睡病家族史。

【严重程度分级】★★★△△

应当充分考虑临床症状、合并症情况、AHI 及夜间血氧饱和度（SaO_2）等实验室指标，根据 AHI 和夜间 SaO_2 将 SAHS 分为轻、中、重度，其中以 AHI 作为主要判断标准，夜间最低 SaO_2 作为参考（表 32-17）。

表 32-17　成年人 SAHS 病情分度

病情分度	AHI（次 / 小时）	夜间最低 SaO_2（%）
轻度	5～14	85～89
中度	15～30	80～84
重度	＞30	＜80

由于老年 SAHS 基础疾病多，更容易合并并发症，对治疗反应差，因此需要更加注意合并症的情况，而不单是根据 AHI 指标对病情程度进行分级。

【治疗】★★★△△

目前 SAHS 的治疗主要包括病因治疗、一般治疗、药物治疗、氧疗、经鼻持续气道正压（continuous positive airway pressure，CPAP）通气治疗、口腔矫正器治疗，以及手术治疗等。而基于老年 SAHS 多合并有多系统并发症的特点，还应注意其并发症的治疗。

（一）病因治疗

积极治疗引起 SAHS 或使之加重的基础疾病，如神经系统疾病、充血性心力衰竭、甲状腺功能减退等。尤其是在老年 SAHS 患者，很可能存在神经系统或运动系统的病变，如脑血管意外、脊髓前侧切断术、血管栓塞或变性病变引发的脊髓病变、脊髓灰白质炎、脑炎，或肌肉、膈肌病变等，因此在治疗时应充分考虑原发病的治疗。

（二）一般治疗

1. 减肥治疗　肥胖对 OSAHS 的发生起着非常重要的作用，尤其是颈部肥胖和咽部脂肪过度沉积者。对于肥胖的老年患者，可以通过控制饮食、适当运动、药物或手术减肥治疗。

2. 睡眠体位改变 侧位睡眠，抬高床头。

3. 日间避免过度劳累，戒烟限酒 对于长期应用镇静催眠药的老年患者，更应注意慎用镇静催眠药物及其他可引起或加重 SAHS 的药物。

（三）药物治疗

许多药物用于临床但疗效不肯定，主要是增加呼吸中枢的驱动力、改善呼吸暂停和低氧血症。常用的药物有：①增加上气道开放、减低上气道阻力的药物，对鼻塞患者睡前滴用血管收缩药，如萘甲唑林、麻黄碱等。②呼吸兴奋药乙酰唑胺、甲羟孕酮等。③改变睡眠结构的普罗替林、氯西米嗪等。

（四）氧疗

当患者拒绝接受上述治疗，但又存在严重的夜间低氧血症，应给予吸氧。老年 SAHS 患者多合并其他心肺疾病，因此氧疗非常必要。但是，由于吸氧本身不能消除或改善频繁发生的上气道阻塞，所以单纯吸氧不能纠正睡眠呼吸暂停引发的低氧血症。而对继发于充血性心力衰竭，伴有心律失常的患者，可降低呼吸暂停和低通气的次数，夜间吸氧可能有帮助，但对同时伴有 COPD 或神经肌肉疾病的患者要警惕可能加重二氧化碳潴留。

（五）无创气道正压通气治疗

现已广泛用于临床，是目前公认治疗中重度 SAHS 的首选方法。

1. 经鼻持续气道正压（CPAP）通气 正压通气所提供的正向压力，不论在吸气或呼气状态下均能保持一定的压力水平，起到气体支撑作用，防止上气道塌陷和阻塞；同时正压通气可通过刺激上气道压力和机械感受器，增加上气道张力，防止上气道塌陷。可以消除夜间频繁低氧和觉醒，改善患者的睡眠状况。

2. 双相气道正压（BiPAP）通气 其呼吸机吸气和呼气相分别给予不同的压力，更符合呼吸生理过程，增加了治疗依从性，适用于正向压力需求较高的患者，老年人有心肺血管疾病患者。

3. 自动调压智能化（auto-CPAP）呼吸机治疗 可根据患者夜间气道阻塞程度的不同，压力随之变化，疗效和耐受性优于前两种。

老年患者确诊 SAHS 并同意接受 CPAP 治疗后，应在医院先行压力滴定试验，得出最佳治疗压力，调定后在家中长期治疗。患者定期复诊，根据病情变化在医师指导下调整压力。不良反应有口鼻黏膜干燥、憋气、局部压迫、结膜炎和皮肤过敏等。选择合适的鼻罩和加用湿化装置可以减轻不适症状。禁忌证为昏迷、肺大疱、咯血、气胸和血压不稳定者。

对于老年人，CPAP 治疗同其他成年人 SAHS 一样也是最有效的治疗方法。尽管老年人由于老化和并发疾病较多使身体一般状况较差，较少寻求治疗，治疗率较低，但对 CPAP 治疗的耐受性并不比年轻人差。

（六）口腔矫治器治疗

根据口腔矫治器作用原理的不同，可分成三类。

1. 鼾声治疗装置 仅用于治疗鼾声的矫治，不适用于治疗 OSAHS，其作用大部分多在软腭，通过矫治器的塑料扣，限制软腭在睡眠期间颤动来降低或消除鼾声。

2. 舌治疗装置 在睡眠期间戴用该装置，其前端的囊腔内产生负压吸附舌体向前。耐受性差，影响使用。

3. 下颌作用器 通过前移和向下移动下颌位置，最终扩大上气道。该方法简单、小巧便携，戴用较为舒适，对轻中度睡眠呼吸暂停患者有效，是目前临床应用较多的一种。副作用是初戴时唾液较多，晨间轻度咬合不适，有颞颌关节炎或功能障碍者不宜采用。

（七）手术治疗

仅适合于手术确实可解除上气道阻塞的患者，老年患者因基础疾病较多，需严格掌握手术适应证。可选用的手术方式包括悬雍垂腭咽成形术（uvulopalatopharyngoplasty，UPPP）及其改良术、下颌骨前徙腭前徙术及颌面部前徙加舌骨肌切断悬吊术，符合手术适应证者可考虑手术治疗。这类手术仅适合于上气道口咽部阻塞（包括咽部黏膜组织肥厚、咽腔狭小、悬雍垂肥大、软腭过低、扁桃体肥大）并且 AHI＜20 次 / 小时者；肥胖者及 AHI＞20 次 / 小时者均不适用。对于某些非肥胖而口咽部阻塞明显的重度 OSAHS 患者，可以考虑在应用 CPAP 治疗 1～2 个月，其夜间呼吸暂停及低氧已基本纠正情况下试行 UPPP 手术治疗。术前和术中严密监测，术后必须定期随访，如手术失败，应使用 CPAP 治疗。

（八）并发症的治疗

老年 SAHS 还应该注重其并发症的治疗。例如，神经系统要改善循环，改善脑代谢治疗；心血管系统包括控制血压及控制心率；代谢系统注意监测血糖，调整降血糖药等。

总之，SAHS 是一种具有潜在危险的常见病，可以导致多器官靶向损害。SAHS 的治疗目的一方面是控制症状，另一方面是降低心脑血管疾病和其他并发症的发生率。目前，CPAP 治疗是 SAHS 的推荐治疗方案。由于年龄不是接受和耐受 CPAP 的影响因素，且针对老年患者使用 CPAP 治疗的研究指出，老年患者依从性与年轻患者无明显差别，因此 CPAP 也是老年 SAHS 的首选治疗方案。口腔矫正装置及外科手术是成年 SAHS 治疗的常用方法，但因为老年人牙列不整多见，口腔矫正装置应用较少。关于外科手术治疗方面老年 SAHS 患者明显少于中青年患者，国外学者的回顾性分析表明，可能与患者及医生担心老年人手术并发症高有关。

【预防】★★△

老年 SAHS 预防的关键是积极控制危险因素。在治疗 SAHS 的同时，预防和治疗 SAHS 多系统合并症比其本身更为重要，从合并症发生的机制出发，抗氧化、抗炎、减低交感神经兴奋性有可能成为预防和治疗 SAHS 合并症的重要策略。

（张　蔷）

参考文献

[1] 中华医学会呼吸病学分会睡眠呼吸障碍学组. 阻塞性睡眠呼吸暂停低通气综合征诊治指南. 中华结核和呼吸杂志，2012，35：9-12.

[2] Martínez-García MA, Durán-Cantolla J, Montserrat JM. Sleep apnea-hypopnea syndrome in the elderly. Arch Bronconeumol, 2010, 46(9): 479-488.

[3] Gabbay IE, Lavie P. Age- and gender-related characteristics of obstructive sleep apnea. Sleep Breath, 2012, 16(2): 453-460.

[4] Turkay C, Ozol D, Kasapoglu B, et al. Influence of obstructive sleep apnea on fatty fiver disease: role of chronic intermittent hypoxia. Respir Care, 2012, 57(2): 244-249.

[5] Munoz R, Duran-Cantolla J, Martínez-Vila E, et al. Central sleep apnea is associated with increased risk of ischemic stroke in the elderly. Acta Neurol Scand, 2012, 126(3): 183-188.

[6] Assoumou HG, Gaspoz JM, Sforza E, et al. Obstructive sleep apnea and the metabolic syndrome in an elderly healthy population: the SYNAPSE cohort. Sleep Breath, 2012, 16(3): 895-902.

[7] Johansson P, Alehagen U, Ulander M, et al. Sleep disordered breathing in community dwelling elderly: associations with cardiovascular disease, impaired systolic function, and mortality after a six-year follow-up. Sleep Med, 2011, 12(8): 748-753.

[8] 张希龙，陈宝元，何权瀛. 睡眠呼吸暂停低通气综合征领域进展之2012. 中华医学信息导报，2013，28（5）：13-14.

第33章 肾脏疾病

第1节 急性肾损伤

【定义】★★★△△△

急性肾损伤（acute kidney injury，AKI）是指以下任一临床情况：① 48小时内血清肌酐（Scr）水平增高大于或等于0.3 mg/dl（26.5 μmol/L）。②已知或推测在过去7天内Scr增加至大于或等于基础值的1.5倍。③尿量小于0.5 ml/（kg・h）并持续6小时以上。

【流行病学】★△

我国一项多中心研究发现，在近15万例次的住院患者（60岁以上者占50%左右）中AKI发生率大约在11.6%，其中社区获得性AKI发生率为2.5%，医院内获得性AKI发生率高达9.1%。国外流行病学资料表明，AKI的人群发病率为486～630 pmp/y。AKI晚期即急性肾衰竭（acute renal failure，ARF）的发病率约为172 pmp/y，其中72%以上为70岁以上的老人；80岁以上高龄老人ARF的发病率高达949 pmp/y，而同期50岁以下者仅为17 pmp/y。国内的一项研究发现，AKI在老年住院患者中总发生率为10.77%，其中65～75岁患者AKI的发生率为1.97%，75～85岁为6.45%，85岁以上高达17.41%。

【病因】★★△△

（一）与年龄相关的因素

1. 肾脏结构与功能 正常成人从40岁以后，肾脏质量逐渐减轻、体积缩小。与年轻时比较，70～80岁老年人的肾脏长径平均缩短2.0 cm，肾体积减少主要是肾皮质变薄。成年人在40岁后肾小球滤过率（GFR）每10年大约下降10%，研究发现，GFR的轻微变化也是发生AKI的独立危险因素。

2. 机体成分 与20岁左右的青年人比较，65岁以上老人血浆容量减少8%，体内总水含量减少17%，体内细胞外液容量减少40%，故老年患者对血容量的变化更为敏感。

3. 用药 临床上约1/3的处方药物量为老年患者使用，而65岁以上老年人的药物副作用是年轻人的2倍。国内统计结果显示，老年AKI约40%以上与药物相关。药物的毒力程度、药物在肾组织和血浆的浓度、同时应用2种或2种以上肾毒性药物等均与老年AKI的发生密切相关。

（二）与临床病变相关的因素

1. 肾前性因素 各种原因导致的出血、胃肠道液体丢失、皮肤液体丢失、使用利尿药、低蛋白血症、降压药物过量使用、肝肾综合征、败血症休克、心源性休克，以及非甾体类抗炎药（NSAID）、血管紧张素转化酶抑制药等药物介导的血流动力学改变等均可引发AKI。90%以上的手术相关AKI为肾前性因素所致。肾脏的灌注与跨肾灌注压（transrenal perfusion pressure，TPP）明确相关，TPP＝平均动脉压（MAP）－中心静脉压（CVP）。因静脉输液过多、机械通气使用较高PEEP或腹腔内压力增加时，可引起CVP增高，也可导致TPP的降低。

2. 肾实质性因素 如急进性肾炎、缺血或肾毒性药物介导的急性肾小管坏死、急性间质性肾炎、血栓或胆固醇结晶等引起的肾小血管栓塞等。在老年患者中，药物引起的AKI更为多见。引起AKI的常见药物主要有含碘对比剂、抗生素、NSAID、抗病毒药、抗肿瘤药等。静脉注射甘露醇、右旋糖酐、淀粉代血浆及丙种球蛋白等高渗液体也可引起渗透性肾病导致AKI。抗肿瘤药引起的肾损害常与药物剂量过大或溶瘤综合征有关。误用肾毒性中草药及滥用和过量服用中草药导致的肾损害越来越多见。骨髓瘤、轻链病、高尿酸结晶等引起的肾内梗阻也可导致AKI。

3. 肾后性因素 尿路梗阻引起的肾后性AKI是老年人社区获得性AKI的重要原因。老年患者尿路梗阻70%以上是非恶性因素所致，如前列腺增生、神经源性膀胱引起的尿潴留、尿路结石、梗阻性肾盂肾炎和尿道狭窄等；恶性因素主要是前列腺癌、膀胱癌、盆腔及腹膜后肿瘤等。

国内的临床研究表明，老年AKI以肾前性AKI为主，约占64.3%，最常见者为各种感染、心功能衰竭等引起的有效血容量不足和脱水引起低血容量；其次是应用肾毒性药物（占22%）及外科手术相关AKI（占14%）。值得注意的是老年人AKI较少单独发生，常作为某种病因诱发的多器官功能衰竭表现的一部分出现。

【临床表现】★★△△

AKI早期常没有明显的临床症状，但严重的AKI常可能出现以下临床表现。

1. 尿量减少 发病后数小时或数日出现少尿（尿量＜400 ml/d）或无尿（尿量＜100 ml/d）。但如果为非少尿型AKI，患者的尿量可正常甚至偏多。

2. 水负荷加重 由于水、钠潴留，可以导致全身水肿、血压增高和低钠血症。严重者可出现呼吸困难、咳嗽、咳粉红色泡沫痰、胸闷、充血性心力衰竭等表现。

3. 电解质紊乱 可以出现高钾血症、低钠血症、低钙血症，严重者可出现心律失常等表现。在伴有高分解代谢或伴大量细胞坏死的AKI患者（如横纹肌溶解、溶血或肿瘤溶解）甚至可以出现高磷血症。

4. 酸碱平衡失调 AKI严重时常伴有代谢性酸中毒，主要表现为厌食、恶心、呕吐严重者可出现昏睡、精神错乱等神经精神症状。

5. 感染 在高分解代谢型AKI及多尿期时容易发生肺部、泌尿系和全身感染。

【辅助检查】★★△△

1. Scr和BUN检查 可进行性上升，尤其是高分解代谢者上升速度较快，横纹肌溶解引起的Scr上升较快。但值得注意的是体重低和肌肉容积少的老年患者，Scr的升高可能不明显，此时需要注意血清胱抑素C的变化，并采用相应的公式评估GFR的变化。

2. 尿液检查 尿常规及尿沉渣检查，如尿蛋白定性和尿中细胞、管型和晶体情况；尿液生化检查，如尿钠、钠滤过分数、尿渗透压等有助于AKI的鉴别诊断。尿N-乙酰-β-D-氨基葡萄糖苷酶（NAG）、尿胱抑素C、肾损伤分子-1（KIM-1）等可以作为AKI早期诊断的生物学标志物。

3. 血清电解质 如血钾、血钠、血钙、血磷及碳酸氢根、乳酸等浓度均可发生不同程度的变化。

4. 血清学异常 自身抗体（如抗核抗体、抗ds-DNA抗体、抗中性粒细胞胞浆抗体、抗GBM抗体等）阳性，补体C3水平降低，常提示可能为肾实质性病变引起的AKI。

5. 血、尿或痰培养 AKI患者伴有发热时，应该注意是否伴有感染，应留取相应标本进行细菌培养，以确定是否可能发生脓毒血症等情况。

6. 泌尿系统超声检查 鉴别有无尿路梗阻、判断肾脏大小，以及肾、输尿管和膀胱等部位是否有结石或肿瘤形成。

7. 腹部CT扫描 可以评估肾脏病变及尿路梗阻等情况，确定病变部位，明确是否有腹膜后感染或腹膜后恶性肿瘤等病变。

8. 肾组织活检 对临床表现不典型、原因不明的肾性AKI，在有条件及患者可耐受时可以考虑行肾穿刺病理活检确诊。

【诊断及鉴别诊断】★★△△

AKI的诊断目前多采用2012年KDIGO有关AKI临床指南推荐的诊断标准和病情分级（表33-1）。

表33-1 AKI的诊断标准（KDIGO 2012）

分级	血清肌酐（Scr）	尿量
1	基础值的1.5～1.9倍，或增加≥0.3 mg/dl（≥26.5 μmol/L）	＜0.5 ml/（kg·h），6～12小时
2	基础值的2.0～2.9倍	＜0.5 ml/（kg·h），≥12小时
3	基础值的3.0倍，或肌酐升高≥4.0 mg/dl（≥353.6 μmol/L）或开始进行肾脏替代治疗	＜0.3 ml/（kg·h），≥24小时或无尿≥12小时

需要注意的是Scr并非肾功能变化的实时指标，采用Scr标准诊断AKI可能会延误48～72小时，此外，由于Scr与肌肉容积相关，故Scr评估老年人肾功能常存在有较大误差。胱抑素C在AKI时其血清水平的增高早于Scr的变化1～2天。

鉴别诊断：首先明确患者的肾损伤是急性还是慢性改变，一般通过询问病史、病变过程和超声检查肾脏大小情况可以初步判断。在明确AKI后，需要进一步鉴别是肾前性、肾后性急性肾损伤或肾血管疾病（详细见本节病因部分），进一步寻找导致AKI的原因和性质，如果临床上难以判断，应及时请肾脏病专科医师会诊或转诊至肾脏病专科，必要时可以行肾穿刺病理检查确定病变性质。

【治疗】★★★△△

1. 去除AKI相关病因 老年患者AKI的病因通常不是单一的，首先应该积极寻找和纠正肾前性和肾后性因素；老年患者通常用药种类繁多，因此对于老年患者要仔细检查患者的用药情况并停用可能的肾毒性药物。

对于没有明确容量缺失，也未应用肾毒性药物的老年患者，应注意患者是否有心输出量降低和（或）CVP显著增高的症状和体征，如绝对或相对的低血压状态、微循环不良和血乳酸水平升高等情况。当收缩压＜100 mmHg时，在确定没有血容量不足的情况下应尽快使用升压药物。由于小剂量多巴胺［0.5～3.0 μg/（kg·min）］对伴有AKI的患者可以明显升高肾内血管阻力，而能提升血压的多巴胺剂量［通常＞3.0 μg/（kg·min）］常可能导致肾内血管收缩，对AKI患者的预后无益，且会造成一些不良后果，如心率明显增快等，目前的相关指南均不推荐使用多巴胺来预防或治疗AKI。

在低血压血管扩张的AKI患者中采用去甲肾上腺素可有效地恢复血压，改善肾脏血流量和尿量的情况。小剂量的去甲肾上腺素［＜0.3 μg/（kg·min）］在一般情况下常能有效地提升动脉压，且不良反应较少，但是，较大剂量的去甲肾上腺素［＞0.3 μg/（kg·min）］可减少内脏和肾内血流量，不良反应明显增加。使用去甲肾上腺素需要有中心静脉置管，以避免药物外渗导致皮肤坏死。

对于老年患者，临床上还要特别注意相对低血压引起的所谓“血压正常的AKI”，即未进行良好控制的长期高血压患者在短期内使用较强的降压药物将其高水平的血压控制到所谓“正常”水平，引起其肾灌注不良而导致AKI发生，对于这类患者应注意不要一味追求快速降压“达标”。

2. 维持尿量和血容量正常 AKI发生后出现少尿或无尿通常会给老年患者心、肺功能的维持和临床用药带来极大的困难，因此少尿型AKI患者尿量的增加或恢复是治疗的重点。首先要仔细监测患者的每日出入量、体重变化和心肺功能情况；其次要保证患者的血容量正常和MAP的稳定，老年危重患者MAP在80 mmHg以上，肾脏才能有效灌注；最后，在有水负荷过重的情况下谨慎选择使用药物利尿。

药物利尿首选襻利尿药，根据液体潴留的程度，选择个体化的剂量。循证医学证据显示持续静脉滴注利尿药（如呋塞米10～40 mg/h，每日总量不超过200 mg）较一次性大剂量静脉注射利尿药能产生更大的利尿效应且不良反应较少。

在AKI少尿期，应以“量出为入”的原则控制液体入量。对于容量缺乏的患者，维持CVP在8～10 cmH_2O，一般可纠正低血容量状况；当CVP≥12 cmH_2O时，应严格控制入量、减慢补液速度或停止补液。监测CVP时，应特别注意腹腔内压力增加、机械通气使用较高PEEP、肺动脉高压、右心室功能不全、三尖瓣反流等均可以引起CVP的增高。如果出现利尿药抵抗或治疗无效的情况，应选择使用血液净化治疗。

3. 维持体内平衡，加强营养支持 老年AKI患者常可出现严重的电解质紊乱和酸碱失衡，其中高钾血症和代谢性酸中毒最为常见。补充碱性液体，及时纠正严重的代谢性酸中毒对AKI患者的预后改善极为重要；经口服或经直肠给以离子交换树脂可以降低血钾水平，但其起效时间需要4～6小时，如果肾功能不能很快恢复，应考虑行血液净化治疗。

对于危重AKI患者，KDIGO指南建议使用胰岛素治疗维持血糖水平在6.1～8.3 mmol/L，总热卡摄入达到84～126 kJ/（kg·d）。对于无需透析治疗的非分解代谢的AKI患者，建议补充蛋白质0.8～1.0 g/（kg·d）；对于使用肾脏替代治疗的AKI患者，补充蛋白质在1.0～1.5 g/（kg·d）；对于使用连续性肾脏替代治疗（CRRT）或伴有高分解代谢的AKI患者，补充蛋白质应不超过1.7 g/（kg·d）。

4. 避免发生高血压、心力衰竭、严重感染等并发症 AKI患者发生高血压和心力衰竭主要与水钠潴留有关。感染和败血症是老年AKI患者死亡的独立危险因素。老年患者最常见的感染是肺部感染，胆道、肠道和泌尿系感染也不少见。积极发现和治疗各种感染，对患者皮肤、身体上各种导管及其心理状况等进行专业护理，根据肾脏清除情况合理应用各种抗感染药物等也是老年患者AKI治疗的重要措施。

老年人出现危重疾病时，可以出现明显贫血和促红细胞生成素（EPO）的缺乏，补充EPO可以明显缓解临床症状，改善患者的预后。

5. 血液净化治疗的时机 KDIGO指南将AKI行血液净化治疗的时机分为生化指标适应证和临床适应证两大类。①生化指标适应证：顽固性高钾血症（血钾＞6.5 mmol/L）；血尿素氮＞27 mmol/L；难以纠正的代谢性酸中毒（pH＜7.15）；难以纠正的电解质紊乱（低钠血症、高钠血症或高钙血症）；溶瘤综合征伴有的高尿酸血症和高磷酸盐血症；尿素循环障碍和有机酸尿症导致的高氨血症和甲基丙二酸血症等。②临床适应证：尿量＜0.3 ml/（kg·h）持续24小时或者无尿12小时；AKI伴有多器官衰竭；难以纠正的容量负荷过重；累及终末器官，出现如心包炎、脑病、神经病变、肌病和尿毒症出血；需要输注血制品和静脉营养；重度中毒或药物过量；严重的低体温或高体温等。对老年AKI患者进行血液净化治疗前老年科医生需协助肾脏病专科医师平衡考虑治疗的益处和风险，采用个体化的最佳治疗方案。

血液净化治疗的方法可以采用腹膜透析、各种方式的血液透析和血液滤过等，但对于血流动力学不稳定的老年患者采用血液滤过更为合适。

6. AKI行血液净化治疗的剂量 在稳定的AKI患者中，采用隔日1次，每次4小时以上，血流量为250 ml/min的透析方案是充分的，但是对于有高代谢状况的患者，需要增加透析频次以达到水、电解质和酸碱平衡的目的。

老年AKI患者多为重症AKI，常需要进行血液滤过或连续性血液滤过治疗。由于重症AKI常伴有高分解状态，尿毒素等代谢产物产生迅速并高水平蓄积，体内炎症介质大量生成，常需要清除更多的水、代谢产物、炎症介质及各种毒素，需要更强的营养支持，故需要更高的置换液剂量来增加肾脏的清除率以打破多器官衰竭的恶性循环。置换液剂量的设定应依据治疗目的、患者代谢状态、营养支持需求、患者残存肾脏功能、心血管状态，以及血管通路和血流量状况、有效治疗时间等综合考虑。

【预后】★★△

AKI的临床预后与其病因特征密切相关。此外，年龄、原有的慢性疾病、多重用药及合并多器官功能衰竭等多种因素均显著影响患者的预后。老年AKI 1～2级患者预后主要取决于诊治的及时性和有效性，多数患者的肾功能可以恢复或部分恢复，部分患者可直接进入慢性肾脏病阶段。

老年AKI 3级（即ARF）的预后通常较差，临床上重症感染、败血症、呼吸衰竭、心力衰竭及消化道出血是导致ARF重症患者死亡的主要原因。研究显示，老年ARF的病死率为41.2%，约62.5%的老年ARF患者需要接受血液净化治疗。国内的一项统计数据表明，老年ARF的病死率为53.3%，而老年院内获得性ARF的病死率为67.9%。老年ARF死亡的预测因素：年龄≥70岁以上，伴发有糖尿病、高血压、慢性肾脏病，同时出现心功能衰竭、感染、败血症、使用含碘对比剂、梗阻性肾病、少尿、需要行肾脏替代治疗、伴发有1个以上器官衰竭者预后不良。合并多脏器衰竭、营养不良是老年ARF患者达到透析或死亡等终点事件的危险因素并可明显影响患者的存活时间。此外，在伴有AKI的危重患者中，肾脏病专科会诊的延迟与患者的病死率增高及透析治疗依赖性的增加也有密切关系。

【预防】★★★△△

AKI的预防在很大程度上依赖于医师、患者和患者家属对此病的认识和警惕性，如早期、积极地处理各种危险因素，避免使用潜在的肾毒性药物。预防的关键是积极发现患者存在的可能危险因素，如原有肾脏病或肾功能不全、肝病病史，出现低容量血症及休克、酸中毒、电解质紊乱，具有过敏体质或家族过敏史，用药剂量过大或同时联用肾毒性药物等。

使用抗生素前要充分了解患者的肾脏功能状况，根据肾功能调整药物剂量，尽量少用或不用有肾毒性的抗生素；使用抗生素时不要无限制地增加剂量、延长疗程；使用中应监测尿常规、肾功能，发现肾损害要及时停药。使用抗肿瘤药物，要注意经肾脏排泄的药物，如铂类、甲氨蝶呤等可能导致的肾损伤。

外科手术引发AKI的高危因素：年龄大于70岁，具有基础肾脏疾病，术前Scr水平增高，术前5天之内使用了对比剂，伴有糖尿病、高血压、血管病变、慢性心力衰竭及其他脏器功能不全的患者。预防措施包括围手术期间充分补足血容量或及时纠正低血容量，维持MAP在80 mmHg以上，CVP为10～12 cmH_2O左右，尿量＞40 ml/min；术后尽快撤除各种导管，降低院内感染率。

对于需要血管内使用含碘对比剂的患者，应当评估AKI发生的风险。对于AKI高危患者，应当考虑其他检查方法，或使用最小剂量的对比剂，推荐使用等渗或低渗碘对比剂，并在造影检查前后进行水化治疗。应避免过度使用利尿药，不恰当地使用利尿药可能增加对比剂相关AKI风险，增加危重症AKI患者的病死率。对于少尿或无尿患者，使用对比剂的风险明显增高，尽量不采用含碘对比剂检查。如果必须进行血管造影检查，则需要在使用对比剂后进行血液净化治疗，目前的研究表明，在使用含碘对比剂之前进行预防性血液净化治疗并不能预防对比剂肾病的发生。

由于老年患者的AKI病理机制和处理十分复杂，专科诊断和治疗的条件要求较高，因此，积极邀请肾脏专科医师的会诊，对减少老年患者AKI的并发症、降低死亡率尤为重要。

（程庆砾）

第2节　慢性肾衰竭与终末期肾病

【定义】★★★△△

慢性肾衰竭（chronic renal failure，CRF）是指各种病因造成的慢性进行性肾实质损害，致使有效肾单位减少，肾脏明显萎缩或肾脏正常的结构消失，不能维持肾脏基本功能，临床出现以代谢产物潴留，水、电解质、酸碱平衡失调，内分泌功能失调，出现全身各系统受累为主要表现的临床综合征。各种慢性肾脏疾病的终末阶段，肾小球滤过率（glomerular filtration rate，GFR）降至15 ml/（min·1.73 m^2）以下，出现尿毒症毒素的蓄积、水电解质酸碱平衡紊乱等，称为尿毒症，又称终末期肾病（end stage renal disease，ESRD），或慢性肾脏病（chronic kidney disease，CKD）5期。随着人类寿命的延长，人口老龄化问题越来越突出，老年CRF的患病率逐年上升，老年慢性肾衰竭的诊治问题日益突出，如何提高这些患者的生活质量、延长生存时间、减少并发症和死亡率、改善预后等均成为全社会关心的问题。

【流行病学】★★★△△

老年人群已经成为慢性肾脏病的主体，2013年美国肾脏病数据（United States Renal Data，USRD）显示，美国人ESRD的患病人数是661 648例，平均患病率为每百万人口2034例，其中65～74岁和75岁以上年龄组的患病率分别为每百万人口6374例和6275例，远高于其他年龄组的患病率。USRD数据显示，自2010年以来ESRD的发病率趋缓，但患病率仍增长迅速，这很大程度上与近几年ESRD病人生存率的提高有关。

我国缺乏全国范围内的CKD流行病学调查，首次全国慢性肾脏病流行病学调查数据显示，我国CKD的发病率为10.8%，总体患病人数估计为1.195亿。中国五省市及自治区慢性肾疾病患者心血管疾病的患病调查数据证实，1239例CKD患者中65岁以上的老年人占32.36%，但是缺乏CRF的流行病学数据，这和我们的医疗资源不平均，透析登记不够完善，不透析或没有条件透析的患者没有随访有一定关系。

【病因】★★★△△

USRD统计结果表明，2013年ESRD病例的首位原发疾病为糖尿病肾病，其次为高血压、肾小球肾炎和囊性肾病等。中国肾脏数据系统数据显示，肾小球疾病（57.4%）是导致ESRD的最常见原因，其次为糖尿病（16.4%）、高血压（10.5%）和囊性肾病（3.5%）。近几年中国肾脏病的流行病学正在发生转变，国内相关研究显示，老年CRF人群以糖尿病、高血压以及动脉粥样硬化所致的缺血性肾血管疾病为最主要病因，占48%～73%，慢性肾小球肾炎不到10%。另外，一些继发性肾脏疾病，如抗中性粒细胞胞质抗体（ANCA）相关性小血管炎肾损害、多发性骨髓瘤肾病和淀粉样变肾病等，主要发生于老年人，虽然发病率不高，但预后差，危害大。

【发病机制】★★★△△

老年人ESRD发病率高，与老年人肾脏的增龄性改变有关。肾的质量在40～50岁时达到高峰（250～270 g），此后随着年龄的增长逐渐减轻，大约每10年减重10%，至70～90岁时仅为180～200 g，较20岁减少20%～40%。其中萎缩主要发生在肾皮质，因此剖面可见肾皮质明显变薄。

组织学方面，主要表现为硬化的肾小球数目增多，30岁的年轻人可以有5%的肾小球硬化，而80岁的老年人硬化的肾小球可达30%以上，导致功能健全肾小球数目进行性减少并出现代偿性增大。肾小球基底膜出现局灶或弥漫性增厚，系膜区增宽、系膜基质增加。老年人肾小管萎缩，上皮细胞退行性改变，远曲小管的管腔扩张，可有较多憩室或囊肿形成，肾间质纤维化也随年龄增加而加重，尤其在60～70岁以后，肾髓质和乳头区域胶原纤维明显增多。肾血管的改变是肾小球肾小管损害的原因之一，这些变化可能包括：①肾小动脉和肾小球毛细血管丛硬化。②动脉粥样硬化。③肾内血流短路形成。④肾小血管微血栓形成。

老年人的肾脏功能也逐渐减退，首先表现在肾血流量的变化，40岁以后流入到肾脏的血液进行性减少，每10年约下降10%。作为检测肾功能指标的GFR也逐年减少，40岁以后GFR每10年约下降10%。内生肌酐清除率每10年下降7～8 ml/（min·1.73 m^2）。值得注意的是，尽管老年人GFR、内生肌酐清除率逐渐下降，但尿素氮、血肌酐不一定升高，因此不应该以尿素氮、血肌酐是否超过正常值作为判断肾功能是否正常的唯一标准。老年人肾小管功能也同时出现了老化的表现，如肾小管浓缩稀释功能明显减退，导致老年人既容易发生脱水又容易因体液过多导致水潴留、水肿或心功能衰竭。老年人排酸能力比青年人低约40%，易发生酸中毒。尽管老年人肾功能有降低的趋势，但由于这一过程是缓慢发生的，在一般情况下，无明显不适症状，但是在某些生理、病理因素发生急剧变化时，肾功能减退加速，出现临床症状。

【临床表现和常见并发症】★★★△△△

慢性肾衰竭在不同阶段，临床表现不尽相同。患者前期临床表现不明显，可有腰酸、乏力、夜尿增多等轻度不适，随着病情进展，逐渐出现少尿、水肿、高血压等一般肾脏疾病常有临床表现。大多数患者常常无特异性的表现，因应激状态引起肾功能急剧恶化或直到终末期肾病时才出现CRF的临床症状和各种并发症。

1. 消化道症状 食欲减退、恶心、呕吐是临床最早和最突出的表现。

2. 心血管系统症状 心血管疾病是影响CRF预后的主要因素，我国透析登记资料显示半数以上透析患者死于心血管并发症；CRF患者心脑血管疾病的发生率大大增加，国内统计资料显示，72%的患者开始透析时已出现心脑血管并发症。与非老年CRF患者相比，老年患者心血管疾病的患病率更高。CRF患者的心血管疾病可表现为缺血性心脏病、慢性心力衰竭、脑血管病变和外周血管病变等。尿毒症毒素潴留、容量负荷过度、贫血、钙磷代谢异常、慢性炎症等因素综合作用导致CRF患者心血管疾病的发生。

3. 肾性贫血及血液系统损害 贫血常为缺铁性贫血。老年CRF患者贫血非常常见，研究显示贫血的严重程度和肾功能损害程度有关。此外还与基础肾脏病的原因有关，慢性间质性肾炎的患者更易出现贫血且程度较重。老年CRF患者出现贫血时应注意排查是否存在营养不良、出血、肿瘤等因素。CRF后期由于机体血小板和凝血功能异常，既容易出现出血，又容易出现血栓形成。

4. 神经系统症状 由于尿毒症毒素蓄积、营养不良、内分泌及代谢紊乱等因素作用，CRF患者可出现脑病、周围神经病变和自主神经病变等神经系统损害表现。脑病常表现为精神欠佳、嗜睡、记忆力下降、定向和定位的缺陷，严重可以出现昏迷、谵妄等。外周神经病变以多发性、对称性、混合型感觉和运动神经病变为特点。

5. 矿物质和骨代谢紊乱 钙磷代谢和骨代谢紊乱是CRF特别是血液透析患者的重要并发症之一。大量证据表明，高磷血症、增高的钙磷乘积和甲状旁腺功能亢进可以促进血管钙化和增加心血管事件的发生率，与透析患者的死亡风险紧密相关。CRF时常出现骨的矿化及代谢异常，早期无症状，晚期可出现骨痛、骨折、皮肤瘙痒、肌病和肌无力及神经系统病变等。老年患者与成年人相比，比较容易出现继发甲状旁腺功能低下，发生无动力性骨病，导致高钙血症，可出现精神系统症状如淡漠，严重昏迷。高钙血症也进一步加速肾功能的恶化。

6. 免疫缺陷与感染 随着透析技术的发展，透析生存时间延长和老年透析患者的增加，感染等长期并发症越来越引起人们的关注。国内报道显示，感染是导致透析患者死亡的第二位原因，仅次于心血管并发症。相比年轻CRF患者，老年患者更容易发生各种感染。

7. 营养不良 临床表现为面色萎黄、消瘦等，主要因素可能为老年人小肠黏膜萎缩，消化吸收功能减退；食欲减退；过度限制蛋白质摄入；透析中蛋白质的丢失。营养不良与死亡率增加密切相关。

【辅助检查】★★★△△△

（一）尿常规检查

尿常规检查可发现尿比重异常、蛋白尿、血尿、管型等。慢性肾衰竭由于肾实质破坏，浓缩功能下降，尿比重经常比较低。尿蛋白常阳性，可伴或不伴血尿。尿中可出现各种管型，包括蛋白管型、蜡样管型，提示肾脏存在长期严重病变。

（二）肾功能检查

肾小球功能：慢性肾功能不全的分期主要依据GRF程度，评估GRF常通过化验血肌酐、尿素氮和胱抑素C，根据血清肌酐、胱抑素C计算GRF，目前应用的公式比较多，常用的有Cockcroft-Gault公式、CKD-EPI肌酐公式、MDRD公式，CKD-EPI肌酐和胱抑素公式。每个公式都有一定的局限性，如CKD-EPI肌酐公式不包括患者的体质量，对于成年患者比较合适，对老年患者可能高估患者的肾功能水平；MDRD公式来源于美国的糖尿病肾病患者的饮食管理研究，对于非洲裔美国人比较合适。肌酐清除率由于肾小管有分泌肌酐的作用，因此，收集24小时尿量同时测量血尿肌酐。肌酐清除率的检测方法也有高估肾功能的可能，而且有存在尿量留取不准确的问题，存在一定的局限性，临床上已不太应用。

慢性肾衰竭时常伴随小管功能降低，小管重吸收功能受损时，尿溶菌酶、尿 β_2- 微球蛋白、尿 α_1- 微球蛋白、尿视黄醇结合蛋白等小分子蛋白增高；夜尿增多，尿比重降低。

（三）血常规

慢性肾衰竭患者常有不同程度的贫血，一般为细胞低色素缺铁性贫血，随着肾功能减退而加剧。白细胞计数可正常或增高。晚期患者血小板计数可降低，且常有出血倾向，一般认为是某些尿毒症毒素引起血小板功能异常。由于贫血，红细胞沉降率可能加快。

（四）血生化

血液电解质紊乱是慢性肾衰竭常见表现之一，高钾血症常见，主要由于终末期肾病患者少尿或无尿，导致钾排泄减少。低钾血症可见，常因长期饮食摄钾不足，长时间利尿药使用等因素造成。常出现钙磷代谢失调，主要表现为血磷升高，血钙降低。血镁多维持正常或正常偏高水平。

慢性肾衰竭和透析患者常伴随脂代谢异常，常表现为血三酰甘油水平增高，胆固醇水平增高，低密度脂蛋白水平升高，高密度脂蛋白水平降低。

（五）血气分析

慢性肾衰竭患者酸碱平衡紊乱多为代谢性酸中毒，血气分析中表现为碳酸氢根浓度下降，动脉血二氧化碳分压下降，缓冲碱浓度减少，剩余碱呈负值。

（六）肾活检

慢性肾衰竭的原因众多，针对病因治疗是延缓其进展的有效措施。对于病因不明的，推测疾病仍有活动或可逆可能的急性肾衰竭的患者，肾活检有助于治疗和改善预后。但对于肾脏已经萎缩的老年患者，肾活检出血的风险增加，一般不建议肾活检。

（七）其他辅助检查

其他辅助检查，如血糖、血尿酸、血清蛋白电泳、血清补体、循环免疫复合物、血清甲状旁腺水平等检测，心电图、X 线、B 超、CT、MRI、骨密度等检查，可为进一步明确慢性肾衰竭的病因，检测病情进展和发现并发症等提供帮助，可根据病情需要酌情选用。

【诊断和分期】★★★△△

1．诊断思路 CRF 的诊断应包括以下几项内容：①明确 CRF 的诊断，根据病史、临床表现和估算的肾小球滤过率（eGFR）或内生肌酐清除率确定 CRF 的分期。②诊断原发疾病，确立 CRF 的病因诊断有助于判断病变进展速度和远期预后，如高血压肾损害肾功能减退的速度较缓慢，而糖尿病肾病则肾功能的进行性下降非常迅速。③寻找促使肾功能恶化的加重因素。④明确各种并发症发生的情况。

推荐使用 2012 年改善全球肾脏疾病预后（Kidney Disease Improve Global Outcome，KDIGO）指南中的肾功能分期标准进行 CKD 分期，首先存在下列情况之一即可诊断 CKD。①肾有结构或功能异常（即血、尿成分异常或影响血异常或病理学异常）≥3 个月，伴或不伴 GFR 降低。② GFR＜60 ml/（min·1.73 m^2）≥3 个月，有或无肾损害证据。在此基础上将 CKD 分为 5 期，CKD 3～5 期均存在不同程度的 CRF（表 33-2）。

表 33-2 慢性肾病分期及预后（KDIGO，2012）

GFR 分期［ml/（min·1.73 m^2）］			持续白蛋白尿分期（mg/g）		
			A1 正常至轻度增加 <30	A2 中度增加 30～300	A3 重度增加 >300
G1	GRF 正常或增加	≥90	低危	中危	高危
G2	GRF 轻度降低	60～89	低危	中危	高危
G3a	GRF 轻至中度降低	45～59	中危	高危	极高危
G3b	GRF 中至重度降低	30～44	高危	极高危	极高危
G4	GRF 重度降低	15～29	极高危	极高危	极高危
G5	ESRD（肾衰竭）	<15	极高危	极高危	极高危

2. 诊断中需注意的问题　CKD 分期的判定主要依据 GFR 数值，由于 GFR 的直接的测定法比较复杂，因此临床上根据血清肌酐、胱抑素 C 等为基础的 GFR 评估公式来估测 eGFR 和肌酐清除率。临床上使用较多的包括 Cockcroft-Gault、CKD-EPI 和 MDRD 公式等。但随着年龄的增加，老年人肌肉体积逐年减少，血清肌酐水平降低，因此可能会高估肾功能的水平。胱抑素 C 是反映肾功能水平的指标之一，不受年龄和肌肉团块的影响，但有研究认为胱抑素 C 受性别、吸烟和炎症影响。这些公式在老年人的应用均有一定的局限性，在一定程度上可能存在低估或者高估判断老年人的肾功能状况。

【鉴别诊断】★★★△△△

对于病史不清，缺乏动态观察资料，就诊时即表现为肾衰竭者，需认真鉴别是急性肾衰竭还是慢性肾衰竭。若病史资料出现短期内尿量进行性减少，近期明确的肾毒性药物应用史，明显的体液丢失等，B 超检查双肾大小正常的，多提示急性肾衰竭；既往肾脏病、高血压、或者没有肾脏病史，但是 B 超检查双肾萎缩，往往提示慢性肾衰竭。贫血常见于慢性肾衰竭，也可见于急性肾衰竭。此外，急性肾衰竭多无明显的钙磷代谢异常。肾脏体积大小对鉴别慢性肾衰竭和急性肾衰竭有重要意义，常通过 B 超检查辨别。慢性肾衰竭由于肾小球硬化、肾小管萎缩和间质纤维化，双肾体积常缩小，因此肾脏体积增大多提示急性肾衰竭，但需注意糖尿病肾病，肾脏淀粉样变时肾脏体积常增大。肾实质厚度，肾实质回声及肾内结构对鉴别诊断亦有重要参考价值。肾活检病理诊断对鉴别急、慢性肾衰竭有重要意义，但应该严格把握指征，慢性肾衰竭常表现为硬化性肾炎、肾小球硬化、肾间质纤维化，急性肾衰竭则可有新月体肾炎、肾小管坏死或间质性肾炎等表现。此外，指甲肌酐可反映近 3 个月来的血肌酐水平，对鉴别急、慢性肾衰竭有参考价值，适用于肾脏体积正常，病史资料又难以鉴别的肾衰竭患者，但是指甲肌酐的检查有一定的难度和不稳定性，临床上应用不多。

【治疗】★★★△△

CRF 的治疗主要有非透析治疗、血液透析、腹膜透析及肾移植 4 种方法，采取哪一种治疗方式应该根据患者的病情，患者和家属的意愿和医疗资源来决定。一般早中期选择保守治疗来延缓或者逆转 CRF 的发展。到了 ESRD 阶段，药物治疗不能缓解，则需采用替代疗法，但透析和肾移植的费用较高，给患者带来较大经济负担，且并不是每个肾衰竭患者都有接受肾移植的机会。因此，应及早进行规范有效的治疗，以延缓或逆转病情的进展。

（一）非透析治疗

非透析治疗又指保守治疗或药物治疗，是指通过饮食控制和药物的治疗，改善症状和提高生活质量，减少并发症的一种治疗手段。

1. 营养治疗　低蛋白饮食是限制饮食中的蛋白质，可补充酮酸、氨基酸，同时保证足够能量摄入的饮食疗法。目的在于延缓肾损害的进展，推迟进入透析的时间，并保证良好的营养状态。蛋白质的摄入量 0.5～0.8 g/（kg·d），动物蛋白的比例应占 50%～60%，α 酮酸制剂补充量为 0.1～0.2 g/（kg·d）。

2. 降压治疗　可显著降低老年 CRF 患者心脑血管疾病的发病率和病死率。对于小于 80 岁的老年人，建议将血压控制在＜140/90 mmHg；大于 80 岁的高龄老年人血压控制在＜150/90 mmHg，如果患者耐受良好，可降低到 140/90 mmHg，但目前尚不清楚是否有更大获益。血压和老年人的生存率之间同样存在 J 型现象，在强调降压达标的同时，需要注意伴随疾病的影响并加强靶器官的保护，避免过度降低血压。高龄老年高血压患者的降压药物选择应更谨慎，从小剂量开始，遵循平稳缓慢适度的原则，避免血压波动。若治疗过程中出现头晕、体位性低血压、心绞痛等心脑血管灌注不足症状时应减少降压药物剂量。对于舒张压＜60 mmHg 的单纯性收缩期高血压患者，如收缩压＜150 mmHg，宜观察，可不用药物治疗；如收缩压为 150～179 mmHg，可谨慎给予小剂量降压治疗；如收缩压≥180 mmHg，可酌情加用降压药并密切观察。

治疗老年高血压的理想降压药物应符合以下条件：平稳有效；安全性好，不良反应少；服用简便依从性好。临床常用的 6 类降压药物，钙通道阻滞药（CCB）、利尿药、血管紧张素转换酶抑制药（ACEI）、血管紧张素受体阻滞药（ARB）、β 受体阻滞药和 α 受体阻滞药均可用于老年高血压的治疗。应注意严重肾衰竭或双肾动脉狭窄者慎用或禁用 ACEI 和 ARB 类药物；eGFR＜25 ml/（min·1.73 m^2）时噻嗪类利尿药无效。

3. 降脂治疗　老年人 CKD 的心血管疾病的死亡风险较高，多项随机临床试验结果显示，他汀或他汀 / 依折麦布联合能够减少非透析依赖性 CKD 患者心血管疾病和死亡的风险。2013 年 KDIGO 发布的慢性肾脏病患者血脂管理指南提出，对于老年C患者推荐以他汀为主的治疗方式，与血LDL-C水平无关。KDIGO指南内容包括：没有透析或肾脏移植的老年CRF患者，推荐他汀单药或者他汀/依折麦布联合治疗；透析前未接受降脂治疗的老年患者，透析时不推荐使用降脂药物；透析前已使用他汀或依折麦布治疗的老年患者，透析时可维持原来的治疗方式；接受了肾移植的成年人，推荐他汀单药治疗。

4. 纠正贫血治疗 贫血的治疗包括造血原料的提供，以及红细胞生成素（EPO）的补充。老年人需注意铁是强氧化剂，补铁过量会增加心脑血管疾病的发病率。美国肾脏病预后质量倡议（Kidney Disease Outcomes Quality Initiative，K/DOQI）指南推荐铁剂治疗靶目标为转铁蛋白饱和度（TSAT）>20%，铁蛋白100～500 ng/ml为宜。EPO的剂量在50～150 U/（kg·周），治疗靶目标为血红蛋白110～120 g/L，血细胞比容在33%～36%。按照笔者的经验，高龄老年人活动较少，目标值略低可能更安全。对于有缺血性心脏病的患者，血红蛋白应保证在90 g/L以上，否则容易诱发心绞痛。

5. 代谢性酸中毒治疗 纠正代谢性酸中毒的常用药物是碳酸氢钠，较轻患者1.5～3.0 g/d即可，中、重度患者3～8 g/d，每日剂量分3次服用。另外，也可以补充枸橼酸钠、枸橼酸钾等其他碱性药物。当血pH在7.30以下时，应使用5%的碳酸氢钠100～125 ml静脉注射纠正酸中毒，不宜一次剂量过大，可多次重复给药，避免由于存在血脑屏障，导致外周组织纠正酸中毒快于脑组织，出现脑水肿。

6. 高钾血症的处理 多有明确的诱发因素，应以预防为主。

（1）减少钾的摄入：避免摄入高钾食物，如干果、水果、咖啡、低钠盐等。

（2）停用可导致血钾升高的药物：包括抑制肾素-血管紧张素-醛固酮系统的药物、抑制钾在远端肾小管分泌的药物（如螺内酯、氨苯蝶啶）等。

（3）促进机体钾的排出：①应用排钾利尿药，如双氢氯噻嗪、速尿、利尿酸等。②应用阳离子交换树脂以减少肠道钾吸收和促进体内钾的排出。如降血钾树脂，口服剂量为7.5～30 g，每日1～2次服用。

（4）促进钾的转移：①碳酸氢钠的应用，5%的碳酸氢钠溶液100～125 ml缓慢静脉滴注，治疗过程中密切注意心电图和呼吸的变化。由于短时间内进入大量的钠盐，有诱发肺水肿的危险，对有心功能不全等高危因素者应谨慎使用。②极化液疗法，常用10%～25%葡萄糖溶液200～250 ml加入胰岛素静脉滴注，一般葡萄糖和胰岛素的比例为（3～4）：1。葡萄糖在细胞内合成糖原时需K^+参与，K^+向细胞内转移。③使用降钾树脂，目前是15 ml/支，降血钾高低决定给药剂量，一般一天15 ml即可，最大量也可一天3支。

（5）如果血钾超过6.5 mmol/L，并伴有明显的心电图异常，必须采取果断措施，除给予前述方案外，还需积极采取保护心脏的急救措施对抗钾的毒性作用。①注射钙剂：钙可迅速拮抗高钾对心肌的毒性作用，可用10%葡萄糖酸钙10～20 ml于5～10分钟内静脉推注，注射后数分钟即可见效；但持续时间较短（仅半小时），故半小时后可重复1～2次。②晚期肾功能不全患者如果出现急、慢性高钾血症，建议立即给予透析治疗。

7. 利尿治疗 利尿药物主要是根据GFR的水平和容量负荷的情况来选择。eGFR<30 ml/（min·1.73 m^2）时，不选择噻嗪类利尿药，应选择襻利尿药，如呋塞米、托拉塞米、丁脲胺等。急性肾损伤或慢性肾脏病基础上急性肾损伤需要利尿治疗时，我们的经验是静脉滴注呋塞米的效果好于静脉推注，可使用呋塞米100～200 mg加生理盐水缓慢静点6～10小时，每日2次，如效果不佳，可考虑透析替代治疗，呋塞米的最大剂量为400～500 mg/d。

8. 慢性肾脏病矿物质和骨异常的治疗 钙磷代谢异常的治疗以降低过高血磷，维持正常血钙为目标，KDIGO指南建议将血钙和血磷水平维持在正常水平。对于高磷血症可通过限制磷的饮食摄入、使用磷结合剂、增加透析对磷的清除等方法治疗。低钙血症可通过口服补钙、补充维生素D制剂治疗，口服钙制剂包括碳酸钙、葡萄糖酸钙、枸橼酸钙等，维生素D制剂常用骨化三醇［1,25-（OH）$_2D_3$］，骨化三醇是维生素D_3的最重要活性代谢产物之一，可使肠道吸收钙的能力恢复正常，纠正低血钙及过高的血碱性磷酸酶和甲状旁腺素浓度。ESRD时肾脏产生骨化三醇不足，在CRF的患者中应常规使用，在治疗过程中应避免钙磷乘积过高，导致血管和软组织钙化；骨化三醇的受体遍及血管、心脏及肠道等，它还具备许多改善骨质疏松以外的心血管保护作用。临床上老年人过量应用骨化三醇后容易出现全段甲状旁腺激素（intact parathyroid hormone，iPTH）过度抑制，发生低转化性骨病，容易发生高钙血症，若高钙血症持续存在或反复存在，需限制使用含钙的磷结合剂、骨化三醇、维生素D制剂等，停止使用高钙透析液，可使用鲑鱼降钙素降钙治疗；严重高钙血症引起神志变化的患者还可以通过透析或血滤的方法降低血钙。

继发性甲状旁腺功能亢进治疗的目标是抑制甲状旁腺激素的合成、分泌，抑制甲状旁腺腺体的增生。K/DOQI 建议将 iPTH 控制在 150～300 pg/ml，KDIGO 建议将 iPTH 控制在正常值的 2～9 倍。对于 iPTH 超出正常值上限的患者，应首先纠正存在的高磷血症、低钙血症和维生素 D 缺乏。此外，骨化三醇可以在多个方面抑制 PTH 的分泌，可通过口服及静脉方式用于治疗继发性甲状旁腺功能亢进。严重甲状旁腺功能亢进且药物治疗失败者，可行甲状旁腺切除术。

肾性骨病的治疗有维持正常血钙、血磷水平尽可能接近正常；避免继续发生甲状膀腺功能亢进和转移性钙化，减少 PTH 分泌；避免接触毒性物质（如铝、氟化物），减少在骨内的沉积；纠正代谢性酸中毒等措施。

治疗方案的实施要根据肾功能的分期进行规范化的分阶段治疗（表 33-3）。整个治疗过程要检测血 iPTH、血磷、血钙水平的变化。

表 33-3　2002 年 K/DOQI 慢性肾病不同分期血全段甲状旁腺激素、钙和磷的目标值范围

CKD 分期	CRF [ml/(min·1.73 m^2)]	iPTH (pg/ml)	Ca (mmol/L)	P (mmol/L)
CKD3	35～59	35～70	2.10～2.37	0.87～1.49
CKD4	15～29	70～110	同上	同上
CKD5	<15 或透析	150～300	1.50～2.54	1.13～1.78

（二）肾脏替代治疗

1. 肾脏替代治疗开始的时机　恰当的肾脏替代治疗可协助患者维持机体内环境稳定，改善患者症状、提高患者生活质量。过早肾脏替代治疗不但浪费医疗资源，增加家庭和社会的经济负担，而且可能对患者预后造成不良影响，过晚开始肾脏替代治疗会降低患者生活质量，影响患者寿命。

目前，还没有明确标准用于确定起始替代治疗的时间。既往把 GFR 降低作为开始肾脏替代治疗的主要指征。2002 年 K/DOQI 建议当 GFR 下降到小于 10.5 ml/（min·1.73 m^2）时应当开始透析治疗，除非患者在这种情况下尿量能维持正常因而无水肿、体重稳定、标准化蛋白氮的出现率不小于 0.8 g/（kg·d），并且没有尿毒症症状和体征。近几年多项临床研究表明，以特定 eGFR 水平作为透析起始指征并不恰当，即使在校正透析前糖尿病和其他伴随疾病等因素的情况下，在较高 eGFR 水平开始透析的患者透析后 1 年死亡率也要高于在较低 eGFR 水平开始透析的患者。基于这些研究结果，2012 年 KDIGO 慢性肾脏病临床实践指南和 2015 年 K/DOQI 血液透析充分性临床实践指南均主张主要根据患者的临床表现来确定开始透析的时机，而不仅仅是肾功能的水平，需要评估的临床表现包括尿毒症的症状和体征、蛋白质能量消耗的证据、代谢紊乱和容量负荷的程度等。尿毒症的临床表现并无特异性，给临床医师和患者确定透析起始时间增加了难度，尤其对于伴随疾病较多的老年人，确定透析开始时机更加困难。

2. 腹膜透析　近年来随着腹膜透析（peritoneum dialysis，PD）技术的不断提高，特别是透析管由单联管改为双联管后，PD 的并发症发生率下降，质量、生存率明显提高。另外，医疗价格的调整，使得 PD 治疗的费用有所降低，对经济条件差的老年患者十分有利。PD 还有方法简便，可在家庭进行，不需要体外循环，无急剧的血流动力学变化，患者内环境相对稳定，清除中分子毒素有优势，对残余肾功能影响小等优点，适应老年人活动不便、不能耐受血流动力学迅速变化等特点。

PD 存在一些缺点，如可伴随蛋白丢失，易导致营养不良，不适合病情危重及高分解代谢的患者；水分和溶质清除缓慢，不利于高钾血症、体液潴留等的快速解救；随着残余肾功能的丢失，PD 治疗难以达到充分；容易发生腹膜炎、腹透插管相关并发症、代谢并发症等。老年人本身存在微血管改变，毛细血管基底膜变厚、腹膜纤维胶原化、孔径缩小，导致毛细血管代谢率下降；长期高血压、动脉粥样硬化，单位面积内有功能的毛细血管较前减少，容易影响溶质转运，导致透析效能下降。随着 PD 技术的改进，PD 患者生存率有一定提高。PD 患者的营养不良可能与 PD 液蛋白质和游离脂肪酸的丢失有关，可以通过使用氨基酸腹膜透析液和增加摄入蛋白质来解决。老年人由于活动减少，外口和隧道感染的概率也减少，另外，管路感染在老年人中也比年轻人少。

3. 血液透析治疗　相对于 PD 而言，血液透析（hemodialysis，HD）有一些优势，它可以在短时间内清除体内多余的水分和毒素，尤其适合肺水肿、高血钾和药物中毒的快速解救。HD 治疗也有一些缺点：① HD 需要建立体外循环，对血流动力学有较大影响，老年 ESRD 患者常存在多个脏器病变，特别是心脑血管疾病，不能很好地耐受血流动力学的迅速变化，透析中更容易出现低血压、心律失常等各方面急性并发症，增加死亡风险。② HD 需要建立血管通路，老年透析患者由于常合并糖尿病、动脉粥样硬化、心功能不全等因素，有时无法建立有效的血管通路。③初次进入 HD 或血清毒素水平很高的患者，治疗后可出现脑水肿和透析失衡综合征。因此，对于老年而言，血液透析提倡个体化，在血液透析治疗之前，要根据患者的实际情况，选择正确的、合理的透析方案。

对此，本文系统地总结了一些相关措施，详细内容如下：① HD 患者的血压与水负荷密切相关，所以保持干体重对于维持血压很重要；大部分 HD 患者透析前血压往往难以控制，一般需要多种降压药联合使用；但 HD 患者往往血压波动较大，透析前高，透析后血压较前下降，所以透析日降压药可适当减少，对某些经常透析中低血压患者透析日降压药可停用；长期透析的患者有可能由于营养不良、过度脱水等原因出现低血压，宜逐渐减少降压药的剂量和种类，甚至停用降压药；由于目前使用的多为无糖透析液，透析 4 小时，进食后易导致透析中低血压，为了保证透析的顺利进行，老年人在透析过程中一般不建议进食，此时，可先临时监测血糖的变化，如透析中血糖偏低，可予 10% 葡萄糖 400 ml 或 25% 葡萄糖 60～100 ml 缓慢点滴，透析后进食；当出现心律失常问题时，要给予心电监护，观察心律、血压等的变化情况，及时给予合适的处理。②心力衰竭患者，尤其是容量负荷过高的情况下，可以采取超滤和透析结合的方法，也可以适当增加透析频率与透析时间；心衰肺水肿患者，要超滤后透析。③对于对感染患者，要及早使用抗生素；还要考虑透析后抗生素的补充。④注意纠正患者不良的饮食习惯，既要保证营养，又要控制透析间期体重的增长，避免容量负荷过重诱发心衰，对患者的饮食要循循善诱，制订和实行个体化的食谱。

4. 肾移植 由于器官的缺乏，能够进行肾脏移植的老年 ESRD 并不常见，但接受移植的老年患者的生存率是乐观的。根据移植受体登记信息，大于 70 岁的老年患者与等待移植的 HD 患者比较死亡率更低。近年来许多研究提示老年的移植患者与老年的透析患者比较有更好的生活质量，且对于长期的生存也是获益的。供者的年龄是移植器官失功的主要危险因素，受体的年龄一般不影响移植物的存活。受体的年龄不能作为从肾移植中排除的唯一标准，老年移植患者应用较小剂量的免疫抑制药就可以发挥很好的作用。

对于老年 CRF 患者，诊治和管理都存在较多空白。诊疗方面，何种指标或公式能较准确反映老年肾功能的水平？开始透析治疗的时机评估标准是什么？诸多问题需要进一步探讨。我国慢性肾脏病管理系统存在较多问题，早期慢性肾病患者没有得到有效筛查，确诊患者得不到系统的随诊治疗，患者教育力度不足，因此要改变现行的诊疗形式，建立对 CKD 的系统追踪、随诊制度。此外，老年 CRF 的流行病学领域也有大量的研究工作需要投入，国内缺乏大型的流行病学数据支持，我国老年 CRF 患者的患病及发病情况如何？哪些是我国 CRF 的高危人群？适合我国成年人的 eGFR 正常值是多少？这些问题的解决依赖全国范围内的大型流行病学调查研究。我国 CRF 的防治任务艰巨，未来亟须与卫生统计学、流行病学跨学科合作，做好肾病防治的大课题。

（杨继红）

参 考 文 献

[1] Zhang LX, Wang F, Wang L, et al. Prevalence of chronic kidney disease in China: a cross-sectional survey. Lancet, 2012, 379: 815-822.

[2] Liu ZH. Nephrology in China. Nat Rev Nephr, 2013, 9(9):523-528.

[3] Kidney Disease: Improving Global Outcomes (KDIGO) CKD Work Group. KDIGO 2012 Clinical Practice Guideline for the Evaluation and Management of Chronic Kidney Disease. Kidney Inter Suppl, 2013, 3: 1-150.

[4] National Kidney Foundation. K/DOQI clinical practice guidelines for chronic kidney disease: evaluation, classification, and stratification [J]. Am J Kidney Dis, 2002, 39(2 Suppl 1): S1-S266.

[5] 王海燕. 肾脏病学. 3 版. 北京：人民卫生出版社，2008.

[6] Kidney Disease: Improving Global Outcomes (KDIGO)Anemia Work Group. KDIGO Clinical Practice Guideline for Anemia in Chronic Kidney Disease Kidney Inter Suppl, 2012, 2(4): 279-335.

[7] National Kidney Foundation. KDOQI clinical practice guideline for hemodialysis adequacy:2015 update. Am J Kidney Dis, 2015, 66(5): 884-930.

[8] Uhlig K, Berns JS, Kestenbaum B, et al. KDOQI US Commentary on the 2009 KDIGO Clinical Practice Guideline for the Diagnosis, Evaluation, and Treatment of CKD–Mineral and Bone Disorder (CKD-MBD). Am J Kidney Dis, 2010, 55(5): 773-779.

[9] 杨继红，毛永辉. 肾脏内科合理用药问答. 北京：人民卫生出版社，2014.
[10] Tonelli M, Wanner C. Lipid Management in Chronic Kidney Disease: Synopsis of the Kidney Disease: Improving Global Outcomes 2013 Clinical Practice Guideline. Ann Intern Med, 2013, 160(3): 182.
[11] Gihad E, Reem A, William F, et al. Canadian Society of Nephrology 2014 clinical practice guideline for timing the initiation of chronic dialysis. CMAJ, 2014, 186(2): 112-117.

第 3 节　肾动脉粥样硬化性狭窄与缺血性肾病

【定义】★★★△△

缺血性肾病（ischemic renal disease，IRD）的概念最早由 Jacobson 于 1988 年提出，是指各种原因造成肾动脉及其主要分支狭窄或闭塞所引起肾血流动力学显著改变，所致的高血压和肾功能减退的慢性肾病。在多种肾病（包括肾小球、肾小管间质和血管病变）的发生和发展过程中，均有缺血因素的参与，但只有慢性缺血作为主要原因和始动因素引起的肾病，才可认为是 IRD。其中由动脉粥样硬化引起的肾动脉狭窄即肾动脉粥样硬化性狭窄（atherosclerotic renal artery stenosis，ARAS）最为常见，占 IRD 总数的 65%～75%。随着人口老龄化和高血压、血脂紊乱的患病率增加，其发病率逐年增加，ARAS 是引起肾性高血压和（或）肾功能不全的重要原因，也是终末期肾病（ESRD）病因中增长最快的病变。

【流行病学】★★△

目前 ARAS 流行趋势的人群研究尚不清楚，但尸检或系统性血管造影结果证实其发生率较人们既往所认为的更为常见。早年的尸检报道显示 ARAS 总患病率为 4%～20%，超过 60 岁为 25%～30%，大于 75 岁则达 40%～60%。近年，Hansen 等对 800 例 65 岁以上老年人行肾动脉超声检查发现，ARAS 的患病率是 6.8%；研究显示，呈进展性者临床预后通常较差，可出现肾功能不全、肾萎缩、存活率降低，即 2、5 与 10 年的生存率分别是 56%、18% 和 5%。Conlon 等对 3987 例行冠状动脉造影患者 4 年生存率研究显示，肾动脉狭窄＞50% 的患者为 57%；而＜50% 者为 89%，提示 ARAS 是死亡的独立危险因素。

80%～85% 患者肾动脉粥样硬化是全身弥漫性动脉粥样硬化的局部表现，ARAS 患者往往伴有冠状动脉、脑动脉及外周血管等病变。在冠心病患者中，ARAS 患病率为 12.7%～27.9%；在脑血管疾病患者中，ARAS 的检出率为 30%；在下肢血管血栓栓塞性疾病患者中，ARAS 的检出率为 40%；在并存下肢血管病变的糖尿病患者中，ARAS 的检出率高达 50%。研究表明，患者并发动脉粥样硬化疾病累及的器官越多，ARAS 患病率也越高。ARAS 的主要危险因素为老年、高血压、血脂异常、糖尿病、慢性心力衰竭和外周血管病变等。

Maillous 等对 1 个血液透析中心的 20 年调查发现新发 ESRD 患者基础疾病中 ARAS 占 11%～15%、中位年龄为 70 岁。美国的研究数据表明，由肾血管狭窄造成的 ESRD 的年增长率是最快的，为 12.4%，已超过糖尿病 8.3%，高于总的 ESRD 年增长率 5.4%。在我国以往多发性大动脉炎是肾动脉狭窄的首位病因，但近几年 ARAS 已从 28.9% 增至 71.7%，跃为首位。

【发病机制】★★△

（一）解剖特点

肾动脉狭窄的程度可分为＜50% 狭窄、51%～75% 的狭窄、76%～99% 的狭窄、完全闭塞。损害部位常为肾动脉开口处或近端 1/3，非开口处血管病变占 15%～20%，肾动脉主干远端 2/3 病变只占 5%。累及双侧者占 1/3。肾动脉狭窄后肾血流严重减少导致 IRD，此时肾实质存活主要靠侧支循环供应，肾动脉侧支循环来自肾上丛、腰丛、输尿管丛。决定 IRD 的因素有肾动脉狭窄的病灶和数目、梗阻的进展速度、肾外侧支循环的建立。

（二）病理生理

ARAS 的病理生理尚不完全清楚。正常情况下肾血流 3～5 倍于其他重要器官的灌注，以维持肾小球毛细血管的滤过压。当肾动脉狭窄达 50% 时，肾灌注压下降；当肾动脉狭窄＞70%，肾灌注压低于 75～85 mmHg 时，肾血流持续减少，引起肾内血流的再分布，激活肾素 - 血管紧张素 - 醛固酮系统，引起平滑肌强烈收缩，介导水、钠潴留，增加交感神经活性，从而导致血压升高。这些慢性肾缺血的血流动力学改变所致损伤，依赖于多种血管活性物质、细胞因子、生长因子等介导肾自主调节失衡，不能维持GFR；其他血管活性物质如内皮素、一氧化氮、前列腺素等也参与了局部效应，导致IRD。反复发生的肾缺血，细胞内ATP下降，细胞代谢抑制或缺氧，细胞内钙增加，激活磷脂酶，产生氧自由基，引起严重的膜损伤、细胞骨架破坏和细胞凋亡；引起免疫反应，诱导单核细胞浸润，肾小管炎及纤维化等。随着慢性缺血的进展及肾动脉分支的累及，可逐渐出现各级肾血管、组织损伤及局部血栓形成，进一步加重局部缺血。

亦有报道肾动脉狭窄的遗传危险性与血管紧张素转换酶的基因多态性缺失有关。

（三）ARAS 病理

ARAS 的主要表现为肾动脉狭窄和缺血性肾实质病变，有不对称性、不均一性的特点。动脉粥样硬化逐渐进展累及肾动脉及其分支，肾内小动脉主要是弓状动脉和小叶间动脉内膜增厚及入球小动脉透明变性，管腔狭窄、动脉栓塞。继而肾小管萎缩或闭锁，肾小管基底膜增厚、分层；间质可见局灶性炎性细胞浸润及纤维化。肾小球毛细血管塌陷，系膜基质增加，肾小球囊壁增厚粘连，导致局灶节段性肾小球硬化，可见到“无小管的肾小球”，最后整个肾萎缩。缺血所致肾小球改变多继发于肾血管及肾小管的改变。

【临床表现】★★★△△

ARAS 主要表现为肾血管性高血压和缺血性肾病。

（一）高血压

45%～93% 的患者患有高血压。多见急进性高血压，即原已控制稳定的高血压在治疗不变时血压突然升高，6 个月内血压升高的幅度超过基础值的 15%；也见于经联合应用 3 种以上足量降压药、正规治疗后仍难以控制，常为高肾素性难治性高血压及并有急性肾衰竭、充血性心力衰竭或脑神经病变等多个急性靶器官损伤的恶性高血压；应用利尿药后血压反而升高；伴有高血压视网膜病变和（或）腹部闻及血管杂音。

（二）缺血性肾病

①有或无高血压者出现了不能解释的肾功能恶化、肾萎缩。②尿常规变化轻微，有形成分少，轻、中度蛋白尿。③应用血管紧张素转换酶抑制药（ACEI）或血管紧张素受体阻滞药（ARB）后出现急性肾衰竭，尤其收缩压快速下降或血容量不足时，更易诱发急性肾损伤。肾萎缩与病变的严重程度及进展相关。

（三）反复发作突发性肺水肿

既往没有充血性心力衰竭的情况下，在夜间突发肺水肿，可反复发作，血管重建后症状消失，机制不清。一般认为神经体液机制，如脑钠肽的昼夜变化等，起着重要的作用。突发性肺水肿常提示存在严重的双侧或孤立肾的 ARAS。

（四）全身动脉粥样硬化性血管疾病

ARAS 患者多伴有冠状动脉、脑血管或外周血管粥样硬化病变。ARAS 最危险的人群是弥漫性动脉粥样硬化的老年人。

以症状主要特点呈现四种临床类型，即无症状性肾动脉狭窄、肾血管性高血压、缺血性肾病及反复发作突发性肺水肿。

【诊断及鉴别诊断】★★★△△△

ARAS 目前尚无公认的诊断标准。多数临床医师对 ARAS 的诊断不熟悉，误诊、漏诊甚多。因此，对伴有某些临床线索的患者应及时进行有关检查。

（一）诊断线索

临床出现下列情况者，提示存在 ARAS 的可能。

1．高血压：55 岁之后出现严重的高血压；急进性高血压，或难治性高血压，或恶性高血压。

2．肾功能不全：尿常规变化轻微，轻、中度蛋白尿，有形成分少；应用 ACEI 或 ARB 治疗后出现急性肾损伤；伴有无法解释的肾萎缩或双肾长径差异超过 1.5 cm 的患者。

3．反复发作难以解释的肺水肿、心力衰竭或顽固性心绞痛患者。

4．合并有冠状动脉多支病变但无临床症状的冠心病或外周动脉血管疾病、有全身动脉粥样硬化表现。

（二）检查方法

1．肾 B 型超声 可显示肾大小和形态学改变，双肾大小不对称提示 ARAS。肾血管彩色多普勒超声，用于肾动脉定位或测定血流速度以诊断肾动脉狭窄。目前诊断肾动脉狭窄没有统一标准，多以：①收缩期峰值速度（PSV）≥180 cm/s，并有狭窄后湍流。②肾动脉与肾动脉开口处腹主动脉 PSV 的比率

≥3.5。③肾内动脉收缩早期切迹消失。④跨狭窄压力梯度>20 mmHg 等提示有肾动脉狭窄（>60%）。若在肾血管处未测到血流频谱，肾长径<7 cm，则提示肾动脉可能完全闭塞。该项检查无创、经济、安全，不受肾功能影响，适用于筛选和随访。但诊断的准确性容易受操作者的经验、患者体型或肠积气的干扰，不能区别严重狭窄与完全闭塞。

2. 螺旋 CT 血管成像（SCTA） 可形成较好的肾动脉 3D 影像，在显示肾小动脉方面更有优势，还可以使金属支架显像，可检测判断支架处再狭窄，但在肾功能受损的患者中使用碘造影剂受到限制。

3. 磁共振血管成像（MRA） 钆增强 MRA 对于肾动脉、周围血管和肾功能检查较精确，但远端肾动脉及分支以下狭窄检出率低，不能应用于已置入金属支架患者或有幽闭恐惧症等患者，费用昂贵也限制了它的普遍使用。钆离子也有引起肾源性系统性纤维化的风险，不少国家主张 GFR<30 ml/（min·1.73 m^2）患者不应进行钆增强 MRA 检查。

4. 经皮肾动脉造影 可对肾动脉进行准确定位（单侧或双侧、开口处或主干）、定性（狭窄级别和长度）及侧支循环形成情况，是诊断肾动脉狭窄的金标准。但其为侵入性检查，可导致动脉穿刺相关并发症、粥样斑块脱落栓塞、对比剂变态反应及对比剂肾病的风险。

随着医学影像技术的进展，小口径导管的应用减少了穿刺相关并发症的风险；但新型对比剂仍未取得突破性进展，如非离子型碘对比剂能否减少对比剂肾病的发生存在争议；二氧化碳对比剂虽然避免对比剂肾病的风险，但影响清晰度。

（三）鉴别诊断

肾动脉粥样硬化、肌纤维增生不良、大动脉炎是肾动脉狭窄的常见原因，有着共同的临床特点，要注意鉴别，见表 33-4。ARAS 与原发性高血压肾损害、即良性小动脉肾硬化（BARS）都是老年人常见病，均可引起 IRD，须鉴别，见表 33-5。除此，还须与肾素瘤、原发性醛固酮增多症、Liddle 综合征、嗜铬细胞瘤等鉴别。

表 33-4 肾动脉狭窄不同病因的特点

鉴别要点	大动脉炎	肌纤维增生不良	肾动脉粥样硬化
性别	女性多发	女性多发	男性多发
年龄	年轻者多见	年轻者多见	年老者多见
病程	相对较短	相对较短	相对较长
病史	多有风湿、结核病史	有肌纤维增生不良家族史	多有心脑血管病史
相伴病变	常伴四肢多发性动脉狭窄	其他器官累及较少	常有全身动脉粥样硬化性血管疾病

表 33-5 高血压小动脉硬化与肾动脉粥样硬化性狭窄的鉴别

鉴别诊断	BARS	ARAS
年龄（岁）	40～60	60
高血压病史	高血压 10 余年	无或近期发生或加重
病因	系统性高血压	动脉粥样硬化
肾损害机制	高压灌注	低灌注、缺血
影像学检查	两肾对称、肾动脉不狭窄	不对称、肾动脉狭窄
肾功能不全发生率	10%	20%～30%
治疗目的	降低血压	解除狭窄、逆转肾功能

综上所述，ARAS 的诊断首先应根据临床线索筛选高危人群疑诊；然后从高危人群中应用肾动脉彩色超声或 SCTA 或 MRA 筛出可疑人群拟诊；最后对高度怀疑而无创检查又不能得到明确诊断时，应用肾动脉造影进行确诊。

【治疗】★★△△

应着眼于延长生存期，改善生活质量。主要目标是保护肾功能，控制血压，最终目标是降低心血管事件的病死率。药物治疗仍然是 ARAS 治疗的基石，介入、手术不可缺。

（一）治疗方法

1. 药物治疗 减轻及预防全身肾动脉粥样硬化和 ARAS 的进展。适用于狭窄<70%，血供重建可能无效或风险过大者，以及血供重建后的辅助治疗。

降压治疗主要减少靶器官损害，对于老年患者的血压控制达标，应注意要保证重要脏器的血流灌注及患者的耐受程度。ACEI/ARB、长效二氢吡啶类钙通道拮抗药、β受体阻滞药和小剂量利尿药等降压药均可作为一线治疗药物或联合使用。ACEI/ARB是利弊并存的双刃剑，可特异性作用于肾素血管紧张素系统，有效控制肾血管性高血压；其又阻断出球动脉收缩，导致患肾肾小球滤过压下降，肾功能受损。因此，对单侧ARAS者，肾功能正常，可考虑使用，从小剂量开始，逐渐加量，密切监测肾功能和血清钾水平；对双侧或孤立肾动脉狭窄者，应用ACEI/ARB可诱发急性肾损伤，要禁用；肾损害已不可逆，应用ACEI/ARB可加速患肾萎缩；此时应用长效二氢吡啶类钙通道拮抗药更为安全、有效。控制血压不能过度和过快，以免肾灌注下降，肾功能受损。

除此，并用他汀类药物调整血脂、稳定斑块；严格控制糖尿病和服用阿司匹林、氯吡格雷等药物抗血小板聚集；劝诫患者控酒和戒烟；合理膳食、适量运动、控制体质量等综合治疗。这些综合治疗在患者血管成形术后仍需继续进行。

2. 经皮肾动脉导管扩张成形（percutaneous transluminal renal angioplasty，PTRA）及支架置入术（PTRAS） 具有住院时间短、不需全身麻醉、创伤小、可重复操作等优点，是目前最常用的肾动脉血供重建方法。用于双侧或单侧肾伴有血流动力学明显异常的ARAS。对肾动脉开口部病变，多主张直接行血管内支架术。

与肾动脉PTRA/PTRAS相关的并发症总发生率约11%，严重并发症发生率<3%。其中对肾功能影响最大的并发症是粥样碎屑栓塞肾血管，其发生率可能比临床所见更多。对于病变部位粥样硬化斑块负荷大，符合肾功能不全的高危患者，可采用远端栓塞防护装置（distal protection devices，DPD），包括远端放置保护球囊+抽吸导管+滤网，有助于预防远端栓塞，但目前临床上使用尚有诸多限制。

术后再狭窄直接影响介入后疗效，其主要与置入部位所能获得最大直径及晚期管腔丢失有关，支架后最小腔径越小，再狭窄可能性越大；短支架的再狭窄率明显低于长支架。近年来，应用药物洗脱支架防治再狭窄的研究亦相当活跃，但尚缺乏临床最终结果、药物洗脱支架可观的费用及延长的抗凝治疗所带来的花费等，目前仅限于临床研究。

此外，对比剂诱发的肾病是介入手术后肾功能恶化的常见原因。慢性肾功能不全是发生对比剂肾病的独立危险因素，肾功能正常者对比剂肾病的发生率仅为0.6%～3.0%，而在已有肾功能不全的高危患者中发生率可高达12%～27%。其他主要危险因素还有糖尿病、充血性心力衰竭、有效血容量不足、应用大剂量对比剂等。因此，应认真筛选患者，并在造影前积极纠正各种相关危险因素，选用低渗或等渗非离子对比剂，合理控制对比剂的用量，术前、术后充分水化等治疗，以减少对比剂对肾的损害。

3. 外科手术 有主-肾动脉旁路重建术、肾动脉再植术、非解剖位动脉重建术、自体肾移植术、肾动脉内膜剥脱术及肾切除术等。外科手术创伤较大，不作首选，用于PTRA失败或严重主动脉病变、肾动脉畸形、病变复杂者。

（二）治疗现状及困惑

选择什么治疗方法患者受益最大和选择什么样患者进行血供重建及其疗效判断目前尚存在争议。

1. 干预治疗方法的选择 目前争议的热点集中于介入治疗是否比单纯药物治疗更能使患者获益。肾动脉介入技术的日益成熟使得部分患者缺血肾恢复了血流、稳定了肾功能、明显改善了高血压，直接改善疾病的进程。支架置入术在各种指南中被推荐为ARAS治疗首选方法。尤其20世纪90年代EMMA、DRASTIC及SNRASCOG三个试验荟萃分析显示PTRA组控制血压方面优于单纯药物组，降低幅度及降压药物数量明显减少，虽然患者的血肌酐、生活质量和心血管事件发生率无明显改善，但介入治疗已被临床广泛应用。在1996—2000年美国医保受益人群每年接受肾动脉支架率增加364%。同样，在我国临床上也呈现发现狭窄就干预的趋势，存在一定的盲目性。

由于降压药物的进展，单纯控制肾血管性高血压已无困难，挽救肾功能减退已成为血供重建的主要目的。而来自Cochrane系统数据分析表明，介入治疗在控制血压方面略优于药物，可减少降压药物剂量，而在血压控制较好的患者中介入治疗未显示出优势；对肾功能的影响两者无明显差异。2009年欧洲STAR试验及同年发表的ASTRAL试验，结果均显示接受PTRAS血供重建成功患者与单纯药物患者比较，血肌酐清除率、降压程度、心血管事件发病率及死亡率均无显著差异。2014年发表的CORAL临床试验，纳入1080例患者，随机比较了强化药物和支架术结合强化药物治疗对心血管事件和肾脏事件终点的观察。结果两组在并发症、心脏病发作率及死亡率方面也没有显著差异。因此，众多研究者质疑目前ARAS经皮介入治疗独占鳌头的局面，期待精心设计的更大规模临床试验来明确血供重建在ARAS中的地位。

为何介入治疗结果不像预计的好？除了介入治疗并发症的影响外，从理论上肾动脉斑块逐渐增多使狭窄加重，介入治疗理应带来益处，但实际上不少ARAS患者接受介入治疗时，肾缺血并不严重；或虽有明显狭窄，但与缺血程度并不平行，不足以导致血流动力学的改变，引发症状。老年ARAS患者肾损害不仅有缺血因素参与，还有高龄、高血压、糖尿病等引发的其他肾实质疾病存在，并与动脉粥样硬化的延展和严重性有关，治疗后血压降至正常的可能性会随年龄增加急骤下降。此外，ARAS患者肾功能减退的机制，不是单一狭窄引起解剖结构改变，而是缺血缺氧诱发的小管间质纤维化、肾功能恶化。倘若肾动脉狭窄引起缺血不是肾功能受损的主要原因，介入治疗对肾功能的益处也就有限。

由此可见，介入治疗尴尬局面是医师未能恰当选择患者及时机造成的。

2. 干预治疗的指征 肾动脉狭窄到何种程度进行血供重建是合理的，目前尚无一致意见。临床大多数学者认为，狭窄超过直径70%或75%以上，跨狭窄收缩压差＞20 mmHg，才能导致血流动力学异常而有临床表现是血管重建的适应证。而50%～70%的狭窄未必出现血流动力学改变，根据ACC/AHA建议，应作进一步的有创功能评估，如测量跨狭窄处压力梯度、患肾血流储备分数等，来评估有无血流动力学异常，是否需要放置支架。

在判断患者的介入指征时，最重要的是评估肾动脉狭窄与临床症状之间是否存在因果关系，肾实质损害是否可逆。以下线索提示肾功能的可逆性：肾长径＞9 cm；肾血管造影显示有侧支循环建立；肾功能轻、中度损害、血清肌酐＜265.2 μmol/L；或术前在6个月内GFR快速减退；肾活检提示大多数肾单位保存良好，肾小动脉仅轻度变化；血管重建术后可使大多缺血性肾病患者的肾功能得以改善，高血压得以控制。相反，蛋白尿＞1.0 g/24 h伴肾萎缩长径＜7 cm；肾血管阻力指数（renal resistive index，RRI）＞0.80；血清肌酐＞353.6 μmol/L；肾活检显示弥漫性肾单位硬化；有以上任何一项，则肾实质已发生不可逆损害，血供重建等干预性措施已收效不大。

综上所述，临床上需要医师对每例ARAS患者的情况进行积极、慎重的评价，根据患者的年龄、伴随疾病、肾功能状况、患肾长径、血压水平、对降压药的反应及对血供重建的利弊等因素进行综合考虑，采取个体化的治疗原则。

【预后】★★△

多数ARAS患者可能在ESRD发生前死于冠心病或脑卒中。肾动脉硬化患者的总体死亡危险比稳定性心绞痛住院的患者低，因此，预防重点应放在全身动脉粥样硬化进展上。

未来ARVD的研究应着重于经年龄矫正后特殊人群（如冠心病、脑卒中、糖尿病、慢性肾病及周围动脉硬化性疾病等）的ARAS的发病率；动脉粥样硬化性肾血管病损伤启动因素、分期以及诊断标志物；ARAS的自然病程及中西药治疗能否延缓ARAS的进程；如何提高ARAS血供重建术的成功率、远期预后及评价其效价比与风险预测等。

总之，动脉粥样硬化性肾血管病的发病率随人口老龄化逐年增加，临床上需加强该病的早期诊断和积极综合治疗，以改善患者的预后。

（张晓英）

参考文献

[1] Pickering TG, Blumenfeld JD. Renovascular hypertension and ischemic nephropathy. Brenner & Rector's The Kidney, 2000, 6: 2007-2034.
[2] Postma CT, Klappe EM, Dekker HM, et al.The prevalence of renal artery stenosis in patients with diabetes mellitus.Eur J Intern Med, 2012, 23（7）: 639-642.
[3] Hansen KJ, Edarven MS, Grvaen TE, et al. Prevalence of renovascular disease in the elderly.: a population based study. J Vasc Surg, 2002, 36: 443-445.
[4] Conlon PJ, Little MA, PieperK, et al.Severity of renal vascular disease predicts mortality in patients undergoing coronary angiography. Kidney Int, 2001, 60: 1409-1497.
[5] Chade AB, Leman LO. Kidney in early atherosclerosis. Hypertension, 2005, 45: 1042-1049.
[6] Mailous L, Napolitano B, Belluic AG, et al. Renal vascular disease causing end stage renal disease, incidence, clinical correlates, and outcomes: A 20-year clinical experience. Am J Kidney Dis, 1994, 24: 622-629.
[7] Foley RN, Colins AJ.End-stage renal disease in the United States: an update from the United States Renal Data System. J Am Soc Nephrol,

2007, 18: 2644-2648.

[8] Hansen KJ, Edarven MS, Grvaen TE, et al. Prevalence of renovascular disease in the elderly: a population based study. J Vasc Surg, 2002, 36: 443-445.

[9] Chade AB, Leman LO. Kidney in early atherosclerosis. Hypertension, 2005, 45: 1042-1049.

[10] Richard RA, Port FK, Young EW. Incidence trends and mortility in end-stage renal disease attributed to renovascular disease in the United States. Am J Kidney Dis, 2001, 37: 1184-1190.

[11] Foley RN, Colins AJ.End-stage renal disease in the United States: an update from the United States Renal Data System. J Am Soc Nephrol, 2007, 18: 2644-2648.

[12] 王芳，王梅，王海燕. 动脉粥样硬化患者肾动脉狭窄患病率的调查. 中华肾脏病杂志，2005，21：139-142.

[13] Plouin PF, Rossignol P, Bobric G.Aatherosclerotic renal artery stenosis: to treat conservativeiy , to dilate, to stent, or to operate? J Am Soc Nephrol, 2000, 12: 2190.

[14] Cooper CJ, Haller ST, Colyer W, et al.Embolic protection and platelet inhibition during renal artery stenting. Circulation, 2008, 117: 2752-2760.

[15] Nordmann AJ, Logan AG. Balloon angioplasty versus medical therapy for hypertensive patients with renal artery obstruction. Cochrane Database Syst Rev, 2003 (3): 2944-2948.

[16] Bax L, Woittiez AJ, Kouwenberg HJ, et al. Stent placement in patients withatherosclerotic renal artery stenosis and impaired renal function: a randomized trial. Ann Intern Med, 2009, 150: 840–848.

[17] Wheatley K, Ives N, Gray R, et al. Revascularization versus medical therapy for renal-artery stenosis. N Engl J Med, 2009, 361: 1953–1962.

[18] Cooper CJ, Murphy TP, Cutlip DE, et al. Senting and medical therapy for atherosclerotic renal-artery stenosis. N Engl J Med, 2014 370(1): 13-22.

[19] Hirsch AT, Haskal ZJ, Hertzer NR, et al. ACC/AHA 2005 guidelines for the management of patients with peripheral arterial disease (lower extremity, renal, mesenteric, and abdominal aortic). J Am Coll Cardiol, 2006, 47(6) : 1239-1312.

第 4 节　肾小球肾病

【定义】★★★△△△

肾小球肾病是指一组有相似临床表现，如血尿和（或）蛋白尿，但病因、发病机制、病理改变、病程和预后不尽相同，病变主要累及双肾肾小球的疾病。我国 2008 年透析登记的数据显示，引起终末期肾病（end stage renal disease，ESRD）的病因中 45% 来自肾小球疾病，仍占病因的第一位，因此，防止肾小球疾病进展至 ESRD 仍为我国治疗的重点。由于超声引导的肾穿刺活检技术的不断改进和常规应用，肾小球疾病的病理诊断率也不断提高。国内外肾活检资料证实，老年人的急性和慢性肾小球肾炎仍较为常见。鉴于老年肾小球疾病患者的病因构成、临床表现和治疗原则均有其特殊之处，需要建立独特的诊断和治疗策略。

经肾穿刺活检确诊的老年肾小球疾病患者通常表现为以下几种临床综合征。①肾病综合征，表现为大量蛋白尿、低白蛋白血症、水肿、高血压和高脂血症。②急性肾小球肾炎，表现为突发的血尿、蛋白尿、肾小球滤过率（glomerular filtration rate，GFR）下降、水钠潴留、高血压，可偶有少尿。③急进性肾炎（rapidly progressive glomerulonephritis，RPGN），临床上多隐袭起病、肾功能进行性下降、可有少尿甚至无尿。④慢性肾小球肾炎，常伴有不同程度的蛋白尿、血尿、高血压，临床缓慢进展，病情迁延。⑤无症状性尿异常，老年患者并不多见，常表现为单纯镜下血尿或单纯蛋白尿。

老年人继发的慢性肾病（chronic kidney disease，CKD）也较为常见，常见的病因有糖尿病、高血压、药物相关的肾小管间质肾病；也可以继发于恶性肿瘤性疾病，既可为骨髓淋巴增殖性疾病，也可为实体肿瘤；也可能与全身系统性疾病相关。

本节主要介绍急进性肾炎和肾病综合征。

一、急进性肾炎

【定义】★★★△△

急进性肾炎属于临床诊断，指肾功能进展迅速，常在短期内进展至肾衰竭，需要透析治疗，患者可有少尿甚至无尿。老年 RPGN 患者也可隐袭起病，肾功能缓慢但是进行性进展，常被误诊为慢性肾衰，需要引起重视。

【病理改变】★★★△△

RPGN患者的肾小球病理改变为新月体肾炎，和年轻人相似。事实上，新月体肾炎是老年急性肾衰患者最为常见的病理类型之一，其病理改变特征为肾小囊内细胞增生、纤维蛋白沉积。我国目前采用的新月体性肾炎的诊断标准为肾穿刺活检标本中50%以上的肾小球有大新月体（新月体占肾小囊面积的50%以上）形成。肾病理光学显微镜检查可见肾小囊内新月体形成。主要由于肾小球毛细血管襻和肾小囊基膜（包曼囊）断裂后炎症因子和白细胞入包曼囊，引起肾小球上皮细胞增生和巨噬细胞浸润并一起形成初期的细胞性新月体。用单克隆抗体、免疫组织化学技术说明大部分细胞为巨噬细胞、少量T细胞和壁层上皮细胞。病变严重者有肾小囊基膜及肾小球基底膜（glomerular basement membrane，GBM）断裂，此时浸润的细胞以巨噬细咆、T细胞为主。后期以胶原纤维沉积为主者称为纤维性新月体。本病病情危重、预后差，但如能早期明确诊断并根据各种不同的病因及时采取适宜的治疗，可明确改善患者的预后。

【病因和分类】★★★△△

RPGN病因多样。根据肾免疫病理将其分为抗GBM抗体型、免疫复合物型和少免疫沉积（pauci-immune）型。抗GBM抗体型的免疫病理特点为IgG和C3沿肾小球毛细血管襻呈线样沉积，免疫复合物型为免疫球蛋白和补体成分呈颗粒样或团块样沿肾小球毛细血管襻和系膜区沉积，而少免疫沉积型则无明显免疫球蛋白成分沉积。

随着抗GBM抗体和抗中性粒细胞胞质抗体（anti-neutrophil cytoplasmic antibody，ANCA）的发现，证明多数新月体肾炎与上述两种自身抗体相关。因此曾有学者结合肾免疫病理和自身抗体的不同，将新月体性肾炎分为五种类型。抗GBM抗体型中单纯抗GBM抗体阳性仍称为Ⅰ型，如ANCA同时阳性则称为Ⅳ型；免疫复合物型仍称为Ⅱ型；少免疫沉积型中ANCA阳性则称为Ⅲ型，ANCA阴性则称为Ⅴ型。两种分型的关系见表33-6。目前发现五型分类法中的Ⅰ型和Ⅳ型临床表现和自然病程类似，主要取决于抗GBM抗体；而Ⅴ型与Ⅲ型类似。因此，多数学者认为没有必要分为五型，本文仍以三型分类法为准。

表33-6 新月体性肾炎两种分型的关系和免疫病理特点

三型分类法	免疫病理特点	血清学自身抗体	五型分类法
Ⅰ. 抗GBM抗体型	IgG、C3沿肾小球毛细血管襻呈线样沉积	抗GBM抗体阳性、ANCA阴性，抗GBM抗体阳性、ANCA阳性	Ⅰ Ⅳ
Ⅱ. 免疫复合物型	免疫球蛋白和补体成分呈颗粒样或团块样沿肾小球毛细血管襻和系膜区沉积		Ⅱ
Ⅲ. 少免疫沉积型	无明显免疫球蛋白成分沉积	ANCA阳性 ANCA阴性	Ⅲ Ⅳ

美国的资料显示其新月体肾炎中61%（118/195）为少免疫沉积型，29%（56/195）为免疫复合物型，11%（21/195）为抗GBM抗体相关性。北京大学第一医院在21世纪初对100例新月体肾炎的分析则发现，我国仍以免疫复合物型为主，占47%，少免疫沉积型和抗GBM抗体相关性新月体肾炎则分别占32%和21%。对于老年人而言，美国的资料显示新月体肾炎的免疫病理类型中主要是Ⅲ型，其次为Ⅰ型，见表33-7。

表33-7 不同年龄组新月体肾炎的各种免疫病理类型的比例

免疫病理类型	年龄（岁）			
	所有年龄（n=632）	1～20（n=73）	21～60（n=303）	>60（n=256）
Ⅰ. 抗GBM抗体型	15	12	15	15
Ⅱ. 免疫复合物型	24	45	35	6
Ⅲ. 少免疫沉积型	60	42	48	79
其他	1	0	3	0

作为老年新月体肾炎最常见的免疫病理类型，少免疫沉积型新月体肾炎主要源于ANCA相关小血管炎，其中70%～90%为ANCA阳性。根据2012年Chapel Hill系统性血管炎的分类命名方法，老年人Ⅲ

型新月体肾炎主要为显微镜下型多血管炎（MPA），少数为肉芽肿性多血管炎（GPA）。应用间接免疫荧光法，ANCA有两种着色形态，即核周型和胞质型。核周型称为P-ANCA，主要识别髓过氧化物（MPO）；胞质型称为C-ANCA，主要识别蛋白酶3（PR3）。在Ⅲ型新月体肾炎中多数为P-ANCA/MPO-ANCA阳性，我国老年ANCA相关小血管炎患者中95%为MPO-ANCA阳性，可能与地域相关。此外，药物如丙硫氧嘧啶、米诺环素、肼屈嗪等也易引起ANCA阳性小血管炎。

Ⅰ型新月体肾炎由抗GBM病所致，如合并肺出血，又称为Goodpasture病。其特点为血清中存在，或者在脏器中沉积了识别GBM的自身抗体。该抗体主要识别GBM中Ⅳ型胶原的α3链。抗GBM病有2个发病高峰：① 20～40岁，男性为主。② 60～80岁，女性略多。需要引起重视的是约1/3抗GBM病患者同时可有血清ANCA阳性，其ANCA主要识别MPO。目前发生双抗体的机制尚未明了。

Ⅱ型新月体肾炎主要由免疫复合物在肾小球沉积所致。可见于过敏性紫癜（及IgA肾病）、冷球蛋白血症、急性感染后肾小球肾炎和狼疮肾炎等。

【临床表现】★★★△△△

为RPGN综合征，在急性肾炎综合征（血尿、蛋白尿、水肿及高血压）基础上，肾功能迅速恶化，可短期内（数日至数月）达到尿毒症水平，可早期出现少尿或无尿。老年RPGN患者也可隐袭起病，肾功能缓慢但是进行性进展。

【诊断与鉴别诊断】★★★△△

疑诊RPGN时应尽早肾活检，同时应尽快检测血清ANCA和抗GBM抗体。临床病情危重者，也可先检测上述自身抗体并用以指导治疗，待病情稳定后再行肾活检以判定肾病情活动程度，决定进一步治疗方案。

鉴别诊断：主要应与表现为血尿、蛋白尿和急性肾衰的其他肾病相鉴别。①其他原发性肾小球疾病如少数IgA肾病、重症急性感染后肾小球肾炎可表现为急性肾衰。②系统性疾病肾损害如系统性红斑狼疮（SLE）、ANCA相关小血管炎和抗GBM病肾受累多发生急性肾衰；及时肾活检可资鉴别。③冷球蛋白血症肾损害发生急性肾衰的原因可为以严重毛细血管内皮细胞增生为特点的膜增生性肾炎，血清冷球蛋白阳性和电镜检查见到特征性超微结构的表现有助于鉴别。

【治疗原则与预后】★★★△△

（一）ANCA相关小血管炎引起的Ⅲ型新月体肾炎

治疗分为诱导缓解和维持缓解治疗。诱导缓解治疗应力求达到完全缓解，维持缓解治疗的目标则为长期控制病情，避免复发。在进行上述治疗的同时，还应注意尽可能减少治疗药物带来的毒副作用和长期保护肾功能。近年来的前瞻性多中心随机对照研究为ANCA相关小血管炎的治疗提供了循证依据。

1. 诱导缓解治疗 新月体肾炎可应用甲泼尼龙冲击疗法，对老年人而言，一般推荐0.5 g/d，连续3次为1个疗程。若就诊时合并抗GBM抗体、肺大出血和表现为急性肾损伤而依赖透析，应首选血浆置换疗法。及时开展血浆置换治疗，如每次2～4 L，连续7次，可以显著提高患者脱离透析的概率。

甲泼尼龙冲击治疗后可转换为口服糖皮质激素联合环磷酰胺（CTX）治疗。泼尼松（龙）初期为1 mg/（kg·d），4～6周，病情控制后可迅速减量。新月体肾炎及依赖透析的老年患者其CTX口服剂量一般为1 mg/（kg·d），持续3个月；也可应用CTX静脉冲击疗法，如每2～3周静点1次，每次0.4 g，连续6次。2012年肾小球疾病的KDIGO指南提出，起病就需要透析的患者如肾功能可恢复，通常发生在3个月内；除非还有肾外器官受累，不然3个月后不需要继续应用CTX。

2. 维持缓解治疗 小剂量糖皮质激素联合静脉CTX（如每2～3个月1次）疗法，可维持1.5～2.0年。该疗法可以维持患者临床缓解和预防复发。CTX以外的药物用于维持治疗证据最为充足的为硫唑嘌呤（AZA）。CYCAZAREM研究发现应用AZA可以成功替代CTX用于ANCA相关小血管炎的维持缓解治疗。IMPROVE研究则发现AZA用于维持缓解疗效优于吗替麦考酚酯（MMF）。对于进入维持期已经依赖透析的患者，如无肾外受累，不需要维持缓解治疗。

3. 预后 本病长期预后不佳，中国人群的资料显示，免疫抑制治疗后6个月的缓解率为74.1%（66/89），3年以内的随访中46.1%（41/89）的患者死亡，其中51.2%（21/41）的患者死于继发感染。国内研究发现，年龄＞65岁和肺出血是患者死亡的独立危险因素。与年轻人相比，老年患者更易于发生血管炎的肺受累，较多出现肺间质纤维化，免疫抑制治疗后易于发生继发感染。

（二）抗 GBM 病引起的 Ⅰ 型新月体肾炎

抗 GBM 病的治疗在很大程度上为经验性治疗，首选血浆置换。置换剂量为 2～4 L/ 次，直至抗体转阴，一般需要 7～14 次。近年国内资料证实血浆置换、糖皮质激素联合 CTX 的方案可以改善患者的长期存活和肾存活，而缺乏血浆置换的糖皮质激素联合 CTX 的方案并不能显著改善患者的肾预后。但由于临床表型的差异，特别是对于轻症患者应注意个体化治疗。

（三）老年患者强化免疫抑制治疗的注意事项

虽然新月体肾炎进展快，预后差。但是老年人罹患新月体肾炎而予以强化免疫抑制治疗时需要考虑到安全第一，治疗方案相对年轻人更为保守。甲泼尼龙冲击时剂量一般不超过 0.5 g/d，多数患者 1 个疗程即可。CTX 也需要根据患者肾功能减量，依赖透析的老年患者，其 CTX 剂量可以减半。治疗过程中需要定期监测肝功能、外周血白细胞甚至 $CD4^{+}$T 细胞绝对计数。

综上所述，需要综合考虑每个患者的获益和风险来制订合适的个体化治疗策略。

二、肾病综合征

【定义】★★★△△

肾病综合征是指表现为大量蛋白尿（超过 3.5 g/d）、低白蛋白血症、高脂血症和水肿的一组临床综合征。其发病通常较隐匿，也可突然发病。肾病综合征的主要临床表现为全身性水肿，许多老年患者可被误诊为充血性心力衰竭。肾病综合征的病因包括原发性肾小球疾病（微小病变性肾病、局灶节段性肾小球硬化症、膜性肾病、膜增殖性肾炎），以及继发于其他疾病，详见表 33-8。肾病综合征在老年肾病患者中较为常见，在临床诊断和鉴别诊断中需要坚持的策略是首先排除继发性病因，如糖尿病肾病、淀粉样变性、各种恶性肿瘤、系统性疾病和感染等。排除继发性原因后，老年人的原发性肾病综合征主要的肾病理类型为膜性肾病和微小病变性肾病。

表 33-8 老年肾病综合征的肾病理诊断

相关研究	Shin，et al.（2001）	Prakash，et al.（2003）	Rivera，et al.（2004）	Nair，et al.（2004）	Nair，et al（2004）	Uezono，et al.（2006）
患者数量	75	40	725	137	33	27
年龄（岁）	≥60	≥60	≥65	66～79	≥80	≥65
平均年龄 ±SD（岁）	64.5±4.4	64.2±3.8	ND	71.5±3.6	83.3±2.8	72.88±5.2
原发性肾小球肾炎	81.30%	60.00%	64.80%	45.50%	42.40%	63.00%
微小病变病	26.20%	5%	13.20%	12.10%	18.20%	18.50%
局灶节段性肾小球硬化症	ND	10.00%	9.70%	12.10%	15.20%	22.20%
膜性肾病	44.30%	27.50%	28.00%	21.20%	6.10%	14.80%
膜增殖性肾炎	ND	7.50%	7.20%	0.00	0.00%	0.00
系膜增生性肾小球肾炎	ND	ND	5.90%	0.00	3.00%	7.40%
其他	ND	10.00%	ND	ND	ND	ND
继发性肾小球肾炎	18.70%	40.00%	35.20%	44.50%	57.60%	37.00%
糖尿病肾病	ND	22.50%	1.70%	15.20%	3.00%	11.10%
高血压肾硬化	ND	0.00	ND	24.20%	42.40%	7.40%
原发性淀粉样变	ND	15.00%	17.20%	9.10%	9.10%	7.40%
狼疮性肾炎	ND	0.00	1.40%	0.00	0.00	0.00
乙肝病毒相关肾小球肾炎	42.90%	0.00	ND	ND	0.00	0.00
其他	ND	2.50%	ND	6.10%	3.00%	3.70%

【临床表现与病因】★★★△△

老年人罹患肾病综合征症状常常不典型，不易识别。由于老年人组织充盈不良，水肿常常只在身体的某些部分产生。与年轻的成年患者比较，许多老年肾病综合征患者在血浆白蛋白较高的情况下就会出现水肿。高凝是肾病综合征的常见并发症，尤其易发于卧床的老年患者。在一系列报道中，深静脉血栓形成或肺栓塞等严重并发症的发生率接近50%，甚至可以成为首发表现。与年轻成年患者相比，老年肾病综合征患者高血压、高血脂、非选择性蛋白尿的发生率更高，GFR更低，常伴有镜下血尿。镜下血尿在有微小病变性肾病或高血压性肾小球硬化的老年患者中较常见。甚至在肾活检诊断为微小病变性肾病的老年个体中，30%伴有持续血尿，44%伴有高血压。

大约5%的老年肾病综合征患者的病因是恶性肿瘤，或者在1年之内会发生某种恶性肿瘤。在这些患者中，33%表现为膜性肾病。在早期的研究中，10%～33%表现为肾病综合征的老年膜性肾病患者的病因是恶性肿瘤，但是近期的研究表明，肾病综合征患者和年龄相近的非肾病综合征个体相比，恶性肿瘤的患病率并未显著增高。目前，许多研究者认可的是，所有肾病综合征患者均应常规检查胸部X线片和大便隐血，以便排除易与膜性肾病相关的肺癌和肠道恶性肿瘤。如果在体检、胸部X线片或者大便隐血等检查中没有恶性肿瘤的证据，那么起病后12～15个月也应当仔细随访患者是否会有恶性肿瘤的表现并告知患者应接受定期检查。

老年和相对年轻的肾病综合征患者继发于其他系统疾病的临床表现并无差异。所有的肾病综合征患者均应该注意排除淀粉样变性、浆细胞病和淋巴增殖性疾病、糖尿病、肝炎、梅毒、人类免疫缺陷病毒（HIV）感染、胶原血管病和冷球蛋白血症等病变。

【诊断与肾病理】★★★△△

老年肾病综合征常被其他并存疾病掩盖。对患者的评估应该包括尿沉渣镜检、血清肌酐、白蛋白、胆固醇和24小时尿蛋白定量。为了排除继发病因，血清和尿液蛋白电泳和免疫固定电泳、抗核抗体（ANA）、乙型和丙型肝炎病毒、梅毒和HIV血清学检查、补体谱、冷球蛋白、脂蛋白谱、胸部X线片和大便隐血等检查可提供有价值的依据。肾组织病理检查对明确诊断是必不可少的。

肾的增龄性改变可能会影响老年肾病综合征患者肾活检的病理学诊断。在正常老年人的肾组织可出现肾小球硬化（可达40%）、血管改变（特别是高血压引起的改变）和间质纤维化，因此，进行肾病理诊断时必须考虑以上改变。然而，微小病变性肾病和膜性肾病具有典型的组织学表现，经验丰富的肾病理学专家可得出准确诊断。

淀粉样变应该区别原发性和继发性，因为继发性淀粉样变的预后较好，而且针对原发病可能有特殊的治疗方法。特殊染色包括检测淀粉样蛋白A在肾的沉积，可以用于诊断继发性淀粉样变。在肾小球和血管壁可发现有淀粉样蛋白，偶然也会在肾小管周围发现。轻链沉积病表现为在肾小球和肾小管基底膜以结节状或弥漫分布的免疫球蛋白轻链，κ轻链比λ轻链更为常见。

【治疗和预后】★★★△△

肾病综合征的治疗取决于肾病理类型。但是不论哪种组织病理学类型，均可采用一般性治疗。首先需要积极控制血压，ACEI和ARB因在降压的同时可减少蛋白尿、减缓肾病的进展而成为主要的降压药物。如果患者不能耐受ACEI和ARB，可以用其他降压药以达到目标值。HMG-CoA还原酶抑制药对于超过75岁的老年患者的作用尚未明确，但对于较年轻的患者仍适用。

膜性肾病患者1/3可自行缓解，1/3病变基本不进展，其余的患者可发展为ESRD，因此发现高危患者至关重要。疾病进展的危险因素包括男性、血压控制不理想、肾功能不全和大量蛋白尿。对多项试验的数据重新评估显示，ACEI和ARB可以用来控制血压和减少蛋白尿，可以根据患者蛋白尿和血清白蛋白的情况决定是否加用免疫抑制药和抗凝治疗。一般而言，膜性肾病患者血清白蛋白＜25 g/L，该加用抗凝治疗以预防血栓栓塞合并症。蛋白尿6.0～8.0 g/d需要考虑加用免疫抑制方案；蛋白尿3.0～6.0 g/d则可以密切随访，观察半年以上；如蛋白尿＜3.0 g/d则不需要加用免疫抑制治疗。加免疫抑制治疗方案时，应注意单独应用糖皮质激素疗效不肯定，因此，需要糖皮质激素联合细胞毒药物，或者钙调磷酸酶抑制药，如环孢素，但是需要仔细权衡利弊。由于治疗方法不断改进，在治疗时注意咨询肾病专科医师的意见。

老年微小病变性肾病的预后与年轻人群一样良好，并且对糖皮质激素治疗也有较好的反应。泼尼松治疗停止后复发也相对较少。对非甾体类抗炎药（NSAID）诱发的微小病变性肾病患者，应停止使用NSAID。另外，微小病变性肾病患者至少应进行2个月的泼尼松治疗才能诊断为激素抵抗。复发患者的治疗与年轻人相同。激素抵抗的老年患者可应用CTX，应用剂量应考虑GFR随年龄下降的因素而减量并监测白细胞计数。其他的治疗药物包括钙调磷酸酶抑制药或吗替麦考酚酯等。

继发性疾病中老年肾病综合征患者常见肾淀粉样变及骨髓淋巴增殖性疾病。

肾淀粉样变的治疗取决于其病因。对于原发性淀粉样变，目前没有特殊疗法，某些患者对化疗和自体或异体造血干细胞移植有效。但是这种疗法的作用在老年患者尚无定论。对于继发性淀粉样变患者，如果原发病得到治疗，可阻止淀粉样物质的进一步沉积。目前尚没有消除淀粉样沉积物的方法，但可以通过减少淀粉样物质前体蛋白，提高生存率并保护肾功能。

轻链沉积病的5年生存率为40%，这些患者应进行骨髓检查以确定是否为多发性骨髓瘤，可咨询血液科专科医师以确定最佳治疗方案。然而，细胞毒药物的治疗在非多发性骨髓瘤的情况下仍存在争议，对于多发性骨髓瘤导致的急性肾损伤患者，可在细胞毒药物治疗的同时进行血浆置换，但这种治疗的有效性与血中轻链蛋白的水平有关。

（王小丹）

参考文献

[1] Patrick H N, C J, Ronald J F. Primary glomerular disease//Brenner BM. The Kidney. 9th ed. Philadelphia: Saunders, 2012: 1100-1191.

[2] Choudhury D, Levi M, Tuncel M. Aging and Kidney Disease. The Kidney. 9th ed. Philadelphia: Saunders, 2012: 809-841.

[3] Uezono S, Hara S, Sato Y, et al. Renal biopsy in elderly patients: a clinicopathological analysis. Ren Fail, 2006, 28(7): 549-555.

[4] Jennette JC, Nickeleit V. Anti-glomerular basement Membrane glomerulonephritils and Goodpasture's syndrome//Jennette JC, Olson JL, Schwartz MM, et al. Heptinstall's pathology of the kidney. 6th ed. Philadelphia: Lippincott Williams&Wilkins, 2006.

[5] Wang Y, Zhao MH, Yu J, et al. The clinical and pathological characteristics of Chinese elderly patients with anti-neutrophil cytoplasmic autoantibodies associated small vessel vasculitis. Experimental Gerontolorontology, 2004, 39: 1401-1405.

[6] Chen M, Yu F, Zhang Y, et al. The Clinical and pathological characteristics of Chinese patients with anti-vasculitide: A study of 426 patients from a single center. Postgraduate Med J, 2005, 81:723-727.

[7] Chen M, Yu F, Wang SX, et al. Antineutrophil cytoplasmic autoantibody negative pauci-immune crescentic glomerulonephritis. J Am Soc Nephrol, 2007, 18: 599-605.

[8] Chen M, Yu F, Zhang Y, et al. Antineutrophil Cytoplasmic Autoantibody-Associated Vasculitis in Older Patients.Medicine (Baltimore), 2008, 87 (4): 203-209.

[9] Chen M, Kallenberg CGM, Zhao MH. Antineutrophil cytoplasmic autoantibodies-negative pauci-immunecrescentic glomerulonephritis Nat Rev Nephrol, 2009, 5(6): 313-318.

[10] Yu F, Tan Y, Liu G, et al. The clinicopathological characteristics and outcome of patients with crescentic lupus nephritis: A study from a single center. Kideny Int, 2009, 76:307-317.

[11] Cui Z, Zhao J, Zhao MH. Clinical features and outcome of anti-glomerular basement membrane disease in older patients. Am J Kidney Dis, 2011, 57 (4): 575-582.

[12] Cui Z, Zhao MH. Advances in human antiglomerular basement membrane disease. Nat Rev Nephrol, 2011, 7:697-706.

[13] Cui Z, Zhao J, Jia XY, et al. Anti-Glomerular Basement:Membrane Disease: Outcomes of Different Therapeutic Regimens in a Large Single-Center Chinese Cohort Study.Medicine (Baltimore), 2011, 90 (5): 303-311.

[14] Chen M, Gao Y, Guo XH, et al. Propylthiouracil-induced anti-neutrophil cytoplasmic antibody-associated vasculitis.Nat Rev Nephrol, 2012, 8(8):476-483.

[15] Zhou FD, Shen I-IY, Chen M, et al. The renal histopathological spectrum of patients with nephrotic syndrome: an analysis of 1523 patients in a single Chinese centre. Nephrol Dial Transplant, 2011, 26 (12): 3993-3997.

第 34 章　消化系统疾病

第 1 节　功能性消化不良

【定义】★★△

消化不良是各年龄段均十分常见的一组以上腹部疼痛或烧灼感、餐后上腹饱胀和早饱感为主要表现的综合征，可伴食欲减退、嗳气、恶心或呕吐等症状。从病因上消化不良可分为功能性消化不良（functional dyspepsia，FD）和器质性消化不良（organic dyspepsia，OD）。FD 定义为有慢性消化不良症状表现，但缺乏可以解释这些症状潜在器质性、系统性或代谢性疾病。

【流行病学】★★△

我国部分地区流行病学调查结果，FD 的患病率为 18.92%～23.50%，女性患病率高于男性，患病率随年龄而增加，部分研究显示 50～59 岁是一个高发期，但老年人的患病率报道不一。症状明显的患者可严重影响其生活质量。老年患者的消化不良症状较为常见且缺乏特异性，老年人往往多病共存，多重用药，在诊断上更要仔细寻找可能的病因，以排除器质性等疾病；老年 FD 的治疗药物也应慎重选择，以减少老年患者的药物不良反应。

【病因及发病机制】★★★△△

FD 发病确切的病因和发病机制尚未完全阐明，多数学者认为多种因素参与了 FD 发病。胃十二指肠的运动功能障碍和内脏高敏感是主要影响因素，心理因素也参与 FD 发病，酸敏感和酸相关因素是产生症状的原因，幽门螺杆菌（Helicobacter pycori，Hp）感染是可能的致病因素，感染与免疫可能参与其发病，遗传和环境因素、饮食和生活方式等也参与 FD 的发病。主要的发病机制包括以下几方面。

（一）胃十二指肠运动功能障碍

研究显示，40% 的 FD 患者的胃对固体食物的排空延迟；40%～50% 的 FD 患者进食后，胃底反射性扩张以容纳食物、胃顺应性增加以减低胃内压的功能下降，造成胃容受性舒张功能障碍。胃排空延迟和容受性功能障碍，前者易引起餐后饱胀、恶心、呕吐等，后者易出现早饱等症状。导致老年人胃及十二指肠运动功能障碍的原因可能与肠神经系统的改变（如神经元数量减少和 Cajal 间质细胞丢失）和自主神经功能异常有关，造成胃电活动减弱、节律紊乱，胃运动功能减退。胃动力减退可能是老年人 FD 高发的重要因素之一。

（二）内脏高敏感性

FD 患者对胃扩张刺激产生不适感的严重程度明显高于健康对照者，表明 FD 患者存在内脏高敏感性。有试验提示向十二指肠滴注酸和脂肪后会诱发 FD 患者的不适。内脏高敏感性可解释患者餐后出现的上腹饱胀或疼痛、早饱、体重下降等消化不良症状。

（三）胃酸分泌

许多研究认为 FD 患者基础胃酸分泌在正常范围，有些患者对酸的敏感性增加。但也有研究发现患者可能在应激反应时引起的酸分泌间歇性增加。十二指肠酸化导致近端胃的松弛，对胃扩张的敏感性增加，抑制餐后对胃的适应性调节。临床上患者的酸相关症状如空腹时上腹部不适或疼痛、进食后减轻，以及抑酸药物治疗有效均提示这类症状与胃酸的关系。传统观念认为老年人胃酸分泌减少，但实际上绝大多数的老年人仍有正常的泌酸能力，甚至代偿性增加。

（四）Hp 感染

对 Hp 感染是否为 FD 的发病因素尚存在争议。有国内学者的共识意见认为 Hp 感染是慢性活动性胃炎的主要病因，有消化不良症状的 Hp 感染者可归属

FD 的范畴。一些测压研究显示了胃窦运动不足，以及较多的由十二指肠向胃的逆行收缩，这种异常与 Hp 感染有关。有荟萃分析的结果显示根除 Hp 可改善 FD 患者症状。提示 Hp 感染参与 FD 的发病。

（五）精神心理因素

约半数以上 FD 患者存在精神心理障碍，FD 症状的严重程度也与焦虑、抑郁及经历的应激生活事件等有关。国外一项基于人群的 10 年随访研究结果显示，焦虑显著增加新发 FD 的风险。FD 归类于功能性胃肠病，其症状被认为与中枢神经系统调控功能异常有关，即肠 - 脑互动异常。老年群体易受精神心理问题困扰，精神心理因素是其发病的重要因素之一。

【临床表现】★★△

本病缺乏特征性临床表现。最常见的症状有餐后饱胀、早饱感、上腹痛、上腹烧灼感，以及嗳气、反酸、恶心和呕吐等，常以一个或多个症状为主，并有持续或反复发作的特点。部分患者因进食量减少，可以出现体重下降。可伴有注意力不集中、失眠、焦虑或抑郁等，部分患者与“恐癌”心理有关。体征方面除部分患者有上腹部轻度压痛或压之不适外，绝大多数患者通常无阳性体征发现。

老年患者应该进行全面仔细的体检，尤其是初诊者。包括营养状况、有无贫血、是否存在左锁骨上淋巴结肿大、局限性压痛、腹部包块等，以除外器质性疾病。

【辅助检查】★★△

血、尿、粪三大常规包括粪隐血试验，血生化检查、甲状腺功能、肿瘤标志物等检查，心电图，影像检查包括腹部 X 线片、B 型超声、CT、MRI，消化内镜检查尤其胃镜检查等，均有助于消化系统和其他系统器质性疾病的排除，可根据需要选择。

Hp 检测、精神心理测试有助于 FD 患者病因评估及选择有效的针对性治疗措施。胃感觉运动检测包括胃排空试验和容受性检测，由于操作相对复杂，技术设备要求高，一般在大型医院中开展，不作为常规的临床检查项目。体表胃电图检查在 FD 的诊断和症状分型中的价值，由于临床研究结论不一，有待进一步研究证实。

【诊断与鉴别诊断】★★★△△△

（一）诊断

目前 FD 的诊治指南和共识意见主要是参照罗马Ⅲ诊断标准（表 34-1），功能性消化不良分为两个亚型（表 34-2），即将发表的罗马Ⅳ诊断标准中，有关功能性消化不良的诊断和分型标准，与罗马Ⅲ诊断标准一致。

表 34-1 功能性消化不良的罗马Ⅲ诊断标准

诊断标准
1. 必须包括：以下 1 项或多项 ①餐后饱胀；②早饱感；③上腹痛；④上腹烧灼感 2. 无可以解释上述症状的结构性疾病的证据（包括胃镜检查）

表 34-2 功能性消化不良亚型的分型标准

分型	诊断	诊断标准	支持诊断的条件
亚型 1	餐后不适综合征（post-prandial distress syndrome，PDS）	必须包括以下 1 项或 2 项 1. 正常食量进餐后出现的餐后饱胀，1 周发作数次 2. 早饱感使其不能完成正常餐量的进食，1 周发作数次	1. 上腹胀或餐后恶心或过度嗳气 2. 可同时存在 EPS
亚型 2	上腹痛综合征（epigastric pain syndrome，EPS）	必须包括以下所有条件 1. 至少中等程度的上腹部疼痛或烧灼感，每周至少 1 次 2. 疼痛为间隙性 3. 无放射痛或不在腹部其他区域 / 胸部出现 4. 排便或排气后不缓解 5. 不符合胆囊或 Oddi 括约肌功能障碍的诊断标准	1. 疼痛可为烧灼样，但不向胸骨后传导 2. 疼痛常因进餐诱发或缓解，但也可发生在空腹状态 3. 可同时存在 PDS

注：表 34-1、表 34-2 中病程在诊断前症状出现至少 6 个月，近 3 个月符合以上诊断标准

（二）鉴别诊断

从消化不良角度，在确诊 FD 前必须排除具有该综合征的器质性疾病，这些疾病多位于上消化道，如消化性溃疡、胃肠肿瘤、胰腺疾病、肝胆疾病、硬皮病等。从重叠综合征角度，还需与胃食管反流病、肠易激综合征、慢性胃炎等鉴别。老年人还需排除冠心病、糖尿病、肾功能不全、心功能不全等疾病及药物所致的消化不良症状。

（三）临床评估

FD 为排除性诊断，应在详细采集病史和进行体格检查的基础上，有针对性地选择辅助检查。对 FD 诊断来说，必须要与器质性消化不良区别。

询问病史时需了解：①消化不良症状持续时间及其程度和频度。②症状的发生与进餐的关系，有无夜间出现症状，以及症状与体位、排便的关系。③进食量有无改变，有无体重下降及营养状况。④患者的情绪心理状态及是否影响生活质量。⑤有无重叠症状，如胃灼热、反酸、腹泻或便秘等。⑥引起消化不良的可能病因，除了消化性溃疡病、胃食管反流病、腹部手术史外，更要注意老年人消化系统外疾病，如糖尿病、慢性肾衰、心功能不全等。⑦询问用药史，特别是非甾体类消炎药、茶碱类、钙拮抗药、双膦酸盐等。⑧注意有无警报征象。

消化不良的报警征象包括无法解释的消瘦或短期内体重明显减轻、贫血、上腹部肿块、慢性腹痛、频繁呕吐、呕血或黑粪、吞咽困难、长期发热、有肿瘤家族史，以及初诊的消化不良中老年患者等。对有报警征象的患者应该及时行相关检查，包括血常规、粪常规和隐血试验、肝及肾功能及血糖等生化检查、消化系统肿瘤标志物、腹部 B 型超声、内镜或其他影像学检查，直至找到病因。

对无报警征象者，一般的常规检查，包括血常规、粪常规和隐血试验、血生化等有益于消化不良患者的评估；或先予经验性治疗 2～4 周观察疗效，对经验性治疗或常规治疗无效的患者可进行 Hp 检查，必要时可行上腹部超声、CT 或 MRI，以及胃肠镜等检查。Hp“检测和治疗”策略可减少消化不良处理中的内镜检查，适用于内镜检查费用高而上消化道肿瘤发病率低的国家和地区。而我国内镜检查费用低、普及率高，而且上消化道肿瘤发病率高，实施这一策略漏检肿瘤的风险大，因此不予推荐。鉴于我国胃镜检查已很普遍，可以将胃镜检查作为消化不良病因诊断的主要手段以明确排除器质性疾病，对解释病情或许更为有利。

对诊断不明确或疗效不佳的患者，可选择胃电图、胃排空、胃容纳功能及感知功能检查，以了解胃动力与感知功能状况，对 FD 亚组的诊断可能有帮助，有助于指导用药但不作为临床常规检查。对有明显情绪因素或心理障碍者，尤其是排除了器质性病变的患者，应及时进行心理评估，以了解患者有无精神心理障碍。

【治疗】★★★△△

FD 治疗主要目标是去除诱因，缓解症状，提高生活质量，减少复发。由于 FD 的发病率、复发率高，病因和发病机制系多因性，每位患者的基本情况和伴随情况也不一样，目前尚没有一种单一的方案或药物可以有效治疗 FD。在临床上应采取综合性、个体化治疗策略，以经验性药物治疗为主。同时，非药物治疗在部分患者中也起到良好的作用。需要强调的是经验性药物治疗及非药物治疗对有报警征象患者或首诊的老年患者需要谨慎。

非药物治疗方面，建立医患之间良好的信任关系对控制 FD 症状非常有效，应注意教育患者调整饮食、情绪和生活方式。认知行为治疗是有效的，对有明显情绪因素的患者，告知其疾病的性质，让患者保持良好的心境，并保持足够的睡眠。其积极意义还在于鼓励患者主动参与治疗，而不是仅仅被动地接受药物治疗。

对于没有报警征象和心理障碍的患者，建议首先行 2～4 周的经验性治疗，为每位患者制订最为适合的、最佳的且可行的治疗方案，包括药物选择、联合用药的选择、剂量、疗程等。在结合患者主要症状和与进餐关系基础上，对 FD 的两个亚型（PDS 和 EPS）选择不同的治疗方法，PDS 首选促动力药，EPS 首选抑酸药的经验治疗，因为考虑到两种综合征可能存在不同的病理生理机制，前者主要与动力障碍相关，后者主要与酸相关。若同时存在两个亚型，可采用促动力药联合 H_2 受体拮抗药（H_2 receptor antagonist，H_2RA）或质子泵抑制药（proton pump inhibitor，PPI），从不同的环节针对病理生理或发病因素进行治疗。如果症状减轻或消失，则进一步支持 FD 诊断；如果治疗无效，应作进一步检查评估。

根除 Hp 可使 8%～20% 的 Hp 阳性 FD 患者的症状得到长期缓解，这一疗效优于其他任何治疗。因此，对 FD 患者进行 Hp 检测和根除治疗应该是亚洲消化不良患者诊疗方案的一部分，尤其对患胃癌及消化性溃疡的高危人群。对合并 Hp 感染的 FD 患者，如经验性使用抑酸、促动力药治疗无效，建议向患者充分解释根除治疗的利弊，征得患者同意后给予根除治疗。

对 FD 的药物治疗有以下几种。

（一）促胃肠动力

患者餐后出现以上腹饱胀、早饱、嗳气等消化不良症状，多提示患者伴有以胃排空延迟为主的胃肠动力异常，可选择促动力药进行治疗。一个疗程不宜过长。目前多巴胺 D_2 受体拮抗药有甲氧氯普胺、多潘立酮、伊托必利等药物。甲氧氯普胺易通过血 - 脑脊液屏障，可导致锥体外系反应，目前已少用。国内常用多潘立酮，个别患者如老年男性患者长期服用有乳房胀痛和溢乳现象，国内外有报道可致心脏性猝死和严重心律失常。因此，对于老年 FD 患者如合并严重的心脑疾病，多重用药，使用上述药物时应谨慎。伊托必利为多巴胺 D_2 拮抗药和乙酰胆碱酯酶受体抑制药，可协同增加胃肠道乙酰胆碱浓度，增加十二指肠快波幅度和频率，加快胃排空，减少十二指肠胃反流，从而发挥促动力作用，对 FD 疗效确切，该药在肝的代谢不依赖于细胞色素 450 酶代谢，故药物间相互作用少，没有导致恶性心律失常的报道，且发生锥体外系症状、溢乳及乳房发育不良发应率低，老年人服用比较安全。5- 羟色胺（5-hydroxytryptamine，5-HT）受体激动药莫沙必利临床疗效较好，不良反应少，但类似结构药物西沙必利和替加色罗因心脏不良事件退市，因此，临床用药应避免与可导致 Q-T 间期延长药物如普鲁卡因、奎尼丁、索他洛尔、三环类抗抑郁药等同时使用。胃动素受体激动药红霉素类由于胃肠道反应明显，大剂量有心脏毒性，易造成细菌耐药等，不建议老年人使用。阿考替胺是一种抗胆碱酯酶抑制药的新型促动力药，对与进餐相关症状的 FD 患者有效，但国内尚未上市。

（二）抑酸治疗

抑酸治疗适用于非进餐相关性消化不良中以上腹痛、烧灼感为主要表现者，主要是 EPS 患者。常用的抑酸药物有 PPI 和 H_2RA。PPI 包括奥美拉唑、泮托拉唑、兰索拉唑、雷贝拉唑、埃索美拉唑等，H_2RA 包括西咪替丁、雷尼替丁、法莫替丁、尼扎替丁等。标准剂量的 PPI 可取得很好疗效，没有证据表明高剂量的 PPI 可以取得更好的治疗效果。与 PPI 相比，H_2RA 抑酸作用稍弱，但仍有相当强度，且价格低廉，可改善症状，也可作为 PPI 治疗有效者的降阶梯治疗替代药。西咪替丁可引起性功能障碍和男性乳腺发育，也可延迟经肝氧化代谢药物的清除，与抗凝药、茶碱等合用时，应严密检测血药浓度，必要时减量，老年患者选用时应慎重。PPI 和 H_2RA 疗程一般 4～8 周。

对正在服用血小板聚集抑制药氯吡格雷的老年 FD 患者，是否可以联合 PPI 治疗？尽管之前的回顾性和观察性研究发现服用 PPI 和氯吡格雷的患者全因死亡率和冠脉综合征复发率风险增加，由于必须通过肝细胞色素酶 CYP2C19 与 CYP3A4 转化为活性代谢物的 PPI 可能与氯吡格雷产生竞争作用。但一项权威的随机多中心前瞻性研究（CONGENT 试验）并未发现 PPI 引起心血管病变的证据，与安慰剂组相比，奥美拉唑组患者的心血管事件发生率无明显差异，患者胃肠道病变的风险降低了 47%。此后的证据也显示基因多态性是影响氯吡格雷活性的重要因素。鉴于以上结果，对需要与氯吡格雷联用 PPI 的老年 FD 患者，建议选用没有争议的 PPI。

（三）根除 Hp 治疗

在仔细评估患者利益和风险的情况下，可以考虑对 Hp 感染阳性的 FD 患者进行 Hp 根除治疗。目前推荐含 PPI、铋剂及两种抗生素的四联 10 天或 14 天疗法作为我国根除 Hp 的主要方案。老年患者的药物不良反应发生率增加，获益率降低，尤其对高龄或伴存严重疾病等患者中，不适合作为一线治疗，应权衡利弊，慎重选择。

（四）抗抑郁焦虑治疗

对 FD 患者伴有中度以上抑郁或焦虑状态，且其他治疗效果不佳时，常需要抗抑郁焦虑药物。常用的有选择性 5-HT 再摄取抑制药（selective serotonin reuptake inhibitor，SSRI）、选择性去甲肾上腺素再摄取抑制药（NARI）、选择性 5-HT 及去甲肾上腺素再摄取抑制药（SNRI）和三环类抗抑郁药。抗焦虑抑郁药通常 2～3 周起效，2～3 个月疗效才明显，需症状控制后巩固一段时间方可逐步减量至停药。在用药量和用药种类的选择上必须遵循个体化原则。老年患者起始剂量一般以常规剂量的半量开始。老年人的合并用药较常见，而 SSRI 中的舍曲林或西酞普兰等较少影响其他药物的代谢。三环类抗抑郁药如阿米替林等的不良反应主要来自抗胆碱作用，如口干、便秘、尿潴留、视物模糊及眼内压升高等，最严重的是心脏毒性，尤其是老年患者更易发生，如直立性低血压、心律失常、房室传导阻滞、心力衰竭、心肌梗死等。因此，对于老年及伴有心脏病和其他躯体疼痛的患者应慎用三环类抗抑郁药。

（五）助消化药

消化酶和微生态制剂可作为治疗消化不良的辅助用药。复方消化酶、益生菌制剂可改善与进餐相关的腹胀、食欲减退等症状。

（六）其他

抗酸药、胃黏膜保护药、中成药等均有一定的疗效，但缺乏足够的循证医学证据。

【合并症和预后】★★△

25% 的 FD 患者可合并胃食管反流病，30%～60% 的 FD 患者合并肠易激综合征。大多数 FD 患者的自然病程为慢性、波动性，多数患者经过饮食、生活方式的调整和适当的治疗，FD 的症状能得到较明显的缓解和控制，不会对患者生存率产生不良影响。

（竺　越）

参 考 文 献

[1] Voiosu TA1, Giurcan R, Voiosu AM, et al. Functional dyspepsia today. Maedica (Buchar), 2013, 8(1): 68-74.

[2] Grassi M1, Petraccia L, Mennuni G, et al. Changes, functional disorders, and diseases in the gastrointestinal tract of elderly. Nutr Hosp, 2011, 26(4): 659-668

[3] Tack J, Talley NJ, Camilleri M, et al. Functional Gastroduodenal Disorders. Gastroenterology, 2006, 130 (5): 1466-1479.

[4] Drossman DA, Corazziari E, Delvaux M, et al. Rome Ⅲ : The Functional Gastrointestinal Disorders. 3rd Edition. McLean, VA: Degnon Associates, 2006: 1-1048.

[5] Iovino P, Santonicola A, Ciacci C. Assessment of proximal gastric accommodation in patients with functional dyspepsia. World J Gastroenterology, 2013, 19(47): 9137-9138.

[6] Ford AC, Moayyedi P. Dyspepsia. Curr Opin Gastroenterol, 2013, 29(6): 662-668.

[7] 中华医学会消化病学分会胃肠动力学组．中国功能性消化不良专家共识意见（2015 年，上海）．中华消化杂志，2016，36（4）：217-229.

[8] 方秀才．亚洲功能性消化不良共识意见精粹．中国医学论坛报，2011，3：10.

[9] 陈旻湖，钟碧慧，李初俊，等．广东城镇居民消化不良的流行病学调查．中华内科杂志，1998，37（5）：312-314.

[10] Yu J, Liu S, Fang XC, et al. Gastrointestinal symptoms and associated factors in Chinese patients with functional dyspepsia. World J Gastroenterology, 2013, 19 (32): 5357–5364.

[11] Ford AC, Bercik P, Morgan DG, et al. The Rome Ⅲ criteria for the diagnosis of functional dyspepsia in secondary care are not superior to previous definitions. Gastroenterology, 2014, 146(4): 932-940.

[12] Miwa H. Functional dyspepsia. No short cut to distinguish organic diseases from dyspepsia. Nat Rev Gastroenterol Hepatol, 2014 , 11(4): 207-208.

[13] Douglas A , William L. Rome Ⅳ functional GI disorders: disorders of gut-brain interaction. Gastroenterology, 2016, 150(6): 1257–1261.

[14] Aro P, Talley NJ, Johansson SE. et al. Anxiety is linked to new-onset dyspepsia in the Swedish population: A 10-year follow-up study. Gastroenterology, 2015, 148(5): 928-937.

[15] 中华医学会老年医学分会．老年人功能性消化不良诊治专家共识．中华老年医学杂志，2015，34(7)：698-705.

[16] Hiroto M, Motoyasu K, Tomiyasu A, et al. Evidence-based clinical practice guidelines for functional dyspepsia. Gastroenterology, 2015, 50(2): 125–139.

[17] Bhatt DL, Cryer BL, Contant CF, et al. Clopidogrel with or without omeprazole in coronary artery disease. N Engl J Med, 2010, 363: 1909-1917.

第 2 节　消化性溃疡

【定义】★★△△

消化性溃疡（peptic ulcer，PU）指在各种致病因子的作用下，黏膜发生的炎性反应与坏死性病变，病变可深达固有肌层，其中，以胃、十二指肠溃疡最常见。老年人消化性溃疡的发病率随年龄递增而增加。临床表现有许多特点和中青年的溃疡病不同，症状不典型，常伴有心肺疾病及肝肾功能减退，并发症发生率高且病情较严重，应引起临床医师的高度重视。

【流行病学】★△

一般认为人群中约有 10% 在其一生中患过消化性溃疡。不同国家、不同地区的发病率有较大差异。欧美国家人群消化性溃疡的发病率为 6%～15%。我国消化性溃疡人群占胃镜检查人群的 10.3%～32.6%。其中，上海地区胃镜证实的消化性溃疡占胃镜检查人群的 17.2%。国内统计，65 岁以上胃溃疡发病率为 5.2%，70 岁以上增至 8.5%，老年人消化性溃疡常较严重，出血和穿孔比中青年患者多 2～3 倍。

【病因与发病机制】★★△△

消化性溃疡的发病机制主要与胃十二指肠黏膜的损害因素和黏膜自身防御 - 修复因素之间失平衡有关，其中，胃酸分泌异常、Hp 感染、非甾体类消炎药是引起消化性溃疡的最常见病因。

（一）胃酸

1910 年 Schwarz 教授提出“无酸无溃疡”（no acid，no ulcer）概念，胃酸在消化性溃疡的发病中起重要作用，已得到普遍认同。胃酸对消化道黏膜的损害作用一般只有在正常黏膜防御和修复功能遭受破坏时才发生。许多十二指肠溃疡患者存在基础酸排量（basal acid output，BAO）、夜间酸分泌、五肽胃泌素刺激的最大酸排量（maximal acid output，MAO）、十二指肠酸负荷等增高的情况。胃溃疡患者往往存在胃排空障碍，食物潴留促进胃窦部分泌胃泌素从而引起胃酸分泌增加。Zollinger-Ellison 综合征是由于胃泌素瘤大量分泌胃泌素，导致高胃酸分泌状态，大量的胃酸成为溃疡形成的起始因素。

传统认为，老年人泌酸功能减退或缺乏胃酸，但近年来研究证明，老年人分泌胃酸的能力及胃内酸度并未随着年龄的增长而减退。尽管老年人胃酸分泌及其反馈调节机制有所改变，但胃酸依然是老年人酸相关性疾病的主要致病因素。

（二）Hp 感染

1983 年 Marshall 和 Warren 首次发现 Hp，并发现其与消化性溃疡和胃炎相关。大量临床研究证实，消化性溃疡患者的 Hp 检出率显著高于对照人群，根除 Hp 后溃疡复发率明显下降。由此认为，Hp 感染是导致消化性溃疡发病和复发的重要因素之一。

Hp 的致病能力取决于细菌毒力、宿主遗传易感性和环境因素。不同部位的 Hp 感染引起溃疡的机制有所不同。Hp 感染者中仅 15% 发病，说明除细菌毒力外，遗传易感性也发挥一定的作用。研究发现，一些细胞因子的遗传多态性与 Hp 感染引发消化性溃疡密切相关。

老年人群中 Hp 感染率并未随年龄增长而升高，很可能 Hp 感染并不是老年人溃疡增多的主要原因。

（三）非甾体类消炎药

随着非甾体消炎药（non-steroidal anti-inflammatory drug，NSAID）应用日益广泛，NSAID 逐渐成为消化性溃疡的主要病因之一，而且在上消化道出血中起重要作用。NSAID 常用于抗炎镇痛、风湿性疾病、骨关节炎、心脑血管疾病、肠道肿瘤、老年性痴呆等，这些都是老年人的常见疾病，往往需要长期服用。因此，NSAID 导致胃肠黏膜损伤、NSAID 溃疡或使原溃疡加重在老年人中相当普遍。流行病学调查显示，15%～30% 服用 NSAID 人群可患消化性溃疡，NSAID 使溃疡出血、穿孔等并发症发生的危险性增加 4～6 倍，而老年人消化性溃疡所致并发症甚至死亡的病因中，有 25% 与 NSAID 使用有关。

NSAID 对胃肠道黏膜损害的机制包括局部和系统两方面作用。局部作用为 NSAID 透过胃肠道黏膜上皮细胞膜进入胞体，电离出大量 H^+，从而造成线粒体损害，对胃肠道黏膜产生毒性，黏膜细胞间连接完整性破坏，上皮细胞膜通透性增加，激活中性粒细胞介导的炎性反应，促进上皮糜烂、溃疡形成；系统作用主要是 NSAID 抑制环氧合酶 -1，减少对胃黏膜具有保护作用的前列腺素的合成，进而引起胃黏膜血供减少。上皮细胞屏障功能减弱，H^+ 反向弥散增多，进一步损伤黏膜上皮，致糜烂、溃疡形成。

（四）其他因素

1. 药物 糖皮质激素、抗肿瘤药物和抗凝药物等广泛使用（尤其在老年人中）也是诱发消化性溃疡，甚至上消化道出血不可忽视的原因。

2. 继发于某些疾病 如克罗恩病、结核、淋巴瘤、巨细胞病毒或单纯疱疹病毒感染、系统性肥大细胞增生等。

【临床表现】★★★△△△

老年消化性溃疡临床表现与中青年不同，具有以下特点。

（一）胃溃疡多于十二指肠溃疡

现有资料表明，胃溃疡（gastric ulcer，GU）多发生于 65～80 岁老年患者，老年人 GU 占 60.1%，十二指肠溃疡（duodenal ulcer，DU）占 32.2%，复合性溃疡占 7.7%，胃、十二指肠溃疡之比为 2 ∶ 1，GU 中男女之比为 3 ∶ 1。

老年人常伴有动脉粥样硬化，胃黏膜下小动脉壁增厚，动脉狭窄，局部血流供应减少，从而导致胃黏膜萎缩变薄，固有层细胞和腺体减少。十二指肠液、碳酸氢盐分泌减少，胃排空延缓，均可导致胃黏膜屏障保护作用降低而发生溃疡。

（二）NSAID 溃疡发病率高

老年人常伴有心脑血管疾病、骨关节病等，需长期服用 NSAID，容易产生严重的胃黏膜损伤，导致 NSAID 溃疡或使溃疡病加重。文献报道，在美国发生的药物不良反应中 25% 与应用 NSAID 有关。在英国，药物不良反应中 25% 与应用 NSAID 有关。长期用药者至少有 10%～20% 的患者会出现消化不良症状，GU 发生率为 12%～13%，DU 发生率为 2%～19%，NSAID 使溃疡并发症（出血、穿孔等）发生的危险性增加 4～6 倍，有将近 35% 的溃疡并发症与应用 NSAID 有关。导致 NSAID 溃疡的高危因素包括年龄＞60 岁，既往有消化性溃疡史，吸烟、酒精，同时使用抗凝药物、抗血小板药物或糖皮质激素等。

（三）溃疡部位变迁、巨型溃疡多见

中青年人溃疡多见于十二指肠、胃窦和胃小弯，老年人 GU 常位于胃的近端，即胃体上部、胃底部。这和随年龄增长，胃体胃窦交界带上移有关。因此，梗阻在老年消化性溃疡不多见，如出现梗阻应考虑胃癌的可能。国外文献报道老年人 GU40% 发生于胃体部，国内老年人胃体部溃疡为中青年患者的 5～6 倍。老年人复合性溃疡发生率较高，据报道，高龄组复合性溃疡占消化性溃疡发病总数的 9.09%，而低龄组仅 4.31%，两组发生率存在显著性差异。巨型溃疡指 GU 直径≥3.0 cm，DU 直径≥2.0 cm。老年人巨型溃疡较多见，特别是 70 岁以上的患者，多位于后壁，与 NSAID 摄入有关，需与溃疡型胃癌相鉴别。

（四）症状不典型

老年消化性溃疡的症状常不典型，典型腹痛者仅占 39%，即使有疼痛也失去正常的节律，而中青年患者典型腹痛者占 51.2%。老年人典型腹痛者常放射至背部、左侧腰部、脐周，甚至胸部、剑突上方，高位溃疡或合并反流性食管炎的患者可表现为胸骨后痛，酷似不典型心绞痛。1/3 的老年患者仅感上腹部不适或食欲减退。其临床症状与内镜表现、并发症之间无明确关系，临床症状并不能预示最终的临床结果。这与老年人痛觉迟钝有关，使用 NSAID 的患者还与药物本身具有局部及全身镇痛作用有关。

（五）并发症较多而且严重

NSAID 溃疡常以溃疡出血或穿孔为首发症状。而这些并发症的发生常无任何报警症状。内镜证实胃或十二指肠已出血糜烂、溃疡，甚至出血的患者中 50%～55% 无相应临床症状。更重要的是，无症状的 NSAID 溃疡更易并发出血、穿孔，15% 的患者可有呕血，而黑粪发生率可高达 50%。由于老年人常伴有严重多器官疾病，如冠心病、慢性阻塞性肺疾病、糖尿病、肾功能减退等，一旦发生并发症均较严重，预后差。

国内资料显示，老年消化性溃疡并发大出血者占 20%，慢性出血者，若黑粪不为患者注意，容易延误诊断。老年人溃疡穿孔的临床表现和体征常不明显，仅为腹部轻中度压痛、肌紧张，这与中青年穿孔时剧烈腹痛及板状腹不同。

（六）Hp 感染率并不增高

Hp 感染率并未随着年龄的增长呈升高趋势，原因可能是部分老年患者曾接受过抗 Hp 治疗，部分患者使用 PPI 导致 Hp 移位到胃体。因此，Hp 感染并不是老年人溃疡增多的主要原因。

【辅助检查】

（一）胃镜检查

消化性溃疡的确诊首选胃镜检查。胃镜检查不仅可直接观察胃、十二指肠黏膜，可直视下活检做病理检查，还可以进行内镜下治疗（镜下止血、息肉摘除等）。对消化性溃疡的诊断和良、恶性溃疡鉴别诊断的准确性高于上消化道钡餐检查。胃镜检查能精确判断溃疡病灶的大小，溃疡周围炎症程度，并对溃疡进行分期（活动期、愈合期、瘢痕期）。胃溃疡或可疑病灶，特别是巨大溃疡，应在胃镜下做多部位活检以鉴别良恶性溃疡，必要时，重复胃镜检查和活检。

（二）X 线钡餐检查

多采用气钡双重造影检查胃和十二指肠。消化性溃疡的 X 线征象有直接和间接两种，前者是诊断本病的可靠依据，而后者的特异性有限。龛影是溃疡

的直接征象。局部痉挛、激惹征和十二指肠球部畸形为溃疡的间接征象，结合临床典型症状也可作出判断。但X线钡餐不能取活检，对可疑恶性病灶，应做胃镜检查。

（三）Hp 检测

Hp 检测已成为消化性溃疡的常规检测项目，其方法可分为侵入性和非侵入性两大类，前者需做胃镜检查和胃黏膜活检，可同时确定是否存在胃十二指肠疾病；后者仅检测有无 Hp 感染。包括：①尿素呼气试验，^{13}C- 或 ^{14}C- 尿素呼气试验检测准确率较高。②血清抗 Hp 抗体测定。③粪便 Hp 抗原试验。

（四）胃液分析

胃溃疡患者的胃酸分泌正常或低于正常，部分十二指肠球部溃疡患者增高，但与正常人均有很大重叠，故胃液分析对消化性溃疡诊断的鉴别诊断价值不大。主要用于诊断胃泌素瘤。

（五）血清胃泌素测定

消化性溃疡患者的血清胃泌素较正常人稍高，但诊断意义不大，故不列为常规。若怀疑有胃泌素瘤，应作此项测定，胃泌素瘤患者胃酸和血清胃泌素水平都升高。

【诊断及鉴别诊断】★★★△△△

（一）诊断

临床上，消化性溃疡典型的症状为慢性节律性、周期性上腹部疼痛和（或）不适，具有典型症状，有助于本病的诊断，但是有溃疡样疼痛者不一定患消化性溃疡，部分溃疡患者的疼痛并不典型，有的甚至无疼痛。因此，单凭症状难以确诊。胃镜检查是诊断消化性溃疡最主要的方法。高龄老人也可做胃镜检查，有禁忌证者，可选择上消化道钡餐检查。胃镜检查过程中应注意溃疡的部位、形态、大小、深度及溃疡周围黏膜的情况。胃镜检查对鉴别良恶性溃疡具有重要价值。必须指出，胃镜下溃疡的各种表现对病变的良恶性鉴别都没有绝对的界限。因此，对胃溃疡应常规做活组织检查，治疗后应反复查胃镜直至溃疡愈合。对不典型或难愈合的溃疡，要分析其原因，必要时做进一步相关检查如染色内镜、超声内镜、共聚焦内镜等以明确诊断。NSAID 溃疡以胃部多见，分布在近幽门、胃窦和胃底部，溃疡形态多样，严重者呈现大而深的溃疡，甚至多发性溃疡。

（二）鉴别诊断

消化性溃疡需要与慢性上腹疼痛的其他疾病鉴别。

1. 慢性胆囊炎和胆石症 慢性胆囊炎和胆石症患者疼痛部位大多位于右上腹，可向背部放射，进油腻食物诱发，常伴发热、黄疸。但少数患者可表现为中上腹疼痛、腹胀等，常误诊为消化性溃疡或炎症。对症状不典型者需做B型超声等影像学检查。

2. 胃癌 胃癌患者在出现腹部包块、腹水等晚期症状之前，根据临床表现难以与消化性溃疡鉴别，胃镜结合病理组织学检查是鉴别诊断最有效的方法。临床上应注意以下几点：①对内镜下所见的 GU 应常规进行活组织病理检查，且应多点取活检。②对于临床和内镜检查怀疑胃癌的患者，一次活检阴性并不能排除诊断，必要时应复查胃镜，再次取材。③抑酸药物使用可能使癌性溃疡缩小，对这部分患者应加强随访，定期内镜检查。

【治疗】★★★△△△

针对可能的病因治疗，注意休息，避免剧烈运动，避免刺激性饮食、戒烟戒酒。老年人避免 NSAID、抗血小板药物、抗凝药物、糖皮质激素等药物的不当使用。

（一）老年人抑酸治疗的原则

抑酸治疗是缓解消化性溃疡症状、溃疡愈合的最主要措施。PPI 是首选的药物。胃内酸度降低与溃疡愈合存在直接的关系，如果用药物抑制胃酸分泌，使胃内 pH 值升高≥3，每天维持 18～20 小时，则可使绝大部分十二指肠溃疡在 4 周内愈合。消化性溃疡治疗通常采用标准剂量的 PPI，每天 1 次，早餐前半小时服药。治疗 DU 疗程 4 周，GU 为 6～8 周，通常胃镜下溃疡愈合率均在 90% 以上。对于存在高危因素及巨大溃疡的患者建议适当延长疗程。PPI 的应用可减少上消化道出血等并发症的发生率。对于 Hp 阳性的消化性溃疡应常规进行 Hp 根除治疗，在抗 Hp 治疗结束后，仍应继续使用 PPI 至疗程结束。

目前认为，老年人胃酸分泌并未随着年龄增长而降低，我国人群慢性萎缩性胃炎多以胃窦部黏膜改变为主，对胃酸分泌影响较小，从理论上讲，只有胃体黏膜萎缩的患者，才会发生明显的胃酸分泌改变，况且，老年人食管和胃黏膜抗损伤和修复的能力均降低。因此，对于老年消化性溃疡应用抗酸药仍然是合理和必要的选择。但对于抗酸药种类和剂量，应采取个体化策略。由于老年人肝对药物的代谢转化能力降低，肾对药物的清除能力降低，药物的生物利用度提高，半衰期延长，肝、肾负担加重。因此，在老年人用药时，要充分评估肝、肾功能，合理选择药物。老年人抑酸治疗药物中 PPI 是最有效、安全的药物。

（二）老年人根除 Hp 治疗

对于 Hp 阳性的消化性溃疡患者，根除 Hp 是溃疡愈合及预防复发的有效措施。《第四次全国幽门螺杆菌感染处理共识报告》提出，我国 Hp 感染率总体上仍然很高，成年人中感染率达到 40%～60%。老年人 Hp 感染率并未随年龄增长而升高，甚至低于中青年。因此，在根除 Hp 治疗方案选择时，需慎重考虑联合用药对老年人肝、肾功能的影响，而且老年人往往伴有多种疾病，同时服用多种药物，应避免根除 Hp 药物与多种药物间的相互作用，根除 Hp 治疗的疗程不宜过长，次数不宜过多。

（三）老年人 NSAID 溃疡的防治

PPI 是预防和治疗 NSAID 相关性溃疡的首选药物。PPI 能高效抑制胃酸分泌，显著改善患者的胃肠道症状，预防消化道出血，促进溃疡愈合。胃黏膜保护药具有增加前列腺素合成、清除并抑制自由基、增加胃黏膜血流等作用，对 NSAID 溃疡有一定的治疗作用。NSAID 溃疡并发症的预防可根据不同的风险程度采用不同的方案。

（四）消化性溃疡并发出血的治疗措施

消化性溃疡合并活动性出血的首选治疗方法是胃镜下止血，同时使用大剂量 PPI 可有效预防再出血，减少外科手术率与病死率。

消化性溃疡并发急性出血时，应尽可能做急诊胃镜检查，24 小时内的胃镜干预能够改善高危患者的预后。Forrest 分级 Ⅰa～Ⅱb 级患者，应在胃镜下进行适当的止血治疗。胃镜治疗联合大剂量静脉使用 PPI，可显著降低再出血率与外科手术率。PPI 通过抑制胃酸分泌，提高胃内 pH 值，降低胃蛋白酶活性，减少对血凝块的消化作用，提高血小板的凝集率，从而有助于巩固胃镜治疗的止血效果。

内镜检查后的药物治疗：①有活动性出血、裸露血管或黏附血凝块的患者在内镜下治疗成功后，应给予静脉 PPI 治疗，必要时，加用生长抑素静脉滴注或皮下治疗。②有扁平黑斑或清洁基底的溃疡患者可静脉或口服 PPI 治疗。

（五）老年消化性溃疡复发的预防

Hp 感染、长期服用 NSAID 是导致消化性溃疡复发的主要原因，其他原因尚有吸烟、饮酒等不良生活习惯。对复发性溃疡的治疗，应首先分析其原因，做出相应的处理。根除 Hp 后，溃疡复发率显著低于单用抑酸药治疗组，提示 Hp 可能是导致溃疡复发的主要因素，这其中包括未进行 Hp 根除治疗和根除治疗后 Hp 再次转为阳性者。后者包括再燃和再感染两种可能，近年来，多项研究表明再燃可能是 Hp 感染复发的主要因素，可再次行 Hp 根除治疗。对非 Hp 感染、Hp 根除失败及其他不明原因的复发性消化性溃疡的预防，建议应用 PPI 或 H_2 受体拮抗药维持治疗。长期服用 NSAID 是导致消化性溃疡复发的另一重要因素，如因原发病需要不能停药者可更换为选择性 COX-2 抑制药，并同时服用 PPI。对合并 Hp 感染者，应行根除治疗。对不能停用 NSAID 者，长期使用 PPI 预防溃疡复发的效果显著优于 H_2 受体拮抗药。从药理机制上讲，选择性 COX-2 抑制药可避免 NSAID 对 COX 非选择性抑制，减少消化道黏膜损伤的发生，但研究表明，仍有 1%～3% 高危人群使用选择性 COX-2 抑制药发生溃疡，因此，对此类患者仍建议同时使用 PPI 维持治疗。

目前使用的许多胃黏膜保护药通过增加胃黏液碳酸氢盐的分泌，加强胃黏膜屏障，抑制胃酸、胃蛋白酶，促进内源性前列腺素的合成，刺激新生血管形成，增加胃黏膜血流量，加快胃黏膜上皮的修复，使黏膜下组织结构恢复和重建，从而提高溃疡愈合率，降低复发率。

（六）老年消化性溃疡治疗要点

对于没有并发症的老年消化性溃疡，应首选内科治疗，治疗原则与中青年大致相同。但是，由于老年人机体改变及溃疡特点的不同，治疗中应注意以下要点：①由于老年人胃黏膜存在血管扭转，血管壁增厚等退行性变，导致胃黏膜供血减少，修复功能降低；老年人胃黏液分泌减少，“黏液屏障”减弱，胃黏膜易受损伤；老年人胃排空能力较中青年明显延迟。因此，老年人消化性溃疡往往严重且愈合较慢，疗程较长，溃疡复发率高，1 年的复发率达 50% 以上，多数学者认为年龄是老年人消化性溃疡复发率高的高危因素，主张在溃疡治愈后，尤其对有过并发症的患者，延长疗程或采取长期维持治疗。②老年人常合并心、脑、肺、肾等病变，存在重要脏器的功能衰退或不全，用药时易产生某些毒副反应。因此，治疗中需注意药物不良反应监测，及时调整用药。③老年消化性溃疡发生穿孔者，如患者条件许可，应尽快手术治疗，但手术死亡率远较中青年高。④对活动性出血者，应首先采取积极的内科治疗，包括维持血容量稳定、静脉注射 PPI、静脉滴注生长抑素、静脉滴注止血药、口服凝血酶等，必要时内镜下止血。据报道，老年消化道出血患者手术死亡率可高达 25%。因此，在选择手术治疗时需严格掌握适应证，术前进行全面、客观的个体化评估。

（张　玉）

参 考 文 献

[1] Li Z, Zou D, Ma X, et al. Epidemiology of peptic ulcer disease: endoscipic results of the systematic investigation of gastrointestinal disease in China.Am J Gastroenterol, 2010, 105(12): 2570-2577.

[2] Giuliano C, Wilhelm S M, Kale-Pradhan PB. Are proton pump inhibitors associated with the decelopment of community-acquired pneumonia?A meta-analysis. Expert Rev Clin pharmacol, 2012, 5(3): 334-344.

[3] Compare D, Pica L, Rocco A, et al. Effects of long-term PPI treatment on producing bowel symptoms and SIBO. Eur J Clin Invest, 2011, 41(4): 380-386.

[4] Hurwitz A, Brady DA, Schaal SE, et al.Gastric acidity in olderadults. JAMA, 1997, 278: 659-662.

[5] Konturek SJ, Konturek PC, Konturek JW, et al.Helicobacter pylori and its involvement in gastritis and peptic ulcer formation.J Physiol Pharmacol, 2006, 57(Suppl 3): 29-50.

[6] Atherton JC.The pathogenesis of Helicobacter pylori-induced gastro-duodenal diseases. Annu Rev Pathol, 2006, 1: 63-66.

[7] Sokic Milutinovic A, Krstic M, Rozer Smolovic B, et al.Role of Helicobacter pylori infection in gastroduodenal damage in patients starting NSAID therapy: 4 Months follow up study.Dig Dis Sci, 2010, 55(10): 2887-2892.

[8] Iwamoto J, Saito Y, Honda A, et al.Clinical features of gastroduodenal injury associated with long-term low-dose aspirin therapy.World J Gastroenterol, 2013, 19(11): 1673-1682.

[9] 抗血小板药物消化道损伤的预防和治疗中国专家共识组. 抗血小板药物消化道损伤的预防和治疗中国专家共识（2012）. 中华内科杂志，2013，52（3）：264-270.

[10] 中华消化杂志编委会，消化性溃疡病与治疗规范（2013 年，深圳）. 中华消化杂志，2014，34（2）：73-76.

[11] Sung JJ，Chan FK，Chen M，et al．Asia Pacific Working Group consensus on non variceal upper gastrointestinal bleeding．Gut，2011，60（9）：1170-1177.

[12] 袁耀宗，杨云生，吴开春 .2012 年《溃疡出血患者处理指南》的解读与质子泵抑制剂的临床应用. 中华消化杂志，2012，32（7）：487-489.

[13] Herszenyi L, Juhasz M, Mihaly E, et al. Peptic ulcer disease and stress. Orvosi Hetilap, 2015, 156(35): 1426-1429.

[14] Sykes B W, Sykes K M, Hallowell G D. A comparison of three doses of omeprazole in the treatment of equine gastric ulcer syndrome: A blinded, randomised, dose-response clinical trial. Equine Vet J, 2015, 47(3): 285, 290.

第 3 节　胃食管反流病

【定义】★★★△△△

胃食管反流病（gastroesophageal reflux disease，GERD）是指胃内容物反流入食管、口腔（包括喉部）或肺引起不适症状和（或）并发症的一种疾病。典型和常见症状是胃灼热和反流，其他少见或不典型的相关症状包括以下 1 种或多种：上腹痛、胸痛、嗳气、腹胀、上腹不适、咽部异物感、吞咽痛、吞咽困难等，还有食管外症状，如慢性咳嗽、咽喉炎、哮喘等。老年人因食管蠕动功能下降、下食管括约肌功能失调等，更易发生 GERD。而且，老年 GERD 尤其伴反流性食管炎（reflux esophagitis，RE）者，因其伴随增龄所致的食管黏膜知觉低下，即使重症亦多表现为无症状。同时，老年患者多病共存，使得主要表现为食管外症状的 GERD，未受到足够的重视。

【流行病学】★△

GERD 是一种常见的慢性、复发性疾病。老年人消化道存在生理性结构和功能的退化，是 GERD 的高危及高发人群。GERD 发病率随年龄增长增加，发病高峰为 60～70 岁。GERD 流行病学调查显示，我国老年人糜烂性胃食管反流病内镜检出率为 8.9%，中青年人为4.3%。

【危险因素】★△

国内外资料显示，GERD发病的危险因素包括年龄、性别、吸烟、体质指数（body mass index，BMI）增加、过度饮酒、阿司匹林、非甾体类消炎药、抗胆碱药物、体力劳动、社会因素、心身疾病、家族史等。近年来，关于RE和Hp感染关系的研究很多，但是结果差异很大。研究显示，Hp感染与RE无关；还有学者认为，Hp可能是RE的致病因素。国内外较多的学者认为，Hp感染与GERD发病呈负相关，根除Hp可增加GERD发病危险。

【病理生理学基础及发病机制】★★★△△

GERD是食管抗反流的防御机制下降和反流物对食管黏膜的攻击作用增强，保护因子与攻击因子建立的动态平衡被打破所致。主要表现为食管下括约肌（lower esophageal sphincter，LES）压力降低、一过性食管下括约肌松弛（transient lower esophageal sphincter relaxation，TLESR）过度等。GERD的主要损伤因素为过多的胃内容物（主要是胃酸）反流入食管，引起食管黏膜损伤。胆汁和消化酶也可造成食管黏膜损伤。

（一）食管动力学改变

食管动力障碍是老年人发生GERD的重要病理生理学基础，主要表现为食管括约肌压力降低。食管上括约肌（upper esophageal sphincter，UES）在防止食管-咽反流中起重要作用，非吞咽相关一过性UES松弛是食管-咽反流的主要发生机制。研究表明，老年人UES静息压［（43±5）mmHg］显著低于青年人［（71±8）mmHg］。

LES是贲门上方食管下端1～3 cm高压区，是阻止胃食管反流的主要屏障。研究表明，LES静息压随年龄增长而降低，49岁以下青年人为15 mmHg，70岁以上老年人仅为10.5 mmHg。LES长度也随年龄增长而进行性缩短，30岁以下LES长度约1.5 cm，70岁以上可缩短约50%，且与食管异常或无效蠕动密切相关，30岁以下无效蠕动为30%，70岁以上可达50%。LES的增龄改变与食管酸暴露增加有关，LES压力每下降1 mmHg，酸暴露增加0.3%。此外有研究表明，增龄还可使食管体部蠕动波幅降低，传输速度减慢。

正常食管对反流物的廓清能力包括容量清除和化学清除两部分。老年人的食管蠕动功能下降，无推动性的自发收缩增加。老年人唾液中重碳酸盐分泌减少，使食管清除能力下降，这些因素增加了食管黏膜在反流物中的暴露时间，故老年人更易发生胃食管反流病。

（二）食管感受器改变

研究表明，随年龄增加，内脏痛阈上升。另外，老年患者食管化学敏感性减低。因此，老年GERD患者较青年患者症状轻，且出现症状的时间延迟。

（三）食管黏膜的屏障功能减弱

食管黏膜对反流物有防御作用，这种防御作用被称为食管黏膜的屏障功能。老年人上皮的增生和修复能力下降，食管黏膜组织防御功能受影响。同时老年人内脏黏膜血管壁增厚、管腔狭窄，导致血流量减少，黏膜的功能作用下降。以上因素均增加了老年人重度食管炎的发病率。

（四）老年GERD患者胃固体排空延迟

我国一项研究表明，老年GERD患者存在胃固体排空延迟。该研究采用^{13}C辛酸呼气试验进行胃固体排空测定，结果显示，老年GERD患者胃半排空时间与对照组相比显著延长，分别为（147±19.3）秒和（106.4±17.1）秒，且延迟相时间延长也有显著差异，分别为（60.3±10.3）秒和（34.2±9.2）秒。

（五）食管裂孔疝

食管裂孔疝（hiatal hernia，HH）是GERD的重要原因，HH患者发生酸反流的风险至少是对照者的2倍。随着年龄增长，HH更为常见。HH破坏了LES和TLESR的正常解剖和生理机制，影响了食管廓清和酸囊位置，大小与GERD黏膜损伤的严重程度相关，长度>3 cm的疝易降低LES的基础压力和长度，改变食管蠕动，使酸暴露增加，糜烂性食管炎发生率增加。

（六）酸袋

胃内酸袋是2001年由Fletcher等提出，指餐后近端胃的一个未缓冲的高酸区域，其定义为近端胃pH<4的节段，酸袋近端为LES或远端食管，远端为胃内容物。近年来，随着对酸袋研究的增多，其在GERD中的作用也越来越受到重视。研究表明，GERD患者酸袋出现的频率更高，长度更长，且酸袋位置更高，表明胃内酸袋可能是GERD的发生机制之一。

老年人因伴有多种慢性疾病，常用茶碱类、抗胆碱药物、钙拮抗药、镇痛药、非甾体消炎药等，可使LES压力降低，影响食管蠕动；老年人肌肉松弛，胃排空能力下降，胃内压增高，超过LES压力导致反流发生。以上诸多因素导致了老年人胃食管反流发病率增高。

【分类】★★★△△△

GERD 可分为非糜烂性反流病（non-erosive reflux disease，NERD）、糜烂性食管炎（erosive esophagitis，EE）和 Barrett 食管（Barrett esophagus，BE）三种类型，也可称为 GERD 相关疾病。大多数学者认为 GERD 的三种类型相对独立，相互间不转化或很少转化，但有些学者则认为这三者间可能有一定相关性。

NERD 指存在反流相关的不适症状，但内镜下未见 BE 和食管黏膜破损。EE 指内镜下可见食管远段黏膜破损。BE 指食管远段的鳞状上皮被柱状上皮所取代。

在 GERD 的三种疾病形式中，NERD 最为常见，EE 可合并食管狭窄、溃疡和消化道出血，BE 有可能发展为食管腺癌。这三种类型 GERD 的关系需作进一步研究。

（一）NERD

NERD 主要依赖症状学特点进行诊断，典型的症状为胃灼热和反流。患者以胃灼热症状为主诉时，如能排除可能引起胃灼热症状的其他疾病，且内镜检查未见食管黏膜破损，可作出 NERD 诊断。便携式 24 小时食管 pH 监测可测定是否存在病理性酸反流，但仅 50%～75% 的 NERD 患者达到阳性标准。PPI 试验是目前临床诊断 NERD 最为实用的方法。PPI 治疗后，胃灼热等典型反流症状消失或明显缓解提示症状与酸反流相关，如内镜检查无食管黏膜破损的证据，临床可诊断为 NERD。症状不典型的 NERD 患者，如上腹痛、腹胀、非心源性胸痛、慢性咳嗽、哮喘或慢性咽喉痛等，需做相关检查以明确症状与胃食管反流的关系。

NERD 应与功能性胃灼热鉴别。根据罗马Ⅲ标准，功能性胃灼热的诊断标准为患者有胃灼热症状，但缺少反流引起该症状的证据，如内镜检查无食管黏膜损伤，且 24 小时食管 pH 监测示食管酸反流阴性或症状指数＜50%。PPI 试验阴性提示胃灼热症状与酸反流的关系不密切，但因其特异性不高，故阳性结果不能排除功能性胃灼热。

（二）EE

1994 年洛杉矶会议提出了明确的 EE 分级标准，根据内镜下食管病变的严重程度分为 A～D 级。A 级，≥1 个食管黏膜破损，最大长径＜5 mm；B 级，≥1 个黏膜破损，最大长径＞5 mm，破损黏膜无融合；C 级，≥1 个黏膜破损，有融合，但＜75% 的食管周径；D 级，≥1 个黏膜破损，有融合，并≥75% 的食管周径。

（三）BE

BE 本身通常不引起症状，临床主要表现为 GERD 的症状，如胃灼热、反流、胸骨后疼痛、吞咽困难等。但约 25% 的患者无 GERD 症状。

1. BE 的诊断 主要根据内镜检查和食管黏膜活检结果。目前国际上对 BE 的诊断存在两种见解：①只要食管远端鳞状上皮被柱状上皮取代，即可诊断为 BE。②只有食管远端化生柱状上皮存在肠上皮化生时才能诊断。鉴于我国对 BE 的研究还不够深入，因此，以食管远端存在柱状上皮化生作为诊断标准较为稳妥。

2. 监测和随访 鉴于 BE 有发展为食管腺癌的危险性，因此，应对 BE 患者进行定期随访，目的是早期发现异型增生和癌变。内镜检查的时间间隔应根据异型增生的程度而定。无异型增生的 BE 患者应每 2 年复查一次内镜，如两次复查均未检出异型增生和癌变，可酌情放宽随访时间间隔；对伴有轻度异型增生的患者，第 1 年应每 6 个月复查一次内镜，如异型增生无进展，可每年复查一次；对重度异型增生的 BE 患者应建议行内镜下黏膜切除术或手术治疗，并密切监测随访。

【临床表现】★★★△△△

老年人 RE 临床症状多不典型，常表现为嗳气、厌食、食欲减退、吞咽困难及消化道出血，而反酸、胃灼热、胸骨后疼痛等典型 RE 症状表现较少，原因可能为老年人食管、胃肠神经末梢感觉迟钝，对食管扩张产生的疼痛敏感度下降，对食管酸碱灌注缺乏敏感性有关。

老年患者很少发生频繁或严重的胃灼热症状，且大多数患者也无酸反流。GERD 引起的吞咽困难通常为良性吞咽困难，不会影响食欲，体质量不会减轻。反流引起的胸痛与心绞痛类似，容易引起误诊。

随着流行病学和病理生理学研究的深入，老年人 GERD 引起的食管外表现越来越受到各学科重视。常见的食管外表现包括如下几种。

（一）反流性喉炎综合征

胃内容物反流至喉部引起损伤和炎症，继而产生的临床综合征称为反流性喉炎综合征或喉咽反流（LPR）。约 10% 的耳鼻喉门诊患者的症状和反流相关。对于慢性难治性咽喉炎患者，在排除其他原因且常规治疗疗效较差时，应考虑反流的存在。

（二）反流性哮喘综合征

目前研究认为反流并非哮喘的主要致病因素，但反流可诱发或加重哮喘。这类患者常对哮喘常规治疗的反应欠佳，而使用 PPI 可缓解部分患者的哮喘症状。因此，在临床上，对成年人发病、夜间发作频繁、进餐、运动和卧位时易诱发，以及常规治疗效果不佳的哮喘，均应考虑胃食管反流的存在。

（三）反流性咳嗽综合征

反流性咳嗽综合征是慢性咳嗽最常见三大原因之一（另两个为哮喘和鼻后滴流综合征），占 20% 左右。多数反流性咳嗽综合征患者没有胃灼热、反酸等 GERD 典型症状。临床常使用 24 小时食管 pH 监测诊断该病。随着阻抗技术在食管监测中的应用，反流监测的敏感性有所提高。

（四）反流性牙侵蚀症

当胃酸反流至口腔且 pH<5.5 时，牙齿表层的无机物可发生溶解引起反流性牙侵蚀症。

【辅助检查】★★★△△

（一）内镜检查

美国胃肠病学会指南推荐拟诊 GERD 的患者首先行 PPI 试验，仅在治疗欠佳时行内镜检查。但基于我国是胃癌和食管癌高发国家，我国专家共识意见建议具有反流症状的初诊患者应尽早行内镜检查，但不建议内镜检查正常者常规行食管组织学检查。

（二）食管反流监测

食管反流监测包括食管 pH 监测、食管阻抗 -pH 和无线胶囊监测。对于内镜检查阴性的拟诊 GERD 患者可行食管反流监测。研究表明，诊断敏感性 77%～100%，特异性 85%～100%。食管阻抗 -pH 监测可使 GERD 的诊断准确率提高约 20%。无线胶囊监测可使监测延长至 48 小时。建议未使用 PPI 的患者行单纯 pH 监测以协助诊断及治疗，对于使用 PPI 患者建议行食管阻抗 -pH 监测以评估疗效欠佳原因。

【诊断】★★★△△△

（一）老年人 GERD 诊断应注意的问题

1．老年人胃灼热症状的发生率较低，因此，在诊断 GERD 时不能以其胃灼热症状的严重程度作为主要依据，以免误诊。

2．老年患者食管外症状，如长期咽痛、咽部溃疡、声音嘶哑、慢性咳嗽、哮喘、反复发生的吸入性肺炎等较常见，诊断时应加以重视。

3．当老年人出现报警症状时，如吞咽困难、呕血或黑粪、体质量减轻等，应行胃镜检查，排除恶性肿瘤可能，以免延误诊治。

（二）并发症

1．食管狭窄 有 8%～20% 的严重性食管炎患者发生食管狭窄。

2．消化道出血 食管溃疡时可发生较大量出血，表现为呕血和（或）黑粪。

3．癌变 BE 是食管腺癌的主要癌前病变，合并食管腺癌风险比一般人群高 30～50 倍。

【鉴别诊断】★★★△△△

1．胃灼热的患者在 PPI 试验性治疗无效时多考虑功能性胃灼热或非酸反流。

2．以胸痛为主要症状的患者应与冠心病鉴别。

3．吞咽困难应考虑是否有食管运动紊乱、食管癌、贲门失弛缓症、嗜酸粒细胞性食管炎等。

4．内镜下食管下段炎症和溃疡须与真菌感染、药物、克罗恩病、结核或白塞病等所致者鉴别。

5．症状不典型的患者，应排除原发性咽喉或肺部疾病。

【治疗】★★★△△△

GERD 的治疗目标为治愈食管炎，缓解症状，提高生活质量，预防并发症。老年 GERD 患者治疗的基本原则与成年人 GERD 大体相同。然而老年人 GERD 发病率、复发率高，并发症常见且严重，常合并其他全身疾病，一般健康状况差，因此需要更为积极干预。大部分患者可以通过改善生活方式、药物治疗等保守治疗达到满意疗效。老年 GERD 患者的治疗包括以下几个方面。

（一）生活方式干预

2013 年美国胃肠病学会指南认为，应推荐超重的 GERD 患者减肥，推荐有夜间症状的 GERD 患者抬高床头，避免睡前 2～3 小时进食。同时该指南指出，不应推荐在 GERD 治疗中常规全面地排除致反流食物，如巧克力、咖啡、酒精、酸及辛辣食物，建议患者根据自身体验排除食物。

（二）药物治疗

GERD 的药物治疗包括抑酸药、促胃肠动力药、胃黏膜保护药、减少 LES 一过性松弛药物。

1. 抑酸药物 是治疗 GERD 的关键，研究表明，维持胃内 pH>4 可以改善症状和提高愈合率。《2014 年中国胃食管反流病专家共识意见》指出，PPI 对食管炎愈合率、愈合速度和反流症状的缓解率均优于 H_2 受体拮抗药，是 GERD 治疗的首选药物。由于老年 GERD 患者的食管黏膜损害及并发症更严重，表现为慢性复发性，常需要维持治疗。对于停药后短时间内症状再次复发者及出现食管狭窄等并发症的反流性食管炎患者，建议 PPI 长程维持；对于没有食管黏膜损害，但有反流症状的非反流性食管炎患者，建议按需维持。研究证明，健康老年人泌酸和胃液酸化能力与中青年人相当，因此，老年人 GERD 的抑酸药的剂量与中青年患者相当。PPI 均快速经肝代谢和肾排泄，血浆半衰期 0.5～1.0 小时，不会引起蓄积，对老年人伴肾功能不全和轻中度肝功能不全的患者 PPI 剂量不需调整，而对于严重肝功能不全的患者，PPI 是否应减量尚存在争议。2015 年我国《老年人质子泵抑制剂合理应用专家共识》指出，长期大量的临床应用实践证明，PPI 是一类具有良好疗效和安全性的药物，但也存在一些不良反应，需要引起临床医师的注意。2013 年美国胃食管反流病诊治指南表明，PPI 的使用是艰难梭状芽胞杆菌感染的危险因素，在高危患者应用时应引起注意；短期使用 PPI 患者中，社区获得性肺炎风险增加，但长期使用 PPI 患者中，该风险不增加；PPI 可能是骨质疏松的危险因素，但对于骨质疏松和髋关节骨折的患者可以长期使用 PPI，除非患者合并其他髋关节骨折的危险因素。另有研究表明，随年龄增长，口服奥美拉唑引起白细胞、血小板下降的不良反应逐渐显现，停药后可逆转。

目前临床上使用的 PPI 主要包括埃索美拉唑肠溶片、奥美拉唑、泮托拉唑钠、雷贝拉唑钠、兰索拉唑、艾普拉唑等。各种标准剂量的 PPI 治疗 EE 的疗效基本相同。PPI 治疗 EE 4 周和 8 周时的内镜下愈合率分别为 80% 和 90%。由于不同种类 PPI 的临床疗效几乎没有差别，因此，药物相互作用风险是处方 PPI 的重要考虑因素，尤其是对于多重用药的老年人。药物代谢途径和药代动力学的差异及 CYP2C19 多态性的影响，老年人宜优先选用与其他常用药物相互作用较少的 PPI，如泮托拉唑、雷贝拉唑等。

研究显示，抗酸分泌治疗可能掩盖上消化道肿瘤的预警临床表现，因此在老年人抗酸分泌治疗过程中需加强随访观察。

GERD 的食管外症状，如反流性咽喉炎等，应用 PPI 治疗对大部分患者有一定疗效。

2. 促胃肠动力药及减少 LES 松弛的药物 我国多项研究表明，莫沙必利等促胃肠动力药物联合抑酸治疗 GERD 疗效优于单纯抑酸治疗。另有研究表明，盐酸伊托必利能够有效改善 LES 静息压异常。

3. 黏膜保护药 目前临床主要用药如硫糖铝等。铝碳酸镁对食管黏膜也有保护作用，能吸附胆酸等碱性物质，保护黏膜。

4. 新型药物 目前有研究表明，针对食管高敏感性，可应用三环类抗抑郁药及选择性 5- 羟色胺再摄取拮抗药。针对酸囊学说，可应用海藻酸盐结合水分形成黏性胶涂布于远端胃，从而可以保护下食管黏膜，但目前这些药物的有效性尚缺乏大规模临床研究。

（三）外科手术及内镜治疗

对于 PPI 治疗有效但需长期服药的患者，抗反流手术是另一种安全、有效的治疗方法，最常应用的方式是腹腔镜胃底折叠术，特别适合于合并食管裂孔疝的患者，可以同时进行修补。内镜治疗，包括内镜下射频治疗、注射或植入技术，内镜腔内胃食管成形术，其中射频治疗和经口不切开胃底折叠术是近年来研究的热点，但这些研究均缺乏长期随访的结果，其长期有效性尚需进一步证实。此外，不建议对非酸反流者行手术治疗，小样本研究发现弱碱反流在术后反而有所增加。因此，对于老年人内镜或外科手术治疗的选择仍需谨慎。

（四）精神心理治疗

老年 GERD 患者普遍存在抑郁、焦虑情绪及迷走神经活性减弱为主的自主神经功能紊乱，且情绪的不良程度与 GERD 症状的严重程度显著相关，心理干预能减轻患者的心理障碍并能缓解主观临床症状。

【预后】★★△△

大多数GERD病例呈慢性复发性，终止治疗后复发。随着年龄的增加老年人发生GERD的危险因素增多，因此，老年人GERD更需要维持治疗，甚至终身治疗。

（许　乐）

参考文献

［1］Katz PO, Gerson LB, Vela MF. Guidelines for the diagnosis and management of gastroesophageal reflux disease. Am J Gastroenterol, 2013, 108(3): 308-329.

［2］姜跃龙，刘新光，许乐．老年反流性食管炎患者幽门螺杆菌感染率调查．中华老年医学杂志，2006，25（12）：908-909.

［3］李晓雯，姜松柏．老年人消化道动力异常及其机制研究进展．胃肠病学，2014，19（12）：746-749.

［4］中华医学会消化病学分会．2014年中国胃食管反流病专家共识意见．胃肠病学，2015，03.

［5］赵莉，许乐，刘方旭，等．老年人反流性食管炎食管外表现与酸反流的关系．中华老年医学杂志，2010，04（29）：296-298.

［6］陈旻湖，侯晓华，肖英莲，等．中国胃食管反流病专家共识意见．胃肠病学，2015，20（3）：155-168.

［7］Achem SR, DeVault KR. Gastroesophageal reflux disease and the elderly. Gastroenterol Clin North Am, 2014, 43(1): 147-160.

［8］Kim J, Lee JH, Kim Y, et al. Association between chronic obstructive pulmonary disease and gastroesophageal reflux disease: a national cross-sectional cohort study. BMC Pulm Med, 2013, 13: 51.

［9］Zhang W, Zheng SB, Zhuang Y, et al. H^+ /K^+ ATPase expression in human parietal cells and gastric acid secretion in elderly individuals. J Dig Dis, 2013, 14(7): 366-372.

［10］中华医学会老年医学分会，《中华老年医学杂志》编辑委员．老年人质子泵抑制剂合理应用专家共识．中华老年医学杂志，2015，34（10）：1045-1052.

［11］王薇，许乐．老年反流性食管炎患者口服奥美拉唑的血液系统不良反应．中国综合临床，2012，28（1）：39-41.

［12］De Ruigh A, Roman S, Chen J, et al. Gaviscon Double Action Liquid (antacid & alginate) is more effective than antacid in controlling post-prandial oesophageal acid exposure in GERD patients: a double-blind crossover study. Aliment Pharmacol Ther, 2014, 40(5): 531-537.

［13］Arts J, Bisschops R, Blondeau K, et al. A double-blind sham-controlled study of the effect of radiofrequency energy on symptoms and distensibility of the gastro-esophageal junction in GERD. Am J Gastroenterol, 2012, 107(2): 222-230.

［14］Frazzoni M, Conigliaro R, Melotti G. Reflux parameters as modified by laparoscopic fundoplication in 40 patients with heartburn/regurgitation persisting despite PPI therapy: a study using impedance-pH monitoring. Dig Dis Sci, 2011, 56(4): 1099-1106.

［15］Yang XJ, Jiang HM, Hou XH, et al. Anxiety and depression in patients with gastroesophageal reflux disease and their effect on quality of life. World J Gastroenterol, 2015, 21(14): 4302-4309.

第4节　缺血性肠病

【定义】★★★△△

缺血性肠病（ischemic bowel disease，ICBD）是指营养肠道的动脉血供或静脉血流障碍引起的肠道缺血性损伤。临床上可分为急性肠系膜缺血（acute mesenteric ischemia，AMI）、慢性肠系膜缺血（chronic mesenteric ischemia，CMI）及缺血性结肠炎（ischemic colitis，IC）。临床早期诊断困难，误诊率高，AMI死亡率达60%～90%。

【流行病学】★★★△△

临床上，50%～60%的缺血性肠病患者为IC，约90%的IC患者年龄在60岁以上。近年来随着社会人口的日益老龄化，动脉硬化所致的疾病发病率增加，缺血性肠病的患病率也有所增加，国外有报道IC的发病率每年为16.4～17.7/10^5人，国内文献报道AMI患病率每年为10.9/10^5人，70岁以上急腹症患者中AMI约占10%，国内尚无相关统计。

【病因及发病机制】★★★△△

缺血性肠病常见病因包括血栓形成、高凝状态、脑卒中、肠扭转、血液系统疾病、感染、外伤、手术及药物，其中常见易导致缺血性肠病的药物包括利尿药、可卡因、降压药、非甾体消炎药、地高辛、雌激素、伪麻黄碱、达那唑、阿洛司琼、舒马曲坦（英明格）、苯异丙胺。

胃、十二指肠的动脉血供是腹腔动脉，空回肠、右半结肠、横结肠血供来自肠系膜上动脉，结肠脾曲、降结肠和乙状结肠血供为肠系膜下动脉，直肠血供由髂内动脉提供。当结肠缺血出现时，周围动脉、中央吻合动脉及肠系膜动脉环之间会形成大量的侧支循环从而使结肠免于缺血性损害，当主要动脉发生闭塞使得血管内压力过低时，侧支血管网就会开放，但侧支循环开放而暂时增加的血流流量只能维持较短时间，如果血供减少持续较长时间，就会发生血管床血管收缩和肠系膜缺血，即使病因已经去除肠系膜缺血仍然会发生。

【临床表现】★★★△△△

（一）急性肠系膜缺血

AMI 包括肠系膜上动脉栓塞（superior mesenteric artery embolus，SMAE）、肠系膜上动脉血栓形成（superior mesenteric artery thrombosis，SMAT）、急性肠系膜静脉血栓形成（mesenteric venous thrombosis，MVT）、非闭塞性肠系膜缺血（non-obstructive mesenteric ischemia，NOMI）。各亚型占 AMI 比例，SAME 40%～50%，SMAT 10%～20%，MVT 5%～10%，NOMI 20%～25%。20%～50% 的 AMI 患者具有肠系膜动脉硬化狭窄基础。AMI 症状三联征（Bergan signs）为剧烈上腹痛或者脐周痛而无相应的体征、器质性心脏病合并心房颤动、胃肠道排空障碍。临床特征包括：①突发剧烈腹痛，伴频繁呕吐和腹泻，75% 的患者大便隐血试验阳性，15% 的患者可伴血便。② 78% 的患者可出现肠梗阻。③ 39% 的重症患者可出现溃疡形成、穿孔。本病起病急、早期无特异表现、死亡率高（50%～90%）。80% 的 AMI 是由动脉粥样硬化和风湿性心脏病的附壁血栓引起；其次是血管造影后动脉粥样硬化斑块脱落所致；少数病例由于肺脓肿或脓毒血症细菌栓子，肿瘤形成的瘤栓，外伤所致的血栓导致栓塞。

不同亚型 AMI 具有各自临床特点。

1. SAME　常发生在风湿性心脏病二尖瓣闭锁不全及老年动脉粥样硬化心脏病等患者中，常具有心肌梗死、脑血管意外或跛行病史，在急性缺血发生前，会有几周到几个月的腹部绞痛病史。

2. SMAT　多发生在动脉硬化的老年患者中，阻塞好发于血管起始部。

3. MVT　主要与患者高凝状态有关，肿瘤浸润或压迫静脉也是原因之一。有文献称，高凝状态下发生缺血性肠病的概率高达 28%。

4. NOMI　是肠管低灌注后肠系膜血管收缩造成的，常见病因有充血性心力衰竭、心律紊乱、心源性休克和血容量大量丢失等。NOMI 的肠缺血病情进展缓慢，可能在发病后几小时或数日内不显现症状，但此时仍持续着内脏血管收缩，患者可同时合并肝、胰、肾等脏器缺血症状。在 NOMI 发生肠梗阻之前，能早期诊断的方法是血管造影术。

（二）慢性肠系膜缺血

CMI 包括缺血性肠绞痛（ischemic intestinal angina，IIA）和腹腔动脉压迫综合征（celiac artery compression syndrome，CCS）。多发生在系膜血管粥样硬化的老年患者中，该病少见，发病率约为 1/10 万。主要表现为反复发生的与进食有关的疼痛和脂肪泻。腹痛可为持续性钝痛，程度不一，定位不明确，以脐周或左下腹稍多见（与缺血的肠段有关）。典型症状为餐后腹痛、畏食和体质量减轻。90% 以上的患者有脐周钝痛或绞痛，多发生于餐后 15～30 分钟，1～2 小时达到高峰，随后腹痛逐渐减轻，蹲坐位或卧位可使部分患者腹痛缓解。大肠缺血的症状一般发生在餐后 10～12 小时。20%～60% 的 CMI 患者可有脉搏减弱、颈动脉杂音、周围血管弹性差等周围血管病的体征。

（三）缺血性结肠炎

IC 系缺血性肠病最常见的一种类型，约占缺血性肠病的 75%，由各种原因导致结肠血供不足进而引发肠道缺血性损伤。在我国，约 90% 的 IC 发生在 60 岁以上的老年人群。危险因素包括便秘、结肠梗阻、休克、药物、小血管病变（糖尿病、血管炎、风湿性关节炎、放射性损伤），以及血管发育异常或畸形。好发部位为结肠脾曲和直肠乙状结肠交界处。

66% 以上患者有腹痛，因病变多累及左半结肠，腹痛多位于左下腹，为突发性绞痛，轻重不一，进食后加重。腹痛多伴有便意，部分患者可在 24 小时内排出与粪便相混合的红色或暗红色血液。其他症状有厌食、恶心、呕吐、低热等。体格检查发现左下腹轻中度压痛、腹胀、低热、心率加快及大便隐血试验阳性。发生肠梗死时可有压痛、反跳痛、腹肌紧张等腹膜炎的体征。肠鸣音开始亢进，后逐渐减弱甚至消失。研究表明，高凝状态是发生IC的主要因素，老年慢性便秘可能是IC的危险因素，而右半结肠缺血是IC手术或死亡的独立风险因素。按照病理基础的不同，IC可分为以下三型。

1. 坏疽型 因结肠动脉主支血供障碍导致结肠黏膜溃疡深达肌层甚至浆膜层，起病急骤，约20%的患者可发生肠穿孔或腹膜炎。坏疽型结肠炎死亡率可达30%。

2. 狭窄型 因肠壁显著水肿、增厚导致肠腔狭窄，通常为非完全性梗阻，狭窄肠腔距离较短，乙状结肠受累最常见。

3. 一过型 因结肠终末小动脉轻度血供障碍所致结肠节段性病变，只累及黏膜层和黏膜下层，大多数IC患者为一过型，其肠壁结构和功能在2～3周内恢复。

【辅助检查】★★★△△

（一）实验室检查

外周血白细胞增高常超过20×10^9/L，血清肌酸激酶（CK）、乳酸脱氢酶（LDH）、碱性磷酸酶（ALP）、磷酸肌酸激酶（CKP）、磷酸肌酸激酶同工酶（CK-MB）、乳酸脱氢酶（LDH）多增高，对早期诊断本病有一定提示作用，但特异性及敏感性不高。近年来有研究发现血清肠脂肪酸结合蛋白对于早期诊断本病有较高的临床价值。

（二）腹部X线片

腹部X线片是缺血性肠病最基本的检查，本病的腹部X线片可能无明显异常发现，阳性征象常在起病12～18小时之后出现。钡灌肠检查可见受累肠段痉挛、易激惹，病变后期可出现肠管僵硬似栅栏样，同时肠腔内钡剂充盈形成扇形边缘。AMI在钡剂灌肠检查中最典型的征象是拇指印征（thumb printing），表示增厚的肠壁黏膜下的水肿或出血，常出现在疾病的晚期。起病早期行腹部X线片可发现有无穿孔或梗阻征象，为是否采取外科手术治疗提供依据。在发病1周后在进行钡剂灌肠检查可以发现病变演变情况。如果出血被吸收，则检查结果会变为正常。如果病变进一步发展而出现溃疡拇指印征则会消失，代之以节段性肠炎表现。钡剂灌肠检查可能加重肠缺血甚至肠穿孔，腹膜刺激征阳性患者禁忌钡剂灌肠检查。

（三）结肠镜

结肠镜对IC具有确诊意义，如排除其他严重且威胁生命的疾病，可以在48小时内行结肠镜检查，不仅能确定病变的范围及病变的节段，还能获取组织学检查，有助于与其他炎性肠病、结肠癌的鉴别诊断。缺血性肠病结肠镜下表现具有一定特点：病变初期可见黏膜上紫色水疱样凸起性病变（出血结节）和黏膜下出血，后期出血吸收，可以出现不同程度的坏死、炎症、溃疡形成，坏死的黏膜随后脱落，镜下表现与溃疡性结肠炎相似；病变部位与正常肠段之间界限清晰，缺血改善后病变肠段恢复快，可与其他炎性、非特异性肠炎鉴别。病理组织学急性期可见黏膜下水肿、出血、腺体破坏、毛细血管内血栓形成及炎性细胞浸润；亚急性期可见黏膜下层大量纤维素血栓和含铁血黄素细胞，为此病特征；慢性期可见间质组织增生及纤维化。CMI患者结肠镜检查无诊断意义。

（四）超声检查

超声检查可显示腹腔动脉，肠系膜上、下动脉和肠系膜上静脉的狭窄和闭塞，还能测定血流峰速，对动脉近端狭窄有较高的诊断价值。同时还可以显示肠壁增厚、肠蠕动异常、肠腔狭窄、腹水、膈下积气、门静脉-肠系膜静脉内积气。

（五）CT血管成像（CTA）

CTA可观察肠系膜动脉主干及其二级分支的解剖情况，但对观察三级以下分支不可靠。CTA对AMI有较高的敏感性与特异性，对MVT的诊断价值优于选择性血管造影，但是对NOMI诊断的敏感性与特异性欠佳。AMI的直接征象为肠系膜上动脉不显影、腔内充盈缺损、平扫可为高密度（亚急性血栓）；间接征象有肠系膜上动脉钙化，肠腔扩张、积气、积液，门静脉-肠系膜静脉内积气、肠系膜水肿、肠壁增厚。肠壁积气、腹水则提示肠管坏死。CMI直接征象为动脉狭窄、动脉不显影、腔内充盈缺损；间接征象有血管钙化、侧支形成、肠腔扩张、肠系膜水肿、肠壁增厚。

（六）选择性血管造影（DSA）

DSA是肠缺血诊断的金标准，有助于了解血管走行分布，发现血管一些特征性病变，如肠系膜动脉分支变窄、肠道血管分支不规则、动脉弓痉挛及透壁血管充盈缺损等。选择性插管至肠系膜上动脉或腹腔动脉或脾动脉进行造影，必要时也可行经皮经肝或经皮经颈静脉行门静脉造影以肯定静脉血栓形成，此法可在做出诊断的同时直接进行血管内的药物灌注治疗和介入治疗。DSA 是早期诊断 NOMI 的唯一方法，但对于 DSA 正常者，不能除外 NOMI。

【诊断及鉴别诊断】★★★△△△

（一）诊断

1. AMI 临床表现不典型，多为急性严重腹痛，症状和体征严重程度不成比例，体征常不明显，诊断较困难。腹痛常局限在某一部位，早期就会出现，持续时间超过 2～3 小时。随着肠缺血的加重，患者会出现腹膜炎的征象，如腹肌强直、腹胀和肠鸣音消失等。不能解释原因的腹胀可能出现在 AMI 的早期，也常是 AMI 的预兆。还有约 30% 的患者早期会表现神志紊乱。临床有阵发性腹部绞痛、血便、伴有里急后重，而大便检查不支持细菌性感染时，应考虑本病。临床观察中如出现腹部压痛逐渐加重、反跳痛及肌紧张等，则为肠缺血进行性加重的表现。强烈提示已发生肠坏死。腹部 X 线片检查可见“指压痕”征、黏膜下肌层或浆膜下气囊征。CT 检查可见肠系膜上动脉不显影、腔内充盈缺损。动脉造影见肠系膜动脉栓塞，肠黏膜组织病理学检查以缺血性改变为主，如伴有血管炎、血栓形成及血管栓塞病变者即可确诊。

2. CMI 诊断主要依据临床症状和先进的影像学检查。临床症状为反复发作性腹痛，少数患者可出现脂肪泻；患者呈慢性病容，消瘦，腹软无压痛，叩诊呈鼓音，上腹部常可闻及血管杂音。动脉造影、CTA、磁共振血管成像、超声等影像学检查有助于诊断 CMI。

3. IC 患者常以突发剧烈腹痛、排褐色或鲜红色血便就诊，常伴有明显的恶心、呕吐、腹泻等胃肠道排空症状。腹痛多为阵发性绞痛，位于脐周或上腹部，可向全腹扩散或向腰背部放射。体查多无阳性体征，轻度压痛、反跳痛，以左髂窝和盆腔部位明显。肠鸣音亢进，无明显肌紧张。肛门指诊直肠周围明显压痛，指尖带血。老年人出现不明原因的腹痛、血便、腹泻或急腹症表现者，特别是有动脉硬化、糖尿病、胶原血管病（如硬皮病、类风湿），以及口服避孕药或其他血管收缩药物等病史，应警惕结肠缺血的可能。根据病情选择肠镜检查，内镜下特征性表现有助于确诊，必要时行血管造影。

（二）鉴别诊断

缺血性肠病的鉴别诊断包括常见急腹症（如胆石症、急性胆囊炎、急性胰腺炎、急性阑尾炎、消化性溃疡急性穿孔）、感染性结肠炎［应该排除沙门菌、志贺菌、空肠弯曲菌和大肠埃希菌（E. coli）O157：H7 菌感染。E. coli O157：H7 菌感染可诱发结肠炎，其表现与缺血性肠病相似，该细菌也可直接导致缺血性肠病］、炎症性肠病、假膜性肠炎、结肠憩室炎和结肠肿瘤。此外，许多常用药物都与缺血性肠病相关，需要详细询问患者服药史。对于特发腹痛的老年患者，要重视症状与腹部体征的动态演变，监测血清学指标（包括 D- 二聚体、白细胞计数等），安排腹部影像学检查（腹部 X 线片、肠系膜血管超声、腹部 CT 和 CTA）。

【治疗】★★★△△

缺血性肠病的治疗有赖于早期诊断及持续的病情监控，特别应注意观察结肠放射学及结肠镜改变。采用放射学及结肠镜对病情予以监控不但为缺血性肠炎诊断建立所必需，而且对观察病变是否逆转，是否进展为慢性缺血性肠炎和肠腔狭窄十分重要。治疗措施主要包括稳定患者一般情况、优化心功能及肠道休息。大部分患者需要接受抗生素全身给药。肾上腺皮质激素的全身给药并没有太大意义，同时会增加结肠穿孔的风险。如果出现提示病情恶化的腹部体征、发热、白细胞增加或者腹泻、便血持续 2 周以上，则很可能出现肠道不可逆损伤，这些情况都是外科手术治疗的指征。

（一）一般治疗

对怀疑肠系膜缺血的患者应立即禁食、胃肠减压、静脉营养支持，让肠道充分休息，减轻肠组织耗氧量。纠正心力衰竭和心律失常等原发病，补充血容量，AMI 一经诊断应立即用罂粟碱，同时尽可能避免使用血管收缩药、洋地黄类药物，慎用肾上腺糖皮质激素，以免肠缺血症状加重，诱发或加速肠管坏死、穿孔；纠正水、电解质平衡紊乱；抗休克，密切监测血压、脉搏、每小时尿量，必要时测中心静脉压或肺毛细血管楔压，以便合理应用血管活性药物。肠缺血可并发全身性炎性反应，由于多种介质释放，缺血的肠管黏膜屏障被破坏，不能阻止细菌入侵可引发内毒素血症和菌血症。应早期使用广谱抗生素，有利于减轻肠缺血程度、改善供血。

（二）AMI 的治疗

1. 初期处理 复苏，包括减轻急性充血性心力衰竭。纠正低血压、低血容量和心律失常。

2. 早期应用广谱抗生素 AMI患者血培养阳性的比例高。应用抗生素以防肠缺血症状加重、诱发或加速肠管坏死；慎用肾上腺糖皮质激素，以免坏死毒素扩散，抗菌谱应该覆盖需氧及厌氧菌，尤其抗革兰阴性菌抗生素，常用喹诺酮类和甲硝唑，严重感染者可用三代头孢菌素。

3. 应用血管扩张药 AMI一经诊断应立即用罂粟碱30 mg肌内注射，继以30 mg/h的速率经泵静脉输注，每日1～2次。疗程3～7天，少数患者可用至2周。同时尽可能避免使用血管收缩药、洋地黄类药物以防肠穿孔。

4. 抗栓治疗 急性期抗血小板治疗，可用阿司匹林200～300 mg/d或氯吡格雷150～300 mg/d，应密切观察。防治出血，抗凝及溶栓治疗，主要适用于肠系膜静脉血栓形成，确诊后尽早使用尿激酶50万U，静脉滴注，每天1次，溶栓治疗；并给予肝素20 mg，静脉滴注，每6小时1次，抗凝治疗，疗程2周。抗凝治疗不能溶解已形成的血栓，但能抑制血栓蔓延。配合机体自身的纤溶系统溶解血栓。一旦诊断急性肠系膜动脉血栓，对有适应证者应尽早进行介入治疗，适时行外科手术治疗，尽早完成血供重建。

（三）CMI的治疗

1. 轻症患者，应重新调整饮食，少食多餐。避免进食过多或进食不易消化的食物。

2. 餐后腹痛症状明显的患者，亦可禁食。给予肠外营养。

3. 应用血管扩张药，如丹参30～60 ml加入250～500 ml葡萄糖注射液中，静脉滴注，每天1～2次，可减轻症状，或右旋糖酐-40葡萄糖注射液500 ml。静脉滴注，每6～8小时1次，促进侧支循环的形成。

（四）IC的治疗

①禁食。②肠外营养支持。③应用广谱抗生素。④治疗原发病，停用血管收缩药（肾上腺素、多巴胺等）。⑤肛管排气缓解结肠扩张。⑥血管扩张药物：如罂粟碱30 mg，肌内注射，每8小时1次，必要时可静脉滴注；前列地尔10 μg，静脉滴注，每天1次；或丹参30～60 ml加入250～500 ml葡萄糖注射液，静脉滴注，每天1～2次。疗程3～7天，少数患者需2周。⑦持续进行血常规和血生化监测，直到病情稳定。⑧坏疽型IC患者要密切关注生命体征和腹部体征，若腹部触痛加重，出现肌紧张、反跳痛，伴有肠鸣音减弱和体温升高，表明可能出现肠穿孔，需立即行手术治疗。

（五）介入治疗

确诊为非闭塞性肠缺血，无论有无腹膜炎体征，都可以经造影导管向动脉内灌注血管扩张药。罂粟碱是首选灌注血管扩张药，以1 mg/ml的浓度以30～60 mg/h恒速灌注。在用药过程中反复进行血管造影来动态观察血管痉挛情况，如果注药后，血管痉挛缓解，临床腹痛逐渐减轻或消失，可以逐渐停止灌药。一般持续用药不超过5天。如果灌药后病情无明显缓解，还出现腹膜炎的体征，则应急诊行剖腹探查术。对于血栓形成或栓塞者，可通过导管灌注链激酶、尿激酶等溶栓药，可使早期患者避免手术治疗。溶栓治疗有可能引起消化道出血，应引起重视。

（六）手术治疗

缺血性肠病一旦出现如下指征，必须及时进行手术探查：穿孔或坏疽相关的腹部体征、持续发热或脓毒血症、症状持续超过2～3周、症状加重、慢性蛋白丢失性肠病。手术方式有动脉栓子摘除术、肠系膜动脉血管重建术。对已坏死的肠管，如果仅局限在某一段肠管，可以做肠管切除。对于可疑的坏死肠管，可暂时予以保留，经12～24小时的药物灌注后，再判断以便决定是否做肠管切除。

（石　卉　万　军）

参考文献

［1］缺血性肠病诊治中国专家建议（2011）写作组，中华医学会老年医学分会，《中华老年医学杂志》编辑委员会．老年人缺血性肠病诊治中国专家建议（2011）．中华老年医学杂志，2011，30（1）：1-6.

［2］Christopher W, Joseph C. Management of ischemic colitis. Clin Colon Rectal Surg, 2012, 25: 228-235.

［3］Cappell MS. Intestinal (mesenteric) vasculopathy. ischemic colitis and chronic mesenteric ischemia. Gastroenterol Clin North Am, 1998, 27(5): 827-860.

［4］吴本俨．重视高龄老年人缺血性结肠炎的诊断．解放军保健医学杂志，2005，7（1）：11-12.

［5］Greenwald DA, Brandt IJ, Reinus JF. Ischemic bowel disease in the elderly. Gastroenterol Clin North Am, 2001, 30(2): 445-473.

［6］Horton KM, Fishman EK. Multidetector CT angiography in the diagnosis of mesenteric ischemia.

Radiol Clin North Am, 2007, 45(2): 275-288.
[7] Schoots IG, Levi MM, Reekers JA, et al.Thrombolytic therapy for acute superior mesenteric artery occlusion J Vasc Interv Radiol, 2005, 16(3): 317-329.
[8] Mohanapriya T, Balaji SK, Arulappan T, et al. Ischemic colitis. Indian J Surg, 2012, 74(5): 396-400.
[9] Genstorfer J, Schafer J, Kettelhack C, et al. Surgery for ischemic colitis: outcome and risk factors for in-hospital mortality. Int J Colorectal Dis, 2014, 29(4): 493-503.
[10] Shi H, Wu B, Wan J, et al. The role of serum intestinal fatty acid binding protein levels and D-lactate levels in the diagnosis of acute intestinal ischemia .Clin Res Hepatol Gastroenterol, 2015, 39(3): 373-378.

第5节 肝胆疾病

一、病毒性肝炎

【定义】★★△△

病毒性肝炎（viral hepatitis）是由肝炎病毒引起的，以肝损害为主的传染病。根据病毒种类分为甲、乙、丙、丁、戊五种。由于老年人肝细胞修复再生能力低下，多合并基础疾病，病毒性肝炎易进展为重型肝炎、疾病过程凶险，且老年人对治疗耐受性差，恢复缓慢，诊疗过程中极易发生死亡，因此须引起足够重视。

【流行病学】★★★△△

甲型肝炎病毒（hepatitis A virus，HAV）及戊型肝炎病毒（hepatitis E virus，HEV）经粪 - 口途径传播。乙型肝炎病毒（hepatitis B virus，HBV）及丙型肝炎病毒（hepatitis C virus，HCV）经血液、性接触和母婴传播。丁型肝炎病毒（hepatitis D virus，HDV）与 HBV 以重叠感染的形式存在。病毒性肝炎常见的是 HBV、HCV、HEV、HBV/HCV 重叠感染和 HBV/HEV 重叠感染，少见 HAV、HAV/HBV 重叠感染和 HCV/HEV 重叠感染。与中青年相比，HBV 感染最常见，占 70% 以上，但散发性 HEV 比例升高，而 HAV 比例明显下降。因此，HBV 感染仍是老年病毒性肝炎的防治重点，而 HEV 感染不容忽视，还需注意重叠感染的诊治。

【病因及发病机制】★★△△

肝炎病毒感染发病是病毒生物学特性、宿主免疫状态及遗传易感性相互作用的复杂过程，可表现为急性自限性肝炎、慢性病毒携带者、慢性肝炎、慢性肝炎急性发作、肝衰竭、隐匿性肝炎、肝炎肝硬化及肝细胞癌，进而导致不同的临床结局。

HAV 由一个直径 27～32 nm 的无包膜 20 面体立体对称的球型颗粒蛋白外壳包裹线性单正链 RNA 基因组形成。HAV 经消化道进入肝细胞后脱壳，基因组 RNA 直接作为模板复制及翻译，并通过胆汁从粪便中排出病毒颗粒。HAV 在肝细胞中繁殖缓慢，不干扰宿主细胞蛋白合成，不直接引起细胞死亡，肝损害主要由机体细胞免疫清除感染细胞的反应所致。而机体体液免疫产生针对结构蛋白和非结构蛋白的抗体为保护性抗体可持续终身，因此临床上 HAV 感染大多表现为急性自限性肝炎。

HBV 由包膜、蛋白颗粒和开环的双链 DNA 组成，可通过肝细胞膜的受体钠离子 - 牛磺胆酸 - 协同转运蛋白侵入胞内，入核后部分双链环状 HBV DNA 在细胞核内以负链 DNA 为模板延长正链以修补正链中的缺失区域，形成共价闭合环状 DNA（cccDNA）难以清除，后者作为模板转录出 3 种长度不同的 mRNA，并分别编码乙型肝炎病毒表面抗原（hepatitis B surface antigen，HBsAg）、e 抗原（hepatitis B e antigen，HBeAg）、核心抗原（hepatitis B core antigen，HBcAg）HBV 逆转录酶、病毒 DNA 多聚酶和 HBx 蛋白。胞内的 HBV DNA 可借助人肝细胞的酶整合入感染细胞基因组的内含子和启动子区域，诱发基因突变、染色体缺失和重排，增加基因组的不稳定性导致肿瘤发生。而 HBx 蛋白能调节细胞多种调节细胞氧化应激和 DNA 修复，增殖和凋亡，以及分化等信号途径和诱导反式激活刺激细胞的恶性变。慢性 HBV 感染可引起宿主的免疫反应，招募 $CD8^{+}$T 细胞攻击肝细胞导致慢性肝炎。肝长期反复的炎症、损伤、再生，伴随着纤维化修复最终导致肝硬化。此外，HBV 逆转录酶缺乏校正功能，导致 HBV 拥有高突变的特性，当突变引起包膜蛋白抗原性改变和免疫逃逸，将导致隐匿性肝炎的发生，而突变发生于病毒 DNA 多聚酶则增加了接受核苷类似物治疗后 HBV 病毒学突破和肝衰竭的风险。

HCV 是由核衣壳蛋白和单正链 RNA 装配成病毒颗粒，其基因组不进入宿主细胞核而在细胞质。HCV 肝损害主要是以细胞毒性 T 淋巴细胞为核心的免疫学应答杀伤感染肝细胞所致。HCV 的多种成分在体内能够诱导干扰素不敏感，并且抑制天然免疫和获得性免疫功能其清除病毒自身，加上病毒本身的高复制能力，引起 HCV 呈持续慢性感染。HCV RNA 聚合酶缺乏校正功能，导致病毒基因组频繁突变产生变异株逃避体液免疫。

HDV 是外层 HBV 的表面抗原及丁型肝炎病毒抗原包被多种核酸组成，分别是共价闭合的环状单股负链的基因组 RNA，互补的反基因组及多聚腺苷酸化的 mRNA。HDV 感染需要 HBV 辅助，目前认为 HDV RNA 的复制的直接细胞毒作用及其诱发的免疫应答均为参与 HBV 与 HBV 重叠感染的肝损害，并导致肝衰竭发生风险增加。

HEV 是单股正链 RNA 病毒，目前认为细胞免疫所导致的免疫损伤在戊型肝炎的发病中起着重要作用，而 HEV 产物在肝细胞表达的细胞毒作用较弱。

【临床表现】★★★△△△

（一）急性病毒性肝炎

老年病毒性肝炎发病隐袭，常以皮肤瘙痒或黄疸首发，其中高黄疸型（总胆红素＞171 μmol/L）占 1/3，但发热者不多见；消化道症状如厌油、恶心、呕吐也不明显。戊肝重叠感染易发展为重型肝炎。

（二）慢性病毒性肝炎

我国老年慢性肝炎病毒感染的患者 70% 以上为 HBV 感染。当慢性乙型肝炎急性发作时，黄疸发生率高，且持续时间长、症状较青年人重、重型肝炎发病率高，常合并其他脏器细菌感染，而且发作时往往已有肝癌发生。

【辅助检查】★★★△△△

（一）肝生化指标

谷丙转氨酶（glutamic-pyruvic transaminase，GPT）和谷草转氨酶（glutamic-oxaloacetic transaminase，GOT）水平是最常用来初步判断肝细胞损伤程度的，其中 GPT 水平是决定治疗的重要指标。血清总胆红素、结合胆红素可判断肝损害程度、胆汁淤积及评估患者预后。血清白蛋白、胆碱酯酶、凝血酶原时间（PT）及凝血酶原活动度（PTA）、国际标准化比值（INR）可反映肝合成功能、应急功能和贮备功能，在肝炎进展至肝硬化或肝衰竭时可下降，对判断疾病进展及预后有较大价值。

（二）病原学指标

1. HAV 血清抗 HAV IgM 检测，但需注意结合临床排除假阳性。

2. HBV HBV DNA 定量检测，建议采用高敏感的实时定量聚合酶链反应法（检测下限为 20 U/ml）。治疗过程中出现病毒耐药需要完善突变株检测以指导抗病毒药物选择。HBV 血清学标志物检测包括 HBsAg、乙肝病毒表面抗体（HBsAb）、HBeAg、乙肝病毒 e 抗体（HBeAb）和乙肝病毒核心抗体（HBcAb），其中血 HBsAg 定量检测对于预测聚乙二醇干扰素（pegylated interferon，PEG-IFN）疗效具有重要价值。

3. HCV 对于 HCV 抗体筛查阳性者，须应用高敏感聚合酶链反应法（检测下限为 15 U/ml）检测 HCV RNA，并在抗病毒治疗前进行基因分型以指导抗病毒治疗。

4. HDV 检测血清抗 HDV IgG、HDV RNA。

5. HEV 检测抗 -HEV IgM、血清 HEV RNA。

（三）影像学检查

常规进行普通腹部超声检查，初步检测肝和脾的大小和形态、肝内血管情况及肝内有无占位性病变。若发现病变则进行超声造影、CT 或 MRI 对病变性质及具体部位进一步鉴别。超声弹性成像是目前公认较为成熟的肝纤维化无创检查，在排除早期肝纤维化和早期肝硬化中具有重要价值，慢性肝炎患者均应进行检测。但其弹性测值受肥胖、肋间隙大小、胆汁淤积、重度肝炎症坏死、脂肪变及操作者的经验等因素影响，对于合并这些因素的患者需要谨慎解读弹性测值结果，必要时需要进一步组织活检明确。

（四）病理学检查

能够通过评分系统半定量评价患者肝炎症及纤维化程度，结合特殊染色可排除其他肝疾病、判断预后和监测治疗应答。

【诊断及鉴别诊断】★★★△△△

抗 HAV-IgM 阳性或双份血清抗 HAV-IgG 滴度 4 倍以上增高可诊断甲型肝炎。HBsAg 或 HBV DNA 阳性可诊断乙型肝炎。抗 HCV 抗体用于丙型肝炎的筛查，

HCV RNA 阳性确诊丙型肝炎。抗 HDV-IgM 阳性或抗 HDV-IgG 高滴度或检测到 HDV RNA，可诊断丁型肝炎。抗 HEV-IgM 阳性或抗 HEV-IgG 滴度变化或检测到 HEV RNA，可诊断戊型肝炎。部分老年人免疫功能衰退，导致体液免疫应答减弱，在甲型肝炎、戊型肝炎病毒感染后仍无法分泌足够滴度的抗体，致使实验室检测抗 HAV-IgM、结果抗 HEV-IgG 时呈假阴性。临床诊治须综合判断，不能仅凭肝炎的免疫学检查结果。

【治疗】★★★△△△

（一）急性肝炎

不需抗病毒治疗，以护肝治疗为主。可用抗炎类护肝药（如甘草酸）、解毒类（如还原型谷胱甘肽）、抗氧化类药物（如水飞蓟素类和双环醇）及肝细胞膜修复保护药（如多烯磷脂酰胆碱）。淤胆明显或瘙痒患者可加用腺苷甲硫氨酸或熊去氧胆酸。一般选用 1～2 种联合应用，推荐采取静脉滴注后改口服的序贯疗法，后续维持治疗或逐渐减量，最后强调缓慢停药，避免病情反复。

（二）慢性乙型病毒性肝炎

是否启动抗病毒治疗应根据患者氨基转移酶水平、HBV 的复制情况、肝组织学情况共同决定，年龄并非抗病毒治疗的禁忌证。在排除干扰 GPT 水平的因素（如药物、酒精等）后，以下情况均考虑抗病毒治疗：① GPT≥2× 正常值上限（upper normal limit，ULN），同时 HBeAg 阳性者 HBV DNA＞20 000 U/ml，或 HBeAg 阴性者 HBV DNA＞2000 U/ml。② GPT（1～2）×ULN 的患者，同时 HBV DNA 高载量（$>10^5$ 拷贝 /ml）。③ GPT 持续正常但发现肝组织学炎症坏死≥G2，或纤维化≥S2。④进展性肝纤维化或肝硬化患者，无论 GPT 水平如何。抗病毒治疗优先选择强效低耐药的核苷类似物，而干扰素由于不良反应较大，老年人不宜首选。对于核苷类似物治疗，目前我国可选用的药物是拉米夫定（Lamivudine）、阿德福韦（Adefovir）、替比夫定（Telbivudine）、恩替卡韦（Entecavir）和替诺福韦（Tenofovir），其中恩替卡韦和替诺福韦对病毒的抑制效果最好，耐药低，不良反应少，推荐优先选用。老年患者常有肾功能不全，应根据肾小球滤过率进行剂量或给药间隔的调整，定期监测血肌酐、血磷和尿常规。对长期服用阿德福韦或替诺福韦的患者，应定期监测血清肌酐和血磷水平，如肌酐水平超过基线值 0.5 mg/dl 或血磷水平低于 2.0 mg/dl，提示出现阿德福韦或替诺福韦相关的肾毒性，老年乙型肝炎患者由于 HBV 在体内感染时间长，应定期复查 B 型超声和甲胎蛋白（alpha-fetoprotein，AFP），有助肝硬化和肝癌的早期发现和治疗。

（三）慢性丙型肝炎

慢性丙型肝炎患者，只要 HCV RNA 阳性，排除失代偿期肝硬化，无论 GPT 是否升高，国内首选 PEG-IFN 联合利巴韦林的标准抗病毒治疗方案。具体剂量为 PEG-IFNα-2a 180 μg，每周 1 次皮下注射。利巴韦林用量按体质量计算，体质量＞85 kg 者，1200 mg/d；65～85 kg 者，1000 mg/d；＜65 kg 者，800 mg/d。具体的疗程需根据 HCV 基因型、治疗效果和不良反应作出选择。老年患者心肺功能相对较差，对不良反应的耐受性远不如中青年，干扰素治疗的不良反应较多，须密切监测，出现流感样症状、皮疹、骨髓抑制时分别采取对症、调整剂量治疗。利巴韦林的主要不良反应为溶血性贫血，需定期做血常规控制，当 Hb≤100 g/L 时应减量，Hb≤80 g/L 时应停药。直接抗病毒药物是目前国外治疗 HCV 的有效药物，可单用或不同抗病毒药物间联用或联合 PEG-IFN 和利巴韦林，可应用于干扰素治疗禁忌、不能耐受或疗效不佳的患者。

（四）预防

HAV、HEV 通过粪 - 口途径传播，故应教育老年人讲究饮食卫生，这对降低老年人病毒性肝炎的发生有重要意义。

二、肝硬化

【定义】★★★△△

肝硬化（liver cirrhosis）是由不同病因引起的肝纤维组织弥漫性增生，再生结节和假小叶为特征的终末期肝疾病，以肝功能损害和门静脉高压为主要表现，是慢性肝损伤迁延的共同结局。老年肝硬化病因构成复杂，隐源性肝硬化并不少见，易合并肝癌、腹水、感染、上消化道出血、肝性脑病等严重并发症，已经成为老年肝病患者的主要死亡原因。

【流行病学】★△

目前国内肝硬化最常见的病因仍为慢性乙型肝炎，比例为 57%～78%；其次为酒精性肝硬化肝病，比例为 5%～14%；再次是隐源性硬化，比例约 5%；其他病因均低于 5%。

【病因及发病机制】★△

引起肝硬化的原因众多，包括肝炎病毒感染（详见病毒性肝炎）、长期大量嗜酒、非酒精性脂肪性肝病、胆汁淤积、血吸虫感染、遗传代谢性疾病（如血色病、卟啉症、酪氨酸代谢紊乱症、α 抗胰蛋白酶缺乏症、肝豆状核变性）、自身免疫性疾病（包括原发性胆汁性肝硬化、原发性硬化性胆管炎和自身免疫性肝炎）、长期化学毒物接触（如磷、砷、四氯化碳等）和服用某些药物（如双醋酚丁、甲基多巴、四环素等）、隐源性因素。隐源性肝硬化不是一种特殊类型，而是由于病史不详、组织病理辨认困难等原因未能明确病因。

肝硬化就是在上述病因作用下引起慢性肝病造成肝组织不断损伤，炎症因子激活肝星状细胞，启动胶原组织和细胞外基质不断分泌沉积，最终破坏肝组织的正常小叶结构和功能，在组织学上可见胶原纤维分割包绕正常肝实质形成假小叶。

【临床表现】★★△△

根据临床表现肝硬化分为代偿期肝硬化和失代偿期肝硬化。代偿期肝硬化患者一般无特殊表现，部分患者胃镜下可见静脉曲张但未发生出血；而失代偿期肝硬化表现为系列并发症，如食管胃底静脉破裂出血（呕血、黑粪）、腹水和双下肢水肿（腹胀）、脾功能亢进（脾大合并外周全血细胞计数减少）、肝性脑病（神志异常）、肝肾综合征（尿量改变）、感染（腹痛、发热）、肝源性糖尿病（血糖异常）等，患者可见慢性肝病面容，皮肤巩膜黄染、肝掌、蜘蛛痣、腹壁曲张静脉等表现。

【辅助检查】★★△△

（一）肝生化指标

1．血清酶学检测 GPT、GOT、γ- 谷氨酰转肽酶（γ-glutamyl transpeptidase，γ-GT）、ALP 在肝细胞受损时可升高。

2．血清总胆红素、结合胆红素持续升高及升高程度均是患者预后不良的重要指标。

3．血清白蛋白、胆碱酯酶、凝血酶原时间（PT）及凝血酶原活动度（PTA）、国际标准化比值（INR）可反映肝合成功能，应急功能和贮备功能，显著下降提示肝硬化病情严重。

（二）病因相关指标

1．嗜肝病毒感染标志物：详见病毒性肝炎。

2．代谢指标：详见非酒精性脂肪性肝病。

3．自身免疫性肝病：血清抗线粒体抗体、抗核抗体、抗平滑肌抗体等自身免疫性肝病相关抗体检查。

4．铜蓝蛋白。

（三）影像学检查

常规进行普通腹部超声检查，肝硬化声像图可见肝实质回声不均匀增粗、肝叶比例失调、硬化结节。门脉高压声像图可见脾大、门静脉增宽和腹水。若发现不典型的肝硬化结节则应行超声造影、增强 CT 及或 MRI 钆塞酸二钠（普美显）造影对病变性质及具体部位进一步鉴别。超声弹性成像可以定量评估肝硬度，有助早期发现肝硬化。CT 检查可发现肝叶比例失调、肝边缘不规则、肝整体缩小、腹水等征象，门脉高压时增强 CT 可见曲张静脉。增强 CT 对肝癌的诊断具有重要价值。

（四）胃镜

胃镜可明确食管胃底静脉曲张的程度及范围，也是诊断门脉高压的重要依据。

（五）病理学检查

肝组织活检是明确早期肝硬化的金标准。

（六）并发症相关检查

如出现腹水时可行诊断性穿刺明确腹水性质，AFP 筛查肝癌、肾功能监测等。

【诊断及鉴别诊断】★★★△△△

肝硬化的诊断需要综合临床表现、实验室检查、影像学及组织病理学的证据。代偿期肝硬化只能通过病理确诊。失代偿期的肝硬化主要诊断依据为：①病毒性肝炎、长期酗酒、服用损肝药物等病史。②肝性脑病、腹水、食管胃底静脉曲张破裂出血等并发症。③肝功能试验血清白蛋白降低、血清胆红素升高及凝血酶原时间延长及血常规中血小板计数下降。④ B 型超声、CT 或 MRI 检查提示肝硬化及内镜发现食管胃底静脉曲张、门静脉高压性胃病、脾大。⑤肝活检发现假小叶是诊断的金标准。

【治疗】★★★△△

（一）一般治疗

1．休息　出现并发症时应卧床休息。

2．饮食　给予高热量、高蛋白、维生素丰富易消化的食物。禁酒，忌用肝损害性药物。避免进食坚硬粗糙的食物。

（二）抗病毒治疗

无论代偿期还是失代偿期乙型肝炎肝硬化患者，HBV DNA 可测均抗病毒治疗。

（三）腹水治疗

1. 限制钠水摄入。

2. 利尿药：螺内酯 40～80 mg/d，视利尿效果加用呋塞米 20～40 mg/d。

3. 定期输注白蛋白或血浆维持血浆胶体渗透压。

4. 难治性腹水：①大量排放腹水加输注白蛋白。②自身腹水浓缩回输。③肝移植。

（四）并发症治疗

1. 食管胃底静脉曲张破裂出血 ①急性出血：中至大量出血首要防治休克，同时急诊内镜联合药物止血。内镜治疗应在生命体征平稳下尽快进行，可行内镜下套扎或硬化剂注射。药物治疗推荐生长抑素及其类似物，联合短期预防性抗生素治疗。②预防再次出血：在控制活动性出血后，内镜下套扎食管曲张静脉或注射硬化剂，胃底曲张静脉宜注射组织胶。药物首选普萘洛尔 10 mg/d 开始，逐日加 10 mg 至静息心率降为基础心率 75% 左右，或心率不低于 55 次 / 分。加用 PPI 提高胃内 pH 值阻止血凝块过早溶解，利于止血和预防再出血。③预防首次出血：对中重度静脉曲张伴红色征患者，首选普萘洛尔。

2. 自发性腹膜炎（spontaneous peritonitis） ①抗生素治疗，选择对肠道革兰阴性菌有效、腹水浓度高、肾毒性小的广谱抗生素，静脉给药，足量足疗程。②输注白蛋白。

3. 肝性脑病 见肝衰竭。

4. 肝肾综合征 积极防治诱因，可用血管活性药加输注白蛋白。

（五）门静脉高压的手术治疗

门静脉高压的手术治疗适用于食管胃底静脉曲张破裂大出血各种治疗无效而危及生命者，或预防再出血特别是伴有严重脾功能亢进者。

（六）肝移植

晚期肝硬化治疗的最佳选择。

三、肝衰竭

【定义】★★△△

肝衰竭是多种因素引起的严重肝损害，导致其合成、解毒、排泄和生物转化等功能发生严重障碍，出现以凝血功能障碍、黄疸、肝性脑病、腹水为表现的临床综合征。由于衰老和免疫力低下，老年人病情快速进展、肝功能受损严重、并发症多，治疗困难，导致较高的病死率。

【流行病学】★★★△△

老年人的肝衰竭主要见于慢性乙型肝炎患者发生慢加急性肝衰竭，其次是药物及肝毒性物质（如乙醇、化学制剂、药物等）导致。男性发病居多，女性较少。老年人肝衰竭以 HBV 激活为主要原因，多见于病毒变异、使用免疫抑制药、化疗或者机体免疫功能改变的患者。

【病因及发病机制】★△

肝衰竭具体机制仍不明确，根据肝衰竭的肝病理表现为大量肝细胞死亡、炎性细胞浸润与微循环障碍三个特点，目前推测肝衰竭始于病毒、药物、肝毒性物质等致病因子直接或诱发免疫损伤间接地导致肝细胞死亡，继而介导大量炎性细胞浸润，大面积死亡的肝细胞栓塞微血管、破坏肝血窦造成缺血缺氧性损伤，另一方面肝细胞数量减少导致肝清除肠源性内毒素的能力下降，引起内毒素损伤肝细胞。上述过程互为因果，相互促进形成正反馈共同推动肝衰竭进展。

【临床表现】★★★△△△

肝衰竭具有以下表现：①极度乏力，明显厌食、呕吐和腹胀等严重消化道症状。②皮肤巩膜严重黄疸。③皮肤黏膜瘀斑、瘀点等出血倾向。④肝性脑病出现神经精神症状、扑翼样震颤。⑤继发感染可出现发热。

【辅助检查】★★★△△△

1. 肝生化指标 测定 GPT、GOT、γ-GT、ALP 水平了解肝损害程度，注意氨基转移酶升高水平并不一定与肝病理严重度平行，总胆红素及直接胆红素判断黄疸的类型及程度，血清白蛋白、球蛋白、胆碱酯酶、凝血酶原时间（PT）及凝血酶原活动度（PTA）、国际标准化比值（INR）可反映肝合成、应急和贮备功能，对肝衰竭分度及预后评估具有重要价值。

2. 电解质及基础代谢生化指标 监测电解质及基础代谢生化指标，如血氨、钾、钠、钙、镁、肌酐、尿素氮、血糖、动脉血乳酸、内毒素水平，必要时进行血气分析。

3. 病因相关指标 详见肝硬化辅助检查病因相关指标部分。

4. 血常规 血常规用于判断是否合并继发感染。

5. 腹部超声 腹部超声了解肝病变，评估肝大小及腹水情况。

6. 组织病理学检查 组织病理学检查对于明确肝衰竭诊断及程度具有重要意义，但是肝衰竭患者普遍凝血功能低下，肝穿刺风险增加，须谨慎权衡后进行。

【诊断及鉴别诊断】★★★△△△

肝衰竭依据病情发展速度分为急性肝衰竭、亚急性肝衰竭、慢加急性（亚急性）肝衰竭和慢性肝衰竭，诊断标准如下。

1. 急性肝衰竭 2周内出现Ⅱ度及以上肝性脑病，并表现：①极度乏力、严重消化道症状。②黄疸进行性加深。③ PTA≤40% 或 INR≥1.5。④肝进行性缩小。

2. 亚急性肝衰竭 2～26周出现以下表现者：①极度乏力、严重消化道症状。②血清总胆红素大于正常值上限10倍或每天上升≥17.1 μmol/L。③ PTA≤40% 或 INR≥1.5。

3. 慢加急性（亚急性）肝衰竭 在慢性肝病基础上，短期内发生急性或亚急性肝功能失代偿的临床综合征。

4. 慢性肝衰竭 在肝硬化基础上，肝功能进行性减退和失代偿。①血清总胆红素明显升高。②白蛋白明显降低。③出血倾向明显，PTA≤40%（或INR≥1.5），并排除其他原因者。④有腹水或门静脉高压等表现。⑤肝性脑病。

对于出现以下肝衰竭前期临床特征的患者，须高度重视，积极处理：①极度乏力，明显厌食、呕吐和腹胀等严重消化道症状。②黄疸升高（TBIL≥51 μmol/L，但≤171 μmol/L），且每日上升≥17.1 μmol/L。③有出血倾向，40%＜PTA≤50%（或 1.5＜INR≤1.9）。

【治疗】★★★△△△

（一）预防

强调早期诊断和综合治疗，对于接受化疗、免疫抑制药治疗的患者，应常规筛查 HBsAg。若为阳性，即使 HBV DNA 阴性和 GPT 正常，也应在治疗前一周开始服用核苷（酸）类药物。

（二）支持治疗

绝对卧床休息，肠内营养，给予高碳水化合物、低脂、适量蛋白饮食，每日总热量146～167 kJ/kg。纠正水、电解质和酸碱平衡紊乱，补充白蛋白或新鲜血浆，预防感染。

（三）病因治疗

1. HBV 相关性肝衰竭 抗病毒治疗可改善患者的预后。

2. 药物性肝损害引起的肝衰竭 停用所有可疑药物，追查过去6个月用药史。

3. 自身免疫性肝炎 可使用肾上腺皮质激素。

（四）保肝抗炎治疗

考虑使用1～2种护肝药，切勿使用过多药物以免增加肝负担。

（五）其他治疗

1. 促肝细胞生长素、前列腺素 E_1 脂质体等促肝细胞再生药物。

2. 微生态制剂。

3. 肾上腺皮质激素（泼尼松 40～60 mg/d），在非病毒感染性肝衰竭的前期或早期，若病情发展迅速且无严重感染、出血等并发症者，也可酌情使用。

（六）防治并发症

1. 肝性脑病 去除诱因，限制肠道摄入蛋白质。应用乳果糖口服或灌肠；选用门冬氨酸-鸟氨酸、精氨酸增加氨代谢，补充支链氨基酸；对Ⅲ度以上的肝性脑病建议气管插管，抽搐患者可使用半衰期短的苯妥英或苯二氮䓬类镇静药物。

2. 肝肾综合征 保持有效循环血容量，要求平均动脉压≥75 mmHg，低血压初始治疗建议静脉输注生理盐水，顽固性低血容量性低血压患者可使用特利升压素或去甲肾上腺素加白蛋白。限制24小时总入量不超过尿量加500～700 ml；必要时行人工肝治疗。

3. 合并感染 先按经验选择抗菌药物，再按培养及药敏试验结果调整用药，注意防治真菌二重感染。慢性肝衰竭时可口服喹诺酮类预防肠道感染。

4. 脑水肿 ①颅内压增高者，给予甘露醇 0.5～1.0 g/kg。②襻利尿药，首选用呋塞米，可与渗透性脱水药交替使用。③人工肝支持治疗。④不推荐肾上腺皮质激素用于控制颅内高压。⑤急性肝衰竭患者使用低温疗法可防止脑水肿，降低颅内压。

（七）人工肝

人工肝能迅速稳定机体内环境，暂时替代衰竭肝的部分功能，为肝移植争取条件。适用于有肝衰竭倾向或早、中期肝衰竭的患者，INR 为 1.5～2.6 和血小板＞50×10^9/L 为宜，晚期肝衰竭患者亦可行人工肝。

（八）肝移植

肝移植是中晚期肝衰竭最有效的挽救性治疗手段。经过严格筛选的老年受者，其生存率及并发症发生率与年轻患者相似。

四、药物性肝损伤

【定义】★★△△

药物性肝损伤是指由药物或其代谢产物引起的肝损伤，急性肝损伤（病程为 3 个月以内）是最常见的发病形式，占 90% 以上，少数为暴发性或重症肝衰竭。老年人发生药物性肝损伤，一种是患者合并多重基础疾病，长期服用大量药物；另一种则是出于保健目的服用成分不清的药物，尤其来源不明的中药。由于急性药物性肝损伤临床症状和病理表现不一，无特异的实验室检查，该病容易被误诊，因此，十分有必要提高对该病的认识。

【流行病学】★★★△△

肝对药物的易感性随年龄增长而增加，很多中草药及保健药有导致肝损伤的可能，老年人更容易发生药物性肝损伤。国内统计显示，老年人药物性肝损伤以心血管药物最多，其次为抗生素和抗肿瘤药物，中草药和抗结核药引起的肝损伤也不少见。在伴慢性肝病基础老年患者中药物性损伤的发生率上升，尤其在非酒精性脂肪肝的人群中。

【病因及发病机制】★△

药物性肝损害的发生机制是具有遗传易感（主要为携带药物代谢、解毒、排泄及影响细胞修复相关基因易感位点）的患者，其肝在药物代谢中发生的特异性损伤，可累及肝细胞、胆管上皮细胞及肝内静脉血管内皮细胞。药物及其代谢产物的毒性超出细胞的解毒能力可直接引起胞内氧化应激、线粒体损伤，也可诱导免疫间接介导肝细胞损伤。

【临床表现】★★★△△△

老年人药物性肝损伤起病隐匿，以无症状的氨基转移酶升高者为主，常见症状为乏力、食欲减退、恶心、呕吐等消化道反应，其次为黄疸、低热、皮肤瘙痒和皮疹，均非特异症状。胆汁淤积型肝损伤在老年人群中更常见。

【辅助检查】★★△△

（一）实验室检查

血清 GPT、ALP、γ-GT、总胆红素和直接胆红素是判断是否有肝损伤的主要指标。其中 GPT 是肝损伤相对敏感的指标，在部分药物性肝损伤患者中 GPT 升高 20 倍 ULN 甚至以上，但其上升程度不一定与肝损伤程度平行。血清总胆红素升高、白蛋白水平降低和 PTA 等凝血功能指标下降在除外营养不良、血液系统疾病等病因后均提示肝损伤程度严重。

（二）影像学检查

肝超声多无显著病变，肝内外胆管通常无明显扩张，并发肝衰竭时肝体积缩小，少数慢性药物性肝损伤患者发展至肝硬化可见硬化结节、脾大和门静脉扩张等声像。CT 或 MRI 检查可作为超声检查发现不符合药物性肝损伤声像的补充检查以进一步鉴别。

【诊断及鉴别诊断】★★★△△△

（一）临床诊断标准

①与药物性肝损伤发病规律一致的潜伏期，初次用药后出现肝损伤的潜伏期在 5～90 天内，有特异质反应者可＜5 天，慢代谢药物（如胺碘酮）可＞90 天。停药后出现≤15 天，出现胆汁淤积≤30 天。②停药后异常肝指标迅速恢复；肝细胞损伤型 GPT 峰值在 8 天内下降＞50%（高度提示），或 30 天内下降≥50%（提示）；胆汁淤积型的 GPT 或

TBIL 峰值在 3 个月内下降≥50%。③排除其他疾病。④再次用药后肝损伤复发，氨基转移酶升高至少 2×ULN。符合①+②+③，或前 3 项中有 2 项符合，加上④，均可确诊。

（二）分型

①肝细胞性损伤，GPT 升高超过 2×ULN，ALP 正常或 GPT/ALP 升高倍数比值≥5。②胆汁淤积性肝损伤，ALP>2×ULN，GPT 正常或 GPT/ALP 升高倍数比值≤2。③混合性肝损伤，GPT 和 ALP 同时升高，其中 GPT 升高>2×ULN，GPT/ALP 升高倍数比值为 2～5。

【治疗】★★★△△△

（一）贯彻“少而精”的用药原则

对于无指征用药坚决禁止，对于肝毒性的药物尽量避免，用药前要充分评估老年人的肝功能和对药物的敏感性，至少每月监测一次肝功能。对于 GPT 升高达 2～5 倍 ULN 的无症状者，建议每 1～2 周监测肝功能的动态变化，若 GPT 继续升高或大于正常上限 10 倍需立即停药。药物已经诱发肝细胞性黄疸需立即停药。

（二）误服大量肝毒性药物者

误服大量肝毒性药物者宜早期洗胃、导泻，并采取血液透析、利尿等措施。

（三）其他

尽可能避免使用与致病药物在生化结构和（或）药物作用属于同类的药物。

（四）抗炎保肝治疗

选用能增强肝解毒能力的还原型谷胱甘肽和具有较强的护肝作用的甘草酸类；乙酰氨基酚所致的药物性肝衰竭可应用 N- 乙酰半胱氨酸；明显淤胆或瘙痒患者可加用熊去氧胆酸。

五、非酒精性脂肪性肝病

【定义】★★△△

非酒精性脂肪性肝病（non-alcoholic fatty liver disease，NAFLD）是一种与胰岛素抵抗和遗传易感密切相关的代谢应激性肝损伤。疾病谱包括非酒精性单纯性脂肪肝（non alcoholic simple fatty liver，NAFL）、非酒精性脂肪性肝炎（non alcoholic steatohepatitis，NASH）及其相关肝硬化和肝细胞癌。随着我国经济水平提高和生活习惯的西方化，NAFLD 的患病率持续上升，成为我国老年人群的第一大肝病，NASH 患者肝纤维化进展相对缓慢，但失代偿期肝硬化和肝细胞癌通常发生于老年人，因此，重视老年 NAFLD 的诊治对于我国老年慢性肝病的防治具有重大意义。

【流行病学】★△

我国发达地区成年人 NAFLD 患病率在 15% 左右，有逐年上升趋势。在 NAFLD 患者中，60 岁以上者占 25% 以上，合并肥胖症、糖尿病、高血脂、高尿酸、高血压等代谢综合征的老年人 NAFLD 患病率明显升高。

【病因及发病机制】★△

NAFLD 患者肝和外周组织的胰岛素敏感性降低、肠道菌群失衡，加上肥胖引起的脂肪组织内分泌因子释放失调，导致脂肪分解生成大量游离脂肪酸进入肝，并且促进肝脂肪酸从头合成代谢亢进，最终引起肝细胞大量脂质沉积。蓄积的肝脂肪继而使肝细胞更易发生氧化应激、内质网应激和线粒体功能失调，释放炎性因子引发炎性反应，炎性应激除了诱发肝纤维化和肝癌，同时影响其他组织糖、脂肪酸、胆固醇的代谢，促使 2 型糖尿病和动脉粥样硬化发生。

【临床表现】★△

NAFLD 起病多无症状，个别患者可有乏力、肝区隐痛等症状。发展至肝硬化时临床表现详见肝硬化部分。

【辅助检查】★★△△

完善评估包括：①人体学指标（身高、体质量、腰围）和血压测量。②代谢组分（血脂、血糖、空腹胰岛素和糖化血红蛋白，尿酸）、颈动脉超声、心电图及超声心动图检查。③如空腹血糖≥5.6 mmol/L 且无糖尿病病史者应做葡萄糖耐量试验（oral glucose tolerance test，OGTT）。④影像学评估，基于超声技术的受控衰减参数（controlled attenuation parameter，CAP）实现了简便易行地对肝脂肪含量进行半定量评价，磁共振技术（磁共振质子波谱成像、磁共振评估的质子密度脂肪分数）以其测量的高精度是目前肝脂肪精确定量的无创金标准，基于超声的弹性成像可为 NAFLD 肝纤维化无创评估提供参考。⑤病理学评估，肝活检病理可明确肝炎症的活动度及纤维化程度，也是排除其他可能病因的重要检查。

【诊断及鉴别诊断】★★★△△△

需符合：①无饮酒史或饮酒折合乙醇量每周小于 140 g（女性每周＜70 g）。②除外其他疾病。③肝活检组织学改变符合脂肪性肝病。

若无肝活检结果，按以下标准：①肝影像学表现弥漫性脂肪肝。②有代谢综合征相关组分的患者出现不明原因的肝酶学异常半年以上。减肥和改善胰岛素抵抗后，①和②改善甚至恢复正常者可明确诊断。

【治疗】★★★△△△

（一）控制体重是目前最有效的治疗手段

体重下降 3%～5% 能改善肝脂肪变，下降 10% 以上能减轻肝炎症程度。减重采用控制饮食和体育锻炼。在保证必需营养的前提下控制每日摄入的热卡，饮食搭配上建议低糖低脂，适当提高蛋白质和纤维摄入的平衡膳食。老年人在力所能及情况下适当进行有氧运动，运动强度以运动后心率（170－年龄）到（200－年龄）为宜。

（二）轻度脂肪肝且肝功能异常的处理

对于轻度脂肪肝且肝功能异常者，如在增加运动锻炼和调整饮食内容的基础上或在戒酒后仍有氨基转移酶升高，可适当选用抗炎保肝药物。

（三）合并代谢综合征的处理

1. 高血压 65 岁老年人的收缩压应控制在 150 mmHg 以下，1 级高血压患者以生活方式干预为主。生活方式干预 3 个月无效和 2 级或以上的高血压则应开始降压药物治疗。降压药物首选血管紧张素Ⅱ受体拮抗药（ARB）或 ARB＋钙离子通道拮抗药。合并脂肪性肝硬化的高血压病患者，建议应用非选择性 β 受体阻滞药兼顾降低动脉血压和门脉压力。

2. 血脂异常 经过生活方式治疗 3～6 个月以上，若血清低密度脂蛋白胆固醇（LDL-C）仍＞4.14 mmol/L 时，建议使用他汀类药物但须密切检测肝功能，一旦 GPT≥3 倍 ULN 或胆红素升高应停药并给予保肝药物治疗。若三酰甘油（triglycerides，TG）仍＞2.3 mmol/L，尤其 TG＞5.6 mmol/L 时，推荐贝特类药物。对于 TG、总胆固醇（total cholesterol，CHOL）均高的患者，血脂接近正常水平后，仍需用他汀类和贝特类两种药维持，可早晚分开服用，但需警惕第三类药同时合用增加不良反应。

3. 胰岛素抵抗或空腹血糖升高的处理 首先生活方式干预，若强化干预 6 个月后空腹血糖仍高于 6.1 mmol/L 或餐后血糖高于 7.8 mmol/L，建议用二甲双胍或吡格列酮等胰岛素增敏剂防治糖尿病。

4. 高尿酸 高尿酸（男性＞420 μmol/L，女性＞360 μmol/L）者注意低嘌呤饮食。在碱化尿液的基础上，选用苯溴马隆或别嘌醇，但使用苯溴马隆前必须确认老年人的肾功能正常或仅轻度异常（内生肌酐清除率＜30 ml/min 时禁用）、无尿路结石及尿酸盐。别嘌醇易引起胃肠道反应、剥脱性皮炎、骨髓抑制、肝及肾功能损伤等不良反应，对于老年人更须密切观察。

六、原发性肝癌

【定义】★★△△

原发性肝癌（primary hepatic carcinoma，PHC）是指来源于肝细胞或肝内胆管上皮细胞的恶性肿瘤，是我国最常见的恶性肿瘤之一，其中肝细胞性肝癌（hepatocellular carcinoma，HCC）占原发性肝癌的 90% 以上，是最主要的 PHC 类型。在我国老年人群的恶性肿瘤发病中，肝癌位居第二，肝癌在确诊时多属中晚期，加上老年人心肺功能衰退，往往合并较多的基础疾病，大部分已丧失手术时机，能选用的治疗手段十分有限，鉴于此，防治肝癌是老年肝病面临的一项最为艰巨的任务。

【病因及发病机制】★△

HCC 发生与病毒性肝炎、肝硬化、酒精摄入、NAFLD、遗传易感性、黄曲霉素及化学毒物摄入相关，其中 HBV 感染是我国肝癌的首要病因。肝癌的发生进展是多基因和多步骤协同的复杂过程，致病因素可通过：①致原癌基因突变激活或者过度表达、抑癌基因发生突变失活、基因片段缺失，打破细胞的生长和分化的精细调控，导致细胞向恶性转化。②影响多种参与细胞分化和端粒修复、增殖和凋亡、血管生成等信号途径促进 HCC 发生。③引起肝细胞异常表观遗传修饰促进 HCC 发生。

【临床表现】★★△△

早期肝癌无明显症状，当肝癌发展至中晚期时，肝占位引起的肝包膜牵拉使患者表现为肝区持续性的隐痛或胀痛。当肿瘤晚期出现显著肝损伤、腹水或压迫邻近器官可出现恶心、乏力、腹胀、消瘦等症状。个别患者可出现伴癌综合征，如高胆固醇血症、低血糖症、血小板增多症、类白血病反应、红细胞增多症、高钙血症等。

【辅助检查】★★★△△△

AFP 一直是肝癌较为特异的血清标志物，然而并非所有肝癌均有 AFP 异常，而其他血清学标志物对肝癌诊断率仍不满意，因而影像学检查作为诊治肝癌的重要手段，尤其在病变的检出、病情的评估、治疗方式的选择及预测复发方面具有重要价值。

（一）腹部超声检查

目前肝癌筛查的首选的检查为腹部超声，对怀疑肝癌的患者，超声造影有助于良恶性病变的进一步鉴别。

（二）电子计算机断层成像

电子计算机断层成像（computed tomography，CT）能较为精确地显示病变的范围、数目、大小及与血管的关系，是肝癌患者术前检查的常规项目，CT 造影对肝癌诊断灵敏度更高。

（三）MRI

对 B 型超声、CT 无法判断肝占位性质的患者，考虑行钆塞酸二钠（普美显）MRI 检测，其对肝癌与肝局灶性增生结节、肝腺瘤等的鉴别具有独特的优势。

（四）选择性肝动脉造影

选择性肝动脉造影在术前或治疗前可用于估计病变范围，特别是了解肝内播散的子灶情况，也可了解血管解剖变异和重要血管的解剖关系及是否出现门静脉肿瘤侵犯，对于判断手术切除的可能性和彻底性有重要价值。DSA 是一种侵入性创伤性检查，可用于其他检查后仍未能确诊的患者。此外，对于可切除的肝癌，即使影像学上表现为局限性可切除肝癌，也可术前 DSA，利于发现其他影像学手段无法发现的病灶和明确有无血管侵犯。

（五）正电子发射计算机体层成像

正电子发射计算机体层成像（positron emission tomography-computed tomography，PET-CT）仅用于术前怀疑有全身转移或考虑为转移瘤可能性情况。不推荐其作为肝癌诊断的常规检查方法。

【诊断及鉴别诊断】★★★△△△

病理学诊断是金标准。临床诊断主要考虑以下因素：①具有肝硬化及乙肝或丙肝感染的慢性肝病背景。②典型的肝癌影像学特征。③血清 AFP≥400 μg/L 持续 1 个月或≥200 μg/L 持续 2 个月，并能排除其他原因所致的 AFP 升高。

诊断肝癌应注意与肝硬化结节、肝血管瘤、继发性肝癌等肝占位性病变相鉴别。

【治疗】★★★△△△

（一）外科治疗

手术切除及肝移植是外科治疗主要手段。切除指征主要是全身状况可以耐受手术、肝病灶可以切除和预留肝功能可以充分代偿。具体选择根治性手术还是姑息性手术需根据肿瘤的直径、数量和位置、有无侵犯血管、转移情况、术后残余肝功能评估等综合判断。其中，肝癌的大小是影响患者预后的主要因素，小肝癌的早期手术切除能有效延长肝癌患者存活期。肝移植用于无法手术切除、不能进行或微波消融和经肝动脉化疗（transcatheter arterial chemoembolization，TACE）治疗及肝功能不能耐受的患者。国际上公认的适应证采用米兰标准，即单个肿瘤直径＜5 cm，多发性肿瘤直径＜3 cm 和肿瘤总数不超过 3 个，肿瘤没有血管和淋巴结侵犯和肝外转移。由于肝移植把肿瘤和硬化的肝同时切除，可以有效减少肝癌肝内复发、术后肝衰竭及门静脉高压等并发症的发生。一般认为，对于局限性肝癌，如果患者不伴有肝硬化，则应首选肝切除术；如果合并肝硬化，肝功能失代偿（Child-Pugh C 级），且符合移植条件，应该首选肝移植术。

（二）局部治疗

大部分老年患者由于发现时肝肿瘤、肝功能和全身状况的原因，不能耐受手术切除。此时，只能采取局部姑息性治疗，主要在影像技术的引导下靶向定位肿瘤，局部采用物理或化学的方法直接杀灭肿瘤组织的一类治疗手段，包括 TACE、局部消融治疗（如经皮无水乙醇注射、经皮微波固化、射频消融、冷冻治疗、高功率超声聚焦消融等）。所有的区域性治疗均通过使局部肿瘤组织坏死限制病情进展，争取延长患者的生存期。

（三）分子靶向治疗

已经发生肝外转移的晚期患者；虽为局部病变，但不适合手术和局部姑息治疗，或者局部治疗失败进展者；弥漫型肝癌；合并门静脉主干癌栓和（或）下腔静脉者，可选择以索拉非尼为代表的分子靶向治疗。

（四）乙肝的抗病毒治疗

证据显示，HCC 患者行肝切除术时的 HBV-DNA 水平是预测术后复发的独立危险因素之一，且抗病毒治疗能延长肝癌患者生存期。因此，对 HBV-DNA 阳性的非终末期 HCC 患者建议应用核苷（酸）类似物（NA）抗病毒治疗。对于接受化疗或者肝移植后接受免疫抑制药治疗的患者，若 HBsAg 阳性，即使 HBV-DNA 阴性和 GPT 正常也应预防性使用 NA；若 HBsAg 阴性但 HBcAb 阳性，则需密切监测 HBV-DNA 和 HBsAg，一旦出现阳转应及时加用 NA 抗病毒治疗。此外，乙型肝炎患者拟行肝移植时需使用 NA 及乙型肝炎免疫球蛋白预防移植后再感染。

（五）其他治疗

放疗、生物治疗（胸腺肽、α 干扰素及其长效制剂）、全身化疗及放射性粒子植入治疗在肝癌的综合治疗中也可适当选择。

【预后与转归】★△

肝癌的预后主要与肝癌的分期、患者的一般健康状态及肝功能的 Child-Pugh 分级有关。肝癌的自然病程约为 24 个月。其中，从肝癌发生到诊断出亚临床肝癌约 10 个月，从诊断出亚临床肝癌到出现肝癌症状、体征约 8 个月，从出现肝癌症状体征到出现黄疸、腹水或远处转移约 4 个月，从出现黄疸、腹水或远处转移到患者死亡约 2 个月。主要死于出血（肿瘤破裂或食管胃底静脉曲张破裂）、肝衰竭、继发感染或肝外转移等。

七、胆石病

【定义】★★△△

胆石病是指胆道系统（包括胆囊和胆管）的任何部位发生结石的疾病，可分为胆囊结石、胆总管结石和肝内胆管结石。胆结石可以是无症状的，也可以导致胆绞痛、胆囊炎、胆管炎、梗阻性黄疸、胆源性胰腺炎、胆汁性肝硬化等。老年胆石症患者病情隐匿，常延误就诊，易并发严重感染，同时常伴有重要脏器功能不足或严重的基础疾病，如冠心病、脑梗死、慢性阻塞性肺疾病、慢性肾衰竭、糖尿病等，使得病情的复杂程度远高于中青年，有必要提高对老年胆石症的诊治水平。

【流行病学】★★△△

胆石症的患病率约为 7%，随年龄增长而增加，在 80 岁以上的老年人患病率高达 23%。在同一年龄组中，女性的发病率高于男性。胆石的形成与摄入高脂肪、肥胖等密切相关。

【病因及发病机制】★△

胆道结石目前认为与肝代谢异常改变其分泌的胆汁成分、胆道感染、胆汁淤滞、华支睾吸虫病、胆囊运动功能异常及遗传因素有关，但具体机制仍未阐明。

【临床表现】★★△△

部分患者无明显症状或有上腹不适，在体检时通过腹部超声检查发现。当胆道结石阻塞胆管时，患者表现出黄疸、肝区疼痛不适、消化功能减退等胆道梗阻症状。而胆道梗阻合并细菌感染时，患者发生急性化脓性胆管炎，出现上腹部剧烈疼痛、畏寒、发热、黄疸。体格检查肝区有压痛。

【辅助检查】★★△△

B 型超声一般作为首选检查，但不能作为外科手术的全部依据，还需联合 CT 或 MRI、磁共振胰胆管造影（magnetic resonance cholangiopancreatography，MRCP）、经内镜行胰胆管造影（endoscopic retrograde cholangiopancreatography，ERCP）或经皮肝穿刺胆管造影（percutaneous transhepatic cholangiography，PTC）等侵入性直接胆道造影已非必需，若有需要，通常也是在临近手术前或术中进行。

患者出现急性化脓性胆管炎时，血液学检查可发现外周血白细胞和中性粒细胞显著升高，GPT、γ-GT、ALP 和血清胆红素升高。

【诊断与鉴别诊断】★★★△△

本病结合典型的临床表现、实验室指标和各种影像学检查可以建立诊断。注意与病毒性肝炎、急腹症、心肌梗死、胆道蛔虫症、胰头癌、胆总管癌、原发性肝癌转移至肝门部淋巴结鉴别。

【治疗】★★★△△△

（一）无症状胆囊结石治疗

无症状的胆囊胆石患者不需要常规进行预防性

胆囊切除。对于期待治疗可能显著增加未来手术风险的老年患者可选择预防性胆囊切除，但仍应在结合慢性病的严重程度和患者意愿的基础上谨慎考虑。

（二）有症状胆囊结石治疗

胆囊结石症状明显影响工作、生活或曾有胆绞痛、急性胆囊炎（acute cholecystitis，AC）、胆源性胰腺炎发作的患者应择期实施胆囊切除术，首选腹腔镜胆囊切除术。

（三）肝内胆管结石治疗

有明显临床症状的肝内胆管结石需要手术。区域型肝内胆管结石，或肝内胆管结石伴局限性肝纤维化或肝内胆管狭窄者，首选肝部分切除术。弥漫型肝内胆管结石伴肝实质广泛纤维化而形成胆汁性肝硬化者，可考虑肝移植。

（四）胆管结石合并急性化脓性胆管炎治疗

应尽可能做到充分引流。通过手术或内镜治疗引流以解除胆道梗阻，降低胆管内压是治疗急性化脓性胆管炎的关键。待患者一般情况恢复后，宜再根据结石特点后续治疗。

（五）胆道疾病合并其他器官疾病治疗

老年人合并严重呼吸系统及心脑血管疾病为外科手术的相对禁忌证，此时，内镜微创治疗技术可作为一种较为安全的治疗选择。

（钟碧慧）

参考文献

[1] 中华医学会肝病学分会，中华医学会传染病与寄生虫病学分会．丙型肝炎防治指南．中华肝脏病杂志，2004，12（4）：194-198.

[2] Asrani SK, Larson JJ, Yawn B, et al. Underestimation of liver-related mortality in the United States. Gastroenterology, 2013, 145(2):375-382.

[3] 王宇明，于乐成．肝脏炎症及其防治专家共识．中国实用内科杂志，2014，34（2）：152-162.

[4] 万谟彬，翁心华．干扰素治疗慢性乙型肝炎专家建议的若干补充．中华传染病杂志，2012，30（12）：705-710.

[5] 慢性乙型肝炎特殊患者抗病毒治疗专家委员会．慢性乙型肝炎特殊患者抗病毒治疗专家共识：2014年更新．中国肝脏病杂志（电子版），2014，6（1）：77-83.

[6] 钟碧慧，王锦萍，林菁华，等．肝硬化食管胃底静脉曲张破裂出血风险评估及预防策略．中国实用内科杂志，2013，33（9）：690-693.

[7] 宓余强，施军平，范建高．脂肪性肝病诊疗规范化专家建议．中国实用内科杂志，2013，33（7）：525-529.

[8] 中华医学会感染病学分会肝衰竭与人工肝学组，中华医学会肝病学分会重型肝病与人工肝学组．肝衰竭诊治指南（2012年版）．中华临床感染病杂志，2012，5（6）：321-327.

[9] 中华医学会消化病学分会肝胆疾病协作组．急性药物性肝损伤诊治建议（草案）．中华消化杂志，2007，27（11）：765-767.

[10] de Franchis R，杨力．最新门脉高压共识（Baveno V 版）．临床肝胆病杂志，2011，27（2）：116-118.

[11] Ryden L, Grant PJ, Anker SD, et al. ESC Guidelines on diabetes, pre-diabetes, and cardiovascular diseases developed in collaboration with the EASD. Eur Heart J, 2014, 35(27):1824.

[12] Mancia G, Fagard R, Narkiewicz K, et al. 2013 ESH/ESC Guidelines for the management of arterial hypertension: the Task Force for the management of arterial hypertension of the European Society of Hypertension (ESH) and of the European Society of Cardiology (ESC) . J Hypertens, 2013, 31(7): 1281-1357.

[13] 叶俊钊，钟碧慧．非酒精性脂肪性肝病合并糖尿病的治疗．中华糖尿病杂志 ,2016,8（9）：520-524.

[14] 廖献花，邓丽芬，叶俊钊，等．肠道菌群与非酒精性脂肪性肝病关系的研究进展．中华消化杂志，2016，36（9）：643-645.

[15] 叶俊钊，晁康，吴艳琴，等．非酒精性脂肪性肝病导致肝细胞癌发生的机制．肝脏，2014，19（7）：536-539.

[16] 叶俊钊，王伟，廖冰，等．实时剪切波弹性成像诊断慢性乙型肝炎肝纤维化的影响因素．实用医学杂志，2016，32（15）：2454-2458.

[17] 叶俊钊，钟碧慧．非酒精性脂肪性肝病的影像学评估．临床肝胆病杂志，2016，32（8）：1477-1482.

[18] 钟碧慧．降脂药物在 NAFLD 患者中的合理应用．实用肝脏病杂志，2016，19（2）：143-146.

[19] 中华医学会外科学分会胆道外科学组．肝胆管结石病诊断治疗指南．中华消化外科杂志，2007，6（2）：156-161.

[20] 中华医学会肝病学分会，中华医学会感染病学分会．慢性乙型肝炎防治指南（2015年更新版）．中华肝脏病杂志，2015，23（12）：888-905.

第 35 章　血液系统疾病

第 1 节　贫　　血

【定义】★★★△△

贫血在老年人群中常见，原因有很多，常与个体合并的慢性病状态有关。老年人贫血的临床表现复杂，大多数无症状或无特异性表现。最新研究显示，贫血是老年人群独立的预后不良因素，其中包括体力下降、认知功能减退、体力和心理承受能力脆弱、残疾和死亡等，即便是轻度贫血也可能导致机体重要的功能损害和（或）死亡率增加。因此，及时纠正贫血，可以很大程度上改善老年人的预后。

世界卫生组织（World Health Organization，WHO）对 65 岁以上老年人的贫血定义为男性血红蛋白（Hb）低于 130 g/L，女性低于 120 g/L。此标准虽有争议，但已被世界上许多血液学工作者接受。依据我国调查结果，把成年人贫血定义为男性 Hb 低于 120 g/L，女性低于 110 g/L，老年人亦依此标准诊断。一些亚临床因素可能会导致整个老年人群的 Hb 水平向低水平偏移。随着 Hb 浓度由低至逐步正常，不良预后的风险逐渐减少。

【流行病学】★★△

美国第三次国际健康与营养调查（NHANES Ⅲ）发现 65 岁以上老年男性贫血发病率为 11%，而老年女性为 10.2%，随着年龄的增长，患病率增加，85 岁以上人群贫血发生率为 23%。不同年龄和性别之间存在显著差异。2002 年中国居民营养与健康状况调查数据显示，城乡 60 岁及以上老年人贫血的患病率为 29.1%。

【临床特点】★★★△△△

（一）对贫血的耐受能力减低

由于老年人各器官功能衰退，常同时患有心、脑或其他器官疾病，因此，对贫血的耐受能力减低，轻度或中度贫血也可出现重度甚至极重度的临床症状。

（二）对贫血的应激能力减低

随着年龄增长，造血组织容量减少，在应激状态下（如外伤、手术等大量出血），青壮年机体造血功能恢复较快，能够很快恢复机体正常所需的血细胞，而老年人的应激能力明显减低。

（三）贫血多继发于其他疾病

约占 80% 的贫血继发于其他疾病，常见的原因有肿瘤、感染、慢性肾功能不全、急性或慢性失血，一些代谢性疾病及药物反应也可继发贫血。

（四）高血压和糖尿病合并贫血患病率高

老年人中高血压和糖尿病肾病所致的贫血不少见，由于糖尿病不合理饮食结构和（或）过度的饮食控制可能使贫血加重。

（五）老年人免疫器官活性趋向衰退

随着老年人免疫器官活性逐渐衰退，老年人的自身免疫活性细胞对机体正常红细胞失去自我识别能力，因此，老年人较容易发生自身免疫性溶血。

（六）可表现为精神症状

部分老年贫血患者可出现精神症状，易误诊为老年性精神病，如抑郁、淡漠、无欲、反应迟钝等，因此当老年人出现上述表现时应进行血常规检查。

（七）其他

注意其他相关症状及体征，如骨痛、腹部包块、淋巴结肿大、神经症状或脊髓病变；老年人慢性贫血最常见的症状和体征为隐匿性的，在诊断时贫血常较为严重。

【诊断】★★★△△△

对于贫血本身，仅用Hb测定即可确诊，但仍需查明贫血的原因，这一点十分重要且不易，切忌将贫血当作病因或视为独立的一种疾病。在诊断过程中注意以下几方面。

（一）病史

应详细询问有无疲乏、肌肉无力、头痛、眩晕、晕厥、心悸、呼吸困难；有无出血史、呕血、黑便、尿色加深；有无营养缺乏或偏食情况；有无与化学毒物或放射物质接触；有无服用能引起贫血的药物；有无慢性炎症、感染、肾病、肝病、恶性肿瘤、胶原性疾病、内分泌功能紊乱等疾病的症状。

（二）体格检查

除全面检查外，需注意有无皮肤苍白、结膜苍白、黄疸、淋巴结肿大、肝大、脾大、骨骼压痛等。例如，严重的缺铁性贫血常有反甲及舌炎；舌乳头萎缩和脊髓后索及侧索体征出现于维生素B_{12}缺乏等。

（三）实验室检查

除红细胞、血红蛋白、血细胞比容外，最基本的血液学检查应包括网织红细胞计数；平均红细胞体积（MCV）及平均红细胞血红蛋白浓度（MCHC）；外周血涂片，观察红细胞有无异形红细胞，如球形红细胞、靶形红细胞，有无红细胞大小不均，低色素和多染性红细胞，嗜碱性点彩、豪-周小体，红细胞碎片等。白细胞和血小板数量和形态学方面的改变，有无异常细胞；行骨髓穿刺骨髓涂片检查，对诊断非常重要，必要时应做骨髓活检。尿常规、大便隐血、肝肾功能、免疫指标及影像学检查等均不容忽视。

【常见类型】★★★△△△

常引起老年人贫血的病因主要有营养性贫血、慢性炎症性贫血、慢性肾病性贫血、骨髓增生异常综合征、原因不明贫血等几大类。

（一）营养性贫血

老年人群中营养性贫血最为常见。缺铁性贫血（iron deficiency anemia，IDA）和巨幼细胞性贫血（megaloblastic anemia，MA）是老年人贫血的主要原因。

1. 缺铁性贫血 铁缺乏是引起营养性贫血的最常见原因。铁摄入减少、铁吸收下降及慢性失血均是缺铁的重要原因。老年人IDA主要原因是慢性失血造成的，尤其是消化道失血。铁缺乏早期表现为铁贮备的下降。铁贮备耗竭，Hb的合成受损，导致红细胞生成障碍，出现贫血。随着铁缺乏程度加重和持续时间延长，IDA的典型特征随即出现，即以小细胞低色素性贫血为主要特征。老年人IDA的临床表现，除一般贫血症状外，可有吞咽疼痛、吞咽困难、舌黏膜萎缩及口角皲裂等发生。体格检查除贫血貌外，还可有皮肤干燥、发皱和萎缩、毛发干燥易脱落、指甲扁平、不光整、脆薄易断甚至反甲。IDA的典型实验室检查包括血清铁蛋白浓度下降，血清铁浓度降低，总铁结合力增加，转铁蛋白饱和度下降，以及可溶性转铁蛋白受体浓度增加（sTfR）。实验室检查有助于对铁缺乏和IDA的进一步确诊和分期。诊断IDA后注意排除消化道肿瘤。

2. MA 叶酸和（或）维生素B_{12}缺乏会通过干扰DNA的合成而损害红细胞的成熟和增殖导致大细胞性贫血。若同时合并铁缺乏可能表现为正细胞性贫血。萎缩性胃炎、胃癌、胃部手术、弥漫性肠病或某些肠手术后均可导致维生素B_{12}吸收障碍或内因子缺乏，某些药物如氨硫酸钠、新霉素和苯妥英钠等也影响小肠内维生素$_{12}$的吸收；长期素食者亦可致维生素B_{12}缺乏。叶酸缺乏经常见于营养摄入不足。胃肠道疾病（如萎缩性胃炎或抑酸治疗引起的胃酸过少及腹部疾病等）可以引起叶酸吸收减少，饮酒过度或应用抗叶酸药物如甲氨蝶呤亦可引起叶酸缺乏。实验室检查有助于鉴别叶酸或维生素B_{12}缺乏。MA除贫血症状外，患者常有舌痛、舌质红、舌乳头萎缩、舌面光滑；消化道症状如食欲缺乏、上腹部不适或腹泻等表现；维生素B_{12}缺乏可伴有神经系统症状，如手足麻木、感觉障碍等周围神经炎和亚急性或慢性脊髓后侧索联合变性表现，老年患者常有精神症状。

（二）慢性病/炎症性贫血或慢性肾病性贫血（chronic kidney disease，CKD）

1. 慢性炎症性贫血（anemia of chronic inflammation，ACI）亦称为慢性病贫血（anemia of chronic disease，ACD） ACI与各种炎症有关，其中包括慢性感染、肿瘤、糖尿病、风湿性关节炎、系统性红斑狼疮、慢性阻塞性肺疾病、酒精性肝病和充血性心力衰竭以及创伤等。其中恶性肿瘤引起的贫血在ACI中尤为多见。WHO 2001年统计的资料显示，贫血占恶性肿瘤治疗相关并发症的21%～82%，平均38%，恶性肿瘤治疗相关性贫血可导致严重的生理功能障碍，影响生活质量评分（QOL）。纠正贫血可使恶性肿瘤患者改善生活质量并获得长期生存。ACI的铁代谢特征是血清铁、总铁结合力减低，血清铁蛋白正常或增高，即铁利用障碍。

ACI可能机制如下：①炎性细胞因子白介素（interleukin，IL）-6升高刺激铁调素hepcidin产生，即铁利用的主要调节因子，可以抑制铁从网状内皮系统中释放，同时也可抑制肠道对铁的吸收；hepcidin在体外也能抑制红系集落形成，提示hepcidin不但影响铁代谢，而且对红系祖细胞增殖起重要作用。②可能通过炎症介导祖细胞的凋亡和（或）对祖细胞的直接毒性作用或抑制红系造血干/祖细胞增殖和分化。③由于炎性反应，机体对红细胞生成素（erythropoietin，EPO）敏感性下降、反应迟钝导致EPO相对缺乏。

ACI诊断依据：①往往有慢性疾病。②通常为小细胞性贫血（但储存铁不低）。③血清铁及总铁结合力均低于正常，转铁蛋白饱和度为16%～30%，血清铁蛋白增高，符合铁利用障碍表现。在积极治疗原发病的基础上，ACI/ACD可应用EPO治疗。

2. CKD 随着年龄的增长，CKD发病率不断增加。贫血是CKD的常见并发症之一。EPO大多数由肾产生，肾衰竭患者产生EPO的数量减少、骨髓红系造血受抑是CKD贫血的主要原因。肾衰竭晚期，EPO合成严重受损。肾功能不全患者除了EPO合成减少外，肾外分泌功能也受损，在贫血发生过程中亦起着重要作用，导致红细胞寿命缩短，骨髓红系增生受抑。CKD患者可能常合并其他因素共同抑制骨髓造血，其中包括营养缺乏、继发性失血、摄入减低、透析丢失、EPO使用过程中铁利用增加等。炎症在CKD发病过程中的作用越来越受到关注。患者肾功能重度不全，肾小球滤过率（GFR）<30 ml/min时容易出现肾性贫血，检测EPO水平下降可帮助诊断，诊断容易。而轻中度肾功能损害时，诊断则比较困难，如果GFR为30～60 ml/min时，有明确的高血压、糖尿病等慢性疾病，轻度贫血，排除其他原因，也可以诊断为肾性贫血。

（三）骨髓增生异常综合征

骨髓增生异常综合征（myelodysplastic syndrome，MDS）为髓系肿瘤性疾病，因异常造血克隆失去正常分化能力而具有趋白血病特征，MDS由低危向高危的发展过程，是恶性克隆与其诱发的细胞免疫及凋亡相互斗争、彼长此消的过程。MDS老年人多发。早期MDS诊断困难，骨髓检查、流式细胞术、染色体及FISH等检查可以帮助诊断。MDS患者多种基因表达异常和（或）存在突变，包括*TET2*、*RAS*、*FLT3*、*DLK1*及*IDH1/2*等。同时有研究发现，骨髓$CD34^+$、$CD38^-$、$CD123^+$细胞可作为MDS恶性克隆的标志，此群细胞的特征表现为过度增殖、异常分化以及凋亡减低；亦有CD47、CD96、TIM3等相关报道。而负有免疫监视并清除恶性克隆功能的免疫系统同样发生异常改变，出现免疫妥协以致耐受。约1/3的患者可进展为急性白血病。MDS的治疗基本策略：低危MDS以支持治疗为主；中高危MDS以降低MDS恶性克隆负荷为主。

（四）再生障碍性贫血

再生障碍性贫血（aplastic anemia，AA）是不明原因导致T细胞免疫亢进而损伤自身造血细胞引起的骨髓衰竭性疾病，是T细胞“瀑布激活”导致骨髓凋亡，主要临床表现为感染、出血和贫血。近年来研究发现，AA患者的髓样树突状细胞（DC）数量增多，DC1/DC2比例增高，辅助性T细胞Th1/Th2比例失衡，Th1功能亢进，Th1特异性转录因子T-bet高表达，T-bet/GATA-3显著增加，具有保护作用的NK细胞比例下降，造血负调控因子IFN-γ、IL-2等分泌增高，细胞毒性T细胞比例增高，$CD8^+HLA\text{-}DR^+T$细胞穿孔素、颗粒酶B、TNF-β及Fas/FasL mRNA表达增加等，对于AA的诊断及评价疗效有重要提示作用。AA病情进展迅速，一旦确诊，应尽快采取治疗措施，如骨髓移植，强化免疫抑制治疗。

（五）自身免疫性溶血性贫血

老年人免疫稳定功能降低，机体正常组织自我识别能力减弱，免疫监视功能下降，易患自身免疫性溶血性贫血（autoimmune hemolytic anemia，AIHA），也可继发于慢性淋巴细胞白血病及淋巴瘤等淋巴系统增殖性疾病。AIHA是免疫性血细胞减少症中常见的疾病，为体内B细胞功能亢进产生大量自身红细胞抗体，结合并破坏自身红细胞所导致的溶血。AIHA急性溶血发作时病情凶险，可累及肾功能、心功能等，且临床配血困难，很难寻找血型相合的血制品，常常危及患者生命。发病机制即因DC2功能亢进，诱导Th0向Th2转化，导致机体免疫亢进。B细胞产生自身抗体增多，攻击自身红细胞导致溶血发生。特异性实验室检查为网织红细胞增高，间接胆红素增高，外周血库姆斯（Coombs）试验阳性。有研究发现$CD8^+CXCR3^+T$细胞亦参与AIHA发病。$CD8^+CXCR3^+T$细胞减少，IL-10水平下降可能打破机体免疫平衡导致 AIHA 发生。

（六）其他全身疾病相关的贫血

除 CKD 引起的肾性贫血外，肝病及内分泌系统疾病等均可能导致贫血。少数病毒性肝炎患者可继发 AA，机制可能与病毒激活体内 T 细胞“免疫瀑布”致骨髓造血衰竭。肝硬化致脾功能亢进可导致红细胞在脾破坏过多，导致贫血。甲状腺功能减退症等亦可导致老年性贫血，机制可能与免疫系统功能异常有关。

（七）“不能分类”或“无法解释”贫血

老年人存在贫血但又不符合目前已有特异性的贫血诊断标准，不能明确贫血原因，此类贫血亦占 1/3 左右，目前称之为“不能分类”或者“无法解释”贫血。一般多见于社区老年人。“不能分类”贫血可能是一组异质性疾病，上述所有病因都有可能参与“不能分类”贫血的发病。老年不明原因贫血可能与老年人年龄增长造血干细胞的生理改变相关。在部分老年人随年龄增长出现低氧 /EPO 反馈机制异常时可能发生 EPO 缺乏。最近有研究发现，这一类贫血的特征为血清 EPO 较低，同时循环炎症标志物下降。

当考虑老年人不明原因贫血时有 3 点值得注意：①雌激素、雄激素水平随年龄变化造成的潜在影响。②老年患者有服用多种药物的倾向，许多药物能减少红细胞生成。③某些疾病早期不能诊断的，应仔细识别病史中的所有重要医学情况对确定不明原因贫血非常重要。由于血液肿瘤性疾病（如白血病、多发性骨髓瘤、淋巴瘤等）发病率随年龄增长而增加，临床上对这部分原因不明贫血的老年人应进行骨髓涂片、活检及染色体等相关检查，以免漏诊。

【治疗】★★★△△

（一）支持治疗

治疗原则与一般血液病患者相同，由于老年人各脏器功能有不同程度衰退，常伴有其他器官疾病，造血组织应激能力差，对迅速发生的贫血耐受能力低，对缓慢发生的贫血，则由于其他疾病可能掩盖贫血症状，多种原因所致的贫血在老年人中常见，故在治疗上单一用药很难出现明显效果。因此，积极的支持治疗，包括保护脏器功能、改善贫血、防止出血及控制感染等十分重要。对 Hb 80 g/L 患者采用小量多次输血，输血时注意心功能，尽量将 Hb 维持在 80 g/L 以上。

（二）营养性贫血的治疗

积极治疗原发病。IDA 治疗以口服铁剂为主。通过口服补铁，一般可以达到治疗目的。在治疗开始的 7～10 天内，网织红细胞会很快上升。持续补铁对补充体内的铁贮备至关重要。一般情况下，口服铁剂会出现胃肠道反应，可能会影响患者的依从性，需要调整治疗策略。如果潜在的疾病未能纠正（如失血），那么起效时间就会推迟甚至无效。口服补铁无效或不能耐受者可选择静脉补铁。

叶酸缺乏治疗即口服叶酸。维生素 B_{12} 缺乏需补充维生素 B_{12}。可肌内注射，亦可口服。对内因子缺乏患者，可以考虑给以大剂量口服维生素 B_{12}。补充叶酸和（或）维生素 B_{12} 后，血液学反应相当迅速，治疗后 1 周内网织红细胞迅速上升。补充叶酸后，贫血可能一过性得到改善，常常由于同时合并有维生素 B_{12} 缺乏的结果；若单一补充叶酸，神经系统并发症可能会随着时间延长而加重。因此，建议共同补充叶酸和维生素 B_{12}。

（三）CKD 的治疗

EPO 治疗有效，及时静脉补铁可以增加疗效。对 CKD 老年患者，采用促红细胞生成素刺激药（erythropoiesis stimulating agent，ESA）进行治疗是最关键的治疗措施。研究表明，ESA 在治疗 CKD 贫血方面，较为安全、有效，能够显著改善 CDK 患者的各项生活指标，提高生活质量。目前已有关于 CKD 患者接受 ESA 治疗的指南。传统上，门诊患者可以采用每周 1～2 次，皮下注射 ESA。在 ESA 治疗期间，需要补铁。一般情况下，ESA 治疗是安全的，但也会有一些严重不良反应出现，包括增加死亡风险、血栓栓塞并发症、脑卒中、心脏病发作、再生障碍性贫血、肿瘤进展等。为了最大限度减少这些风险，应密切监测血红蛋白水平，随时调整 ESA 的剂量。

（四）ACI 的治疗

早期有前瞻性研究显示，短期应用 ESA 和补铁，血液学方面会有改善，纠正贫血。ESA 最终是否真的能够改善不良预后，是否能够增加存活率，需要开展进一步的大规模随机对照研究来证实。

（五）AA 的治疗

目前对于 AA 的治疗主要为强化联合免疫抑制（IST）的非靶向治疗和造血干细胞移植，但随着年龄增长，各器官功能减退，骨髓移植风险大，不建议行干细胞移植。临床上多采用以抗胸腺细胞球蛋白/抗淋巴细胞球蛋白（ATG/ALG）和环孢素 A（CsA）为主的强化免疫抑制和促造血治疗，使 AA 的缓解率达 70% 以上，但仍有近 30% 的患者治疗无效，甚至死亡，经 IST 治疗缓解患者有 10% 的概率复发，延长免疫抑制药治疗时间有助于降低复发率，因而对于 AA 的 IST 治疗疗程均在 1 年以上，甚至需要 3～4 年的治疗时间。ATG/ALG 有马、兔、猪等不同来源，临床用量不同，如法国产的马 ALG 一般用量为 10～15 mg/（kg·d），德国产的兔 ATG 为 3～5 mg/（kg·d），疗程 5 天。CsA 常规用量为 3～5 mg（kg·d），血象恢复到一定程度酌情减量，疗程长，一般需小剂量巩固 2～4 年。因长期应用免疫抑制药可能会导致患者易合并感染或出现第二肿瘤等严重并发症。对于老年患者，首选 ATG/ALG 联合 CsA 的免疫抑制治疗，并加强支持治疗，从而抑制 T 细胞，降低 T 细胞产生的造血负调控因子，解除其对造血细胞的抑制及破坏，维持老年人重要脏器功能，从而实现造血重建。

（六）AIHA 的治疗

AIHA 患者体内存在难以彻底清除的自身抗体和补体，是导致 AIHA 难以根治的原因。临床上 AIHA 的治疗主要是免疫抑制治疗（包括糖皮质激素、CsA 等），缺乏针对性和靶向性，不良反应较大，近年临床上采用清除 B 细胞的 CD20 单克隆抗体（利妥昔单抗，商品名为美罗华）治疗 AIHA，有一定疗效，但合并感染风险较大。联合应用可有效提高疗效，减少复发。寻找低毒高效、作用持久的免疫抑制药，并加强支持治疗，对于改善患者症状、维持脏器功能、提高老年患者生存质量至关重要。

（七）“不能分类”或“不能解释”贫血的治疗

对这组异质性贫血患者，目前所了解的发病机制很少，也没有针对性的特殊治疗措施。考虑到贫血一般都是继发于其他特异性的疾病，不单是年龄偏大之故，随着临床研究的不断深入，某些特异性的病因可能会逐渐被发现。

【预后】★★★△△

流行病学研究发现，贫血是老年人群独立的预后不良因素，无论对临床患者还是公共健康研究对象都如此，其中包括致死率、疾病易感性、体能状态、致残及认知功能。无论是以社区老年人还是患有一定疾病（如 CKD、心血管疾病和糖尿病）的老年患者作为研究对象，贫血合并其他疾病均增加预后不良的严重程度。

（张　薇　邵宗鸿）

参 考 文 献

[1] Pang WW, Schrier SL. Anemia in the elderly. Curr Opin Hematol, 2012, 19 (3) : 133-140.
[2] Semba RD, Ricks MO, Ferrucci L, et al. Types of anemia and mortality among older disabled women living in the community: the Women s Health and Aging Study Ⅰ. Aging Clin Exp Res, 2007, 19: 259-264.
[3] Patel KV. Epidemiology of anemia in older adults. Semin Hematol, 2008, 45: 210-217.
[4] Guralnik JM, Eisenstaedt RS, Ferrucci L, et al. Prevanlence of anemia in persons 65 years and older in the United States: evidence for a high rate of unexplained anemia. Blood, 2004, 104 (8) : 2263-2268.
[5] Patel KV, Guralnik JM. Prognostic implications of anemia in older adults. Haematologica, 2009, 94: 1-2.
[6] Weiss G, Theurl I, Eder S, et al. Serum hepcidin concerntration in chronic haemodialysis patients: associations and effents of dialysis, iron and erythropoietin therapy. Eur J Clin Invest, 2009, 39: 883-890.
[7] Patel KV, Longo DL, Ershler WB, et al. Haemoglobin concentration and the risk of death in older adults: differences by race/ethnicity in the NHANES Ⅲ follow up. Br J Haematol, 2009, 45: 514-523.
[8] Marengoni A. Patterns of chronic multimorbidity in the elderly population. J Am Geriatr Soc, 2009, 57: 225-230.
[9] Ferrucci L, Guralnik JM, Bandinelli S, et al. Unexplained anaemia in older persons is characterised by low erythropoietin and low levels of pro-inflammatory markers. Br J Haematol, 2007, 136: 849-855.
[10] Ferrucci L, Semba R D, Guralnik J M, et al. Proinflammatory state, hepcidin and anemia in older persons. Blood, 2010, 115: 3810-3826.

第2节 白 血 病

白血病是一组造血细胞克隆性恶变导致正常造血细胞分化阻滞、凋亡障碍的异质性肿瘤性疾病。这些白血病细胞在体内聚集、浸润致使造血及免疫功能衰竭和其他脏器功能不同程度受损，引起相应的临床症状。

白血病的发生率在老年人群中明显增高，特别在55岁后随着年龄增加逐渐增高（图35-1），中位诊断年龄是67岁。

根据白血病细胞分化受阻的阶段将白血病分为急性和慢性两大类。前者细胞分化阻滞在较早阶段，故以骨髓和（或）外周血中原始（幼稚）细胞或异常早幼粒细胞增多为主要特征。后者细胞具有较大程度的分化成熟能力，大部分细胞为形态较正常的成熟细胞。根据白血病细胞的系列来源将其分为髓系及淋巴细胞系两大类，前者包括红、粒、单核、巨核细胞系白血病，后者包括T、B及NK细胞系白血病。这里重点介绍老年常见的白血病。

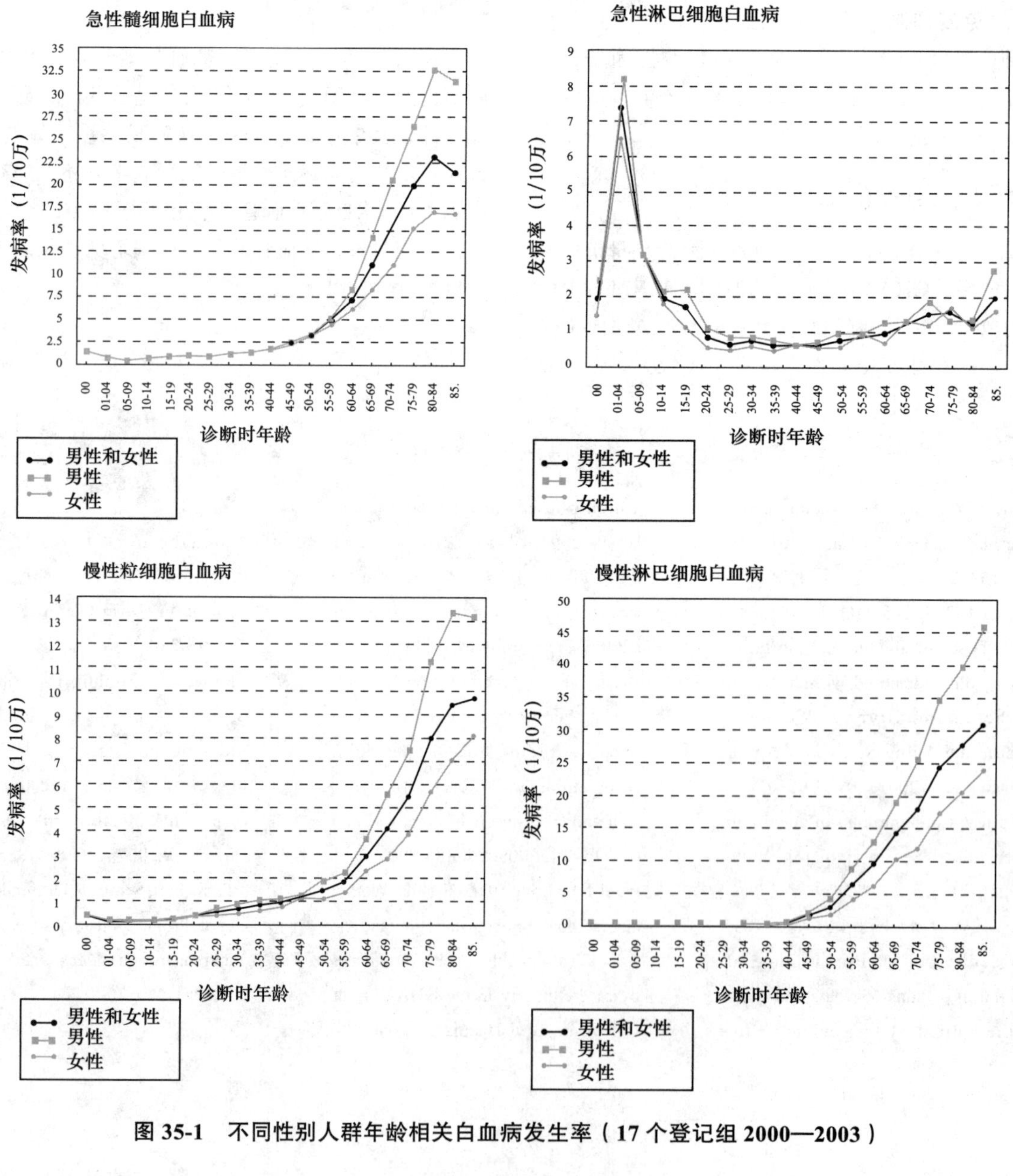

图35-1 不同性别人群年龄相关白血病发生率（17个登记组2000—2003）

一、老年急性髓性白血病

【定义】★★△△

急性髓性白血病（acute myelogenous leukemia，AML）是起源于髓系造血前驱细胞的白血病。它除了有形态学、细胞化学染色特征外，尚有前体细胞的免疫标志，如 $CD34^+$、TDT^+、CD45 弱阳性（dim）或阴性、$CD117^+$、$CD64^+/CD14^-$ 等。

【分类】★★★△△△

目前普遍采用的 AML 诊断分类主要有 FAB 及 WHO（2016）标准。FAB 标准主要根据原始（幼稚单核或异常早幼粒）细胞（≥30%）比例来诊断 AML。图 35-2 显示了 FAB 标准中的 AML 的诊断步骤。

WHO 的诊断标准（表 35-1）更强调白血病细胞的生物学特征，包括染色体、基因、免疫学及临床特征等。与 2008 年的 WHO 关于 AML 的分类相比，2016 年的分类主要特点包括：① *PML-RARA* 融合基因可产生于除 t（15；17）（q24.1；q21.2）以外的复杂基因重排。因此，为强调 *PML-RARA* 融合基因的重要性，WHO 将 APL 伴 t（15；17）（q22；12q）；PML-RARA 重命名为 APL 伴 PML-RARA。②基因名称的更新，将 MLL 改为 KMT2A。③因 inv（3）（q21.3；q26.2）或 t（3；3）（q21.3；q26.2）并非融合基因，而是通过复位远端 GATA2 增强子激活 MECOM 的表达，同时引起 GATA2 单倍剂量不足，故将 AML 伴 inv（3）（q21.3；q26.2）或 t（3；3）（q21.3；q26.2）；RPNI-EVI1 重新命名为 AML 伴 inv（3）（q21.3；q26.2）或 t（3；3）（q21.3；q26.2）；GATA2，MECOM。④因最近发现 AML 预后改善相关的 *CEBPA* 突变与双等位基因相关与单基因无关，故将 AML 伴 *CEBPA* 突变更名为 AML 伴 CEBPA 双等位基因突变。⑤新增 2 个新命名的亚型，AML 伴 BCR-ABL1（暂定类型）和 AML 伴 *RUNX1* 突变（暂定类型）。新增的 AML 伴 BCR-ABL1 用以区分对 TKI（酪氨酸激酶抑制药）治疗敏感的罕见初发 AML。AML 伴 *RUNX1* 突变代表一种生物学上的特殊亚型，相比较 AML 其他亚型而言，提示可能存在较差的预后。⑥ AML 非特殊类型中的急性红白血病仅保留了纯红白血病（骨髓中幼稚红细胞比例>80%，同时原红细胞≥30%，原始粒细胞<20%）。在新的分型中，原始粒细胞数被计入全髓细胞百分数。骨髓中幼稚红细胞≥50%，原始粒细胞≥20% 且符合 AML 伴 MDS 相关改变的标准，诊断为 AML 伴骨髓增生异常相关改变。原始粒细胞≥20% 但不符合 AML 伴骨髓增生异常相关改变或 AML 伴重现性遗传学异常的诊断标准，诊断为 AML 非特殊类型的其他亚型。⑦取缔了母细胞性浆细胞样树突细胞肿瘤。

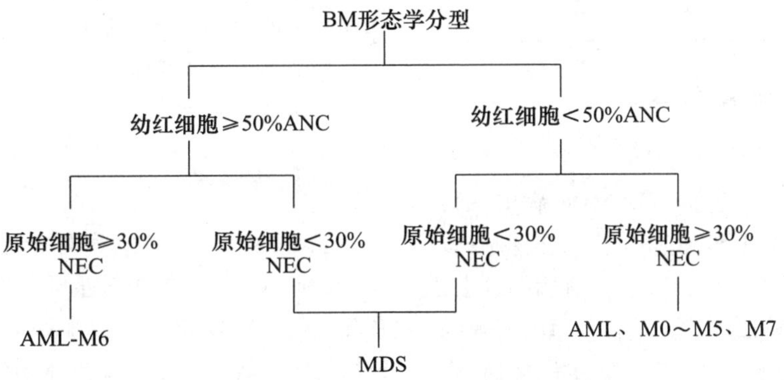

图 35-2 FAB 标准中 AML 的诊断步骤

表 35-1 WHO 急性髓性白血病分类（2016）

伴重现性遗传学异常的 AML
伴 t（8；21）（q22；q22）；RUNX1-RUNX1T1 的 AML
伴 inv（16）（p13.1q22）或 t（16；16）（p13.1；q22）；CBFB-MYH11 的 AML
伴 PML-RARA 的急性早幼粒细胞白血病（APL）
伴 t（9；11）（p22；q23）；MLLT3-KMT2A 的 AML
伴 t（6；9）（p23；q34）；DEK-NUP214 的 AML
伴 inv（3）（q21q26.2）或 t（3；3）（q21；q26.2）；GATA2，MECOM 的 AML
伴 t（1；22）（p13；q13）；RBM15-MKL1 的 AML（巨核细胞型）
暂定类型：伴 BCR-ABL1 的 AML
伴 *NPM1* 突变的 AML
伴 *CEBPA* 突变的 AML
暂定类型：伴 *RUNX1* 突变的 AML
伴 MDS 相关改变的 AML

（待续）

（续表）

治疗相关的髓系肿瘤（包括 t-AML、t-MDS、t-MDS/MPN）
AML，非特殊型（AML，NOS）
微分化型 AML
不成熟型 AML
成熟型 AML
急性粒单核细胞性白血病
急性单核细胞性白血病
纯红白血病
急性巨核细胞性白血病
急性嗜碱细胞性白血病
伴骨髓纤维化的急性全髓病变（APMF）
髓系肉瘤
Down 综合征相关的髓系增殖
一过性髓系增生异常
Down 综合征相关的髓系白血病

【病因和发病机制】★★△△

AML 的病因目前尚未完全清楚。

发生 AML 的危险因素包括前期 MDS 病史、某些化疗药物接触史（如烷化剂、拓扑异构酶 2 抑制药、亚硝基药物）、射线和苯制剂等。关于白血病的发生，一般来讲可以分为两个阶段。首先是各种原因所致的单个细胞内基因的决定性突变，激活某些信号通路，导致克隆性异常造血细胞生成和凋亡受阻，进而强势增殖；随后进一步的遗传学改变（如某种融合基因的形成），可能会涉及某些关键转录因子，导致分化阻滞、紊乱，最终引起白血病。

【临床表现】★★△△

一般来说 AML 起病急，临床表现和体征差异很大且没有特异性。患者多数表现为骨髓衰竭的特征，如贫血、中性粒细胞减少、血小板减少及相应乏力、出血和感染。白血病细胞对髓外组织的浸润如肝、脾、淋巴结肿大及中枢神经系统受累的症状。一些患者可表现为严重的白细胞增多，由于外周血大量原始细胞而引起白细胞淤滞症状。

【诊断及鉴别诊断】★★★△△△

AML 的诊断主要依靠骨髓中原始（幼稚单核或异常早幼粒）细胞≥20%。免疫组化和流式细胞技术可以确定白血病细胞的髓系来源和克隆性。细胞遗传学和分子遗传学可进一步明确亚型和预后（表 35-2）。

鉴别诊断主要与类白血病反应、MDS、AA 及免疫性血小板减少症等鉴别。

【治疗】★★★△△

老年白血病患者发病时一般同时有较多共患病（comorbidity）和（或）较重的并发症，多有前驱血液系统疾病（常见 MDS），造血处于衰竭状态，化疗后血象恢复慢，且预后较差染色体和分子异常比例高，耐药率高，缓解后容易复发等，因此，在分析高危因素的同时进行全身状态的评估，强调个体化的治疗方案

表 35-2 AML 细胞遗传学和分子遗传学的危险度分类

危险度分组	细胞遗传学特点	分子遗传学特点
低危组	t（8；21）（q22；q22）	RUNX1-RUNX1T1
	inv（16）（p13.1q22）or t（16；16）（p13.1；q22）	CBFB-MYH11
	正常核型	*NPM1* 突变，无 FLT3-ITD
	正常核型	*CEBPA* 突变
中危（Ⅰ）组	正常核型	*NPM1* 突变和 FLT3-ITD
	正常核型	NPM1 野生型和 FLT3-ITD
	正常核型	NPM1 野生型和无 FLT3-ITD
中危（Ⅱ）组	t（9；11）（p22；q23）	MLLT3-MLL
	无低危或高危相关的其他染色体改变	
高危组	inv（3）（q21；q26.2）or t（3；3）（q21；q26.2）	RPN1-EVI1
	t（6；9）（p23；q34）	DEK-NUP214
	t（v；11）（v；q23）*	涉及 MLL 参与的融合转录
	-5 or del（5q）；-7；abnl（17p）；复杂核型	

和剂量。对全身状态较好者其诱导治疗可以用标准柔红霉素＋Ara-C（DA）、去甲柔红霉素＋Ara-C（IA）、米托蒽醌＋Ara-C（MA）或高三尖杉酯碱＋Ara-C（HHA）方案。通常其治疗反应较青年患者差，完全缓解率（CR）为 30%～50%，且耐受性差，治疗相关并发症高，可达 20%～40%，应给予积极的预防和支持治疗。对全身状态差者可给予小剂量化疗，如小剂量 Ara-C 为基础的方案 CAG（阿糖胞苷、阿克拉霉素及粒细胞生长因子）、CHG（阿糖胞苷、三尖杉酯碱及粒细胞生长因子）等，或口服羟基脲控制白细胞计数。急性早幼粒细胞白血病在老年中并不常见，患者口服全反式维 A 酸和（或）亚砷酸或联合化疗取得了很好的治疗效果。

近年来去甲基化药物、靶向治疗及其他新药治疗老年 AML 已有不少进展。如地西他滨（Decitabine）、抗 CD33 单克隆抗体 - 吉姆单抗（Mylotarg）、氯法拉滨、来那度胺等，单独或联合其他化疗药物显示出一定疗效，能够提高生存质量，延长生存期。

由于多数老年白血病患者对化疗耐受性差，耐药性强，复发率高，因此，巩固治疗尚无标准方案，需个体化调整。一般可用有效诱导方案重复 1～3 个疗程，或用其他敏感药物维持治疗。

理论上讲造血干细胞移植（hematopoietic stem cell transplantation，HSCT）是根治白血病的最佳选择，但老年患者耐受性差及共患病多，移植相关并发症和病死率高，多数患者很难接受此种治疗。根据个体状态，对 60 岁以上者也可选用自体 HSCT（AHST），对 55～60 岁患者应用减低毒性的预处理方案后也可行异基因 HSCT。

支持治疗是老年 AML 患者治疗的重要组成部分，除了对共患病的有效治疗外，防止感染、出血、脏器功能保护、输成分血乃至细胞因子（如粒细胞集落刺激因子 G-CSF）、IL-2 的合理应用都是必要的。

【预后】★★△△

如果不治疗或对化疗无反应，AML 很快会致命（中位生存期＜2 个月）。主要的死亡原因是血细胞减少相关疾病引起的重度感染及出血。

二、老年急性淋巴细胞白血病

【定义】★★△△

急性淋巴细胞白血病（acute lymphoblastic leukemia，ALL）在老年人群中较为少见，1～4 岁发病率最高，约 7.2/10 万，第二个发病高峰在 85 岁后，约 1.6/10 万，即在成年人 ALL 中，60 岁及以上患者约占 30%。男性略多（1.2∶1）。

【遗传学及免疫学】★★△△

老年 ALL 与儿童 ALL 在细胞生物学特点、临床表现、对治疗耐受等方面均有差异。一般前者形态学 ALL-L1 型少见；免疫表型多表现为早期阶段 B 细胞，表型为混合白血病（双表型白血病）者较多；遗传学显示 70%～90% 以上的老年 ALL 可检测到克隆性异常核型，如 t（9；22）、t（4；11）、t（8；14）、t（2；8）、t（8；22），其中 Ph 染色体［t（9；22）］阳性者显著增多。

【临床表现】★★△△

老年 ALL 患者有前期肿瘤者较多，发病时外周淋巴结肿大者少见，白细胞减少及贫血者易见。这些高危因素使多数患者不仅对化疗产生不同程度的耐药，也很难耐受大剂量化疗，预后差。

【诊断】★★★△△

老年 ALL 诊断主要依赖外周血及骨髓细胞的形态学、免疫表型、细胞遗传和基因特征。FAB 将其按形态特点分为 L1～L3 三型，而 WHO 则将其归类为前驱 B 或前驱 T 细胞 ALL（表 35-3）。

鉴别诊断主要与传染性单核细胞增多、再生障碍

表 35-3　ALL 的免疫表型

成熟状态	CD19	CD20	CD10	CD34	cCD22	sCD22	slg	TdT
早期 B 前驱细胞	＋	－	－	＋	＋	－	－	＋
普通 ALL－B	＋	－	＋/－	－/＋	＋	－/＋	－	＋
前 B 细胞	＋	－/＋	＋	－	＋	－/＋	－/＋	＋
B 细胞	＋	＋	＋	－	＋	＋	＋	－
	CD2	**CD7**	**CD5**	**cCD3**	**sCD3**	**CD1**	**TdT**	
早期胸腺细胞	＋	＋	＋	＋	－	－	＋/－	
普通胸腺细胞	＋	＋	＋	＋	＋	＋	＋/－	
成熟胸腺细胞	＋	＋	＋	＋	＋	－	＋/－	

性贫血（AA）及免疫性血小板减少症等鉴别。

【治疗】★★★△△

目前有效化疗的进展，对多数ALL患儿而言，ALL已成为可能治愈的疾病。然而，同样的治疗方案，老年与儿童ALL患者所达到的CR、持续时间和治愈有很大区别。老年ALL患者的初始治疗主要是对症和支持治疗，包括输成分血、抗感染等。特异的抗白血病治疗主要是为了达到CR。诱导缓解治疗过程中常用药物包括长春新碱、柔红霉素、强的松及门冬酰胺酶（VDPL方案）。儿童对这些药物的反应良好，但随年龄增长患者对这些药物的反应及耐受性皆会变差。患者达到CR后应进行强化和维持治疗，其最佳治疗方案及治疗持续时间目前尚有争论。多数采用个体化方案，多种药物联合巩固或强化治疗，之后给予大约18个月的较低强度的维持治疗方案。中枢神经系统白血病的防治也是老年ALL治疗的一部分，包括鞘内注射甲氨蝶呤联合阿糖胞苷，大剂量甲氨蝶呤和阿糖胞苷静脉输注或颅脑照射。对于少数有条件患者，HSCT也是可以考虑的。

临床上，需要注意的是：①诱导化疗方案不宜过强，通常由3种药物组成为宜；药物剂量不宜太大，一般以普通成年人剂量的1/2～2/3为宜；皮质类固醇激素类药物每周2次，而不是每天1次。②强调治疗个体化，即根据患者的全身情况、重要脏器功能及对药物耐受性和反应性差异，灵活调整治疗方案，使患者尽可能接受最大耐受量的强化治疗。③重视支持治疗和对并发症的防治。另外，应重视免疫治疗及靶向治疗，如Ph染色体阳性者可用酪氨酸激酶抑制药（如伊马替尼）等。

三、慢性淋巴细胞白血病

【定义】★★△△

慢性淋巴细胞白血病（chronic lymphocytic leukemia，CLL）是一种成熟B淋巴细胞克隆增殖性肿瘤，以淋巴细胞在外周血、骨髓、脾和淋巴结聚集为特征。

【流行病学】★★△

CLL主要发生于老年人群，初诊时约85%的患者>55岁，中位年龄72岁。CLL在包括我国在内的亚洲国家相对少见。男性发病率高于女性，男女比例为（1.5～2.0）：1。

【病因】★★△

CLL的确切病因和发病机制不甚清楚，老年人、男性、白种人、其他淋巴增殖性疾病家族史和单克隆B淋巴细胞增多症是CLL发病的危险因素。

【遗传学及免疫学】★★△△

常见的CLL染色体异常包括del（13q）、+12、del（11q）、del（6q）、del（17p）及14q32等，涉及的基因异常有*RB-1*、*DBM*、*LEV1*、*LEV2*、*LEV5*、*p53*基因缺失或突变及*bcl-2*和IgH表达异常。CLL白血病细胞的免疫表型特征：①表达B细胞相关标志，CD19、CD20^{dim}和CD23。②表面免疫球蛋白（sIg）弱表达，常为IgM或IgM+IgD；轻链限制性表达，即单纯表达k或λ轻链。③共表达CD5与B细胞标志，不表达CCND1与CD10，FMC7、CD22和CD79b常 阴 性或弱表达。CLL细胞常表达活化和成熟B细胞相关标志有CD38、ZAP-70、CD23、CD25、CD27、CD69及高表达HLA-DR。可根据细胞形态学、免疫标志及细胞遗传学特征与其他B淋巴细胞增殖性疾病（B-cell lymphoproliferative disorders，B-LPD）鉴别（表35-4）。

【临床表现】★★★△△

多数患者疾病缓慢进展可跨越数年，早期多数表现为无症状的淋巴细胞增多。有症状的患者可能有体质量减轻、乏力、反复发作的感染、发热及与肝、脾大或淋巴结肿大相关的疼痛。病程中自身免疫性疾病的发生率为10%～25%，多见于疾病晚期和接受治疗的患者，自身免疫性溶血性贫血（autoimmune hemolytic anemia，AIHA）发生率较高（5%～10%），AIHA也可合并其他免疫性血细胞减少症。部分患者中，疾病有一个恶化过程并且在诊断后几个月内进展到临床晚期阶段。目前已开始通过分子生物学和蛋白标志的识别来解释这种疾病的异质性。

【诊断】★★★△△

WHO对CLL的诊断标准是：外周血B淋巴细胞≥5×10^9/L，至少持续3个月。CLL细胞的形态以成熟小淋巴细胞为主，外周血淋巴细胞中幼稚淋巴细胞<10%，如幼稚淋巴细胞10%～54%，诊断为CLL/PL。CLL细胞典型的免疫表型特征为sIg^{dim}CD5$^+$CD19$^+$CD20^{dim}CD23$^+$FMC7$^-$CD22$^-$CD79$^-$及轻链限制性表达。如果骨髓有典型的CLL细胞浸润引起的血细胞减少，B淋巴细胞数<5×10^9/L，也诊断为CLL。根据患者肿瘤负荷及骨髓衰竭程度，临床常用的分期

表 35-4 CLL 与其他 B-LPD 的鉴别诊断

特征	CLL	B 幼稚淋巴细胞白血病（B-PLL）	毛细胞白血病（HCL）	套细胞淋巴瘤（MCL）	脾边缘区淋巴瘤（SMZL）	滤泡性淋巴瘤（FL）
形态学						
细胞大小	小	中	中 / 大	中	小	很小
染色质	成块	致密	疏松 / 棉絮状	斑点状	致密	致密
核仁	无 / 小	显著	无	无 / 小	无	无
核形	规则	规则	肾形	切迹	规则	核裂
细胞质	甚少	中	丰富 / 绒毛	中	少	甚少
免疫表型						
CLL 积分	4～5	0～2	0	1～2	0～2	0～1
CD5	＋＋	－/＋	阴性	＋＋	＋	－
CD23	＋＋	－/＋	阴性	－/＋	－/＋	－/＋
SIg	弱表达	强表达	强表达	强表达	强表达	强表达
FMC7	－/＋	＋＋	＋＋	＋＋	＋＋	＋＋
CD79β	弱表达	强表达	中等表达	强表达	强表达	强表达
CCND1	阴性	阴性	弱表达	阳性	阴性	阴性
FISH						
Del（13q）	40%～50%	存在	无	存在	存在	无
Del（11q）	20%	存在	无	存在	存在	无
＋12	15%	罕见	罕见 / 无	罕见	无	罕见
Del（17p）	10%	50%	无	存在	罕见	无 / 罕见
t（11；14）	无			存在	无	无
t（14；18）	无			无	无	存在
$7q^{-/+3}$	无			无	存在	无

注：－．阴性或＜10% 的病例阳性；－/＋．10%～25% 的病例阳性；＋．25%～75% 的病例阳性；＋＋．＞75% 的病例阳性

系统为 Rai 分期（表 35-5）。CLL 常见的异常染色体和基因改变与其临床特征及预后有关（表 35-6）。

鉴别诊断主要与单克隆 B 淋巴细胞增多症、病毒感染引起的淋巴细胞增多、成熟 B 细胞克隆性增生为主的白血病及小 B 细胞淋巴瘤骨髓浸润期进行鉴别。细胞遗传学与分子生物学研究显示 CLL 细胞可能存在多个克隆并常发生克隆演变。CLL 转化为幼淋巴细胞白血病（PLL）、弥漫大 B 细胞淋巴瘤（DLBCL）、霍奇金淋巴瘤（HL）、多发性骨髓瘤（MM）或急性白血病等称为 Richter 转化。Richter 综合征则为转化型 DLBCL 或其免疫母细胞变异型。

【治疗】★★△△

CLL 的诊断确定后，首先对病情进行全面的评估。对低危或 Rai 0 期患者，多主张密切观察，当出现疾病进展的征象时开始治疗。CLL 开始治疗的指征至少应该满足以下一个条件：①进行性骨髓衰竭的证据。②巨脾或巨块型淋巴结肿大，或进行性有症状的脾或淋巴结肿大。③进行性淋巴细胞增多，或外周血淋巴细胞数＞（200～300）×10^9/L，或有白细胞淤滞症状。④并发 AIHA 和（或）血小板减少性紫癜（idiopathic thrombocytopenic purpura，ITP）对皮质类固醇或其他标准治疗反应不佳。⑤无明显原因的体质量下降≥10%，无感染证据的发热（体温＞38.0℃，≥2 周）或夜间盗汗＞1 个月。

老年患者的化学治疗应个体化。通常对无严重伴随疾病患者，治疗可用：①氟达拉滨＋环磷酰胺＋利妥昔单抗（FCR）。② FR。③喷司他汀＋环磷酰胺＋利妥昔单抗（PCR）。④苯达莫司汀＋利妥昔单抗（BR）。对≥70 岁或有严重伴随疾病者可用：①苯丁酸氮芥 ± 泼尼松。② BR。③环磷酰胺＋泼尼松 ± 利妥昔单抗（CP±R）。④阿仑单抗。⑤利妥昔单抗。⑥氟达拉滨 ± 利妥昔单抗。⑦克拉屈滨。对伴 del（17p）或 del（11q）患者还可考虑用大剂量甲泼尼

表 35-5 CLL 的 Rai 临床分期系统

分期	改良分期	临床特点	中位生存期（年）
0	低危	淋巴细胞增多*	＞10
Ⅰ	中危	淋巴细胞增多＋淋巴结肿大	7～9
Ⅱ	中危	淋巴细胞增多＋脾肿大	7～9
Ⅲ	高危	淋巴细胞增多＋Hb＜110 g/L	1.5～5
Ⅳ	高危	淋巴细胞增多＋PLT＜100×10^9/L	1.5～5

注：* 外周血淋巴细胞＞15×10^9/L（持续 4 周）和骨髓淋巴细胞≥40%

表 35-6 CLL 常见的染色体异常及其临床特征

染色体异常	常规细胞遗传学	FISH	累及基因	临床特征
正常	50%	18%	—	—
Del（13q）	10%	55%	Rb、miR-15a/16-1	预后好
del（11q）	8%	18%	ATM	年轻、巨大淋巴结、预后差
＋12	13%	16%	mdm2	不典型形态学、晚期
del（17p）	4%	7%	p53	CLL/PL、耐药、预后最差
del（6q）	4%	6%	—	—

龙治疗。对复发难治患者亦可选用环磷酰胺＋多柔比星＋长春新碱＋泼尼松（CHOP）、环磷酰胺＋多柔比星＋长春新碱＋地塞米松与大剂量甲氨蝶呤 / 阿糖胞苷交替（HyperCVAD）＋利妥昔单抗、剂量调整的 EPOCH 或奥沙利铂＋氟达拉滨＋阿糖胞苷＋利妥昔单抗（OFAR）。新近布鲁顿（Bruton）酪氨酸激酶（BTK）抑制药——依鲁替尼（ibrutinib）、磷酸肌醇 3 激酶（PI3）delta 抑制药——idelalisib 联合利妥昔单抗已用于复发或难治 CLL，且获得显著疗效。无论哪种化疗或免疫治疗方案，剂量和疗程必须个体化，即患者能耐受的合理用量，以提高疗效，最大程度减少相关并发症。如果治疗达 CR 或部分缓解的患者可随访，观察过程中疾病进展时可再行治疗。

CLL 患者的免疫力下降，感染风险增高，应当积极的预防。其他如自身免疫性疾病和老年共患病都应积极的给予对症和支持治疗。

【预后】★★△

CLL 患者的中位生存期约 10 年，不同患者的预后呈高度异质性。一些患者无明显症状、进展缓慢、长期生存，甚至可自发缓解；另外一些则进展快、即使积极治疗，其生存期也仅 2～3 年。这些差异与其细胞遗传学和基因的改变密切相关。

（郭 搏 达万明）

参 考 文 献

[1] 达万明. 老年白血病 // 李小鹰. 中华老年医学. 北京：人民卫生出版社，2016：330-336.

[2] 达万明，高春记，沈建良. 成人急性淋巴白血病 // 陆道培. 白血病治疗学. 2 版. 北京：科学出版社，2012：254-297.

[3] 李建勇，侯健，陆佩华，等. 慢性淋巴细胞白血病、浆细胞及毛细胞白血病 // 陆道培. 白血病治疗学. 2 版. 北京：科学出版社，2012：474-525.

[4] 李建勇，邱录贵. 中国慢性淋巴细胞白血病诊断与治疗专家共识. 中华血液学杂志，2010，31（2）：141-144.

[5] Arber DA, Orazi A, Hasserjian R. et al. The 2016 revision to the World Health Organization classification of myeloid neoplasms and acute leukemia. Blood, 2016, 127 (20) : 2391-2405.

[6] BalducciL, Ershler W, de Gaetano G. Blood disorders in the elderly. Cambrideg: Cambridge University Press, 2007.

[7] Luger SM. Treating the elderly patient with acute myelogenous leukemia. ASH education book, 2010: 62-69.

[8] Rathnasabapathy R, Lancet JE. Management of acute myelogenous leukemia in the elderly. Cancer Control, 2003, 10: 469-477.
[9] Kantarjian HM, Thomas XG, Dmoszynska A, et al. Multicenter, randomized, open-label, phase Ⅲ trial of decitabine versus patient choice, with physician advice, of either supportive care or low-dose cytarabine for the treatment of older patients with newly diagnosed acute myeloid leukemia. J Clin Oncol, 2012, 30: 2670.
[10] Pagano L, Mele I, Trape G. The treatment of acute lymphoblastic lerkemia in the elderly. Leuk Lymphoma, 2004, 45: 117-123.
[11] Badoux XC.Fludarabine, cyclophosphamide and rituximab chemo- immunotherapy is highly effective treatment for relapsed patients with CLL. Blood, 2011.
[12] Wierda W, O'Brien S, Wen S, et al. Chemoimmunotherapy with fludarabine cyclophosphamide and rituximab for relapsed and refractory chronic lymphocytic leukemia. J CLIN Oncol, 2005, 23: 4070-4078.
[13] Robak T, Dmoszynska A, Solal-Celigny P, et al. Rituximab plus fludarabine and cyclophosphamide prolongs progression-free survival compared with fludarabine and cyclophosphamide alone in previously treated chronic lymphocytic leukemia. J Clin Oncol, 2010, 28: 1756-1765.

第 3 节　骨髓增生异常综合征

【定义】★★★△△

骨髓增生异常综合征（myelodysplastic syndromes，MDS）是一组起源于造血干 / 祖细胞的克隆性异质性疾病，该病主要发生于老年人。特征性的病理生理改变是克隆性造血干细胞 / 祖细胞的发育异常和无效造血。临床特征表现为不明原因的难治性、慢性外周血细胞减少，骨髓中可见主要累及髓系造血细胞发育异常的形态学改变，有转变为 AML 的危险性。

【流行病学】★★★△△

MDS 是一种常见于老年人的疾病，近年来，其发病率呈现上升趋势。在美国 MDS 总体人群年发病率为 4.8/10 万，70～79 岁人群年发病率为 29/10 万，80 岁及以上人群年发病率为 55.8/10 万。欧美国家诊断中位年龄为 60～75 岁，约 86% 的 MDS 年龄超过 60 岁。男性略多于女性，约为 1.2∶1.0。

【病因】★★★△△

MDS 与年龄的相关性表明其遗传损伤可能与暴露于危险因素或遗传易感性相关，其发病的危险因素包括暴露于化疗、放疗、苯和其他溶剂、吸烟、酒精等。接受烷化剂、拓扑异构酶Ⅱ抑制药或电离辐射者一生中患 MDS 的概率为 5%～10%。随着曾经接受过放 / 化疗的患者生存时间的延长，MDS 的发生率也呈增加趋势。

【发病机制】★★★△△

MDS 起源于原始的造血干细胞，起始的突变或分子通路尚不清楚。由于 MDS 在组织学及细胞遗传学上均具有明显的异质性，不同亚型发生的分子学基础不同，具有不同程度的向白血病转化易感性。MDS 发生、发展过程中，主要出现的病理生理改变包括造血干 / 祖细胞克隆性缺陷、造血细胞凋亡增加及无效造血、基因异常、免疫功能失调、骨髓微环境改变等。

【临床表现】★★★△△

MDS 起病相对缓慢，贫血、出血、不明原因的发热为主要临床表现。贫血是 MDS 患者就诊的最主要原因，常表现为乏力、疲倦、活动后心慌气短，症状的严重程度与贫血的程度及血红蛋白下降的速度有关；多数 MDS 患者诊断时临床表现为大细胞性贫血，伴或不伴其他的血细胞减少。约 60% 的 MDS 患者有中性粒细胞减低，容易发生各种感染。MDS 患者尤其是中性粒细胞 $<1\times10^9$/L 的患者最常见的感染是细菌性肺炎及皮肤脓肿。约 40% 的 MDS 患者有血小板减少，随着疾病进展而进行性下降，继而出现不同部位的出血。

体格检查可见不同程度的贫血貌，皮下瘀点、瘀斑、牙龈出血、鼻腔出血等，肝、脾、淋巴结肿大少见；发生白血病转化时，表现与 AML 基本相同。

【辅助检查】★★★△△

（一）血常规

多数患者发病时伴有贫血，30%～50% 为全血细胞减少，20% 为贫血合并中性粒细胞减少或血小板减少，大约 5% 为单独的中性粒细胞减少或血小板减少。

（二）骨髓形态

骨髓形态学检查可见明显的病态造血，详见表 35-7。

表 35-7 MDS 的细胞发育异常

红系	粒系	巨核系
细胞核		
核出芽	不规则核分叶增多	核分叶减少
核间桥	核分叶减少	多核
核碎裂		微巨核
多核		
核多分叶		
类巨幼样变		
细胞质		
环状铁粒幼细胞	颗粒减少或无颗粒	
空泡	假 Chediak-Higashi 颗粒	
PAS 染色阳性	细胞小或异常增大	
	Auer 小体	

（三）骨髓病理

MDS 患者骨髓活检常提示造血细胞增多，还有 10%～20% 的患者呈造血细胞减少（细胞容积低于同龄人正常细胞数量的 30%）。约 50% 的 MDS 患者有网硬蛋白的轻度增多，有 10% 有网硬蛋白明显增多。MDS 患者骨髓细胞分布常常不正常，可以出现髓系前体细胞发生易位，髓系的原始细胞簇状出现在小梁间隙，这种异常的聚集称为不成熟的前体细胞异常定位（abnormal localization of immature precursor，ALIP），并且可以通过自分泌产生血管内皮生长因子。对于原始细胞小于 5% 的 MDS 患者出现 ALIP 认为是预后不好的标志。

（四）细胞遗传学检测

在诊断 MDS 的患者中有 40%～70% 的患者具有细胞遗传学异常，MDS-EB1 或 MDS-EB2 患者染色体异常发生率最高，RARS 发生率最低。染色体异常中以整条染色体的缺失 / 增加及染色体片段的丢失最为常见，如＋8、$-5/5q^-$、$-7/7q^-$、$20q^-$ 等。大约有 5% 的 MDS 患者为单一的 del（5q）；患者发生 Y 染色体丢失较常见，认为是年龄相关的现象，而非克隆性异常。

MDS 患者的某些细胞遗传学异常与形态学特征及临床表现相关，例如单独的 del（5q）一般伴小巨核细胞增多，临床过程常常呈惰性过程，来那度胺治疗反应较好。另外，del（17p）多伴有假性 Pelger–Huët 异常，胞质内包含小空泡，TP53 缺失，发生白血病转化的风险增加。与原发性 MDS 相比，治疗相关的 MDS 异常染色体核型、复杂核型和 5 号染色体和（或）7 号染色体缺失的发生率增加。针对 MDS 常见的异常组合探针进行 FISH 检测，有助于提高 MDS 患者细胞遗传学异常检出率，通常探针包括 5q31、CEP7、7q31、CEP8、20q、CEPY 和 p53。

（五）流式细胞仪检测

目前尚未发现 MDS 患者特征性的抗原标志或标志组合，对某些怀疑 MDS 但原始细胞和环形铁粒幼细胞不增加、染色体正常及形态学未达到 MDS 诊断标准的病态造血患者，可行流式细胞仪检测。流式细胞仪检测对于低危 MDS 与非克隆性血细胞减少的鉴别诊断有应用价值。

（六）分子遗传学检测

部分 MDS 患者可检出体细胞性基因突变，常见的突变包括 *TET2*、*SF3B1*、*ASXL1*、*DNMT3A*、*RUNX1*、*EZH2*、*N-RAS/K-RAS*、*p53* 等，对基因突变进行检测有助于 MDS 的诊断和预后判断。

【诊断】 ★★★△△

（一）2007 版 MDS 维也纳最低诊断标准

MDS 的诊断目前在一定程度上仍然是排除性诊断，2007 版 MDS 维也纳最低诊断标准提出，诊断 MDS 需满足 2 个必要条件和 1 个确定标准。

1. 必要条件

（1）持续（≥6 个月）1 系或多系血细胞减少：血红蛋白＜110 g/L，中性粒细胞绝对值＜$1.5×10^9$/L，血小板＜$100×10^9$/L。

（2）排除其他可以导致血细胞减少和发育异常的造血及非造血系统疾病。

2. 确定标准

（1）骨髓涂片中红细胞系、粒细胞系、巨核细胞系中任一系发育异常细胞≥10%。

（2）环状铁粒幼红细胞占有核红细胞≥15%。

（3）骨髓涂片中原始细胞达 5%～19%。

（4）MDS 常见染色体异常。

3. 辅助标准（用于符合必要标准，但未达到确定标准，但临床呈现典型 MDS 表现者，如输血依赖的大细胞贫血）

（1）流式细胞术显示骨髓细胞表型异常，提示红细胞系和（或）髓系存在单克隆细胞群。

（2）单克隆细胞群存在明确的分子学标志：HUMARA 分析、基因芯片谱型或点突变（如 RAS 突变）。

（3）骨髓和（或）循环中祖细胞的 CFU 集落（±集簇）形成显著和持久减少。

（二）WHO 2016 诊断分型

WHO 2016 诊断分型（表 35-8）依据临床及遗传学数据对 MDS 进行诊断分型，是在既往 WHO 2008 诊断分型的基础上进行了修订，对原始细胞小于 5% 的患者观察发现如果出现多系增生异常则预后较差。用于定义 2 系或 3 系血细胞减少伴有 2 系或 3 系髓系细胞增生异常时，异常细胞比例要超过 10%。单纯 $5q^-$ 的 MDS 患者被单独归为一个亚型，多数 $5q^-$ 患者为老年女性，临床表现为大细胞性贫血、白细胞计数正常、血小板数正常或升高，骨髓涂片可见红系增生不良及大的单核或双核巨核细胞，多数患者需要红细胞输注，白细胞减少少见。

WHO 分型提出骨髓原始细胞的定义包括原粒细胞、原始单核细胞、原始巨核细胞及原始单核巨噬细胞，但不包括原始红细胞。MDS 伴原始细胞增多（MDS-EB）按照原始细胞数进一步分为两个亚型，分别为 MDS-EB1 和 MDS-EB2。原始细胞中 Auer 小体在 MDS 患者中的意义目前尚不清楚，但所有具有 Auer 小体的患者均被归为 MDS-EB2。WHO 分型取消了难治性贫血伴原始细胞增多转化型，所有伴有增生异常的原始细胞>20% 的患者均被归为伴增生异常的急性髓系白血病。不能分类的 MDS 特指那些单纯髓系或巨核系增生异常的 MDS 患者。慢性粒单细胞白血病被纳入了一个新的髓系肿瘤类别称为骨髓增生异常综合征 / 骨髓增殖性肿瘤。

表 35-8　MDS 的 WHO 2016 诊断分型

分型		病态造血累及	血细胞减少	骨髓环状铁粒幼细胞	骨髓 / 外周血原始细胞	传统核型分析细胞遗传学异常
MDS 伴单系病态造血（MDS-SLD）		1 系	1 或 2 系	<15% 或<5%（*SF3B1* 突变）	BM<5%，PB<1%，无 Auer 小体	除外 MDS 伴单独 $5q^-$
MDS 伴多系病态造血（MDS-MLD）		2 或 3 系	1～3 系	<15% 或<5%（*SF3B1* 突变）	BM<5%，PB<1%，无 Auer 小体	除外 MDS 伴单独单纯 $5q^-$
MDS 伴环形铁粒幼细胞（MDS-RS）	MDS-RS 伴单系病态造血（MDS-RS-SLD）	1 系	1 或 2 系	≥15% 或≥5%（*SF3B1* 突变）	BM<5%，PB<1%，无 Auer 小体	除外 MDS 伴单独 $5q^-$
	MDS-RS 伴多系病态造血（MDS-RS-MLD）	2 或 3 系	1～3 系	≥15% 或≥5%（*SF3B1* 突变）	BM<5%，PB<1%，无 Auer 小体	除外 MDS 伴单独 $5q^-$
MDS 伴单独 $5q^-$		1～3 系	1～2 系	无或者任何	BM<5%，PB<1%，无 Auer 小体	单独 $5q^-$ 或合并 1 种非 -7/7q⁻ 异常
MDS 伴原始细胞增多（MDS-EB）	MDS-EB1	0～3 系	1～3 系	无或者任何	BM 5%～9% 或 PB 2%～4%，无 Auer 小体	任何
	MDS-EB2	0～3 系	1～3 系	无或者任何	BM 10%～19% 或 PB 5%～19%，或 Auer 小体	任何
MDS 未分类（MDS-U）	PB 原始细胞 1%	1～3 系	1～3 系	无或者任何	BM<5%，PB=1%，无 Auer 小体	任何
	单系病态造血伴全血细胞减少	1 系	3 系	无或者任何	BM<5%，PB<1%，无 Auer 小体	任何
	基于明确的染色体异常	0 系	1～3 系	<15%	BM<5%，PB<1%，无 Auer 小体	MDS 明确的染色体异常
儿童难治性血细胞减少		1～3 系	1～3 系	无	BM<5%，PB<2%	任何

【鉴别诊断】★★★△△

（一）巨幼细胞性贫血

MDS 红系病态造血可呈现类巨幼样变，严重的巨幼细胞性贫血亦可造成血 3 系下降，但巨幼细胞性贫血有相应的生化改变，补充叶酸、维生素 B_{12} 后血象改善，而 MDS 患者叶酸、维生素 B_{12} 治疗无效。

（二）阵发性睡眠性血红蛋白尿（PNH）

PNH 时也可出现全血细胞减少和病态造血，但 PNH 时红细胞和白细胞 CD55、CD59 阴性的细胞常＞10%，而 MDS 出现 PNH 克隆少见；PNH 患者 Ham 试验阳性，并有其他血管内溶血的形态学证据。

（三）再生障碍性贫血（AA）

需与 3 系减少的 MDS 鉴别，MDS 的网织红细胞正常或升高，外周血可见到有核红细胞，骨髓病态造血明显，早期造血细胞比例不低或增加，部分病例有特征性染色体异常。

（四）脾功能亢进

可出现 3 系减少，但患者多有肝功能异常，脾大，没有骨髓原始细胞增加、染色体异常等。

【预后因素】★★★△△

目前最常用的评估 MDS 的预后评估工具是国际预后评分系统（IPSS），依据骨髓原始细胞百分比、细胞遗传学发现及增生异常累及的造血细胞系，这个评分系统将疾病分为低危、中危 -1、中危 -2 和高危组（表 35-9）。IPSS 是以 FAB 对 MDS 分型为基础建立的，同时也适用于 WHO 分类系统。按照诊断时的年龄分层，不同危险度组的中位生存期见表 35-10。

MDS 的 WHO 分型预后积分系统（WPSS）增加了多系增生异常和输血依赖作为不良预后因素评估患者预后（表 35-11）。其他可能的影响因素包括年龄、一般状态、新的细胞遗传学异常、血小板减少、骨髓纤维化、血 LDH 水平、血 $β_2$ 微球蛋白水平及髓系前体细胞的免疫表型等。

表 35-9　国际预后评分系统（IPSS）

分值	0	0.5	1.0	1.5	2.0
骨髓原始细胞（%）	＜5	5～10	—	11～20	21～30
染色体核型	良好	中等	不良		
血细胞减少	0/1	2/3			

注：染色体核型分为良好，-Y、$5q^-$、$20q^-$；不良，复杂核型（≥3 种异常）或 7 号染色体异常；中等，其他染色体异常；血细胞减少指血红蛋白＜100 g/L，中性粒细胞＜$1.5×10^9$/L，血小板＜$100×10^9$/L

表 35-10　不同 IPSS 危险度分层原发 MDS 的中位生存期

危险度分层	IPSS 评分	中位生存期（年）			
		＜60 岁	＞60 岁	＜70 岁	＞70 岁
低危	0	11.8	4.8	9.0	3.9
中危 -1	0.5～1.0	5.2	2.7	4.4	2.4
中危 -2	1.5～2.0	1.8	1.1	1.3	1.2
高危	≥2.5	0.3	0.5	0.4	0.4

表 35-11　MDS 的 WHO 分型预后积分系统（WPSS）

预后变量	标准	积分
WHO 分型	SLD、RS-SLD、$5q^-$	0
	MLD、RS-MLD	1.0
	EB1	2.0
	EB2	3.0
染色体核型	好：正常，-Y、$5q^-$、$20q^-$	0
	中等：其余异常	1.0
	差：复杂核型（≥3 种异常）或 7 号染色体异常	2.0
输血	无	0
	依赖	1.0

注：WPSS 分为 5 组，包括极低危组（0 分）、低危组（1 分）、中危组（2 分）、高危组（3～4 分）、极高危组（5～6 分）；输血依赖纳入预后指标，输血依赖者生存期短，白血病转化率高

MDS 患者发生 AML 转化的比例在某些 MDS 组织学和细胞遗传学亚型中较高，因而常常被认为是白血病前期状态，其中包括 MDS-EB2 和具有预后不良的细胞遗传学异常（如 −7、$7q^-$、+8 及 $17p^-$）的 MDS。对于这些患者，发生白血病转化的风险超过 50%；对于非 MDS-EB2 的 MDS 患者，骨髓原始细胞增多、多系增生异常、不良细胞遗传学异常或不良的细胞系标志也显著增加白血病转化的风险；而严格按照 WHO 定义的 MDS-RS 患者发生 AML 转化的风险不超过 5%。

【治疗】★★★△△

MDS 患者的自然病程及预后差异性很大，需要制订个体化治疗方案。MDS 的治疗选择对低危组和中危 -1 组 MDS 采用促造血、支持治疗、去甲基化药物和免疫调节药治疗，以改善生活质量为主；对中危 -2 组及高危组，采用去甲基化药物、联合化疗和 HSCT 治疗，以改善自然病程为目标。MDS 规范化治疗方案选择时应考虑患者的 IPSS 危险度分层、年龄、基本状态及有无合并症等。

（一）支持治疗

IPSS 低危和（或）中危 -1 的患者，尤其年龄较大或有合并症的患者以支持治疗为主。支持治疗主要目的是控制 MDS 症状、预防感染及出血、提高生活质量。支持治疗以输血、输血小板、抗感染及补充造血原料治疗为主。

（二）细胞生长因子

细胞生长因子可提高 MDS 患者的血细胞数，减少输血次数，改善血细胞减少。常用的造血生长因子有促红细胞生成素（EPO）、G-CSF、GM-CSF、促血小板生成素、IL-11 等。血小板生成素受体激动药治疗能否使 MDS 患者受益目前仍在研究中。

（三）免疫抑制治疗

越来越多的研究提示在中 / 低危 MDS 的发生发展中，骨髓微环境中免疫异常介导的免疫损伤导致的造血细胞过度凋亡起了重要作用。具备以下条件提示可能对免疫抑制药治疗有效：年龄＜60 岁、依赖输血、骨髓增生低下且原始细胞比例不高、有 PNH 克隆、表达人类白细胞抗原 DR15（HLA-DR15）的低危 MDS、无高危细胞遗传学改变。环孢素（CsA）推荐剂量为 3～5 mg/（kg·d），持续 3～6 个月评估疗效，同时监测 CsA 血药浓度，维持在 200～300 ng/ml，监测肝肾功能，严重异常者注意减量或停药。对合并其他肿瘤或中危 -2 及高危患者特别是伴有 7 号染色体异常的 MDS 患者不宜应用免疫抑制药治疗，偶有应用免疫抑制药后疾病进展和白血病转化的报道。

（四）免疫调节治疗

免疫调节药物治疗 MDS 具有抑制血管增生和调节细胞因子活性，起到调节和改变骨髓造血微环境的作用。常用的免疫调节药物包括沙利度胺、来那度胺及亚砷酸等。来那度胺和沙利度胺具有较好的免疫调节作用，能够抑制炎性因子和血管新生作用，可用于 MDS 尤其是 $5q^-$ 综合征患者的治疗。沙利度胺的治疗剂量从 50 mg/d 起始，每周递增 50 mg，推荐每天剂量 100～400 mg；来那度胺治疗剂量为 25 mg/d 或 10 mg/d，连续应用 28 天为 1 个疗程。亚砷酸可诱导白血病细胞及新生内皮细胞凋亡、抑制 VEGF 的促进内皮细胞增殖的作用，具有抑制血管新生作用，可用于各期各类 MDS 患者的治疗。推荐的亚砷酸治疗剂量为 0.25 mg/（kg·d），连用 2 周，休息 2 周，1 个月为 1 个疗程，可用 3～4 个疗程，然后改为每月使用 5 天。

（五）去甲基化治疗

DNA 甲基转移酶抑制药可逆转 DNA 过度甲基化，使因过度甲基化而缄默的基因重新表达。低剂量的 DNA 甲基转移酶抑制药有去甲基化作用，高剂量可直接导致细胞死亡。目前，临床可用到的 DNA 甲基转移酶抑制药为阿扎胞苷（AZA）、地西他滨（DAC）。对于中危 -2 或高危患者，尤其是伴有染色体异常，但不适合进行 HSCT 的患者应采用 AZA 或 DAC 治疗。AZA 推荐用药方案为 75 mg/（m^2·d），皮下注射，连用 7 天，28 天为 1 个疗程，至少连续使用 4 个疗程。DAC 常用的给药方案是 20 mg/m^2，每天 1 次，连续 5 天。

（六）造血干细胞移植

异基因造血干细胞移植（allo-HSCT）是唯一可以治愈 MDS 的治疗方案，但是 MDS 诊断的中位年龄在 70 岁以上，移植相关并发症的发生率及死亡率均较高，多数患者无法接受 allo-HSCT 治疗。移植时机和预处理方案的选择显得尤为重要。研究表明，IPSS 低危和中危 -1 患者延迟至疾病进展时进行

HSCT 可获最大总体生存率，而 IPSS 中危 -2 和高危患者在确诊时进行 HSCT 可获最大总体生存率。

由于多数 MDS 患者年龄偏大、伴有血细胞减少、一般状态和器官功能差，减低预处理剂量的造血干细胞移植（RIC-HSCT）受到越来越多的重视。供者淋巴细胞输注（DLI）被认为是针对 RIC-HSCT 后复发的有效防治措施。

对于缺乏合适供者的患者，联合化疗可提高完全缓解（CR）率，但复发率高，CR 持续时间短。自体 HSCT 可加强缓解后治疗，是否可以减少复发目前尚无定论。

（七）其他药物治疗

维 A 酸、骨化三醇联合雄激素可刺激造血细胞生长，促进造血细胞分化，可能改善部分患者血细胞减少的症状，对红系改善作用更为明显，不良反应为肝功能损伤，女性患者男性化，停药后可恢复。输血依赖是疾病生物学侵袭性的标志之一，铁螯合剂祛铁治疗可显著提高 IPSS 积分为低危和中危 -1 的 MDS 患者的总体存活期。

（冯　茹　刘　辉）

参考文献

[1] Bejar R, Ebert BL. The genetic basis of myelodysplastic syndromes. Hematol Oncol Clin North Am, 2010, 24 (2) : 295-315.

[2] Leitch HA, Buckstein R, Shamy A, et al. The immuno-modulatory agents lenalidomide and thalidomide for treatment of the myelodysplastic syndromes: a clinical practice guideline. Crit Rev Oncol Hematol, 2013, 85 (2) : 162-192.

[3] Garcia MG. Prognosis of myelodysplastic syndromes. Hematology Am Soc Hematol Educ Program, 2010: 330-337.

[4] Cazzola M, Malcovati L. Prognostic classification and risk assessment in myelodysplastic syndromes. Hematol Oncol Clin North Am, 2010, 24 (2) : 459-468.

[5] Fenaux P, Ades L. How we treat lower-risk myelodysplastic syndromes. Blood, 2013, 121 (21) : 4280-4286.

[6] Fenaux P, Bowen D, Gattermann N, et al. Practical use of azacitidine in higher-risk myelodysplastic syndromes: an expert panel opinion. Leuk Res, 2010, 34 (11) : 1410-1416.

[7] Burgstaller S, Wiesinger P, Stauder R. Myelodysplastic Syndromes in the Elderly: Treatment Options and Personalized Management. Drugs Aging, 2015, 32 (11) : 891-905.

[8] Buckstein R, Yee K, Wells RA. 5-Azacytidine in myelodysplastic syndromes: a clinical practice guideline. Cancer Treat Rev, 2011, 37 (2) : 160-167.

[9] Sekeres MA, Cutler C. How we treat higher-risk myelodysplastic syndromes. Blood, 2014, 123 (6) : 829-836.

[10] Spronsen MF, Ossenkoppele GJ, Westers TM, et al. Prognostic relevance of morphological classification models for myelodysplastic syndromes in an era of the revised International Prognostic Scoring System. Eur J Cancer, 2016, 56: 10-20.

[11] Caocci G, Voso MT, Angelucci E, et al. Accuracy of physician assessment of treatment preferences and health status in elderly patients with higher-risk myelodysplastic syndromes. Leuk Res, 2015, 39 (8): 859-865.

第4节　淋　巴　瘤

淋巴瘤是原发于淋巴结和（或）结外淋巴组织的恶性肿瘤，病理可见分化、成熟程度不一的肿瘤性淋巴细胞大量增生，侵犯全身各个部位或组织。临床以无痛性、进行性淋巴结肿大为特征，常伴有发热、盗汗、消瘦、肝及脾肿大，晚期有贫血、恶病质等表现。根据病理学不同分为霍奇金淋巴瘤（Hodgkin lymphoma，HL）和非霍奇金淋巴瘤（non-Hodgkin lymphoma，NHL）。

一、非霍奇金淋巴瘤

NHL 是起源于淋巴结及其他淋巴组织的恶性肿瘤，具有高度异质性，是最常见的淋巴系统恶性疾病。发达国家高发年龄区段为男性 60～70 岁，女性 70～74

岁。根据细胞来源不同，可分为 B 细胞淋巴瘤、T 细胞淋巴瘤和 NK 细胞淋巴瘤。依据 2016 年 WHO 的 NHL 分类标准，成熟的 B、T、NK 细胞肿瘤亚型很多，但常见的 NHL 有 6 种：弥漫大 B 细胞型淋巴瘤（diffuse large B cell lymphoma，DLBCL）（占 31%）、滤泡性淋巴瘤（follicular lymphoma，FL）（占 22%）、慢性淋巴细胞白血病 / 小细胞淋巴瘤（chronic lymphocytic leukemia/small cell lymphoma，CLL/SCL）（占 6%）、套细胞淋巴瘤（mantle cell lymphoma，MCL）（占 6%）、外周 T 细胞淋巴瘤（peripheral T-cell lymphoma，PTCL）（占 6%）、结外边缘区淋巴瘤（marginal zone lymphoma，MZL）（占 6%）。在这 6 型常见的淋巴瘤中，DLBCL、FL、CLL/SCL、MCL 及黏膜相关淋巴组织结外边缘区 B 细胞淋巴瘤（extranodal marginal zone B-cell lymphoma of mucosa-associated lymphoid tissue，MALT）都是老年人高发。CLL/SCL 在白血病一节进行介绍。在本节对 NHL 中常见且老年高发的 DLBCL、FL、MCL 及 MALT 做介绍。

（一）弥漫大 B 细胞型淋巴瘤

【定义】★△

DLBCL 是一组大细胞，转化 B 细胞为表型的异质性、侵袭性淋巴瘤。DLBCL 可以为原发，也可以从其他低度恶性的淋巴瘤转化而来。

【流行病学】★△

DLBCL 是我国最常见的 NHL，约占 B 细胞淋巴瘤的 50%；DLBCL 也是老年患者最常见的淋巴瘤，约占老年淋巴瘤的 40%。DLBCL 的发病率随着年龄增加而增加。

【病因及发病机制】★△

DLBCL 是一种高度分子异质性疾病，可以有多种的染色体异位和细胞遗传学异常。*BCL-6* 基因重排可能是 DLBCL 最常见的突变（约 40%），而 *BCL-6* 基因的下调对 B 细胞的终末分化具有重要作用。约 30% 的 DLBCL 患者可能出现 *BCL-2* 基因的重排（多见于生发中心型 DLBCL 及滤泡淋巴瘤转化的 DLBCL）。此外，异常体细胞突变也可见于约半数的 DLBCL 患者，突变位点包括 *MYC*、*PIM1*、*ARHH* 及 *PAX5* 等，其中 *c-MYC* 突变最为常见（5%～15%）。2%～11% 的 DLBCL 患者同时存在 *MYC* 和 *BCL-2* 或 *BCL-6* 基因重排或异位，此类患者疾病侵袭性非常高，且多见于 GCB 亚型，被称为“双重打击”DLBCL。

【病理】★★△△

DLBCL 为侵袭性大 B 淋巴细胞肿瘤，呈弥漫性生长。肿瘤细胞核相近或大于正常组织细胞核，细胞体积不小于正常淋巴细胞的 2 倍。瘤细胞表达全 B 细胞标记如 CD19、CD20、CD22 和 CD79a；CD5 约在 10% 的病例中有表达。CD10、BCL-6、IRF4/MUM-1 表达率变化不一。

依据基因表达谱（GEP）可将 DLBCL 分为活化 B 细胞亚型（ABC 型）、生发中心 B 细胞亚型（GCB 型）两种类型。GEP 技术临床难于推广，一般通过免疫组织化学 CD10、BCL-6、MUM-1 等来区分 GCB 亚型和 nonGCB 亚型。

【临床表现】★★△△

DLBCL 通常表现为弥漫性淋巴结肿大或腹部包块，结外累及约占 45%，包括胃肠道、皮肤、中枢神经系统、软组织和各种脏器。约 1/3 患者可有发热、盗汗、体重下降等症状，约 50% 呈现疾病进展期。诊断时多为临床Ⅲ～Ⅳ期。

【辅助检查】★★△△

对于可疑的淋巴结应完整切除做病理检查，细针或粗针穿刺一般不适用于初诊淋巴瘤。此外，需要完善血、尿、便常规，肝及肾功能、心电图、乳酸脱氢酶、β_2- 微球蛋白（β_2-microglobulin，β_2-MG）等。除此之外，还需要完善骨髓穿刺及骨髓活检明确有无骨髓受累、完善乙型肝炎表面抗原 / 抗体及核心抗原 / 抗体、病毒 DNA 及 HIV，在高危患者中需要检测丙型肝炎指标。影像学检查中，所有患者均需要完善颈部、胸部、腹部及盆腔 CT 检查，建议完善正电子发射断层扫描，同时还需要完善心脏超声检查，胃肠道受累的患者需要完善胃肠镜，中枢神经系统受累的患者需要完善腰穿及磁共振成像检查。

【诊断及鉴别诊断】★★★△△△

DLBCL 的诊断依靠活检组织病理学诊断。对组织病理切片进行细胞免疫组织化学分析可以明确 DLBCL 的诊断。可以通过 FISH 检测来识别双重打击 DLBCL。鉴别诊断除了需要和 HL 或其他非 NHL 鉴别外，还需要鉴别慢性淋巴结炎、淋巴结结核、淋巴结反应性增生。肠道 DLBCL 需要鉴别肠道感染、克罗恩病、肠结核等；中枢神经系统 DLBCL 需要鉴别真菌感染及胶质瘤等颅内实体肿瘤等。

【分期及预后】★★★△△△

目前分期采用Ann Arbor/Cotswords分期系统（表35-12）对DLBCL患者进行分期。

国际预后指数（IPI）是目前公认的DLBCL预后判断指标，具体包括年龄＞60岁、病变为Ⅲ/Ⅳ期、LDH＞正常值上限、行为状态ECOG评分≥2分、结外侵犯部位≥2处。每个不良预后因素1分，低危组（0～1分）、低中危组（2分）、高中危组（3分）、高危组（4～5分）。对于60岁以下的患者，适用于年龄调整的IPI（aaIPI），该积分包含行为状态ECOG评分≥2分、结外侵犯部位≥2处及疾病分期Ⅲ/Ⅳ期，每个不良预后因素1分，低危组（0分）、低中危组（1分）、高中危组（2分）、高危组（3分）。

表35-12 Ann Arbor/Cotswords分期（1989）

分期	定义
Ⅰ期	病变侵犯单个淋巴区域或淋巴组织（如脾、胸腺、咽淋巴环等）（Ⅰ）或单个结外器官或部位受累（ⅠE）
Ⅱ期	病变侵犯膈肌同侧两个或更多淋巴区域或组织（Ⅱ）（纵隔是一个部位，而双侧肺门淋巴结受累是两个部位）；局部侵犯单个结外器官或部位伴膈肌同侧一个或多个淋巴结区域（ⅡE）。受累的解剖部位数目应以脚注标出（如，Ⅱ3）
Ⅲ期	病变侵犯膈肌两侧淋巴结区域或组织（Ⅲ），可伴有单个结外器官或部位侵犯（ⅢE），或脾侵犯（ⅢS），或两者均受侵犯（ⅢSE）
Ⅲ1期	有脾门淋巴结、腹腔淋巴结或肝门淋巴结受累
Ⅲ2期	有主动脉旁、肠系膜、髂血管淋巴结受累
Ⅳ期	广泛侵犯一个或多个结外器官或组织，伴或不伴有淋巴结的侵犯

注：A. 无全身症状；B. 无其他原因解释的发热、盗汗、体重下降（体重6个月内下降10%）；X. 巨块病变，在T5/6水平纵隔宽度大于胸腔直径的1/3，或肿块最大直径大于10cm；E. 由一个淋巴结部位局部扩散引起的单一结外部位受累

在老年DLBCL患者中，患者的营养状态、工具性日常生活活动能力（IADL）等因素均会影响患者的预后。

【治疗】★★★△△△

老年DLBCL的一线治疗推荐：8个周期利妥昔单抗＋6个周期CHOP21化疗，或8个周期利妥昔单抗＋8个周期CHOP21化疗。对于双重打击DLBCL，DA-EPOCH-R方案优于R-CHOP。

由于蒽环类药物具有心脏毒性作用，部分老年患者不能耐受标准的CHOP方案联合利妥昔单抗治疗。可选用脂质体多柔比星、依托泊苷代替多柔比星。对于80岁以上的高龄老人可以采用R-miniCHOP方案。对体弱的患者可以考虑应用R-COP。

睾丸和乳腺淋巴瘤患者必须接受CNS预防治疗。中高危和高危患者，特别是对于一个以上部位结外累及或LDH升高的患者，也需要接受CNS预防的治疗。

所有接受免疫化疗的患者，均应检测HBsAg和HBcAb，如阳性则检查病毒载量，并启动合适的抗病毒治疗。治疗期间应密切监测乙肝相关指标。抗病毒治疗至少持续到免疫化疗结束后半年。

复发/难治患者的治疗选择：对70岁以下能够耐受高剂量化疗的老年患者可选择高剂量治疗或个体化方案，如达完全或部分缓解则在化疗后行自体造血干细胞移植（ASCT）± 局部放射治疗，对不能耐受ASCT的患者，进入临床试验或行最佳支持治疗。

嵌合型抗原受体基因修饰的T细胞（CAR-T）治疗难治复发DLBCL研究在进行中。程序性死亡受体-1（programmed cell death-1，PD-1）及其配体（PDL1）单抗在高危DLBCL患者中的治疗值得探索。

（二）滤泡性淋巴瘤

【定义】★△

FL是一种惰性的淋巴系统恶性肿瘤，恶性度较低，来源于生发中心B细胞，呈结节性或滤泡样分布。

【流行病学】★△

FL是NHL中较常见的类型，在西方国家占NHL的22%～35%。在国内其所占比例较西方国家偏低，占NHL的8.1%～23.5%。FL平均发病年龄60～65岁，主要以老年患者为主。

【病因及发病机制】★△

t（14；18）（q32；q21）染色体异位见于85%的患者，该异位导致18号染色体q21区的*Bcl-2*原癌基因并置到14号染色体q32的IgH序列，其中第三个外显子3′端150bp处的非翻译区为主要断裂点决定区，25kb处为次要断裂点决定区；IgH的断裂

点多数位于 JH 区 5′端。这些异位可以导致 *Bcl-2* 的 mRNA 过度表达，过量的 Bcl-2 蛋白阻碍淋巴细胞的凋亡。该机制目前被认为是 FL 发生的最重要机制。此外，约 90% 的 FL 患者可以合并其他的细胞遗传学异常，常见的包括 $1p^-$、6q、10q 及 17p 的缺失，但这些异常的临床意义尚需进一步确认。

【病理】★★△△

FL 是来源于生发中心的 B 细胞，形态学上表现为淋巴结部分保留了滤泡生长的模式，细胞有生发中心样细胞，伴有不等量的中心母细胞。FL 可以进一步分为滤泡 1～3 级。滤泡 1～2 级临床表现为惰性过程，而滤泡 3 级临床表现为侵袭性。部分滤泡淋巴瘤患者可转化为侵袭性的淋巴瘤。

FL 具有特征性的免疫表型，细胞表面表达泛 B 细胞的标记，可以表达表面免疫球蛋白。分子遗传学检测可有 Bcl-2 重排，细胞遗传学或 FISH 检测 t（14；18）对于协助诊断非常有益。

【临床表现】★★△△

FL 原发症状多为无痛性淋巴结肿大。B 症状发生率低于 25%，超过 40% 的患者骨髓受累，并出现全身广泛受累。约 70% 的患者诊断时已经处于 Ann Arbor 的Ⅲ-Ⅳ期。

转化型淋巴瘤（t-FL）目前并无统一的定义，认为是 FL 向 DLBCL 或 Burkitt 淋巴瘤等侵袭性淋巴瘤的组织学转化。弥漫浸润淋巴结的大细胞比例升高且滤泡结构消失的组织学表现是定义转化的金标准。FLIPI 及 IPI 高评分是 FL 转化的可靠预测指标。虽然 FL 的病程可长达 10 年，但由惰性转化为侵袭性后预后不佳。

【辅助检查】★★△△

同 DLBCL，详见 DLBCL 章节。

【诊断及鉴别诊断】★★★△△△

FL 的诊断是基于病理的细胞形态学、免疫组化或流式细胞学以及细胞遗传学改变而确定。鉴别诊断详见 DLBCL 章节。

【分期及预后】★★★△△△

分期采用 Ann Arbor/Cotswords 分期系统（表 35-12）对 FL 患者进行分期。

依据 FLIPI-2 标准进行危险分层，分为低危（0～1 分），中危（2 分），高危（≥3 分）（表 35-13）。

表 35-13 FLIPI 预后标准

参数	FLIPI-1	FLIPI-2	得分
淋巴结受累	＞4 个淋巴结区域	淋巴结最长径＞6 cm	1
年龄	≥60 岁	≥60 岁	1
血清标记物	LDH 升高	β_2- 微球蛋白升高	1
分期	晚期（Ann Arbor 分期Ⅲ～Ⅳ期）	骨髓侵犯	1
血红蛋白	＜120 g/L	＜120 g/L	1

【治疗】★★★△△△

对于部分Ⅰ～Ⅱ期的 FL 患者目前认为是可以治愈的，因此应尽早给予局部放射治疗或联合全身免疫化疗。

对于Ⅱ期伴有大包块、Ⅲ～Ⅳ期的患者，目前普遍认为全身化疗仍不可治愈这部分患者，治疗指征如下：①符合临床试验标准；②有 B 症状；③有终末器官损害风险；④淋巴瘤继发的血细胞减少；⑤巨大肿块；⑥持续肿瘤恶化；⑦患者意愿。这些患者可考虑给予治疗，否则可采取观察和等待的策略。

NCCN（2016 年）推荐的一线治疗方案：苯达莫司汀＋利妥昔单抗、CHOP＋利妥昔单抗、CVP＋利妥昔单抗、利妥昔单抗单药、放射免疫治疗；对于老年人或体弱者的一线治疗：放射免疫治疗、利妥昔单抗、烷化剂单药（苯丁酸氮芥或 CTX）± 利妥昔单抗。二线治疗：化疗 - 免疫治疗（同一线治疗方案）、来那度胺 ± 利妥昔单抗、放疗免疫治疗。推荐 FL 患者接受利妥昔单抗维持治疗。

复发滤泡性淋巴瘤的治疗：复发 FL 开始治疗前应重新活检。复发 / 难治性 FL 的标准治疗目前未完全统一。对于一线治疗后长期缓解且无转化的复发患者，可重新使用原方案或选用其他一线方案。对于早期复发的患者可选用非交叉耐药的方案治疗。含利妥昔单抗的治疗方案对于复发 / 难治 FL 患者有一定的治疗效果，放射免疫治疗也是治疗的选择之一。近年一系列新药，如依鲁替尼、来那度胺以及 PI3KΔ 抑制药（idelalisib）等新药用于复发难治 FL 的治疗，获得了不错的疗效。对于反复复发的 FL 患者，如果体力及一般情况允许，可以考虑 ASCT。

对于 t-FL 可采用转化后的侵袭性淋巴瘤的治疗方案。含利妥昔单抗的免疫化疗方案显著改善局限期 t-FL 患者生存。放射免疫治疗对 t-FL 也有不错疗效。此外其他新靶点的抑制药，如 Aurora A 激酶抑制药（alisertib），依鲁替尼，idelalisib 以及 BCL2 抑制药（GDC-0199/ABT199），目前也正在进行研究。化疗敏感的 t-FL 患者应考虑 ASCT。

（三）套细胞淋巴瘤

【定义】★△

MCL是一种相对少见的B细胞非霍奇金淋巴瘤，兼具惰性淋巴瘤的难治愈性以及侵袭性特征。MCL细胞具有生发中心套区B淋巴细胞免疫表型。因肿瘤细胞形态和免疫表型均与次级生发中心套区的淋巴细胞和初级生发中心的静止B细胞相似，故命名为套细胞淋巴瘤。

【流行病学】★△

在西方国家占NHL的3%～10%，好发于中老年，中位发病年龄60～65岁，男女比例约为2∶1。中国抗癌协会淋巴瘤病理专家组统计了21 127例淋巴瘤患者资料，MCL占NHL的5%。

【病因及发病机制】★△

t（11；14）染色体异位被认为是FL的首次打击，使细胞周期G1-S转化失调控；此外，有研究发现，MCL可能是恶性淋巴系肿瘤中基因组最不稳定的肿瘤之一，常见的包括1p13-p31、2q13等的缺失，以及染色体3q25，8q21等的扩增，这些缺失或扩增可能引起细胞周期的失控、DNA损伤以及和细胞信号传导途径的异常。

【病理】★★△△

MCL起源于淋巴结/淋巴组织滤泡套层未受抗原刺激的$CD5^{+}$、$CD23^{-}$的周围性B淋巴细胞。典型的MCL光镜下淋巴结结构完全破坏，由形态单一的中、小B淋巴细胞呈套区、结节状、弥漫状生长。免疫表型常见SIgM、SIgD和CD5阳性，CD10和CD23阴性，CD43阳性。MCL的细胞遗传学特点是t（11；14）（q13；q32）平衡易位占95%。细胞周期蛋白D1（Cyclin D1）多数阳性。此外，在CyclinD1阴性的MCL中可以表达CyclinD2或CyclinD3。另外有研究发现SOX11或许有可能作为MCL新的较特异性的标志物。

【临床表现】★★△△

MCL临床表现多样，发病时Ⅲ～Ⅳ期多见（70%～95%），常表现为淋巴结病、骨髓和肝侵犯，呈进行性发展，结外侵犯十分常见，30%～60%有肝脾大，还可累及胃肠道、Waldeyer环、胸膜，较少见的部位是皮肤、肺、乳腺、眶周等。约50%的患者出现贫血和高水平的乳酸脱氢酶及β_2-微球蛋白。中位生存期3～5年。

【辅助检查】★★△△

同DLBCL章节。

【诊断及鉴别诊断】★★★△△△

一般依据典型的形态学表现、免疫表型（CD23阴性、cyclinD1阳性）、细胞遗传学为t（11；14）（q13；q32）可以做出诊断。鉴别诊断详见DLBCL章节。

【分期及预后】★★★△△△

由于大部分MCL起病时临床分期为晚期，侵犯多个结外部位，故侵袭性淋巴瘤常用的预后判断评分系统IPI和aaIPI并不能很好的区分MCL的预后。欧洲学者在2008年提出了MCL预后因素评分系统（MIPI）（表35-14）。

【治疗】★★★△△△

对年轻的MCL患者，含大剂量的Ara-C的强烈化疗占重要地位，联合利妥昔单抗可进一步提高治疗效果。一线巩固强化治疗是ASCT。对于不适宜ASCT的患者，可考虑利妥昔单抗维持治疗。对于老年的MCL患者，R-CHOP方案诱导治疗，获得治疗反应者予以利妥昔单抗维持治疗是目前疗效最好的治疗方案。

对于复发的MCL患者，如果没有症状，仍可以采取观察等待的策略；而对于有症状的患者，可采用利妥昔单抗＋苯达莫司汀＋硼替佐米（BVR）方案，缓解后序贯ASCT。

减低剂量预处理的非清髓造血干细胞移植对复发/难治性MCL疗效良好，并可能使部分患者得到治愈，可以应用于能耐受的部分老年MCL患者。另外，利妥昔单抗单药或联合苯丁酸氮芥也可以作为一种姑息治疗的选择。

新药在MCL中的研究很多，在初治MCL中，硼替佐米联合R-CVP较R-CHOP获得更好的疗效。另外，硼替佐米单药治疗复发/难治MCL的效果也不错。还有研究发现雷利度胺联合利妥昔单抗在MCL中疗效理想。此外，依鲁替尼也为复发难治的MCL患者提供了新的选择，且药物安全性较好。

（四）黏膜相关淋巴组织结外边缘带B细胞淋巴瘤（MALT）

【定义】★△

MALT淋巴瘤是一种结外淋巴瘤，由形态多样的小淋巴细胞组成，其中包括边缘带（中心细胞样细

表 35-14　MIPI 预后评分系统

评分	年龄（岁）	ECOG 评分	LDH 值 / 正常值	WBC（$\times 10^9$/L）
0	<50	0-1	<0.67	<6.70
1	50～59	—	0.67～0.99	6.70～9.99
2	60～69	2～4	1.0～1.49	10.0～14.99
3	≥70	—	≥1.5	≥15.0

低危组：0～3 分；中危组：4～5 分；高危组：6～11 分

胞）、单核细胞、小淋巴细胞，也可见到散在的免疫母细胞和中心母细胞样细胞。MALT 淋巴瘤可分为胃型和非胃型。

【流行病学】★△

MALT 淋巴瘤占 B 细胞淋巴瘤的 7%～8%，占原发性胃淋巴瘤的 50%，平均年龄 61 岁，女性稍多于男性，在意大利东北部胃 MALT 淋巴瘤的发病率似乎更高，某些特殊的亚型，例如免疫增殖性小肠病，则更多见于中东和南非。

【病因及发病机制】★△

有研究发现幽门螺杆菌抗原的刺激可以引起 MALT 淋巴瘤细胞的持续增殖，而且抗幽门螺杆菌治疗可以使 MALT 淋巴瘤得到缓解。此外，伯氏疏螺旋体的抗原刺激可能与皮肤型 MALT 淋巴瘤有关。有作者认为，自身免疫性疾病或相关部位的感染引起的“继发性黏膜相关组织”是 MALT 淋巴瘤发生基础。

【病理】★△

形态学上以小淋巴细胞浸润为主，常伴有反应性滤泡的存在，偶可见瘤细胞移入滤泡内，上皮细胞可被淋巴细胞浸润，形成淋巴样上皮病变。SIg 阳性，缺乏 IgD，40% 有单核细胞性免疫球蛋白，表达 B 细胞相关抗原；可见 Bcl-1 和 Bcl-2 重排，也可见 t（11；18）、t（1；14）以及第 3 号染色体为三倍体。

【临床表现】★★△△

胃肠道是 MALT 淋巴瘤最好发的部位，其他常见的部位包括肺、眼附属器、皮肤、甲状腺和乳腺。大部分患者表现为Ⅰ～Ⅱ期，但约 20% 的患者会出现骨髓受累，多见于眼附属器或肺的病例骨髓。许多患者有自身免疫性疾病，例如干燥综合征、桥本甲状腺炎的病史。

【辅助检查】★△

详见 DLBCL 节。胃型患者需接受胃镜检查并行病灶处幽门螺杆菌检查，患者需接受螺杆菌呼气实验。

【诊断及鉴别诊断】★★△△

根据典型的病理表现、肿瘤细胞表达细胞表面单克隆免疫球蛋白（IgM 常见）、CD20、CD21 等抗原，而不表达 CD5、CD10 和 CD23 等抗原，常见细胞遗传学异常 3 号染色体三体、t（11；18）和 t（11；14）。MALT 淋巴瘤需要与反应性疾病如幽门螺杆菌胃炎、淋巴上皮涎腺炎、桥本甲状腺炎以及和其他小 B 细胞淋巴瘤 FL、MCL、SLL 相鉴别。

【治疗】★★★△△△

胃 MALT 淋巴瘤：若病变局限在黏膜层且幽门螺杆菌阳性，一般首选抗幽门螺杆菌治疗，如洛赛克＋克拉霉素＋阿莫西林，清除幽门螺杆菌后肿瘤可能消退，停止抗生素治疗需至少观察半年至一年。对于病灶扩散到周围淋巴结的患者，则需采用放疗。对于Ⅲ～Ⅳ期的 MALT 淋巴瘤，淋巴结或器官广泛受累的患者，应给予系统化疗。

非胃 MALT：如果病变在ⅠE 或Ⅱ期局限性的，以放疗为首选，对某些部位的病变（如肺、皮肤、甲状腺等）可以首选手术。外科切除后若原部位复发，可采用化疗或放疗；若病灶对侧复发，可采用化疗。若病理发现大细胞淋巴瘤，应采用 DLBCL 的治疗方案。

二、霍奇金淋巴瘤（HL）

【定义】

经典型 HL 是来源于生发中心阶段的成熟 B 细胞，定义为具有特征性的免疫表型和独特的细胞背景的恶性霍奇金和 Reed-Sternberg（RS）细胞。除此之外，还有一种结节性淋巴细胞为主型 HL，其主要特征为霍奇金和 RS 变异细胞，表达典型的 B 系标志。

【流行病学】★★△△

欧美 HL 发病占淋巴瘤的 30%；我国 HL 的发病

率明显低于西方，占淋巴瘤的9%左右。HL发病年龄呈双峰分布。早期发病高峰是20～30岁，另一个位于70～80岁，在老年患者中，男性发病率远远高于女性。但在我国双峰分布不明显。

【病因及发病机制】★△

转录因子的调控异常是HL发病机制中的重要因素，其中包括NF-κ B通路活性增强、JAK/STAT通路以及多种受体酪氨酸激酶激活、T细胞转录因子Notch-1和GATA-3激活等。基因甲基化状态异常可能与HL的发病有关。此外，病毒感染也可能是HL发病的重要原因，约40%经典型HL（cHL）的RS细胞受EB病毒（EBV）的感染，并且这些病例中，EBV编码的潜在膜蛋白1（LMP-1）表达，LMP-1可与RS细胞表面的CD40受体结合，通过模拟一种活化的CD40受体激活NF-κ B。

【病理】★△

HL分为两个类型：结节性淋巴细胞为主型（NLPHL）和经典型（cHL）。其中经典型包括结节硬化型、混合细胞型、淋巴细胞为主型和淋巴细胞消减型四个亚型。在老年患者中NLPHL少见。在cHL的各亚型中，老年患者结节硬化型最为常见，混合细胞型次之，淋巴细胞为主型和淋巴细胞消减型罕见。

cHL占HL的95%，混合性细胞增生为背景，可见较明显的嗜酸性粒细胞。肿瘤细胞体积大，胞质丰富，核大核仁明显，有单个核的霍奇金细胞和双核或多核的诊断性瘤细胞，称为R-S细胞。免疫组化示瘤细胞CD30、CD15、PAX-5等呈阳性，其中CD15和CD30阳性有诊断意义；其他B细胞或T细胞标志常为阴性。

【临床表现】★★△△

cHL主要临床表现是无痛性淋巴结肿大，75%颈部首发；纵隔较常受累，约20%病例脾脏可受累，骨髓受累少于5%。其他结外侵犯少见。纵隔受累最多见于结节硬化型；而腹主动脉旁淋巴结和脾脏受累则多见于混合细胞型。约40%的患者有B组症状。肿瘤多沿相邻淋巴结区发展，较少发生跳跃式发展。全身表现可有发热、盗汗、体重下降等B组症状，也可有皮肤瘙痒、贫血、乏力等其他症状。骨髓和中枢神经系统受累少见。贫血常见于晚期患者。有B组症状和贫血都是不良预后因素。

【辅助检查】★△

详见DLBCL节。

【诊断及鉴别诊断】★★△△

依据临床表现、病理形态学及组织化学可明确诊断。按照Ann Arbor/Cotswords分期。鉴别诊断详见DLBCL节。

【治疗】★★★△△△

HL患者根据分期及是否具有预后不良因素选择不同的治疗方案。不良预后因素包括：ESR＞50或B症状；＞3个淋巴结区受累；纵隔肿块比＞0.33；＞10 cm的大肿块。NCCN 2016治疗推荐：对于Ⅰ～Ⅱ期病变且不伴不良预后因素的霍奇金淋巴瘤患者，推荐ABVD×2周期联合受累野放疗；对于Ⅰ～Ⅱ期伴预后不良因素，可采用ABVD×6周期联合受累野放疗，也可采用递增剂量的BEACOPP×2＋ABVD×2＋受累野放疗；对于Ⅲ～Ⅳ期患者，推荐ABVD×6周期联合受累野放疗，或者递增剂量的BEACOPP×6周期化疗。

抗CD30单抗是治疗难治复发HL的新的希望，目前已经有Ⅰ期和Ⅱ期临床研究显示抗CD30单抗（brentuximab vedotin）对CD30阳性淋巴瘤的治疗安全且有效。对于高龄HL患者来说，brentuximab vedotin或可成为一线化疗策略。

PD-1及PDL1是引起活化$CD8^{+}$T细胞反应性下降的关键信号通路之一。选择性的、人源化的抗PD-1抗体可以通过阻断PD-1和PDL1或PDL2之间的相互作用来达到抗肿瘤的作用。抗PD-1抗体为霍奇金淋巴瘤的治疗带来新的选择。

（张春丽　刘　辉）

参考文献

[1] 李小秋，李甘地，高子芬，等. 中国淋巴瘤亚型分布：国内多中心性病例10 002例分析. 诊断学理论与实践，2012（2）：111-115.

[2] Jaffe E S. The 2008 WHO classification of lymphomas: implications for clinical practice and translational research[J]. ASH Education Program Book, 2009(1): 523-531.

[3] Luminari S, Cesaretti M, Rashid I, et al. Incidence, clinical characteristics and survival of malignant lymphomas: a population-based study from a cancer registry in northern Italy. Hematological oncology, 2007,

25(4): 189-197.

[4] http: //www.nccn.org/professionals/physician_gls/pdf/aml.pdf. Accessed May 3, 2014.

[5] Peyrade F, Jardin F, Thieblemont C, et al. Attenuated immunochemotherapy regimen(R-miniCHOP) in elderly patients older than 80 years with diffuse large B-cell lymphoma: a multicentre, single-arm, phase 2 trial. The lancet oncology, 2011, 12(5): 460-468.

[6] Kreher S, Lammer F, Augustin D, et al. R-split-CHOP chemotherapy for elderly patients with diffuse large B-cell lymphoma. European journal of haematology, 2014.

[7] Tien Y Y, Link B K, Brooks J M, et al. Treatment of diffuse large B-cell lymphoma in the elderly: regimens without anthracyclines are common and not futile. Leukemia & lymphoma, 2014(0): 1-7.

[8] Cheson B D, Pfistner B, Juweid M E, et al. Revised response criteria for malignant lymphoma. Journal of Clinical Oncology, 2007, 25(5): 579-586.

[9] Salles G, Seymour J F, Offner F, et al. Rituximab maintenance for 2 years in patients with high tumour burden follicular lymphoma responding to rituximab plus chemotherapy(PRIMA): a phase 3, randomised controlled trial. The Lancet, 2011, 377(9759): 42-51.

[10] Witzig T E, Molina A, Gordon L I, et al. Long-term responses in patients with recurring or refractory B-cell non-Hodgkin lymphoma treated with yttrium 90 ibritumomab tiuxetan. Cancer, 2007, 109(9): 1804-1810.

[11] Zinzani P L, Storti S, Zaccaria A, et al. Elderly aggressive-histology non-Hodgkin' s lymphoma: first-line VNCOP-B regimen experience on 350 patients. Blood, 1999, 94(1): 33-38.

[12] Kluin-Nelemans J C, Hoster E, Walewski J, et al. R-CHOP versus R-FC followed by maintenance with rituximab versus interferon-alfa: outcome of the first randomized trial for elderly patients with mantle cell lymphoma [C] //ASH Annual Meeting Abstracts, 2011, 118(21): 439.

[13] Hoster E, Dreyling M, Klapper W, et al. A new prognostic index (MIPI) for patients with advanced-stage mantle cell lymphoma. Blood, 2008, 111(2): 558-565.

[14] Swerdlow SH, Campo E, Pileri SA, et al. The 2016 revision of the World Health Organization classification of lymphoid neoplasms. Blood, 2016, 127(20): 2375-2390.

[15] Dreyling M, Geisler C, Hermine O, et al. Newly diagnosed and relapsed mantle cell lymphoma: ESMO Clinical Practice Guidelines for diagnosis, treatment and follow-up. Ann Oncol. 2014 Sep; 25 Suppl 3: iii83-iii92.

[16] van Kampen RJ, Canals C, Schouten HC, et al. Allogeneic stem-cell transplantation as salvage therapy for patients with diffuse large B-cell non-Hodgkin's lymphoma relapsing after an autologous stem-cell transplantation: an analysis of the European Group for Blood and Marrow Transplantation Registry. J Clin Oncol, 2011, 29(10): 1342-1348.

[17] Gopal AK, Kahl BS, de Vos S, et al. PI3KΔ inhibition by idelalisib in patients with relapsed indolent lymphoma. N Engl J Med, 2014, 370(11): 1008-1018.

[18] Ruan J, Martin P, Furman RR, et al. Bortezomib plus CHOP-rituximab for previously untreated diffuse large B-cell lymphoma and mantle cell lymphoma. J Clin Oncol, 2011, 29(6): 690-697.

[19] Zhou Z, Sehn LH, Rademaker AW, et al. An enhanced International Prognostic Index (NCCN-IPI) for patients with diffuse large B-cell lymphoma treated in the rituximab era. Blood, 2014, 123(6): 837-842.

[20] Engert A, Diehl V, Franklin J, et al. Escalated-dose BEACOPP in the treatment of patients with advanced-stage Hodgkin's lymphoma: 10 years of follow-up of the GHSG HD9 study. J Clin Oncol, 2009, 27(27): 4548-4554.

[21] Schmitz N, Nickelsen M, Ziepert M, et al. Conventional chemotherapy (CHOEP-14) with rituximab or high-dose chemotherapy (MegaCHOEP) with rituximab for young, high-risk patients with aggressive B-cell lymphoma: an open-label, randomised, phase 3 trial (DSHNHL 2002-1). Lancet Oncol, 2012, 13(12): 1250-1259.

[22] Kochenderfer JN, Dudley ME, Kassim SH, et al. Chemotherapy-refractory diffuse large B-cell lymphoma and indolent B-cell malignancies can be effectively treated with autologous T cells expressing an anti-CD19 chimeric antigen receptor. J Clin Oncol, 2015, 33(6): 540-549.

[23] Robak T, Huang H, Jin J, et al. Bortezomib-based therapy for newly diagnosed mantle-cell lymphoma. N Engl J Med, 2015, 372(10): 944-953.

[24] Wang ML, Blum KA, Martin P, et al. Long-term follow-up of MCL patients treated with single-agent ibrutinib: updated safety and efficacy results. Blood, 2015, 126(6): 739-745.

[25] Forero-Torres A, Holkova B, Goldschmidt J, et al. Phase 2 study of frontline brentuximab vedotin

monotherapy in Hodgkin lymphoma patients aged 60 years and older. Blood, 2015, 126(26): 2798-2804.
[26] Zinzani PL, Sasse S, Radford J, et al. Brentuximab vedotin in relapsed/refractory Hodgkin lymphoma: An updated review of published data from the named patient program. Crit Rev Oncol Hematol, 2016, 104: 65-70.

第5节 多发性骨髓瘤

【定义】★★★△△

多发性骨髓瘤（multiple myeloma，MM）是一种发生在浆细胞的恶性肿瘤，是浆细胞病中最常见的类型，为血液系统第二位常见的恶性肿瘤。多发性骨髓瘤为骨髓内浆细胞恶性增生并浸润髓外软组织，伴有或不伴有血、尿中出现大量单克隆免疫球蛋白。主要临床表现骨痛、贫血、高钙血症和肾功能损害等，也可以无症状。诊断主要依据临床特征，以细胞组织学和血、尿免疫固定电泳进行确诊。长期以来，多发性骨髓瘤为不可治愈的疾病，可喜的是近年新的骨髓瘤药物的出现，为老年MM患者带来更多益处，包括改善生命质量和延长生存期。

【流行病学】★★★△△

多发性骨髓瘤约占所有恶性肿瘤的1%，占血液恶性肿瘤的10%～15%。欧美国家中位发病年龄65岁，而我国中位发病年龄接近60岁，属老年性疾病。随着我国人口老龄化，多发性骨髓瘤的发病率逐年上升。我国年发病率为1/10万人口，低于欧美等西方国家的4/10万人口。黑种人群发病率明显高于白种人群。所有种群男性发病率明显高于女性。

【病因】★★△

MM的发生与电离辐射有一定的关系，长期低剂量的射线接触，包括放射相关的职业工作者和核工业工作者，其MM的发生率较一般人群增高；但诊断与治疗性X线接触与MM的相关性不明显。回顾研究日本广岛、长崎原子弹爆炸后，MM的发生率都无明显增加，与白血病不同。职业暴露与MM的发病已证明与除草剂、杀虫剂的长期接触有关，橡胶生产的工人MM发生率增高；目前还无证据证明接触苯并芘与MM发生率增加有关。染发剂接触虽有报道与MM发病相关，尤其长期深色染发，但研究结果还不能完全确定之间的相关性。此外不同的人种、民族MM发生率不同，与遗传因素有一定的关系，日本人、中国人MM发生率最低，黑人发生率是白人的2倍，此外在MM一级患者亲属中，MM发病率呈3～6倍增加。

【生物学特性与发病机制】★★△

MM细胞多有细胞遗传学改变，传统染色体分析30%～50%的MM患者可测出核型异常；而用FISH法测定，89%～96%的MM患者能测出至少一种染色体出现三体改变。14号染色体异常是MM最常见的结构异常，20%～60%染色体易位涉及14q32 IgH基因位点，t（11；14）（q13；q32）是最常见的易位，其次t（4；14）（p16.3；q32）和t（14；16）（q32；q23）还有t（8；14）（q24；q32）；t（14；18）（q32；q21）；t（6；14）（q21；q32）。1q21的异常与化疗抵抗相关，常致MM进展。此外-13/13q$^-$是MM预后不良的遗传学标志，因13q$^-$的断裂点范围在13q11-13q14，Rb1基因正好在此区域，Rb1是一重要的凋亡基因。p53基因也是重要的另一个凋亡基因，17q$^-$导致p53基因丢失，致MM细胞对化疗不敏感，此类患者预后差。

骨髓间充质干细胞（BMSCs）及其分泌的细胞因子以及黏附分子在骨瘤发生机制中具有重要地位。黏附分子促使MM细胞归巢于骨髓，归巢后MM细胞通过黏附分子附着在BMSCs和ECM（extracellular matrix）上，附着后刺激BMSCs分泌IL-6导致MM细胞旁分泌生长。IL-6是最重要的细胞因子，除维持MM细胞的生长和存活外，还介导地塞米松的耐药。IL-6可通过MAPK、PI3K/Akt和Jak/stat信号途径起作用。Wnt/β-catenin信号途径也在MM的发病机制中起重要作用，Wnt信号可阻止β-catenin在蛋白酶体中的降解，促使β-catenin与T细胞因子（TCF）共同启动转录，促进MM发展。

【临床表现】★★★△△

大部分患者缓慢起病，疾病一般历经未明意义单克隆免疫球蛋白增多（MGUS）、冒烟型多发性骨髓瘤和多发性骨髓瘤阶段，临床前期可长达数年。其临床表现主要因MM细胞增殖浸润及产生大量M蛋白的病理生理改变所致。

1. 骨痛、病理性骨折和骨肿块 我国老年MM患者69.2%初诊时常以骨痛为首发症状，包括腰骶痛，肋骨痛，四肢痛，而43.2%病例初诊时腰痛，骨骼损害多见于脊椎、骨盆、肋胸骨、头颅骨，骨痛可伴局部包块，老年人易致病理性骨折，甚至翻身即可导致骨折。

2. 贫血 据国内报道老年人MM发生贫血机会要比中年组大，属骨髓病性贫血；也可为肾功能损害导致促红细胞生成素（EPO）分泌减少所致。

3. 肾功能损害 MM细胞分泌大量轻链可阻塞肾小管或轻链引起，肾脏淀粉样变以及高钙血症、高尿酸血症和高黏滞血症均可损害肾脏，可导致急慢性肾功能衰竭，81.8%老年MM出现肾功能损害。

4. 感染 骨髓细胞分泌大量异常的免疫球蛋白，抑制正常免疫球蛋白的产生。患者处于获得性体液免疫缺陷状态，加上化疗或疾病晚期，白细胞减少，易致各种病原微生物的感染，常见的有细菌、真菌感染等。在应用硼替佐米治疗后，易致水痘-带状疱疹病毒感染。

5. 髓外浆细胞浸润 可形成髓外浆细胞瘤在任何部位生长，晚期可浸润浆膜腔形成浆膜腔积液，累及外周血形成浆细胞白血病（plasma cell leukemia）外周浆细胞计数＞2.0×10^9/L。

6. 高黏滞综合征 多见于IgA、IgM型MM。症状包括视物模糊、眩晕、手麻脚麻、头痛、嗜睡、昏迷，还可以发生心功能不全。

7. 出血倾向 主要因M蛋白吸附于血小板表面影响其止血功能，以及化疗及硼替佐米治疗的血小板减少所致。

8. 其他 15%患者出现高钙血症。轻链沉积在皮肤、舌、心脏等导致淀粉样变，出现心肌肥厚、舌肥大、腹泻、关节疼痛等。周围神经病变也由M蛋白作用于神经鞘膜有关，表现为非对称性运动和感觉异常，肌肉乏力，肢体麻木、痛觉迟钝。

【辅助检查】★★★△△

1. 血象 表现为正细胞正色素性贫血，疾病进展逐渐出现血小板和白细胞下降，外周血发现浆细胞常＜2%，但晚期可出现大量异常浆细胞。红细胞呈缗钱状排列。

2. 骨髓象及骨髓流式细胞术 出现浆细胞的质与量异常。异常的浆细胞即骨髓瘤细胞，大小不一，成堆出现，该类细胞胞浆呈火焰状或大空泡或小空泡，核呈圆形或不规则，核膜内陷，核内可见空泡，染色质疏松，车轮状排列消失，核仁大明显。少数病例可见浆母细胞，称浆母细胞骨髓瘤，预后差。MM细胞表达$CD138^+$、$CD38^+$、κ/λ轻链、$CD19^-$、$CD20^{\pm}$、$CD22^-$、$CD45^{\pm}$、$CD56^+$。而正常浆细胞为$CD138^+$，$CD38^+$，$CD19^+$、$CD56^-$。此外MM还特异表达MUC-1核心蛋白。通过CD19/CD56/CD138/CD38/胞质κ或λ轻链等抗原结合可鉴定出克隆性浆细胞。我国老年MM患者异常浆细胞比例显著高于中年组患者。

3. 组织病理学 可行骨髓活检和髓外浸润部位组织活检。镜下可见成片、分散或结节状内瘤样增生。作免疫化学染色，轻链所致淀粉样变可见病变组织刚果红染色阳性，偏振光下产生苹果绿双折射。脂肪垫刚果红染色用来诊断是否合并淀粉样变。瘤细胞或称克隆性浆细胞呈单一限制性κ或者λ轻链，该类细胞丢失正常浆细胞的CD38和CD138高表达，呈低表达状态。多数瘤细胞表达CD56阳性而CD45阴性或弱阳性，转为浆细胞白血病时，CD56由阳性转为阴性，但CD38仍阳性表达。

4. 血M蛋白鉴定 2%不分泌型MM患者尿和血清中测不出M蛋白外，MM患者在诊断时能鉴定出单克隆免疫球蛋白（monoclone Ig）称M蛋白，常用的方法有：血清免疫蛋白电泳和血清、尿免疫固定电泳（imminofixation electrophoresis，IFE）。血清游离轻链测定用来判断骨髓瘤是否活动性或疗效评估。老年MM患者一半多为IgG型，近1/3为IgA型，其余为轻链型，轻链型患者尿液中出现本-周蛋白。主要为κ轻链，余为λ轻链。大约0.8%MM为未分泌型，还有一种少见的IgD型，该型易出现淀粉样变和肾功能损害，大部分患者可伴血细胞减少，超过一半的患者发现高钙血症。IgE型极少。只有1.2%为IgM型，该型应首先与Waldenström巨球蛋白血症相鉴别。

5. 细胞遗传学检查 90%以上MM可出现细胞遗传学异常t（14；16），t（14；20），17p-（p53基因缺失），1q21扩增，为细胞遗传学高危。-13/13q-（Rb1基因缺失），t(4；14)为中危。t(11；14)，t(6；14)为低危。

6. 生化检查 血清白蛋白减少，β_2微球蛋白

（β_2-MG）升高，这两项指标与预后不良相关。LDH增高可用来判断疾病进展。球蛋白增多，血肌酐和尿肌酐增高，血磷血钙升高。

7. 其他检查 大多数出现蛋白尿，部分可有本-周尿，部分患者镜下血尿。尿液免疫固定蛋白电泳证实本-周尿为单克隆性 Ig 轻链。测定血黏度升高。

8. 影像学检查 可进行 X 线摄片低剂量 CT 和 MRI 扫描，有条件进行 PET-CT 检查，影像学检查主要发现骨骼的改变。早期患者主要表现在脊柱、肋骨和骨盆等处出现弥漫性骨质疏松，病情发展成典型的溶骨破坏，表现为虫蚀样骨质缺损，主要见于头颅、锁骨、肋骨和骨盆，严重时出现病理性骨折，最常见于胸腰椎压缩性骨折，其次是肋骨、锁骨、骨盆、四肢骨骼病理性骨折。PET-CT 可发现骨髓瘤占位病变，病变部位放射性葡萄糖摄取（SUV）增高，此外还可发现髓外病灶，如浆细胞瘤。

【诊断】★★★△△

MM 的诊断标准

（1）活动性骨髓瘤（症状性）

1）骨髓出现单克隆浆细胞增多≥10%。

2）血清或尿出现 M 蛋白。血清 M 蛋白 IgG＞35 g/L 或 IgA＞20 g/L 或 IgM＞15 g/L 或 IgD＞2.0 g/L，或 IgE＞2.0 g/L，尿 M 蛋白＞1.0 g/24 h。

3）出现骨髓瘤相关的组织和器官损伤如溶骨性病变或广泛骨质疏松。活动性 MM 有以下指标一种以上：血钙升高＞2.65 mmol/L（11.5 mg/dl）；肾功能不全（血肌酐＞177 μmol/L 或肌酐清除率＜40 ml/min）贫血（血红蛋白＜100 g/L 或低于正常值下限 20 g/L）；骨病（溶骨性病变或骨质疏松），在 X 骨骼摄片、CT 或 PET-CT 中发现一处或多处骨病变，或符合以下任何一项或多项：

• 骨髓克隆性浆细胞≥60%。

• 异常血清游离轻链比值≥100（涉及 κ）或＜0.01（涉及 λ）。

• 通过包括 PET/CT 和（或）全身 MRI 在内的功能影像学检查发现的＞1 处局灶性病变。

（2）冒烟型（无症状性）骨髓瘤

1）血清 M 蛋白

• IgG≥30 g/L；

• IgA＞10 g/L；

或

•Bence-Jones 蛋白＞1 g/24 h。

2）和（或）

• 骨髓克隆性浆细胞 10%～60%。

• 无相关器官或组织受损（无终末器官受损，包括骨病变）或症状。如果骨骼检查阴性，使用 MRI 或 PET/CT 检查评估骨病。

高危组冒烟型骨髓瘤是用下列标准确定的：浆细胞骨髓浸润至少 10% 和（或）单克隆成分（定义为 IgG 水平≥30 g/L、IgA 水平≥20 g/L，和尿 Bence-Jones 蛋白水平＞1 g/24 h）；在骨髓浸润中有至少 95% 的表型异常浆细胞。该标准还有争议，还需进一步研究。

【鉴别诊断】★★★△△

1. 意义未明单克隆免疫球蛋白病（monoclonal gammopathy of undetermined significance，MGUS） MGUS 的发生率随年龄的增长逐步上升，50 岁以下少见，也是一种老年疾病。据报道 5.8%～9.3% 的 MGUS 发展为 MM 或其他恶性浆细胞病，少部分发展为 CLL 和 NHL。与 MM 的鉴别要点为，骨髓单克隆浆细胞＜10%，形态正常，血清 M 蛋白＜30 g/L，正常免疫球蛋白不减少，无骨骼病变，无贫血、肾功能损害、高钙血症等症状。

2. 骨转移性肿瘤和老年性骨质疏松 这些疾病无骨质破坏和溶骨损害，X 线片以成骨损害为主，血清碱性磷酸酶升高。

3. 反应性浆细胞增多 反应性浆细胞增多骨髓浆细胞可≥3%，但＜10%，且形态正常。免疫球蛋白为多克隆升高，如为 IgG 应＜30 g/L。多由病原体感染，肿瘤、药物和自身免疫性疾病引起。

4. 原发性巨球蛋白血症（Waldenström 巨球蛋白血症，WM） 血清 M 蛋白 IgM 增多，原发性巨球蛋白血症骨髓出现淋巴浆细胞样细胞≥10%，要与 MM 异常浆细胞仔细鉴别。WM 无溶骨和肾损害，血钙不高。

【临床分期】★★△

老年 MM 患者与年轻患者相比，有更多的不良预后特征，老年 MM 患者生存期短于年轻患者，与 ISS 更高的评分和更多的不良预后指标有关。ISS 分期标准：Ⅰ期为血清 β_2 微球蛋白＜3.5 mg/L，白蛋白≥35 g/L。Ⅲ期为血清 β_2 微球蛋白≥5.5 mg/L。Ⅱ期为Ⅰ期与Ⅲ期之间。

【治疗】★★★△△

由于老年人 MM 大部分患者在初诊时年龄＞65 岁，30% 患者＞70 岁，大部分老年患者有共患疾病，因此年龄相关的剂量调节进行整体化治疗尤为重要。症状性骨髓瘤或高危冒烟型骨髓瘤需要治疗。

1. 诱导方案

（1）MP 方案或 MPT 方案：MP 方案是最常用的化疗方案，由美法仑（Melphalan）8 mg/（m^2·d），d1～4，口服和泼尼松（Prednisone）60 mg/（m^2·d），d1～4，口服组成，MPT 是在 MP 基础上加上沙利度胺 50～100 mg/d，口服。

（2）VMP 或 VTD 方案：VTD 方案应用方法为，硼替佐米（Velcade，万珂）1.3 mg/（m^2·d），皮下注射或静脉注射，第 1，4，8，11 天；地塞米松 40 mg/d，第 1～4 天和第 8～11 天；沙利度胺 100 mg/d，口服，第 1～21 天；28 天为一疗程。具有肾功能不全更合适，如<65 岁需做 AutoPBSCT 者也合适用 VTD 方案但不用含美法仑方案。VMP 方案在 MP 方案上加上硼替佐米，用法同上。

（3）MPR 方案：MPR 方案，美法仑 0.18 mg/kg 第 1～4 天，泼尼松 2 mg/kg 第 1～4 天；来那度胺 10 mg/d，第 1～21 天。28 天为一疗程，诱导过程为 1～9 疗程。维持组用来那度胺 10 mg/d，第 1～21 天，每 28 天为一疗程，直到疾病进展。用地塞米松替代泼尼松方案形成 Rd 方案，研究表明地塞米松 10～20 mg/d，每周一至两次对老年人较合适，亦不会干扰来那度胺的免疫调节作用。

（4）其他联合化疗方案：VAD 方案由长春新碱（VCR）、多柔比星（ADM）、地塞米松（Dex）组成，其他还可选用的化疗药物如环磷酰胺、足叶乙苷在复发难治病例组成联合方案。

2. 维持治疗 常用方案为沙利度胺 50～100 mg/d，连续使用，联用每周 1 次的地塞米松 10～20 mg。但在 del（17p）患者沙利度胺维持效果差。最新的维持治疗是用来那度胺 10 mg/d，第 1～21 天，休 1 周，28 天为一疗程，直到进展。此外干扰素 30～50 μg/d，每周 3 次，亦可用作长期维持治疗。

3. 巩固治疗 自身造血干细胞移植可作为<65 岁患者诱导后巩固治疗，移植诱导可进一步改善疾病状态，患者生存延长。可进行移植治疗的患者诱导缓解方案不能选用含美法仑的方案，较好的方案为 VTD 方案即硼替佐米、沙利度胺和地塞米松作为诱导，一般用 4～6 个疗程，达到至少疾病稳定状态，但大部分患者（80%）可达到平 PR 以上效果。一次移植治疗如能达 CR，则后续进一步用硼替佐米巩固，如达不到 CR，可做第二次移植，两次移植间隔应 4～6 个月。硼替佐米巩固治疗可每周 1 次，皮下注射，每月两周，每次可联用地塞米松 1～2 次（20～40 mg）。

4. 分层、分阶段和总体治疗策略 首先由美国学者提出应用，采取不同药物和治疗方案，在疾病的不同细胞遗传学预后层及不同阶段采取不同的治疗方法，一般诱导阶段可用 VTD 4～6 疗程约 80% 患者达到 PR、VGPR 或 CR 时，<65 岁能进行自身造血干细胞移植患者完成 1～2 次移植治疗，移植后再用 VTD 方案巩固治疗半年至一年可达到进一步疗效，之后进入维持治疗，维持治疗可采用来那度胺或沙利度胺或干扰素治疗直到疾病进展。

5. 放射治疗 主要用来解决局部疼痛和压迫症状的局部放射治疗。治疗剂量是 8～10 Gy 分次放疗。

6. 老年 MM 个体化治疗策略

（1）初诊时老年人功能衰退（vulenability）评估。

A. 体弱（frailty）：主要表现为虚弱，耐受差，体重减轻。

B. 共患疾病（comorbidity）：患者同时出现 2 种以上有关联的医学诊断的疾病。

C. 失能（disability）：包括生理和精神损害或受限。

（2）影响治疗的危险因素

A. 年龄>75 岁。

B. 体弱或失能：一般生活需人照理，不能完成家务。

C. 共患疾病：心功能不全，肺功能不全，肝功能损害，肾功能不全。

药物治疗剂量调节：如无危险因素则不调整剂量，如出现至少一种危险因素，则调整剂量 1，如出现至少一种危险因素加上出现 3～4 级非血液毒副反应，则进入调整剂量 2（表 35-15）。

7. 复发难治 MM 治疗 采用新药治疗，如来那度胺 10～25 mg/d，d1～21，28 天为 1 个疗程，联用地塞米松 10～20 mg/d，每周 1～2 天。25% 复发难治病例对 VAD 方案还有效。如用 VTD 方案治疗能取得疗效，但在两年后复发，再用 VTD 还可有效。如出现 del（13q）或 del（17p），由于 RB1 和 p53 基因的缺乏，联合化疗后的疗效不佳，亦采用新药治疗。

8. 对症及支持治疗

感染：老年 MM 患者极易感染，尤其联合化疗和硼替佐米治疗后，主要病原菌是以细菌为主，临床出现发热和感染症状，要及时应用有效的广谱抗生素，如硼替佐米联合化疗则需做 DNA 病毒预防，防止水痘 - 带状病毒感染，一般用阿昔洛韦口服预防，此外还要高度警惕真菌感染，临床拟诊即可经验性治疗。

骨骼损害所致骨痛，脊髓压迫治疗：有效诱导治疗是解除骨痛或压迫症状重要的步骤，此外还可选用镇痛药、局部放射或手术治疗。也可用双膦酸盐如唑来膦酸盐，每月 1 次，用前看一次牙科。

表 35-15　老年 MM 治疗药物剂量调整

药物	原剂量	调整 1	调整 2
地塞米松	40 mg/d，d1，8，15，22/4w	20 mg/d，d1，8，15，22/4w	10 mg/d，d1，8，15，22/4w
美法仑	0.25 mg/kg 或 9 mg/m^2 d1～4/4～6w	0.18 mg/kg 或 7.5 mg/m^{2}d1～4/4～6w	0.13 mg/kg 或 5 mg/m^{2}d1～4/4～6w
沙利度胺	100 mg/d	50 mg/d	50 mg qod
来那度胺	25 mg/d d1～21/4w	15 mg/d d1～21/4w	10 mg/d d1～21/4w
硼替佐米	1.3 mg/m^2 Biw d1，4，8，11/3w	1.3 mg/m^2 qw d1，8，15，22/5w	1.0 mg/m^2 qw d1，8，15，22/5w
泼尼松	60 mg/m^{2}d1～4 或 50 mg qod	30 mg/m^{2}d1～4 或 25 mg qod	15 mg/m^2 d1～4 或 12.5 mg qod
环磷酰胺	100 mg/d d1～21/4w 或 300 mg/（m^2·d） d1，8，15/4w	50 mg/d d1～21/4w 或 150 mg/（m^2·d） d1，8，15/4w	50 mg qod d1～21/4w 或 75 mg/（m^2·d） d1，8，15/4w

高钙血症：应补足水分，应用双膦酸盐联合利尿药减少钙释放，促进尿钙的排泄。

肾功能损害：硼替佐米联合方案可有效改善肾功能损害，急性肾衰时应及时血透治疗。

贫血：必要时输注少浆血，或应用促红细胞生成素。

【预后】★★△

在老年 MM 初发或复发时应测定相关危险因素进行危险度评估，如测定 β_2-MG 和血清白蛋白以确定 ISS 分期，FISH 测定 del(13q)(RB-1)del(17p)(p53)，IgH 基因相关易位。对于老年 MM 还要关心患者的体能状况，并发症，疾病进展等来判断预后：2011 年国际骨髓工作组将 ISS 分期和细胞遗传学指标相结合来定义高危 MM：del（17p）、t（14；20）、t（14；16）、t（4；14）、-13/13q$^-$、ISS Ⅱ～Ⅲ 期。t（4；14）能被硼替佐米治疗逆转至中危。

（谢彦晖）

参考文献

[1] Ferlay J, Shin HR , Bray F, et al. GLOBOCAN 2008, Cancer Incidence and mortality Worldwide；IARC CancerBase NO.10[internet] lyon, France；international Agency for Research on Cancer；2010, Available from：http//globocan.iarc.fr.

[2] Bataille R, Harousseau JL.Multiple myeloma.N Engl J Med, 1997, 336：1657-1664.

[3] 陈世伦，李燕郴，张鹏，等．798 例 M 蛋白阳性患者的临床分析．中华内科杂志，2001，40：398-400.

[4] 陈世伦，刘永吉．多发性骨髓瘤．北京：人民卫生出版社，2004.

[5] 陈世伦．提高多发性骨髓瘤的诊断与治疗水平．中华内科杂志，2012，51（11）：848-850.

[6] 杨艳敏，潘作东，何平．51 例老年人多发性骨髓瘤初诊误诊分析．中国老年学杂志，2005，25（04）：462.

[7] 唐巧云，谢燕，等．老年多发性骨髓瘤肾损害 103 例的发生特点．中国老年学杂志，2011，31（62）：189-192.

[8] Rodon P, Linassier C, Garvain J-B, et al.Multiple myeloma in elderly patients: presenting features and outcome, Eur J Hematod, 2001, 66: 1-11.

[9] Hsu AK, Quadi, HTai T, et al. The immunostimulatiry effect of lenalidomide on NK cell function is profoundly inhibitedby concurrent dexamethasone therapy. Blood, 2011, 117: 1005-1013.

[10] Gandhi AK. Dexamethasone Synergizes with Lenalidomide to Inhibit Multiple.

[11] Myeloma Tumor Growth, But Reduces Lenalidomide-Induced Immunomodulation of T and NK Cell Function.Currcancer Drug Targets, 2010, 10：155-167.

[12] Palumbo A, Bringhen S, Luawig H, et al. Personalized therapy in multiple myeloma according to patients age ani Vulnerability：a report of the European Myeloma Network(EMN). Blood, 2011, 118：4519-4529.

[13] Palumbo A.continuous lenalidomide treatment for newly diagnostic multiple myeloma.N Engl J Med, 2012, 366（19）：1756.

第36章　内分泌系统与代谢性疾病

第1节　糖　尿　病

【定义】★★★△△△

糖尿病（DM）是以慢性高血糖为特征的一组异质性代谢性疾病。DM的基本病理生理改变为胰岛素分泌缺陷和（或）胰岛素作用障碍；基本疾病特征是慢性高血糖伴碳水化合物、蛋白质、脂肪代谢障碍。严重高血糖引起的急性并发症为酮症酸中毒（DKA）及非酮症高渗性综合征（HHS）；长期血糖升高引起以广泛性大、小血管病变为特征的慢性并发症可导致器官、组织功能障碍、衰竭甚至死亡，增加患者的致残率、死亡率。

【老年糖尿病的流行病学】★★★△△

随着年龄的增长和经济水平的提高，DM的患病率呈现快速增长势头，其中老年人群DM的患病率也明显增加（表36-1）。2007—2008年全国DM调查报告数据显示，60岁以上老年人中DM患病率为20.4%，估算约为3538万，占DM总患病人数的38.1%。

【老年糖尿病的特点】★★★△△

老年糖尿病是指年龄≥60岁的DM患者，其特点如下。

1. 患病率高，知晓率、诊断率、治疗率有待提高，总体控制水平不理想。2010年中国流行病学调查研究显示我国60岁以上人群DM患病率约22.86%，其中有相当一部分患者是新诊断人群。以糖化血红蛋白（HbA1c）<6.5%为标准，中老年（年龄>45岁）人群血糖控制达标率在16.8%～20.3%。但在某些北京社区和医疗保健条件好的干部人群HbA1c控制达标率可达到46.5%～63.5%，说明良好医疗保健条件、科学的管理可以提高老年DM人群的血糖控制水平。

2. 老年DM可分为老年前患DM和老年后新发DM两种情况。两者在自身状况、DM临床特点、罹患其他疾病和已存在的脏器功能损伤等方面均有所不同。在环境因素相似的情况下，患病越晚提示胰岛B细胞代偿能力越好。老年前患DM的患者合并大血管、微血管病变的比例远高于老年后患DM者。

3. 老年DM中2型占绝大多数，起病隐匿，早期多无“三多一少”症状，且以餐后血糖升高多见。因此体检在老年DM的早期诊断上意义重大，体检时应常规检查餐后血糖，有条件最好能同时测定HbA1c。

4. 老年DM患者常合并多种代谢紊乱，如血脂紊乱、高尿酸血症、高凝状态等，加之并存的各系统

表36-1　近30年来我国DM患病调查结果

普查年度	DM患病率（%）		普查人群	普查方法	诊断标准
	总体人群	≥60岁人群			
1980	0.67	4.30	30万，全人群	尿糖+馒头餐2hPG筛选	兰州标准
1994	2.28	7.11	21万，26～64岁	馒头餐2hPG筛选	WHO标准1985
2002	2.60	6.80	10万，≥18岁	空腹血糖筛选	WHO标准1999
2007—2008	9.70	20.40	4.6万，≥20岁	OGTT一步法	WHO标准1999
2010	11.60	22.86	9.9万，≥18岁	OGTT一步法	WHO标准1999＋HbA1c

注：2hPG：餐后2h血糖；OGTT：口服葡萄糖耐量试验；WHO：世界卫生组织；HbA1c：糖化血红蛋白

的疾病，导致用药品种和数量繁多，极易出现药物之间的相互作用。

5. 老年 DM 患者多伴有各种重要脏器功能的减退，导致许多药物的药代动力学和药效学发生改变，如随着年龄的增长肾功能减退可能导致降糖药物的缓慢蓄积，增加低血糖的发生率；肝功能的潜在减退使药物之间的相互作用变得更为复杂，不仅影响治疗疗效，而且可能增加毒副作用。

6. 老年患者异质性大，综合评估后的个体化非常重要。部分 DM 患者伴有视力下降、记忆力下降、认知功能减退等，影响了治疗的依从性。

7. 老年 DM 患者容易出现低血糖，且由于病程较长，或神经系统病变，或曾经出现的低血糖改变了机体感知低血糖的阈值，其结果是机体对低血糖的感知能力下降、防御能力也下降，一旦出现低血糖，易于进展到严重低血糖，出现严重后果。

【老年糖尿病的诊断与分型】★★★△△△

一、诊断

沿用世界卫生组织（WHO，1999）修订、美国 DM 学会（ADA，2008）推荐的 DM 诊断标准（表 36-2）。

表 36-2 2 型 DM 筛查和诊断标准（ADA，2008）

筛查	诊断
FPG≥5.6 mmol/L	FPG≥7.0 mmo/L
HbA1c＞6.0%	HbA1c≥6.5%
RPG≥7.2 mmol/L	RPG≥11.1 mmol/L
	2h OGTT≥11.1 mmol/L
若筛查结果为（－），3 年后复查	确诊：除非症状明显，否则需重复 2 次方可确诊
若其中 1 项筛查（＋），但低于诊断标准，需检测其他项目	确诊：HbA1c（＋）加任意 1 种血糖检测（FPG 或 OGTT 或 RPG）（＋）；或第 1 次 HbA1c≥7.0%，第 2 次 HbA1c≥6.5%
若筛查结果高于诊断标准，但第 2 次检测未达诊断标准，1 年后复查	确诊：若筛查（＋），但低于诊断标准，需重复 2 次或 2 种指标均达诊断标准

DM 前期的评估标准：指 T2DM 诊断之前、血糖逐渐高于正常水平但又未达到 DM 诊断标准的一个阶段（表 36-3），包括空腹血糖受损（IFG），糖耐量低减（IGT），二者统称为糖调节受损（IGR）。已有研究证实，这个阶段的血糖异常也会造成血管的损害，需要积极管理并尽可能延缓其向 DM 的发展进程。

表 36-3 糖调节受损分类（WHO，1999）

糖调节受损分类	静脉血浆血糖（mmol/L）	
	FPG	OGTT-2h PPG
正常血糖（NGT）	＜6.1	＜7.8
空腹血糖受损（IFG）	6.1～7.0	＜7.8
糖耐量低减（IGT）	＜7.0	7.8～11.1
DM	≥7.0	≥11.1

注：IFG 和 IGT 统称为糖调节受损（IGR），即 DM 前期

二、分型

DM 的分型：根据胰岛 B 细胞损伤发生的原因和疾病发展过程及临床特点，WHO 将 DM 分为 4 大类：（表 36-4）。老年 DM 中 95% 以上的为 T2DM。

表 36-4 DM 的分型（WHO，1999）

1 型 DM（T1DM）	其他特殊类型 DM
a 免疫介导，b 特发	1. 胰岛细胞功能基因异常
	2. 胰岛素受体基因异常
2 型 DM（T2DM）	3. 胰腺疾病引起
a 胰岛素抵抗为主伴分泌不足	4. 内分泌疾病相关
b 胰岛素分泌不足为主伴抵抗	5. 药物或化学制剂所致
	6. 感染
妊娠 DM（GDM）	7. 非常见型免疫调节 DM
	8. 其他遗传疾病伴 DM

【老年 DM 的检查与评估】★★★△△

一、糖代谢状态的检查

（一）点血糖

反映某一时刻血浆葡萄糖的具体值，可以在任何时候进行测定。临床上，静脉血浆葡萄糖常常只测定空腹和早餐后 2 小时的血糖，使用血糖仪测定的毛细血管血糖使血糖监测时间扩展到全天且更为方便。以

下点血糖的测定对了解血糖的特定特征具有较大意义。

1. 空腹血糖（FPG） 了解机体基础胰岛素的作用和肝脏胰岛素的敏感性，是全天血糖的基础。

2. 餐前血糖 餐前通常是低血糖的易发时段，了解餐前血糖对预防低血糖的发生具有重要意义，也有助于判断下餐后血糖值。

3. 2 h餐后血糖(PG) 反映机体较高血糖状况，对预防高血糖具有重要意义。

4. 睡前血糖 可以预测夜间血糖的变化，对预防夜间低血糖意义重大。

5. 夜间2—3点血糖 判断有无夜间低血糖，帮助判断晨起高血糖的原因是黎明现象还是苏木杰效应。

6. 随机血糖 任何时刻的血糖。

（二）线血糖

回顾性动态血糖监测系统（CGMS）可以每5分钟监测一次组织液中的葡萄糖含量，并自动将其转换为相应的血糖值，动态了解患者全天的血糖变化曲线，成为医生和患者监测、治疗DM、进行相关教育的好帮手。实时动态血糖监测系统可以实时显示血糖值和血糖变化趋势，并可以提供高低血糖报警，使血糖控制更为安全、快捷。

（三）面血糖

1. 糖化血红蛋白（HbA1c） 是红细胞内的血红蛋白与血中葡萄糖结合的产物，其主要形式为HbA1c，HbA1c正常值<6%。由于血中红细胞的寿命约为120天，因此测定HbA1c可反映取血前8～12周的平均血糖水平。HbA1c与DM的并发症具有密切关系，是评价DM血糖控制状态的金标准。美国已经将该指标作为DM的诊断标准之一。

2. 糖化血清蛋白 可反映患者过去2～3周内平均血糖水平，作为DM近期内控制的一个灵敏指标。在血红蛋白代谢异常的情况下意义更大。

3. 糖化血清白蛋白 正常值在11%～17%，反映过去1～2周的平均血糖水平，在治疗效果的确认及临床用药量的调整方面具有一定优势。

二、尿糖测定

间接反映血糖变化。当血糖值超过肾糖阈（大约10 mmol/L）时，尿糖呈阳性。老年人常常因各种原因出现肾糖阈的改变，尿糖阴性并不能排除DM，单单尿糖阳性也不能诊断为DM。

三、胰岛分泌功能

精确的胰岛分泌功能可以使用高糖钳夹试验进行判定。在临床实际工作中，胰岛素及C肽释放试验可以用来帮助我们了解胰岛分泌功能：75 g葡萄糖或100 g标准面粉馒头餐试验，同步测定血糖、胰岛素或C肽浓度。结合血糖水平分析胰岛素或C肽释放能力，参考血糖波动状态、DM病程、降糖药用量、体重等综合情况进行分析。使用胰岛素治疗的患者，由于胰岛素测定受外源性胰岛素的干扰，故以C肽替代胰岛素测定。

四、胰岛素抵抗状态

胰岛素抵抗（IR)：准确的IR评估方法是高胰岛素正葡萄糖钳夹试验；人群研究可采用稳态模型（HOMA）公式：IR=（FIns×FBG）/22.5；临床简单评估可通过测定血清胰岛素水平、血糖、体重等进行评估。

五、自身免疫抗体检查

T1DM患者血中可查到数种DM自身抗体。包括谷氨酸脱羧酶抗体(GAD)、胰岛细胞抗体(ICA)等。

六、心血管风险因素评估

评估患者是否合并肥胖、高血压、血脂异常、高尿酸血症、高同型半胱氨酸血症等。吸烟和阳性家族史是明确的心血管风险因素。

七、重要脏器功能评价指标

测定血液中肝酶和肾功能指标，计算24小时肌酐清除率。进行心电图及心、肝、肾的超声检查。

八、营养状态评估

老年人体重的管理以适中为好（BMI在20～25 kg/m^2）。

九、相关并发症的检测

（一）慢性并发症

1. 微血管并发症

（1）DM视网膜病变（DR)：是DM患者失明的

主要原因，其患病率与DM病程密切相关。99%的1型DM和60%的2型DM，病程在20年以上者，几乎都有不同程度的视网膜病变。此外，家族史、高血糖、高血压、血脂异常、高凝状态、抽烟等因素均是影响视网膜病变的危险因素。老年患者需要定期进行眼底检查，及时发现病变。激光光凝治疗是预防失明的有效措施。

（2）DM肾脏病变（DN）：DM患者中有20%～40%发生DM肾病，是导致肾功能衰竭的主要原因。DM肾病的筛查方法包括尿常规，但此方法不够灵敏。早期诊断DM肾病的方法是测定尿白蛋白肌苷比值。尿液白蛋白/肌酐比值在20～200 μmol/min或30～300 mg/24 h可诊断DM肾脏病变3期，在该期进行有效干预可以延缓或逆转DM肾脏疾病的进程。DM肾脏病变需要每年评价尿液白蛋白/肌酐比值以及GFR，尿液白蛋白/肌酐比值用于DM肾脏病变的分期，GFR用于慢性肾病的肾功能分期，并指导临床药物的使用。

（3）DM神经病变：DM神经病变是DM常见的慢性并发症，是影响老年DM患者生活质量、丧失劳动能力的重要原因。老年DM患者约半数以上合并外周神经病变，以感觉神经、自主神经受损最为常见，临床表现多样。具有典型的症状、体征就可以诊断，有条件者可以行肌电图检查。

2. 大血管并发症

（1）心血管病变：冠心病、心律失常、心力衰竭等是DM患者致残、致死的主要原因。2型DM不仅是冠心病的独立危险因素，而且是冠心病的等危症，早期诊断和有效干预各种心血管危险因素具有重要意义。心电图、颈动脉和心脏超声检查简便易行，必要时还可以行冠状动脉CT血管造影，较早发现病变及时处置。

（2）缺血性脑梗死：DM脑血管病变以脑动脉粥样硬化所致缺血性脑病最为常见，如短暂性脑缺血发作、多发性脑梗死、脑血栓形成等。近1/3卒中患者的病因与颈动脉狭窄有关。对心脑血管高危患者，应该定期检测颈动脉B超，如发现小斑块形成或颅脑CT或MRI发现小缺血灶，及时治疗。

（3）外周动脉疾病：老年患者多发，以下肢动脉闭塞最常见。DM合并高血压将增加外周动脉疾病的发生及靶器官损伤。应用彩色多普勒超声技术筛查下肢动脉的病变，可以早期发现血管损伤。

（4）DM足：DM足是DM下肢血管病变、神经病变和感染共同作用的结果，严重者可致足溃疡、截肢，甚至危及生命。DM患者均须注意预防足部皮肤破损，认真处置足癣和甲癣。一旦发生足部皮肤溃烂，应尽快到足病专科就诊，接受多学科综合治疗，降低截肢风险。

（二）急性并发症

1. 低血糖 是老年DM患者最常见也最危险的急性并发症之一，严重者可危及生命。非DM患者低血糖症的诊断标准为血糖水平≤2.8 mmol/L，而对接受药物治疗的DM患者只要血糖水平≤3.9 mmol/L就属低血糖范畴。老年糖尿病患者的低血糖风险因素包括：DM病程长、低血糖病史、使用胰岛素和某些磺脲类药物治疗时饮食减少或活动量增加、腹泻、酗酒和空腹饮酒、肝肾功能损害、多重用药、认知功能障碍等。低血糖的症状与血糖水平及血糖的下降速度有关，早期可表现为交感神经兴奋的症状，包括心悸、出汗、饥饿、面色苍白、四肢冰冷、手抖、头晕等，进一步加重可出现中枢神经症状，如神志改变、认知障碍、视物模糊、复视、抽搐、昏迷和精神症状等。老年人低血糖症状多不典型，较多见的是非特异性神经、精神症状，尤其是眩晕、定向障碍、跌倒或突发行为改变。对于存在认知功能障碍的老年人，不能及时识别低血糖，有时会带来严重后果，其危害远高于轻中度高血糖。在老年人出现跌倒、突发行为异常，应该想到低血糖的可能。对用胰岛素促泌剂或胰岛素治疗的老年患者和（或）家属，需要在第一时间告知其低血糖的防治措施，有严重低血糖发生经历的老年患者，如不能彻底阻断发生原因，血糖的控制目标需放松，以不发生低血糖、又无严重高血糖为目标。DM患者发现低血糖需立即纠正低血糖。意识清楚者可口服糖水、含糖饮料或进食糖果、饼干等，意识不清者需静脉给予高渗葡萄糖液。低血糖纠正后需要查找原因，避免低血糖的再次发生。

2. DM酮症酸中毒（DKA） 血糖控制差、突然停止降糖药物治疗、感染、外伤、饮食不当、胃肠疾病、创伤、手术、急性心脑血管病变等应激情况是诱发因素。主要表现有多尿、烦渴多饮、食欲减退、恶心呕吐、呼吸深快、呼气中有烂苹果味（丙酮气味）。严重者可出现脱水症状，血压下降、四肢厥冷，甚至意识障碍、昏迷。少数患者可有广泛性急性腹痛，伴腹肌紧张及肠鸣音减弱，易误诊为急腹症。血糖一般在16.7～27.8 mmol/L（300～500 mg/dl），尿酮体阳性或血酮体＞5 mmol/L，伴有不同程度的代谢性酸中毒。治疗原则：①及时启用胰岛素治疗，促进机体对血糖的利用，纠正酮症酸中毒，降低高血糖。②补液。③纠正水和电解质紊乱。④去除诱因，预防并治疗并发症，降低病死率。

3．DM 高渗性高血糖综合征（HHS） 以严重失水、高血糖、高血渗透压、较轻或无酮症、伴不同程度的神经系统异常为临床特征，死亡率很高。诱因包括两方面：引起血糖增高的因素如静脉输注高渗糖、各种感染及应激状态、糖皮质激素的使用等；引起脱水的因素包括利尿药的使用、呕吐、腹泻等。诊断要点：DM 患者血糖≥33.3 mmol/L，血钠＞145 mmol/L，血渗透压＞350 mmol/L，血、尿酮体正常或轻度升高，一般无代谢性酸中毒。没有条件测量渗透压时，可以根据以下公式估算：有效血浆渗透压（mOsm/L）＝2×（Na^+＋K^+）＋血糖（均以 mmol/L 计算）。治疗原则：①及时启用胰岛素治疗，逐步纠正高血糖。②经静脉和胃肠道补充液体，逐步纠正脱水状态。③纠正水和电解质紊乱。④去除诱因，缓解或防止各种并发症，降低病死率。

十、合并症

合并存在的视力、听力功能下降、骨质疏松、退行性骨关节病、心血管、脑血管、肝脏、肾脏、消化系统、呼吸系统、泌尿系统疾病，各种慢性退行性疾病、慢性疼痛、肿瘤、认知功能障碍、精神系统疾病和睡眠障碍等。

【老年 DM 的治疗】★★★△△△

一、治疗原则

老年 DM 患者的治疗与管理是一个较为棘手的问题，血糖管理尤其需要强调个体化，在全面评估、权衡利弊后制定以患者为中心的个体化血糖控制目标以及综合治疗与管理措施，确保患者安全获益。

（一）获益大于风险

（二）安全第一

主要体现在以下几个方面：

1．严防可能出现不良后果的严重低血糖与夜间低血糖。

2．体重：在选择降糖药物时，需要考虑药物对体重的影响，避免使胖者更胖，瘦者更瘦。

3．心脏安全性：使用降糖药物需要考虑药物对心脑血管的潜在影响，尤其是对已经存在心脑血管风险的患者。

4．肿瘤：DM 和肥胖都会增加肿瘤的风险。对已患肿瘤或肿瘤的高危人群，要避免使用可能导致肿瘤风险的药物。

（三）四早原则

早预防、早诊断、早治疗、早获益。

（四）尊重患者意愿，可以提高治疗依从性，改善治疗结局

二、治疗目标

对新诊断、相对年轻、预期生存期＞10 年、无并发症及伴发疾病，降糖治疗无低血糖风险，不需要降糖药物或仅用单种非胰岛素促分泌药降糖药、治疗依从性好的患者可考虑将 HbA1c 控制到接近正常人水平。对预期寿命长于 10 年、低血糖风险小、预计治疗获益大、有较好医疗支持的老年 DM 患者 HbA1c 控制标准以＜7.0% 为佳，相应 FPG＜7.0 mmol/L 和 PPG＜10.0 mmol/L，且减少血糖波动，并长期保持上述血糖水平。血糖控制标准可参考以下分层。

1．HbA1c＜7.5% 相应 FPG＜7.5 mmol/L 和 2hPG＜10.0 mmol/L。适用于预期生存期＞10 年、较轻并发症及伴发疾病，有一定低血糖风险，应用胰岛素促泌药类降糖药物或以胰岛素治疗为主的 2 型和 1 型 DM 患者。

2．HbA1c＜8.0% 对应的 FPG＜8.0 mmol/L 和 2hPG＜11.1 mmol/L。适用于预期生存期＞5 年、中等程度并发症及伴发疾病，有低血糖风险，应用胰岛素促泌药类降糖药物或以多次胰岛素注射治疗为主的老年 DM 患者。

3．HbA1c＜8.5% 如有预期寿命＜5 年、完全丧失自我管理能力等情况，HbA1c 的控制标准可放宽至＜8.5%，尚需避免严重高血糖（＞16.7 mmol/L）引发的 DM 急性并发症和难治性感染等情况发生。消除糖尿（血糖水平＜11.1 mmol/L）是老年 DM 患者治疗的一个重要目标，有利于改善高血糖渗透性利尿（引起血容量减少，夜尿多等）和营养负平衡（尿糖排出）。

三、治疗路径

《老年 DM 诊疗措施专家共识》中推荐的治疗路径如下：

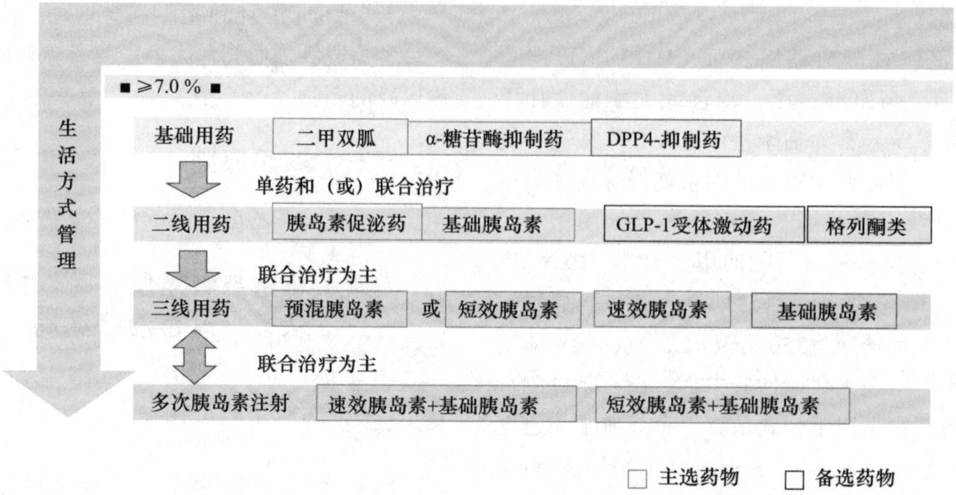

四、治疗方案

（一）基础治疗

DM的基础治疗包括DM教育、饮食和运动治疗三方面。

DM教育是公认的提高DM治疗水平的重要措施。有效的教育应该是知行合一，知识转变为行动可以提高治疗的效果、安全性和依从性。而饮食和运动治疗则应贯穿于DM治疗的始终。饮食原则是保证所需热量供给、合理饮食结构（适当限制甜食，多进食能量密度高且富含膳食纤维、血糖指数低的食物）和进餐模式（少吃多餐、慢吃、后吃主食）。其中，碳水化合物供能应占50%～60%；没有肾脏病限制时，蛋白质的摄入量应为1.0～1.3 g/（kg·d），推荐以蛋、奶制品、动物肉类和大豆蛋白等优质蛋白为主。膳食纤维方面，按照ADA推荐的摄入量为14 g/1000 kcal/d。老年DM患者运动治疗前首先需要进行运动安全性的评估，避免运动伤害。在充分考虑可行性和可持久性的基础上提倡餐后的适量活动与每周3～4次的体能锻炼相结合，做到运动前热身、运动后放松及持之以恒。此外，每周2～3次的抗阻力运动，如举物、抬腿保持等还可以帮助老年患者延缓肌肉的萎缩。对于肥胖的老年DM患者还可以通过适当增加有氧运动以消耗脂肪储存。

（二）口服降糖药物治疗

常用的降糖药物如下。

1. 二甲双胍 现有国内外DM指南中都推荐二甲双胍作为2型DM患者降糖治疗的一线用药。只要注意掌握适应证和治疗剂量，年龄因素并非二甲双胍治疗的禁忌证。对于老年人而言，二甲双胍低血糖风险较低、疗效确切、价格便宜是其优点，主要的不良反应是胃肠道反应和体重下降（对体重偏低者而言）。此外，需要注意的是，老年人多伴有与增龄相关的肾功能减退。如果肾小球滤过率（eGFR）在45～60 ml/min之间，二甲双胍应当减量，如果eGFR＜45 ml/min，二甲双胍就不再适用了。双胍类药物还禁用于肝功能不全、心力衰竭、缺氧或接受大手术的患者。在行造影等检查使用碘化造影剂前后各三天，也应暂时停用二甲双胍，并进行充分水化。

2. α-糖苷酶抑制药 α-糖苷酶抑制药包括阿卡波糖、伏格列波糖等。α-糖苷酶抑制药主要降低餐后血糖，因其具有单药治疗不发生低血糖、不增加肝肾代谢负担等特点，广泛应用于老年DM患者的降糖治疗，特别是对于以糖类食物为主要能量来源的中国老年DM患者尤为适合。一些研究显示α-糖苷酶抑制药与胰岛素或胰岛素促泌剂合用时可以减少胰岛素或胰岛素促泌剂的剂量，减少低血糖的发生率。应用α-糖苷酶抑制药治疗时宜从小剂量开始，逐渐加量以减少不良反应，与其他药物联合使用时如果出现低血糖需使用葡萄糖制剂快速升高血糖，避免应用淀粉类食物。

3. 二肽酶-4抑制药（DPP4-Ⅰ） DPP4-Ⅰ因为其以降低餐后血糖为主、低血糖风险很小、耐受性和安全性比较好及不增加体重等优点对于老年患者有较多获益。新近的研究结果显示，不同的DPP4-Ⅰ可能各具不同的优势，如老年心脏病变、肾脏病变使用的安全性等。

4. 格列奈类 与磺脲类降糖药物相比，格列奈类降糖药物作用时间短，在相同降糖效力的前提下，低血糖风险低，受肾功能影响较小，因此在老年人群中应用更具优势。

5. 磺脲类药物　磺脲类药物是最为经典、效价比最高、应用最为广泛的一类降糖药物，药物品种较多，只要选择合适，同样适用于多数老年 DM 患者。对于肝肾功能正常的老年 DM 患者可考虑选择每日一次的磺脲类药物。格列本脲易于出现严重低血糖，不宜在老年患者使用；格列美脲、格列齐特缓释片、格列吡嗪控释片等在相同降糖效果的前提下，低血糖风险相对较低，可根据情况在部分老年 DM 患者中使用。可根据血糖谱的特点选择中短效的磺脲类药物。有轻中度肾功能不全的患者，可考虑选择格列喹酮。

6. 格列酮类　包括罗格列酮和吡格列酮。格列酮类药物因为有增加体重、水肿、心衰、骨折等风险，使得其在老年人中的应用还存在争议。除有特殊需求，一般不推荐在老年 DM 患者中使用。

（三）皮下注射降糖药物

1. 胰岛素　在胰岛 B 细胞功能明显减退、口服降糖药物失效或禁忌、血糖难以控制的老年 2 型 DM 患者及老年 1 型 DM 患者应当考虑胰岛素治疗。合理使用胰岛素的品种和剂量，胰岛素与饮食、运动、生活作息时间、口服降糖药物科学的匹配，是安全有效使用胰岛素的关键。此外，老年 DM 患者由于灵活性、视力及认知功能下降，故应用胰岛素常面临自我给药的困难，在选择胰岛素治疗时应选择使用简便的胰岛素笔并尽可能减少胰岛素注射次数。如果患者以空腹血糖升高为主，且 HbA1c 与目标值相差不大（≤1%～2%），基础胰岛素可作为治疗的首选。预混胰岛素适用于空腹及餐后血糖均较高，具有一定胰岛功能的患者，因其注射频次相对较少，老年人容易接受。在老年人群中使用胰岛素的最重要的两大顾虑是低血糖和体重增加，后者可以通过尽可能减少胰岛素的剂量、限制饮食的总热量、适度运动、联合用药等得到控制。对低血糖的顾虑是胰岛素治疗的最大障碍，在老年人中尤其如此。相关知识的讲解、细致的沟通及血糖监测是胰岛素治疗的前提。治疗开始之前对患者血糖谱（空腹、餐后、夜间血糖，血糖波动，HbA1c 等）、全身状况（包括一般状况、重要脏器功能、认知能力等）、正确注射胰岛素的能力、认识并处理低血糖的能力、家庭及社会支持资源等方面进行全面评估，选择合理的血糖控制目标及胰岛素品种、剂量和注射时间，可以大大降低低血糖风险。

2. 胰高糖素样肽 -1 受体激动药　老年人使用的经验较少。

五、治疗疗效评估与安全性监测

老年 DM 患者机体状态和重要脏器功能变化较快，血糖也易于在短期内出现较大变化。感冒、胃肠炎等疾病都可能出现级联反应，造成严重的后果。所以，定期的监测和评估非常重要。即使是对那些血糖平稳的患者，也要每 1～2 周测血糖一次。

【老年 DM 的三级预防】★★★△△△

DM 的三级预防见表 36-5。

表 36-5　DM 的三级预防

预防等级	针对人群	预防目的和措施
一级预防	DM 前期及高危人群	早筛查、早评估、早生活方式干预，减少 DM 发生
二级预防	确诊 DM 患者	加强教育、管理，积极治疗，严格控制各项代谢指标，减少合并症发生
三级预防	已有 DM 并发症者	积极治疗相关并发症及脏器功能保护，减少残废率和死亡率

（李春霖　拓西平）

参考文献

［1］中国老年学学会老年医学会老年内分泌代谢专业委员会，老年 DM 诊疗措施专家共识编写组. 老年 DM 诊疗措施专家共识（2013 版）. 中华内科杂志，2014，53（3）：243-251.

［2］潘长玉主译. JoslinDM 学. 北京：人民卫生出版社，2007.

［3］Yang W, Lu J, Weng J, et al. Prevalence of diabetes among men and women in China. N Engl J Med, 2010, 362：1090-1101.

［4］Berkowitz SA, Meigs JB and Wexler DJ. Age at type 2 diabetes onset and glycaemic control：results from the National Health and Nutrition Examination Survey（NHANES）2005–2010. Diabetologia, 2013, 56：2593–2600.

［5］纪立农，陆菊明，郭晓蕙，等. 中国 2 型 DM 药物治疗现状与血糖控制的调查研究. 中华 DM 杂志，2012，4：397-401.

［6］李晨曦，田慧，李春霖，等. 综合管理对老年 2 型 DM 患者血糖控制达标的促进作用. 中华保健医学杂志，2011，13：113-116.

［7］Ameriesn Diabetes Association. Executive summary：standards of medical care in diabetes -2010. Diabetes Care, 2010, 33 Suppl 1：

4-10.
[8] Inzucchi SE, Bergenstal RM, Buse JB, et al. Management of hyperglycemia in type 2 diabetes: A Patient-Centered Approach : position statement of the American Diabetes Association (ADA) and the European Association for the Study of Diabetes (EASD). Diabetes Care, 2012, 35: 1364-1379.
[9] 田慧, 李春霖, 方福生, 等. HbA1c诊断DM切点的横断面研究. 中华内分泌代谢杂志, 2011, 27: 375-380.
[10] Gade P, Lund-Andersen H, Paving HH, et al. Effect of a multifactorial intervention on mortality in type 2 diabetes. N Engl J Med, 2008, 358: 580-591.
[11] 田慧, 李春霖, 杨光. 二甲双胍在老年2型DM患者应用的安全性评估. 中华内科杂志, 2008, 47: 914-918.
[12] Li Chunlin, Yi-Jen Hung, Karim Qamruddin, et al. International noninterventional study of acarbose treatment in patients with type 2 diabetes mellitus. Diabetes Research and Clinical Practice, 2011, 92: 57-64.
[13] Stafford S, Elahi D, Meneilly GS. Effect of the dipeptidyl peptidase-4 inhibitor sitagliptin in older adults with type 2 diabetes mellitus. J Am Geriatr Soc, 2011, 59: 1148–1149.

第2节 血脂紊乱

【定义】★★△△

血脂是血浆中的胆固醇（total cholesterol，TC）、甘油三酯（triglyceride，TG）和类脂（如磷脂）等的总称。血脂紊乱（dyslipidemia）是脂质代谢障碍的表现，属于代谢性疾病，是指血浆中一种或多种脂质成分的增高或降低、脂蛋白量和（或）质的改变。血脂紊乱被公认为心血管系统最重要危险因素之一，大规模临床试验及荟萃分析结果表明，积极治疗血脂紊乱是老年人心血管疾病防治的重要组成部分。

【流行病学】★★△

根据美国胆固醇教育计划第3版成人治疗指南（NCEP ATP Ⅲ），随着年龄增高，高胆固醇血症的患者显著增多（＞65岁的人群中，男性有60%、女性有77%TC＞200 mg/dl）。我国的流行病学调查显示，男性在65岁以前，TC、低密度脂蛋白（low density lipoprotein，LDL）和TG水平随年龄增加逐渐升高，以后随年龄增加逐渐降低；中青年期女性TC水平低于男性，女性绝经后TC水平较同年龄男性高。在增龄过程中，高密度脂蛋白（high density lipoprotein，HDL）水平相对稳定；与欧美国家相比，我国老年人的TC、LDL和TG水平低于西方人群，以轻中度增高为主。

【病因】★★△△

血脂紊乱的发生是由于脂蛋白生成加速或者降解减少，抑或二者同时存在。原发的血脂紊乱可能是由于单基因突变所致的生物化学缺陷，也可能是多基因或者多因子所导致的。继发的血脂紊乱在老年人中更常见，是由于肥胖、糖尿病、甲状腺功能低下及肝、肾疾病等系统性疾病所致。此外，某些药物如利尿药、β受体阻滞药、糖皮质激素等也可能引起继发性血脂升高。

【临床表现】★★★△△

多数血脂紊乱老年患者无任何症状和体征，常于血液常规生化检查时被发现。脂质在血管内皮沉积可引起动脉粥样硬化，由此引起心脑血管和周围血管病变，因此，血脂紊乱的首发症状往往与心血管疾病症状相关。血糖升高则会在背部、肘部、臀部、膝部、手足等部位出现黄色瘤。

TG水平中度升高会导致脂肪肝和胰腺炎，严重的高甘油三酯血症（＞2000 mg/dl）会导致视网膜的动静脉呈白乳状，形成脂血症视网膜炎。某些形式的高脂血症可以导致肝脾增大，从而出现上腹不适感或者压痛，而患有罕见的β脂蛋白不良血症的患者则可能出现手掌黄斑和结节状的黄色瘤。

【辅助检查】★△

血脂紊乱患者的检出和监测工作，主要通过对医疗机构就诊人群进行常规血脂检测来开展。

【诊断及危险评估】★★★△△△

鉴于目前老年人群的研究数据缺乏，建议老年人血脂紊乱的分类和合适的血脂水平参考 2016 年《中国成人血脂异常防治指南》制定的标准（表 36-6），诊断老年人血脂异常时应重视全身系统性疾病如肥胖、糖尿病、甲状腺功能减退、梗阻性肝病、肾病综合征、慢性肾衰等和部分药物如利尿药、β 受体阻滞药、糖皮质激素等及酒精摄入、吸烟引起的继发性血脂异常。对老年病人而言，检测甲状腺功能十分重要，因为无临床症状的甲状腺功能减退与继发性血脂异常相关。

然而，国内外大规模前瞻性流行病学调查结果一致显示，患有心血管疾病的危险性不仅取决于个体具有某一危险因素的严重程度，更取决于个体同时具有危险因素的数目，而仅仅依靠血脂化验并不能真实反映出被检查者的血脂健康水平。当前，根据心血管疾病发病的综合危险大小来决定血脂干预的强度，已成为国内外相关指南所共同采纳的原则。因此，2011 年 ESC/EAS 血脂指南取消了“血脂合适范围”的描述，更加强调根据危险分层指导治疗策略，建议采用 SCORE 系统将患者的心血管风险分为极高危、高危、中危或低危，以此指导治疗策略的制定。全面评价动脉粥样硬化性心血管疾病（atherosclerotic cardiovascular disease，ASCVD）总体危险是防治血脂异常的必要前提，我国 2016 年《中国成人血脂异常防治指南》中按照 LDL-C 或 TC 水平、有无高血压及其他 ASCVD 危险因素个数分成 21 种组合，并按照不同组合的 ASCVD 10 年发病平均危险按＜5%，5%～9% 和≥10% 分别定义为低危、中危和高危，延续了 2007 年血脂指南危险分层方案，将高血压作为危险分层的重要参数（图 36-1）。另外 2016 年血脂

表 36-6　中国 ASCVD 一级预防人群血脂适合水平和异常分层标准［mmol/L（mg/dl）］

分层	TC	LDL-C	HDL-C	非 -HDL-C	TG
理想水平		＜2.6（100）		＜3.4（130）	
合适水平	＜5.2（200）	＜3.4（130）		＜4.1（160）	＜1.70（150）
边缘升高	≥5.2（200）且＜6.2（240）	≥3.4（130）且＜4.1（160）		≥4.1（160）且＜4.9（190）	≥1.70（150）且＜2.3（200）
升高	≥6.2（240）	≥4.1（160）		≥4.9（190）	≥2.3（200）
降低			＜1.0（40）		

符合下列任意条件者，可直接列为高危或极高危人群
极高危：ASCVD患者
高危：（1）LDL-C≥4.9mmol/L或TC≥7.2mmol/L
（2）糖尿病患者[LDL-C在1.8～4.9mmol/L（或TC3.1～7.2mmol/L）且年龄≥40岁]

↓不符合者，评估ASCVD10年发病危险

危险因素[a]（个）		血清胆固醇水平分层（mmol/L）		
		3.1≤TC＜4.1 或1.8≤LDL-C＜2.6	4.1≤TC＜5.2 或2.6≤LDL-C＜3.4	5.2≤TC＜7.2 或3.4≤LDL-C＜4.9
无高血压	0～1	低危（＜5%）	低危（＜5%）	低危（＜5%）
	2	低危（＜5%）	低危（＜5%）	中危（5%～9%）
	3	低危（＜5%）	中危（5%～9%）	中危（5%～9%）
有高血压	0	低危（＜5%）	低危（＜5%）	低危（＜5%）
	1	低危（＜5%）	中危（5%～9%）	中危（5%～9%）
	2	中危（5%～9%）	高危（≥10%）	高危（≥10%）
	3	高危（≥10%）	高危（≥10%）	高危（≥10%）

↓ASCVD10年发病危险为中危且年龄＜55岁者，评估余生危险

具有以下任意2项及以上危险因素者，定义为ASCVD高危人群
· 收缩压≥160mmHg或舒张压≥100mmHg
· 非-HDL-C≥5.2mmol/L（200mg/dl）
· HDL-C＜1.0mmol/L（40mg/dl）
· BMI≥28kg/m²
· 吸烟

[a]危险因素包括吸烟、低HDL-C及男性≥45岁或女性≥55岁；慢性肾脏疾病患者的危险评估及治疗请参见特殊人群血脂异常治疗；1mmHg=0.133kPa

图 36-1　ASCVD 总体发病危险评估流程图

指南对10年ASCVD发病危险为中危且年龄＜55岁的人群，增加了进行ASCVD余生危险评估的建议，以利于早期识别出中青年ASCVD余生危险为高危的个体，对老年人仅做参考。

【治疗】★★★△△△

（一）老年人降脂治疗的现状

对老年人群的流行病学研究显示，老年人总死亡率及心血管疾病病死率与LDL-C水平呈U形关系，LDL-C＜2 mmol/L（77 mg/dl）或＞5 mmol/L（193 mg/dl）时，总死亡率及心血管疾病病死率升高；LDL-C在3～4 mmol/L（115～154 mg/dl）时总死亡率及心血管疾病病死率最低。老年人TC与心脑血管疾病关系的研究为矛盾结果，多年来人们担心降低TC水平对老年人可能存在不利影响，严重影响了调脂药物的临床应用。大量循证医学证据显示，他汀类药物显著减少老年人心血管事件和心血管死亡，强化降脂治疗对老年患者非常有益。另外近年研究显示，血脂异常患者即使经过大剂量他汀类药物强化降胆固醇治疗后仍面临很高的心血管剩留风险，而在2型糖尿病、肥胖、代谢综合征和（或）心血管病患者中，TG升高和HDL-C降低是构成心血管剩留风险的主要血脂异常表型。因此，在关注高胆固醇血症的危害性及强调他汀类药物在心血管疾病防治中基石地位的同时，亦应充分重视对TG增高等其他类型血脂异常的筛查和干预。

（二）血脂紊乱的治疗

1. 老年人血脂紊乱治疗的目标水平 基于循证医学证据，调脂治疗防治ASCVD的临床益处不受年龄影响，对于老年心血管危险人群同样应进行积极调脂治疗。推荐参考2016年《中国成人血脂异常防治指南》，根据老年患者ASCVD危险等级确定治疗策略及血脂的目标水平（表36-7）。

表36-7 不同ASCVD危险人群LDL-C和非-HDL-C治疗达标值［mmol/L（mg/dl）］

危险等级	LDL-C	非-HDL-C
低/中危	＜3.4（130）	＜4.1（160）
高危	＜2.6（100）	＜3.4（130）
极高危	＜1.8（70）	＜2.6（100）

2. 治疗性生活方式的干预 2011年ESC/EAS指南与我国2016年血脂指南一致强调治疗性生活方式改变（therapeutic life-style change，TLC）是控制血脂异常的基本和首要措施。国际动脉粥样硬化学会于2013年7月发布的《全球血脂异常诊治建议》也指出生活方式干预的主要目的是降低LDL-C和非-HDL-C，其次是减少其他危险因素。提倡用富含纤维的碳水化合物或不饱和脂肪酸代替过多的饱和脂肪酸。提倡减轻体重、规律进行有氧运动，并采取针对其他心血管病危险因素的措施如戒烟、限盐以降低血压等。

3. 药物治疗 对许多患有血脂紊乱，存在冠心病风险的老年人而言，治疗性地干预生活方式不能有效降低LDL-C的水平以达到控制目标，需要在健康生活方式改变基础上开始个体化的调脂药物治疗。临床上供选用的调脂药物主要有他汀类、贝特类、烟酸类、树脂类药物和胆固醇吸收抑制药，以及其他具有调脂作用的药物，以下作简单介绍。

（1）他汀类：在肝脏合成胆固醇的过程中，羟甲基戊二酰辅酶A（HMG-CoA）还原酶催化其中的限速反应，他汀类药物可以抑制HMG-CoA还原酶从而减少胆固醇的生成。这类药物有如下作用：上调肝细胞的LDL受体，从而使含有ApoE和ApoB的脂蛋白从循环中的清除增多，还使肝脏合成、分泌的脂蛋白减少。他汀类药物降低LDL-C水平、增加其清除，并减少极低密度脂蛋白和中等密度脂蛋白（非-HDL-C）等残存颗粒的分泌。所以，他汀类药物对LDL-C和TC水平升高的患者是有效的。临床常用制剂有阿托伐他汀、辛伐他汀、洛伐他汀、氟伐他汀、瑞舒伐他汀、匹伐他汀等。他汀类药物是目前临床上最重要、应用最广的降脂药。现有的临床证据表明，他汀类药物治疗可显著减少老年人心脑血管事件。

（2）贝特类：贝特类药物降低VLDL的产生、增加富含TG的脂蛋白的清除。后者是通过过氧化物酶体增殖物激活受体（PPAR）α及增强脂蛋白脂肪酶的脂解活性来实现的。贝特类药物还能升高HDL-C和ApoAⅠ的水平，适用于TG高、HDL-C低的患者。临床常用制剂有非诺贝特、苯扎贝特、吉非罗齐等。

（3）烟酸类：烟酸抑制脂蛋白的合成，减少肝脏产生VLDL，且抑制游离脂肪酸的外周代谢，从而减少肝脏产生TG、分泌VLDL，并减少LDL颗粒。烟酸促进ApoAⅠ产生增多，因此可以升高HDL-C的水平。临床常用制剂有烟酸、阿昔莫司等。AIM-HIGH研究结果显示，烟酸缓释制剂虽然提高了HDL-C水平、降低TG水平，但并未减少心脏病发作、中风或其他的心血管事件。临床试验结果的公布对烟酸类药物在心血管病防治中的地位产生较大影响。

（4）树脂类：树脂类药物一般作为治疗高胆固醇血症的二线用药。胆汁酸多价螯合剂在肠道中结合胆汁酸，从而减少了胆汁酸的肝肠循环。这类药上调 7-α 羟化酶促使肝细胞中更多的胆固醇转变成胆汁酸，从而肝细胞中 TC 的含量下降、LDL 受体表达增多，LDL 和极低密度脂蛋白（very low density lipoprotein，VLDL）残粒从循环中的清除增加。同时，胆汁酸多价螯合剂使肝脏胆固醇合成增加，从一定程度上否定了螯合剂的降 LDL-C 的作用。TG 水平高的患者应用树脂类药物需要注意该类药物会使肝脏产生更多的 VLDL 而致 TG 升高。临床常用制剂有考来烯胺、考来替哌等。

（5）胆固醇吸收抑制药：胆固醇吸收抑制药依折麦布抑制肠道吸收胆固醇，使胆汁及食物中运送至肝脏的胆固醇减少，且减少致动脉粥样硬化的残余颗粒中 VLDL、LDL 胆固醇的含量。肠道向肝脏运输的胆固醇减少使得肝细胞 LDL 受体活性增强从而导致循环中 LDL 的清除增多。

（6）其他调脂药物：普罗布考可以通过渗入到脂蛋白颗粒中影响脂蛋白代谢，降低 TC、LDL-C，也可降低 HDL-C，可用于高胆固醇血症的治疗。高纯度鱼油制剂主要成分为 n-3 脂肪酸，可降低 TG 和轻度升高 HDL-C。一类全新的降低 LDL-C 药物前蛋白转化酶枯草溶菌素 9（PCSK9）抑制药，其临床研究提示该药能显著降低 LDL-C 水平，有望用于不能耐受他汀类药物、治疗不能达标的患者，欧盟医管局和美国 FDA 已批准 evolocumab 与 alirocumab 两种注射型 PCSK9 抑制药上市，国内尚处于临床试验阶段。另外还有 2 种新型调脂药微粒体 TG 转移蛋白抑制药、$ApoB_{100}$ 合成抑制药近年来在国外已被批准临床应用。

综上，老年人群同样应该遵循 2016 年《中国成人血脂异常防治指南》，根据患者 ASCVD 危险分层及个体特点选择调脂药物，如无特殊原因或禁忌证，应鼓励具有多种 ASCVD 危险因素的老年人使用他汀类药物。当最大剂量他汀类药物治疗未能达到 LDL-C 目标或不耐受大剂量他汀类药物，可联合使用依折麦布。如果 LDL-C 达标，而非 HDL-C 和 TG 水平明显升高，可加用贝特类药物、烟酸或高剂量的 n-3 脂肪酸。TG≥5.7 mmol/L（500 mg/dl），首先使用贝特类、鱼油制剂或烟酸，预防急性胰腺炎的发生。

4. 老年人药物治疗的安全性　降脂药物较为常见的不良反应是胃肠道不适，少数的不良反应为肝功能异常和肌病，肾损伤、周围神经病变等也曾有报道。总体而言，随着老年人降脂治疗研究的深入，已经证明老年人使用降脂药物是安全有效的；但是无论是血脂紊乱还是药代药效动力学，老年人均有其独特的特点，老年人的降脂治疗应在遵循一般原则的前提下，进行个体化治疗，建议应从小剂量开始，并充分考虑到药物相关的副作用，尽可能单药调脂，以避免药物相关疾病的发生，同时密切监测相关症状和生化指标，从而使调脂治疗的获益最大化。

【预后】★△

由于老年人罹患心血管病的绝对危险度高于一般成年人，其调脂治疗的收益可能较好。60 岁以上老年人的他汀类药物的治疗，无论是一级预防还是二级预防，总体是获益的。但目前已经公布的关于降脂治疗临床试验缺乏 80 岁以上人群研究的结果，对于 80 岁以上老年人存在是否还要进一步分层、制定新的他汀类药物的治疗目标及剂量选择的问题。

（高　哲　宋光耀）

参 考 文 献

［1］中国成人血脂异常防治指南制订联合委员会. 中国成人血脂异常防治指南. 中华心血管病杂志，2007，35（5）：390-413.

［2］中国成人血脂异常防治指南制订联合委员会. 中国成人血脂异常防治指南（2016 年修订版）. 中华心血管病杂志，2016，44（10）：833-852.

［3］中华医学会心血管病学分会循证医学评论专家组，中国老年学学会心脑血管病专业委员会. 甘油三酯增高的血脂异常防治中国专家共识. 中华心血管病杂志，2011，39（9）：793-796.

［4］血脂异常老年人使用他汀类药物中国专家共识组. 血脂异常老年人使用他汀类药物中国专家共识. 中华内科杂志，2010，49（6）：535-542.

［5］European Association for Cardiovascular Prevention & Rehabilitation.ESC/EAS Guidelines for the management of dyslipidaemias：the Task Force for the management of dyslipidaemias of the European Society of Cardiology（ESC）and the European Atherosclerosis Society（EAS）.Eur Heart J，2011，32（14）：1769-1818.

［6］Stone NJ，Robinson J，Lichtenstein AH，

et al. 2013 ACC/AHA Guideline On the Treatment of Blood Cholesterol to Reduce Atherosclerotic Cardiovascular Risk in Adults：A Report of the American College of Cardiology/American Heart Association Task Force on Practice Guidelines.J Am Coil Cardiol, 2013 Nov 7.

[7] Expert Dyslipidemia Panel, Grundy SM. An International Atherosclerosis Society Position Paper：Global recommendations for themanagement of dyslipidemia. J Clin Lipidol, 2013, 7（6）：561-565.

[8] Ridker PM, Cook NR.Statins：new American guidelines for prevention of cardiovascular disease.Lancet, 2013, 382：1762-1765.

[9] Expert Panel on Detection, Evaluation, and Treatment of Hilgh Blood Cholesterol in Adults.Executive Summary of The Third Report of The National Cholesterol Education Program（NCEP）Expert Panel on Detection, Evaluation, And Treatment of High Blood Cholesterol In Adults（Adult Treatment Panel Ⅲ）. JAMA, 2001, 285：2486-2497.

[10] Stein EA, Honarpour N, Wasserman SM, et al. Effect of the proprotein convertase subtilisin/kexin 9 monoclonal antibody, AMG 145, in homozygous familial hypercholesterolemia. Circulation, 2013, 128（19）：2113-2120.

[11] AIM-HIGH Investigators, Boden WE, Probstfield JL, et al. Niacin in patients with low HDL cholesterol levels receiving intensive statin therapy.N Engl J Med, 2011, 365（24）：2255-2267.

[12] Miller M, Stone NJ, Ballantyne C, et al. Triglycerides and cardiovascular disease：a scientific statement from the American Heart Association. Circulation, 2011, 123（20）：2292-2333.

第3节　老年甲状腺与甲状旁腺疾病

一、概述

甲状腺疾病是老年人的常见病，常常起病隐匿、症状不典型、表现为非特异性的症状和体征，甲状腺功能测定结果也会被共存的急慢性疾病或服用的某些药物所干扰，容易被忽视、漏诊、误诊。

【解剖及生理病理变化】★★△△

（一）老年甲状腺解剖和生理学变化

1. 解剖学特点　甲状腺是人体最大的内分泌器官，成人重12～20 g。老年人甲状腺大小和重量的变化还存在争议。有研究表明，伴随增龄，甲状腺滤泡间结缔组织增多，纤维变性和淋巴细胞浸润增加，更易出现结节。

2. 生理特点　老年人肾脏和甲状腺清除碘化物的速率下降，甲状腺素（thyroxine，T_4）的生成和降解效率降低，T_4和甲状腺素结合球蛋白（thyroid-binding globulin，TBG）浓度保持不变。伴随老化，5′-脱碘酶活性降低，使T_4脱碘向三碘甲状腺原氨酸（triiodothyronine，T_3）转化途径受阻，T_3生成减少，而转换为反T_3（reverse T_3，rT_3）增多。有学者认为，在衰老过程中，人体组织对热量需求不断下降，不具有产热活性的r T_3增多，活性T_3生成减少，可能为机体避免过度消耗的一种保护性机制。老年人促甲状腺激素（thyroid-stimulating hormone，TSH）增龄性变化及其对促甲状腺激素释放激素（thyrotropin-releasing hormone，TRH）刺激的分泌应答报道不一，多数研究显示TSH呈增龄性增值。TSH的昼夜变异下降。但绝大多数老年人甲状腺功能仍维持在正常范围（表36-8）。

表36-8　老年人甲状腺生理学变化

肾脏碘化物清除率↓	血清TBG浓度↔
甲状腺碘化物清除率↓	T_3浓度↓
T_4产生率↓	rT_3浓度↑
T_4降解率↓	TSH对TRH的反应↑↔↓
血清T_4浓度↔	TSH昼夜变异↓↓

↓，下降；↑，增加；↔，无变化

（二）甲状腺功能正常的病态综合征

甲状腺功能正常的病态综合征（euthyroid sick syndrome，ESS）也称低T_3综合征、非甲状腺疾病综合征（nonthyroid illness syndrome，NIS），指严重疾病的生理压力造成循环中甲状腺激素水平改变的一组综合征，并非甲状腺本身病变。多见于有多种基础疾病的老年人，全身性疾病、创伤、心理疾病均可引起，包括脓毒血症、外科手术、精神创伤、烧伤、感染、恶性肿瘤、营养不良、饥饿状态、糖尿病控制不良等。甲状腺激素测定常表现为 TT_3（total T_3）、FT_3（free T_3）减低，rT_3 增高，TT_4（total T_4,）、FT_4（free T_4）正常或轻度增高，TSH 正常。严重者可以出现 TT_4、FT_4 减低，称为低 T_3-T_4 综合征。T_4 减低提示预后不良。基础疾病恢复后，T_4、T_3 可逐渐恢复正常，且 T_4 比 T_3 恢复更快。恢复期间 TSH 通常正常，也可短暂升高。

造成低 T_3 状态的可能机制有：①慢性或危重疾病过程中一些体液因素如疾病代谢产物抑制 5′- 脱碘酶活性，使 T_4 脱碘向 T_3 转化途径受阻。②甲状腺本身分泌 T_3 减少。③组织摄取 T_4 量减少，限制甲状腺外组织中 T_4 向 T_3 转化的过程。

国内外报道 ESS 患病率明显高于所有甲状腺功能异常（临床、亚临床甲亢及临床、亚临床甲减）的患者。目前认为 ESS 是人体处于严重疾病状态下的一种保护调节机制，是为了使患者在过度压力下免受甲状腺激素对代谢的影响。甲状腺激素治疗提高机体代谢率，可能带来不利影响，治疗以观察监测、治疗原发病为主要措施。

（三）药物和甲状腺功能

老年人多服用多种药物。甲状腺功能改变影响机体对药物的敏感性。甲减者对药物的代谢和分解减弱，甲亢者则相反。如甲状腺功能减退导致地高辛、胰岛素、糖皮质激素和吗啡在血浆中的半衰期延长，因此，患者会对这些药物毒性作用更加敏感。甲亢时则相反。甲状腺功能减退者对维生素 K 依赖性凝血因子的清除减慢，导致其抵抗华法林的抗凝作用；甲状腺功能亢进则增强华法林的抗凝作用。

药物也影响甲状腺激素分泌、吸收、转运和代谢等许多方面（表 36-9）。

表 36-9　影响甲状腺功能的药物

① 减少 TSH 的分泌
多巴胺
糖皮质激素
奥曲肽、曲肽、善宁
② 增加甲状腺激素分泌
碘及碘化合物
胺碘酮
锂
干扰素及 IL-2

（待续）

（续表）

③ 减少甲状腺激素分泌
丙基硫尿嘧啶、甲硫咪唑
锂
碘及碘化合物
胺碘酮
氨鲁米特
干扰素及 IL-2
舒尼替尼（苏尼替尼）
④ 减少 T_4 吸收
钙剂
质子泵抑制药
消胆胺、考来替泊
氢氧化铝、磷能解（司维拉姆）
⑤ 增加血清 TBG
雌激素
他莫昔芬、雷洛昔芬
安妥明（降固醇酸）
氟尿嘧啶、卡培他滨
米托坦
海洛因
美沙酮
⑥ 减少血清 TBG
雄激素
合成类固醇（达那唑）
糖皮质激素
⑦ 抑制甲状腺素与转运蛋白结合
苯妥英与卡马西平
呋塞米
水杨酸盐类与双水杨酸酯
芬氯酸与甲氯芬酯
肝素
磺酰脲类
⑧ 抑制 T_4 5′- 脱碘活酶
丙基硫尿嘧啶
胺碘酮
糖皮质激素
贝沙罗汀
⑨ 增加肝脏内 T_4 与 T_3 代谢
镇静催眠药
利福平
苯妥英
卡马西平、酰胺咪嗪
舍曲林

二、甲状腺功能减退症

【定义】★★★△△△

甲状腺功能减退症（hypothyroidism，简称甲减），指各种原因导致甲状腺激素合成和分泌减少或组织利用不足所致全身代谢减低的临床综合征。

病理特征：全身组织间隙黏液性蛋白（酸性黏多糖如透明质酸、硫酸软骨素、蛋白质）堆积，表现为黏液性水肿（myxedema）。

【分类】★★★△△△

根据甲状腺功能减低程度分为临床甲减（overt hypothyroidism）和亚临床甲减（subclinical hypothyroidism）。

根据病变发生部位分为：原发性甲减、中枢性甲减和甲状腺激素抵抗综合征。

【流行病学】★★△△

甲减发病率因研究人群、年龄、种族、饮食中碘浓度、甲状腺抗体浓度的不同而变化。随年龄增长，甲减发生率呈上升趋势，女性多于男性。60 岁以上人群甲减患病率明显增加，达 0.5%～7.0%，而亚临床甲减高达 3%～20%。

【病因】★★★△△

1. 原发性甲减 是老年甲减最常见的原因。

（1）慢性自身免疫性（桥本）甲状腺炎：碘摄入充足地区，该病是导致原发性甲减的主要原因，女性中尤其多见。甲状腺过氧化物酶（antithyroid peroxidase antibody，TPOAb）和抗甲状腺球蛋白抗体（antithyroglobulin antibody，TgAb）是确定原发性甲减的重要指标和诊断自身免疫性甲状腺炎的主要指标。甲状腺抗体的阳性检出率随年龄增加而增加。

（2）医源性甲减：如甲亢的放射性碘治疗、头颈部癌症的放射治疗、甲状腺手术后。甲状腺接受放射性治疗多年后才发展为甲减，故有些病人在中青年时接受放射性治疗，老年时才发展为甲减。

2. 药物性甲减 ①老年人常应用胺碘酮、含碘造影剂等含碘药物。无论补碘地区的基础碘营养状况如何，随碘摄入量的增加，甲减患病率逐渐增加。碘过量可引起具有潜在性甲状腺疾病者发生甲减，也可诱发和加重自身免疫性甲状腺炎。②抗甲状腺药物（丙基硫氧嘧啶、甲巯咪唑、锂盐）对甲亢的过度治疗可引起甲减。③一些可抑制 TSH 或 T_4 分泌的药物亦可引起甲减。

3. 中枢性甲减 相对少见，主要见于下丘脑或垂体前叶功能低下、肿瘤、手术和放射治疗。

【临床表现】★★★△△△

1. 老年甲减通常起病隐袭，进展缓慢，数月甚至数年，症状不典型。

2. 一些老年甲减患者有乏力、怕冷、皮肤干燥、便秘、体重增加、行动迟缓、智力下降等典型的甲减症状，但由于这些症状的非特异性，常被归因于身体老化、其他已患疾病或某些药物的不良反应。

3. 神经系统：可出现智力减退、感觉异常（腕管综合征）、共济失调、痴呆等表现。

4. 精神和行为：可出现表情淡漠、兴趣减退、思维迟钝等类抑郁症状，也可出现反应迟钝、定向障碍、人格减退等痴呆样表现，甚至偏执、妄想、幻想、幻觉等精神病样症状亦会出现。

5. 心血管系统：可表现为心包积液、心动过缓、舒张期高压、动脉粥样硬化、充血性心力衰竭等。老年甲减患者冠心病发病率升高，但典型心绞痛发生率低。甲减通过降低心肌收缩力和减缓心率，使心肌氧耗减少，从而掩饰老年人冠状动脉疾病的典型症状。

6. 代谢方面：血脂异常是老年甲减患者最重要的代谢异常，高胆固醇血症和高甘油三酯血症均可发生。

7. 运动系统：可出现肌肉软弱乏力、痉挛疼痛、萎缩、关节炎或关节痛等。

8. 其他：打鼾、厌食、腹胀、贫血、胸腹腔积液等。

【诊断及鉴别诊断】★★★△△△

原发性甲减血清 TSH 增高，TT_4 和 FT_4 降低，TT_3、FT_3 早期正常，晚期减低。中枢性甲减 TT_4 和 FT_4 减低，TSH 减低或正常。

TPOAb、TgAb 阳性，提示慢性淋巴细胞性甲状腺炎。

医源性甲减根据病史可诊断。ESS 和一些药物也会引起血清 TSH 和 T_4 水平的改变，因此对于甲减的生化诊断，测定结果要结合临床来分析。

【治疗】★★★△△△

甲状腺激素替代治疗。

目标：临床甲减症状和体征消失，TSH、TT_4、FT_4 维持在正常范围。中枢性甲减，仅把 TT_4、FT_4 达到正常作为治疗目标。

药物：老年人首选人工合成左旋甲状腺素（L-

T_4）。其半衰期较长，大约为 7 天，每日 1 次服用，吸收可靠，可以保持相对稳定的血清 T_4 浓度。

剂量：取决于患者的病情、年龄、体重和个体差异。老年患者对甲状腺素降解能力下降，对甲状腺素的需求量减少，平均比年轻人低 25%，约 1.0 μg/（kg·d）。

用法：除了黏液性水肿昏迷，在所有情况下甲状腺激素替代应低剂量开始并根据反应逐渐滴定剂量。无心脏并存病者通常起始剂量为 25 μg/d，有心脏并存病者 12.5 μg/d，每天 1 次，口服，每隔 4～6 周剂量增加 12.5～25 μg，直到患者甲状腺功能正常，血清 TSH 处于正常范围。有时为了达到目标 TSH 水平需要更小的调整剂量以避免过度治疗。TSH 恢复正常后，每 6～12 个月测定一次有关激素指标。

中枢性（继发性）甲减如果并存皮质醇减低，甲状腺激素替代前应先补充糖皮质激素，以防致命的肾上腺危象发生。

有些食物和药物会影响 T_4 的吸收和代谢，故 L-T_4 宜在早餐前 30～60 分钟服用，与其他药物服用间隔 4 小时以上，避免甲状腺药物的吸收不良。

【特殊类型甲状腺功能减退症】★★★△△

（一）亚临床甲减

亚临床甲减是指血清 TSH 升高，FT_3、FT_4 正常，临床没有甲状腺功能减退表现的疾病。本病主要依赖实验室诊断，所以首先要排除其他引起血清 TSH 增高的原因：如 TSH 测定干扰、低 T_3 综合征的恢复期、肾功能不全、糖皮质激素缺乏、生理适应等。其病因和临床甲减相同。

危害：①血脂代谢异常、动脉粥样硬化；对心脏功能和神经精神可能产生不利影响。②发展为临床甲减。抗甲状腺抗体高效价和血清 TSH 浓度在正常上限两倍以上的患者易发展为临床甲减。

治疗：大多数专家认为 TSH＞10 mU/L 的亚临床甲减应进行治疗，尤其是合并 TPOAb 阳性及已经有血脂代谢紊乱者。原则：起始小剂量，调整剂量周期不能太短，密切随访，防止药物过量。L-T_4 初始用量推荐为 12.5～25 μg。对于轻度亚临床甲减（TSH＜10 mU/L）的患者是否需要治疗仍有争议。对 TSH 4～10 mU/L 伴 TPOAb 阳性的患者，要密切观察 TSH 的变化。

（二）甲状腺功能减退危象

甲状腺功能减退危象（hypothyroid crisis）又称黏液性水肿昏迷（myxedema coma），是严重甲状腺功能减退未经妥善处理而导致的一种严重而罕见的并发症。在感染、应激、药物（麻醉药、镇静药等）、寒冷等情况下可能突然发作。临床表现为精神异常、嗜睡、木僵甚至昏迷、皮肤苍白、低体温、心动过缓、呼吸衰竭和心力衰竭等。多见于 60 岁以上老年人，死亡率非常高，需要紧急处理。

治疗措施：①补充甲状腺激素，首选 T_3 或 L-T_4 静推，清醒后口服。②保温、供氧、保持呼吸道通畅，必要时气管切开，机械通气。③氢化可的松 200～300 mg/d 静滴，清醒后减量。④根据需要补液，但入水量不宜过多。⑤控制感染，治疗原发病。

三、甲状腺功能亢进症

【定义】★★★△△△

甲状腺功能亢进症（hyperthyroidism，简称甲亢）指多种因素导致甲状腺功能增强，甲状腺激素合成和分泌过多，造成以神经、循环、消化等系统兴奋性增高和代谢亢进为主要表现的一组临床综合征。

根据甲状腺功能亢进程度分为临床甲亢（overt hyperthyroidism）和亚临床甲亢（subclinical hyperthyroidism）。

【流行病学】★★△△

基于不同种族和地域的不同诊断标准，老年人群中临床甲亢的发病率为 0.5%～2.3%。亚临床甲亢的患病率高于临床甲亢，发病率一般在 0.2%～16%。

【病因和发病机制】★★★△△

1. Graves 病（简称 GD）。GD 仍是老年人甲亢最常见的病因。GD 是由于患者血清中存在针对甲状腺细胞 TSH 受体的特异性自身抗体——TSH 受体刺激性抗体（TSHR stimulation antibody，TSAb），TSAb 与 TSH 受体结合，刺激甲状腺细胞增生和甲状腺激素合成、分泌增加。TSAb 对 TSHR 的刺激不受下丘脑 - 垂体 - 甲状腺轴的反馈调节。未治疗的 GD 患者 80%～100%TSH 受体抗体阳性。

2. 多结节性毒性甲状腺肿。在碘缺乏地区，该病可能是老年人甲亢更加常见的病因，经常发生于长期患有多结节甲状腺肿的病人。

3. 毒性单结节性甲状腺肿。40 岁以上人群多见，毒性甲状腺腺瘤自主分泌过多甲状腺激素。

4. 碘甲亢。也是导致老年人甲亢的主要因素之一。老年人常因服用含碘药物、使用碘造影剂、碘消毒剂而接触碘。碘过量所致甲亢表现为两种类型：一种是碘致甲亢（IIH），主要发生在缺碘地区补碘后，主要影响对象是有多结节性甲状腺肿的老年人，其机制可能是碘缺乏导致的甲状腺自主功能结节在接受增加的碘原料以后合成甲状腺激素的功能增强；一种是Graves病，碘摄入增加引起易感人群自身免疫性甲亢的发生。碘过量还可导致甲状腺细胞损伤，甲状腺滤泡破坏，甲状腺激素漏出致甲状腺毒症。

5. 外源性甲亢。由服用过量的甲状腺激素所致。

6. 急性或亚急性甲状腺炎导致的破坏性甲状腺毒症，老年人发生率较低。某些药物（包括胺碘酮、锂盐）、细胞因子（例如IFN-α、IL-2）也可能导致破坏性的甲状腺炎和甲状腺毒症。

7. TSH分泌性垂体瘤或者垂体抵抗甲状腺激素导致的甲状腺功能亢进症非常少见。病人除了TSH未受到抑制外，临床表现类似于GD。

【临床表现】★★★△△△

1. 老年甲亢患者较少有典型症状和体征。典型的甲亢表现如消瘦、食欲亢进、怕热、多汗、震颤、腹泻、心悸等在老年甲亢患者并不常见。

2. 心血管系统。老年甲状腺毒症可能主要表现为心血管系统症状，尤其是心房纤颤或室上性心动过速。心房纤颤增加系统性栓塞和卒中风险。过量的甲状腺激素增加心肌需氧量，可导致潜在的心脏基础疾病如心绞痛、充血性心力衰竭出现或恶化。

3. 消化系统。经典甲亢的胃肠道症状是食欲增加、肠道功能亢进、排便次数增加、体重下降。而老年甲亢患者常表现为纳差、厌食、恶心、呕吐和便秘。

4. 精神神经系统。年轻的甲亢患者在精神和神经方面的变化包括焦虑、情绪不稳、失眠、注意力不集中、烦躁和手抖。相反，淡漠、嗜睡、假性痴呆和抑郁情绪等在老年甲亢更多见。

5. 肌肉骨骼系统。表现为肌肉软弱无力、震颤、上楼和起立困难、肌肉萎缩、骨质疏松等。

6. 在约50%的老年甲亢患者无甲状腺肿大，血管杂音少见。

7. 老年Graves眼病更少见。

【诊断】★★★△△△

血清T_3、T_4水平增高，TSH水平降低，伴有甲亢症状。

凡能引起血清甲状腺素结合蛋白水平变化的因素均可影响TT_4、TT_3测定结果，故游离的甲状腺激素（FT_3、FT_4）测定可能在老年人中更为实用。T_3在老年甲亢患者中并不一定出现升高。在75～95岁年龄段的老年甲亢患者中，血清T_3水平升高的仅占50%，这种T_3升高缺失的现象可能反映老年人群存在T_4向T_3外周性转换减少。T_3型甲状腺毒症多见于老年独立甲状腺瘤及多结节性甲状腺肿并甲亢的患者。碘诱发的甲亢以TT_4、FT_4增高为主。对老年人而言，对TSH的单独检测不能诊断甲亢，还需排除其他对TSH产生抑制效应的因素，如应用多巴胺或糖皮质激素药物、存在下丘脑或垂体疾病。

【病因鉴别】★★★△△△

1. ^{131}I摄取率 随着TSH检测灵敏度的提高，甲状腺摄^{131}I率已不作为甲亢诊断的常规指标，但用于鉴别甲状腺毒症的原因（甲亢性毒症、甲状腺炎、外源性甲状腺激素过量、碘甲亢）。

2. 自身免疫抗体检测 TPO-Ab、TG-Ab诊断自身免疫性甲状腺病；TSAb是鉴别甲亢病因、诊断GD的重要指标之一。

3. 超声检查 可以了解甲状腺的大小、性状、血供和结节等情况，对鉴别GD、桥本病、结节性甲状腺肿、甲状腺腺瘤有一定参考价值。

4. 放射性核素扫描 主要对自主高功能腺瘤有意义。GD可见核素均质性分布增强；结节性毒性甲状腺肿可见核素分布不均，增强和减弱区呈灶状分布；甲状腺高功能腺瘤则仅在肿瘤区有核素浓聚，其他区域核素分布稀疏。

【治疗】★★★△△△

考虑口服药物的高复发风险及老年患者依从性差等原因，在欧美国家多数老年甲亢患者建议选择^{131}I治疗，我国目前仍首选口服药物治疗。

1. 抗甲状腺药物（antithyroid dugs，ATD） 是治疗老年甲亢的主要方法，不引起甲状腺永久性损伤，但疗程长，复发率高。适用于老年Graves病或毒性结节性甲状腺肿。临床常用的有甲巯咪唑（methimazole，MMI）、丙硫氧嘧啶（propylthiouracil，PTU）。甲巯咪唑疗效好，副作用相对较少，肝损害发生率低，倡导老年患者首选。其用法与中青年甲亢相似，但剂量酌减。疗程也是1.5～2年，分3个阶段：症状控制阶段、药物剂量递减阶段、维持阶段，然后停药观察。60岁以上患者，应用甲硫咪唑治疗2～3个月后，甲状腺功能一般均能达标，但停用药物后，GD复发率可达50%以上。如果停药后复发，ATD可重新应用，或考虑行放射性碘治疗。

药物副作用：抗甲状腺药物的副作用大多轻微，但少数不良反应相当严重甚至危及生命，要注意监测和及时处理。甲巯咪唑的不良反应与剂量相关，丙基硫氧嘧啶的不良反应与剂量关系不明显。

（1）一般不良反应：皮疹，发生率约5%，两种药物发生率相近，轻微皮疹，加用抗组胺药，或换用另一种ATD，但需注意，约50%的患者可能存在两种药物的交叉反应。严重皮疹反应应停药。

（2）粒细胞减少：发生率0.1%～0.5%。多发生在最初治疗的3个月内，但1年甚至数年内、甲亢复发接受2次治疗时仍可发生。老年患者发生粒细胞缺乏的危险性及病死率较高，必须告知所有患者一旦发生发热或咽痛，必须立即停止抗甲状腺药物治疗并与医师取得联系。两种药物存在粒细胞缺乏症的交叉反应，一旦发生粒细胞缺乏，禁忌交叉使用抗甲状腺药物。

（3）药物性肝损害：为另一种严重不良反应，发生率0.1%～0.2%。PTU可引起暴发性肝坏死，为变态反应性肝炎伴肝坏死，起病急，进展迅速，难以预测。MMI引起的肝脏损伤一般为胆汁淤积性病变，停药后可以完全但缓慢的恢复。

（4）血管炎：中性粒细胞胞质抗体阳性的血管炎近年来报道增多，是ATD治疗的又一严重毒性反应。PTU比MMI更常见。临床特征包括：急性肾功能衰竭、关节炎、皮肤溃疡、脉管炎性皮疹、上下呼吸道症状（包括鼻窦炎和咯血）等。轻者停药后可缓解，重者需糖皮质激素或环磷酰胺治疗，少数需要短期血透。

2. 放射性^{131}I治疗 老年甲亢治疗推荐放射性^{131}I治疗。为避免照射后甲状腺内储存激素释放导致甲亢加剧，对严重甲亢的患者行^{131}I治疗前，应给予ATD治疗3个月以上，使FT_4水平正常或基本正常。^{131}I治疗前7天停药，并在^{131}I治疗后7天重新开始服用。经治医生在实施^{131}I治疗前应给患者提供关于辐射安全防护的书面建议。

放射性^{131}I后甲减发生率呈剂量依赖性，随时间延长甲减发生率逐渐增加。建议治疗后每1～2个月复查甲功至结果稳定，其后每年至少复查1次，如发现甲减，及时予L-T_4替代治疗。

3. 外科手术治疗 仅在甲状腺肿大显著出现压迫症状或考虑存在恶性甲状腺结节时被推荐。

4. 其他治疗

（1）β受体阻滞药：经常用作辅助治疗，尤其存在症状性心动过速时。作用机制：①阻断甲状腺激素对心脏的兴奋作用；②阻止外周组织T_4向T_3的转化。

（2）碘剂：可抑制甲状腺激素释放，使功能亢进的甲状腺血液供应减少。仅在术前和甲状腺危象时使用。

（3）抗凝治疗：伴有器质性心脏病的老年甲亢患者并发房颤时栓塞发生率高，在无禁忌的情况下应抗凝治疗。甲亢影响抗凝药物代谢，剂量需严格监测。

【亚临床甲亢】★★★△△

1. 定义 指血清TSH水平低于正常值下限，T_3、T_4在正常范围，不伴或伴有轻微的甲亢症状。

2. 病因 医源性最常见，包括甲减患者外源性甲状腺激素替代过量、甲状腺癌患者的TSH抑制治疗。其他内源性原因同临床甲亢。

除亚临床甲亢外，TSH水平减低还有其他原因，如下丘脑垂体疾病、ESS、可抑制TSH水平的药物、一过性甲状腺炎等。因此，在诊断亚临床甲亢前，应对其全面评估。

3. 危害 ①进展为临床甲亢。②对心血管系统产生不利影响，尤其是房颤的发生率增加。一些研究显示亚临床甲亢致左心体积增大，左心室舒张功能下降。③加重骨质疏松和促进骨折发生，尤其对绝经后女性可引起临床症状性骨丢失。④其与老年患者情绪或认知功能改变的相关性意见尚不一致。

4. 治疗 多数专家建议对Graves病或结节性甲状腺肿所致亚临床甲亢TSH<0.1 mU/L者应予以治疗。考虑到年龄超过60岁的亚临床甲亢患者发生房颤及骨质疏松的危险性较高，对有以上风险者即使TSH在0.1～0.45 mU/L也建议治疗，并根据患者情况进行随访。如果是医源性亚临床甲亢（如甲状腺癌的TSH抑制治疗），要根据原发病情况权衡利弊调整甲状腺激素的剂量。

四、甲状腺结节

【定义】

甲状腺结节（thyroid nodules）是临床最常见的甲状腺病变。随着环境内分泌干扰物影响的加剧、人们工作节奏的加快和人口老龄化，超声检测和健康查体的普及，甲状腺结节、尤其是偶发结节的发病率显著增加。绝大多数为良性病变，甲状腺癌占5%～10%。

【流行病学】★★△△

一般人群中甲状腺结节通过触诊的检出率

为3%～7%，借助高分辨率超声的检出率可高达20%～76%。随年龄增长，甲状腺结节患病率增加，女性＞男性。我国多个大样本的流行病学调查显示70岁以上老年人甲状腺结节检出率男性32.7%～71.4%，女性44.5%～88.2%。

随年龄增长，直径≥1.0 cm的结节构成比逐渐增高，多发结节所占比例逐渐增高。同普通人一样，老年甲状腺结节90%以上是良性的，但老年人甲状腺癌分化程度低，进展更为迅速，预后要比年轻人差得多；老年男性较女性有更高的甲状腺癌风险，且肿瘤有更高的侵袭性。

【临床评估】★★★△△

诊断目的：鉴别甲状腺结节的性质，判断其良、恶性，早期发现恶性结节并进行合理的治疗。

甲状腺结节的发生常常没有明显的症状和体征，单靠临床表现及体格检查很难对其性质作出准确判断。高分辨率彩超为甲状腺结节的筛查及随访提供了无创、便利、价格低廉、可重复的良好条件。

未触及的结节与可以触及的相同大小的结节具有同等的恶性危险；结节的良、恶性与结节的大小不成正比，直径小于1.0 cm的结节中恶性并不少见；单发结节并短期内进行性肿大，恶性肿瘤的可能性较大；纯囊性病变恶性概率很低；单发实性结节癌的可能性较大；囊实混合性结节也有可能为恶性。超声示低回声、有细小钙化、血供较丰富的结节提示为恶性。

【辅助检查】★★★△△△

1. 甲状腺功能测定 所有甲状腺结节患者都应行血清TSH和甲状腺激素水平测定。绝大多数恶性结节患者甲功正常。

2. 高清晰甲状腺超声检查 是评估甲状腺结节首选的和最敏感的检查方法。可确定结节的位置、形态、大小、数目、结节边缘状态、内部结构、回声特征、血流状况和颈部淋巴结情况，也可在超声引导下对甲状腺结节进行定位、穿刺、治疗和随诊。

3. 甲状腺核素显像 是唯一一种能评价结节功能状态的影像学检查方法，适用于甲状腺结节合并甲亢或亚临床甲亢者。“热结节”中99%为良性，恶性极为罕见。“冷结节”中恶性率为5%～8%。当结节囊性变或甲状腺囊肿者甲状腺核素显像也表现为“冷结节”，因此应结合甲状腺超声结果一起分析。

4. 甲状腺细针穿刺细胞学活检（fine-needle aspiration cytology，FNAC） 是鉴别结节良、恶性最可靠、最有价值的诊断方法。怀疑恶性变者均应进行FNAC。但FNAC不能区分滤泡状癌和滤泡细胞腺瘤。

5. 甲状腺MRI和CT检查 在甲状腺结节发现和结节性质的判断方面，MRI或CT不如甲状腺超声敏感，且价格昂贵，故不推荐常规使用。在评估甲状腺结节与周围组织的关系，特别是用于发现胸骨后甲状腺肿上有特殊诊断价值。

6. 甲状腺球蛋白（Tg）水平测定 对鉴别结节良、恶性没有帮助，对分化型甲状腺癌术后随访有意义。

7. 血清降钙素水平测定 对髓样癌有诊断意义。

8. ^{18}F-FDG PET显像 单纯^{18}F-FDG PET显像不能准确鉴别甲状腺结节良、恶性。

【治疗】★★★△△△

治疗方法的选择应依甲状腺超声检查的特征和FNAC的结果而定。

1. 良性结节的处理 绝大多数老年人甲状腺良性结节不需治疗，每6～12个月随访甲状腺彩超和甲状腺激素水平。如提示有可疑恶性的新变化，重复FNAC。甲状腺结节患者出现局部压迫症状、伴有甲状腺功能亢进、结节进行性增大、FNAC提示可疑性癌变时可行手术治疗。

2. 恶性结节的处理 绝大多数甲状腺恶性肿瘤需首选手术。甲状腺未分化癌恶性度极高，诊断时几乎都有远处转移，单纯手术难以达到治疗目的，故应选用综合治疗的方法。甲状腺淋巴瘤应采用化疗或放疗。

3. 可疑恶性和诊断不明的甲状腺结节的处理 重复FNAC，重复FNAC检查仍不能确诊，尤其是结节较大、固定者，行手术治疗。

4. 放射性^{131}I治疗 用于自主性高功能腺瘤、毒性结节性甲状腺肿且甲状腺体积小于100 ml者或不适宜手术治疗或手术治疗复发者。

5. 甲状腺素治疗 甲状腺素抑制治疗可以明显增加老年患者房颤、骨质疏松、骨折的发生，不推荐常规用于甲状腺功能正常的老年甲状腺结节患者。

（李　华　陈素芳）

五、老年甲状旁腺功能亢进症

【定义】★★★△△

原发性甲状旁腺功能亢进症（primary hyperparathyroidism，PHPT）是由于甲状旁腺瘤、增生或甲状旁腺癌引起甲状旁腺素（parathyroid hormone，PTH）自主分泌过多引起的钙、磷代谢紊乱，骨、肾病变为主要临床特征的疾病。

原发性甲状旁腺功能亢进症（PHPT）可以发生在任何年龄，但是最常发生于 40～65 岁，此年龄段的发病率约 1/1000。女性发病率高于男性，发病率比为 2～（3∶1），并且女性常常在绝经后的前十年中发病。

【病理生理】★★★△△

甲状旁腺功能亢进症的主要病理生理改变是甲状旁腺分泌 PTH 过多，PTH 与骨和肾脏的细胞表面受体结合，骨钙溶解释放入血，肾小管回吸收钙的能力增强，并增加肾脏 1, 25-（OH）$_2$-D$_3$ 的合成，后者作用于肠道增加饮食钙的吸收，导致血钙升高。当血钙上升超过正常水平时，从肾小管滤过的钙增多，致使尿钙排量增多。PTH 可强烈抑制磷在近端和远端小管的重吸收，从数量上说对近端小管的作用更为重要。磷通过跨上皮通路重吸收，从肾小球滤过进入细胞的转运过程通过特异的钠 -（无机）磷（NaPi）共转运系统介导。细胞内的低钠水平驱动钠和磷的共转运过程，其中磷逆电化学梯度转运。在 PTH 的作用下，NaPi 共转运系统迅速被顶膜下的胞饮捕获，运输至溶酶体降解，从而降低钠 - 磷共转运的 V_{max}。尿磷排出增多，血磷水平随之降低。临床上表现为高血钙、高尿钙、低血磷和高尿磷。

PTH 过多加速骨的吸收和破坏，引起血碱性磷酸酶水平增高。骨骼病变以骨吸收增加为主。由于尿钙和尿磷的增加，磷酸钙和草酸钙盐沉积而形成肾结石，肾结石者易有尿路感染、肾功能损伤，晚期发展为尿毒症。PTH 还可抑制肾小管重吸收碳酸氢盐，使尿呈碱性，不仅可促进肾结石的形成，还可引起高氯性酸中毒，后者可增加血游离钙，加重高钙血症，同时增加骨盐的溶解，加重骨吸收。

【临床表现】★★★△△△

其临床表现主要可分为高血钙、骨骼病变和泌尿系统病变三组症状，可单独出现或合并存在。

（一）高钙血症

血钙增高所引起的症状可影响多个系统。中枢神经系统方面有淡漠、消沉、性格改变、反应迟钝、记忆力减退、烦躁、过敏、多疑多虑、失眠、情绪不稳定和衰老加速等。

（二）骨骼系统表现

骨骼受累主要表现为广泛的骨关节疼痛，伴明显压痛。80% 以骨骼病变表现为主或与泌尿系结石同时存在，但亦可以骨量减少和骨质疏松为主要表现，而纤维性囊性骨炎罕见。

（三）泌尿系统表现

长期高钙血症可影响肾小管的浓缩功能，同时尿钙和磷排量增多，因此病人常有烦渴、多饮和多尿。可反复发生肾脏或输尿管结石，表现为肾绞痛或输尿管痉挛的症状，血尿或砂石尿等，也可有肾钙盐沉着症。

【诊断】★★★△△△

PHPT 的诊断主要依靠临床和实验室资料。临床上遇有以下情况者，应视为本病的疑诊对象：①复发性、活动性泌尿系结石或肾钙盐沉积症者；②原因未明的骨质疏松，尤其伴有骨膜下骨皮质吸收和（或）牙槽骨板吸收及骨囊肿形成者；③长骨骨干、肋骨、颌骨或锁骨巨细胞瘤，特别是多发性者；④原因未明的恶心、呕吐，久治不愈的消化性溃疡，顽固性便秘和复发性胰腺炎者；⑤无法解释的精神神经症状，尤其是伴有口渴、多尿和骨痛者；⑥阳性家族史者以及新生儿手足搐搦症者的母亲；⑦长期应用抗惊厥药或噻嗪类利尿药而发生较明显的高钙血症者；⑧高尿钙伴或不伴高钙血症者；⑨补充钙剂、维生素 D 制剂或使用噻嗪类利尿药时出现高钙血症者。

根据病史、骨骼病变、泌尿系统结石和高血钙的临床表现，以及高钙血症和高 PTH 血症并存可做出定性诊断。此外，血碱性磷酸酶水平升高、低磷血症、尿钙和尿磷排出增多，X 线影像的特异性改变等均支持原发性甲旁亢的诊断。

定性诊断明确后，可通过超声、放射性扫描等有关定位检查了解甲状旁腺病变的部位完成定位诊断。

（一）实验室检查

实验室检查主要是高钙血症、低磷血症、高尿钙症、高磷尿症和高 PTH 血症。

（二）定位诊断

1. 颈部超声　B 超（10 Hz）可显示较大的病变腺体，定位的敏感性达 89%，阳性正确率达 94%。

2. 放射性核素检查　甲状旁腺动态显像是用于 PTPH 定位诊断的核医学功能影像技术。^{99m}Tc-MIBI

（^{99m}Tc- 甲氧基异丁基异腈）是应用最广泛的甲状旁腺显像示踪剂。功能亢进的甲状旁腺肿瘤组织对 ^{99m}Tc-MIBI 的摄取明显高于正常甲状腺组织，而洗脱速度明显慢于周围的甲状腺组织，因而采用延迟显像并与早期影像进行比较能够诊断功能亢进的甲状旁腺病灶。

3. 颈部和纵隔 CT 能发现纵隔内病变，对位于前上纵隔腺瘤的诊断符合率为 67%。可检出直径 1 cm 以上的病变。对手术失败的病例，可利用高分辨 CT 检查以除外纵隔病变。

4. 选择性甲状腺静脉取血测甲状旁腺激素 PTH（parathyroid hormone，PTH） 血 PTH 的峰值点反映病变甲状旁腺的位置，增生和位于纵隔的病变则双侧甲状腺上中下静脉血的 iPTH 值常无明显差异。虽为创伤性检查，但特异性强、操作较易，定位诊断率为 70%～90%。

（三）诊断程序

一般以血清钙测定为基础检查项目（最好同时测定血总钙、血离子钙及血磷），根据血钙和 PTH 的水平做进一步检查（图 36-2）。

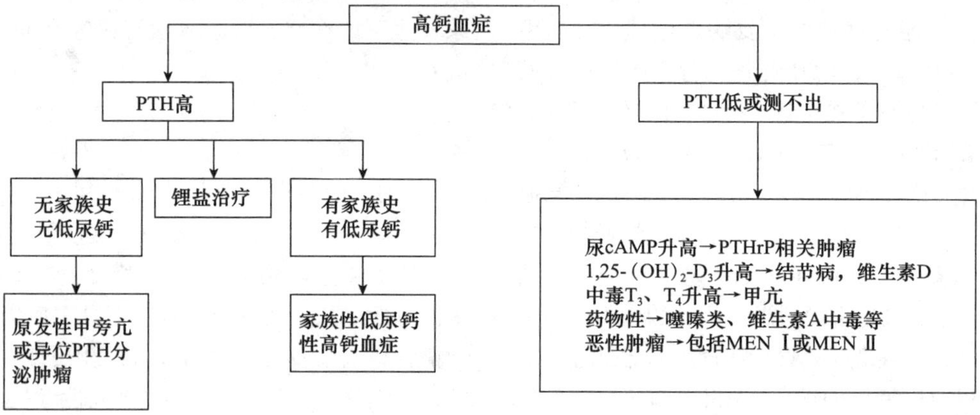

图 36-2 疑为原发性甲旁亢性高钙血症的诊断程序

【鉴别诊断】★★★△

（一）与其他类型甲旁亢的区别

1. 继发性甲旁亢 是指甲状旁腺受到低血钙刺激而分泌过量的 PTH 以提高血钙的一种慢性代偿性临床综合征，其血钙水平为低或正常。常见的原因有慢性肾功能不全、维生素 D 缺乏、肠吸收不良综合征、妊娠和哺乳等。

2. 三发性甲旁亢 是在长期继发性甲旁亢的基础上，受到强烈和持久刺激的甲状旁腺组织已发展为功能自主的增生或腺瘤，血钙水平超出正常，常需要手术治疗。

3. 异位甲状旁腺功能亢进症 导致异位甲旁亢的肿瘤有肺癌、卵巢癌、胰腺癌、肝癌、甲状腺乳头状癌等。

（二）高钙血症的鉴别

1. 多发性骨髓瘤 可有局部和全身性骨痛、骨质破坏及高钙血症。通常球蛋白、特异性免疫球蛋白增高、血沉增快、尿中本 - 周（Bence-Jones）蛋白阳性，骨髓可见瘤细胞。血 ALP 正常或轻度增高，血 PTH 正常或降低。

2. 恶性肿瘤 恶性肿瘤性高钙血症常见于：肺、肝、甲状腺、肾、肾上腺、前列腺、乳腺和卵巢肿瘤的溶骨性转移。

3. 结节病（sarcoidosis） 有高血钙、高尿钙、低血磷和 ALP 增高，与甲旁亢颇相似，但无普遍性骨骼脱钙，血浆球蛋白升高，血 PTH 正常或降低。类固醇抑制试验有鉴别意义。

4. 维生素 A 或维生素 D 过量 有明确的病史可供鉴别，此症有轻度碱中毒，而甲旁亢有轻度酸中毒。皮质醇抑制试验有助鉴别。

5. 甲状腺功能亢进症 由于过多的 T_3 使骨吸收增加，约 20% 的病人有高钙血症（轻度），尿钙亦增多，伴有骨质疏松。鉴别时甲亢临床表现容易辨认，PTH 多数降低、部分正常。如果血钙持续增高，血 PTH 亦升高，应注意甲亢合并甲旁亢的可能。

（三）骨骼病变的鉴别

1. 骨质疏松症 血清钙、磷和 ALP 都正常，骨骼普遍性脱钙。牙硬板、头颅、手等 X 线无甲旁亢的特征性骨吸收增加的改变。

2. 骨质软化症 血钙、磷正常或降低，血 ALP

和 PTH 均可增高，尿钙和磷排量减少。骨 X 线有椎体双凹变形、假骨折等特征性表现。

3. 肾性骨营养不良 骨骼病变有纤维性囊性骨炎、骨硬化、骨软化和骨质疏松四种。血钙降低或正常，血磷增高，尿钙排量减少或正常，有明显的肾功能损害。

4. 骨纤维异常增殖症（Albright 综合征） 骨 X 线平片似纤维性骨炎，但只有局部骨骼改变，其余骨骼相对正常，临床有性早熟及皮肤色素痣。

【治疗】★★★△△△

（一）一般治疗

1. 多饮水 限制食物中钙的摄入量，如忌饮牛奶、注意补充钠、钾和镁盐等，并忌用噻嗪类利尿药、碱性药物和抗惊厥药物。

2. 降钙素 鲑鱼降钙素 4～8 U/kg，肌注，每 6～12 小时 1 次，或酌情增减剂量。密钙息（miacalcic）为人工合成之鲑鱼降钙素，50～100 U/ 次，肌注，每日或隔日 1 次。

3. 磷酸盐 常用制剂有多种，可根据需要选用，如磷酸钠或磷酸钾，每日 1～2 g。如血钙升高较明显，宜用双膦酸盐溶液治疗。

（二）手术治疗

1. 术前准备 对已确诊者，按一般术前处理即可。血钙明显升高者，应先行内科治疗，将高血钙控制在安全范围内，并加强支持治疗，改善营养，纠正酸中毒。

2. 术中注意事项 术中应做好高血钙危象的抢救准备工作，包括各种降血钙药物，进行血钙、磷和心电图监测。术中仔细检查甲状旁腺，如属腺瘤，不论单发或多发，应全部切除，仅保留 1 枚正常腺体；如系增生，常为多枚腺体同时累及，故宜切除其中之 3 枚，第 4 枚切除 50% 左右；如属异位腺瘤，多数位于纵隔，可沿甲状腺下动脉分支追踪搜寻。

3. 术后处理 手术成功者，血磷常迅速恢复正常，血钙和血 PTH 则多在术后 1 周内降至正常。术后数日内可发生手足搐搦症。有时血钙迅速下降，可造成意外，故必须定期检查血生化指标。如术后症状无缓解，血钙和血 PTH 于 1 周后仍未能纠正，提示手术失败。

（三）高血钙危象的治疗

血清钙＞3.75 mmol/L（15 mg/ml）时，可发生高血钙危象，若抢救不力，常突然死亡。如血钙＞3.75 mmol/L，即使无症状或症状不明显，亦应按高血钙危象处理。

1. 输液 高血钙危象者因厌食、恶心、呕吐常伴有脱水，加重高血钙及肾功能不全，故迅速扩充血容量至关重要。需输注大量 5% 葡萄糖生理盐水，输液量控制在每 4 小时 1000 ml。第一天需输给生理盐水 4～8 L，最初 6 h 输入总量的 1/3～1/2，老年人及心肾肺功能衰竭者应慎用，并将部分生理盐水用 5% 葡萄糖液代替。

2. 利尿 血钙过高，每日尿量过少者在补充血容量后予以利尿，使尿量保持在 100 ml/h 以上。可选用呋噻米（速尿）20～40 mg，每日 3～4 次，或 40～100 mg 静脉注射。

3. 补充电解质 每日监测血、尿电解质，以决定钠、钾、镁的补充量。治疗期间应每 4～6 小时测定血钙、镁、钠、钾，注意维持电解质平衡。

4. 磷酸盐 见前述。每 6 小时口服一次，每次 20～30 ml，可供 230～645 mg 元素磷，使血钙下降。如果急需降低血钙，可静脉注射双膦酸盐溶液。

5. 透析 首选血液透析，无条件时亦可采用腹膜透析，但必须采用无钙透析液。

【预后】★★★△

血清钙水平是极好的指标，可证明手术是否成功。手术结果一般在手术后可以立即判断出来：如术中未发现病变腺体，术后仍持续存在高血钙；如腺瘤或癌肿已切除，在术后 24～48 h 内血清钙会下降 2～3 mg，然后在 3～4 d 后恢复正常。手术切除病变的甲状旁腺组织后 1～2 周，骨痛开始减轻，6～12 个月明显改善。骨结构明显修复需 1～2 年或更久。如术前活动受限者，大多术后 1～2 年可以正常活动并恢复工作。手术成功切除则高钙血症纠正，不再形成新的泌尿系结石。X 线检查显示有骨改变及 ALP 升高者，术后血清钙下降会更加严重，低血钙重而持续时间长，须给予数周至数月或更久的钙及维生素 D 治疗。

PHPT 手术并发症很少，偶可发生甲亢、胰腺炎，原因尚不清楚。胰腺炎临床表现很重。约 1/2PHPT 病人手术后出现低血镁，由于长期低血钙合并低血镁，使这种并发症的处理极为复杂。

（李　华　焦文君）

参考文献

[1] Hersbman JM, Hassani S, Samuels MH. Hazzard's Geriatric Medicine and Gerontology. Sixth Edition. New York: McGraw-Hill Companies, 2009.

[2] Ajish TP, Jayakumar RV. Geriatric thyroidology: An update. Indian J Endocrinol Metab, 2012, 16 (4): 542-547.

[3] Gesing A, Lewiński A, Karbownik-Lewińska M. The thyroid gland and the process of aging; what is new ? Thyroid Res, 2012 , Nov 24, 5 (1): 16.

[4] Peeters RP. Thyroid hormones and aging. Hormones, 2008 , 7 (1): 28-35.

[5] Bremner AP, Feddema P, Leedman PJ, et al. Age-related changes in thyroid function: a longitudinal study of a community-based cohort. J Clin Endocrinol Metab, 2012, 97 (5): 1554–1562.

[6] Faggiano A, Del Prete M, Marciello F, et al.Thyroid diseases in elderly. Minerva Endocrinol, 2011, 36 (3): 211–231.

[7] 中华医学会内分泌学分会《中国甲状腺疾病诊治指南》编写组. 甲状腺疾病诊治指南——甲状腺功能减退症. 中华内科杂志，2007，46 (11): 967-971.

[8] Bensenor IM, Olmos RD, Lotufo PA. Hypothyroidism in the elderly: diagnosis and management. Clin Interv Aging, 2012, 7: 97-111.

[9] Sehgal V, Bajwa SJ, Sehgal R, et al. Clinical Conundrums in Management of Hypothyroidism in Critically Ill Geriatric Patients. Int J Endocrinol Metab, 2014 Jan 5; 12 (1): e13759.

[10] Pearce SH, Vaisman M, Wemeau JL. Management of subclinical hypothyroidism: the thyroidologists' view. Eur Thyroid J, 2012, 1 (1): 45-50.

[11] Kramer C, von Muhlen D, Kritz-Silverstein D, et al. Treated hypothyroidism, cognitive function, and depressed mood in old age: the Rancho Bernardo Study. Eur J Endocrinol, 2009, 161 (6): 917–921.

[12] Gencer B, Collet TH, Virgini V, et al. Subclinical thyroid dysfunction and the risk of heart failure events: an individual participant data analysis from 6 prospective cohorts. Circulation, 2012, 126 (9): 1040-1409.

[13] Takashima N, Niwa Y, Marmami T, et a1.Characterization of subclinical thyroid dysfunction from cardiovascular and metabolic viewpoints: the Suita study. Circ J, 2007, 71 (2): 191-195.

[14] Wijsman LW, de Craen AJ, Trompet S, et al. Subclinical thyroid dysfunction and cognitive decline in old age. PLoS One, 2013, 8 (3): e59199.

[15] Joffe RT, Pearce EN, Hennessey JV, et al. Subclinical hypothyroidism, mood, and cognition in older adults: a review. Int J Geriatr Psychiatry, 2013, 28 (2): 111-118.

[16] de Jongh RT, Lips P, van Schoor NM, et al. Endogenous subclinical thyroid disorders, physical and cognitive function, depression, and mortality in older individuals. Eur J Endocrinol, 2011, 165 (4): 545-554.

[17] Park YJ, Lee EJ, Lee YJ, et al. Subclinical hypothyroidism (SCH) is not associated with metabolic derangement, cognitive impairment, depression or poor quality of life (QoL) in elderly subjects. Arch Gerontol Geriatr, 2010, 50 (3): e68–e73.

[18] 中华医学会内分泌学分会《中国甲状腺疾病诊治指南》编写组. 中国甲状腺疾病诊治指南——甲状腺功能亢进症. 中华内科杂志，2007，46 (10): 876-882.

[19] Diez JJ. Hyperthyroidism in patients older than 55 years: An analysis of the etiology and management. Gerontology, 2003, 49 (5): 316–323.

[20] Kindler DL, Lippa J, Rootman J. The initial clinical characteristics of Graves' ophthalmopathy vary with age and sex. Arch Ophthalmol, 1993, 111 (2): 197–201.

[21] Santos Palacios S, Pascual-Corrales E, Galofre JC. Management of subclinical hyperthyroidism. Int J Endocrinol Metab, 2012, 10 (2): 490-496.

[22] Turner MR, Camacho X, Fischer HD, et al. Levothyroxine dose and risk of fractures in older adults: nested case–control study. BMJ, 2011, Apr 28, 342: d2238.

[23] Collet TH, Gussekloo J, Bauer DC, et al. Thyroid Studies Collaboration: Subclinical hyperthyroidism and the risk of coronary heart disease and mortality. Arch Intern Med, 2012, 172 (10): 799–809.

[24] Papaleontiou M, Haymart MR. Approach to and treatment of thyroid disorders in the elderly.Med Clin North Am, 2012, 96 (2): 297-310.

[25] Bahn RS, Burch HB, Cooper DS, et al. Hyperthyroidism and other causes of thyrotoxicosis: Management guidelines of the American thyroid association and American association of clinical endocrinologists. Endocr Pract, 2011, 17 (3): 456–520.

[26] 朱海峰，杨瑛，李炯佾，等. 青岛某集团职工甲状腺结节患病情况及影响因素. 中华预防医学杂志，2012，46 (3): 228-232.

[27] 张春玉，曾洪利，刘颖，等. 甲状腺结节与代谢综合征及其组分的相关性分析. 中华内分泌代谢

杂志，2012，28（2）：132-135.

［28］杨昱，王志国，吴阳，等. 南京市 40 岁以上人群甲状腺结节的流行病学调查. 中华内分泌代谢杂志，2013，29（9）：785-787.

［29］中华医学会内分泌学会《中国甲状腺疾病诊治指南》编写组. 中国甲状腺疾病诊治指南——甲状腺结节. 中华内科杂志，2008，47（10）：867-868.

［30］中华医学会内分泌学分会，中华医学会外科学分会内分泌学组，中国抗癌协会头颈肿瘤专业委员会，中华医学会核医学分会. 甲状腺结节和分化型甲状腺癌诊治指南. 中华内分泌代谢杂志，2012，28（10）：779-797.

［31］Rukhman N, Silverberg A. Thyroid cancer in older men. Aging Male, 2011, 14（2）: 91-98.

［32］Gharib H, Papini E, Pasehke R, et a1. American Association of Clinical Endocrinologists, Associazione Medici Endocrinologi, and European Thyroid Association Medical Guidelines for Clinical Practice for the Diagnosis and Management of Thyroid Nodules. J Endocrinol Invest, 2010, 33（5 Suppl）: 1-50.

［33］陈灏珠，钟南山，陆再英. 内科学. 8 版. 北京：人民卫生出版社，2013：685-702.

［34］陈家伦. 临床内分泌学 . 上海：上海科学技术出版社，2014：337-452.

［35］孟迅吾，王鸥. 原发性甲状旁腺功能亢进症 // 陈家伦. 临床内分泌学. 上海：上海科学技术出版社，2011：1365-1370.

［36］原发性甲状旁腺功能亢进症诊疗指南. 中华骨质疏松和矿物盐疾病杂志，2014，7（3）：187-198.

［37］Apaydin S, Sariyar M, Erek E, et al. Hypercalcemia and hyperparathyroidism after renal transplantation. Nephron, 1999, 81: 364-365.

［38］Frank N, Hawkins JF, Couetil LL, et al. Primary hyperparathyroidism with osteodystrophia fibrosa of the facial bones in a pony. J Am Vet Med Assoc, 1998, 212: 84-86.

［39］Kakuta T, Fukagawa M, Fujisaki T, et al. Prognosis of parathyroid function after successful percutaneous ethanol injection therapy guided by color Doppler flow mapping in chronic dialysis patients. Am J Kidney Dis, 1999, 33: 1091-1099.

［40］Wada M, Nagano N, Furuya Y, et al. Calcimimetic NPS R-568 prevents parathyroid hyperplasia in rats with severe secondary hyperparathyroidism. Kidney Int, 2000, 57: 50-58.

［41］Lau KH, Baylink DJ. Vitamin D therapy of osteoporosis: plain vitamin D therapy versus active vitamin D analog（D-hormone）therapy. Calcif Tissue Int, 1999, 65: 295-306.

［42］Seki K, Osada H, Yasuda T, et al. Pseudohypoparathyroidism type 1b in pregnancy. Gynecol Obstet Invest, 1999, 47: 278-280.

［43］Chou FF, Lee CH, Lee CT. Muscle force and bone mineral density after parathyroidectomy and subcutaneous autotransplantation for secondary hyperparathyroidism. World J Surg, 1999, 23: 452-456.

第 4 节　高尿酸血症和痛风

【定义】★★★△△△

通常将正常嘌呤饮食状态下，非同日两次空腹血尿酸水平男性＞420 μmol/L（7.0 ml/dl）、女性＞360 μmol/L（6.0 mg/dl）定义为高尿酸血症（hyperuricemia），老年高尿酸血症目前采用同一标准。痛风是一种单钠尿酸盐沉积所致的晶体相关性关节病，与嘌呤代谢紊乱及（或）尿酸排泄减少所致的高尿酸血症直接相关。

尿酸是人体嘌呤代谢的终产物，正常情况下人体每天尿酸的产生和排泄基本上保持动态平衡。人体嘌呤来源有两种，内源性为自身合成或核酸降解，约占体内尿酸总量的 80%，外源性为摄入嘌呤饮食，约占体内尿酸总量的 20%，每天新产生尿酸共约 750 mg，30% 从肠道和胆管排泄，70% 经肾脏排泄，增加血尿酸生成和（或）抑制排泄的因素均可导致血尿酸水平升高。高尿酸血症使尿酸盐从超饱和细胞外液沉积于组织或器官，大部分高尿酸血症可无临床症状（无症状高尿酸血症），部分患者有痛风性关节炎反复发作、痛风石形成、痛风性肾病（包括慢性尿酸性肾病、急性尿酸性肾病、尿酸性肾结石）等。肾脏是尿酸排泄的重要器官，肌酐清除率减少 5%～25%，即可导致高尿酸血症。老年人随增龄肌酐清除率降低，常见尿酸排泄障碍。随着人们生活水平的提高和寿命的延长，高尿酸血症及痛风越来越成为威胁老年人健康的主要疾病之一，常伴发高脂血症、高血压病、糖尿病、动脉硬化及冠心病等。

【流行病学】★★△

（一）高尿酸血症与痛风发作密切相关

高尿酸血症是痛风发作的重要因素。Campion 等研究了血尿酸升高程度与患者 5 年内痛风发病的相关性，显示血尿酸≥600 μmol/L（10 mg/dl）时痛风的发生率为 30.5%；而血尿酸＜420 μmol/L（7 mg/dl）时痛风的发生率仅为 0.6%。高尿酸血症的程度亦与痛风的发作年龄密切相关，当血尿酸＜420 μmol/L 时痛风发作的平均年龄为 55 岁，而血尿酸≥540 μmol/L（9 mg/dl）时发作的平均年龄降为 39 岁。

（二）高尿酸血症患病率的变化趋势

我国缺乏全国范围痛风流行病学调查资料。但随着人们生活水平的提高，高嘌呤、高蛋白饮食增加，其尿酸水平呈增高趋势，高尿酸血症的患病率逐年增高。我国目前高尿酸血症患病率达 5%～23.5%，接近西方发达国家水平，全国高尿酸血症患者超过 1 亿，其中 5%～12% 的高尿酸血症患者可发展为痛风。

（三）高尿酸血症的流行特征

高尿酸血症的发病具有明显年龄特征，中年人多见，且近年有明显年轻化趋势，尤以男性为甚。相同年龄段，男性血尿酸水平均明显高于女性，男性高尿酸血症患病率也明显高于女性。Mikuls 等 2005 年的流行病学研究显示，75 岁以上的高龄患者痛风的患病率男性为 7%，女性为 4%，而育龄期女性痛风罕见。2004 年 Wallace 等报道，1990 年至 1999 年 10 年间，65 岁以下男性高尿酸血症和（或）痛风患病率为女性的 4 倍，而＞65 岁时，男性患病率则降为女性的 3 倍。高尿酸血症还存在遗传倾向和地区、种族差异，我国沿海地区高尿酸血症患病率高于内陆地区，与沿海地区经济较发达、生活水平及营养条件较好，又喜食海鲜、肉汤等高嘌呤、高蛋白食品有关。

【病因与分类】★★★△△

临床上根据尿酸生成与排泄状况将高尿酸血症分为排泄不良型、生成过多型和混合型。实验室根据血和尿尿酸水平计算出尿酸清除率（尿酸清除率＝尿尿酸 × 每分钟尿量 / 血尿酸），依据尿酸排泄和清除率确定高尿酸血症的类型。

（一）尿酸排泄不良型

尿酸排泄＜0.48 mg/（kg · h），尿酸清除率＜6.2 ml/min，为尿酸排泄不良型，约占高尿酸血症的 90%。任何原因引起肾小球滤过减少、肾小管对尿酸盐重吸收增加、或者肾小管排泌尿酸盐减少时，均可引起尿酸排泄减少，从而导致高尿酸血症。临床上可能引起尿酸排泄减少的疾病或因素包括特发性、慢性肾功能不全、酸碱代谢失衡（常见的有乳酸性酸中毒、糖尿病酮症或饥饿性酮症）、内分泌疾病（如甲状腺功能减退症、甲状旁腺功能亢进症等）、理化因素（如酒精中毒、铍或铅中毒）及药物影响等。影响尿酸排泄的常用药物包括水杨酸盐、利尿药、左旋多巴、乙胺丁醇、吡嗪酰胺、烟酸、环孢素和喹诺酮类、青霉素类药物等，这些药物大多数在老年人中更常使用。阿司匹林对尿酸代谢具有双重作用，大剂量阿司匹林（＞3 g/d）明显抑制肾小管对尿酸的重吸收，使尿酸排泄增多；小剂量阿司匹林（＜325 mg/d）可降低老年人尿酸清除能力。

（二）尿酸生成过多型

尿酸排泄＞0.51 mg/（kg · h），尿酸清除率＞6.2 ml/min，为尿酸生成过多型，仅占高尿酸血症的 10%。摄食过多富含嘌呤的食物可能增加尿酸生成，但其影响有限，其临床意义在于可能成为痛风发作的诱因。大多数尿酸生成过多系内源性，嘌呤核苷酸是生成尿酸的重要中间产物，前者在多种重要酶的催化下逐步转变为尿酸，酶功能异常常见于某些遗传性疾病，如 X 伴性遗传性疾病、Lesch-Nyhan 综合征、Kelly-Seegmiller 综合征等。老年人较常见的血液系统疾病如骨髓增殖性疾病、红细胞增多症、溶血性疾病，以及银屑病、Paget 病、横纹肌溶解症和剧烈运动等均可使内源性尿酸生成增加。

（三）混合型

尿酸排泄＞0.51 mg/（kg · h），尿酸清除率＜6.2 ml/min，为混合型高尿酸血症，与尿酸内源性生成过多和肾脏排泄减少均有关。临床可见于葡萄糖 -6- 磷酸酶缺陷、果糖 -1- 磷酸醛缩酶缺陷的患者及饮酒、休克等状况。这类患者除酶缺陷导致尿酸合成增多外，常合并乳酸性酸中毒或肾小管酸中毒，从而肾小管对尿酸的分泌减少。

【临床特点】★★★△△

痛风分为 4 个阶段：无症状高尿酸血症期、急性痛风性关节炎、临床缓解期、慢性痛风石性痛风。

老年人高尿酸血症大部分可无临床症状（无症状高尿酸血症），少部分患者有痛风性关节炎反复发作。急性痛风性关节炎 90% 为单关节炎，50% 的首发症状为第 1 跖趾关节炎。但近期许多研究发现，目前非典型部位急性痛风性关节炎的发病率明显增高，包括下肢其他部位或上肢小关节，而老年女性甚至会出现多关节炎。对临床表现不典型的痛风疑似患者，可考虑使用 B 超或者双源 CT 检查受累关节及周围肌腱与软组织以辅助诊断。超声在痛风患者中能较敏感发现尿酸盐沉积征象，尤其是超声检查关节肿胀患者有双轨征和非均匀回声结节时，可有效辅助诊断痛风。必要时进行双源 CT 检查，也能特异性识别尿酸盐结晶，可作为另一种影像学筛查手段。根据痛风患者临床特征和影像学检查仍无法确诊时，可进行关节穿刺抽液，检查尿酸盐结晶。

老年人痛风有如下特点：①老年患者较少发生急性痛风性关节炎：＜60 岁的患者中 80%～90% 有急性单关节炎症状，而老年痛风患者只有 50% 有此症状；②老年患者往往以亚急性或慢性多关节炎的关节不适发病：症状通常比较隐匿，常为多关节受累，与中青年相比较多累及手的小关节；③老年女性患者的发病率明显增高：由于雌激素的作用，生育期妇女血尿酸水平明显低于同龄男性，发生痛风者罕见，而老年女性雌激素的保护作用显著下降，发生痛风者明显增多；④老年患者肾功能受损常见：由于增龄性肾功能下降、长期高尿酸血症、其他肾损害慢性疾病共存和服用非甾体抗炎药（NSAIDs）等原因，导致老年患者肾功能受损常见，较早期即可出现痛风石沉积，有时无急性痛风性关节炎发作病史；⑤老年患者骨关节炎和痛风石常共存：老年患者中常常同时存在 Heberden 结节、Bouchard 结节和痛风石沉积；⑥老年患者常合并多种慢性疾病：主要有高血压、冠心病、高脂血症和糖尿病等，治疗上既有一致性，也常常有矛盾冲突，必须兼顾或者分清主次、缓急而制定治疗方案，宗旨是有利于病人生活质量及重要器官功能的维持和改善。

【与其他常见慢性疾病的关系】★★★△△

（一）与糖尿病的关系

能引起嘌呤分解增加的糖有果糖和麦芽糖。一般每天摄入 100 g 以内果糖并不影响血尿酸水平，如果持久大量摄入，会使血尿酸增加。一般人所摄入的食品中含有麦芽糖较少，其对血尿酸影响非常小。葡萄糖对嘌呤无影响，可是嘌呤合成要利用葡萄糖，所以葡萄糖和嘌呤代谢也有关系。蔗糖由葡萄糖和果糖组成，摄入过多会影响血尿酸代谢。许多研究表明基线高尿酸血症是 2 型糖尿病发生的独立预测因子，2 型糖尿病发病风险随着血尿酸水平的升高而增加。一些降糖药如二甲双胍可以降低血尿酸水平。

（二）与代谢综合征的关系

代谢综合征的中心环节是胰岛素抵抗和肥胖，高尿酸血症患者中超过 60% 存在胰岛素抵抗。老年人随着增龄胰岛素敏感性下降，老年高尿酸血症患者有更明显的胰岛素抵抗。研究还表明，肥胖、高脂血症都与高尿酸血症密切相关，而一些改善胰岛素抵抗的药物如二甲双胍等也可以降低血尿酸水平。

（三）与肾脏疾病的关系

随增龄肾小管分泌尿酸不足和尿酸净重吸收增加时，血尿酸水平均可增高。美国心血管健康研究显示，年龄≥65 岁人群，校正年龄、性别、基线肌酐、代谢综合征、利尿药应用后，血尿酸每升高 60 μmol/L（1 mg/dl），肾脏病风险增加 71%，肾功能恶化风险［肾小球滤过率每年下降 3（ml/min · 1.73 m^2）］增加 14%。血液中过多的尿酸盐结晶沉积于肾脏可产生间质性肾炎，沉积在肾脏的尿酸钙结石可导致肾绞痛和肾梗阻。肾结石在原发性痛风患者中的发病率为 10%～25%，高于一般人群。痛风患者发生肾结石的可能性随血清尿酸盐浓度升高和尿尿酸排泄增多而增加，50% 以上的肾结石患者血清尿酸盐高于 770 μmol/L，或 24 小时尿尿酸排泄率超过 1100 mg。高尿酸血症与肾脏的关系不只是引起肾小管和肾间质尿酸结晶、间质炎细胞浸润等所谓慢性间质性肾炎的形态学特点，更重要的是参与肾小球内“三高”，可直接引起肾小球微血管病变，并由此诱发无症状性高尿酸血症肾损害。20%～40% 的痛风患者存在蛋白尿，通常轻微且间歇性出现，只有当尿酸盐浓度长期升高，高尿酸血症本身才可能成为引起慢性肾脏疾病的原因，直至进展为终末期肾衰竭。

（四）与高血压的关系

长期高血压损害肾脏功能、降压药中噻嗪类利尿药呈剂量依赖性抑制肾小管分泌尿酸，这些都会导致血尿酸水平升高，但高尿酸血症与高血压是否是因果关系目前并不能肯定。总结来说，现有的研究已经证实，在青少年和成年人中血尿酸增高是未来发展成高血压的独立危险因素，控制血尿酸水平可预防高血压。虽然仍需进一步的临床试验来予以验证，干预血尿酸水平联合降压也取得了一定的效果。但对多个高龄老年人群的研究表明，尿酸和高血压的相关度随着患者年龄及高血压病程的增加而降低。

（五）与冠心病的关系

老年冠心病患者常伴有肾动脉硬化、肾灌注不足、肾小球滤过率下降及肾小管尿酸分泌功能降低，使血尿酸水平升高。众多研究表明，高尿酸血症是冠心病心血管事件和死亡率的独立预测因子，但是，目前仍缺少大规模的研究证据证明降低血尿酸水平可以改善冠心病预后。

（六）与心力衰竭的关系

心力衰竭患者往往伴有血尿酸水平的升高，高血尿酸血症是提示急性和慢性心力衰竭患者预后不良的独立指标。

【预防和治疗】★★★△△△

原发性高尿酸血症和痛风的防治目的是降低尿酸，预防尿酸盐在组织中沉积；迅速终止急性痛风性关节炎的发作；防止尿酸结石形成和肾功能损害。药物治疗应按照临床分期进行，并遵循个体化原则。

治疗高尿酸血症不仅可预防痛风的发生，同时有助于高血压、冠心病、糖尿病、代谢综合征等慢性疾病的防治。由于老年人容易发生药物相关不良反应，因此更强调非药物治疗。调整生活方式是基本治疗措施，有助于降低血尿酸及防治痛风。应遵循下述原则：①限酒；②减少高嘌呤食物的摄入（如肉类、海鲜、动物内脏、浓肉汤等）；③防止剧烈运动或突然受凉；④减少富含果糖饮料的摄入；⑤大量饮水（每日 2000 ml 以上）；⑥控制体重；⑦增加新鲜蔬菜的摄入；⑧规律饮食和作息；⑨规律运动；⑩禁烟。

建议经过权衡利弊后去除可能造成尿酸升高的药物，如噻嗪类利尿药、复方降压片、水杨酸盐、左旋多巴、乙胺丁醇、吡嗪酰胺、烟酸、环孢素和喹诺酮类药物等，小剂量阿司匹林（< 325 mg/d）尽管升高血尿酸，但作为心血管疾病的防治手段不建议停用。应积极治疗各种影响尿酸代谢的疾病。

（一）高尿酸血症的治疗

尿酸一直被认为是惰性的嘌呤代谢终末产物，对于已有痛风发作的高尿酸血症的处理基本上已有共识，但对于无高尿酸血症的处理意见却大相径庭。以往对于无症状高尿酸血症，仅在以下 3 种情况下建议降尿酸药物治疗：①持续高尿酸水平，男性 780 μmol/L（13 mg/dl），女性 600 μmol/L（10 mg/dl）；②每日尿尿酸排泄＞1100 mg（6.5 mmol），有 50% 的风险产生尿酸结石，若经低嘌呤饮食控制后每日尿尿酸排泄仍＞1000 mg（6.0 mmol），应给予别嘌醇治疗，以达到排泄率＜800 mg/d（4.8 mmol/d）；③接受放疗或化疗的患者，当血尿酸浓度男性＞720～780 μmol/L（12～13 mg/dl）、女性＞600 μmol/L（10 mg/dl）时，应积极使用药物来控制血尿酸水平。

然而，越来越多的证据表明高尿酸血症除造成体内尿酸盐沉积外，是代谢综合征、慢性肾脏病与心血管疾病的独立危险因素，尿酸并非像以前认为的那样是一种惰性物质。因此，2012 年中国专家共识小组提出了比以往积极的建议，建议合并心血管危险因素或心血管疾病的无症状高尿酸血症患者，血尿酸值＞420～480 μmol/L（7～8 mg/dl）时给予药物治疗；而无心血管危险因素或心血管疾病者，血尿酸＞540 μmol/L(9 mg/dl)时先行生活方式改善 3～6 个月，无效则开始药物治疗。目前对痛风患者推荐的降低血尿酸目标值为＜360 μmol/L（6 mg/dl），理想值为 300～360 μmol/L（5～6 mg/dl）。老年患者均需先评估肾功能，再根据患者具体情况使用对肾功能影响小的降尿酸药物，并在治疗过程中密切监测不良反应。

常用的降尿酸药物如下。

1. 促尿酸排泄药物 促进尿酸排泄的药物，苯溴马隆和丙磺舒均可用于慢性期痛风患者，若肌酐清除率＞60 ml/min、无尿酸性肾结石病时可应用此类药物，苯溴马隆在有效性和安全性方面优于丙磺舒。国内现有苯溴马隆，用法 50 mg/d，渐增至 100 mg/d，主要不良反应有可能促进肾结石和痛风的发生、消化道症状如腹泻，偶见皮疹、皮肤瘙痒、过敏性结膜炎和粒细胞减少等。用药期间需服用碳酸氢钠碱化尿液，维持尿 pH 6.5～6.8，有利于尿酸盐结晶溶解和从尿液排出；pH＞7.0 易形成草酸钙及其他类结石，因此碱化尿液要监测尿 pH，特别是肾结石患者；还应强调患者必须大量饮水，保证每日尿量在 2000 ml 以上，避免治疗中可能出现的尿路或肾结石。应密切监测肝功能。尿酸性肾结石和重度肾功能不全的患者禁忌使用此类药物。

2. 抑制尿酸生成药物 抑制尿酸生成的药物，建议使用别嘌醇或非布司他，非布司他在有效性和安全性方面较别嘌醇更具优势。别嘌醇主要用于尿酸生成过多、痛风石沉积、肾结石、对促尿酸排泄药无效或禁忌的患者，使用别嘌醇时，应从低剂量开始，肾功能不全时剂量应更低，逐渐增加剂量，密切监视有无超敏反应出现。老年人的起始剂量通常为 50～100 mg 隔日 1 次，然后每两周增加 50～100 mg/d，直至血尿酸浓度低于 360 μmol/L（6 mg/dl）。血肌酐水平≥177.0 μmol/L（2 mg/dl）或肌酐清除率＜50 ml/min，别嘌醇应减量使用，并避免应用 NSAIDs，密切监视有无超敏反应出现。目前老年患者临床常用的别嘌醇剂量为 200 mg 或者更少，可能对该药的临床疗效有影响。有部分患者服药后血尿酸水平不能降至 360 μmol/L，为难治性痛风，此时联合使用苯溴马隆，仍可有效降低尿酸水平。少数患者使用别嘌醇可发生危及生命的不良反应，包括出现麻疹样皮疹或斑丘疹、血管炎、肝炎以及肾衰竭。

新型降尿酸药物非布司他为非嘌呤类黄嘌呤氧化酶选择性抑制药，具有比别嘌醇更强的特异性抑制作用。该药通过双通道排泄，主要通过肝脏氧化和糖酯化作用代谢，经肾脏排泄较少，对肾功能影响小，轻、中度肾功能损害的患者无需调整剂量。口服推荐剂量为 40 mg，每日 1 次。在其治疗初期，可能出现急性痛风发作，建议同时服用 NSAIDs 或小剂量秋水仙碱，无须终止非布司他治疗。常见不良反应主要有肝功能异常、恶心、关节痛和皮疹，非布司他禁用于正在接受硫唑嘌呤、巯嘌呤治疗的患者。

3. 尿酸酶（uricase）和聚乙二醇尿酸酶（PEG-uricase） 可以将尿酸降解为可溶性尿囊素（allantoine），提高溶解性，易于排泄。尿酸酶还可以有效预防和治疗肿瘤溶解综合征。聚乙二醇尿酸酶可延长尿酸酶作用时间但有潜在的免疫原性，输液反应也较常见，仅用于传统降尿酸治疗无效的成年难治性痛风患者。

（二）急性痛风性关节炎的治疗

绝对卧床，抬高患肢，避免负重。痛风急性发作期，及早（24 h 以内）有针对性地使用非甾体消炎药（NSAIDs）、秋水仙碱和糖皮质激素可有效抗炎镇痛，提高患者生活质量。急性发作期不开始降血尿酸治疗，已服用降尿酸药物者发作时不需停用，以免引起血尿酸波动，延长发作时间或引起转移性发作。

1. 非甾体类抗炎镇痛药（NSAIDs） 痛风急性发作期，推荐首先使用 NSAIDs 缓解症状，为一线用药。肾功能正常且无消化道出血危险的老年患者在急性痛风性关节炎发作时，越早使用 NSAIDs，缓解症状的效果越好，直至症状完全消失后 24 小时，2～3 天内减量。非选择性 NSAIDs 常见的不良反应是胃肠道症状，也可能影响血小板功能、加重肾功能不全，在老年人中应用时需谨慎。必须用时尽量选择短效制剂，同时应监测血压、肌酐和电解质变化。选择性环氧化酶 2（COX-2）抑制药更有针对性地抑制 COX-2，减少胃肠道损伤等副作用，可用于有消化道高危因素的患者，但在老年患者应注意其心血管系统的不良反应。

2. 秋水仙碱 痛风急性发作期对 NSAIDs 有禁忌的患者，建议单独使用低剂量秋水仙碱。但其不良反应较多，以腹泻和呕吐最常见，可导致严重脱水，还可引起骨髓抑制、脱发、肝功能损害、过敏和神经毒性等。肝、肾、心功能不全及心律失常的患者更容易发生秋水仙碱中毒。低剂量秋水仙碱（1.5～1.8 mg/d）与高剂量秋水仙碱相比，在有效性方面差异无统计学意义；在安全性方面，不良反应发生率更低。

3. 糖皮质激素 对急性痛风患者短期单用糖皮质激素（30 mg/d，3d）可起到与 NSAIDs 同样有效的镇痛作用，且安全性良好，特别是对 NSAIDs 和秋水仙碱不耐受的急性发作期痛风患者。主要有如下注意事项：①当肾功能不全的患者急性痛风发作时，不宜选用秋水仙碱或 NSAIDs，以免加重肾功能恶化，应选用糖皮质激素，有明显的疗效，但应除外感染；②对单个或两个关节受累者，关节腔内注射糖皮质激素可缓解症状，有利于减少全身不良反应，要注意使用前先排除细菌性关节炎；③老年人在使用糖皮质激素时应注意监测血糖、血压、电解质、精神神经症状等，如同时合并糖尿病，用药将十分棘手，更需密切关注血糖变化，必要时使用胰岛素控制血糖；④为避免停用激素后症状反跳，停药时可加用小剂量 NSAIDs 或秋水仙碱。

（三）痛风性关节炎发作间歇期和慢性期的处理

每年发作 2 次以上的急性痛风患者，在间歇期开始降尿酸药物治疗最为经济合理。建议急性痛风性关节炎发作等控制症状治疗 2～3 周后开始加用降尿酸治疗，把血尿酸水平控制在 300～360 μmol/L（5～6 mg/dl）可以预防痛风性关节炎再次急性发作，控制在 300 μmol/L（5 mg/dl）以下有助于痛风石吸收。较大痛风石或经皮破溃者可手术剔除。

（四）预防痛风性关节炎急性发作的治疗

指在降血尿酸治疗同时给予预防痛风急性发作的药物治疗。在降尿酸治疗初期，预防性使用秋水仙碱至少 3～6 个月可减少痛风的急性发作，小剂量秋水仙碱安全性高，耐受性好。

（五）老年常见共病的治疗

老年患者常合并多种慢性疾病，主要有高血压、冠心病、高脂血症和糖尿病等，治疗上既有一致性，也常常有矛盾冲突，必须兼顾或者分清主次、缓急而制订治疗方案，宗旨是有利于病人生活质量及重要器官功能的维持和改善。

虽然对于合并高血压的老年高尿酸血症和痛风患者，最好避免使用噻嗪类利尿药，但怎样使用利尿药仍取决于病情的主次和缓急之需要，需密切关注尿酸水平和痛风发作的情况。降压药氯沙坦、氨氯地平兼有降尿酸作用，二甲双胍、阿托伐他汀、非诺贝特在降糖、调脂的同时，均有不同程度的降尿酸作用，建议可按患者共病情况适当选用。喹诺酮类、青霉素、头孢霉素等抗生素大多由肾脏排泄，会影响尿酸的排出，因此老年高尿酸血症患者应尽量避免使用此类抗生素，以防止诱发急性痛风性关节炎。

（刘幼硕）

参考文献

[1] 中华医学会内分泌学分会. 高尿酸血症和痛风治疗的中国专家共识. 中华内分泌代谢杂志，2013，29：913-920.

[2] 中华医学会风湿病学分会. 2016 中国痛风诊疗指南. 中华内科杂志，2016，55：892-899.

[3] Campion EW, Glynn RJ, DeLabry LO. Asymptomatic hyperuricemia. Risks and consequences in the Normative Aging Study. Am J Med, 1987, 82：421-426.

[4] Wallace KL, Riedel AA, Joseph-Ridge N, et al. Increasing prevalence of gout and hyperuricemia over 10 years among older adults in a managed care population. J Rheumatol, 2004, 31：1582-1587.

[5] 王德光，郝丽，戴宏，等. 安徽省成人慢性肾脏病流行病学调查. 中华肾脏病杂志，2012，28：101-105.

[6] 阎胜利，赵世华，李长贵，等. 山东沿海居民高尿酸血症及痛风五年随访研究. 中华内分泌代谢杂志，2011，27：548-552.

[7] 周戈，齐慧，赵根明，等. 上海市浦东新区居民高尿酸血症与慢性肾病相关性研究. 中华流行病学杂志，2012，33：351-355.

[8] 杜蕙，陈顺乐，王元，等. 上海市黄浦区社区高尿酸血症与痛风流行病学调查. 中华流行病学杂志，1998，2：75-78.

[9] Liu R, Han C, Wu D, et al. Prevalence of Hyperuricemia and Gout in Mainland China from 2000 to 2014：A Systematic Review and Meta-Analysis. Biomed Res Int, 2015, 2015：762820.

[10] Zhu Y, Pandya BJ, Choi HK. Comorbidities of gout and hyperuricemia in the US general population：NHANES 2007-2008. Am J Med, 2012, 125: 679-687.

[11] Qiu L, Cheng XQ, Wu J, et al. Prevalence of hyperuricemia and its related risk factors in healthy adults from Northern and Northeastern Chinese provinces. C Public Health, 2013, 13: 664.

[12] Singh JA, Reddy SG, Kundukulam J. Risk factors for gout and prevention: a systematic review of the literature. Curr Opin Rheumatol, 2011, 23: 192-202.

[13] Choi HK, Atkinson K, Karlson EW, et al. Purine-rich foods, dairy and protein intake, and the risk of gout in men. N Engl J Med, 2004, 350: 1093-1103.

[14] Krishnan E. Reduced glomerular function and prevalence of gout: NHANES 2009-10. PLoS One, 2012, 7: e50046.

[15] Zhang W, Doherty M, Pascual E, et al. EULAR evidence based recommendations for gout. Part I: Diagnosis. Report of a task force of the Standing Committee for International Clinical Studies Including Therapeutics（ESCISIT）. Ann Rheum Dis, 2006, 65: 1301-1311.

[16] Zhang W, Doherty M, Bardin T, et al. EULAR evidence based recommendations for gout. Part II：Management. Report of a task force of the EULAR Standing Committee for International Clinical Studies Including Therapeutics（ESCISIT）. Ann Rheum Dis, 2006, 65: 1124-1312.

[17] Khanna D, Khanna PP, Fitzgerald JD, et al. 2012 American College of Rheumatology guidelines for management of gout. Part 2: therapy and antiinflammatory prophylaxis of acute gouty arthritis. Arthritis Care Res（Hoboken）, 2012, 64: 1447-1461.

第 5 节　骨质疏松症

骨质疏松症是老年人的常见病之一，危害巨大，其严重后果是脆性骨折。老年人发生脆性骨折会给个人、家庭乃至社会带来严重的负担。随着社会经济的发展，我国已步入老龄化社会，骨质疏松症已成为我国重要的公共健康问题，早期防治愈加重要。

【定义】★△

在 19 世纪，基于骨骼的组织学特征，提出了“骨质疏松症（Osteoporosis）”这个术语，其中“Osteo”意为“骨”，“Porous”意为“多孔的”。世界卫生组织 1994 年建议把骨质疏松症定义为一种以骨量低下、骨组织微结构破坏，导致骨脆性增加，易发生骨折为特征的全身性骨病。2001 年美国国立卫生研究院（NIH）提出骨质疏松症是以骨强度下降、骨折风险性增加为特征的骨骼系统疾病，骨强度反映了骨骼的两个主要方面，即骨密度和骨质量。显然，后者更强调了骨强度的概念，骨密度只反映部分骨强度，明确了骨密度只是作为评估骨质疏松症的间接指标。

【分类】★★★△△△

骨质疏松症多见于绝经后妇女和老年男性，但也可以发生于任何年龄。骨质疏松症的分类包括原发性和继发性两大类。原发性骨质疏松症又分为绝经后骨质疏松症（Ⅰ型）、老年性骨质疏松症（Ⅱ型）和特发性骨质疏松症（包括青少年型）三种。绝经后骨质疏松症一般发生在妇女绝经后 5～10 年内；老年性骨质疏松症一般指发生在 70 岁以上的老人；而特发性骨质疏松症主要发生在青少年，病因尚不明。继发性骨质疏松症指由任何影响骨代谢的疾病和（或）药物导致的骨质疏松。

【流行病学】★★△△

美国 2010 年的调查显示，50 岁以上人群中骨质疏松症的患者约有 1020 万（占 10.3%），骨量减少者约有 4340 万（占 43.9%）。而我国 2006 年大规模的流行病学调查显示，在 50 岁以上人群中约有 6944 万人患有骨质疏松症，约 2.1 亿人存在骨量减少，50 岁以上人群骨质疏松症的总患病率高达 15.7%。

骨质疏松的严重后果是发生骨质疏松性骨折（脆性骨折），即在受到轻微创伤或日常活动即可发生的骨折。女性一生中发生骨质疏松性骨折的危险性（约 40%）高于乳腺癌、子宫内膜癌和卵巢癌的总和，男性一生中发生骨质疏松性骨折的危险性（约 13%）高于前列腺癌。骨质疏松性骨折的常见部位是脊椎、髋部和前臂远端，不但发病率高，骨折后死亡率也高，危害极大，研究发现，50 岁以上髋部骨折患者中约 24% 于 1 年内死亡，20% 的患者将需要长期护理；在 65～74 岁、75～84 岁及≥85 岁的患者中，髋部骨折后的 5 年死亡率竟高达 38%、49% 及 64%，椎体骨折后的 5 年死亡率亦高达 29%、36% 及 50%。骨质疏松性骨折每年给我国造成了超过百亿元的医疗花费，给社会带来了沉重的负担，严重危害着人类健康。

【危险因素】★★★△△

骨质疏松和其相关的脆性骨折风险均随年龄增加而增加。就原发性骨质疏松症而言，只要长寿就有可能患病。然而事实上，并非每个人患病的风险都一样，也不是所有老年人都会发生骨质疏松性骨折。遗传因素和后天因素都有可能影响该病的发生。

（一）骨质疏松的危险因素

1. 固有因素　人种（白种人和黄种人患骨质疏松症的危险高于黑人）、老龄、女性绝经、母系家族史。

2. 非固有因素　低体重、性腺功能低下、吸烟、过度饮酒、饮过多咖啡、体力活动缺乏、制动、饮食中营养失衡、（如蛋白质摄入过多或不足、高钠饮食）钙和（或）维生素 D 缺乏（光照少或摄入少）、有影响骨代谢的疾病和应用影响骨代谢药物。

（二）骨质疏松的风险评估

临床上评估骨质疏松风险的方法较多，这里推荐两种敏感性较高又操作方便的简易评估方法作为初筛工具。

1. 国际骨质疏松症基金会（IOF）骨质疏松症风险一分钟测试题

（1）您是否曾经因为轻微的碰撞或者跌倒就会伤到自己的骨骼？

（2）您的父母有没有过轻微碰撞或跌倒就发生髋部骨折的情况？

（3）您经常连续 3 个月以上服用“可的松、强的松”等激素类药品吗？

（4）您身高是否比年轻时降低了（超过3 cm）？

（5）您经常大量饮酒吗？

（6）您每天吸烟超过20支吗？

（7）您经常患腹泻吗？（由于消化道疾病或者肠炎而引起）

（8）女士回答：您是否在45岁之前就绝经了？

（9）女士回答：您是否曾经有过连续12个月以上没有月经（除了怀孕期间）？

（10）男士回答：您是否患有阳痿或者缺乏性欲这些症状？

只要其中有一题回答结果为“是”，即为阳性。

2．亚洲人骨质疏松自我筛查工具（Osteoporosis Self-assessment Tool for Asians，OSTA） 此工具基于亚洲8个国家和地区绝经后妇女的研究，收集多项骨质疏松危险因素并进行骨密度测定，得出能最好体现敏感度和特异度的两项简易筛查指标，即年龄和体重。计算方法是：

（体重－年龄）×0.2，结果评定如下（表36-10）。

表36-10 评定指标

风险级别	OSTA 指数
低	>−1
中	−1～−4
高	<−4

（三）骨质疏松性骨折的风险预测

世界卫生组织推荐的骨折风险预测简易工具（FRAX®）可用于计算10年发生髋部骨折的概率及任何主要骨质疏松性骨折发生概率。目前骨折风险预测简易工具FRAX®可以通过以下网址获得http://www.shef.ac.uk/FRAX/。

1．FRAX的应用方法 该工具的计算参数包括股骨颈骨密度和临床危险因素。在没有股骨颈骨密度时可以由全髋部骨密度取代，然而，在这种计算方法中，不建议使用非髋部部位的骨密度。在没有骨密度测定条件时，FRAX®也提供了仅用体重指数（BMI）和临床危险因素进行评估的计算方法。

在FRAX®中明确的骨折的常见危险因素有：年龄；性别；低骨密度；低体重指数：≤19 kg/m²；既往脆性骨折史，尤其是髋部、尺桡骨远端及椎体骨折史；父母髋部骨折；接受糖皮质激素治疗：任何剂量，口服3个月或更长时间；吸烟；过量饮酒；合并其他引起继发性骨质疏松的疾病如类风湿关节炎等。

由于目前还缺乏我国比较系统的药物经济学研究，所以尚无中国依据FRAX®结果计算的治疗阈值。临床上可参考其他国家的资料，如美国指南中提到FRAX®工具计算出髋部骨折概率≥3%或任何重要的骨质疏松性骨折发生概率≥20%时，视为骨质疏松性骨折高危患者，而欧洲一些国家的治疗阈值髋部骨折概率≥5%。我们在应用中可以根据个人情况酌情决定。

2．FRAX®的应用人群 FRAX®适用于没发生过骨折又有低骨量的人群，因临床难以做出治疗决策，使用FRAX®工具，可以方便快捷地计算出每个个体发生骨折的绝对风险，为制定治疗策略提供依据。适用人群为40～90岁男性和女性，40岁以下和90岁以上的个体可分别按照40岁和90岁计算。FRAX®不适用于临床上已诊断骨质疏松的人群，骨质疏松患者应及时开始治疗，不必再用FRAX®评估。

（四）跌倒及其危险因素

老年人跌倒的发生率高，据国外资料报道，约30%的65岁以上老年人平均每年会跌倒一次，40%～50%的80岁以上老年人平均每年至少跌倒一次，而多次跌倒者占老年人群的4%左右。

老年人的骨折大多数发生于跌倒后，所以跌倒是骨折的重要危险因素之一。避免跌倒可能预防多数老年人的脆性骨折。跌倒的主要危险因素有以下几点。

1．环境因素 如光线昏暗、路上障碍物、地毯松动、卫生间缺乏扶手和地面湿滑。

2．自身和健康因素 如年龄、女性、心律失常、视力差、应激性尿失禁、以往跌倒史、体位性低血压、行动障碍、药物（如安眠药、抗惊厥药及影响精神药物等）、久坐、缺乏运动、精神和认知能力疾病、维生素D不足[血25-(OH)-D<30 ng/ml(75 nmol/L)]和营养不良等。

3．神经肌肉因素 如平衡功能差、肌肉无力、驼背和感觉迟钝等。

4．恐惧跌倒 预测跌倒风险有助于识别并保护骨折高危人群，老年人发生跌倒前往往表现出5大方面的迹象：①肌肉无力；②行走功能障碍；③每秒行走距离少于0.6 m；④体能与生活活动能力明显降低；⑤非刻意的体重丢失。这些征象强烈提示可能发生跌倒。独居老人、健康状况差、生活不能自理或已发生过跌倒更是再次或多次跌倒的重要危险因素。

【病理生理】★★★△△

骨质疏松症的发病机制尚未完全阐明。人体骨量的变化规律是：自出生后随着生长和发育骨量不断积累，并逐渐在青壮年期（30～40岁）达到一生中的最高值，即峰值骨量。一般女性自绝经开始，男性从50岁以后，出现骨转换失平衡，骨吸收大于骨形成，骨量趋于下降。其中女性在绝经早期出现快速骨丢失，之后进入缓慢骨丢失期。男性自 50 岁后进入持续的骨丢失期。因此骨质疏松症的发病率随年龄的增长而升高，有明显的性别差异，女性多于男性，女性的骨质疏松不仅比男性出现的早，而且骨量减少的速度也快。本病的发生，一般认为与下列诸因素有关。

（一）遗传

遗传因素对骨质疏松症和骨折的发生极为重要。双胞胎和家系的研究证实骨量的 50%～85% 是由遗传因素决定的。同时遗传还决定着骨折的其他危险因素，例如骨密度（BMD）、骨转换指标、肌肉强度、体重指数和绝经年龄等。

对一些影响骨骼生长发育的单基因遗传病的认识为骨质疏松症的遗传学研究开启了大门，如成骨不全、骨质疏松 - 假性神经胶质瘤综合征及与雌激素受体或芳香化酶基因突变相关的综合征等。诸如此类的单基因遗传病的致病基因的确定，为骨质疏松症致病候选基因的选择提供了重要线索。

数十年来，基于人群的大型骨质疏松的遗传学研究主要有两类，即全基因组连锁分析（Genome-wide linkage study）和全基因组关联研究（Genome-wide association study）。迄今已有 100 多个与骨质疏松相关的候选基因被分析，概括起来主要涉及以下几方面：①调节钙平衡的激素及其受体；②细胞因子、生长因子及其受体；③骨基质；④性激素及其受体；⑤其他。

遗传学研究对于揭示骨质疏松的发病机制非常重要，遗传学的改变可以影响骨密度、骨转换、骨形态和骨质量，进而影响骨折发生率。

（二）雌激素缺乏

骨质疏松症在绝经后妇女中多见，卵巢早衰的患者，骨质疏松提前出现，这说明雌激素的减少是一个重要的发病因素。妇女体内雌激素缺乏可导致骨转换的增加和持续性骨丢失，而雌激素替代疗法可阻止这些变化。雌激素的骨骼保护作用机制尚不明确。雌激素通过其受体结合 ERd，促进破骨细胞的凋亡，而对成骨细胞和骨细胞则发挥相反的作用，防止其凋亡，并增强其功能。雌激素缺乏可诱发骨细胞和骨髓细胞（包括巨核细胞和 T 细胞）分泌的多种骨吸收诱导因子包括 IL-1、IL-6、IL-11、TNF-α、RANKL 和粒细胞 - 巨噬细胞集落刺激因子（GM-CSF）等，以上因子均可能促使骨吸收增加。

（三）维生素 D 缺乏和营养不足

营养因素在骨质疏松症的发生中也具有重要的作用。老年人由于日照过少或皮肤维生素 D 合成过少，很容易出现维生素 D 缺乏。特别是长期居于室内的老年人更是如此。当 25（OH）D 低于 20 ng/ml 时常导致继发性甲旁亢。营养不良性蛋白缺乏可增加骨质疏松性骨折风险。蛋白质如达不到日推荐摄入量，可导致峰值骨量的低下，并在衰老的过程中难以维持骨量。骨质疏松性骨折不仅缘于骨量的下降，也缘于摔倒危险的增加和肌肉力量的下降、运动协调性和摔倒保护机制的下降（反应速度）。当软组织的厚度不能有效地成为骨组织的护垫，导致直接作用于疏松骨的机械力量较强。维生素 D 和蛋白质缺乏在髋部骨折的发生中尤为重要，并有证据显示每天补充维生素 D 800 U 可减少摔倒的风险及髋部等非椎体骨折的发病率。在营养缺乏的虚弱老年人中，进行蛋白质补充也可以增加骨量和肌肉功能。

（四）继发性甲状旁腺功能亢进症

老年人由于日照减少、皮肤维生素 D 合成不足、肾 1- 羟化酶活性降低，钙摄入量不足及肠钙吸收降低等因素，会出现血钙水平降低，进而继发性甲状旁腺功能亢进。过多的甲状旁腺激素会引起骨吸收增加而致骨量丢失。

（五）活动减少和制动

运动是维持正常骨量和防止骨丢失的关键因素。通过适量运动可以维持骨骼肌肉单位的完整性，增加青少年期峰值骨量，并可预防骨丢失。宇航员航天飞行的失重状态会出现肌肉萎缩和骨量丢失。老年人由于其他原因限制运动或长期绝对卧床时，会出现快速骨量丢失，通过运动和康复训练可以使肌肉的力量、肌量和骨量得以恢复。因此适量运动是预防骨量丢失的一个重要措施，而制动是骨质疏松症致病的重要因素之一。

（六）骨重建异常和骨转换失平衡

骨重建（bone remodeling）是指去除骨骼局部的旧骨代之以形成新骨的过程，是成熟的骨组织的一种重要替换机制，能够预防骨组织疲劳损伤的积累从而保持生物力学特性的稳定。合适的骨重建水平对维持骨强度具有重要意义。骨重建由骨重建单位来完成，它是指在骨的重建过程中破骨细胞与成骨细胞一个成对的、相偶联的细胞活动过程。骨重建中骨丢失和骨形成维持平衡。过度骨重建与骨重建中骨吸收和骨形成之间的失衡是骨质疏松症发生的重要机制。

骨重建的特点：①在人体中一直发生，骨成熟后继续进行，但重建速度因年龄不同而不同；儿童最快，骨成熟稳定一段时期后下降，35 岁左右最慢，之后又稍加快；②所有骨的自然表面，包括骨皮质的内、外膜表面，哈弗管表面，骨小梁表面都存在骨重建；③骨重建量和速度决定了骨的转换率和类骨质总量；④骨重建不发生骨形态和骨量的改变；⑤骨形成和骨吸收的相对速度、总量和偶联情况是判断骨代谢的良好指标；⑥骨重建无方向性，但存在循环周期（骨重建周期）。骨重建的成骨和破骨过程是相互依赖、相互影响和制约的，可以说没有破骨过程就没有成骨过程，反之亦然。

骨重建主要具有四方面的功能：①使骨量保持相对恒定；②使陈旧骨得到更新；③骨内的疲劳和微损伤得到修复；④维持骨的形态、结构及组成成分的稳定性。

【临床表现】★★★△△△

骨质疏松症又被称为“寂静的杀手”。直至骨质疏松严重时才会出现疼痛、身体变形和发生脆性骨折等临床表现。许多骨质疏松症患者早期常无明显的自觉症状，往往在骨折发生后经 X 线或骨密度检查时才发现已有骨质疏松。

（一）疼痛

患者可有腰背疼痛或全身疼痛，负重增加时疼痛加重或活动受限，严重时翻身、起坐及行走有困难。疼痛是骨质疏松症的最常见的、最主要的症状。其原因主要是由于骨转换高，骨吸收增加。在骨吸收过程中，骨小梁的破坏、消失，骨膜下皮质骨的破坏等均会引起全身性骨痛，以腰背痛最为多见。另一个引起疼痛的重要原因是骨折，即在受外力压迫或非外力性压迫导致脊椎压缩性骨折时，引起腰背痛。

（二）脊柱变形

骨质疏松严重者可有身高缩短和驼背。椎体压缩性骨折会导致胸廓畸形，腹部受压等。患者甚至出现限制性通气障碍、呼吸衰竭、肺部感染、便秘，纳差和消化不良等。

（三）骨折

轻度外伤或日常活动后发生的骨折为脆性骨折。发生脆性骨折的常见部位有：胸、腰椎，髋部，桡、尺骨远端和肱骨近端。其他部位亦可发生骨折。发生过一次脆性骨折后，再次发生骨折的风险明显增加。

【骨量测定与骨质疏松症的诊断】★★★△△△

由于骨强度和骨质量在临床上检测困难，加之骨密度（bone mineral density，BMD）能够反映约 70% 的骨强度，BMD 的高低与骨折的危险性密切相关，因此目前临床上用于诊断骨质疏松症的通用指标仍然是：发生了脆性骨折及（或）BMD 低下。

（一）脆性骨折

所谓脆性骨折也就是轻微暴力下发生的骨折。常见的有椎体骨折、股骨颈骨折和 Colles 骨折。它是骨强度下降的最终体现，所以不论 BMD 结果如何，有过脆性骨折即可诊断为骨质疏松症。

（二）骨密度测定

BMD 测定是利用 X 线和其他技术对人体骨矿含量（BMC）、BMD 和全身体质成分进行无创性定量分析的方法。它是目前诊断骨质疏松、预测骨质疏松性骨折及监测自然病程或药物干预疗效的最佳定量指标。常用的测量方法有双能 X 线吸收检测法（dual energy X-ray absorptiometry，DXA）、定量超声（quantitative ultrasound，QUS）和定量 CT（quantitative computed tomography，QCT）等，其中 DXA 测量的 BMD 为国际学术界公认的诊断骨质疏松症的金标准，其他技术所得到的 T 值并不能用于诊断骨质疏松症，它们并不等同于 DXA 的 T 值。

1. 诊断标准 参照 1994 年世界卫生组织（world health organization，WHO）建议的白人妇女骨质疏松症的诊断标准，即

骨量正常：骨密度值低于同性别、同种族健康成人的骨峰值 1 个标准差及以内。

骨量减少：骨密度值低于同性别、同种族健康成人的骨峰值 1～2.5 个标准差之间。

骨质疏松：骨密度值等于或低于同性别、同种族健康成人的骨峰 2.5 个标准差以下。

严重骨质疏松：骨密度降低程度符合骨质疏松的诊断标准，同时伴有一处或多处脆性骨折时为严重骨质疏松。

目前通常用 T 值（T-Score）表示，T 值=（实测 BMD 值 - 正常青年 BMD 均值）/ 正常青年人群参考值的 SD，即 T 值≥-1.0 为正常，-2.5<T 值<-1.0 为骨量减少，T 值≤-2.5 为骨质疏松症。T 值用于表示围绝经期和绝经后妇女及大于 50 岁男性的骨密度水平。对于儿童、绝经前妇女及小于 50 岁的男性，其骨密度水平建议用 Z 值表示。Z 值=（实测 BMD 值 - 正常同龄人 BMD 均值）/ 正常同龄人群参考值的 SD。

WHO 建议腰椎、股骨颈及总髋部 T 值作为骨质疏松的诊断依据，三者中取最低值作为诊断标准，而

侧位腰椎，髋部 Troch、Inter、Ward 区的 T 值则不能用于诊断骨质疏松。若腰椎、股骨颈及总髋部 T 值均无法测量，WHO 推荐测量桡骨远端的骨密度作为诊断依据。测定部位的骨密度对预测该部位的骨折风险价值最大，但高龄老人常由于腰椎骨质增生严重、主动脉钙化严重，导致其腰椎 T 值偏高，预测骨折风险价值下降，不如股骨颈、桡骨远端 T 值的价值大。

2. BMD 测量的临床指征 ①65 岁以上妇女，70 岁以上男性；②65 岁以下有一个或多个骨质疏松危险因素的绝经后妇女；③70 岁以下有一个或多个骨质疏松危险因素的老年男性；④有脆性骨折史或脆性骨折家族史的男、女成年人；⑤各种原因引起的性激素水平低下的男、女成年人；⑥X 线摄片已有骨质疏松改变者；⑦接受骨质疏松治疗进行疗效监测者；⑧有影响骨代谢的疾病和药物应用史者；⑨IOF 骨质疏松症一分钟测试题回答结果阳性；⑩OSTA 结果≤-1。

定量超声测定法（QUS）对骨质疏松的诊断也有参考价值，目前尚无统一的诊断标准。更适合用于筛查，尤其适用于孕妇和儿童。QCT 的优势在于可以很好地区分松质骨和皮质骨，并可以敏感地观察到骨密度的变化，但是目前尚缺少统一的标准和参考范围，其临床应用尚有局限。

（三）X 线摄片

可观察骨组织的形态结构，是对骨质疏松所致各种骨折进行定性和定位诊断的一种较好的方法，也是一种将骨质疏松与其他疾病进行鉴别的方法。常用摄片部位包括椎体、髋部、腕部、掌骨、跟骨和管状骨等。只有当骨量下降达 30% 才可以在 X 线摄片中显现出来，故对早期诊断的意义不大。如果腰痛加重、身高明显缩短时，应该进行椎体 X 线摄片。

（四）其他辅助检查

1. 基本的检查项目 检测血、尿常规，肝、肾功能，血糖、钙、磷、碱性磷酸酶和血清蛋白电泳等作为对病情的基本判断，为同其他疾病的鉴别提供线索。

2. 酌情检查的项目 为了解骨质疏松症的病因及同其他疾病进行鉴别，可根据病情酌情进行以下检查：血沉、性腺激素、25OHD、甲状旁腺激素、尿钙磷、甲状腺功能、皮质醇、血气分析、血尿轻链、肿瘤标志物、甚至放射性核素骨扫描、骨髓穿刺或骨活检等检查。原发性骨质疏松症患者通常血钙、磷和碱性磷酸酶值在正常范围，当有骨折时血碱性磷酸酶水平有轻度升高。如以上检查发现异常，需要进一步检查或转至相关专科做鉴别诊断。

3. 骨转换生化指标 骨转换生化标志物（biochemical markers of bone turnover），就是骨组织本身的代谢（分解与合成）产物，简称骨标志物（bone markers）。骨转换标志物分为骨形成标志物和骨吸收标志物。这些指标的测定有助于判断骨转换类型、骨丢失速率、骨折风险评估、了解病情进展、干预措施的选择及疗效监测等。

骨形成标志物	骨吸收标志物
血清碱性磷酸酶（ALP）	空腹 2 小时的尿钙 / 肌酐比值
血清骨钙素（OC）	血清抗酒石酸酸性磷酸酶（TRACP）
血清骨碱性磷酸酶（BALP）	血清 1 型胶原交联 C- 末端肽（S-CTX）
血清 1 型原胶原 C- 端前肽（PICP）	尿吡啶啉（Pyr）
血清 1 型原胶原 N- 端前肽（PINP）	尿脱氧吡啶啉（D-Pyr）
	尿 1 型胶原交联 C- 末端肽（U-CTX）
	尿 1 型胶原交联 N- 末端肽（U-NTX）

在以上诸多指标中，国际骨质疏松基金会（IOF）推荐临床使用血清 1 型原胶原 N- 端前肽（PINP）和血清 1 型胶原交联 C- 末端肽（S-CTX）二个敏感性相对较好的骨转换生化指标。

【鉴别诊断】★★★△△

骨质疏松可由多种病因所致，在诊断原发性骨质疏松之前，一定要重视排除其他影响骨代谢的疾病及药物，以免发生漏诊或误诊。继发性骨质疏松与原发性骨质疏松的主要鉴别要点是：①继发性骨质疏松除了有骨质疏松的表现外，往往有原发病的临床表现和实验室检查异常；②继发性骨质疏松可以发生在各年龄段，不一定只发生在绝经后妇女和老年患者；③继发性骨质疏松的病情轻重，往往与原发病的病情相关；④当原发病缓解或治愈后，骨质疏松通常会好转。

（一）引起继发性骨质疏松的疾病

1. 内分泌代谢疾病 甲状旁腺功能亢进、Cushing 综合征、性腺功能减退症、甲状腺功能亢进、垂体泌乳素瘤、糖尿病、腺垂体功能减退症等。

甲状旁腺功能亢进继发骨质疏松：甲状旁腺激素（PTH）的主要生理功能是增强破骨细胞的活性，促进骨吸收，促使骨释放钙磷入血，增加肾小管对钙的重吸收，减少磷的重吸收，并促进 25-（OH）-D 在肾脏转化为 1，25（OH）2D，间接促进肠钙吸收。由于破骨细胞活性增加，骨吸收增加，成骨细胞活性也相偶联增加，血骨钙素和碱性磷酸酶水平均增加。

甲旁亢时PTH分泌增多，骨吸收增加，血钙水平增加，血磷降低，尿钙、尿磷排出均增加。如果绝经后妇女或老年男性患者有骨质疏松伴有血钙增高，应警惕骨质疏松合并甲旁亢。甲旁亢患者骨质疏松往往骨皮质和骨松质都累及，前者更为明显，X线检查可见骨吸收表现，如指骨骨膜下骨吸收、软骨下吸收、纤维性囊性骨炎、头颅砂砾样变和牙硬板骨吸收等。临床上常有高钙血症的相应症状（如多饮、多尿、便秘、恶心、呕吐，严重时有精神症状等），以及肾脏受累的表现（如血尿、肾绞痛、反复多发性肾结石等）。

2. 结缔组织病 系统性红斑狼疮、类风湿关节炎、强直性脊柱炎等。

3. 肾性骨营养不良 多种慢性肾脏疾病可导致肾性骨营养不良。

4. 胃肠疾病和营养性疾病 吸收不良综合征、胃肠大部切除术后、慢性胰腺疾病、慢性肝脏疾病、营养不良症等。

5. 血液系统疾病 白血病、淋巴瘤、多发性骨髓瘤、骨髓增生异常综合征等。

6. 神经肌肉系统疾病 各种原因所致的偏瘫、截瘫、运动障碍、肌营养不良症等。

（二）引起继发性骨质疏松的药物

糖皮质激素、甲状腺激素、芳香酶抑制药、卵巢抑制药、雄激素阻断药物、选择性5-羟色胺重吸收抑制药、抗惊厥药物、肝素、口服抗凝药、襻利尿药、质子泵抑制药、免疫抑制药等。

糖皮质激素性骨质疏松：糖皮质激素在临床上广泛应用，是引起骨质疏松最常见的药物。引起骨质疏松最主要的机制是抑制骨形成，但在应用初期，能够促进骨吸收，导致了应用初期的骨丢失。糖皮质激素主要影响松质骨，骨小梁变化较骨皮质更为明显，主要导致骨小梁厚度变薄。因此，糖皮质激素易导致脊柱骨折，并且很可能是无症状的。糖皮质激素对骨骼的作用呈剂量和时间依赖性，任何剂量的糖皮质激素对骨骼都会产生影响，中到大剂量的糖皮质激素与骨量丢失及骨折危险性增高显著相关，骨量丢失在糖皮质激素治疗6～12个月时最明显，用药第一年骨密度降低约10%，之后每年降低约3%。在预测骨量丢失的程度方面，糖皮质激素的年累积剂量较日使用剂量更为重要。停用糖皮质激素后骨折发生率迅速降低，但停药2年后其相对骨折风险仍高于未应用糖皮质激素者。在相同骨密度的情况下，糖皮质激素性骨质疏松较绝经后骨质疏松者骨折发生的危险性更高，因此对其干预更应积极，防治干预措施应在用激素的早期给予。对年龄≥65岁的男女患者，曾有脆性骨折史，糖皮质激素预计治疗3个月者，在激素开始治疗时就可给予药物干预。

【预防和治疗】★★★△△△

（一）骨质疏松防治对象的选择

骨质疏松症的初级预防对象：是未发生过骨折但有骨质疏松症危险因素，或已有骨量减少（$-2.5<T<-1$）者，应防止发展为骨质疏松症，以避免发生第一次骨折。二级预防和治疗：已有骨质疏松症（$T\leq-2.5$）或已发生过骨折，以避免初次骨折和再次骨折。

（二）骨质疏松症防治的基本措施

骨质疏松的防治被描述为“金字塔”样模式。模式的第一步是基本措施即生活方式干预，包括摄入充足的钙和维生素D、适当的体力活动和预防跌倒；模式的第二步是寻找和治疗引起骨质疏松的继发因素；第三步是药物干预提高骨密度和降低骨折危险性。骨质疏松症及其骨折防治的基本措施包括以下几点。

1. 规律的体力活动 运动可增强活动能力、增加肌肉强度、提高应急能力和协调性、改善平衡能力和减少摔倒的危险。研究表明治疗性运动可以维持或增加绝经后妇女的骨密度。老年人运动可以增加平衡能力和自信心，并有利于预防摔倒，如练习太极拳。

2. 充足的钙营养 现有的骨质疏松症预防手段中，钙剂补充是最为简单、安全、经济和有效的手段之一。我国营养学会制定成人每日钙摄入推荐量800 mg（元素钙量）是获得理想骨峰值、维护骨骼健康的适宜剂量，绝经后妇女和老年人每日钙摄入推荐量为1000 mg。我国老年人平均每日从饮食中获钙约400 mg，故平均每日应补充的元素钙量为500～600 mg。钙剂应与其他药物联合使用。目前尚无充分证据表明单纯补钙可以替代其他抗骨质疏松药物治疗。钙剂选择要考虑其安全性和有效性，高钙血症时应避免使用钙剂。此外应避免超大剂量补充钙剂潜在增加肾结石和心血管疾病的风险。

3. 充足的维生素D营养 维生素D缺乏和作用不足在老年性骨质疏松症及骨质疏松性骨折的发生中具有重要的作用。建议有条件的医院酌情检测患者血清25OHD浓度，以了解患者维生素D的营养状态，适当补充维生素D。国际骨质疏松基金会建议老年人血清25OHD水平≥30 ng/ml（75 nmol/L）以降低跌倒和骨折风险。老年性骨质疏松患者推荐户外活动，增加阳光照射。亦可使用维生素 D 及其类似物防治骨质疏松和骨质疏松性骨折。我国骨质疏松诊疗指南中规定成年人推荐剂量为 200 U（5 μg）/d，老年人因缺乏日照以及摄入和吸收障碍常有维生素 D 缺乏，故推荐剂量为 400～800 U（10～20 μg）/d。多数学者认为较高的 25OHD 水平可能利于骨骼健康。合适的 25OHD 水平应该为 70 到 80 nmol/L。达到该水平老年人可能需要补充较大量的维生素 D，每日需要 800～1600 U。老年人因肾脏合成维生素 D 的能力下降，宜使用活性维生素 D 制剂用于骨质疏松的防治，常用的药物有 1α（OH）$VitD_3$（α- 骨化醇）每日 0.25～1.0 mg 或 1，25（OH）$_2VitD_3$（骨化三醇）每日 0.25～0.50 mg。

4．预防跌倒和骨骼保护　60 岁以上的老人大约有 30% 在 1 年内至少发生 1 次摔倒，随着年龄的增大跌倒发生的次数逐渐增加。大多数骨折发生在跌倒后，因此在老年人群中预防跌倒颇具意义。首先需要判断这些老年人是否存在引起跌倒的危险因素，并尽可能地去除这些危险因素。已经证实使用髋部保护器有助于老年人髋部骨折的发生，所以具有骨折危险的老年人应佩戴髋部保护器。

（三）骨质疏松症治疗的药物

1．药物治疗的适应证。具备下列情况之一者，需考虑药物治疗：

（1）确诊骨质疏松症患者（骨密度 T≤-2.5），无论是否有过骨折。

（2）骨量低下者（骨密度 -2.5＜T＜-1.0）并存在一项以上骨质疏松危险因素，无论是否有过骨折。

（3）无骨密度测定条件时，具备以下情况之一者，也需考虑药物治疗：①已发生过脆性骨折。② OSTA 筛查为“高风险”。③ FRAX 工具计算出髋部骨折概率≥3% 或任何重要的骨质疏松性骨折发生概率≥20%。

2．治疗的药物包括抑制骨吸收、促进骨形成和多重作用的药物。我国食品药品监督管理局已经批准的药物有：骨吸收抑制药：双膦酸盐（阿仑膦酸钠、利塞膦酸钠、伊班膦酸钠、唑来膦酸等）、降钙素（鲑鱼降钙素和鳗鱼降钙素衍生物）、雌激素类和选择性雌激素受体调节药（雷洛昔芬）等；骨形成促进药：氟化物和人工合成甲状旁腺激素类似物；多重作用的药物：活性维生素 D、锶盐（雷奈酸锶）和中药等。

（1）骨吸收抑制药

1）双膦酸盐类：是焦磷酸盐的类似物，即将焦磷酸盐中央 P-O-P 结构中的氧原子置换为碳原子，形成 P-C-P 结构。这一替换使得双膦酸盐能够耐受酶的水解，在体内稳定存在。双膦酸盐对骨羟磷灰石具有高度亲和力，更容易沉积在骨重建部位，尤其是破骨细胞骨吸收处。

双膦酸盐通过以下机制抑制骨吸收：①抑制破骨细胞活性；②诱导破骨细胞凋亡；③作用于破骨细胞前身细胞，减少破骨细胞的生成。另外，双膦酸盐还可通过抑制成骨细胞因子的释放，抑制骨吸收。双膦酸盐可抑制巨噬细胞的增殖、迁徙及功能，缩短其寿命，导致细胞凋亡，这是双膦酸盐抑制关节炎性病变的机制之一。

- 口服双膦酸盐：口服双膦酸盐的生物利用度较低，为服药剂量的 1%～3%。吸收的约 50% 沉积于骨组织，其余药物将以原形由肾脏排泄。此类药物在骨骼中的半衰期很长。口服双膦酸盐及其剂量如下：

阿仑膦酸盐 10 mg/d 或 70 mg/w。

利塞膦酸盐 5 mg/d 或 35 mg/w。

依替膦酸盐 400 mg/d 持续 14 日，每 3 个月 1 次。

- 静脉用双膦酸盐：新的第三代双膦酸盐具有更高的抗破骨细胞效价和对骨基质的结合力，并且可以静脉使用，使用间隔超过 1 个月，甚至达到 1 年。静脉用双膦酸盐及其剂量如下：

伊班膦酸盐：2 mg 静脉输注，每 3 个月 1 次。

唑来膦酸：5 mg 静脉输注，每年 1 次。

双膦酸盐类药物总体安全性较好，口服双膦酸盐后少数患者可能发生轻度胃肠道反应，有活动性胃及十二指肠溃疡、反流性食管炎者慎用。静脉输注含氮双膦酸盐可引起一过性发热、骨痛和肌痛等类流感样不良反应，多在用药 3 天后明显缓解，症状明显者可用解热镇痛药对症治疗。肌酐清除率＜35 ml/min 的患者禁忌静脉输注双膦酸盐类药物。长期和大量使用双膦酸盐类药物尚有下颌骨坏死、非典型性骨折等风险。

2）降钙素类：是一种钙调节激素，生理的骨吸收抑制药，能减少破骨细胞的形成，阻止破骨细胞在骨组织上黏附，抑制破骨细胞的活性，阻止骨丢失。降钙素还能刺激内啡肽的释放，因而尚具有镇痛作用。使用降钙素的少数患者可有面部潮红、恶心等不良反应，偶有过敏现象。近期提示长期使用降钙素有增加肿瘤的风险，一般使用不宜超过 3 个月。降钙素及其剂量如下：

鲑鱼降钙素鼻喷剂：200 U 鼻喷剂，每日 1 次。

鲑鱼降钙素注射剂：50 U/ 次，皮下或肌内注射，根据病情每周 2～7 次。

鳗鱼降钙素：20 U 肌内注射，每周 1 次。

3）选择性雌激素受体调节药（SERMs）：能选择性地与靶器官上的雌激素受体结合，并呈现雌激素样的激动和拮抗药的作用。能降低雌激素受体阳性浸润性乳癌的发生率，不增加子宫内膜增生及子宫内膜癌的危险。对子宫内膜和乳腺组织无刺激作用，但有增加静脉血栓栓塞性疾病的危险性。选择性雌激素受体调节药及其剂量：雷洛昔芬 60 mg，口服，每日 1 次。

4）雌激素类：雌激素类药物能抑制骨转换阻止骨丢失。激素疗法（HT），包括雌激素补充疗法（ET）和雌、孕激素补充疗法（EPT）。对绝经妇女实施激素治疗要进行利与弊的全面评估。建议激素补充治疗遵循以下原则：绝经早期开始、明确的适应证和禁忌证、最低有效剂量、局部问题局部治疗、个体化、加强安全性监测和短疗程。

（2）促进骨形成药物：甲状旁腺激素（parathyroid hormone，PTH）的长期慢性作用能使骨吸收增加，导致骨丢失。但 PTH 短期和间断给药则能促进骨形成，尤其在骨小梁丰富的部位，有效提高骨密度，降低椎体和非椎体骨折发生的危险，用于治疗骨折高风险的绝经后骨质疏松症、骨折高风险的原发性或性腺功能减退性男性骨质疏松症及糖皮质激素性骨质疏松。甲状旁腺激素类似物及其剂量：

特立帕肽（PTH1-34），20 mg，肌内注射，每日 1 次，治疗时间不宜超过 2 年。

（3）多重作用的药物

1）锶盐：锶（Strontium）是二价阳离子，化学性质和钙很相似。锶同时具有抑制骨吸收和促进骨形成的双重作用。人工合成的锶盐 - 雷奈酸锶（Strontium Ranelate），包含两个稳定的锶原子和 1 个有机成分（雷奈酸）。锶盐及其剂量为：雷奈酸锶 2 g，睡前口服，每日 1 次，最好在进食 2 小时之后。

2）活性维生素 D：适当剂量的活性维生素 D 能促进骨形成和矿化，并抑制骨吸收。活性维生素 D 的作用强于普通维生素 D。老年人因肾脏合成活性维生素 D 的能力下降，宜使用活性维生素 D 制剂用于骨质疏松的防治，它包括 1α 羟维生素 D（α- 骨化醇）和 1, 25 双羟维生素 D（骨化三醇）两种，前者在肝功能正常时才有效，后者不受肝、肾功能的影响。应在医师指导下使用，并定期监测血钙和尿钙水平。

被批准的防治骨质疏松症的活性维生素 D 及其剂量为：① 1α（OH）$VitD_3$（骨化醇）0.25～1.0 mg 口服，每日 1 次。② 1, 25（OH）$_2VitD_3$（骨化三醇）每日 0.25～0.50 mg，每日 1 次。

3）中药：经临床证明有效的中成药亦可按病情选用。

4）植物雌激素：尚无有力的临床证据表明目前的植物雌激素制剂对治疗骨质疏松有效。

（四）联合用药

根据药物作用机制和各种药物特点，对联合用药提出以下建议。

（1）同时联合方案：①钙剂及维生素 D 作为骨质疏松症的基础治疗药物，可与骨吸收抑制药或骨形成促进剂联合使用。②通常情况下，对于骨吸收抑制药及骨形成促进剂，不建议同时应用相同作用机制的药物来治疗。③对应用雌激素替代治疗或雷洛昔芬治疗的女性，联合 PTH 治疗，能够抑制 PTH 的骨吸收作用而不改变其骨形成作用，抗骨质疏松效果更好。④双膦酸盐联合 PTH 治疗，减弱了 PTH 的促骨形成作用，因此不推荐双膦酸盐和 PTH 联合治疗。

（2）序贯联合方案：尚无明确的证据指出各种抗骨质疏松药物序贯应用的禁忌，可根据个体情况酌情选择。

PTH 治疗增加的 BMD 在中断治疗后很快即丢失，因此建议 PTH 治疗后继续抗骨吸收治疗。虽然曾经进行双膦酸盐治疗的患者，会轻微减弱 PTH 的促骨形成作用，但给予 PTH 仍能显著增加 BMD，因此仍推荐使用。

（五）疗效监测

未接受药物治疗的患者应结合诊断时的基线值及患者自身的危险因素，规律复查和评估。骨密度（DXA）应该每 1～2 年检查 1 次。

身高下降超过 2 cm 或急性背痛有可能是骨折的表现。必须立即进行影像学检查，根据结果决定是否需要进一步检查。

对于骨质疏松患者，药物治疗的目标是增加骨强度，降低骨折风险，故针对骨质疏松的药物疗效是通过 BMD 和骨转换的生化指标（BCM）来监测的。

骨转换的生化指标：在药物治疗的开始 2 年应每 3～6 个月复查一次，随后 6～12 个月复查一次。

骨密度：只能部分评估治疗的效果，但无论如何都应每 2 年检查 1 次。BMD 不增加并不一定意味着骨折风险的降低。

在某些医疗中心，因为以下原因，更推荐每年做一次 DXA 检查：

- 鼓励规律服用药物，增加依从性。
- 强调长期治疗的必要性。
- 通过骨密度或骨转换的生化指标的变化结果来激励患者。

（祁寒梅　丁国宪）

参 考 文 献

[1] Kanis JA, Melton L Ⅲ, Christiansen C, et al(1994). The diagnosis of osteoporosis. J Bone Miner Res, 1994, **8**: 1137-1141.

[2] NIH Consensus Development Panel on Osteoporosis Prevention, Diagnosis, and Therapy.Osteoporosis prevention, diagnosis, and therapy. JAMA, 2001, 285: 785-795.

[3] Cooper C, Melton LJ. Epidemiology of osteoporosis. Trends Endocrinol Metab, 1992, 3: 224-229.

[4] Xu L, Cummings SR, Mingwei Q, et al. Vertebral fractures in Beijing, China: The Beijing Osteoporosis Project. J Bone Miner Res, 2000, 15: 2019-2025.

[5] The World Health Organization Fracture Risk Assessment Tool. www.shef.ac.uk/FRAX.

[6] Black DM, Cummings SR, Karpf D, et al(1996). Randomized trial of effect of alendronate on risk of fracture in women with existing vertebral fractures. Lancet, 1996, 348: 1535-1541.

[7] Black DM, Delmas PD, Eastell R, et al. HORIZON Pivotal Fracture Trial. Once-yearly zoledronic acid for treatment of postmenopausal osteoporosis. N Engl J Med, 2007, 356(18): 1809-1822.

[8] Chesnut CH, Silverman S, Andriano K, et al. A randomized trial of nasal spray salmon calcitonin in postmenopausal women with established osteoporosis: the prevent recurrence of osteoporotic fractures study. Am J Med, 2000, 109: 267-276.

[9] Writing Group for Women's Health Initiative Investigators.2002 Risks and benefits of estrogen plus progestinin healthy postmenopausal women: principal results from the women's health initiative randomized controlled trial. JAMA, 2002, 288: 321-333.

[10] Neer RM, Arnaud CD, Zanchetta JR, et al. Effect of parathyroid hormone(1-34)on fractures and bone mineral density in postmenopausal women with osteoporosis. N Engl J Med, 2001, 344: 1434-1441.

[11] Delmas PD, Ensrud KE, Adachi JD, et al. Efficacy of raloxifene on vertebral fracture risk reduction in postmenopausal women with osteoporosis: four-year results from a randomized clinical trial. J Clin Endocr Metab, 2002, 87: 3609-3617.

[12] Meunier PJ, Roux C, Seeman E, et al. The effects of strontium ranelate on the risk of vertebral fracture in women with postmenopausal osteoporosis. New Engl J Med, 2004, 350: 459-468.

[13] Xia WB, He SL, Xu L, et al. Rapidly increasing rates of hip fracture in Beijing, China. J Bone Miner Res, 2012, 27(1): 125-129.

[14] Zhao J, Xia W, Nie M, et al. A haplotype of MATN3 is associated with vertebral fracture in Chinese postmenopausal women: Peking Vertebral Fracture(PK-VF)study. Bone, 2012, 50(4): 917-924.

[15] Boonen S, Dejaeger E, Vanderschueren D, et al. Osteoporosis and osteoporotic fracture occurrence and prevention in the elderly: a geriatric perspective. Best Pract Res Clin Endocrinol Metab, 2008, 22(5): 765-785.

[16] National Osteoporosis Foundation. Clinician's Guide to Prevention and Treatment of Osteoporosis. Washington, DC: National Osteoporosis Foundation, 2010.

[17] Curtis JR, Arora T, Matthews RS, et al. Is withholding osteoporosis medication after fracture sometimes rational? A comparison of the risk for second fracture versus death. J Am Med Dir Assoc, 2010, 11: 584-591.

[18] Wright NC, Looker AC, Saag KG, et al.The Recent Prevalence of Osteoporosis and Low Bone Mass in the United States Based on Bone Mineral Density at the Femoral Neck or Lumbar Spine.J Bone Miner Res, 2014, 29(11): 2520-2526.

[19] 夏维波．维生素 D 在预防骨质疏松性骨折中的作用．实用老年医学，2008，22（6）：410-413.

[20] 夏维波．骨质疏松防治的基本措施．中国临床医生，2006，34(7)：11-13.

[21] 夏维波．骨重建在维持骨强度中的意义．中华医学杂志，2006，86（6）：363-365.

[22] 夏维波．骨转换生化标志物的检测及临床评价．医师进修杂志(内科版)，2005，28（9）：3-6.

[23] 夏维波．骨质疏松症的联合治疗与序贯治疗．中国全科医学，2007，10（22）：1851-1854.

[24] 夏维波，苏华，周学瀛，等．维生素 D 缺乏与骨质疏松．中华骨质疏松和骨矿盐疾病杂志，2009，2（3）：145-154.

[25] 陈佳，夏维波，贺良，等．北京地区 50 岁以上人群髋部骨折临床危险因素研究．北京医学，2011，33（7）：525-528.

[26] 中华医学会骨质疏松和骨矿盐疾病分会．原发性骨质疏松症诊治指南（2011 年）．中华骨质疏松和骨矿盐疾病杂志，2011，4（1）：2-16.

[27] 徐苓．骨质疏松症．上海：上海科学技术出版社，2011.

第 37 章 骨与关节疾病

第 1 节 退行性骨关节病

【定义】★★★△△△

老年退行性骨关节病，亦称为骨关节炎，是最为常见的老年骨科疾病之一。骨关节炎的特点是关节软骨的退变，软骨下骨破坏，滑膜增生。疾病进展的结果导致疼痛、僵硬及关节活动度的丢失。疼痛通常在活动关节后加重，休息后可缓解。关节面平滑程度的降低导致关节活动时出现骨擦感。最常见的受累关节为髋关节、膝关节、近节指间关节（出现特征性的骨性结节，即 Bouchard 结节）和远节指间关节（出现特征性的骨性结节，即 Heberden 结节），而膝关节是其中最为常见的发病关节。受累关节的影像学检查通常表现为关节间隙狭窄、软骨下骨硬化、骨赘形成及软骨下囊性变。患者的症状、体格检查及影像学检查结果与骨关节炎表现一致。

【流行病学】★★★△△

据统计，美国骨关节炎患者的数量高达 4000 万。其男女发病比例约为 1∶2。75 岁以上人群中，临床症状明显的骨关节炎发病率约为 30%。同年龄组中，有 80% 的患者会发现至少一个关节的骨关节炎。骨关节炎的发病率随年龄增长而增加。

【病因与发病机制】★★△

骨关节炎的确切病因至今尚未明确，但软骨组织损伤后组织修复能力降低是可疑的原因。骨关节炎的特点是关节软骨的退变，通常与关节过度使用或创伤相关。软骨细胞能够合成Ⅱ型胶原蛋白，这种胶原蛋白是关节软骨的主要成分。普遍认为，骨关节炎是由于合成代谢与分解代谢发生失衡所导致的。当关节软骨过度磨损消耗，将出现关节间隙狭窄，构成膝关节的两侧骨骼可能互相发生直接接触。这种现象所产生的磨损和撕裂性损伤将向骨质扩展，形成软骨下骨硬化和骨赘。微骨折的发生导致软骨下囊肿形成，这些囊肿内包含无定型的凝胶样物质。

骨关节炎的严重性与软骨内蛋白多糖含量的下降及水分增加直接相关。白介素 -1β（interlukin-1β，IL-1β）和其他炎症因子通过激活蛋白水解酶破坏Ⅱ型胶原等软骨细胞外基质，从而扰乱软骨稳态。虽然胶原蛋白总体水平没有下降，但是细胞外基质结构遭到破坏，从而变得更为紊乱。在同等年龄、健康状况等条件下，与健康的关节软骨对比，发生骨关节炎的膝关节软骨内水分含量增加。为抵消软骨细胞的减少，残余细胞肥大可维持胶原和蛋白多糖的合成，但其合成量不足以抵消其数量减少所导致的破坏。关节软骨总体水分含量增加、IL-1β 水平上升、蛋白水解酶水平升高同时骨赘形成，软骨下骨硬化。

虽然关节软骨是该疾病的首发部位，但由于软骨无神经支配，因此该类组织不会传导疼痛。骨关节炎的疼痛主要来源于骨骼周围的骨膜。当关节软骨随着磨损消失殆尽，构成关节的骨开始相互摩擦，神经丰富的骨膜开始遭到破坏，从而导致骨关节炎患者的关节疼痛。其他产生疼痛的潜在解剖结构包括软骨下骨、关节囊、滑膜及关节周围肌腱和滑囊。

肥胖、关节创伤及肌肉无力都是骨关节炎发生的危险因素。这些因素均会增加受累关节软骨的机械压力。性别、激素、代谢性疾病及遗传因素在疾病进展中同样扮演重要角色。老年人群较年轻人群更容易受累且疾病更为严重。肥胖是骨关节炎最为强烈的可调节因素。

【临床表现】★★★△△△

（一）症状

退行性骨关节病起病缓慢，多因受凉、劳累或轻微外伤后引起关节的疼痛和酸胀感。典型临床表现是受累关节的疼痛，随活动加剧，休息后可缓解。当膝关节是主要受累关节时，患者常主诉活动时的关节疼痛，尤其是上下楼梯时疼痛更为明显。而髋关节骨关节炎的患者通常主诉穿鞋袜和下楼梯时关节疼痛。骨关节炎也可能出现夜间疼痛，为白天活动时疼痛部位的持续性疼痛。

（二）体征

骨关节炎的常见体征为压痛，多位于关节线水平，也可出现关节周围的非特异性压痛，关节肿胀、膨大也是常见的体征。体格检查同时会发现关节活动度降低、被动活动的摩擦感（捻发感），可能伴有关节积液。重度骨关节炎会出现关节的屈曲挛缩、对线不良、半脱位或因膨大所引起的关节畸形。当并发炎症时可出现关节局部皮温升高、皮肤微红及肿胀。

（三）影像学表现

X 线片是骨关节炎诊断及观察病情进展的主要手段。早期骨关节炎可无明显变化。随着病情进展，可出现关节间隙的不对称狭窄，呈特征性分布于承受最大压力的区域，如髋关节的外上侧和膝关节的内侧间室。关节间隙的狭窄与关节软骨的丢失相关。软骨下骨硬化和囊性变也是常见的 X 线表现。负重位（站立位）X 线对于评估关节间隙狭窄更为准确。骨赘形成也是骨关节炎的特征性影像学改变，发生于退行性病变关节的低应力区，大多为边缘性，多在关节的一侧更加突出。重度骨关节炎患者可发现关节畸形、下肢力线改变和关节半脱位。下肢全长摄片可明确显示下肢的力学轴线改变。

磁共振成像（MRI）可直接观察到关节软骨、滑膜、半月板、关节周围韧带和关节周围软组织等情况，对早期细微变化的创伤进行观察和诊断。骨关节炎患者利用 MRI 可检测到关节软骨丢失、软骨下囊性变、反应性骨髓水肿等。

关节镜检查作为一种有创检查，不作为骨关节炎的常规检查手段。

【诊断和鉴别诊断】★★★△△

（一）诊断

根据患者的症状、体征、关节液及典型影像学表现，可对骨关节炎做出诊断。对于不典型关节受累的骨关节炎患者（如上肢诸关节及踝关节）应考虑有无其他原发性疾病。

各项关节炎的分类标准（1995 年美国风湿病协会）见表 37-1～表 37-3。

表 37-1　膝关节骨关节炎分类标准

临床标准	临床＋实验室＋影像学标准
1. 过去 1 个月大多数时间有膝关节疼痛	1. 过去 1 个月大多数时间有膝关节疼痛
2. 骨摩擦音（捻发音）	2. 骨赘形成
3. 晨僵时间＜30 min	3. 关节液检查符合骨关节炎
4. 年龄＞38 岁	4. 年龄＞40 岁
5. 骨性膨大	5. 晨僵时间＜30 min
	6. 骨摩擦音（捻发音）
满足 1＋2＋3＋4、1＋2＋5、1＋4＋5 可诊断为膝关节骨关节炎	满足 1＋2、1＋3＋5＋6、1＋4＋5＋6 可诊断膝关节骨关节炎

表 37-2　髋关节骨关节炎分类标准

临床标准	临床＋实验室＋影像学标准
1. 过去 1 个月大多数时间有髋关节疼痛	1. 过去一个月大多数时间有髋关节疼痛
2. 内旋＜15°	2. 血沉＜20 mm/h
3. 血沉＜45 mm/h	3. X 线片可见骨赘形成
4. 屈曲＜115°	4. X 线片可见髋关节间隙狭窄
5. 晨僵时间＜60 min	
6. 年龄＞50 岁	
7. 内旋疼痛	
满足 1＋2＋3、1＋2＋4、1＋5＋6＋7 可诊断髋关节骨关节炎	满足 1＋2＋3、1＋2＋4、1＋3＋4 可诊断髋关节骨关节炎

表 37-3　手部骨关节炎的分类标准（临床标准）

临床标准
1. 过去 1 个月大多数时间有手痛、发酸和僵硬
2. 10 个指定关节中有硬性膨大者＞2 个
3. 掌指关节肿胀＜2 个
4. 远端指间关节硬性组织肥大＞2 个
5. 10 个指定关节中有畸形者＞1 个
满足 1＋2＋3＋4、1＋2＋3＋5 可诊断为手骨关节炎

（二）鉴别诊断

1. 类风湿关节炎 发病年龄多为30～50岁，以多发性对称性四肢小关节受累为主，多伴有全身症状，类风湿因子检测常呈阳性。

2. 强直性脊柱炎 男性多发，青年为主，下腰痛为早期主要症状，X线以骶髂关节炎为主要病变，晚期可出现"竹节样"改变，90%的患者HLA-B27阳性。

3. 晶体性关节病（痛风或假性痛风） 男性多见，患者合并内科疾病，关节液检查可见尿酸或焦磷酸盐晶体。

表 37-4 关节炎的影像学表现

疾病	典型影像学表现
骨关节炎	关节间隙狭窄 骨性硬化 骨赘形成
类风湿关节炎	关节周围骨质疏松 关节侵蚀 关节间隙消失 松弛 强直
痛风	骨侵蚀
假性痛风	透明和纤维软骨出现点状及线性钙化
感染性关节炎	早期 无变化 晚期 骨质疏松 软骨破坏 侵蚀

【治疗】★★★△△

由于髋膝关节是最常见的退行性骨关节病受累关节，累及患者数目多，对功能和生活质量影响大，因此仅对这两个关节的退行性骨关节病的治疗进行讲解。到目前为止，世界上尚无一种药物能够有效治疗骨关节炎，现存的消炎止痛药物和玻璃酸钠等药物，仅仅能够缓解病人症状，却不能从根本上治疗骨关节炎。通常，大多数骨关节炎患者可以通过保守治疗获得良好的症状缓解和疾病控制。如果规律进行保守治疗无效，则可以考虑手术治疗。

在进行手术治疗前，我们应当自问几个问题：①患者是否应当接受手术？②患者是否能够接受手术？③如何进行手术治疗？这几个问题涵盖了手术治疗的适应证、禁忌证和手术方式。

（一）膝关节

1. 初始治疗 膝关节骨关节炎的最初治疗为支持性治疗，包括减轻体重和调整活动方式。支具，包括间室减负支具，和/或行走辅助装置同样可以用于初始治疗。口服镇痛药物［如非甾体抗炎药（NSAIDs）］、皮质醇激素注射、关节黏弹性补充治疗及局部镇痛能够缓解骨关节炎导致的疼痛。

虽然文献没有明确阐述，但诸如氨基葡萄糖和硫酸软骨素等支持治疗同样可以尝试。适当的物理治疗能够缓解部分症状，但如果应用不当，可导致疾病恶化。低冲击或水疗联合牵拉和等长肌肉力量训练也有助于疾病治疗。

其他能够减少关节负重的"关节保护"项目包括游泳、自行车、行走或太极拳，这些活动能够增加肌肉容量，同时在减少关节应力的情况下保护关节。

其他治疗如针灸能够对一些患者提供效果，但对于较晚期膝关节骨关节炎患者，当前没有良好的对照数据支持。

表 37-5 AAOS 膝关节骨关节炎治疗推荐

强烈推荐
推荐对于有症状的膝关节骨关节炎（osteoarthritis，OA）患者，如体重超标（BMI>25），应当鼓励患者减轻体重［最少减轻体重的百分之五（5%）］并通过调整饮食和锻炼维持较低体重
推荐有症状的膝关节骨关节炎患者参加低强度健身运动
推荐不向有症状的膝关节骨关节炎患者开具氨基葡萄糖和（或）硫酸软骨素或盐酸软骨素类药物
不推荐主要诊断为有症状的膝关节骨关节炎患者接受关节镜清理或灌洗手术
中等推荐
建议鼓励有症状的膝关节骨关节炎患者参加自我管理的教育项目，如由关节炎基金会组织的项目，以及在日常生活中调整运动方式（如步行代替跑步，改变活动方式）
建议有症状的膝关节骨关节炎患者进行股四头肌力量训练
建议有症状的膝关节骨关节炎患者使用髌骨带作为短期缓解疼痛和改善功能的治疗方式
建议不向有症状的膝关节内侧间室骨关节炎患者开具外侧楔形足跟垫进行治疗
建议有症状的膝关节骨关节炎患者在没有治疗禁忌证的条件下接受NSAIDs的治疗（对乙酰氨基酚属于NSAIDs）
建议使用关节内皮质醇激素注射作为有症状的膝关节骨关节炎患者的短期疼痛治疗
建议对有症状的膝关节骨关节炎患者不采用针刺冲洗进行治疗
不建议对于有症状的膝关节单间室骨关节炎患者使用自由浮动的体位装置进行治疗

2. 手术治疗 一旦患者经过多种保守治疗无效，应当考虑手术治疗。对于终末期退行性膝关节疾病的最普遍和有效的治疗为人工全膝关节置换术（total knee arthroplasty，TKA）。其他手术方案包括关节镜清理、高位胫骨截骨（high tibia osteotomy，HTO）治疗内翻畸形、股骨远端截骨（distal femoral osteotomy，DFO）治疗外翻畸形、单间室膝关节置换及髌股关节置换（patellofemoral arthroplasty，PFA）。

人工全膝关节置换术是治疗膝关节终末期退行性骨关节病最为普遍和有效的治疗手段，其目的是缓解疼痛、重建功能，获得膝关节内在稳定性和持久的关节重建。疼痛是所有关节置换手术的最强烈适应证。尽管患者的健康状态存在一定的差异，疾病各具特点，医生选择假体的偏好各不相同，但人工全膝关节置换术已经成为一种成功、相对低风险的治疗方法。

单间室膝关节置换术仅对膝关节的一个间室进行假体置换，即内侧或外侧间室，而人工全膝关节置换术需要对膝关节所有三个间室（内侧间室、外侧间室及髌股关节间室）进行假体置换。单间室膝关节置换中，前后交叉韧带均得到保留。髌股关节置换是单间室膝关节置换的一种，仅对髌股关节进行假体置换。单间室膝关节置换的指征十分严格，仅适用于独立间室的骨关节炎改变，且关节炎所导致的疼痛局限于受累间室。

表 37-6　单间室膝关节置换术的主要适应证和禁忌证

适应证	禁忌证
• 独立间室的骨关节炎改变 • 关节炎性疼痛局限于受累间室	• 前交叉韧带受损 • 固定屈曲畸形在临床检查中不能得到纠正 • 既往对侧间室半月板切除史 • 膝关节屈曲挛缩＞10° • 膝关节屈曲活动度＜90° • 炎性关节病 • 三间室骨关节炎

（二）髋关节

1. 初始治疗　髋关节炎能够通过非手术方法得到成功的治疗，尤其在疾病早期。减轻体重、调整活动方式及辅助行走设备能够明显缓解患者症状。NSAIDs 是最常用于缓解症状的药物。虽然文献没有阐述补充类似氨基葡萄糖和硫酸软骨素进行治疗的明确益处，这类治疗仍然可以尝试。适当物理治疗能够缓解症状，但可能使得疾病进展恶化。低冲击或水疗联合肌肉牵张和等长力量训练能有助于疾病控制。其他“保护关节”的项目，包括游泳、自行车、行走或太极，能够降低关节负重。这些活动能够在保护关节、降低应力的同时增加肌肉容量。

2. 手术治疗　髋关节骨关节炎最常用的手术治疗方式为人工全髋关节置换术（total hip arthroplasty，THA）。髋关节表面置换、股骨或骨盆截骨、关节融合和 Girdlestone 截骨同样是手术治疗的选择，虽然这些术式较少应用。患者年龄、活动水平、总体健康水平、特殊关节疾病、其他关节受累情况及影像学表现是选择最佳手术方式的考虑因素。

人工全髋关节置换术的假体固定方式可分为聚甲系丙烯酸甲酯（骨水泥）和多孔或骨长入（非骨水泥）固定两种。非骨水泥固定依靠骨这一生物界面获得固定。这一界面能够对应力发生反应并随时间增加自身强度。骨水泥是一种非生物界面，会随时间降解。理论上，骨水泥 - 假体界面或骨水泥 - 骨界面的弱化会导致先前稳定的股骨柄发生松动。无论使用哪一种方式完成假体固定，都可以获得优秀的长期固定效果。医师应当考虑患者年龄、活动水平和骨量及医生经验和对骨水泥和非骨水泥技术的适应程度，从而选择合理的固定方式。

（三）人工关节置换术的并发症

人工关节置换作为最常用的手术治疗方式，已经获得了广泛的推广。但是，关节置换手术的并发症也可能是灾难性的，需要医生谨慎观察及处理。

假体周围骨折可发生于术中或术后，会导致患者延迟活动，从而引发一系列的卧床相关并发症，包括肺炎、心功能下降、血栓形成、压疮及不可逆的肢体力量减退和关节僵硬，极大地影响患者术后的生活状态及预后。假体周围骨折与老年性骨质疏松具有明确的关系，因此抗骨质疏松治疗是必要的。

术后下肢静脉血栓形成的主要表现是患肢的持续肿胀和疼痛，可经超声证实。国内外的相关学术组织均制定了骨科大手术后的抗凝指南，旨在避免术后血栓栓塞性疾病的发生。

人工关节置换术后感染会导致灾难性的后果，可能需要取出已经植入的人工假体，接受反复的清创手术，甚至截肢。其主要表现是假体置换关节的疼痛、发热及活动受限，休息后不能缓解。接受人工关节置换的患者应当更为积极地预防感染。一旦发现感染征象，应尽早进行诊断和治疗。

假体无菌性松动是另一种常见的并发症。由于假体松动的表现同样是关节的疼痛，有时难以与假体周围感染鉴别。行走后出现疼痛加剧——缓解——再加剧是假体松动的典型表现。假体松动和感染的鉴别需要咨询专科医师。

其他的并发症还包括骨水泥反应、术后疼痛、假体脱位、异位骨化、关节僵硬、下肢长度不等、关节失稳等。

（张立海）

参考文献

[1] American Academy of Orthopaedic Surgeons. Treatment of Osteoarthritis of the Knee: Evidence Based Guideline, 2013.

[2] Awan O, Chen L, Renik CS. Imaging evaluation of complications of hip arthroplasty: review of current concepts and imaging findings. Can Assoc Radiol J, 2013, 64: 306-313.

[3] Duncan CP, Masri BA. Fractures of the femur after hip replacement. Instr Course Lect, 1995, 44: 293-304.

[4] Hewett TE, Noyes FR, Barber-Wstin SD, et al. Decrease in knee joint pain and increase in fuction in patients with medial compartment arthrosis: a prospective analysis of calgus bracing. Orthopedics, 1998, 21: 131-138.

[5] Masri BA, Meek RM, Duncan CP. Periprosthetic fractures evaluation and treatment. Clin Orthop Relat Res, 2004: 80-95.

[6] Mihalko WM, Manaswi A, Cui Q, et al. Diagnosis and treatment of the infected primary total knee arthroplasty. Instr Course Lect, 2008, 57: 327-339.

[7] Conaghan PG, Hunter DJ, Maillefert, JF, et al. Summary and recommendations of the OARSI FDA osteoarthritis Assessment of Structural Change Working Group. Osteo Cartilage, 2011, 19(5): 606-610.

[8] McCabe PS, Maricar N, Parkes MJ, et al. The efficacy of intra-articular steroids in hip osteoarthritis: a systematic reviw. Osteoarthritis Cartilage, 2016, 24: 1509-1517.

[9] Kellgren JH, Lawrence JS. Radiological assessment of osteo-arthrosis. Ann Rheum Dis, 1957, 16: 494-503.

[10] Kellgren JH, Lawrence JS. Radiological assessment of rheumatoid arthritis. Ann Rheum Dis, 1957, 16: 485-494.

[11] McAlindon T. Osteoarthritis Research Society International (OARSI) Classification and Guidelines. HSSJ, 2012, 8: 66-67.

[12] Robbins L, Kulesa MG. The state of the science in the prevention and management of osteoarthritis. HSSJ, 2012, 8: 151-158.

[13] Carlos Rodriguez-Merchan E. Intra-articular injections of hyaluronic acid and other drugs in the knee joint. HSSJ, 2013, 9: 180-182.

[14] Chu CR, Millis MB, Olson SA. Osteoarthritis: from palliation to prevention. J Bone Joint Surg Am, 2014, 96: e130 (1-9).

第 2 节 老年发病类风湿关节炎

【定义】★★★△△△

老年发病类风湿关节炎（elderly onset rheumatoid arthritis，EORA）指发病年龄大于 60 岁或 65 岁的类风湿关节炎。与青年发病类风湿关节炎（younger-onset RA，YORA）有些不同，EORA 男女发病率相似，但更容易急性发作，并伴有系统累及症状，EORA 更容易累及肩关节，疾病活动度常较 YORA 高，尤其是血清反应阳性的老年患者中更为明显。有学者认为，EORA 属于不同亚群，可能比青年发病类风湿关节炎预后好。但老年人合并症较多，确诊困难。EORA 许多症状与风湿性多肌痛、晶体性关节炎和骨关节炎相似，常造成诊断困难，并且易出现药物不良反应，因此制订个体化治疗方案时需综合考虑上述各方面，谨慎用药，并密切随访疗效及不良反应。

【流行病学和遗传倾向】★★★△△

EORA 患病率为 2%，占 RA 总体的 1/10～1/3。男 / 女患病率比为 1：（1.5～2），而 YORA 男 / 女患病率比例为 1：（4～4.5）。同 YORA 比较，EORA 的临床表现、疾病活动度、预后和治疗均具有其特殊性，EORA 是 RA 的一种独特临床亚型。美国 RA 的患病率为 0.5%～1%，大于 60 岁的人群 EORA 患病率为 2%。芬兰 65 岁以上人群 EORA 在男性患病率为 1.2%，女性为 2.2%。EORA 的发病率全球差异较大（9～900/10 万人），取决于研究人群的种族和性别的影响。来自英国诺福克关节炎记录（the Norfolk arthritis vegisten，NOAR）提示，男性 RA 发病率随年龄而增加，女性发病率 45 岁前逐渐上升，45 岁至 75 岁 RA 基本持平，大于 75 岁发病率呈下降趋势。美国明尼苏达州 RA 流行病学调查也有相似发现。

多项研究表明遗传因素在 RA 发布机制中起到关键作用，且 EORA 与 YORA 明显不同。人类白细胞抗原Ⅱ类（human leukocyte antigenclassⅡ，HLA-Ⅱ）DRB 1 基因与 RA 密切相关。DRB 1 等位基因与幼年型 RA、影像学可见的关节破坏、关节外表现相关 DRB 1 等位基因频率存在种族差异。西班牙一项研究报道称，YORA 强烈关联 DRB 1*04，而 EORA 与 DRB 1*01 相关。此外，血清阴性 EORA 患者 DRB 1*13/*14 基因频率增加，类似风湿性多肌痛（polymyalgia rheumatica）。相对于血清反应阴性 EORA，血清反应阳性患者与 HLA-DR4 关系密切。一项美国和墨西哥的研究提示，约少于半数 EORA 患者具有 DRB 1*04 等位基因，而发病年龄小于 30 岁患者中 92% 具有该基因。

【临床特征和分型】★★★△△

20 世纪 50 年代，Cecil 等首先研究并宣称 EORA 与 YORA 临床表现无明显差异。而随后的研究多支持两组疾病的临床表现有差异。Deal 等发现，不同于 YORA 表现为“典型”的对称性多个小关节累及，EORA 多累及大关节，特别是双肩关节，甚至表现为肩胛带及骨盆带肌肉疼痛，易与 PMR 混淆。Healey 等根据临床特征把 EORA 进一步分为 3 个亚型。第一种亚型即“典型”RA 与血清学阳性的 YORA 表现相似，通常疾病活动度较高，需强化治疗。第二种亚型继发于干燥综合征，表现为对称性关节炎，滑膜炎较轻，较易控制。第三种亚型，类似 PMR，具有高水平的急性期反应物，RF 通常为阴性，以小剂量激素治疗为主，长期随访关节破坏和影像学进展少且轻。Bajocci 等发现，EORA 男女患病比例较为接近，通常起病突然，伴随全身症状（发热、体重下降、乏力）。Dejaco 等发现，EORA 与 YORA 组 DAS28、CDAI、SDAI 评分相似，EORA 组的关节超声炎症指标较高。Huscher 等对 9541 例 RA 患者研究发现，YORA DAS28 评分较高，功能较差，缓解率较低；但匹配病程后，疾病严重程度和缓解率无差异。独立于年龄或病程，YORA 常伴睡眠障碍和乏力。

【辅助检查】★★★△△

1. X 线片　可见关节软组织肿胀、骨质疏松及病情进展后的关节面囊性变、侵袭性骨破坏、关节面模糊、关节间隙狭窄、关节融合及脱位。X 线分期：①Ⅰ期正常或骨质疏松；②Ⅱ期骨质疏松，有轻度关节面下骨质侵袭或破坏，关节间隙轻度狭窄；③Ⅲ期关节面下明显的骨质侵袭和破坏，关节间隙明显狭窄，关节半脱位畸形；④Ⅳ期上述改变合并有关节纤维性或骨性强直。胸部 X 线片可见肺间质病变、胸腔积液等。

2. CT 检查　尤其高分辨 CT 对肺间质病变更敏感。

3. MRI 检查　手关节及腕关节的 MRI 检查可提示早期的滑膜炎病变，对发现类风湿关节炎患者的早期关节破坏很有帮助。

4. 超声关节　超声是简易的无创性检查，对于滑膜炎、关节积液及关节破坏有鉴别意义。研究认为其与 MRI 有较好的一致性。

5. 特殊检查

（1）关节穿刺术：对于有关节腔积液的关节，关节液的检查包括：关节液培养、类风湿因子检测、抗 CCP 抗体检测、抗核抗体等，并做偏振光检测鉴别痛风的尿酸盐结晶。

（2）关节镜及关节滑膜活检：对 RA 的诊断及鉴别诊断很有价值，对于单关节难治性的 RA 有辅助的治疗作用。

【病情分期】★★★△△△

早期有滑膜炎，无软骨破坏。中期介于上、下间（有炎症、关节破坏、关节外表现）。晚期已有关节结构破坏，无进行性滑膜炎。

关节功能分级：Ⅰ级功能状态完好，能完成平常任务无碍（能自由活动）。Ⅱ级能从事正常活动，但有 1 个或多个关节活动受限或不适（中度受限）。Ⅲ级只能胜任一般职业性任务或自理生活中的一部分（显著受限）。Ⅳ级大部分或完全丧失活动能力，需要长期卧床或依赖轮椅，很少或不能生活自理（卧床或轮椅）。

RA 病情评估：RA 病情评估需结合临床及辅助检查，判断类风湿关节炎活动性的项目包括疲劳的严重性、晨僵持续的时间、关节疼痛和肿胀的程度、关节压痛和肿胀的数目、关节功能受限程度，以及急性炎症指标（如血沉、C 反应蛋白和血小板）等。

【并发症】★★△△

1．恶性类风湿关节炎（malignant RA）：指动脉炎可引起梗死性病变、雷诺现象，进一步发展可引起指尖坏死、脱落。病情严重者可发生与结节性多动脉炎难以区分的全身坏死性动脉炎，其预后不好。

2．本病侵犯心脏可引起心包炎、心肌炎、心瓣膜炎。也有的由于类风湿结节引起心脏传导障碍（尤其是束支传导阻滞）。个别病例可出现缩窄性心包炎。

3．病情严重者嗜酸粒细胞升高。部分病人可合并肾脏损害，多数出现药物性消化道黏膜病变。脊髓病变多继发于颈椎滑膜关节病，有时可继发于神经炎性肌萎缩。类风湿胸腔渗出液可并发胸膜炎。若病变发展，结节可融合成空洞，有时可引起气胸或慢性支气管胸膜瘘。

4. 少数无痛性结节病变溃破后引起眼球穿孔。也有的合并虹膜炎、脉络膜炎、干性角膜结膜炎。

【诊断和鉴别诊断】★★★△△△

目前尚无EORA的诊断标准，一般认为符合RA诊断标准，发病年龄大于60岁即可诊断。EORA鉴别诊断至关重要，主要与骨关节炎（osteoarthritis，OA），脊柱关节病（spondyloarthritides，SpA），晶体相关关节炎（crystal-related arthritis），感染性关节炎，风湿性多肌痛（PMR）及复发性血清阴性对称性滑膜炎伴凹陷性水肿综合征等鉴别。诊断过程包括详细询问病史、仔细的体格检查、化验和影像学检查，其中尤以询问病史最为重要。应明确受累关节的分布情况，判断关节内或关节外疼痛是否由创伤或感染导致，疼痛持续时间和有否关节外表现。

1. 晶体相关关节炎 痛风和假性痛风表现为急性间歇性单关节发作，自限性病程。急性痛风性关节炎通常容易诊断。痛风石性关节炎少见慢性、对称性多关节炎症。痛风石可形成坚硬的皮下结节。RA患者罕见合并痛风，对于复杂多关节炎患者难以判断时，可以通过关节液穿刺并行偏振光镜检出单钠尿酸盐结晶来确诊痛风性关节炎。痛风影像学上的改变可以类似RA，但痛风关节炎一般无骨质疏松；骨侵蚀位于关节外侧，伴边缘硬化；而RA通常骨侵蚀在关节内。

焦磷酸钙沉积病（calcium pyrophosphate dehydrate，CPPD）占晶体相关关节炎的2%～6%。通常累及单关节或寡关节，在老年患者累及多关节时可有血沉的轻度升高，需和RA相鉴别。除关节液镜检寻找焦磷酸钙晶体外，临床表现特点为：①本型关节病很少伴有腱鞘炎；②本型几乎无严重的关节外表现；③关节旁骨质疏松或骨质破坏要比RA少见；④血清RF多为阴性；⑤X线有典型的软骨钙化表现。

2. 脊柱关节病 脊柱关节病包括强直性脊柱炎（ankylosing spondylitis），银屑病关节炎（psoriatic arthritis），反应性关节炎（reactive arthritis），炎症肠病性关节炎和未分化脊柱关节病。多数患者青年起病，偶可发生于老年患者。AS患者半数有外周关节累及，非对称性下肢关节受累，多有中轴关节受累特征可资鉴别。PsA为非对称性关节受累，常累及远端指间关节，出现腊肠指/趾，附着点炎为鉴别特征，多伴有银屑病皮肤损害。炎症肠病性关节炎诊断必须有肠炎史，外周关节非对称性，较多累及下肢大关节。ReA有明确消化道或尿道感染，自限性（病程<6个月）。关节外症状包括：尿道炎、结膜炎和虹膜炎。老年发病未分化脊柱关节炎可有多系统表现，寡关节炎，下肢凹陷性水肿，较少累及中轴关节，血沉增快。

3. 风湿性多肌痛 自1963年Bagratuni描述了一组无关节炎症状的类风湿综合征患者，并提出RA与PMR鉴别诊断较为困难。血清学阴性的EORA和PMR可能是一组重叠综合征。通常需要随访观察来帮助鉴别诊断。有些患者最初表现符合PMR临床表现，但以后发展趋向血清学阴性的RA。研究发现，25%PMR患者存在外周关节滑膜炎，特征为非对称性分布，非侵蚀性大关节炎，无皮下类风湿结节。Lopez-Hoyos等研究发现，PMR患者若存在抗环瓜氨酸肽抗体（anticitrullinated protein antibodies，ACPA），通常应该更正诊断为EORA。研究者发现在EORA中ACPA和RF显著相关，但不出现在YORA。超声和磁共振成像发现滑膜炎，可帮助鉴别。

4. 骨性关节炎（OA） OA是中老年人最常见的关节炎，多累及远端指间关节、近端指间关节、膝关节和第1腕掌骨关节。可导致僵硬、疼痛、运动功能丧失，继发关节畸形（Heberden's和Bouchard's结节）。炎症反应物不高或轻度升高。影像学特征：非对称关节间隙狭窄，软骨下钙化和骨赘形成。

5. 复发性血清阴性对称性滑膜炎伴凹陷水肿（RS3PE） 以突发水肿起病，对称性关节炎，累及手、腕、足、踝关节。指（趾）伸肌肌腱炎是手（足）背肿胀原因。患者通常无骨侵蚀和RF阴性。对小剂量皮质类固醇激素治疗反应良好，无进行性关节破坏，预后好。RS3PE样症状可以与PMR共存，RS3PE是一种独立疾病还是RA的亚型仍有争议。

6. 其他疾病 隐匿性恶性肿瘤，包括实体瘤和血液学癌症，可能会导致RA样关节炎，但是这些情况下通常是影像学阴性和非侵蚀性骨炎。有效治疗恶性肿瘤缓解关节炎症状。急性肥大性骨关节病（hypertrophic osteoarthropathy）可能与肺部恶性肿瘤相关，需与RA鉴别。HOA通常是非持续性，伴杵状指或骨性疼痛，RF阴性。慢性关节结节病（chronic articular sarcoidosis）可以RF阳性，表现为非对称性寡关节炎，皮肤损害，病理组织学结果明确诊断。病毒性关节炎可出现类似早期RA症状。但无关节侵蚀和无类风湿结节，临床表现较轻且自限性。

【治疗】★★★△△

老年患者合并症多，树立乐观情绪，正确地对待疾病，建立战胜疾病的信心，生活规律化，注意劳逸结合，适当休息，预防感染。用药品种多，依从性差，错服剂量风险大，容易产生药代动力学变化和不良事件。上述因素可能直接影响 EORA 患者的疗效。

EORA 患者的治疗目标：①早期诊断，早期治疗；②减少炎症导致的症状和体征；③预防放射性进展和关节畸形；④延缓功能障碍；⑤缓解或降低疾病活动度。关节侵蚀可能出现在疾病发作的几年内，甚至见于病程<3 个月的患者。早期诊断和早期治疗对长期预后有益。EORA 患者有高水平 RF 或抗 CCP 抗体，特别具有 HLA-DRB1 *0401 和 DRB1 *0404 等位基因，早期关节侵蚀，功能障碍，或持续滑膜炎和高水平疾病活动度，应选用生物制剂等强化治疗。而血清阴性 EORA 患者，起病时疾病活动度较低，可以选用小剂量糖皮质激素为主的较为温和的治疗方法。目前，EORA 治疗用药包括：糖皮质激素，非甾体抗炎药，镇痛药，改变病情抗风湿药和生物制剂。

1. 非甾体抗炎药（NSAIDs） NSAIDs 有可缓解关节肿痛和抗炎作用，为 RA 的一线药物。应用 NSAIDs 的不良反应包括：增加心血管疾病风险，胃肠道和肝 / 肾副作用。萘普生是一种能持续拮抗血小板的 NSAIDs，但尚无萘普生或其他 NSAIDs 可以预防心血管事件证据。选择性 COX-2 抑制药，产生血管前列腺素，增加动脉粥样硬化斑块、心血管事件风险。非选择性 NSAIDs 不增加心血管事件风险。不同 NSAIDs 对 COX-1/COX-2 抑制率不同，对罹患心血管疾病的风险有密切关系。应用 NSAIDs 药物时，应充分考虑药物引起心血管不良事件风险与胃肠道出血风险，平衡利弊。非选择性 NSAIDs 增加消化性溃疡的风险，并发出血、穿孔、梗阻；其消化道不良事件 RR=2.7～5.4。女性、年龄>65 岁、胃肠疾病史、心血管疾病、RA，以及同时使用抗凝血药和（或）糖皮质激素都是消化道不良事件的危险因素。部分选择性 NSAIDs（依托度酸、萘丁美酮、美洛昔康、双氯芬酸）和非选择性 NSAIDs 出现消化道不良事件无显著差异。研究表明，应用选择性 NSAIDs 或非选择性 NSAIDs 联合米索前列醇或质子泵抑制药可以减少 NSAIDs 引起的消化道不良事件，而非选择性 NSAIDs 联合 H_2 受体拮抗药无效。COX-2 抑制药的禁忌证包括：冠心病、外周动脉硬化、或脑梗死或短暂性脑缺血发作史。高龄老年、低血容量、使用转换酶抑制药或血管紧张素 -2 受体拮抗药出现功能性肾功能不全的患者应避免使用选择性或非选择性 NSAIDs。

2. 糖皮质激素 糖皮质激素治疗 RA 的疗效尚有争议。糖皮质激素的短期作用缓解关节肿痛症状和中期延缓关节结构破坏。一项荟萃分析纳入 10 项随机对照研究提示，小剂量激素（泼尼松<15 mg/d）减少关节肿胀计数和增加握力方面，优于 NSAIDs 或安慰药。研究发现，糖皮质激素治疗早期 RA 能减缓结构破坏进展。激素引起的副作用不容忽视，老年患者更应密切监控。感染和激素性骨质疏松的风险性增加。激素应用超过半年，罹患糖尿病的风险增加 2～3 倍。此外，糖皮质激素治疗增加心梗、心脏衰竭、情绪障碍、青光眼和白内障的风险。早期 RA 患者，使用激素前应仔细评估风险 / 效益比，给予最低有效剂量，尽可能缩短维持治疗时间。激素推荐剂量为泼尼松 0.15 mg/（kg · d），每日最大剂量泼尼松 10 mg/d。

3. 改变病情抗风湿药（DMARDs）

（1）甲氨蝶呤（MTX）：2006 年欧洲风湿病联盟建议，RA 患者首选 MTX 治疗。老年患者因相关肾单位丧失，故 MTX 联合 NSAIDs 时需密切监测肾功能，根据内生肌酐清除率调整 MTX 用量。当清除率<15 ml/min 时避免应用 MTX，肌酐清除率 15～60 ml/min，推荐起始剂量为 2.5～7.5 mg/ 周，可逐渐增加至 12.5 mg/ 周。MTX 在老年患者中疗效确切。常规补充叶酸能减少肝脏毒性，改善胃肠道不适症状。

（2）柳氮磺胺吡啶（SSZ）：EORA 应用 SSZ 的研究不多。5 项前瞻性研究提示，老年和青年患者中 SSZ 的疗效和安全性类似。

（3）来氟米特：目前尚无 EORA 患者中来氟米特的药效学、药代动力学和毒性研究。虽然认为 EORA 患者服用来氟米特无须特别注意，但我们建议从小剂量开始，如 10 mg/d 或 20 mg 隔日一次，以防止不良事件发生，用药期间需定期监测血压和肝功能。

（4）羟氯喹：推荐应用于低疾病活动度、轻中度和（或）血清学阴性的 EORA 患者，可联合应用小剂量激素。羟氯喹较为安全，单用治疗不需要每月化验血常规和肝、肾功能，但需注意肾功能和眼底疾病。用药前必须眼底检查，有危险因素的患者每 6～12 个月复查，无危险因素患者每 18 个月随访。

4. 生物制剂

（1）肿瘤坏死因子受体拮抗药（tumor necrosis factor inhibitor，TNFi）：有 A 类证据表明，TNFi 单用或联合 MTX 对 RA 治疗有效。无证据表明当前任何一种 TNFi 优于其他同类制剂，但如果一种制剂耐药可以尝试其他制剂，但往往耐受性和疗效不会太理想。不良事件包括感染、潜在的恶化心脏衰竭和脱髓鞘病变。TNFi 不应用于活动性感染和应慎用于老年患者。近期，有研究显示 EORA 患者和 YORA 患者中 TNFi 的有效性和耐受性相似。因此，年龄不应成为 TNFi

使用的禁忌证。但对于部分患者年龄>75岁，尽管积极治疗能控制疾病活动度，但对功能学改善无益。

（2）其他生物制剂：对于接受TNFi治疗但没有达到或维持缓解的患者，可考虑换用其他不同作用途径的新型生物制剂，如利妥昔单抗和阿巴西普。上述生物制剂一般耐受良好，且对TNFi无效的患者具有一定疗效。

生物治疗达到缓解期后停用生物制剂，应用DMARDs可以防止复发。最近北美风湿病研究联盟（CORRONA）的结果证实，尤其在早期RA患者中，上述策略是行之有效的。

【预后】★★★△△

通常EORA被认为预后相对较好，骨侵蚀较轻。但近期部分研究发现EORA较YORA预后不良或预后相似。Pease等发现，EORA组具有较高健康评估问卷得分（Health Assessment Questionnaire，HAQ）和较高RF阳性率，提示该组患者关节功能预后不佳。但该研究同时发现EORA临床缓解率较高。Innala等研究950例RA（病程<1年）发现，EORA中抗环瓜氨酸肽抗体阳性率低，急性期反应物（包括ESR和CRP）升高，DAS28和HAQ评分较高。Mueller等观察592例早期RA，以60岁为界将患者分成EORA组合YORA组，随访5年发现两组间影像学进展无明显差异。

（管剑龙）

参考文献

[1] Soubrier M, Mathieu S, Payet S, et al. Elderly-onset rheumatoid arthritis. Joint Bone Spine, 2010, 77: 290-296.

[2] Villa-Blanco JI, Calvo-Alen J. Elderly onset rheumatoid arthritis: differential diagnosis and choice of first-line and subsequent therapy. Drugs Aging, 2009, 26: 739-750.

[3] Innala L, Berglin E, Moller B, et al. Age at onset determines severity and choice of treatment in early rheumatoid arthritis: a prospective study. Arthritis Res Ther, 2014, 16: R94.

[4] Mueller RB, Kaegi T, Finckh A, et al. Is radiographic progression of late-onset rheumatoid arthritis different from young-onset rheumatoid arthritis? Results from the Swiss prospective observational cohort. Rheumatology (Oxford), 2014, 53: 671-677.

[5] Dejaco C, Duftner C, Wipfler-Freissmuth E, et al. Elderly- versus younger-onset rheumatoid arthritis: higher levels of ultrasound-detected inflammation despite comparable clinical disease activity. Arthritis Care Res (Hoboken), 2013, 65: 304-308.

[6] Tamas MM, Felea I, Rednic S. How much difference does the age at onset make in early arthritis patients? Comparison between the ACR 1987 and the ACR/EULAR 2010 classification criteria for rheumatoid arthritis at the time of diagnosis. Rheumatol Int, 2013, 33: 2881-2884.

[7] Scott IC, Seegobin SD, Steer S, et al. Predicting the risk of rheumatoid arthritis and its age of onset through modelling genetic risk variants with smoking. PLoS Genet, 2013, 9: e1003808.

[8] Boots AM, Maier AB, Stinissen P, et al. The influence of ageing on the development and management of rheumatoid arthritis. Nat Rev Rheumatol, 2013, 9: 604-613.

[9] Rasch EK, Hirsch R, Paulose-Ram R, et al. Prevalence of rheumatoid arthritis in persons 60 years of age and older in the United States: effect of different methods of case classification. Arthritis Rheum, 2003, 48: 917-926.

[10] Carbonell J, Cobo T, Balsa A, et al. The incidence of rheumatoid arthritis in Spain: results from a nationwide primary care registry. Rheumatology (Oxford), 2008, 47: 1088-1092.

第3节 风湿性多肌痛

【定义】★★★△△△

风湿性多肌痛（polymyalgia rheumatica，PMR）于1952年由Barber首先提出，是以颈、肩胛带和骨盆带肌肉疼痛、晨僵为主要表现并伴有发热、血沉（ESR）升高等全身反应的一种综合征。由于无特异的诊断性实验室检查和病理学发现，PMR是根据其临床特征定义的。包含在绝大多数定义中的临床特征包括：①在颈部、肩、髋带肌或这些部位中某几个部位同时出现疼痛伴晨僵，持续半小时或更长时间；②症状持续 1 个月或更长时间；③年龄大于 50 岁；④系统性炎症的实验室证据，例如 ESR 升高。有些定义还包括对小剂量激素治疗（例如泼尼松 10 mg/d）反应迅速有效。该病可与巨细胞动脉炎（giant cell arteritis，GCA）同时存在，提示两者有相关性，但机制尚不十分清楚。

【流行病学】★★★△△

PMR 好发于 50 岁以上的中老年人，50 岁以下发病少见，随年龄增长发病逐渐增多，女性居多，发病率为男性的 2～2.5 倍。国外报道 PMR 发病率为 20.4～53.7/10 万，70 岁以上发病率高达 112.2/10 万。另有研究报道 PMR 在 50 岁以上人口中的年患病率大约 600/10 万。我国无流行病学调查资料，但临床并不少见。

【PMR 和 GCA 的关系】★★△△

PMR 和 GCA 常相互重叠。大量证据表明 PMR 和 GCA 的相关性，认为可能是同一种疾病过程的不同时期表现。10%～15% 的“单纯性”PMR 颞动脉活检阳性。30%～50% 的 GCA 患者有 PMR 的表现。研究表明 HLA-DRB1 在 PMR 和 GCA 中表达较高。PMR 和 GCA 外周血中活化的单核细胞增多，分泌促炎症因子。另有研究提示，尽管 PMR 颞动脉活检组织病理并没有血管炎表现，但和 GCA 类似，PMR 中表达巨噬细胞和 T 细胞来源的细胞因子 mRNA 含量明显增高。

【病因和发病机制】★★△△

PMR 病因不明，和 GCA 都有明显的系统性炎症反应，提示有高度活化的先天性免疫反应。但在 PMR 血管炎相关临床表现，而 GCA 不仅有活化的先天性免疫反应所致的临床表现，也出现由于获得性免疫反应活化导致的血管炎症及其相应的临床表现。

遗传学研究提示 HLA-DR4 与 PMR 和 GCA 相关。PMR 和 GCA 中 HLA-DRB1 基因的第 2 高可变区序列存在多态性，与 HLA-DR 分子抗原结合区密切相关，提示这种抗原结合在 PMR 和 GCA 发病中均有重要作用。

病理提示在 GCA 的肉芽肿中存在针对动脉壁弹力层组织附近抗原的细胞介导的免疫反应。GCA 颞动脉活检组织中有较多的 T 细胞浸润，可分泌较多的白介素 -2 和 IFN-γ，而在 PMR 没有 IFN-γ。另外在 GCA 患者血清中可检测到可溶性内皮细胞黏附分子（ELAM-1）。在颞动脉活检组织肌纤维母细胞和相关细胞中亦可检测到其他黏附分子，说明黏附分子对于诱导白细胞趋化到相应血管内皮、介导细胞间炎症反应从而导致肉芽肿形成具有一定的作用。在一些病变的颞动脉部位可见到免疫球蛋白和补体在细胞内和内弹力层附近沉积，提示可能存在针对动脉壁抗原的抗体及免疫复合物的参与。同时发现这些患者细胞毒性 T 细胞的数量减少。在 PMR 和 GCA 中白介素 -6 的水平可增高，认为与病情活动相关。PMR 和 GCA 活动期血清循环免疫复合物水平升高，与 ESR 和高球蛋白血症相关。

【临床表现】★★★△△△

1. 症状与体征

（1）一般症状：半数以上患者有全身症状，如疲倦、低热、体重减轻，并可能作为首发症状。不合并 GCA 的 PMR 患者很少出现高峰热。

（2）典型症状：颈肌、肩肌及髋部肌肉僵痛，PMR 是以对称性的近端关节和肌肉的酸痛及晨僵为特征，常以晨僵和静止后的“胶着”感为突出表现，以肩关节、颈及骨盆带肌肉最为突出，常呈对称性分布有时远端肌群及关节也可受累，与 RA 较难鉴别。70% 以上的患者肩胛带疼痛最先发生，然后发展到四肢近端、颈、胸、臀等部位，直接影响患者的生活，上述症状可以突然起病，也可隐匿起病，持续数周到数月。症状严重，表现为持续性疼痛。严重者翻身、起床困难，上肢抬举受限，下肢活动受限，影响下蹲，上下楼梯困难。部分疼痛较剧患者表现为深呼吸疼痛。肌痛多对称性分布，也可单侧或局限于某一肌群。长期得不到治疗者，可发展为肌萎缩，出现关节主动和被动运动困难，并且可能出现肌肉挛缩，肌力通常正常。

（3）关节症状：PMR 的关节病变主要表现为肌腱炎和滑膜炎。关节运动可加重疼痛，多表现在四肢近端，而非关节部位。也可累及肢带肌肌腱附着部，可出现腕及指间关节疼痛和水肿，甚至出现胸锁、肩、膝或髋关节的一过性滑膜炎。多中心的研究显示，PMR 轻中度的滑膜炎主要影响近端关节、脊柱和肢体带，如肩关节最常受累；另有 15%～50% 出现外周关节滑膜炎，以膝关节和腕关节最多见。放射性核素骨扫描显示 96% 的 PMR 患者有异常，其中 80% 的肩关节和 16% 的手、腕、膝关节放射性核素摄取增强。磁共振（MRI）检查也显示 PMR 肩峰下 / 三角肌下滑膜炎是肩部最常见的损伤，MRI 检查提示 PMR 患者膝关节关节囊外部位及软组织肿胀，发生率（50%）显著高于 RA。

2. 辅助检查

（1）轻至中度正细胞正色素性贫血。

（2）ESR 显著增快（魏氏法>40 mm/h）；C 反应蛋白（CRP）增高，且与疾病活动性平行。

（3）肝酶可轻度升高，但反映横纹肌炎症的肌酸磷酸激酶多在正常范围内。

（4）血清 IL-6 水平升高。

（5）肌电图和肌肉活检无炎性肌病的依据；肌电图检查多无异常发现，对 PMR 无诊断意义。PMR 的肌肉活检标本组织学无特征性改变，肌肉失用时可见非特异的Ⅱ型肌纤维萎缩。滑液及滑膜检查可见滑液的白细胞计数位于（1～8）×10^9/L，以单核细胞为主。滑膜活检可见轻度的滑膜细胞增生，伴有轻微的淋巴细胞浸润。

（6）抗核抗体和其他自身抗体及（RF）一般为阴性。

（7）B 超、核磁共振（MRI）检查可发现肩膝或者髋关节滑膜炎，MRI 显示肩峰下 / 三角肌下滑膜炎是肩带最常见的损伤。

（8）如果 PMR 患者具有提示为 GCA 的症状和体征，或者对 15 mg/d 的泼尼松治疗无反应，则应考虑行颞动脉活检。

【诊断及鉴别诊断】★★★△△△

PMR 主要依据临床表现做排除性诊断，老年人有不明原因发热，ESR 和（或）CRP、血清 IL-6 升高及不能解释的中度贫血，伴有肩背四肢肌肉疼痛、活动障碍，在排除类风湿关节炎（RA）、肌炎、肿瘤、感染等其他疾病后要考虑 PMR 诊断。

1. 诊断标准 满足以下三条标准可以做出诊断。

（1）发病年龄≥50 岁。

（2）两侧颈部、肩胛部或及骨盆肌痛晨僵。

（3）ESR≥40 mm/h 或小剂量糖皮质激素（泼尼松 10～15 mg/d）治疗迅速反应。

2. 鉴别诊断

（1）巨细胞动脉炎（GCA）：30%～50%（另有资料显示该数值高达 70%）的 GCA 同时合并 PMR，两者合并时鉴别较困难。在出现头痛、视觉异常、颞动脉怒张、搏动增强或减弱并伴有触痛、小剂量糖皮质激素治疗反应不佳等，均需进一步做颞动脉造影、超声、活检等检查明确。

（2）类风湿关节炎（RA）：主要需与早期 RA 相鉴别，RA 以对称性小关节滑膜炎为主要表现，常有（RF）和抗 CCP 抗体阳性。而 PMR 虽可有关节肿胀，但无持续性小关节滑膜炎，无关节破坏性病变和类风湿结节，抗体常阴性。区分早期 RA 和 PMR 可能比较困难，特别是对于那些类风湿因子阴性的 RA 患者及手足小关节还没有表现出明显滑膜炎的早期患者。

（3）多发性肌炎：PMR 和多发性肌炎都可出现肌痛，但后者肌酶谱、肌电图和肌活检有异常，且对激素反应没有 PMR 快速。多发性肌炎的患者对无力的主诉要远远多于疼痛，这种模式与 PMR 患者陈述的症状模式相反。

（4）纤维肌痛综合征（fibromyalgia syndrome，FMS）：FMS 有固定且对称的压痛点，如颈肌枕部附着点，斜方肌上缘中部，冈上肌起始部，肩胛棘上方近内侧缘，第 2 肋骨与肋软骨交界处外侧上缘，肱骨外上髁下 2 cm 处，臀部外上象限臀肌皱褶处，大转子后 2 cm 处，膝关节内侧鹅状滑囊区等 9 处，共 18 个压痛点，肌力和关节正常。伴有睡眠障碍，紧张性头痛，激惹性肠炎，ESR 和 CRP 一般正常，对糖皮质激素治疗无效。

（5）其他疾病：PMR 诊断主要是临床诊断，缺乏特异性指标。因此还需与退行性关节病、恶性肿瘤、感染、甲状腺功能减低等进行鉴别。老年患者出现贫血、体重下降、发热和乏力、ESR 增快，尤其是小剂量糖皮质激素疗效不佳者，临床上必须除外恶性肿瘤等疾病。

【治疗原则及方案】★★★△△△

1. 一般治疗 消除患者的顾虑至关重要，使其遵循医嘱，戒烟戒酒，养成良好生活习惯，合理用药，防止病情复发。同时进行适当的锻炼，防止肌肉萎缩。

2. 药物治疗

（1）糖皮质激素：小剂量糖皮质激素为首选药物，一般泼尼松 10～15 mg/d 口服。1 周内症状可迅速改善，CRP 可短期内恢复正常，ESR 逐渐下降。2～4 周后泼尼松缓慢减量，每 2～3 周减 2.5 mg，维持量 5～10 mg/d，随着病情逐渐稳定，部分患者的维持量可减为 3～5 mg/d。对病情较重，发热、肌痛、活动明显受限者，可以使用泼尼松 15～30 mg/d，随着症状好转，ESR 接近正常，可逐渐减量维持，维持用药一般 1～2 年。减量过早、过快或者停药过早是导致病情复发的主要原因，多数患者在 2 年内可停用糖皮质激素，但国外报道 PMR 维持治疗的平均时间约为 3 年，少数患者需小剂量维持多年。停药后仍需随访观察，一般 5 年内不复发可认为病情完全缓解。应该强调，对老年人长期使用糖皮质激素应特别注意长期不良反应及并发症（如高血压、糖尿病、白内障、骨质疏松），应及时给予相应的治疗。

（2）非甾体类抗炎药（NSAIDs）：对于初发或者较轻病例可使用 NSAIDs，如双氯芬酸、美洛昔康、塞来昔布等。10%～20%PMR 患者单用 NSAIDs 可以控制症状，但应注意胃肠、心血管并发症。

（3）免疫抑制药：单纯 PMR 患者可不必加用免疫抑制药治疗。对使用糖皮质激素有禁忌证，或效果不佳、减量困难、不良反应严重者，可联合使用甲氨蝶呤（MTX）7.5～15 mg/ 周，或硫唑嘌呤、来氟米特、环孢素 A、环磷酰胺（CYC）等。PMR 合并 GCA 时起始糖皮质激素剂量应较单纯 PMR 大，可以联合免疫抑制药如环磷酰胺治疗，病情稳定、症状缓解后逐渐减量。

3. 预后 PMR 大多预后良好。PMR 合理治疗后病情可迅速缓解及痊愈，也可迁延不愈或反复发作，疾病后期可出现失用性肌萎缩等严重情况。

（管剑龙）

参考文献

[1] Barber HS: Myalgic syndrome with constitutional effects: Polymyalgia rheumatic. Ann Rheum Dis, 1957, 16: 230.

[2] Sakkas LI, Loqueman N, Panayi GS, et al: Immunogenetics of Polymyalgia rheumatic. Br J Rheumatol, 1990, 29: 331.

[3] Salvarani C, Cantini F, Boiardi L. Polymyalgia rheumatica and giant-cell arteritis. New England Journal of Medicine, 2002 (04) : 261-271.

[4] Doran MF, Crowson CS, O'Fallon WM. Trends in the incidence of polymyalgia rheumatica over a 30 year period in Olmsted County, Minnesota, USA. Journal of Rheumatology, 2002: 1694-1697.

[5] Charhon R. Polymyalgia rheumatica and its links with giant cell arteritis. Clinical Medicine, 2008 (05) : 498-501.

[6] 中华医学会风湿病学分会. 风湿性多肌痛和巨细胞动脉炎诊断及治疗指南. 中华风湿病学杂志，2012（01）：57-59.

[7] Hancock AT. The association between polymyalgia rheumatica and vascular disease; a systematic review. Arthritis Care Res, 2012 (09) : 1301-1305.

[8] Leeb BF, Bird HA, Nesher G. EULAR response criteria for polymyalgia rheumatica results of an initiative of the European collaborating polymyalgia rheumatica group. Ann Rheum Dis, 2003, 62 (12): 1189-1194.

[9] Salvarani C, Cantini F, Hunder G G. Polymyalgia rheumatica and giantcell arteritis. The Lancet, 2008 (9634) : 234-245.

第 4 节　老年常见足病

【概述】★★★△△

足部是具有支撑、平衡、运动和感觉功能的独特结构，损伤足部任何一种或多种功能都会造成灾难性后果，尤其在老年患者中情况更复杂，所造成的足部疼痛和畸形将严重影响老年人生活质量和生活自理能力，尤其表现在行动不便和增加跌倒（fall）风险上，造成病残和死亡。

【病因】★★★△△

老年足病病因是多因素的，包括骨和关节的退变，如退行性骨关节病（degenerative osteoarthropathy）和骨质疏松症（osteoporosis）；韧带、肌腱和肌肉组织的慢性劳损和导致的失衡状态；全身疾病如糖尿病（diabetes mellitus）、类风湿关节炎等在足部的并发症。同时各种足部疾病往往混合存在，互为因果，而血管疾病如静脉曲张，动脉闭塞等，造成足部血供不良，造成足部疾病的发展，同时也会增加手术治疗并发症。老年患者还伴有皮肤和趾甲问题，如真菌感染，皮肤干燥发痒等。另外，不合适的鞋子也是造成足部疾病或加重足部疾病的重要影响因素。因而在诊治老年足病中需要考虑存在众多因素，包括既往病史、全身情况、精神状态和步行状态等。这些病损可以多年无症状，直到年龄增大而出现畸形和疼痛，导致足部活动减少和功能丧失，继而影响老年人全身状况和增加跌倒风险。

【症状】★★★△△△

足部疼痛和畸形是老年足病常见症状和体征。患者常常抱怨疼痛和行走困难，主要表现在前足站立负重和行走推进相，以及穿鞋时前足或中足远侧的挤压疼痛。慢性和严重的足部疼痛往往伴随失平衡、行走障碍，增加跌倒风险。畸形的严重程度在风湿性关节炎等系统性疾病中更严重。

最常见的前足关节疾病包括槌状趾，蹋趾外翻（内侧滑囊炎），蹋趾强直（背侧滑囊炎），跖趾关节紊乱，跖骨底疼痛，第1跖列活动过大和失稳，裁缝趾（第5跖骨滑膜炎），外伤后关节炎和畸形[Lisfranc损伤，夏科关节（Charcot joint）和各种骨折]。足部蹋趾或其他足趾生物力学变化是导致前足疼痛的常见原因。第1跖趾关节骨关节炎常导致蹋趾僵硬或限制。而鸡眼和胼胝体的出现能反映潜在的骨畸形。鸡眼和痛性胼胝体等造成的疼痛，促使患者采取防痛步伐会导致不稳及下肢和足部生物力学改变，如跖脂肪垫萎缩、骨关节炎改变。

退变性骨关节炎、畸形和肌肉失衡是老年中后足疾病的常见表现。与前足相似，中足和后足足病的常见病因仍是骨关节炎或外伤的结果。前足和中足的关节炎也能影响后足和踝关节。踝关节、距下关节和中跗关节（距舟关节和跟骰关节）可能单独发病或联合发病。最常见临床表现为踝关节骨关节炎，踝关节内外翻畸形，足下垂，马蹄内翻足，跟腱部分或完全断裂，胫后神经功能不全，距下关节炎，距下关节外翻或内翻畸形，中跗关节骨关节炎，后足塌陷，创伤后关节炎，骨折不愈合或延迟愈合。患者常主诉后跟或踝关节周围疼痛，站立困难，长距离行走困难。但肌肉无力或失衡经常被病人所忽视。临床需要进行肌力和关节活动度测定，以及步态的评价来诊断。

【治疗】★★★△△

治疗目的是通过特殊干预达到缓解症状和提高生活质量，向患者提供健康教育，指导健康行为。老年足病应首选非手术治疗，提供改善足部和下肢结构和功能的建议。不适当的鞋子是足部损伤的主要因素，穿着舒适的鞋子，会缓解疼痛，增加活动度和提高生活质量。足部医生的一个重要职责是评价和建议鞋子类型。另一个重要的保守治疗手段是应用足部矫形器。足部矫形器分成三个主要部分：①鞋内简单软垫；②有额外填充/应用条件（比如调节的足部矫形器）；③波浪形鞋垫以改变小腿和足部关节功能。

对于一部分老年足病，保守治疗往往能达到满意的效果。当保守治疗失败和疼痛，畸形和（或）功能障碍严重影响生活质量，需要考虑手术治疗。如果保守治疗取得满意效果，则不鼓励手术。术前准备要细致，需要考虑患者的内科合并症，血管情况，营养状况，药物服用情况。

【几种常见结构畸形】★★△

一、足趾疾病

（一）蹋外翻

是伴有其余足趾畸形和症状的足蹋趾序列的复合畸形，而不是单一的一种畸形表现。

1. 病因 设计不合理的、过紧的鞋子可能是现代社会中导致蹋外翻发病的主要原因。某些解剖结构学上的异常在蹋外翻中起致病作用，这些异常包括有旋前的偏平足、胫后肌止点异常、第1跖骨-内侧楔骨关节倾斜增加、第1跖列过长、第1跖趾关节面不适合等。特别强调的是跖骨远端关节角即DMAA，有研究表明DMAA有明显性别差异，男性会更大，另一个是趾骨近端关节角即PAA。蹋趾的外翻位置常造成第2趾的锤状趾畸形。

2. 病理生理 通常认为，第1、2跖骨间夹角正常不超过8°～9°，而第1跖趾关节外翻的上限为15°～20°。如果第1跖趾关节外翻角超过30°～35°时，就会导致蹋趾旋前，伴随着这种异常旋转，正常位于第1跖趾关节屈伸轴跖侧的蹋展肌会进一步向跖侧移位，此时内侧唯一的限制结构是内侧关节囊韧带。蹋内收肌失去了蹋展肌的对抗，进一步牵拉蹋趾使其外翻，牵拉内侧关节囊韧带，使内侧关节囊韧带变薄并使第1跖骨头由籽骨处内移。另外，蹋收肌和蹋长屈肌增加了跖趾关节的外翻力矩，更进一步加重了第1跖列的畸形。外侧籽骨半脱位或完全脱位至第1和第2跖骨间隙。患者的第1跖列负重减少，而第2～5跖骨头负重增加，这样就增大了第2～5跖骨发生转移性跖骨痛、胼胝和应力骨折的可能性。

由于足横弓塌陷而造成的前足增宽也使患者穿鞋更加困难。如果鞋子前部过窄，通常会形成鸡眼，并引起第1跖骨头内侧隆起于皮肤表面的滑囊增生即蹋囊炎。随着第1跖趾关节的外翻、半脱位，常会继发骨关节炎。

3. 治疗 蹋外翻可首先进行改变鞋子、训练及主动调整治疗。手术治疗的效果取决于选择合适的截骨术，尤其是那些DMAA增大的患者。而单独的软组织手术不到10%，同时复发率较高。

（二）跗强直

跗强直指跗趾跖趾关节的活动受限。老年患者通常由第 1 跖趾关节的退行性变引起。临床表现为间断或持续疼痛。负重侧位 X 线片上可显示第 1 跖骨背伸位，可发现跖骨头穹隆形关节面上出现小的凹陷。后期能在正斜位和侧位片上看到关节间隙变窄。保守治疗包括矫形鞋、局部封闭。但大多数患者需要行手术来减轻疼痛并改善功能。手术包括以背侧为基底的近节趾骨基底部或第 1 跖骨远端楔形截骨术、Keller 手术、第 1 跖趾关节融合术，硅胶单柄假体关节置换术等。O'Malley 报道了联合关节唇切除术和近节趾骨截骨术，在 AOFAS 评分和第 1 跖趾关节背伸都有显著提高。我们的经验认为关节融合术术后效果满意，术后在步态推进力、足负重功能及稳定性方面均显著改善。进展型跗强直通常需要行关节融合术。

（三）跖趾关节不稳定

好发于第 2 跖趾关节，包括跖趾关节滑囊炎、足趾脱位和慢性畸形（锤状趾、爪形趾）。常发生于 50 岁以上穿尖头高跟鞋的女性。关节稳定的静态约束包括侧副韧带和跖板。跖板的破裂在跖趾关节不稳定中起关键作用。多项研究表明，小线圈 MRI 能精确诊断跖板损伤。锤状趾畸形可以是僵硬或可复的。如果足趾的近侧趾间关节屈曲挛缩严重并已存在很长时间，那么跖趾关节通常会背伸畸形，严重可以半脱位或脱位。引起足趾畸形的解剖因素包括“双骨趾”与第 2 跖趾列过长。其他因素还包括结缔组织疾病与创伤。如果合并糖尿病或硬脊膜膨出时造成感觉减退，那么这些受压的部位可出现溃疡与深部感染。锤状趾的非手术治疗通常令人失望。常用手术史近侧趾间关节切除、近节趾骨基底部切除、近节趾骨远 1/3 或 1/4 切除、近节趾骨完全切除或近侧趾间关节融合术。

二、神经源性疾病

Morton 神经瘤是前足疼痛和趾蹼神经痛常见原因之一。好发于第 2、3 趾蹼间。反复的微小创伤、神经周围纤维化、神经滋养管闭塞导致的缺血和神经内膜水肿可能是形成 Morton 神经瘤的主要原因。趾蹼压痛是 Morton 神经瘤最常见的体征。治疗包括局部封闭，手术切除。

三、肌腱筋膜疾病

（一）跟痛症

在老年患者中常见，随着年龄的增加，跟垫弹性脂肪组织逐渐退变。衰老也会导致胶原、水分及弹性纤维组织逐渐减少，这些发生在跟垫的退变过程可以部分地解释跟痛症的原因。另一个可能引起疼痛的原因与足趾背伸时跖腱膜的“铰链”机制有关。在跖腱膜起点和跖腱膜下的趾短伸肌肌腱，反复的拉伸与退变会造成微小撕裂与囊样退变。而且，跟骨结节前内侧跖面也是常见的骨刺的好发部位，该部位与趾短屈肌的起点相符。主诉为跟下疼痛，晨起或坐片刻后加重，行走几步后疼痛减轻。常见体征是跟骨结节内下侧的局限性压痛。约 50% 患者 X 线片示有跟骨骨刺，但此现象的确切意义尚不肯定。骨扫描可能有些帮助，跟骨前下方内侧的核素摄取浓度最高。治疗采用鞋垫，口服非甾体类抗炎药，局部注射糖皮质激素，有文献报道高能量体外冲击波治疗可能有效。大多数患者保守治疗有效。

（二）跟腱病变

跟腱的慢性病变与许多疾病并存，包括高血压、糖尿病，这些疾病降低了跟腱愈合的潜力，并导致血管分布的改变和减少。临床表现为跟腱止点炎症，在跟骨结节后上方可出现大的骨性突起（Haglund 畸形），与跟骨后滑囊炎有关，跟腱止点内部也可出现炎症和退变产生疼痛。保守治疗包括足跟垫、口服非甾体类抗炎药、小腿综合拉伸练习、冰敷。在 Al-Abbad 和 Simon 的一项 meta 分析中提示低能量体外冲击波治疗慢性跟腱炎有效，如果联合跟腱离心牵伸训练会更有效。当 MRI 提示病变超过 50% 以上，可能需要标准的外科治疗包括跟腱病变的清创和跗长屈肌肌腱移位术。

（三）扁平足及胫后肌腱功能不全

扁平足习惯上是指足部正常的内侧纵弓的丧失，同时可伴有足跟外翻；距下关节轻度半脱位，距骨头内倾、跖屈，在站立位时足的正位 X 线片上可表现为距骨头短缩；中跗关节（距舟和跟骰关节）向外侧成角（外展）；前足相对于后足的旋后畸形。跟腱经常发生短缩。负重位的正侧位 X 线片及非负重位斜位 X 线片是判断畸形严重程度的必要检查。如果在非负重的状态下内侧纵弓的低平不能被接受，这种扁平足就被定义为固定性或僵硬性。不对称性扁平足表现为后足外翻，中足在中跗关节处外展、前足在中跗关节处旋前。通常由胫后肌肌腱的病变造成。

胫后肌肌腱是内侧纵弓的动态支持结构，退变性或关节炎继发造成的慢性肌腱炎，可能会导致胫后肌肌腱的跖屈、内翻及稳定足内侧纵弓的功能减弱。可以导致不对称性扁平足。胫后肌肌腱功能不全分期：Ⅰ期，胫后肌肌腱炎或腱鞘炎，沿肌腱疼痛，肿胀和胫后肌肌腱腱鞘内积液。沿活动方向被动外翻足可以引起刺激，可有轻度无力，但无畸形，患者单足站立后跟可以抬起，轻度平足畸形，距下关节可屈曲。以保守治疗为主，如果保守失败，进行肌腱清创或腱鞘切除。Ⅱ期病变特点是胫后肌肌腱失去功能，不能够完成单侧提踵试验。后足外翻，前足外展，平足更加明显，会有轻度的外侧或跗骨窦挤压性疼痛。Ⅲ期，胫后肌肌腱失去功能，出现后足固定性的外翻畸形，跟距关节半脱位伴骨关节炎，前足旋后外展畸形，伴或不伴跟腱延长。影像学可以见到退变性改变，会出现严重的跗骨窦疼痛。治疗方法为距下关节或 3 关节融合。Ⅳ期病变是在Ⅲ期的基础上出现了踝关节外翻（胫距关节距骨外翻畸形），MRI 和超声波检查是评价胫后肌肌腱功能不全的有效工具。

Ⅱ期以内的胫后肌肌腱功能不全，首先进行休息、冰敷、非甾体抗炎药和应用短腿行走石膏制动 4～6 周，不推荐应用类固醇局部注射。急性炎症消退后，进行小腿和下肢的等长收缩力量锻炼和小腿三头肌拉伸为主的小腿综合康复锻炼。可以用跟骨内侧楔形支具和前足内侧垫以保持后足中立位，减少胫后肌与肌腱的力量。Ⅱ～Ⅲ期病变可穿戴有内后侧支持和双侧直立支撑的 T 形带的足踝矫形器。矫形器设置为踝关节跖屈 20°～30°、背伸 10°。

平足畸形是三维的，负重从外侧柱移向内侧柱。同时对胫距关节也造成明显影响，可使踝关节接触面外移，后移，接触面积减少，压力增加，峰值增加，引起踝关节发生退变性改变的危险。患者往往少量活动即感足和踝部疲劳，行走时患足支撑无力，穿鞋困难，但主要的主诉通常是疼痛，初期时在内侧，但随着长时间的旋前，距骨外侧突的前面撞击跗骨窦底部，疼痛逐渐局限于外侧。查体可见踝关节周围肿胀，内侧纵弓扁平或塌陷，负重后更加明显。舟骨结节突出，跟骨外翻，前足外展。跗骨窦、沿胫后肌肌腱自舟骨结节至内踝压痛明显。特殊体征有多趾征，第 1 跖骨抬高征，提踵试验。

平足症常常伴有跟腱或腓肠肌挛缩，区别二者对于手术方案的选择非常重要。患者放松肢体，分别在膝关节伸直和屈曲状态下，被动背伸踝关节。如果膝关节伸直状态下，踝关节背伸＜10°，说明腓肠肌可能痉挛影响足的正常功能；如果膝关节伸直，踝关节背伸受限，而膝关节屈曲时踝关节背伸角度增加，说明腓肠肌痉挛；如果无论伸膝还是屈膝，踝关节背伸均受限，说明跟腱挛缩。

四、糖尿病足（diabetic foot）

（一）病理生理

糖尿病患者的足部存在周围神经病变和周围血管病变，其中周围神经病变是最难处理的部分。轻度神经病变可以仅表现为轻微的躯体感觉障碍而无自主神经的变化，重者则表现为小腿中段以远全部感觉丧失（躯体感觉丧失）和出汗障碍（自主神经功能障碍），进而导致皮肤干燥、鳞状皮肤、肢体肿胀及不灵活，并且由于感觉反馈丧失使这部分与身体失去协调性。振动觉和位置觉的异常出现较早，这类患者常无法判断足的位置，其结局将是灾难性的。

（二）糖尿病溃疡

糖尿病溃疡常见于前足某个跖骨头的下方或踇趾趾间关节下方。如果溃疡伴有糖尿病性躯体或周围神经病变，可导致内在肌麻痹，进而引起踇趾固定的爪形趾畸形，治疗十分困难。尤其当溃疡位于第 1 跖骨头下方时，因为在此处籽骨恰好位于皮下。大约 30% 的前足跖侧溃疡的糖尿病患者，其愈合时间的延长与胫、腓动脉的粥样硬化有关。周围动脉疾病的存在使溃疡发生的风险增加 9 倍。糖尿病患者跟腱发生结构性改变，包括腱纤维紊乱和肌腱内钙化，会导致跟腱挛缩，增加前足的压力，从而增加发生溃疡的概率。

溃疡的分级常用 Wangar 分类：0 级：皮肤完好但表现为溃疡前损害，伴有皮肤红斑、胼胝体形成，皮内血疱；1 级：局限性表浅溃疡，未穿透皮下组织；2 级：溃疡深及肌腱、骨、韧带或关节；3 级：深部脓肿，骨髓炎；4 级：足趾或前足坏疽；5 级：全足坏疽。所有的胼胝都是有害的，都应考虑溃疡的前期病变，尤其是对于足部自主性交感神经功能障碍者，因其足部干燥，感觉障碍，骨质周围的皮肤过度角化而失去弹性，每天要承受数千次的剪应力、垂直应力或压力，这是产生溃疡、深部跖间隙感染或骨髓炎的原因，也可能是导致足部截肢的原因。

在处理糖尿病溃疡时，首先要搞清楚溃疡主要是神经营养性的，还是缺血性的；是局限性的，还是将要形成累及多层组织的深部脓肿；有无骨髓炎或化脓性关节炎。在足部脉搏摸不到时，不能采用封闭石膏治疗。封闭石膏对血供障碍的足加以固定将面临失去患足的风险。对溃疡进行负压及高压氧疗有助于缺血性溃疡的愈合。如果溃疡主要由神经营养障碍引起的，宜采用局部清创（去除周围的胼胝）和封闭石膏固定治疗，注意去除骨性突起后再打石膏。许多免负荷支具能很好地减轻糖尿病足的压力负荷，然而，全接触石膏在促进溃疡愈合方面显得更为有效。关键是溃疡范围不大且血供好。足跟部的溃疡虽然比较大，但如果胫后动脉好，则不鼓励甚至严格限制负重行走，闭合管型石膏治疗仍有可能成功。伤口及时引流脓肿，闭合清创和负压治疗配合真空闭合装置可以改善伤口愈合情况。另一个需考虑的重要因素是固定的足部畸形。溃疡愈合后，如果骨性畸形持续存在，溃疡容易复发，因而可能需要在跖趾关节和趾间关节处矫正爪形趾。对于由神经病变引起的、血供充足的前足跖侧复发性溃疡，经皮跟腱延长术可能是唯一的最佳治疗方案。如果配合适当的鞋子、鞋垫或支具，将大大减少前足溃疡的复发率。

由于外科在处理糖尿病足溃疡方面技术的发展，采用跟腱延长术，腓肠肌延长术，全接触石膏治疗比例显著升高，使得目前下肢的截肢率，尤其是近端截肢率显著下降，尤其是高位截肢率。

五、足部夏科关节（Charcot joint）病变

最常见于糖尿病患者。

（一）病因

糖尿病足丧失了循环系统的自主控制，导致糖尿病性神经性关节病患者的静息血流量是正常人的 5 倍之多，而且存在动静脉短路。高血流量导致骨质减少，同时由于患者躯体的痛觉及本体觉丧失，发生于疏松骨质的、不易被察觉的多发性轻微损伤引发骨破坏和骨结构完整性的丧失，最终导致明显的足塌陷畸形。对于糖尿病患者，即使其足部仅受到轻微的损伤（如扭伤、挫伤、微小骨折），也有可能发生神经病性骨质变化。

（二）临床表现

表现为局部发热和肿胀，其程度通常与创伤不成比例，且发热、肿胀持续存在，这预示为神经病性关节病的炎症期。而 X 线表现可能正常。用核素锝骨扫描即可呈现阳性改变。此时用不负重管型石膏使足制动，知道所有的炎症表现消失（可能需要几个月），可以避免发生严重畸形。Eichenholz 建立的针对 Charcot 关节病的分类和分期系统非常有用，0 期：单侧水肿，红斑及相关部位皮肤温度升高，皮肤的完整性破坏，X 线片阴性或仅表现为局部骨质疏松；Ⅰ期：单侧水肿，红斑相关部位皮温升高，X 线片表现为骨质疏松、关节脱位或半脱位；Ⅱ期：局部水肿，红斑减轻，相关部位皮温升高缓解，X 线片表现为小骨折块融合和小骨碎屑吸收；Ⅲ期：水肿、红斑或皮温升高消退或仅为轻度，X 线片表现为骨折块融合稳固和重建。跗跖关节在跗骨中最易受累，占 Charcot 关节病的 60%。研究表明患有 Charcot 神经性骨关节病的患者会在 1～2 年中出现最初的足部生物力学异常。

（三）治疗

Charcot 神经性关节病是截肢的主要原因之一。保守治疗包括全接触石膏固定，禁止负重，双膦酸盐减少骨量丢失。手术包括骨赘切除术，切开复位内固定术，融合术，病灶清创术及截肢术。

六、足部关节炎

（一）踝关节和后足骨关节炎

发病率低于髋关节和膝关节。可能与解剖结构有关，比如距骨关节面扁平，缺少稳定性、深度和包容性，减少了关节约束和支撑。对于终末期骨关节炎，可行关节镜下关节融合术。对于距骨软骨损伤可使用关节镜下清创和骨髓刺激。

（二）类风湿足

89% 类风湿关节炎患者有前足受累，通常于诊断类风湿后 1 年内出现。

1. 病理 早期是跖趾关节的滑膜炎，接着关节软骨破坏并使骨韧带连接界面断裂。关节囊积液及关节囊韧带的受损使足趾在负重时相对跖骨向背侧半脱位。足内在肌位于足跖趾关节屈伸轴的背侧，失去了屈曲关节的能力，减弱了伸直中、远趾间关节的功能，由此这些关节被足外在屈肌肌腱（踇长屈肌肌腱，趾长屈肌肌腱）的肌腱固定作用牵拉于屈曲位。继发于跖趾关节过度背伸所造成的伸趾肌肌腱滑行范围减少是导致趾长伸肌肌腱和趾短伸肌肌腱不能伸直中、远趾间关节的

原因。此外，所有的伸肌，包括踇长短伸肌和趾长短伸肌，其伸展力矩均集中于跖趾关节，直至逐渐造成这些关节脱位。此时近节趾骨位于跖骨颈的背侧。

2. 症状 所有症状都始发于跖趾关节的过度背伸（严重者可致脱位），包括前足垫向远端移位、突出的跖骨头下形成痛性胼胝、骨突处皮肤溃疡、趾间关节屈曲挛缩、近趾间关节背侧痛性鸡眼、趾端鸡眼、踇外翻、跖间及前足滑囊炎。

3. 治疗 类风湿前足疾病治疗上首先让患者穿加深的鞋子，鞋膛增宽加高，鞋内垫上适应骨性突起的塑形鞋垫；足部矫形器可以显著改善类风湿关节炎患者的症状；趾套、顺趾垫、鸡眼垫及跖底胼胝的清除也有所帮助。如果踝关节受累，应用带有活动限制或锁定踝关节及内置的T形带（矫正外翻）的双侧直立支具可能对非手术治疗有一定的帮助。如果出现持续性疼痛、进行性畸形及因旧畸形的加重或新畸形的出现而需经常对鞋进行调整时，通常需要手术治疗。但矫正手术只能治标，不能治本。术前检查患肢的血管情况，感觉和运动。手术方式为第1跖趾关节融合术合并第2～5跖趾关节切除术。随着近期类风湿关节炎药物治疗的进展，需要手术治疗的畸形并不非常严重，所以保留跖骨头的手术有一定发展趋势。后足类风湿如果只是持续的踝关节滑膜炎和滑膜增生，经过6个月保护治疗无效，而关节软骨损伤不是非常严重，可行滑膜切除术。如果使用足弓托、穿适当的矫形鞋、戴踝和后足支具及口服抗炎药物均不能减轻后足外翻的症状，假如踝关节稳定，则可行关节融合术。

【结论】

随着老年人群的增加和他们活动和生活质量的要求，需要对老年足病的保守治疗和手术治疗的观点有个基本的认识。外科和手术方式，外科干预的潜在问题和术后康复需要和患者及其家属详细讨论。最新的足部手术也不是没有骨科和血管并发症。保守治疗的观点需要在术前考虑。有手术指征的患者能从目前发展提高的手术中获益。足部管理会缓解疼痛，维持功能和活动，阻止或降低损伤，防止跌倒，降低足部溃疡风险，维持或提高个人生活自理能力和生活质量。

（林伟龙）

参考文献

[1] Daniel KL, Gerit DM. Foot and ankle surgery: considerations for the geriatric patient. JABFM, 2009, 22 (3): 316-324.

[2] Margot G, Adam H, Simon C. Oxford Desk Reference Geriatric Medicine. FirstEdition.Published by Oxford University Press, 2012.

[3] MoncadaLV.Management of falls in older persons: a prescription for prevention.AmFam Physician, 2011, 84 (11): 1267～1276.

[4] Lawson G. The importance of obtaining ankle-brachial indexes in older adults: the other vital sign. J Vasc Nurs, 2005, 23 (2): 46-51.

[5] Pattilo MM. Therapeutic and healing foot care: a healthy feet clinic for older adults.JGerontol Nurs, 2004, 30 (12): 25-32.

[6] Helfand AE. Assessing and preventing foot problems in older patients who have diabetes mellitus.ClinPodiatr Med Surg, 2003, 20 (3): 573-582.

[7] Helfand AE. Podiatric assessment of the geriatric patient.ClinPodiatr Med Surg, 2003, 20 (3): 407-429.

[8] Louwerens JW, Schrier JC. Rheumatoid forefoot deformity: pathophysiology, evaluation and operative treatment options.Int Orthop, 2013, 37 (9): 1718-1729.

[9] Hastings MK, Johnson JE, Strube MJ, et al.Progresson of foot deformity in Charcot neuropathic osteoarthropathy.J Bone and Surg Am, 2013, 95 (13): 1206-1213.

[10] AL-Abbad H, Simon JV.The effectiveness of extracorporeal shock wave therapy on chronic Achilles tendinopathy: a systematic review. Foot Ankle Int, 2013, 34 (1): 33-41.

[11] McNeil DS, Baumhauer JF, Glacebrook MA.Evidence-based analysis of the efficacy for operative for operative treatment of hallux rigidus.Foot Ankle Int, 2013, 34 (1): 15-32.

[12] Nery C, Coughlin MJ, Baumfeld D, et al. FJ.Hallux valgus in males-part 1: demographics, etiology, and comparative radiology.Foot Ankle Int, 2013, 34 (5): 629-635.

[13] Mazzuca JW, Yonke B, Downes JM, et al.Fluoroscopic arthrography versus MR arthrography of the lesser metatarsophalangeal joints for the detection of tears of the plantar plate and joint capsule: a prospective comparative study.Foot Ankle Int, 2013, 34 (2): 200-209.

[14] Thomson CE, Beggs I, Martin DJ, et al. Methylprednisolone injections for the treatment of Morton neuroma: a patient-blinded randomized trial.J Bone Joint Surg Am, 2013, 95 (9): 790-798.

[15] Townshend D, Di Silvestro M, Krause F, et al.Arthroscopic versus open ankle arthrodesis: a multicenter comparative case series.J Bone Joint Surg Am, 2013, 95 (2): 98-102.

第5节　髋部骨折

【定义】★★★△△△

临床上，老年髋部骨折主要为股骨颈骨折及股骨粗隆间骨折，其次为股骨粗隆下骨折。

【流行病学】★★★△△

老年髋部骨折与人口老龄化成正比，是老年人群常见的骨折，发生率随年龄增加而逐渐上升，发生率仅次于腕部骨折。在高龄女性人群中，髋部骨折的发生率明显高于男性，男女比例约为 1∶3。老年髋部骨折通常发生于轻微暴力，如自站立高度跌倒，而超过 80% 的骨折是发生于室内。

老年髋部骨折的预后较差，常常引发严重的并发症，也是病死率最高的骨折之一，其非手术治疗在 1 年内的死亡率为 30%～40%，而手术治疗后的死亡率为 6%～20%，因此也被称为“最后一次骨折”，其危害性远大于其他部位的骨折。文献统计，老年髋部骨折生存 1 年以上者，仅半数可自由活动，21% 需要拐杖或助行器辅助行走，约 25% 的患者丧失活动能力。因此，老年髋部骨折的正确治疗和预防十分关键。

【危险因素】★★★△△△

（一）老年性骨质疏松

老年骨质疏松是引起髋部骨折的重要原因之一。据统计，美国每年发生的髋部骨折超过 20 万例，其中半数以上为 80 岁以上的老年患者。老年髋部骨折与骨质疏松具有密切的关系。骨质疏松是以骨量减少、骨组织细微结构破坏从而导致骨骼“变脆”，进而容易发生骨折为特点的一种全身性疾病。骨质疏松性骨折的直接原因是骨的力学强度下降。根据国际骨质疏松基金会的报道，全球约有 2 亿的骨质疏松患者，60 到 70 岁的女性有 1/3 患病，80 岁以上女性患病率超过 2/3。虽然老年男性骨质疏松患病率低于同年龄段女性，但一旦发生髋部骨折，其病死率明显高于女性。

老年性骨质疏松可累及全身骨骼，其中以髋部、脊柱、腕部及肩部最为明显，骨折常见部位为股骨近端、脊柱、桡骨远端及肱骨近端。股骨颈骨折反映了骨皮质的丢失，而股骨粗隆间骨折则是骨小梁骨质疏松的表现。老年人活动量降低，髋部所受应力小，在轻微外伤后即可发生骨折，因此髋部骨折可视为老年人骨质疏松的指标。髋部骨折与椎体压缩骨折及桡骨远端骨折可同时存在。

（二）内分泌紊乱

大量研究表明老年骨质疏松的发生与内分泌紊乱密切相关，男性和女性分别与雄激素和雌激素水平降低有关。另外，老年人甲状旁腺素及降钙素水平的变化，与老年骨质疏松的发生同样有一定关系。胰岛素具有促进骨形成、促进骨蛋白合成及骨基质的形成、维持钙磷代谢的作用，因此糖尿病患者会出现钙磷代谢障碍及骨代谢失调，导致骨矿物含量减少、骨密度降低。

（三）运动功能障碍

临床上，大多数老年髋部骨折的发生，都同时具有骨强度降低和跌倒两个因素。伴随着骨结构退变和骨量丢失而发生的骨强度降低可称为骨内因素。而跌倒相关因素，如神经肌肉系统功能障碍、视力下降等可称为骨外因素。相关研究表明，引起骨量减少的内科疾病可导致老年男性髋部骨折的机会增加 2 倍，而伴有跌倒可能性增加的疾病可使髋骨骨折的危险增加 7 倍。Hayes 等发现，髋部骨密度每减少一个标准差，骨折风险增加 3 倍；而向一侧跌倒，尤其髋部直接着地，可使骨折的危险性增加 6～30 倍。老年人均有不同程度的生理性老化，其退化程度通常与年龄呈正比。肌肉骨骼退变会导致关节不稳定以及肢体控制力的下降。感官反应迟钝、视力及听力的下降造成老年人对外界反应迟钝、行动迟缓。偏瘫、低血压性晕厥同样是造成跌倒的高危因素。

【临床表现】★★★△△△

老年髋部骨折常发生于低暴力损伤，通常自站立高度跌倒即可导致骨折，表现为外伤后的髋部疼痛、活动受限，下肢不能负重。典型的体征包括患侧肢体外旋短缩畸形，髋关节纵向及轴向叩击痛以及髋关节活动时的明显疼痛。由于老年患者对疼痛的敏感性降低，一些外展嵌插型的股骨颈骨折患者可能在伤后仍能忍痛行走。这部分患者可能不会在伤后及时来诊，或初诊时容易遗漏，但随着骨折断端的吸收和分离，会逐渐出现疼痛加剧以及活动受限。

通常，X线检查即可对骨折做出明确诊断，可见髋部骨皮质连续性中断，断端分离或嵌插。健侧髋关节X线有助于进行双侧对比，避免遗漏。急诊检查应当至少包括3张X线片：骨盆正位、患侧髋关节正位以及患侧股骨近端侧位。

对于症状或体征不典型的老年髋部外伤患者或X线检查无明显异常但临床症状、体征高度怀疑骨折的患者，补充进行髋关节三维CT扫描可进一步明确诊断。三维CT同时可以对骨折进行多角度评估，包括骨折线位置、骨折的粉碎程度、骨折块的移位方向，有助于进一步对骨折进行分型和制订治疗方案。

【诊断和鉴别诊断】★★★△△

基于患者的病史、临床症状和体征，结合影像学检查，通常可对髋部骨折做出明确的诊断。但由于老年人群同样是肿瘤高发人群，而股骨近端是常见的肿瘤骨转移部位，应当对非骨质疏松性病理骨折进行鉴别。

病理性骨折同样可见于低暴力外伤，甚至在无明显暴力外伤的情况下也可以发生自发性骨折。影像学检查可见骨折部位明显的溶骨或破骨样改变。血清生化检查中碱性磷酸酶升高提示骨破坏的存在。部分患者有明确的肿瘤病史，或在其他辅助检查中可发现可疑的原发病灶。

【治疗】★★△△

老年人群具有明显的特殊性，表现为合并内科疾病多而复杂，以及抵抗力和恢复能力的下降。如果不能接受及时的治疗，恢复患者受伤前的活动状态，长期卧床将导致患者健康状况迅速恶化，引发多种严重的并发症。对于髋部骨折的老年患者而言，治疗的首要目标是消除疼痛，早期活动，减少卧床所导致的各种并发症，改善生活质量，降低死亡率。早期无痛活动是治疗的关键，治疗后允许患者立即下床活动，这是传统的非手术治疗很难达到的。在内科条件允许的情况下，尽早采用较小损伤的外科手术治疗是达成上述目标的有效方法。手术治疗能够明显增加患者的生存时间，改善生存质量。即使对骨折前已经丧失行动能力的患者，手术固定也可以减轻痛苦，方便护理。

老年患者的伴随疾病会增加手术风险。对患者身体状况的评估应当包括心肺功能、肝肾功能、血糖以及深静脉血栓相关风险的评估。手术治疗的目的是对骨折进行坚强稳定的固定，或采用人工关节替代骨折部位，使患者早期无痛活动，避免卧床相关并发症的发生。

老年髋部骨折的治疗方法很多，但均以恢复患者骨折前生活功能状态为治疗的最终目的。老年髋部骨折总的治疗原则包括骨折的局部治疗（非手术治疗或手术治疗）、预防并发症、早期功能锻炼以及全身性骨质疏松的治疗。

（一）老年髋部骨折的预防

根据统计，1990年全球髋部骨折的患者为160万，而预计到2050年，这一数字将上升至626万。老年髋部骨折的死亡率高、预后差，不但给患者带来不幸，同时给家庭和社会带来沉重的负担。有效的预防能够降低骨折对患者和社会带来的影响，应当予以相当的重视。

髋部骨折的风险预测分为早期风险预测和晚期风险预测。早期风险预测是在患者骨密度尚未明显减低，甚至尚未发生骨质疏松之前，即预测其发生骨质疏松甚至髋部骨折的可能性，为早期预防髋部骨折提供依据。早期预测的指标包括：皮肤白皙、身高体瘦、月经初潮延迟或间断性闭经、长期吸烟饮酒史、缺乏户外活动、糖尿病、甲状旁腺功能亢进、糖皮质激素应用、胃切除、卵巢切除、家族史、骨转换相关生化指标改变以及早期骨密度改变等。其中最重要的指标是早期骨密度的改变。晚期风险评估值患者已经出现明显的骨质疏松，骨密度已经降低至相当低的水平，需要及时采取措施预防髋部骨折的发生。晚期预测的指标包括：X线片股骨近端骨密度明显减低（Singh指数<4度）或BMD测量真实骨密度明显降低、既往骨折病史（骨质疏松性骨折）、肌力减退、血清未羧化骨钙素升高以及老年人跌倒相关因素——视力障碍、居住环境因素、痴呆、服用长效镇静药或催眠药物以及帕金森病。其中比较重要的指标是骨密度降低、体重减轻和肌力减退。晚期预测的主要对象是老年人。需要注意的是，无论早期或晚期预测，均难以明确某一因素是否与髋部骨折具有必然联系，在实际工作中应当综合考虑。

另外，骨折的预防还应当包括骨质疏松的预防和治疗以及跌倒的预防和保护性衬垫的使用。骨质疏松的预防和治疗在本书相关章节有详细描述。而老年人跌倒的危险因素可分为两类，包括可以纠正和改善的因素以及难以纠正和改善的因素。可以纠正和改善的因素包括视力障碍（远视、白内障等）、引起眩晕的疾病（梅尼埃综合征、高血压等）、肌力减退、居住环境欠佳、镇静药物的使用等，可以通过采取相应的措施进行纠正。难以纠正和改善的因素包括痴呆、神经系统损害后遗症、全身状况极差等。对于难以纠正的因素，可以使用髋外保护垫佩戴于髋关节（大粗隆）外侧，在跌倒发生时起到缓冲和吸收能量的作用。

（二）骨折的局部治疗

骨折的局部治疗分为非手术治疗和手术治疗。由于长期卧床所导致的灾难性并发症，只要条件许可，髋部骨折应当尽快接受手术治疗。

对于骨折无移位或轻度移位以及一些全身疾病无法耐受手术或拒绝手术治疗者，可采用非手术治疗。一旦患者出现下列情况，则暂不考虑手术治疗：①全身情况无法耐受麻醉及手术；②血糖不能控制在 10 mmol/L 以下；③舒张压不能控制在 95 mmHg 以下；④ 6 个月内有心肌梗死病史及 3 个月内有不稳定型心绞痛发作；⑤严重感染，尤其是难以控制的肺部感染；⑥肝肾功能差，伴腹水，严重的低蛋白血症；⑦严重的脑神经功能障碍；⑧ 3 个月内新发脑梗死等。上述情况如果经过治疗得到改善，具有手术适应证的患者仍然推荐接受手术治疗。

一旦患者的内科条件允许，应当尽早施行手术。但绝不能为了缩短术前准备时间而简化术前准备。文献表明，髋部骨折的患者，术前时间越短，其死亡率越低。延迟手术的理由仅为进一步治疗，调整患者的内科合并症。手术应选择创伤小、手术时间短的方案，以最小的机体干扰获得最佳的治疗效果。通过积极的术前准备、缩短手术前卧床时间、术中微创操作、缩短手术时间、术后辅以积极的康复并注意合并症、并发症的防治以及早期活动等措施，可以获得满意的治疗效果。

（三）并发症及其预防

老年人生理储备能力降低，对创伤、手术、感染的应激反应能力下降，免疫抑制以及防御功能减弱，因此术后并发症的发生率很高。近期并发症包括：坠积性肺炎、心律失常、压疮、下肢静脉血栓形成、关节脱位、内固定松动、切口感染、老年性痴呆（创伤后精神障碍）以及并发症恶化等。

手术后感染常常是灾难性的。预防术后感染需要手术医生严格遵守无菌原则，围术期有效应用抗生素，监测感染相关指标，及时早期进行处理。

老年髋部骨折患者肺部感染的主要原因包括：①受伤前或术前本身存在慢性支气管炎、肺气肿或肺心病等慢性呼吸道疾病，伤后及术后活动减少导致呼吸道分泌物排出或咳出困难；②老年人脑细胞功能障碍，对缺氧或高碳酸血症的敏感性减弱，自体调控能力下降，容易导致呼吸衰竭；③全麻气管插管使上呼吸道病原体进入肺内。针对老年人肺部感染风险，在术前指导患者进行深呼吸锻炼，掌握正确排痰方法，注意调节病房温度和湿度，做好口腔护理。对于术前已合并呼吸系统疾病的患者，应尽早给予有效治疗后进行手术。吸烟患者应当绝对戒烟。鼓励患者做深呼吸，定期翻身排痰，必要时进行雾化吸入或静脉应用化痰药物。同时应当合理使用抗生素，避免产生真菌感染。

长期卧床及留置导尿容易引起泌尿系统感染。感染原因包括尿潴留以及尿道上行感染。应当鼓励患者多饮水、进行床上排尿训练、减少留置导尿的时间，必要时选择敏感抗生素进行治疗。

下肢深静脉血栓（DVT）形成是髋部骨折的常见并发症。高龄、卧床、制动均为 DVT 的高危因素，创伤导致的血管内皮细胞损伤、心肺功能减退导致的血流瘀滞以及抗凝机制的激活也与血栓形成具有密切联系。主动的踝关节背伸跖屈训练、下肢肌肉被动按摩、肌肉收缩运动、物理及药物预防措施的应用以及术后早期活动有助于 DVT 的预防。充分预防、早期发现、早期处理是避免 DVT 产生不可逆转后遗症的最佳方法。

压疮是老年髋部骨折的另一种常见并发症。由于老年患者疼痛阈值高、卧床时间长，加之局部皮肤菲薄，在长时间组织受压、体液刺激和剪力作用下，容易并发压疮。糖尿病患者更容易发生压疮。诺顿评分是评估压疮发生危险因素最为普遍的工具之一，包括一般情况、神志状态、活动、行走和大小便失禁五项内容。该评分应用于临床工作中，能够提高对高危患者的预见性，有针对性地进行预防，降低压疮的发生。压疮的预防需要改善全身状况。增进机体的营养状态和抵抗力，接触或降低局部压力，改善血液循环，保持局部清洁，消除刺激因素，同时对原发疾病进行有效治疗。一旦发生压疮，应当尽快改善局部的组织供养，必要时切除坏死组织，加强营养及换药治疗。

老年髋部骨折的其他常见并发症还包括心脑血管并发症以及便秘、应激性溃疡、一过性老年性精神障碍、胃肠道功能紊乱等。

健康教育在老年髋部骨折患者并发症的预防中有明显作用。指导患者有效咳嗽排痰，定时翻身，指导排尿，鼓励患者早期开始功能锻炼，调整饮食，同时对自理能力进行培养，增加患者及家属的参与配合，建立良好的行为方式，能够有效地降低并发症的发生率。

（四）功能康复锻炼

功能锻炼是指导患者有目的、有计划地进行包括患肢在内的全身肌肉和关节活动的锻炼，以促进骨折愈合，恢复患肢功能，增强机体抵抗力。康复是指综合应用各种措施，减少患者身心及社会功能障碍，发挥机体的最高潜能，使患者能够重返社会，提高生活质量。功能锻炼和康复的目标包括对疾病的纠正和设法促进机体自然功能的恢复，缓解髋关节疼痛、无力并保持其稳定，尽量争取恢复患者的生活自理能力，预防并发症和失用综合征。康复的原则是早期开始、个体化训练、循序渐进、被动结合主动、等长和等张收缩肌肉。

（五）骨折后全身性骨质疏松的治疗

老年髋部骨折患者在骨折前多伴有不同程度的骨质疏松，如果骨折后未能采取抗骨质疏松治疗，1年内的再发骨折发生率为20%。因此，对于老年髋部骨折患者的骨质疏松治疗应当给予充分的重视，尽早开始。治疗包括：骨折后继发性骨质疏松症的防治和骨折前原有骨质疏松的治疗。早期加强功能锻炼和药物治疗是预防骨折后继发骨质疏松的关键。预防再次骨折的发生，积极预防和治疗骨质疏松，对于维护老年人的身心健康、减少家庭和社会的经济负担具有重要意义。

（张立海）

参考文献

[1] Lu Yao, Marsh G. Internal fixation versus hemiarthroplasty versus total hip arthoplasty for displaced subcapital fractures of femur – 13 year results of a prospective randomized study. Injury, 2000, 31 (10): 90-97.

[2] Morris AH, Zuckerman JD. National consensus conference on improving the continuum of care for patients with hip fracture. J Bone Joint Surg Am, 2002, 84A (4): 670-674.

[3] Zuckerman JD, Sakales SR, Fabian DR, et al. The challenge of geriatric hip fractures. Bull NY Acad Med, 1990, 66 (3): 255-265.

[4] 张世民，袁锋，俞光荣．老年髋部骨折的临床治疗流程．中国矫形外科杂志，2005，13（18）：1365-1368.

[5] 刘忠厚，杨定焯，朱汉民，等．中国人骨质疏松症建议诊断标准．2版．中国老年学学会骨质疏松委员会骨质疏松诊断标准学科组．中国骨质疏松杂志，2000，6（1）：1-3.

[6] Koval KJ, Chen AL, Aharonoff GB, et al. Clinical pathway for hip fractures in the elderly: the hospital for joint diseases experience. Clin Orthop, 2004 (425): 72-81.

[7] Cummings SR, Melton LJ. Epidemiology and outcomes of osteoporotic fractures. Lancet, 2002, 35: 1761-1767.

[8] American Academy of Orthopaedic Surgeons Board of Directors. Management of hip fractures in the elderly: evidence-based clinical practice guideline, 2014 Sep.

[9] Sydney W, Betty Jo E. Factors affecting postsurgery hip fracture recovery. J Ortho Trauma Rehab, 2014, 18: 54-58.

[10] Karlsson MK, Kherad M, Hasserius R, et al. Characteristics of prevalent vertebral fractures predict new fractures in elderly men. J Bone Joint Surg Am, 2016; 98: 379-385.

第6节　其他老年常见部位骨折

【概述】★★★△△

对于65岁以上的老年人来说，跌倒（fall）是最多见的致伤原因；每3个老年人中就有1个经历过跌倒，这种跌倒可以引起严重损伤，甚至死亡。调查发现，在世界范围内，每年有1亿～2亿人受到骨质疏松骨折的威胁。随着人口老龄化（population aging），各部位脆性骨折的发生率逐年增高，并且不同年龄和性别的人群有不同的骨折易发部位。60岁以上的女性开始出现桡骨和尺骨的骨折发病率（incidence rate）上升，70岁以后出现椎体骨折和骨盆骨折的发病率开始上升；而80岁以后则出现髋部骨折的发病率明显升高。研究发现，不管是髋部骨折，还是其他部位骨折如椎体、骨盆、胫骨近端和肱骨近端等，患者在5年随访期内发生死亡的概率明显升高。据美国国家骨质疏松基金会预测，随着65岁以上人口数量的增加，2040 年老年骨质疏松（osteoporosis）骨折患者的医疗费用将增加到 2000 亿美元。

骨折的成功治疗取决于全面评价患者的状况，不仅仅局限于局部，应包括患者的全身情况；老年人的皮肤因为萎缩或营养不良而变薄，使脱套伤更加常见。血管病变可以导致缺血改变和愈合不良。而静脉高压可引起水肿、溃疡和慢性皮肤改变。尽管是低能量损伤，骨折的形态往往是复杂的。同时老年患者通常因素较复杂，多数都有合并症，需要进行仔细评估。伤前的疾病可能降低或者损害认知能力，使患者不能主动参加康复。老年患者如果长期卧床，容易出现血栓、压疮、尿路感染和肺炎。骨科医生需要和内科医生或老年科医生、麻醉师、康复科的专业人员和家庭护理人员紧密合作，才能获得比较理想的治疗效果。

【桡骨远端骨折】★★△

一、解剖概要

桡骨远端骨折（fracture of the distal radius）是指距桡骨远端关节面 3 cm 以内的骨折。这个部位是松质骨与密质骨交界处，为解剖薄弱处，容易发生骨折。桡骨远端关节面呈由背侧向掌侧、由桡侧向尺侧的凹面，分别形成掌倾角（10°～15°）和尺倾角（20°～25°）。桡骨茎突尺侧与尺骨小头桡侧构成尺桡下关节，与尺桡上关节一起，构成前臂旋转活动的解剖学基础。桡骨茎突位于尺骨茎突平面以远 1～1.5 cm。桡骨远端共同与近排腕骨形成腕关节。

近年来，“三柱理论”的概念，形成一套良好的生物力学模型，对更好地理解腕关节骨折的病理机制很有帮助。其中，桡侧柱包括桡骨茎突和舟骨窝，中柱为月骨窝和乙状切迹（下尺桡关节），尺侧柱则包含尺骨远端和三角纤维软骨复合体（TFCC）。桡骨茎突对维持腕关节稳定很重要，也是腕关节外在韧带的附着点。在正常生理情况下，桡侧柱承受很小的负荷。主要的负荷经由月骨窝沿中柱传导。尺骨是前臂旋转的稳定部分，桡骨围绕尺骨摆动，上、下尺桡关节处的韧带连结和骨间膜将尺桡骨紧密地结合在一起。尺侧柱代表了这种稳定结构的远端。TFCC 是维持腕关节和前臂稳定的关键性结构，其允许腕关节进行独立的屈伸，尺骨桡侧偏移，以及旋前、旋后运动。尺侧柱也承受相当的负荷，尤其在握拳时。

二、诊断和骨折分型

诊断多无困难，关键是初学者切勿将伸直性暴力和屈曲性暴力机制相混淆，造成手法复位的错误，而出现不良后果。桡骨远端通常可分为关节内骨折和关节外骨折。Femandez 认为桡骨远端骨折应该根据损伤机制进行分类。手法复位技术需要与发生损伤的力方向相反。

桡骨远端骨折可分为五种类型。

Ⅰ型骨折是关节外干骺端的折弯骨折，如 Colles 骨折（背侧成角）或 Smith 骨折（掌侧成角）。一处骨皮质被折断，其对侧的骨皮质粉碎并嵌塞。

Ⅱ型骨折是关节内骨折，由于剪切应力所致。这些骨折包括掌侧 Barton 骨折、背侧 Barton 骨折及桡骨茎突骨折。

Ⅲ型骨折是由于压缩性损伤所引起的关节内和干骺端嵌插，包括复杂的关节骨折和桡骨 Pilon 骨折。

Ⅳ型骨折是桡腕关节骨折 - 脱位并伴有韧带附着处的撕脱骨折。

Ⅴ型骨折是由于多个力和高速度造成的广泛损伤。

三、治疗

老年人能承受桡骨远端骨折的轻度畸形愈合，且不造成什么功能障碍。然而，桡骨缩短超过 5 mm 或者背侧成角大于 10°，会有握力降低、前臂旋转活动受限和疼痛加重。治疗的目的是减少畸形愈合的发生率。Nana 和 Grahma 等推荐采用已确立的指南来恢复桡骨远端解剖。患者的功能活动水平和一般健康情况决定了要在多大程度上遵守这些指南。桡骨远端骨折复位标准：①桡骨在远端尺桡关节的缩短＜5 mm；②前后位 X 线显示桡骨远端尺侧倾斜＞15°；③侧位片显示矢状位倾斜在背侧 15° 和掌侧 20° 之间；④桡腕关节内的脱位或间隙＜2 mm；⑤桡骨远端半月切迹关节错位＜2 mm。

（一）局麻下手法复位外固定

大多数Ⅰ型骨折能用保守治疗成功。通常按照以下原则进行。

1. 无移位者。腕关节置于功能位，行石膏固定。
2. 90% 以上Ⅰ型骨折可通过手法达到复位目的。

（二）外固定支架

外固定支架治疗桡骨远端严重粉碎性骨折的效

果令人满意。Cooney 建议对于以下情况应用外固定支架：①向背侧成角 25° 的粉碎性骨折，桡骨缩短 10 mm，或有关节内明显粉碎骨折；②经闭合复位治疗后又发生移位；③双侧 Colles 骨折。

（三）切开复位内固定

Ⅱ型关节内骨折特别是边缘骨折包括大部分桡骨远端关节面时，虽然也可用闭合复位，但不稳定是其特点，复位后再移位与腕关节半脱位很常见，常常需要小型支撑钢板固定掌侧边缘骨折。若背侧边缘骨折不稳定，需切开恢复关节面的解剖位置，再用克氏针或螺钉固定。

Ⅲ型压缩性损伤通常需要多根克氏针固定，在被嵌压的部位常需要植骨充填。仔细恢复关节面和桡骨的角度和长度极为重要。联合切开与闭合技术，才能满意地治疗Ⅲ型骨折。

Ⅳ型撕脱骨折常并发腕关节骨折 - 脱位，是极不稳定的。撕脱的骨折块通常很小，只有用缝线才能使其修复，需要用克氏针将桡腕关节固定。因为有广泛的韧带撕裂，以韧带复位法为原理的外固定是不适宜的。

高能量的Ⅴ型骨折通常是开放性的、极不稳定的，外固定支架结合经皮克氏针固定是合适的。因为这类骨折粉碎得非常严重，以至于无法切开复位。

【肱骨近端骨折】★★△

一、解剖概要

肱骨近端包括肱骨大结节、小结节和肱骨外科颈三个重要的解剖部位。肱骨外科颈为肱骨大结节、小结节移行为肱骨干的交界部位，该部位是松质骨和密质骨的交界处，易发生骨折。

肱骨近端骨折可发生于任何年龄，但以中、老年患者较多。其发生率约为全身骨折的 2.3%。肱骨近端骨折的治疗从初始的疾病评估到最终的治疗结果仍存在许多争议和困惑，并没有单一的治疗方法或原则被证明是普遍有效的。包括 X 线诊断，手术还是非手术治疗，患者年龄对治疗决策的影响，手术方式的选择，进行骨折固定还是半肩关节置换，内固定类型的选择以及后期的康复计划等在内的很多方面仍然值得探讨。

充分应用 X 线片了解外伤性病变，对于老年患者，不要为避免风险而放弃有效的治疗手段，使用一些安全和简单的手术方法，了解可供选择内固定方式，认识人工关节置换的价值，避免技术上的失误，并仔细地指导术后患者的护理。

二、骨折分型

临床上常用的肱骨近端骨折分型为 Neer 分型。尽管有人认为 Neer 分型的可靠性有限，不同的观察者以及同一观察者在不同时间段的观察结果不一致，但它在指导治疗上仍有参考价值。根据肱骨四个解剖部位：肱骨头、大结节、小结节和肱骨干及相互之间移位程度即移位＞1 cm 或成角畸形＞45° 为移位标准来进行分型，而不是强调骨折线的多少。

（一）一部分骨折

无移位骨折不管骨折线的数量和部位，无移位骨折本质上属于一部分骨折。

（二）两部分骨折

当肱骨近端 4 个解剖部位中，仅一个部位发生骨折移位者，称为两部分骨折，它有 4 种形式，即解剖颈骨折、大结节骨折、小结节骨折或外科颈骨折。

（三）三部分骨折

当肱骨近端 4 个解剖部位中，有 2 个部位发生骨折并且移位者，称为三部分骨折，它有 2 种形式：常见的大结节和外科颈骨折；另一种是小结节和外科颈骨折。

（四）四部分骨折

当肱骨近端 4 个部位都发生骨折移位时，形成 4 个分离的骨块，称为四部分骨折，此时，肱骨头向外侧脱位，成为游离状态，血液供应破坏严重容易发生缺血性坏死。

三、诊断

根据病史以及间接暴力的特点，结合 X 线 CT 检查（包括 CT 重建）可以明确诊断。对肱骨近端骨折患者最初的 X 线评估必须包括肩胛骨平面的肩关节前后位、肩胛骨侧位和患者仰卧的腋窝侧位。

四、治疗原则

无移位骨折可采用吊带悬吊和逐步功能锻炼治疗。两部分骨折伤及肱骨结节（大结节、小结节）的有移位骨折，过去当移位超过 10 mm 时，才需要做切开复位内固定。最近，许多学者指出肩关节对结节移位耐受较差，并主张对移位超过 5 mm 的即可采取手术治疗，以减少功能障碍和并发症的二次打击。两部分骨折伤及外科颈通常可采用吊带悬吊、上臂悬吊石膏或其他保守治疗。

三部分骨折老年骨质疏松患者可能需要采用半关节成形术，但对于大多数这一类型骨折仍优先考虑采用切开复位内固定。肱骨头与肱骨干的对合复位，加上结节准确复位固定，为骨折良好愈合打下了基础，锁定钢板提供的坚强固定允许术后早期的关节活动，这也是手术的目的。最近，可以提供成角稳定的髓内钉也问世了。用于治疗不稳定肱骨近端骨折的这种髓内钉证实了在老年患者也可以达到坚强固定。髓内钉固定的一个替代物是螺旋刀片，它比传统的锁定螺钉更坚强、坚硬、更加适合疏松的骨质。

在四部分骨折中，由于肱骨头已经失去血供和骨质疏松等因数，肱骨头坏死和内固定失败率高，假体置换术可达到最佳效果。半肩置换的功能预后和肱骨大结节骨折愈合、肩袖功能保留显著相关。反式肩关节置换术可以为肩袖损伤的老年患者或者一线治疗失败的患者提供满意的肩关节功能。

大多数肱骨近端骨折，非手术治疗可以恢复肢体功能，并无疼痛后遗症的发生。根据 Neer 分型，成角畸形＜45°，移位＜1 cm 时可能无显著的功能损失。虽然这些标准不是绝对的，但是它提供了治疗指南。年老、体弱的患者比年轻患者可以容忍更多的功能丧失。在治疗决策上，第一，判断对于特定的患者，移位（位移＜66%）和成角（内翻耐受较差）是否可以接受；第二，判断肱骨头和肱骨干能否作为一个整体运动。如果这两条都满足，说明骨折是稳定的，且在一个合适的位置。可采用吊带悬吊保持一个舒适体位。如果肱骨头和肱骨干不能作为一个整体运动，且患者因年龄或身体状况不适合手术，对功能要求不高，或由于并发症而预知无法进行康复锻炼，悬吊 4 周后可以考虑物理治疗。

五、肱骨近端骨折的并发症

（一）关节强直

肱骨近端骨折最常见的并发症是活动能力的丧失（强直），早期物理治疗的目的即为改善活动能力，然而，有许多患者尽管早期接受了物理治疗，但仍不能完全恢复活动能力。突出过多的结节部造成的撞击或肩胛下的瘢痕形成也可限制活动范围。

（二）骨折不愈合

骨折不愈合也很常见，但是锁定钢板和改进型髓内钉等新技术的应用，使得不愈合率有所降低。

（三）肱骨头缺血坏死

针对四部分骨折，如果选用切开复位内固定，必须确定该方法是否可以重建肱骨解剖并提供充分的稳定性。另一方面，Wijgman 等指出，即使发生缺血性骨坏死，并不一定导致差的功能。

【胫骨平台骨折】★△

一、外科解剖

胫骨平台是膝关节的重要负荷结构，两个关节面中，内侧平台稍大，正侧位均呈凹形。外侧平台稍小而凸起，且外侧关节面比内侧关节面稍高。这一点有助于在侧位片上辨别内、外侧平台。位于中间的是非关节面的髁间嵴，它是前交叉韧带的附着点。单纯的前交叉韧带撕脱性骨折不属于胫骨平台骨折。胫骨结节和 Gerdy 结节是位于髁下区域的骨性突起，分别是髌腱和髂胫束的附着处。这些标志在决定手术切口时非常重要。内侧髁包括其关节面，比外侧髁坚实。因此，骨折更易发生于外侧髁，可伴有关节面的压缩和粉碎。内侧平台常常是整块骨折，而且会与其他严重损伤以及骨折脱位同时存在。Tscherne 和 Lobenhoffer 强调区别“单纯”胫骨平台骨折与骨折脱位的重要性。他们回顾了 190 例胫骨平台骨折，发现 67% 的平台骨折合并半月板损伤，而骨折脱位中 90% 合并交叉韧带损伤、85% 合并内侧副韧带损伤，骨折脱位出现腓神经损伤是单纯平台骨折的 2 倍。若膝部软组织、韧带稳定结构、股骨远端和胫骨近端骨结构中 2 个和 2 个以上出现严重损伤，则将其定义为“膝部复合伤”。

二、骨折分类（Schatzker 分型）

Ⅰ型：单纯劈裂骨折。此型骨折常见于年轻无骨质疏松的患者，。如有移位常用两枚横向的松质骨螺钉固定。

Ⅱ型：劈裂合并压缩骨折。侧方楔形骨块劈裂分离，并有关节面向下压缩陷入干骺端。此型骨折最常见于老年患者，如果压缩超过5～8 mm或存在膝关节不稳时，应切开复位。在干骺端植骨“整块”垫高压缩的平台并用外侧支撑钢板固定。

Ⅲ型：单纯中央压缩骨折。关节面被压缩陷入平台，外侧皮质完整，常见于遭受垂直暴力者，已发生骨质疏松者。如果塌陷严重或应力位X线片证实不稳，压缩的关节面应植骨抬高，外侧的骨皮质用支撑钢板固定。

Ⅳ型：内髁骨折。这类骨折可以是单纯楔形劈裂，也可以是粉碎或塌陷骨折。胫骨棘通常也能受到影响，骨折有成角内翻倾向。需做切开复位并用支撑钢板内固定。

Ⅴ型：双髁骨折两侧胫骨平台劈裂。鉴别特征是干骺端和骨干仍保持连续性。双侧用支撑钢板及松质骨钉固定。最好避免用体积较大的内植物固定两髁，以免出现较高的伤口裂开和感染的发生率。

Ⅵ型：伴有干骺端与骨干分离的平台骨折。除单髁或双髁及关节面骨折外，还存在胫骨近端横行或斜行骨折。由于骨干和干骺端分离，该型骨折不适合牵引治疗。大部分应用支撑钢板及松质骨钉固定。

有时X线片并不足以判断骨折分类，术前CT扫描和三维重建已经在世界很多地方成为评估胫骨平台骨折的标准手段。CT扫面及三维重建可以显示骨折移位和关节面塌陷的情况，以及其他伴随损伤。

三、治疗原则

（一）非手术治疗

对于无移位的骨折和老年卧床不起者，这个原则可能也有价值。

（二）手术治疗

手术目的包括：①恢复关节面平整，关节稳定性以及正常关节轴；②可靠固定骨折并允许早期无痛的膝关节运动及患者活动；③远期目标为关节功能恢复；④避免创伤性关节炎。

长期随访研究已经显示，创伤后关节炎是由于残余的关节不稳或轴向对线不良所致，而与关节面塌陷程度无关。因此，关节不稳是手术治疗的另一指征。韧带撕裂、关节面塌陷或骨折块水平移位皆可导致关节不稳。根据Rasmussen的观点，手术的主要指征不是骨块的大小或关节面塌陷程度，而是膝关节出现10°以上的内翻或外翻不稳定，或膝关节屈曲小于20°。

【踝关节骨折】★△

一、骨折分型

踝关节骨折可单纯按解剖部位分类，如单踝骨折、双踝骨折和三踝骨折。Lauge-Hansen分型试图将损伤机制与骨折特点相结合。根据Lauge-Hansen分类大部分的骨折是旋后外旋型、旋后内翻型、旋前外展型和旋前外翻型。分类命名的第一个词表示损伤时足的位置，第二个词表示造成畸形的暴力方向。Danis-Weber分类是根据腓骨骨折部位及其形态进行的。

（一）Lauge-Hansen分类

1. 旋后内收型（SA） 损伤特征是腓骨远端横行骨折和较垂直的内踝骨折；损伤时，足呈跖屈内翻位。内翻的距骨，使踝关节外侧韧带紧张。Ⅰ°外踝撕脱骨折，或外侧韧带损伤。Ⅱ°外踝骨折或外侧韧带撕裂，附加内踝骨折。由于内踝受内翻的距骨挤压作用，骨折线倾向垂直。

2. 旋后外旋型（SE） 此类骨折的特点是腓骨远端螺旋斜行骨折和三角韧带撕裂，或伴有内踝骨折；损伤时足呈跖屈内收内翻位，距骨外旋，胫骨内旋。因此，在损伤初期三角韧带松弛，当距骨伤力外旋，腓骨受到向外后推挤的暴力，胫腓下联合前韧带及三角韧带紧张。Ⅰ°胫腓下联合前韧带撕裂，或韧带附着点撕脱骨折，或同时有骨间韧带损伤；Ⅱ°在Ⅰ°损伤的基础上再附加腓骨螺旋型骨折，骨折线自后上方斜向前下方；Ⅲ°在Ⅱ°的基础上再附加胫腓下联合后韧带撕裂，或韧带在腓骨后结节附着点撕脱，或在胫骨附着点有撕脱骨折；Ⅳ°在Ⅲ°的基础上附加内踝撕脱骨折或三角韧带撕裂，因为距骨的旋转，增加了三角韧带所受张力。

3. 旋前外旋型（PE） 损伤特征是三角韧带撕裂或内踝骨折，以及踝关节平面以上较高位置的腓骨螺旋斜行骨折。Ⅰ°内踝撕脱骨折或三角韧带断裂；Ⅱ°内踝损伤外，胫腓下联合前韧带和骨间韧带或韧带附着点撕脱骨折；Ⅲ°除Ⅱ°损伤外，还伴有腓骨干螺旋骨折。骨折线从前上方斜向后下方，即于旋后外旋骨折相反；Ⅳ°除Ⅲ°损伤外，还伴有胫腓下联合后韧带撕裂，或韧带附着点骨片撕脱。

4. 旋前外展型（PA） 损伤特征是造成内踝横行骨折，并在侧位X线片上显示较为水平的腓骨短斜行骨折。伤足处于旋前背屈外展（外翻），而距骨外旋，因此三角韧带首先被拉紧。Ⅰ°内踝撕脱骨折或三角韧带断裂，类同旋前外旋Ⅰ°损伤；Ⅱ°在Ⅰ°损伤基础上伴有胫腓下联合前、后韧带撕裂，或韧带附着点骨片撕脱，骨间韧带、骨间膜撕裂；Ⅲ°在Ⅱ°损伤基础上伴有腓骨干短斜行骨折。

（二）Danis-Weber 分类

1. A 型骨折 是由内旋内收应力所致，为胫骨下关节面或其下的外踝横行骨折，伴有或不伴有内踝斜行骨折。

2. B 型骨折 是由外旋应力所致的外踝斜行骨折，骨折线始于前内侧面并向近侧延伸至后外侧；可伴有下胫腓前韧带断裂或撕脱、内踝骨折或三角韧带断裂。

3. C 型骨折 分为外展型损伤，即下胫腓韧带断裂及该韧带近侧腓骨的斜行骨折（C1 型）。外展外旋型损伤，以及腓骨更靠近近侧的骨折和更广泛的骨间膜撕裂（C2 型）。C 型骨折可有内踝骨折或三角韧带撕裂。三种类型骨折均可伴有后踝骨折。

如果外科医生确定行闭合复位和固定治疗，那么对骨折类型及造成骨折的力学的分析尤为重要；手法闭合复位应与产生骨折的力学机制相反。例如：骨折由旋后、外翻或外旋机制所致时，复位由旋前、内翻或内旋手法来完成。

二、治疗原则

（一）踝关节骨折复位后的 X 线片应满足下列要求

1. 必须恢复踝穴的正常解剖关系。
2. 踝关节负重面必须与小腿纵轴线垂直。
3. 踝关节面的轮廓应尽可能光滑。最佳结果是恢复踝关节的正常解剖关系，为此，可采取闭合复位和切开复位内固定等治疗方法。

（二）闭合复位

Ⅰ°、Ⅱ°骨折，应首先考虑采用闭合复位石膏固定。多数病例结果相当满意，闭合复位的优点是简单方便，但在严重的踝关节骨折损伤时，闭合复位常常失败。

（三）手术切开复位

手术切开复位的指征在Ⅲ°或Ⅳ°骨折，经闭合复位后距骨仍移位者，应选择手术切开复位内固定。通常有下列几种手术指征。

1. 闭合复位后距骨及外踝向外移位＞2 mm。
2. 闭合复位后距骨与内踝的间隙＞3～4 mm。
3. 经骨后唇骨片超过关节面 1/4～1/3，闭合复位后关节面不平整，距骨向后脱位。

三、常见分型的治疗特点

（一）旋后内收型

1. 闭合复位 在麻醉下进行，膝关节屈曲 90°，放松腓肠肌，胫骨远端向内推挤，另一手握住后侧足跟，把足向前拉、外展，背屈踝关节到 90°，小腿用石膏固定。因有时外踝骨折伴有胫腓下联合前韧带及后韧带断裂。石膏固定踝关节，背屈不要超过 90°，不然踝穴会增宽。

2. 手术治疗 闭合复位不满意者应切开复位内固定。

（二）旋后外旋型

1. 闭合复位 按骨折移位相反方向使用外力，首先将患足内翻外旋，解脱骨折面嵌插，患足跖屈位牵引，恢复腓骨长度。再将足向前牵引，纠正距骨向后移位及胫骨后唇的移位。另一助手同时将外踝向前推，然后患足内旋纠正距骨及外踝外旋，并由助手向内推挤外踝，将患足置于 90°，并内旋位，用石膏固定。

2. 切开复位 内固定在治疗Ⅳ°内翻外旋损伤中，先修复外侧损伤，然后治疗内侧的内踝或三角韧带损伤。

（三）旋前外旋型

闭合复位麻醉下膝关节屈曲 90°，以便腓肠肌松弛，首选使足外翻，分离骨折面，跖屈纵向牵引，恢复腓骨长度和后唇向近侧移位，然后患足向前牵，纠正距骨向后半脱位，纠正外踝和后唇移位。内旋患足，纠正距骨和腓骨外旋，最后将患足内翻背屈，石膏固定。

（四）旋前外展型

闭合复位与骨折移位相反方向使用压力，术者一手将胫骨远端推向外，另一手将患足推向内，同时使足跟内翻，小腿用石膏固定。

四、糖尿病患者的踝关节骨折

老年糖尿病患者可能伴有周围血管性疾病或周围神经病变，使治疗变得复杂，踝关节的手术治疗仍会出现明显的并发症。多项回顾性研究评价了用手术方法治疗糖尿病患者踝部骨折。糖尿病患者的并发症发生率为43%。并发症包括皮缘或皮瓣坏死、深部感染、浅部感染、固定松动、肢体坏死而截肢等，而无糖尿病患者则无或很少有并发症。虽然糖尿病患者非手术治疗很可能出现骨量畸形愈合，但很少有症状。有些学者建议：对功能要求低的老年糖尿病患者的踝关节骨折应考虑采用非手术处理。另有部分学者指出：如果踝关节骨折适于手术治疗，不能仅仅因为患者有糖尿病而推迟或回避手术。不合适的制动可能引发迅速发展的神经病变。

根据这些学者的观点，如果踝关节骨折无移位或移位很小，并由一个稳定的外形，采用闭合处理延长石膏固定是可以接受的，但应密切观察。如果骨折有移位，需要相当大的手法复位或塑形以维持复位，则建议采用切开复位内固定。不论何种治疗方法，通常需要延长制动以防发生神经病变。

【胸腰段椎体骨折】★★△△

一、脊柱的解剖及生物力学特征

胸腰段脊柱头端10个椎体由肋骨和胸骨形成一个密闭空腔，具有相对的稳定性，活动度较差；而尾端腰椎椎体较少，但更具活动度，因此大部分退行性病变均发生于此处；中间移行段（T_{10}～L_2）作为连接部位，承受脊柱由上向下传递的应力，在外界暴力作用下此处容易出现结构破坏。脊椎椎管内的脊髓结构在L_1～L_2水平即终止，椎管内有较多的神经根结构，因此，在此段脊柱骨折临床上可出现各种功能损伤的表现。而高于L_1水平的脊柱骨折可出现脊髓截瘫表现。

二、分类和临床表现

对于70岁以上的老年人来说，胸腰段椎体骨折是最常见的脆性骨折。通常于低能量损伤，比如跌倒、快速向前弯腰、坐位快速起立、咳嗽或者打喷嚏后发生。很多患者没有明显临床症状或者只有很轻微的背痛。这些病人可能会主诉身高降低，或者在发生事故时通过X线检查发现椎体变形。但是，还是有很多病人因为疼痛造成生活质量明显下降甚至残疾。

骨质疏松性椎体骨折可以分为急性/亚急性单节段骨折；不稳定性骨折；严重骨质疏松伴有多发椎体骨折，常造成脊柱矢状位平衡的丧失和进行性姿势改变；骨质疏松性椎体骨折合并椎管狭窄和神经压迫症状。

（一）急性/亚急性单节段椎体骨折

大部分单纯的骨质疏松性椎体压缩骨折可以通过非手术治疗（休息、镇痛、支具支持）得到疼痛缓解，但仍有部分患者疼痛持续存在甚至加重；另外部分患者会在不确定的时期内出现进行性椎体塌陷，最终造成脊柱畸形。新鲜骨折的临床表现大致相同，最初都是剧烈的腰背部疼痛，一段时间后，剧烈的疼痛会缓解，但是负重后产生的局部疼痛仍然存在。

（二）不稳定骨折

持续不稳定性骨折自然进展的结局通常为椎体畸形愈合。但有些病例，骨折持续不稳定，导致骨折不愈合，造成经久不愈的腰背痛。椎体不愈合的患者，通常会有特异性的症状描述：平卧时疼痛不明显；由卧位改坐位或者站立的过程中，疼痛明显加剧；完全站立后，疼痛症状又变得不明显。通过侧位X线片可以发现骨折椎体形态随身体姿势的改变而改变。

（三）严重骨质疏松伴有多发椎体骨折

由于严重的骨质疏松，造成反复椎体骨折和持续的椎体高度降低，伴随患者脊柱矢状位平衡的丧失，出现进行性加重的脊柱后凸畸形，可在短期至数年内发生。这类患者的腰背痛多为弥漫性，累及整个背部，患者很难长时间站立。

（四）骨质疏松性骨折合并椎管狭窄和神经损伤神经损伤

常与脊柱后凸畸形严重或者后方骨块突入椎管内造成神经根压迫有关。临床表现为严重的局限性腰背痛伴随着放射性痛，通常会在平卧时缓解。X线片可发现明显畸形，而在磁共振或者脊髓造影下则可发现椎管被侵占。

三、影像学表现

骨质疏松性椎体骨折从力学上说多数是稳定的，

但是可能造成持续加重的脊柱后凸畸形。X 线片常用于诊断椎体压缩骨折并评估后凸畸形角度。由于椎体的前半部分发生压缩形变而后半部分通常压缩相对较轻，因此在侧位片上，骨折的椎体常表现为楔形改变。需要注意的是不要漏诊病理性骨折。如果存在疑问，则需要对患者进行 CT 或者 MRI 检查。如果存在神经症状，则必须行 MRI 检查。特别是在上胸椎，X 线片上椎体影像受到肩胛骨和肩关节的阻挡，这时候进一步的影像学检查就显得尤为重要。MRI 检查在脊柱影像学检查速度、可靠性和无创性方面都进了一大步。除了神经放射学方面的应用，MRI 可有效地显示骨髓的变化。在骨髓变性、炎症、骨折血肿和肿瘤占位改变时，骨髓信号显示为 T_1 低信号和 T_2 高信号改变。尽管可以看到肿瘤及椎体的正常解剖结构，但有时很难确定椎体塌陷是肿瘤转移引起还是近期发生的骨折伴血肿形成。在晚期，血肿吸收后，骨质疏松性骨折的椎体在 MRI 可显示正常的骨髓信号。

MRI 影像除了帮助诊断以外，对椎体骨折的治疗也有很重要的意义。根据 Denis 提出的脊柱三柱理论。如果脊柱损伤累及后柱结构，那么单纯前中柱的强化（后文详述）是不够的，可能需要后路椎弓根螺钉固定以恢复后柱的稳定性。

在骨质疏松性椎体压缩骨折的病例，CT 检查可以明确受伤椎体的后壁是否完整。如果后壁破损，那么在进行椎体成形术治疗时，发生骨水泥向椎体后方渗漏并发症的可能性是非常高的，这有助于临床医生制订更合适的治疗方案。

四、治疗原则

（一）保守治疗

大部分胸腰椎脊柱骨折均在生物力学上是稳定的，单纯保守治疗就可获得较好的临床疗效。塑性良好的脊柱支具或者牵张石膏等均可以获得良好的效果。目前并不推荐这类患者卧床时间过度延长，对部分患者，在确定脊柱稳定性足够后可以考虑早期下床活动。

保守治疗包括限制活动、理疗、镇痛和使用胸背支具等。通过这些方法，大多数病人可以很好地控制症状，难题是如何减少卧床休息的时间。必须很好地控制疼痛，才能避免因病人长期卧床导致的肺炎、压疮、血栓形成和功能失调等并发症。研究发现双膦酸盐能够减少此类病人卧床休息的天数，并能降低病人再次发生脆性骨折的风险。由于使用支具会对脊柱的后方结构产生过高的压力，因此椎体压缩骨折时使用支具是否合适至今存在争议。脊柱的制动会加重骨量流失并造成脊柱周围肌肉的萎缩。对于不能行手术治疗但是仍然存在严重的疼痛的椎体压缩骨折病人，注射降钙素治疗是不错的选择，每天 1 次，持续 10～14 天。降钙素是一种抑制骨吸收的药物，作用于破骨细胞。研究发现，降钙素能在 1～2 天的时间内明显减轻病人的疼痛症状，并能在 2 周内明显改善病人的活动。如果患者不能去医院的话，可以使用降钙素的鼻喷药。

（二）保守治疗的并发症

1．脊柱后凸畸形　发生骨质疏松性椎体压缩骨折时，椎体的前半部分发生压缩形变而后半部分通常压缩相对较轻，形成脊柱后凸畸形，甚至出现后凸畸形持续加重和长期疼痛。脊柱后凸畸形会造成致命性的肺容量下降，对于有慢性肺病的病人影响尤为明显。

2．神经损伤　椎体骨折发生后，可能出现骨折块突向椎管内，造成继发性椎管狭窄甚至神经压迫症状。保守治疗的过程中，骨折的椎体受到轴向的压力进一步发展成为爆裂性骨折，突向椎管的骨块进一步向后方移动，可出现明显的神经损伤症状，临床上可能出现大小便规律的改变甚至其他的神经功能障碍。这时候需要行 MRI 检查以进一步明确。

3．卧床相关的并发症　部分保守治疗的患者由于卧床时间长，引起一系列与卧床有关的并发症，包括坠积性肺炎、压疮、尿路感染、深静脉血栓形成等。

（三）手术治疗

胸腰椎椎体骨折最常用的手术治疗方式是后路复位椎弓根螺钉系统内固定。但是由于老年患者心肺功能差，相对手术风险较大；同时由于骨质疏松的影响，骨折内固定后容易出现螺钉切割松动等并发症，因此脊柱内固定手术是治疗椎体压缩性骨折的最后一个选择。对于骨折不愈合，进行性塌陷和后凸畸形加重以及有神经损伤症状等保守治疗无效的患者，才考虑内固定手术治疗。

近些年发展的椎体骨水泥填充增强技术为这一疾病的治疗提供了新的策略。该方法的优势是通过椎弓根入路向病变节段椎体注射骨水泥，增强椎体强度，允许患者早期下床活动而减少因制动而出现的相关并发症发生率，该治疗方法疼痛缓解率及成功率均较高。

部分骨质疏松性椎体压缩性骨折未经治疗后期

会进展为爆裂性骨折，并出现骨折块凸向椎管内从而引发严重的神经功能障碍。尽管上述情况非常罕见，但当保守治疗患者在就诊时出现神经功能恶化或疼痛加剧，或者是治疗无显著进展时，临床医生需特别警惕。CT可以帮助上述情况的确定。这类患者通常需要开放手术治疗。手术入路可以选择前路，如经胸、或经腹或腹膜后行减压，植骨融合内固定。但这类患者前路植骨时容易出现植骨块的沉降，内固定不牢靠等问题。因此对这类患者在完成前路减压及植骨融合后，需加用后路椎弓根螺钉长节段固定。近些年，有学者提出联合使用微创经皮椎弓根螺钉固定联合椎体成形术治疗老年患者的椎体爆裂性骨折，并取得良好效果。

（四）胸腰段骨折的椎体增强技术

不管椎体压缩骨折是否存在明显的临床症状，都会造成残障率和死亡率的升高。有症状椎体骨折的病人5年存活率为61%，而根据年龄匹配的对照组5年存活率为76%。随访发现，发生椎体骨折的病人在接下来的3年内发生邻近椎体再次骨折的风险升高了3～5倍。研究发现椎体骨折的绝经后妇女在12个月的随访期间内发生再次骨折的概率是20%。目前认为椎体骨折造成脊柱的生物力学改变是造成再次骨折风险加大的主要原因。

经皮椎体成形术（PVP）和经皮椎体后凸成形术（PKP）是最近十余年才开展的新技术。能够在椎体发生压缩骨折以后，通过微创的方法使骨折椎体得到即刻强化，维持或者改善椎体的残留高度，维持椎体强度，进而获得良好的功能。PVP是在术中透视的引导下经皮穿刺椎体并通过通路向椎体内注入聚甲基丙烯酸甲酯（PMMA）等骨填充材料，该手术在1984年由Galibert和Deramond等首次实施。而PKP是在1998年由Reiley率先提出，除了PVP的操作步骤以外，PKP还包括一个向椎体内植入可扩张球囊的过程。通过球囊扩张，挤压松质骨，达到抬升椎体终板，恢复椎体高度的目的。同时，减少骨水泥向椎体外渗漏的机会。

1. PVP和PKP的目的 减轻急性疼痛；避免慢性疼痛进一步发展；避免椎体进行性塌陷；避免因脊柱生物力学改变造成邻近椎体的再发骨折；避免进行性后凸畸形，帮助保持平衡；避免因后凸畸形造成的肺功能下降；增强机体的活动能力；避免保守治疗带来的一系列并发症。PKP还可能帮助恢复椎体受伤之前的高度。

2. 椎体增强手术的作用机制 一般认为椎体增强手术可以保持骨折椎体的解剖学形态并增加椎体的强度，进而减轻疼痛，减少可能的神经损伤。骨质疏松性椎体压缩骨折的体外研究显示，注射2 ml PMMA骨水泥即可保持骨折椎体的强度（椎体承受体重负荷的能力），而要保持骨折椎体的硬度（保持椎体不变形的能力）则需要注射4～8 ml的骨水泥。

目前为止，虽然关于椎体增强的确切作用机制尚未得到证实，但是有不止一种的假说，包括：快速控制骨折的微动；防止椎体的进一步塌陷和变形；骨水泥发热破坏局部痛觉神经和肿瘤组织；PMMA骨水泥的毒性作用；安慰药作用。

3. 手术适应证和禁忌证 PVP和PKP是一种微创技术，目前应用于下列疾病的治疗：骨质疏松性椎体压缩骨折；脊柱转移肿瘤；椎体血管瘤；缺血性骨坏死。绝对禁忌证包括局部活动性感染；脊髓压迫引起的神经症状；合并心肺疾病导致患者不能俯卧。相对禁忌证包括没有明确的椎体塌陷；椎体高度塌陷低于20%；椎体后壁骨皮质缺损，可能导致骨水泥向椎管内渗漏。

4. 病例选择 椎体骨折保守治疗6周效果不佳的病人都可以选择进行椎体强化。病人常表现为与骨折椎体平面相关的定位准确的背痛，疼痛位于中线，无明显放射，身体负重或变换体位时疼痛常明显加重。椎体压缩的程度通常不能用来指导是否进行手术治疗。疼痛的情况在不同的患者之间差异很大。如果疼痛难以精确定位时，核磁共振成像（MRI）或者同位素骨扫描对于定位责任椎体很有帮助。当X线检查发现有多个椎体出现压缩变形时，进行MRI检查也可以帮助确定责任椎体。

5. 术前准备 医师确定骨质疏松性椎体压缩骨折引起的腰背痛；全面的神经系统查体以排除神经系统疾病；血栓筛查；受伤椎体的正侧位X线检查；进一步的影像学检查（如MRI或者CT），CT影像可以帮助确定椎弓根的大小，椎弓根和椎体后壁是否完整，是否存在椎管内压迫，MRI检查可以区分椎体压缩骨折是新鲜的还是陈旧的，还可以辨别椎体骨折的原因是骨质疏松、肿瘤或者是感染；存在明显后凸畸形的患者需要做肺功能检查，因为这一类病人俯卧时很难达到足够的通气量，因此有更大的麻醉风险；T_7以上的椎体发生骨折，通常提示可能是肿瘤引起的病理性骨折，应该进行进一步的检查。

6. 结果 椎体增强手术的结果取决于多个因素，比如适应证的控制、病例的选择、手术技巧和并发症的发生率等。大多数的报道都是基于回顾性研究的结构，很少有前瞻性对照研究的实验。总体来说，骨质疏松性椎体骨折进行椎体强化后，57%～97%的病人疼痛减轻，大约有 10% 的病人出现疼痛复发。通常镇痛效果出现在手术后 6～48 小时。计 60%～100% 的椎体压缩骨折病人行椎体增强治疗后改善功能并减少使用镇痛药。PVP 和 PKP 的镇痛效果相似。骨质疏松症病人行椎体增强后，60%～100%的病人活动得到改善，74% 的病人生活质量得到改善，而 50% 的病人改善了睡眠质量。PKP 对于骨折后早期治疗的患者效果更好，如果骨折发生后 3 个月之内进行治疗的话，可以改善不超过 50% 的脊柱后凸畸形。在一项尸体研究中，PKP 可以恢复 97% 的椎体高度，而 PVP 仅仅能够恢复 30% 的椎体高度。恢复椎体的高度有助于减轻脊柱后凸并改善矢状位平衡，在老年人群中，矢状位平衡对于预防跌倒非常有帮助。

7. 并发症　包括麻醉相关的并发症和手术操作相关的并发症，总体发生率为 1%～5%。多数并发症与适应证选择不当以及手术操作不佳有关。

（1）骨水泥椎体外渗漏：是最常见的并发症，骨水泥渗漏的发生率甚至高达 65%，渗漏出来的骨水泥可能留置在硬膜下腔、脊柱周围的软组织、邻近的椎间隙或者椎间孔等部位。尽管发生骨水泥渗漏的比例很高，但是相关报道显示临床上出现严重并发症的概率很低。

另一个骨水泥填充所需要关注的问题是邻近的椎体再骨折发生率。目前学界对此尚无统一认识。Lavell 等对 94 例 109 个椎体成形术患者的随访研究发现，术后 90 天内，患者邻近节段椎体再发骨折的概率为 10%，治疗多个节段的患者最可能出现椎体再骨折。

（2）PVP 或者 PKP 术后病椎高度再次丢失：也是值得我们关注的问题，要达到较好的支撑强度，防止椎体的进一步塌陷，骨水泥注入的量不能太少，一般维持在每个椎体 4～8 ml。在尽可能保证骨水泥不渗漏的前提下，尽量弥散至椎体的上下终板，既可以防止椎体进一步塌陷，又可以防止成形术后的椎体再发压缩骨折。

（3）其他并发症：还包括骨水泥反应引起的血压下降；短暂的发热和缺氧；深静脉血栓形成、肺栓塞；椎管狭窄；椎体内感染；截瘫；死亡等。

8. 并发症的预防　正确选择合适的病例。对于后柱损伤，或者后柱结构缺损的病例不适合单独行 PVP 或者 PKP 治疗；尽量避免穿刺椎弓根内壁，注意保持椎体皮质骨完整。穿刺针通过椎弓根至椎体前部，骨水泥尽量不充盈椎体后缘；骨水泥黏稠程度有控制适度，骨水泥太稀容易出现渗漏，太稠则会影响其在骨小梁之间弥散；推注压力不可太大，尤其是骨水泥推注刚刚开始和即将结束时；注意 X 线的监控，一旦发现骨水泥出现随静脉回流迅速扩散，或者向硬膜外、椎间孔渗漏，应立即停止推注。

9. 存在的问题和未来的展望　无论 PVP 还是 PKP，大量文献报道均获得了令人鼓舞的疗效。其基本设计原理已经获得美国 FDA 认可，但是其确切治疗机制（例如止痛机制）目前仍不是非常清楚。尽管 PVP 和 PKP 近期疗效较好，但 PVP、PKP 和传统保守疗法三种方法相比较哪种最好，还缺乏远期随访观察和前瞻性对照研究。此外，PVP 和 PKP 有着自身的缺陷，譬如 PVP 对伤椎无复位作用，不能缓解神经根和脊髓的压迫症状，并且在灌注过程中容易渗漏；而 PKP 操作相对复杂，在撑开复位的过程中容易造成伤椎松质骨的进一步压缩。术后灌注节段局部刚度过高，可能与邻近节段形成力学梯度，是否会加速椎间盘退变和诱发其他节段骨折还需要进一步的观察。因此，如何使伤椎恢复理想的弹性模量和强度，又避免对相邻椎体造成不良应力还有待研究。作为目前最常用的灌注材料，PMMA 仍然有很多缺点。PMMA 虽然抗压强度足够高，但是抗张强度仅为正常骨的 25%；并且 PMMA 不能降解吸收，因此随着时间的延长，PMMA 骨水泥的力学稳定性会逐渐下降，甚至可能出现疲劳断裂。因此，研究一种强度、刚度适中，有良好显影性，能被吸收替代的新型生物材料替代 PMMA 将会是很有意义的。

随着我国人口老龄化，骨质疏松性椎体压缩骨折发病率逐年上升。作为治疗痛性骨质疏松性椎体压缩骨折的微创手术，PVP 和 PKP 的应用前景广阔。通常情况下，骨质疏松性椎体骨折接受椎体增强治疗的病人可以在手术当天出院。但是，对这些病人的基础疾病（骨质疏松症）采取合适的药物治疗是一个长期并且非常重要的过程，要防止骨质疏松症进一步加重，并且防止再次发生骨折。

（林伟龙）

参 考 文 献

[1] Rikli DA, Regazzoni P. Fractures of the distal end of the radius treated by internal fixation and early function. A preliminary report of 20 cases. J Bone Joint Surg Br, 1996, 78 (4): 588-592.

[2] Cummings SR, Kelsey JL, Nevitt MC, et al. Epidemiology of ostoprosis and osteoporoticfracture. Epidemiol Rev, 1985, 7: 178-208.

[3] Cooney WP, Linscheid RL, Dobyns JH. External pin fixation for unstable colles fracture .J Bone Joint Surg Am, 1979, 61 (6): 840-845.

[4] Rikli DA, Kupfer K, Bodoky A. Long-term results of external fixation of distal radius fracture. J Trauma, 1998, 44 (6): 970-976.

[5] Wallace WA, Hellier M. Improving radiographs of the injured shoulder. Radiography, 1983, 49 (586): 229-233.

[6] Hoffmeyer P. The operative management of displaced fractures of the proximal humerus.J Bone Joint Surg Br, 2002, 84 (4): 469-480.

[7] Mathews J, Lobenhoffer P. Results of the provision of unstable proximal humeral fracture in geriatric patients with a new angle stabilizing antegrade nail system. Unfallchirurg, 2004, 107 (5): 372-382.

[8] Ito K, HungerbuhlerR, WahlD, et al. Improved intramedullary nail interlocking in osteoporotic bone. J Orhtop Trauma, 2001, 15 (3): 192-196.

[9] Center JR, Nguyen TV, Schneider D, et al.Mortality after all major types of osteoporotic fracture in men and women: an observational study. Lancet, 1999, 353 (9156): 878-882.

[10] Van Staa TP, Dennison EM, Leufkens HG, et al.Epidemiology of fractures in England and Wales.Bone, 2001, 29 (6): 517-522.

[11] Evans AJ, Jensen ME, Kip KE, et al.Vertebral compression fractures: pain reduction and improvement in functional mobility after percutaneous polymethylmethacrylate vertebroplasty retrospective report of 245 cases. Radiology, 2003, 226 (2): 366-372.

[12] Lieberman IH, Dudeney S, Reinhardt MK, et al. Initial outcome and efficacy of "kyphoplasty" in the treatment of painful osteoporotic vertebral compression fractures. Spine, 2001, 26 (14): 1631-1638.

[13] Masala S, Ciarrapico AM, Konda D, et al. Cost-effectiveness of percutaneous vertebroplasty in osteoporotic vertebral fractures. EurSpine J, 2008, 17 (9): 1242-1250.

[14] Truumees E, Hilibrand A, Vaccaro AR. Percutaneous vertebral augmentation.Spine J, 2004, 4 (2): 218-229. Review.

第 38 章　泌尿系统感染及生殖系统疾病

第 1 节　泌尿系统感染

一、总论

【定义】★★★△△△

泌尿系感染又称尿路感染（urinary tract infection，UTI），是尿路上皮对细菌侵入的炎症性反应，通常伴有菌尿和脓尿。泌尿系感染是发生于肾脏、输尿管、膀胱和尿道等泌尿系统各个部位感染的总称。

1. 菌尿　正常尿液是无菌的，如尿中有细菌出现，称为菌尿。菌尿被认为是尿路有细菌定植或感染的确切指征。菌尿可以是有症状的，也可以是无症状的。菌尿定义本身包括了污染，临床根据标本采集方式不同而应用不同的“有意义的菌尿”计数来表示尿路感染。

2. 脓尿　指尿中存在白细胞（WBCs），通常意味着感染以及尿路上皮对细菌入侵的炎症反应。

【流行病学】★★△

泌尿系感染被认为是最常见的细菌感染。在美国，每年因泌尿系感染就诊的门诊患者超过 700 万，其中 10 万人因此需要接受住院治疗；在所有就诊患者中，有 1.2% 的女性和 0.6% 的男性患者是因泌尿系感染而就诊；因泌尿系感染致休克而死亡者在所有因感染致死者中位居第 3 位。在我国泌尿系感染占院内感染的 20.8%～31.7%。泌尿系感染是人类健康所面临的最严重的威胁之一。

【发病机制】★★△△

泌尿系感染是尿路病原体和宿主相互作用的结果。泌尿系感染在一定程度上是由细菌的毒力、接种量和宿主防御机制不全造成的，这种因素在决定最终细菌定植水平以及对尿路损伤的程度也起到一定作用。细菌毒力增强超过宿主抵抗力是导致泌尿系感染的必要条件，然而当宿主免疫功能显著受损时即使毒力很小的细菌也可导致感染。

感染途径包括上行途径、血源途径和淋巴途径。大多数进入尿路的肠道细菌都是通过尿道上行进入膀胱的。病源菌黏附于阴道前庭和尿路上皮黏膜在上行感染中起重要作用。正常人中由血源途径造成的肾脏感染并不多见，但肾脏感染偶尔会继发于源自口腔的金黄色葡萄球菌菌血症或念珠菌菌血症。某些罕见情况下，如严重的肠道感染或腹膜后脓肿，来自邻临近器官的细菌可以通过淋巴管直接蔓延引起泌尿系感染。

大多数的泌尿系感染是由通常源自肠道菌群的兼性厌氧菌造成。尿路病原体如表皮葡萄球菌和白色念珠菌来自于阴道或会阴部皮肤。大肠埃希菌是最常见的导致泌尿系感染的病原体，占了社区获得性感染的 85% 和院内获得性感染的 50%。除大肠埃希菌外的革兰阴性杆菌包括变形杆菌、克雷伯杆菌以及革兰阳性的粪肠球菌和腐生葡萄球菌则是其余大多数社区获得性感染的病原菌。院内感染主要由大肠埃希菌、克雷伯杆菌、肠杆菌、柠檬酸杆菌、黏质沙雷菌、铜绿假单胞菌、普罗威登斯菌、粪肠球菌和表皮葡萄球菌引起。少见的病原体如阴道加德纳菌、支原体属和解脲支原体可能导致间断或长期留置导尿管患者的感染。

【分类】★★★△△△

泌尿系感染按感染部位可分为上尿路感染和下尿路感染。在临床上通常根据感染所来源的器官为其命名。急性肾盂肾炎是表现为寒战、发热、腰痛并伴有菌尿和脓尿的一种临床综合征，上述症候群是肾脏急性细菌感染的特异性表现。慢性肾盂肾炎表现为肾萎缩及瘢痕形成，可通过形态学、放射学或者肾功能检查明确，慢性肾盂肾炎可能是感染后的征象，但经常不与尿路感染相关。膀胱炎表现为尿频、尿急、尿痛并偶尔伴有耻骨上疼痛的一种临床综合征。

泌尿系统感染也可根据尿路的功能状况以及宿主健康状况来描述：单纯性尿路感染：指发生在尿路结构和功能正常的健康患者中的尿路感染；复杂性尿路感染：与许多因素相关，这些因素增加了细菌感染的机会，并降低治疗效果，包括导管相关的感染等；尿脓毒血症：由于尿路感染引起的脓毒血症。当尿路感染出现临床感染症状并且伴有全身炎症反应征象时即可诊断为尿脓毒血症。

【诊断】★★★△△△

1. 症状 对泌尿系统感染有诊断意义的症状和体征为尿频、尿急、尿痛、血尿、背部疼痛和肋脊角叩痛。

2. 体检 急性膀胱炎患者可有耻骨上区压痛，但缺乏特异性。发热、心动过速、肋脊角叩痛对肾盂肾炎的诊断特异性高。

3. 实验室检查

（1）尿生化检查：其中与泌尿系统感染相关的常用指标包括：亚硝酸盐（nitrite，NIT）：阳性见于大肠埃希菌等革兰阴性杆菌引起的泌尿系感染，尿液中细菌数＞10^5/ml 时多数呈阳性反应，阳性反应程度与尿液中细菌数成正比。白细胞酯酶（leukocyte esterase，LEU）：正常值为阴性，泌尿系统感染时为阳性。

（2）尿沉渣显微镜检：有症状的女性患者尿沉渣显微镜检诊断细菌感染的敏感性和特异性更高。但应注意，尿检没有 WBC 不能除外上尿路感染，同时尿 WBC 也可见于非感染性肾疾病。

（3）尿培养：治疗前的中段尿标本培养是诊断尿路感染最可靠的指标。尿标本的收集包括排尿标本、导尿标本和耻骨上穿刺抽吸尿标本。

推定泌尿系统感染的诊断靠直接或间接的尿液分析，并经尿液培养确诊。尿液的评估提供了关于尿路情况的临床信息。尿液和尿路在正常情况下是不存在细菌和炎症的。在患有尿路感染时可能发生尿液分析和培养的假阴性，尤其是在感染的早期，细菌和白细胞的数量较低，或因液体摄入增加以及随后的利尿作用导致尿液稀释。在偶然的情况下，尽管存在细菌定植和尿路上皮炎症，但尿液中可能检测不到细菌和白细胞。尿液分析和培养的假阳性是由收集尿液标本时细菌和白细胞污染造成的。自行排尿留取的标本最易发生污染，但是也可以发生在导尿的过程中。耻骨上穿刺留取膀胱中的尿液受污染的可能性最小。因此，这种方式能够提供对膀胱尿液状况最精确的评价。

【治疗】★★★△△△

1. 一般治疗 包括对症治疗、多饮水及生活方式的调整等。

2. 抗菌药物治疗 抗菌药物治疗是尿路感染的主要治疗方法，推荐根据药敏试验选择用药。可以对有尿路感染的患者首先施行经验性抗菌药物治疗。但有研究显示社区性单纯尿路感染患者中，有 60% 患者经验用药与最终的尿培养结果不符。

泌尿系统感染的治疗必须完全清除在尿路中生长的细菌。抗菌药物的疗效取决于抗菌药物在尿液中的浓度以及维持在高于最小抑菌浓度的时间。因此感染的消退是和细菌对尿液中抗菌药物浓度的敏感性密切相关的。在治疗非复杂性尿路感染中，抗菌药物在血液中达到的浓度并不重要。抗菌药物在血液中的浓度对有菌血症的患者和伴有发热的肾和前列腺实质感染的患者是非常关键的。肾功能不全的患者，如果药物主要是由肾清除而不能被其他机制清除时，则必须调整药物的剂量。

在选择抗生素以及确定治疗持续的时间时，必须以抗生素对已知的病原体或根据感染源所推测的可能性最大的病原体的抗菌谱和抗菌活性，感染是复杂性还是非复杂性。药物潜在的副作用以及治疗的费用为依据。一个经常被忽视但很重要的特性是药物对肠道和阴道菌群以及院内细菌环境的影响。经常使用抗生素的患者、门诊以及住院患者中的细菌对抗生素敏感性变化很大。每个临床医生都必须注意细菌特性的变化对抗生素的使用和敏感性的影响。

二、老年泌尿系统感染

【病因】★★★△△

老年人泌尿系统感染的增加与老龄的生理改变有关。如女性绝经期后雌激素分泌减少，阴道上皮萎缩，致病菌容易滋生；子宫下垂导致膀胱排空能力减退和会阴部污染。男性因前列腺增生致尿路梗阻，以及前列腺分泌物杀菌活性减弱。此外老年人有多种基础病，如糖尿病、心力衰竭等，可导致神经肌肉疾病使膀胱排空不全。长期卧床、压疮感染、留置导尿管及泌尿系统侵入性操作等都是老年人易发生尿路感染的危险因素。

【诊断及治疗】★★★△△△

泌尿系统感染包括尿道炎、膀胱炎和肾盂肾炎。在因感染住院的 65 岁以上老年患者中，UTIs 是仅次于呼吸道感染的第二位原因。诊断标准：社区老年人与其他年龄组相同，即有尿路刺激症状（少尿、尿频、断续排尿、胸腹痛、发热）和尿常规检查 WBC≥5 个 / 低倍视野，并伴有尿培养（标本来源于中段尿或 4 小时以上的膀胱潴留尿）细菌尿（≥10^5 cfu/ml）。在养老院评价 UTIs 的第一步是尿纸片试验，其阴性预测值为 100%。与菌尿（≥10^5 cfu/ml）合并脓尿（尿常规镜下 WBC＞10 个 / 低倍视野）匹配的临床症状为排尿困难、意识障碍（不同程度的语无伦次），和尿液改变（肉眼血尿，气味等）。因此有排尿困难，同时有意识障碍或尿液改变，有 UTIs 诊断意义，可对 63% 的菌尿合并脓尿有预测作用。

老年患者上尿路感染常伴有解剖结构的改变(尿路梗阻、神经源性膀胱或长期留置导尿管)，多见发热、昏睡、周围血象白细胞增高等，提示复杂性尿路感染或败血症，应住院治疗。如抗菌治疗后，仍寒战、高热、持续背痛或尿培养连续阳性，应除外尿路梗阻或肾周围脓肿，可选择行超声检查、腹部平片、静脉肾盂造影或逆行肾盂造影等。还应排除泌尿系结石、肿瘤、肾结核和膀胱过度活动症。膀胱过度活动症表现尿急、尿频、夜尿或伴尿失禁，但尿常规无异常。

治疗：社区老年人急性复杂性尿路感染，经验治疗选用第三代头孢菌素，以针对常见的革兰阴性菌。待细菌培养及药敏试验结果回报后做评估决定下一步处理。疗程 10～14 天。如果存在革兰阳性菌感染风险（褥疮、合并肺炎、糖尿病等）但非耐甲氧西林金黄色葡萄球菌（MRSA）流行区，一般不推荐万古霉素。门诊单纯性尿路感染患者可口服甲氧苄氨嘧啶 - 磺胺甲基异噁唑、氟喹诺酮类或阿莫西林等作为一线抗菌治疗，疗程 5～7 天。长期住院、既往有抗菌药物治疗以及反复尿路感染病史的 UTIs 患者，可能为多重耐药细菌感染，应参考细菌药敏结果选择抗菌药物。男性尿路感染（梗阻、结石、前列腺增生、导尿引起）因前列腺感染抗生素难渗入，疗程长，至少 2 周。

三、导管相关的泌尿系感染

【病因】★★★△△

导管相关的泌尿系感染发生率较高，单次尿管短期放置的发生率为 1%～5%，开放系统放置＞4 天时约为 100%，无菌密闭系统放置＞7 天时约为 25%。发生导管相关的泌尿系感染的原因为尿道口开放，病原菌常来源患者自身的肠道菌丛（肠杆菌科细菌为主）。尿管外壁起导游作用，细菌沿尿管内、外壁经尿道黏膜上行到膀胱。还可外源性交叉感染，病原菌在操作或收集尿液时获得。

【诊断】★★★△△

导管相关的泌尿系感染属于泌尿系统感染的一个特殊情况，因此，一些相关的诊断指标可以采用，如尿培养菌尿的诊断标准、脓尿的标准等。但下述情况应加以区别和重视。

1. 关于症状和体征 超过 90% 的院内导尿管相关感染菌尿是无症状的，无法通过症状确定感染情况。有症状的感染中常见的症状是发热。长期带管的患者往往情况较为复杂，出现发热反应，其原因不一定来于泌尿系，应结合其他指标进行综合判定，如进行血培养等，如果泌尿道中的菌株在血培养结果中出现，可以佐证菌血症来自于泌尿道。

2. 菌尿和脓尿 菌尿和脓尿的水平及发展趋势对将发展为有症状尿路感染的预测作用较差。不推荐单纯根据菌尿和脓尿的情况对可能发生的有症状感染进行预测。

3. 关于尿样的采集 从较长时间带尿管的导管内取尿进行培养与新插入导尿管或耻骨上取尿培养相比，前者无论从微生物的种类和数量上均高于后者。在收集尿样前更换导管可以避免培养结果假象的出现。

【治疗】★★★△△△

推荐在取尿样培养前及应用抗菌药物治疗前更换留置时间超过 7 天的导管。导管的移除推荐作为治疗的一部分。如有必要继续应用导管引流，可更换新导管或采用其他方式，如阴茎套引流、耻骨上引流等。初始选择可采用经验用药，通常可给予广谱抗菌药物。当得到尿培养的结果后，应当根据病原体对药物的敏感性进行调整。在用药后 48～72 小时应对治疗情况进行评价，如果患者症状很快消失，通常治疗 5～7 天是足够的；症状较重的患者通常治疗需要 10～14 天。偶尔尿培养可显示念珠菌感染，通常是没有症状并不治而愈。如果有证据显示是由该菌引起的复杂感染，全身抗真菌治疗可能是其适应证。不推荐长期无根据使用抗菌药物治疗。留置尿管 10 年及以上者应行膀胱癌筛查。

（王 萱 王建业）

第 2 节　良性前列腺增生症

【定义】★★△△

良性前列腺增生症（benign prostatic hyperplasia，BPH）是引起中老年男性排尿障碍最为常见的疾病。在组织学上主要表现为前列腺间质和腺体成分的增生，对于中老年男性患者而言，本病是引起男性下尿路症状（lower urinary tract symptoms，LUTS）最常见的原因。

【流行病学】★★△△

BPH 的流行病学可分为组织学前列腺增生和临床前列腺增生。前者侧重于前列腺的增生是否达到了组织学的诊断标准，而不考虑 LUTS 的程度和前列腺体积。目前认为，40 岁以下男性极少出现组织学的前列腺增生。随着年龄的增长，组织学增生的发病比例可由 41～45 岁的 13.2% 增至 81～90 岁的 83.3%。

临床前列腺增生的流行病学与组织学相类似，随着年龄的增长，LUTS 的发生率也随之增加。大约有 50% 组织学诊断 BPH 的男性有中度到重度 LUTS。有研究表明亚洲人较美洲人更易于产生中 - 重度 BPH 相关症状。

【病因】★★△△

BPH 发生的原因尚不完全清楚，但目前普遍认为高龄和有功能的睾丸是本病发生的主要因素，且两者缺一不可。其他的相关因素还包括：雄激素与雌激素的相互作用、前列腺间质与腺上皮细胞的相互作用等。

【病理学】★★★△△△

（一）病理学表现

BPH 主要发生在前列腺的中叶和两侧叶，即前列腺的移行区和尿道周围腺体区。前者在早期主要表现为腺体组织的增生，而后者则完全为间质的增生，其中平滑肌是间质的重要组成部分，这些平滑肌细胞表面富含肾上腺素能受体，特别是 α_1 受体，该受体激活后明显增加腺体张力，且由于这一区域因邻近前列腺尿道，增生后对尿道的压迫也最为直接，是造成排尿困难等 LUTS 的重要因素。

（二）病理生理学机制

BPH 造成的病理生理学改变主要包括如下几种。

1. 机械性梗阻　前列腺增生时体积增大，由于前列腺包膜的存在，增生的腺体受压而向后尿道和膀胱膨出，造成后尿道延长、变窄及膀胱出口梗阻，加重排尿困难。

2. 动力性梗阻　在前列腺和膀胱颈组织内含有丰富的 α 肾上腺素能受体，良性前列腺增生症时，该受体数量增加且活性增强，造成前列腺平滑肌紧张、张力增大，导致前列腺尿道阻力增高。

3. 继发膀胱功能障碍　长期的后尿道阻力增高可引起膀胱逼尿肌代偿性肥大，形成粗大的网状结构，称为膀胱小梁。尿路上皮在小梁之间形成小室甚至憩室。如果下尿路梗阻长期存在，最终导致膀胱逼尿肌失代偿，出现慢性尿潴留及膀胱内压升高；引起尿液反流至输尿管及肾盂，造成上尿路积水和肾功能损害。

【临床表现】★★★△△△

BPH 的临床表现与许多因素相关，包括下尿路梗阻程度、病变进展速度以及是否合并感染、结石、血尿等；特别要注意的是，患者症状与前列腺的体积并不绝对成正比。

BPH 的主要临床表现为 LUTS，前列腺增生后其血供丰富血管增多，部分病人可出现肉眼血尿。由于长期排尿困难患者需借助腹压排尿，患者还可合并腹股沟疝、内痔的疾病；临床上还可见到因急性尿潴留和肾功能不全就诊的良性前列腺增生症患者。

【诊断】★★★△△△

以 LUTS 为主诉就诊的 50 岁以上男性患者，应首先考虑 BPH 的可能。为明确诊断，需进行以下临床评估。

（一）病史询问

首先应了解患者的病史，特别是 LUTS 的特点、持续时间及其伴随症状；同时应了解盆腔手术或外伤史；还应询问患者的 LUTS 治疗史以及近来是否服用了可能导致或加重 LUTS 的药物等。其次，评价患者的国际前列腺症状评分（International Prostate Symptom Scores，IPSS）（表 38-1）。IPSS 是目前国际公认的判断 BPH 患者症状严重程度的最佳手段，是 BPH 患者 LUTS 严重程度的主观反映，它与最大尿流率、残余尿量以及前列腺体积无明显相关性。IPSS 尽管不能完全涵盖 LUTS 对患者生活质量的影响，但却有助于医生很好地了解患者的疾病状态。

（二）体格检查

1. 直肠指诊（digital rectal examination，DRE） DRE 是 BPH 患者重要检查项目之一，需在膀胱排空后进行。DRE 可以了解前列腺的大小、形态、质地、有无结节及压痛、中央沟是否变浅或消失以及肛门括约肌张力情况。DRE 对前列腺体积的判断不够精确，目前经直肠超声检查可以更为精确描述前列腺的形态和体积。

表 38-1 国际前列腺症状评分（IPSS）

在最近 1 个月内，您是否有以下症状？	无	在 5 次中					症状评分
		少于一次	少于半数	大约半数	多于半数	几乎每次	
1. 是否经常有尿不尽感？	0	1	2	3	4	5	
2. 两次排尿间隔是否经常小于两小时？	0	1	2	3	4	5	
3. 是否曾经有间断性排尿？	0	1	2	3	4	5	
4. 是否有排尿不能等待现象？	0	1	2	3	4	5	
5. 是否有尿线变细现象？	0	1	2	3	4	5	
6. 是否需要用力才能开始排尿？	0	1	2	3	4	5	
7. 从入睡到早起一般需要起来排尿几次？	没有	1 次	2 次	3 次	4 次	5 次	
症状总评分＝	0	1	2	3	4	5	

轻度症状：0～7 分　中度症状：8～19 分　重度症状：20～35 分

2. 下腹部叩诊 了解患者是否存在慢性尿潴留。

3. 局部神经系统检查（包括运动和感觉） 肛周和会阴外周神经系统的检查可提示患者是否存在神经源性疾病导致的神经源性膀胱功能障碍。

（三）必要的辅助检查和实验室检查

1. 血清前列腺特异抗原（prostate specific antigen，PSA） 在良性前列腺增生症患者的诊断过程中，必须进行该项检查，以除外合并前列腺癌的可能，若患者 PSA 高于正常值，应仔细分析 PSA 升高的原因，必要时需进行前列腺穿刺活检术，以防漏诊。

2. 尿常规（urinalysis） 可以确定 LUTS 患者是否存在血尿、蛋白尿、脓尿及尿糖异常等伴随疾病。

3. 前列腺超声检查（prostate ultrasonography） 可以了解前列腺形态、大小、有无异常回声、前列腺突入膀胱的程度，残余尿量以及是否合并膀胱结石、憩室或占位性病变。经直肠超声（transrectal ultrasonography，TRUS）还可以较精确测定前列腺体积，常用计算公式为 π/6× 腺体前后径 × 腺体左右径 × 腺体上下径。经腹部超声检查还可以了解膀胱壁的改变，膀胱内有无结石、憩室或占位性病变。

4. 尿流率检查（uroflowmetry） 应重点关注最大尿流率（Q_{max}）和平均尿流率（Q_{ave}）这两项指标，以前者更为重要。当最大尿流率<15 ml/s 提示排尿不畅，<10 ml/s 则提示排尿严重不畅。评估最大尿流率时尿量在 150～200 ml 时为宜，重复检查会增加可靠性。需要注意的是，最大尿流率下降不能区分梗阻和逼尿肌收缩力减低，必要时需进行尿动力学等检查，以分析尿流率下降的原因。

（四）可选择的辅助检查

1. 排尿日记（voiding diary） 排尿日记能够反映患者每日饮水量和排尿量的信息，使医生了解患者的饮水习惯、排尿频率和排尿量。以夜尿或尿频为主的 LUTS 患者应记录排尿日记，24 小时排尿日记不但可发现饮水过量导致的排尿次数增加，而且也有助于鉴别尿崩症、夜间多尿症和膀胱容量减少（表 38-2）。排尿日记应连续记录 3～5 天，期间患者的生活方式不必刻意改变，应在日记上注明白天和夜间的排尿情况。

表 38-2 排尿日记

时间	液体摄入量（饮水或食物）	排尿量	有无尿急	有无尿失禁

2. 肾功能检查（renal function test） 良性前列腺增生症患者若合并慢性尿潴留或肾盂积水应进行该项检查，以明确有无肾功能损害。

3. 尿道造影（urethrogram） 如果患者既往有尿道炎症、外伤或手术史，应考虑到尿道狭窄的可能，必要时应完善此项检查，以免漏诊和误诊。

4. 尿动力学检查（urodynamics） 对最大尿流率明显降低，但病因不能完全用前列腺增生解释者，或怀疑患者存在膀胱逼尿肌收缩功能障碍者，建议进行此项检查。

5. 尿道膀胱镜（urethrocystoscopy）检查 当下尿路症状与前列腺体积不相符合，或伴有肉眼血尿时，应考虑该项检查，以除外膀胱颈挛缩、膀胱肿瘤等其他疾病，还要观察有无膀胱小梁、憩室、结石、肿瘤及尿道狭窄等合并症。

【鉴别诊断】★★★△△△

（一）膀胱颈挛缩

由于慢性炎症或膀胱前列腺手术引起，造成膀胱出口梗阻，临床表现类似良性前列腺增生症，但一般前列腺增生不明显，可以通过膀胱镜检明确诊断。

（二）前列腺癌

良性前列腺增生症可合并前列腺癌，患者血清总 PSA 通常高于正常范围，直肠指诊可触及前列腺质硬结节，影像学检查常可发现前列腺占位性病变。

（三）神经源性膀胱

本病虽可出现排尿困难、尿潴留甚至继发肾盂积水和膀胱结石等类似良性前列腺增生症症状，但患者多有较为明确的神经系统病史，尿动力学检查可发现膀胱逼尿肌压力显著降低，而无膀胱出口梗阻。

（四）尿道狭窄

患者多有尿道外伤或炎症病史，年龄一般较轻，常表现为排尿困难，可行尿道造影加以鉴别。

（五）膀胱肿瘤

位于膀胱颈附近的膀胱肿瘤可造成膀胱出口梗阻及血尿，需要通过膀胱镜检查明确诊断。

【良性前列腺增生症的临床进展性】★★★△△

BPH 是一种缓慢进展的前列腺良性疾病，随患者年龄的增加患者主观症状和客观指标都有进行性加重的趋势。如 LUTS 加重和最大尿流率进行性下降。研究表明，BPH 患者的 IPSS 逐年增加，年平均增幅为 0.29～2 分。最大尿流率呈持续下降，平均每年下降达 2%，部分患者可出现反复血尿、反复尿路感染、膀胱结石、急性尿潴留（acute urinary retention，AUR）以及肾功能损害等并发症。

【治疗】★★★△△△

（一）观察等待

观察等待（watchful waiting）是一种非药物、非手术的治疗措施，包括患者教育、生活方式指导、定期监测等。轻度下尿路症状（IPSS≤7）的患者，或者中度以上症状（IPSS≥8）但生活质量尚未受到明显影响的患者可以采用观察等待。观察等待的内容如下。

1. 告知患者 BPH 相关知识，包括 LUTS 和 BPH 的临床进展，特别应该让患者了解观察等待的效果和预后，同时还应使患者知晓前列腺肿瘤的知识。

2. 应对患者的生活方式进行指导，如避免或减少咖啡因、酒精、辛辣等具有利尿和刺激性食物的摄入，以缓解 LUTS；适当限制饮水及调整饮水时间，有助减少日间和夜间排尿次数。

3. 建议患者优化排尿习惯，如伴有尿不尽症状，可以采用放松排尿、二次排尿和尿后尿道挤压等措施。

4. 精神放松训练。伴有尿急症状的患者可以采用分散尿意感觉，把注意力从排尿的欲望中转移开。

患者在观察等待开始后半年进行首次随访，以后每年进行一次。随访内容和初次诊断评估的各项内容无异，其目的是了解患者疾病的进展情况，是否出现相关合并症，并以此作为改变治疗方式的依据。

（二）药物治疗

1. α 受体阻滞药 通过阻滞分布在前列腺和膀胱颈部平滑肌表面的 α 肾上腺素能受体，松弛平滑肌，达到缓解膀胱出口动力性梗阻的作用。由于前列腺及膀胱颈部组织内以 α_1（特别是 α_{1A}）受体为主，故目前多选用 α_1 受体阻滞药，常用的药物包括多沙唑嗪、阿呋唑嗪、特拉唑嗪和坦索罗辛，其中坦索罗辛是高选择性的 α_1 受体阻滞药，因为其药理作用主要是阻断 α_{1A} 受体。

这类药物适用于存在中 - 重度 LUTS 的 BPH 患者。相关研究显示，与安慰药相比，各种 α_1 受体阻滞药能显著改善患者的症状，使 IPSS 平均改善 30%～40%、最大尿流率提高 16%～25%。α_1 受体阻滞药一般在治疗后 48 小时内即起效，但采用 IPSS 评估症状改善应在用药 4～6 周后进行。连续使用 α_1 受体阻滞药 1 个月无明显症状改善则不应继续使用，也不推荐患者同时服用两种及以上的 α 受体阻滞药，这不但不能增加治疗效果，而且会招致更多的药物不良反应。α_1 受体阻滞药不影响前列腺体积和血清 PSA 水平，不能减少 AUR 的发生。目前认为，各种 α_1 受体阻滞药的临床疗效类似。

α_1 受体阻滞药的常见不良反应包括头晕、头痛、乏力、困倦、体位性低血压、异常射精等，体位性低血压更容易发生在老年、合并心血管疾病或同时服用血管活性药物的患者中。服用 α_1 受体阻滞药的患者接受白内障手术时可能出现虹膜松弛综合征，因此建议在白内障手术前停用 α_1 受体阻滞药。

2. 5α- 还原酶抑制药　通过抑制患者体内睾酮向双氢睾酮（dihydrotestosterone，DHT）的转化，进而降低前列腺内双氢睾酮的含量，达到缩小前列腺体积、改善下尿路症状的治疗目的。

在人体内，含有两种 5α- 还原酶。Ⅰ型主要分布在前列腺以外的组织中（例如：皮肤或肝脏）；Ⅱ型主要分布在前列腺内。非那雄胺作为经典的 5α- 还原酶抑制药，主要抑制Ⅱ型 5α- 还原酶，而度他雄胺则可同时抑制Ⅰ型和Ⅱ型 5α- 还原酶，前者可以降低血清 DHT 水平 70%，后者可以降低血清 DHT 水平 95%。二者对于前列腺内的 DHT 水平的降低幅度为 85%～90%。5α- 还原酶抑制药能够缩小前列腺体积 20%～30%，使 IPSS 较基线降低 15%，提高最大尿流率 2.2～2.7 ml/s，同时明显减少患者急性尿潴留和接受前列腺手术的风险。因此 5α- 还原酶抑制药适用于治疗前列腺体积增大同时伴中 - 重度下尿路症状的 BPH 患者。

5α- 还原酶抑制药的起效时间相对较慢，一般在使用 6～12 个月后获得最大疗效，其最常见的副作用包括勃起功能障碍、射精异常、性欲低下和其他如男性乳房女性化、乳腺痛等。这类药物能够降低血清 PSA 的水平，服用 6 个月以上可使 PSA 水平减低 50% 左右。因此，对于服用 5α- 还原酶抑制药的患者，在判读血清 PSA 水平时应考虑到药物的影响。

3. M 受体拮抗药　部分 BPH 患者以尿频、尿急和排尿不尽感为主要临床表现。M 受体拮抗药通过阻断膀胱毒蕈碱（M）受体（主要是 M_2 和 M_3 亚型），缓解逼尿肌过度收缩，降低膀胱敏感性，从而改善这类患者的症状。

目前，常用的药物包括托特罗定和索利那新。由于应用上述药物可能造成残余尿量增加和急性尿潴留，故治疗过程中，应严密随访残余尿量的变化，特别是当患者残余尿量＞200 ml 时，M 受体拮抗药应慎重应用；M 受体拮抗药的不良反应包括口干、头晕、便秘、排尿困难和视物模糊等，多发生在用药 2 周内和年龄＞66 岁的患者。欧美多数研究显示尿潴留、胃潴留、窄角性青光眼以及对 M 受体拮抗药过敏者禁用。

4. 植物制剂和中草药　有研究显示植物制剂（包括中草药）适用于 BPH 及相关下尿路症状的治疗，疗效明显且副作用发生率低。但是植物制剂（中草药）的作用机制复杂，目前难以判断具体成分生物活性和疗效的相关性。

（三）手术治疗

由于 BPH 是一种临床进展性疾病，部分患者最终需要手术来解除下尿路症状及其对生活质量所致的影响和并发症。

手术指征：具有中 - 重度 LUTS 并已明显影响生活质量的 BPH 患者可选择手术治疗，尤其是药物治疗效果不佳或拒绝接受药物治疗的患者。当前列腺增生出现反复尿潴留、反复血尿、反复泌尿系感染、膀胱结石和继发性上尿路积水时建议手术治疗。BPH 患者合并腹股沟疝、严重的痔疮或脱肛，临床判断不解除下尿路梗阻难以达到治疗效果者，应当考虑手术治疗。

手术目的：手术可以切除增生的前列腺组织（而非全部前列腺），以达到缓解下尿路梗阻，改善排尿症状的目的。

经尿道前列腺切除术（transurethral resection of the prostate，TURP）是 BPH 治疗的“金标准”。TURP 主要适用于治疗前列腺体积在 80 ml 以下的 BPH 患者，技术熟练的术者可适当放宽对前列腺体积的限制。由于 TURP 术中的冲洗液不含电解质，故长时间手术会导致血容量增加及稀释性低钠血症，称为经尿道切除综合征（transurethral resection syndrome，TURS），前列腺体积较大的患者，其术中出血量会相应增加。

近年来，随着手术设备及技术的进步，经尿道激光手术已成为 BPH 重要的治疗手段。激光具有止血效果良好和非导电特性的特点，明显减少了术中出血及 TURS 的发生。手术中可利用激光对前列腺增生组织的汽化、切割作用，达到解除下尿路梗阻的目的，尤其适合于具有高危因素的患者（高龄、贫血、重要脏器功能减退等）。

开放性前列腺摘除术主要适用于合并膀胱结石、膀胱憩室需一并手术者。常用术式有耻骨上前列腺摘除术和耻骨后前列腺摘除术。开放手术的出血量、输血的概率、住院时间均高于TURP。除上述手术方法之外，根据患者具体情况还可选用微波、射频、前列腺支架等微创治疗方式。

（王 鑫 王建业）

参考文献

[1] Rowhrborm CG, McConnell JD. Etiology, pathophysiology, epidemiology and natural history of binign prostatic hyperplasia. In: Campbell's Urology. Edited by PC Walsh, AB Retik, ED Vaughan, Jr. Philadelphia, PA: W.B. Saunders Company, 2002: 1297-1330.

[2] 阙艳红，王学梅. 双平面经直肠超声诊断良性前列腺增生的探讨. 中华男科学，2005，11：191-194.

[3] Homma Y, Kawabe K, Tsukamoto T, et al. Epidemiologic survey of lower urinary tract symptoms in Asia and Australia using the International Prostate Symptom Score. Int Urol, 1997, 4: 40-46.

[4] Kawabe K. Current status of reseach on prostate–selective α1–antagonists. Brit J Urol, 1998, 81 (Suppl 1): 48-50.

[5] Smith P, Rhodes NP, Ke Y, Foster CS. Modulating effect of estrogen and testerone on prostatic stromal cell phenotype differentiation induced by noradrenaline and doxazosin. Prostate, 2000, 44: 111-117.

[6] AUA Practice Guidelines Committee. AUA guideline on management of benign prostatic hyperplasia (2003). Chapter1: Diagnosis and treatment recommendations. J Urol, 2003, 170: 530-547.

[7] EAU Guidelines on benign prostatic hyperplasia (2004). Chapter3: Assessment. J.de la Rosette, S.Madersbacher, G.Alivizatos, C.Rioja Sanz, M.Emberton, J.Nordling, 2004: 13-31.

[8] Kaplan SA, Olsson CA, Te AE. The American Urological Association symptom score in the evaluation of men with lower urinary tract symptoms: at 2 years of follow-up does it work ? J. Urol, 1996, 155: 1971-1974.

[9] Yukio Homma, Momokazu Gotoh, Osamu Yokoyama, et al. JUA clinical guidelines for benign prostatic hyperplasia. International Journal of Urology, 2011, 18: e1-e33.

[10] McConnell JD, Roehrborn CG, Baustita OM, et al. The long-term effect of doxazosin, finasteride, and combination therapy on the clinical progression of benign prostatic hyperplasia. N Engl J Med, 2003, 349: 2387-2398.

[11] Jacobsen SJ, Jacobson DJ, Girman CJ, et al. Treatment for benign prostatic hyperplasia among community dwelling men: the Olmsted County study of urinary symptoms and health status. J Urol, 1999, 162: 1301-1306.

[12] Roehrbohn CG, McConnell JD, Bonilla J, et al. Serum prostate specific antigen is a strong predictor of future prostate growth in men with benign prostatic hyperplasia: PLESS study. J Urol, 2000, 163: 13-20.

[13] Djavan B, Marberger M. Meta-analysis on the efficacy and tolerability of alpha1-adrenoceptor antagonists in patients with lower urinary tract symptoms suggestive of benign prostatic obstruction. Eur Urol, 1999, 36: 1-13.

第3节 女性激素补充治疗与老年女性健康

【定义】★★★△△△

雌激素受体存在于女性心脏、血管、泌尿生殖道、骨、脑、眼、皮肤等组织中，雌激素与之结合后发挥重要作用。绝经后由于雌激素水平低下，上述器官随之发生生理及病理改变，绝经早期出现潮热、多汗，烦躁、失眠等症状，绝经中晚期常见心血管和骨关节及泌尿生殖道疾病。绝经期泌尿生殖综合征（genitourinary syndrome of the menopause，GSM）是一个新术语，用来描述各种与外阴、阴道及下尿路有关的绝经症状和体征。泌尿生殖综合征不仅包括外生殖器症状（干涩、烧灼感、刺痛）和性症状（缺乏润滑、不适或疼痛，以及功能受损），还包括泌尿系症状（尿急、排尿困难及反复尿路感染）。老年妇女泌尿生殖系统出现的变化是外阴阴唇脂肪逐渐变薄至消失，大小阴唇皱缩且严重时界线消失，甚至有些还存在阴蒂包皮缩短，以致阴蒂过度暴露，易受化学性及物理性刺激物、机械性损伤与感染影响等。常表现为以下症状：萎缩性尿道炎，如排尿困难，尿道口疼痛，尿频、尿急、尿失禁等；尿道口肉阜；老年性阴道炎；阴道干涩、性交疼痛以致性交困难等。应用雌激素可改善尿道和阴道炎症状，减轻阴道干涩，增加性满意度和性交次数，改变生活质量。激素补充治疗（hormone replacement therapy，HRT）是指包含雌激素在内的有效缓解绝经相关症状的方案。对于老年女性最常出现的泌尿生殖道症状，可以选择合适的雌激素方案来缓解症状，提高生活质量。

【流行病学】★★★△△

泌尿生殖综合征的外生殖器症状，称老年性阴道炎（senile vaginitis）或萎缩性阴道炎（atrophic vaginitis），见于自然绝经及卵巢切除后的妇女，其中65岁以上女性占老年性阴道炎发病率的1/3。在50岁以上妇女中约1/3发生阴道萎缩和干燥、尿频、尿失禁，治疗较困难，女性发生尿失禁的概率是男性的2倍，随年龄的增加而增加，其中女性压力性、急迫性和混合性尿失禁的发生率分别为33.8%、31.8%及34.4%，老年女性则以急迫性尿失禁和混合性尿失禁更多见。2001年一项研究表明仅46%的尿失禁患者于门诊就诊，因此绝经后尿失禁确切的发生率难以估计。

【病因与诱因】★★★△△

发病原因是因卵巢功能衰退、雌激素水平降低、阴道壁萎缩、黏膜变薄、上皮细胞内糖原含量减少、阴道内pH增高（常接近中性）、局部抵抗力降低，病原菌感染所致。此外随着年龄的不断增加，肾上腺发生老化，雌激素水平进一步下降。生殖器官萎缩。严重时可引起阴道狭窄甚至闭锁。

泌尿系统表现为膀胱与尿道排尿后尿液滞留于膀胱的时间延长，膀胱的储存容量降低，膀胱逼尿肌在排尿时的最大收缩压力降低，膀胱对扩张的灵敏度阈值降低（最初的急迫感），尿道闭锁压力降低，尿道的尿液流量降低，尿道上皮成熟指数异常表现为表层细胞比例降低、旁基底细胞比例升高。

尿道综合征在女性中很常见，病因多种多样，多有尿道解剖结构异常和病变及焦虑性神经官能症，部分患者原因不明。在50岁以上妇女中约1/3发生阴道萎缩和干燥、尿频、尿失禁，治疗较困难，此类患者普遍存在心理问题，主要表现为焦虑、恐惧、疑病、失眠和强迫症状，可能发生机制为雌激素水平下降时可引起体内3-内啡肽水平下降和神经递质5-羟色胺（5-HT）水平异常，产生一系列下丘脑与自主神经之间的平衡失调症状，这些精神症状往往与下尿路症状一同出现，互相影响。还有一部分抑郁症、焦虑症患者以躯体症状为主要表现，而将精神症状掩盖，症状可以表现在任何系统和器官，也可表现为尿频、排尿困难、下腹胀痛而反复就诊于泌尿外科。

【临床表现】★★★△△△

1. 症状　外阴及阴道干燥、灼热感，为瘙痒或疼痛不适。Kingsberg等的研究在线调查了15 756例女性患者，8081例为绝经妇女，其中3046例（38%）的患者曾经有外阴及阴道萎缩症状，常见症状为阴道干涩、性交困难、烧灼感。

泌尿系统可出现排尿困难、夜尿与尿急的症状，尿失禁，泌尿道感染反复发作。甚至会出现坠胀不适、起始段或终末血尿等。有些间质性膀胱炎患者可能也同时表现为外阴痛。尿失禁通常分为压力性、急迫性、姿势性、持续性、无意识漏尿、性交时漏尿、慢性尿潴留相关的漏尿（以前被称为充溢性尿失禁）；夜间遗尿；或者以上情况混合存在。与急迫相关、还未到达厕所即发生漏尿提示为急迫性尿失禁。

2. 体征　妇科检查可见外阴萎缩，阴道萎缩，上皮黏膜皱襞消失、菲薄，严重者充血、有出血点，阴道分泌物稀薄，呈淡黄色；严重者呈脓血性。临床研究常用阴道健康指数表来评判，包含弹性、液体量、pH、上皮完整性和湿度，现在又开始应用外阴健康指数表及更全面的综合评估表，后者包括三大项目：弹性、润滑度和组织完整性，组织完整性包括外阴、阴道、尿道解剖结构及阴道pH和阴道成熟度。后两个量表尚需临床验证。尿道口可见外翻，黏膜萎缩，尿道狭窄，尿道黏膜暗红色增生，甚至可见息肉状肿物生长。尿失禁患者进行尿道咳嗽压力试验（咳嗽见尿液溢出）和棉签试验阳性（尿道角度即与水平面夹角屏气后大于30°），有助于诊断压力性尿失禁。

【辅助检查】★★★△△△

显微镜下阴道分泌物涂片可见白细胞满视野或增多，大量上皮基底细胞或减少。泌尿系炎症尿常规显示白细胞增多。尿失禁可进行尿垫试验或尿动力学检查，判断严重程度及类型即单纯性或复杂性。

【诊断及鉴别诊断】★★★△△△

1. 生殖道炎症 依据年龄、绝经状况以及症状和体征，阴道分泌物涂片检查即可诊断。对有血性白带者，应与子宫恶性肿瘤鉴别，需常规做宫颈刮片，必要时行分段诊刮术。对阴道壁肉芽组织及溃疡与阴道癌相鉴别，外阴反复溃疡或色素脱失应活检与外阴癌相鉴别。

2. 泌尿系症状 泌尿系炎症根据尿频、尿急、尿痛等症状和尿常规检查不难诊断。尿失禁仔细分清类型，除外膀胱过度活动症（overactive bladder, OAB），OAB 是一种以尿急症状为特征的症候群，常伴有尿频和夜尿症状，可伴或不伴有急迫性尿失禁，尿动力学上表现为逼尿肌过度活动，也可为其他形式的尿道、膀胱功能障碍相关概念。

【治疗】★★★△△

一、老年性阴道炎的治疗

（一）常规处理及抗生素治疗

治疗原则为增加阴道抵抗力抑制细菌生长。应用乳酸或醋酸液冲洗阴道以增加阴道酸度。抗菌药物治疗应针对病原菌，常见革兰阴性菌、厌氧菌，阴道局部应用以抑制细菌生长、繁殖。由于老年患者的阴道萎缩，阴道壁的皱褶消失，阴道上皮层变薄，对抗生素制剂敏感，不宜长期应用。长期应用不仅出现耐药，且因干扰阴道乳酸菌生长可发生二重感染。常用甲硝唑或诺氟沙星等置于阴道深部，每日 1 次，7～10 天为 1 个疗程。

（二）雌激素治疗

绝经后妇女体内雌激素水平下降，补充适量雌激素，可以改善相关的更年期症状。但长期口服雌激素需同时加用孕激素保护子宫内膜，降低患子宫内膜癌的风险，但孕激素也可能增加血栓的风险。因此，雌激素口服及全身治疗应进一步评价，而老年性阴道炎提倡局部用药。

中华医学会妇产科分会绝经学组指出，阴道局部应用雌激素能明显改善 12%～15% 的 50 岁以上妇女有泌尿生殖道萎缩的相关症状。阴道乳酸杆菌以肝糖为能量来源，并将肝糖转变为乳酸，使阴道维持酸性，局部使用雌激素时，雌激素促进鳞状上皮细胞内的肝糖合成，同时保持了阴道上皮的厚度，正常的色泽、皱褶及水分。

局部用药剂型有软膏、栓剂、片剂和阴道环，软膏使用需有针管样推送器，多数患者可能偏爱栓或片剂类型。国外一项多中心、随机、双盲、平行对照研究，以评价阴道用雌二醇片剂的有效性，对 230 例绝经后妇女分组观察，用药组经阴道使用 25 mg 或 10 mg 雌二醇片剂，对照组使用安慰药，用药 12 周后发现，用药组妇女阴道健康评分显著改善，阴道成熟度增加。用药组两种剂量之间的阴道症状和健康评分无显著差别。12 周后，用药组妇女再继续用 25 mg 雌二醇片剂至 52 周，结果表明 pH 比安慰药组降低更明显，进一步表明阴道使用雌二醇可改善绝经后妇女阴道的内环境及阴道症状。

以往常用的雌激素己烯雌酚、妊马雌酮和尼尔雌醇因其副作用或其他生产渠道的原因已退出市场，目前国内常用药有雌三醇、普罗雌烯等。己烯雌酚为人工合成雌激素，药效约为雌二醇的 10 倍。不良反应有致畸、致癌、干扰内分泌、影响生殖、性别分化及生长发育等。因其油类栓剂使用方便，患者容易接受。但目前市场已无出售。

妊马雌酮是从孕马尿中提取的一种水溶性天然结合型雌激素，为含有 10 种天然来源雌激素的混合物，包括雌酮、马烯雌酮、17α- 二氢马烯雌酮等，故名结合雌激素，商品名为倍美力。口服后经胃肠道吸收入血，使体内雌激素增加，促使阴道黏膜上皮生长，弹性增加，pH 降低，阴道自净作用增强，改善了阴道的健康状态。一项多中心、随机研究中，24 例绝经后患阴道炎妇女每天用结合雌激素治疗，前 7 天每天口服 0.3 mg，后 7 天每天阴道外用软膏 0.5 g，结果表明血浆雌二醇水平在外用时较低，仅为口服时血浆水平的 1/3，相当或稍高于正常绝经后妇女参考值范围，说明外用比口服方式血中雌二醇水平低。结合雌激素软膏每天使用 2～4 g，涂于阴道内表面，使用 1～2 周，症状减轻后，降低剂量，可使用 3 个月直至症状消失。根据症状严重程度调整剂量。同时应监测子宫内膜厚度，必要时需加用孕激素。

雌三醇是雌二醇和雌酮的代谢产物，对子宫内膜作用较弱，其在人体内的主要作用部位是阴道的上皮细胞，能增强泌尿和生殖系统下段黏膜的增殖，改善阴道和下尿道黏膜的萎缩，使绝经后萎缩性阴道炎的症状得到缓解。雌三醇商品名叫欧维婷软膏，赖爱鸾等报道该药治疗复发性老年性阴道炎，用药 12 周，阴道健康评分增加，症状评分减少，pH 降低。

各种外源性雌激素可以经阴道黏膜上皮吸收，因此影响血中雌激素水平。对有雌激素依赖性疾病患者如绝经后子宫肌瘤、子宫内膜异位症、乳腺疾病或对用性激素补充治疗有顾虑的患者禁用或慎用。人们希望寻找一种有效经局部用药却不能入血的雌激素，目前研究发现普罗雌烯可能就是这样较为理想的雌激素，其化学结构是 17β- 甲氧 -3- 丙氧雌甾 -1, 3, 5（10）- 三烯，是一种特殊的雌二醇——雌二醇二醚，特殊的分子结构使其在原位上发生生物效应，无须经过代谢来发挥作用。因此阴道给药，药物直接作用于阴道黏膜，不被黏膜组织吸收，雌激素在体内无蓄积。用于治疗阴道炎有效，因不影响血中雌激素水平，不需加用孕激素。

1982 年的一项双盲研究纳入了 38 例年龄介于 24～60 岁的绝经后患者，在研究前至少 1 年自然绝经或卵巢已经切除，并因宫颈癌、子宫内膜癌、卵巢癌和乳腺癌进行治疗，给予患者仅含有普罗雌烯或加有辅料的胶囊制剂，连续治疗 40 天。结果表明普罗雌烯胶囊不影响全身雌激素水平。1992 年 Bonneton 教授通过临床观察，发现局部使用普罗雌烯，对血浆性激素结合球蛋白（sex hormone-binding globulin，SHBG）、雌酮、雌二醇、雌三醇、促黄体生成素（luteinizing hormone，LH）和促卵泡刺激素（follicle-stimulating hormone，FSH）无影响，但局部使用雌三醇可使 SHBG、雌三醇升高，使 LH 和 FSH 降低。2010 年 Santos 等分别给予绝经后志愿者阴道内给药和口服给药 10 mg 普罗雌烯，测定两者血浆普罗雌烯水平，结果表明普罗雌烯阴道内给药只有不足 1% 的普罗雌烯吸收入血。另一项前瞻性开放研究纳入了 15 例绝经后癌症患者，每天接受阴道普罗雌烯 10 mg 治疗阴道萎缩，准确、灵敏的质谱分析测定血浆硫酸雌酮水平的变化来评估循环雌激素池，结果显示阴道萎缩的癌症患者接受普罗雌烯治疗 1 个月后，治疗前和治疗 1 个月后血浆硫酸雌酮并无变化，证实普罗雌烯并无全身作用。孙爱军等对 53 例年龄 45～75 岁、自然绝经 1 年以上，有绝经后萎缩性阴道炎临床症状的妇女，给予连续 20 天的普罗雌烯治疗，之后进行 8 周的维持治疗（每周两次，每次 1 粒胶囊）。结果显示，普罗雌烯可以安全、可靠地治疗妇女绝经后萎缩性阴道炎。

普罗雌烯软膏或胶囊商品名更宝芬，中华医学会妇产科学分会绝经学组推荐用法：胶囊使用方法为放入阴道，每日 1 粒，持续用药 20 天左右，此后每周 2～3 次，每次 1 粒，持续使用；更宝芬软膏使用方法为涂于外阴或阴道，每次 0. 5～1 g，每日 1～2 次，持续用药 20 天左右，此后每周 2～3 次，持续使用。如仍有外阴阴道萎缩相关的不适症状存在应继续治疗。局部用药时，更宝芬的半衰期为 24 小时。因此，每周 3 次为最佳维持剂量，每周 2 次是最低维持剂量。其他剂型如氯喹那多普罗雌烯阴道片，含有普罗雌烯和抗菌物质氯喹那多，在补充激素的基础上又增加了抗菌消炎作用。但有少数患者对氯喹那多有反应，会感局部不适。

应用雌激素治疗老年性阴道炎，仍有诸多相关问题需要学术界进一步探讨。比如局部用药是否加孕激素以保护子宫内膜，尚有争议。目前多数意见认为如果用雌激素阴道环释放较高的雌激素，建议加用孕激素保护子宫内膜。患者如果仅表现为单纯阴道干燥和性交痛有学者提出也可用润滑剂缓解症状。

（三）中药的治疗

中医学认为老年性阴道炎属“带下病”“阴痒”等范畴，冲任虚衰，精血亏损，阴道失荣产生阴道灼热、干燥、作痒或虚热湿毒之邪乘虚而入，流注下焦，使阴道分泌物增加且有腥臭味等不适症状。中医治疗带下病有悠久的历史，很多中草药具有清热解毒、杀虫止痒的作用，用于治疗老年性阴道炎既能解除外阴瘙痒、又能抗炎杀菌，一举两得，疗效很好。常用中成药有复方莪术油栓、康妇特栓等。主要成分莪术能明显改善循环，对金黄色葡萄球菌、溶血性链球菌、大肠埃希菌及部分致病性皮肤真菌有抑制作用。另有学者认为，莪术油可能有类似雌激素的效应，对恢复阴道上皮的抵抗力和自洁力可起到很好的促进作用。

二、绝经后泌尿系统症状的治疗

（一）泌尿系感染的雌激素及抗抑郁治疗

除了对症及依据细菌及药敏试验结果给予相应的抗生素治疗，雌激素对治疗复发性尿路感染有效。局部加用雌激素可降低复发性泌尿系感染的发生。白晓静等观察 80 例有复发性尿路感染病史的绝经后妇女，随机分实验组 40 例使用雌三醇软膏，对照组 40 例使用安慰药软膏，疗程 6 个月，结果发现实验组中发生尿路感染事件 5 例（13%）明显低于对照组的 31 例（77.5%），且实验组患者实验过程中首次出现尿路感染复发的时间较对照组明显延后，提示阴道局部用雌三醇软膏能有效延长绝经后妇女复发性尿路感染的复发间隔时间，降低复发率。

临床上部分绝经后女性患者尽管有泌尿系统疾病的表现，但当主诉或表现的症状明显比其所存在疾病严重时，应该想到患者存在精神障碍的可能性，并给予抗抑郁药治疗。孔良等治疗绝经后女性52例，均有尿频（排尿次数＞10/d）、尿急、下腹胀及紧张、焦虑等症状，病程2个月～3年，均有抗生素治疗史，疗效不佳，均行尿动力学检查，除外不稳定膀胱和膀胱出口梗阻，残余尿均＜50 ml，采用激素替代疗法（替勃龙2.5 mg/d口服）联合抗抑郁药（舍曲林50～100 mg/d口服或文拉法辛75～50 mg/d口服），3个月为1个疗程，结果52例患者中7例因药物不良反应（恶心、头晕、嗜睡、失眠、乳房胀痛）退出治疗，余45例中显效35例、有效7例、无效3例，总有效率为93%，表明激素替代疗法联合抗抑郁药治疗绝经后女性尿道综合征效果显著。

（二）尿失禁的治疗

激素补充治疗临床应用指南（2009）指出，单纯压力性尿失禁治疗首选盆底肌肉锻炼（Kegel运动）和手术治疗，全身激素治疗不能预防和治疗压力性尿失禁；但围术期阴道局部应用雌激素有利于手术的操作和恢复。对于合并有急迫性尿失禁或膀胱过度活动症（OAB）的绝经后妇女，一线治疗方法为阴道局部使用雌激素加抗毒蕈碱药物M受体拮抗药托特罗定（Tolterodine）。国际绝经协会委员会推荐对绝经后妇女急迫性尿失禁和/或膀胱过度活动症的一线治疗方法是首选抗毒蕈碱药物（舍尼亭），也可联合局部雌激素治疗可能达到较满意的效果。雌激素用于治疗尿失禁的理论依据可能为尿道、膀胱、三角区、耻骨尾骨肌富于雌激素受体，雌激素增加阴道和尿道上皮细胞的成熟指数，可提高膀胱敏感阈值，影响胶原合成与降解，刺激尿道血流和尿道上皮的生长。2005年的一项关于托特罗定单用及联合阴道用结合雌激素乳膏治疗绝经后妇女膀胱过度活动症的随机对照研究，表明托特罗定联合雌激素组比单用托特罗定组妇女的生活质量评分有显著的改善，提示阴道雌激素乳膏联合抗毒蕈碱药治疗绝经后妇女膀胱过度活动症效果显著。

总之，绝经后使用雌激素对泌尿生殖道组织的作用为恢复萎缩的阴道尿道膀胱黏膜，增加尿道周围结缔组织胶原蛋白，恢复退化的尿道血管，增加尿道平滑肌对肾上腺素刺激敏感性，增加膀胱的敏感性，降低过度活动。妇女全身性激素补充治疗可缓解阴道萎缩症状，不过应用时要注意，常用于60岁以下的有全身症状的绝经或围绝经期妇女，可选择个体化的最小剂量雌激素，有子宫的妇女还应加用天然孕激素，最大可能地降低激素补充可能存在的静脉血栓或乳腺癌等的风险。另外，合适的给药途径也很重要。经皮给药途径可避免口服雌激素的肝脏首过效应，剂量一般较口服剂量低，减少了肝脏代谢负荷。与口服途径相比，其静脉血栓与心血管事件、胆囊疾病的发病风险相对较低。对于老年女性更常见的泌尿生殖道萎缩的症状，采用经阴道的局部用药，使其获益大于风险。目前不建议对于仅有阴道症状的妇女采取全身性激素治疗，不建议治疗初始便合并全身性与阴道雌激素治疗。2013年英国更年期学会认为局部雌激素制剂可比全身性疗法更有效，可以与口服或经皮性激素补充治疗联合使用。

（邓文慧　吴宜勇）

参　考　文　献

[1] 邓文慧，吴宜勇．雌激素在绝经妇女全身组织中的作用．北京医学，2003，25（1）：53-54.

[2] Hyun-Kyung Kim, So-Yeon Kang, Youn-Jee Chung, et al. The recent review of the genitourinary syndrome of menopause. J Menopausal Med, 2015, 21 (2): 65-71.

[3] Sturdee D, Panay N. International Menopause Society Writing Group. et al. Recommendations for the management of postmenopausal vaginal atrophy. Climacteric, 2010, 13 (6): 509-522.

[4] Kingsberg S A, Wysocki S, Magnus L. Vulvar and vaginal atrophy in postmenopausal women: findings from the REVIVE (REal Women's VIews of Treatment Options for Menopausal Vaginal ChangEs)survey. J Sex Med, 2013, 10 (7): 1790-9.

[5] Kokcu A, Ceti nkaya MB, Yani K F, et al .The comparison of effects of tibolone and conjugated estrogen-medroxyprogesterone acetate therapy on sexual performance in post menopausal women . Maturitas, 2000, 36: 75-80.

[6] Esherick J. Atrophic vaginitis. 1st publication by Copyright Elsevier BV, 2013.

[7] Swift SE. The distribution of pelvic organ support in a population of female subjects seen for routine gynecologic health care. Am J Obstet Gynecol, 2000, 183 (2): 277-285.

[8] 缪缙，陈宝霞．替勃龙片联合复方甲硝唑栓剂治疗老年性阴道炎的临床疗效分析．中国老年学杂志，2011, 31（17）：3410-3411.

[9] Carrico DJ, Sherer KL, Peters KM. The relationship of interstitial

cystitis/painful bladder syndrome to vulvodynia. Urol Nurs, 2009, 29 (4): 233-8.

[10] ACOG. Evaluation of uncomplicated stress urinary incontinence in women before surgical treatment. Obstetrics and Gynecology, 123 (6): 1403～1407.

[11] Bachmann GA, Notelovitz M, Kelly SJ, et al. Long-term nonhormonal treatment of vaginal dryness.CLIN Pract Sex, 1992, 8: 12.

[12] Panay N. Genitourinary syndrome of the menopause – dawn of a new era? Climacteric, 2015, 18 (suppl 1): 13-17.

[13] 丰有吉，沈铿，马丁. 妇产科学（供 8 年制及 7 年制临床医学等专业用）. 2 版. 北京：人民卫生出版社，2013：380-381.

[14] 中华医学会妇产科学分会绝经学组. 绝经期管理与激素补充治疗临床应用指南（2012 版）. 中华妇产科杂志，2013，48（10）：795-799.

[15] Bachmann G, Lobo RA, Gut R, et al. Efficacy of low-dose estradiol vaginal tablets in the treatment of atrophic vaginitis: a randomized controlled trial. Obstet Gynecol, 2008, 111 (1): 67-76.

[16] Dorr MB, Nelson AL, Mayer PR, et al. Plasma estrogen concentrations after oral and vaginal estrogen administration in women with atrophic vaginitis. Fertil Steri, 2010, 94 (6): 2365-2368.

[17] 徐茹兰，吴宜勇，李燕春，等. 阴道使用雌激素治疗绝经后妇女反复泌尿系统感染的初步观察. 中华妇产科杂志，2001，36（9）：531-533.

[18] 赖爱鸾，张李松，金巧凤，等. 雌三醇软膏治疗绝经妇女复发性泌尿生殖道感染临床观察. 中国实用妇科与产科杂志，2006，8：48-49.

[19] Del Pup L, Di Francia R, Cavaliere C, et al. Promestriene, a specific topic estrogen. Review of 40 years of vaginal atrophy treatment: is it safe even in cancer patients? Anticancer Drugs, 2013, 24 (10): 989-998.

[20] Wollff JP, Cachelour, Gueritee N. Absence of systemic homonal effects in an estradiolether topically active on the vaginal musca. Maturitas, 1982, 4 (4): 239-246.

[21] Bonneton A, Dechaud H, Fleury MC, et al.Absence d'influence du promestriene administer parvoie vaginale sur le taux circulant des hor-mones etdes proteins hepatiques estrogenodependantes de la femme menopause.Gynecol, 1992, 43 (1): 45-48.

[22] Santos I, Clissold S. Urogenital disorders associated with oestrogen deficiency: the role of promestriene as topical oestrogen therapy. Gynecol Endocrinol, 2010, 26 (9): 644-651.

[23] Del Pup L, Postruznik D, Corona G, et al. Effect of one-month treatment with vaginal promestriene on serum estrone sulfate levels in cancer patients: a pilot study.Maturitas, 2012, 72 (1): 93-94.

[24] 孙爱军，林守清，景联红，等. 普罗雌烯治疗绝经后萎缩性阴道炎的安全性. 中华妇产科杂志，2009，44（8）：593-596.

[25] 中华医学会妇产科学分会绝经学组全体成员（郁琦执笔）. 更宝芬临床使用指导建议. 中国新药杂志，2010，19（20）：1879-1880.

[26] 林芸竹，张伶俐，申向黎. 药物治疗老年性阴道炎的研究进展. 华西药学杂志，2008，23（3）：367-368.

[27] Salvatore S, Salvatore S, Cattoni E, et al. Urinary tract infections in women. Eur J Obstet Gynecol Reprod Biol, 2011, 156 (2): 131-136.

[28] 白晓静，蒋玉梅，吴齐飞，等. 雌三醇阴道软膏预防绝经后妇女复发性尿路感染的疗效观察. 现代泌尿外科杂志，2008，13（6）：51-52.

[29] 孔良，陈建华，白强，等. 激素替代疗法联合抗抑郁药治疗绝经后女性尿道综合征. 中华泌尿外科杂志，2008，29（3）：207-209.

[30] Tseng LH, Wang AC, Chang YL, et al. Randomized comparison of tolterodine with vaginal estrogen cream versus tolterodine alone for the treatment of postmenopausal women with overactive bladder syndrome. Neurourol Urodyn, 2009, 28 (1): 47-51.

[31] Panay N, Hamoda H, Arya R, et al. The 2013 British Menopause Society & Women's Health Concern recommendations on hormone replacement therapy.Menopause Int, 2013, 19 (2): 59-68.

第 4 节　前列腺癌

【定义】★★△△

前列腺癌是指发生于前列腺腺细胞的恶性肿瘤。

【流行病学】★★△△

前列腺癌是老年男性常见的恶性肿瘤，全球范围内居男性癌症患病率的第3位，病死率的第6位。前列腺癌确诊的中位年龄为72岁；当年龄超过50岁后，其发病率和死亡率就会出现指数性增长。前列腺癌的发病率还具有显著的地理和种族差异，澳大利亚、新西兰、加勒比海国家及北欧的斯堪的纳维亚半岛是全球发病率最高的地区；而东亚和北非则是发病率最低的地区。近年来，随着人们生活习惯的改变及前列腺癌筛查手段的提高，东亚地区前列腺癌的发病率出现了快速上升的趋势。以我国为例，发病率已由1993年的1.71/10万上升至2002年的3.4/10万。最新的统计数据显示，北京、上海、广州2009年的前列腺癌发病率分别达到19.30/10万、32.23/10万和17.57/10万。

【病因】★★△△

前列腺癌的发病原因尚未完全明了，但是下列危险因素是得到普遍认同的。第一，遗传易感性。遗传易感性是最为重要致病因素，倘若一级亲属（兄弟或父亲）罹患前列腺癌，那么该个体的患病风险较正常人群高1倍以上；当一级亲属的患病数量达到2个或以上时，个体患病风险则增加5～11倍。同时，具有前列腺癌家族史的患者较散发患者的发病年龄提前6～7年。近几年，许多基因多态性和前列腺癌遗传易感性的研究指出，本病的发病与单核苷酸多态性（single nucleotide polymorphism，SNP）相关，通过全基因组关联性研究（genome-wide association study，GWAS）已经发现50余个与前列腺癌发病风险相关的SNP。在家族遗传性前列腺癌中，有两个比较认可的前列腺癌易患基因，即位于17p12上的HPC2/ELAC2基因和位于8p22上的巨噬细胞杀伤受体1基因（MSR 1）。另外，前列腺癌最常见的染色体缺失区域是8p和13q。第二，慢性炎症，部分研究指出前列腺的慢性炎症可能导致前列腺癌的发生。第三，一些外源性因素会影响前列腺癌从潜伏型到临床型的进程，如高脂肪动物饮食、缺乏体育运动、异黄酮类物质摄取过低等。另外一些研究指出番茄红素是较强的抗氧化剂，是潜在的前列腺保护因子。

【病理学】★★★△△△

（一）前列腺癌的病理学表现

前列腺癌的病理学类型包括腺癌（腺泡腺癌）、导管腺癌、尿路上皮癌、鳞状细胞癌、腺鳞癌等。其中前列腺腺癌占95%以上，是前列腺癌最主要的病理类型。在疾病早期，明确的病灶很难通过大体标本观察到，在疾病进展期，肿瘤在大体标本上常表现为边界不规则的灰白色的质硬结节，多伴有周围正常腺体的侵犯。组织学检查虽可发现细胞具有一定的异型性，但绝大多数的癌组织能够形成较为完整的腺体样结构。较之良性增生腺体，肿瘤腺体体积较小，癌细胞被单层立方样或柱状上皮环绕，缺少基底细胞层；癌细胞间排列致密，缺少分支及乳头样的包裹体。由正常前列腺组织演变为癌组织的过程中，有近80%的病例可经历癌前病变阶段，称为高级别前列腺上皮内瘤变。

（二）前列腺癌的病理分级系统

前列腺癌普遍采用创建于1967年格里森（Gleason）分级系统，在2005年该系统进行了更新。Gleason分级根据肿瘤腺管样结构的异型性，将前列腺癌分为5个等级，随着等级的提高，癌组织的异型性逐渐增加，肿瘤的恶性程度也逐步提高。Gleason评分标准如下：Gleason 1级，癌肿极为罕见。其边界很清楚，膨胀型生长，几乎不侵犯基质，癌腺泡很简单，多为圆形，中度大小，紧密排列在一起，其胞质和良性上皮细胞胞质极为相近。Gleason 2级，癌肿很少见，多发生在前列腺移行带，癌肿边界不很清楚，癌腺泡被基质分开，呈圆形，大小可不同，可不规则，疏松排列在一起。Gleason 3级，癌肿最常见，多发生在前列腺外周区，最重要的特征是浸润性生长，癌腺泡大小不一，形状各异，核仁大而红，胞质多呈碱性染色。Gleason 4级，癌肿分化差，浸润性生长，癌腺泡不规则融合在一起，形成微小乳头状或筛状，核仁大而红，胞质可为碱性或灰色反应。Gleason 5级，癌肿分化极差，边界可为规则圆形或不规则状，伴有浸润性生长，生长形式为片状单一细胞型或者粉刺状癌型，伴有坏死，癌细胞核大，核仁大而红，胞质染色可有变化。

由于在同一患者的病灶中可包含不同Gleason等级的肿瘤，因此在计算病理评分时只需统计整体病灶内所占比例最高及次高肿瘤的Gleason等级，记录为X分+X分；倘若病灶内只包含一种分化程度的肿瘤，则主要分级区和次要分级区的分数相同。因此，从理论上讲，Gleason评分的范围是1+1（2分）～5+5（10分）。

【临床和病理分期】★★★△△

前列腺癌的分期系统可指导治疗方法的选择及评价预后。目前主要采用2010年第七版AJCC的TNM分期系统（表38-3）。

表 38-3 前列腺癌 TNM 分期（AJCC-2010 年版）

原发肿瘤（T）
T_x：原发肿瘤不能评价
T_0：无原发肿瘤证据
T_1：不能被被扪及和影像发现的隐匿肿瘤
T_{1a}：偶发肿瘤，体积小于所切除组织体积的 5%
T_{1b}：偶发肿瘤，体积大于所切除组织体积的 5%
T_{1c}：穿刺活检发现的肿瘤（如 PSA 升高）
T_2：局限于前列腺内的肿瘤
T_{2a}：肿瘤局限于单叶的 1/2
T_{2b}：肿瘤超过单叶的 1/2 但局限于该单叶
T_{2c}：肿瘤侵犯前列腺两侧叶并侵犯前列腺包膜，但未侵透包膜
T_3：肿瘤突破前列腺包膜
T_{3a}：肿瘤侵犯包膜外（单侧或双侧），也包括在显微镜下可见的膀胱颈侵犯
T_{3b}：肿瘤侵犯精囊
T_4：肿瘤固定或侵犯除精囊腺外的其他邻近组织结构（膀胱颈、尿道外括约肌、直肠、肛提肌或盆壁等）
区域淋巴结（N）
N_X：区域淋巴结不能评价
N_0：无区域淋巴结转移
N_1：区域淋巴结转移
远处转移（M）
M_x：远处转移无法评估
M_0：无远处转移
M_1：有远处转移
M_{1a}：有区域淋巴结以外的淋巴结转移
M_{1b}：骨转移
M_{1c}：其他器官或组织转移

T 分期表示原发肿瘤的局部情况，主要通过直肠指诊、前列腺超声及前列腺磁共振确定。前列腺穿刺阳性活检数目和部位、肿瘤病理分级和血清前列腺特异抗原（PSA）水平可协助 T 分期的判断。N 分期表示淋巴结情况，淋巴结切除是准确判断 N 分期的唯一方法，N 分期对准备采用根治性疗法的患者是必要的，一般认为，临床分期 T_2 期或以内、PSA<20 ng/ml 和 Gleason 评分≤6 的患者淋巴结转移的机会小于 10%。M 分期表示肿瘤远处转移，最常见的是骨转移，骨扫描、磁共振（MRI）检查是判断分期的主要方法，对 Gleason 评分>7、临床分期 T_3 期或 PSA>20 ng/ml 的患者，应常规行骨扫描检查，以明确是否存在骨转移。

即使经前列腺穿刺在一侧叶或两侧叶发现肿瘤，但只要肿瘤未被扪及或未在影像上显示，仍属于 T_{1c} 期。侵犯前列腺尖部的肿瘤，只要没有侵透前列腺包膜，仍归为 T_2 期。

【危险因素分析】

中华泌尿外科学会 2014 年版的前列腺癌治疗指南，根据血清 PSA、Gleason 评分和临床分可期将前列腺癌分为低、中、高危三类（表 38-4），常用于指导治疗和判断预后。

表 38-4 前列腺癌低、中、高危评价标准

	低危	中危	高危
PSA（ng/ml）	<10	10～20	>20
Gleason 评分	≤6	7	≥8
临床分期	≤T_{2a}	T_{2b}	≥T_{2c}

【临床表现】★★★△△△

早期前列腺癌由于肿瘤没有侵犯前列腺周围组织结构，通常没有任何症状。但当前列腺肿瘤不断进展，患者会有多种不同症状出现，主要表现为三个方面：膀胱出口梗阻症状，肿瘤局部浸润性症状，肿瘤转移性症状。

梗阻症状包括排尿困难、尿潴留、尿频、尿急、尿痛、尿流中断等。当前列腺癌细胞向外生长，压迫周围脏器时会出现相应的局部浸润性症状，如肿瘤侵犯并压迫输精管会引起患者腰痛及患侧睾丸疼痛；压迫单侧输尿管会导致患肾积水，压迫双侧输尿管会导致肾盂积水甚至氮质血症；压迫直肠可能造成便秘，严重者甚至可导致肠梗阻。前列腺癌常见的转移部位包括：全身骨骼和盆腔淋巴结，有时亦可侵犯其他器官如肺、肝、肾上腺以及阴茎等。如转移到骨，可有骨痛甚至骨髓抑制症状，包括出血、免疫抑制和贫血，有时还会出现病理性骨折。另外，肿瘤转移到肺可有咳嗽、胸闷等症状。

【诊断和鉴别诊断】★★★△△△

（一）诊断

直肠指诊和前列腺特异性抗原测定是目前普遍认同的诊断早期前列腺癌的主要手段。通过系统穿刺取得的前列腺标本进行病理检查是确诊前列腺癌的金标准。

1. 直肠指检（digital rectal examination，DRE） 由于大多数前列腺癌起源于前列腺的外周带，故DRE对前列腺癌的早期诊断和分期具有重要价值。通过DRE，检查者可以获得前列腺体积、质地、有无结节等信息，若DRE触及到前列腺单发的质硬结节，前列癌的可能性则大大增加。

2. 前列腺特异性抗原（prostate specific antigen，PSA） 在20世纪70年代，研究人员发现了PSA并将其纯化，80年代起它被广泛应用于临床。PSA是一种33KD的糖蛋白，属于激肽释放酶样丝氨酸蛋白酶，它受到雄激素的调控，主要功能是促进精液的液化。

在血浆中，PSA以两种形式存在，即结合型的PSA与游离型的PSA。其中绝大多数PSA在血浆中与抗蛋白酶及巨球蛋白结合或组成复合物。PSA主要由前列腺的管状上皮分泌，年龄在50～80岁的男性，其血浆PSA的正常范围在4.0 ng/ml以下。和正常前列腺细胞相比，前列腺癌细胞并不分泌更多的PSA，其分泌的水平甚至还不及正常细胞。在前列腺癌患者中，PSA升高的原因可能与肿瘤的进展及细胞完整性的破坏有关。

许多因素都会导致血清PSA水平的升高，如良性前列腺增生、泌尿系感染及前列腺炎等疾病。还有些因素会导致PSA水平的下降，如长期口服5α-还原酶抑制药。

PSA的出现使前列腺癌的诊断出现了革命性的变化。PSA作为一个预测前列腺癌的独立因素，较直肠指诊和经直肠前列腺B超的结果更为可靠。由于前列腺癌患者和非癌人群的PSA水平存在交叉，为了提高PSA预测肿瘤的敏感性和特异性，一些有关PSA水平的衍生指标得到了应用。游离PSA与总PSA的比值（f/tPSA）作为鉴别前列腺癌与前列腺增生的工具已被临床接受并广泛采用。当PSA处于4～10 ng/ml时，若f/tPSA＜0.1，则前列腺癌发生的可能性达56%，若f/tPSA＞0.25，发生前列腺癌的可能性只有8%，我国将f/tPSA＞0.16作为正常参考值。除此之外，血清PSA的变化速率（PSAV）、PSA密度（PSAD）血清PSA的倍增时间（PSADT）还被应用于前列腺癌患者的病情监测。

3. 经直肠超声检查（transrectal ultrasonography，TRUS） TRUS能够了解前列腺的全貌，可以了解DRE无法触及腺体部分的影像学表现，典型的前列腺癌在TRUS的表现为位于外周带的低回声结节，但是前列腺癌在超声上的表现并不特异。因此在临床上，其主要用途是引导经直肠前列腺的系统性穿刺活检。

4. 前列腺穿刺活检 前列腺系统性穿刺活检是诊断前列腺癌的金标准。目前公认的前列腺穿刺指征如下：①直肠指检发现结节，任何PSA值。②B超发现前列腺低回声结节或MRI发现异常信号，任何PSA值。③PSA＞10 ng/ml。④PSA 4～10 ng/ml，f/t PSA异常或PSAD值异常。作为一种有创的检查手段，经直肠前列腺穿刺可能造成出血、穿刺部位感染及感染中毒性休克等的严重并发症，甚至可能导致患者死亡。经会阴前列腺穿刺活检可以有效降低感染风险，但需要专用的穿刺设备并需要麻醉医师配合，造成医疗成本的增加。

5. 前列腺癌的其他影像学检查

（1）磁共振：MRI能够较清晰地显示前列腺的组织细节，辅助判断前列腺癌的分期。在T_2加权像上，典型的前列腺癌表现为外周带局限性的低信号结节。近年来出现的多参数磁共振前列腺扫描显著提高了早期前列腺癌的检出率，前列腺影像报告和数据系统（Prostate Imaging Reporting and Data System，PI-RADS）是目前主流的通过MRI影像诊断早期前列腺癌的系统工具。

（2）前列腺癌的核素检查：前列腺癌的最常见远处转移部位是骨骼，核素骨扫描可比常规X线片提前3～6个月发现骨转移灶，虽然敏感性较高但特异性较差。

（二）鉴别诊断

1. 良性前列腺增生 前列腺癌与良性前列腺增生多发生于老年男性，两者可同时存在于同一患者。但良性前列腺增生好发于靠近尿道的前列腺移行带，因此良性前列腺增生时下尿路症状往往比前列腺癌更为明显。通常最早出现的症状是尿频，之后可逐渐发展为排尿困难，甚至可发展为急、慢性尿潴留。当直肠指检、PSA、影像学出现异常时往往需要警惕前列腺癌。

2. 前列腺炎 前列腺炎往往以下尿路刺激症状为主，表现为尿频、尿急、尿痛，可有血尿，也可出现 PSA 值的升高和影像学的异常，但前列腺炎好发于中青年男性，患者往往还会有下腹、会阴区的不适，根据病因的不同，还可能会有发热等全身表现，鉴别相对容易。

3. 骨痛及关节痛 骨骼和关节的退行性变是老年常见健康问题。如果在临床上遇到这类病人，应当考虑到前列腺癌所致骨转移的可能性，建议完善前列腺癌的相关检查，以防漏诊。

【治疗】★★★△△

（一）概述

和其他器官的恶性肿瘤类似，前列腺癌也存在多种治疗手段，如观察等待、手术治疗、内分泌治疗、放射治疗和化疗等，临床上可根据肿瘤的分期、分级、患者的身体状况及预期寿命选择最为合理的治疗方法。

（二）手术治疗

前列腺癌的手术治疗即根治性前列腺切除术，较之其他治疗手段，手术是目前治疗局限性前列腺癌最有效的方法，现阶段常用的术式包括：耻骨后根治性前列腺切除术，腹腔镜及机器人辅助腹腔镜根治性前列腺切除术。

1. 手术治疗的适应证和禁忌证 接受根治性前列腺切除术的患者其预期寿命应当大于 10 年且总体健康状况良好。在肿瘤分期方面，先前的研究认为，T 分期在 T_{2c} 期以内且无淋巴结及远处转移的患者才符合手术治疗的指征。而近来的研究则认为，T_{3a} 期患者中也可实施手术治疗，其原因是部分 T_{3a} 期患者术后病理证实为 T_2 期从而获得根治机会；而术后病理证实为 T_{3a} 期的患者在手术治疗的基础上进行综合治疗，亦能够取得较满意的治疗效果。对于 T_{3b} 期以上或已经出现淋巴结转移的患者，虽有部分报道称根治手术能够改善患者的总生存率，但这一观点尚未得到学术界的广泛认可，仍需要进一步的研究。手术的禁忌证包括：全身重要脏器功能不全或衰竭、预期寿命小于 10 年，已出现骨转移和其他脏器转移。

2. 手术方法概述 无论何种手术方式及入路，根治性前列腺切除术的切除范围包括：完整的前列腺、双侧精囊腺、双侧输精管壶腹段和膀胱颈部。以往还需要在切除前列腺之前进行双侧闭孔淋巴结活检，以明确有无淋巴结转移；目前，低危前列腺癌患者的手术已出现省略该步骤的趋势。而对于高危前列腺癌患者则建议进行扩大的淋巴结清扫术，包括髂外、髂内和闭孔淋巴结，旨在获得更加准确的病理分期并清除微小转移灶，以改善患者总生存率。

3. 手术并发症 术中的并发症包括出血性休克、周围脏器损伤等。术后并发症主要有尿失禁、勃起功能障碍、尿道狭窄、尿外渗、深静脉血栓形成和肺栓塞等。

（三）观察等待和主动监测

由于前列腺癌的发病率及死亡率存在极大的差异，研究发现不少患者其肿瘤发展缓慢，并不会影响其预期寿命。手术等治疗手段虽然能够提高患者的总生存率，但其并发症仍可能导致患者生活质量的下降，为了避免对此类患者的过度治疗，近年来学界提出了“观察等待”和“主动监测”两种处理方法。

1. 观察等待（watchful waiting） 指对于已经确诊的前列腺癌患者，通过密切观察、随诊，直到出现局部或系统症状（下尿路梗阻、血尿、骨痛等）时，采取对症或姑息手段缓解症状的疗法。观察等待的指征包括：已出现远处转移的晚期前列腺癌患者，预期寿命小于 5 年的患者以及 TNM 分期早于 $T_{2b}N_0M_0$ 的患者，上述病人均对治疗的副作用和并发症存在严重顾虑。

2. 主动监测（active surveillance） 指具有治愈可能的局限性前列腺癌患者因担心治疗的副作用和并发症而放弃主动治疗而选择严密随访，积极监测疾病进程，在肿瘤出现进展时再予以处理的治疗方式。主动监测的内容包括：①定期前列腺穿刺活检，在确诊 1 年内重复前列腺穿刺，若穿刺结果与较初次穿刺时无明显差别，可根据患者 PSA 水平、年龄、影像学检查结果每 3～5 年重复穿刺检查；②定期复诊，每 3 个月复诊，检查 PSA、DRE，必要时缩短复诊间隔时间和进行影像学检查。对于 DRE、PSA 检查和影像学检查进展的患者可考虑转为其他治疗。

（四）前列腺癌外放射治疗

与手术治疗类似，外放射治疗（external beam radiotherapy，EBRT）是前列腺癌的根治性治疗手段之一，可适用于各期患者。目前认为，EBRT 对于低危前列腺癌的治疗效果与根治性手术类似。外放射治疗出现性功能障碍、尿路狭窄及尿失禁的风险明显低于根治性手术，且随着放射技术的不断改进，合并放射性膀胱炎及直肠炎的机会也大大减少。

EBRT 根据治疗目的的不同可分为三类，包括：①根治性放疗，作为根治性的治疗手段用于局限性或局部进展期前列腺癌；②术后放疗，可用于高危前列腺癌患者术后的辅助治疗和术后复发的挽救性治疗；③姑息性放疗，用于转移性前列腺癌，旨在减轻局部症状。

EBRT 的常见不良反应包括下尿路症状、血尿、腹泻、会阴部下坠、血便等，上述副反应大多是可逆的。

（五）前列腺癌近距离照射治疗

前列腺癌近距离照射治疗（brachytherapy）是将放射源密封后直接置入前列腺腺内，达到杀伤肿瘤细胞的目的。一般通过三维治疗计划系统的准确定位，以提高前列腺的局部剂量，而减少直肠和膀胱的放射剂量。

前列腺癌近距离照射治疗是继前列腺癌根治术及外放疗外的又一种有望根治局限性前列腺癌的方法，其疗效肯定、创伤小，尤其适合于不能耐受前列腺癌根治术的高龄前列腺癌患者。常见并发症包括下尿路刺激症状、夜尿增多、排便次数增多、便血、直肠炎、慢性尿潴留、尿道狭窄及尿失禁等。

（六）前列腺癌内分泌治疗

1. 概述 20 世纪 60 年代的研究发现，手术去势和雌激素可延缓转移性前列腺癌的进展，并首次证实了前列腺癌对雄激素剥夺的反应性。前列腺细胞在无雄激素刺激的状况下会发生凋亡。前列腺癌的内分泌治疗就是应用这一原理，以抑制或控制前列腺癌细胞的生长。

降低体内雄激素水平或抑制其活性的治疗被称为去雄激素治疗，早年常通过双侧睾丸切除术实现，近 20 年来由于黄体生成素释放激素类似物及黄体生成素释放激素受体拮抗药的出现，可以通过药物进行去雄治疗。阻断雄激素与受体结合的治疗则称为抗雄激素治疗，其原理是应用抗雄激素药物竞争性阻止雄激素与前列腺细胞雄激素受体的结合。去雄和抗雄治疗的联合应用可达到最大限度阻断雄激素的目的。

由于内分泌治疗会大大降低患者体内的雄激素水平，故在治疗期间很容易出现骨质疏松、血糖紊乱和心血管相关事件，因此应密切监测上述可能出现的不良事件，并给予必要的干预。

2. 适应证 内分泌治疗的适应证包括：已出现淋巴结转移和脏器转移的晚期前列腺癌患者，存在手术或放疗禁忌证的局限性前列腺癌患者，根治手术或放疗前的新辅助内分泌治疗，根治性手术或放疗后的辅助内分泌治疗，根治性治疗后肿瘤局部复发，根治性治疗后的肿瘤远处转移，去势抵抗性前列腺癌雄激素的持续抑制。

3. 常用方案 内分泌治疗的常用方案包括：应用手术或药物的单纯去势治疗，应用药物单一抗雄激素治疗，最大限度雄激素阻断（去势治疗联合抗雄激素治疗），雄激素合成抑制药治疗，根治性治疗（手术或放射治疗）前新辅助内分泌治疗，根治性治疗（手术或放射治疗）后辅助内分泌治疗，药物间歇内分泌治疗。

4. 内分泌治疗常用药物简介 黄体生成素释放激素类似物（LHRH-α）这类药物是人工合成的黄体生成素释放激素，作用于垂体表面的相应受体，持续应用可造成受体数量下调，使垂体分泌的黄体生成素减少，最终导致睾酮水平的下降。应当注意的是，在首次注射该药后，睾酮水平呈现先升高后降低的过程，3～4 周后方可使患者体内雄激素达到去势水平，故应在注射前 2 周或当日开始，给予抗雄激素药物至注射后 2 周，以对抗睾酮一过性升高所导致的病情加剧的副反应。

黄体生成素释放激素受体拮抗药（LHRH-Antagonist）这类药物通过封闭垂体表面的黄体生成素释放激素受体影响黄体生成素释放激素与其结合，导致垂体无法产生黄体生成素最终降低体内的睾酮水平。和黄体生成素释放激素类似物不同，用药初期不会出现雄激素水平的一过性升高。

雄激素受体拮抗药这类药物能够影响雄激素与受体结合，使前列腺癌细胞无法获得雄激素而发生凋亡，同时，药物不会影响患者体内血清睾酮和黄体生成素水平，较之 LHRH-α 及 LHRH- Antagonist，患者在服药期间较少发生心血管系统副作用及骨质疏松。常用的药物包括比卡鲁胺和恩杂鲁胺。

雄激素生物合成抑制药醋酸阿比特龙能够通过抑制雄激素合成途径的关键酶 CYP17，从而进一步降低患者体内的雄激素水平，目前可作为转移性去势抵抗性前列腺癌患者的一线用药。

虽然内分泌治疗在前列腺患者治疗中占有重要地位，但限于其的作用机制，较之根治性手术或放疗，它无法根治肿瘤。有研究显示，内分泌治疗的中位有效时间仅为 18～24 个月，即 50% 的患者在内分泌治疗 1 年半或 2 年时出现 PSA 水平的升高或疾病的进展，最终发展为去势抵抗性前列腺癌，特别是高危患者，内分泌治疗的有效时间会大大缩短。

（七）去势抵抗性前列腺癌及治疗

1. 定义 去势抵抗性前列腺癌（castrate resistant prostate cancer）指经初次雄激素剥夺治疗后疾病依然进展的前列腺癌。需要注意的是，第一，此时患者体内的雄激素水平应当低于 50 ng/dl（1.7 nmol/L），即达到去势水平；第二，间隔 1 周，连续 3 次 PSA 水平上升，较最低值升高 50% 以上且大于 2 ng/ml。最新的研究认为，如果能进一步降低 CRPC 患者体内的雄激素水平，肿瘤仍可得到控制，因此，CRPC 患者必须维持雄激素抑制治疗。

2. CRPC 的治疗原则 可将 CRPC 患者分成没有器官转移和存在器官转移（主要为骨转移）两大类。前者的治疗原则是尽可能地降低患者体内雄激素的水平或活性。对于之前仅使用去雄药物治疗的患者，可加用抗雄药物；之前已采用最大限度雄激素阻断治疗的患者，可停用抗雄药物治疗；应用肾上腺皮质激素合成抑制药如酮康唑、糖皮质激素或给予低剂量雌激素，可在短期内控制部分患者的疾病进展。后者则可选用化疗或二线内分泌治疗。化疗药物可分为一线的多西他赛和二线的卡巴他赛，二线内分泌治疗药物包括 CYP17 抑制药醋酸阿比特龙和新型抗雄激素药物恩杂鲁胺，在治疗期间，还要考虑患者的一般情况，经济承受能力和药物的不良反应。

由于转移性前列腺癌绝大多数为骨转移，因此，骨转移的治疗在前列腺癌的治疗中占有重要地位。目前的观点是，骨转移的治疗原则是缓解骨痛，预防和降低骨相关事件（skeletal related events，SREs）的发生，提高生活质量，改善生存率。双膦酸盐类药物具有抑制破骨细胞活动的作用，能持续缓解骨痛、降低骨相关事件的发生率、延缓骨并发症发生时间的作用，是目前治疗和预防去势抵抗性前列腺癌骨转移的首选药物。镭 -223 二氯化合物（氯化镭 -223）可以定位于骨转移患者的骨转换增强的区域，并发射短距离（＜100 μm）高能 α 粒子。作为一种骨亲和性钙仿生剂，镭 -223 高度靶向新生骨基质，特别是成骨细胞微环境或骨膜转移灶。这种高能 α 粒子放射可诱导双链 DNA 损伤，进而导致细胞毒性效应。另外 α 粒子的短距效应意味着它对邻近健康组织特别是骨髓的毒性作用可达到最小化。有研究显示，与安慰药相比，镭 -223 可显著改善总生存率，提高生活质量。根据患者骨痛的程度，也可按阶梯用药原则，选用合适的镇痛药物。患者若出现较局限的病理性骨折，特别是那些影响其正常生理活动的骨折，应考虑手术治疗，旨在使病灶恢复正常的生理功能，提高患者的生活质量。

（王　鑫）

参 考 文 献

[1] 中国泌尿外科疾病诊断和治疗指南. 北京：人民卫生出版社，2013：61-89.

[2] Campbell-Walsh Urology. 10th edition. New York: Elsevier Saunders, 2011: 2704-2954.

[3] Bill-Axelson A, Holmberg L, Garmo H, et al. Radical Prostatectomy or Watchful Waiting in Early Prostate Cancer. N Engl J Med, 2014, 370: 932-942.

[4] Arlen PM, Bianco F, Dahut WL, et al. Prostate Specific Antigen Working Group guidelines on prostate specific antigen doubling time. J Urol, 2008, 179: 2181-2185.

[5] Hussain M, Tangen CM, Berry DL, et al. Intermittent versus Continuous Androgen Deprivation in Prostate Cancer. N Engl J Med, 2013, 368: 1314-1325.

[6] Ryan CJ, M D, Smith MR, M D, Ph D, Bono JS, et al. Abiraterone in Metastatic Prostate Cancer without Previous Chemotherapy. N Engl J Med, 2013, 368: 138-148.

第39章 老年感染

第1节 概 述

感染性疾病是老年人群中最为常见的一类疾病，由于老年人群独特的生理学和病理学特性，老年感染性疾病的发病率和死亡率较其他人群显著升高，常见的包括呼吸道感染（如肺炎、流行性感冒、结核等）、尿路感染、消化道感染、胆道感染、皮肤感染（如压疮、带状疱疹、手足癣、甲癣等）、医源性感染（导管相关性感染）等。

老年人更容易罹患感染性疾病的原因主要包括：伴随增龄而导致的生理功能的减退；免疫能力降低，尤其涉及细胞介导的免疫功能下降；共发多种慢性疾病；生活状态较差，如长期营养不良等。

【老年感染性疾病的特点】★★★△△△

（一）临床表现不典型性

老年感染常见乏力、纳差、感知淡漠等非特异表现，而缺乏局部症状，如肺炎无明显的发热、咳嗽咳痰，尿路感染无典型的尿路刺激症状和体征。老年患者对病原体的体温应答能力较差，发生感染时，无发热或发热不明显占20%～35%。血常规检查白细胞计数可不升高，而中性粒细胞百分比升高较多见。

（二）多病共存性

老年感染时，常已共存多种慢性疾病，如慢性阻塞性肺疾病、糖尿病、高血压、冠心病、卒中等疾病，部分老人长期营养不良或已经历多种治疗手段（药物、外源装置植入或置管）。常见的急性感染恢复期更长，甚至可能加重了原有的基础疾病，易导致多器官功能衰竭。

（三）易感性增加

老年人因组织器官退行性变和防御功能降低，易患各种感染，如社区获得性肺炎的发生率明显升高；菌尿症发生率增高，老年女性尤为明显，易引起血流感染及感染性心内膜炎。老年人胆汁中亦常带菌，胃酸减少，胃液和胃黏膜中易滋生细菌繁殖，诱发胆系感染和胃肠道感染。

（四）病情进展快

老年患者发生感染性疾病，较其他年龄组病情进展快，易恶化，可加重原有的基础疾病，出现电解质代谢紊乱、菌血症、全身多器官功能衰竭、意识障碍等，严重者危及生命。

【感染性疾病诊断要点】★★△△

（一）临床诊断

依据病史（易感因素，流行病学）、症状、体征、实验室检查和其他辅助检查获得临床诊断。需要回答以下5个问题：①是否存在感染？感染的部位？老年人常患有多种慢性疾病，感染的临床表现不典型，又常为基础病的症状所掩盖，因此需详细询问病史及认真体检，以免误诊。②是社区获得性感染还是医院内感染？了解感染是否与导管相关（机械通气相关性肺炎、导管相关性血流感染、尿管相关性尿路感染）。③患者免疫状态属正常宿主还是免疫受损？住院及住养老院增加了革兰阴性菌定植和与多重耐药细菌接触的机会。④感染疾病病情分层，属轻中型还是重型？早期识别重症感染可降低病死率。⑤推测可能的病原体，如病毒、细菌、真菌，以备经验抗菌治疗。

发热是感染常见的主要症状，但非感染性疾病的发热也不少见，鉴别诊断应除外风湿疾病活动期，免疫变态反应性疾病，恶性肿瘤（淋巴瘤）和药物热、甲状腺炎、中枢神经相关发热等其他疾病。周围血象粒细胞计数及分类比例有一定的帮助，中性粒细胞数增高可能与细菌感染有关，嗜酸粒细胞增高可能预示寄生虫感染或某些变态反应疾病。血沉（ERS）、C反应蛋白（CRP）、降钙素原（PCT）等生物学标记对于感染的鉴别诊断有一定的帮助。超声诊断、X线、CT等影像学检查有助于了解感染的部位及性质。

（二）病原学诊断

感染性疾病确诊有赖于病原学诊断。传统的细菌培养仍是微生物学诊断的主要方法之一。是细菌性及真菌性感染疾病诊断的金标准。提高细菌培养检测阳性率取决于标本的来源、收集方法，运送和保存等因素。标本采集时间尽可能在经验使用抗生素前。标本价值按种类顺序为：无菌体液或血液＞尿＞分泌物＞痰。获得细菌培养结果及药敏试验回报后，要谨慎评价其临床意义。是否为致病菌要依据临床特点排除寄生菌、污染菌和定植菌的可能。病毒、非典型细菌（支原体、衣原体，军团菌）等病原生物的培养耗时复杂，常规实验室常采用血清学（ELASA）方法检测特异性抗原或抗体和分子生物学方法（PCR）检测病原体的特异组分（蛋白质、毒素和核酸）。

【治疗】★★△△

感染性疾病的治疗强调抗菌药物的合理应用，具体见本章第2节“抗菌药物的合理应用”。

【疫苗】★★△

老年人免疫功能低下，是感染性疾病的易患人群，疫苗是预防感染疾病的关键而有力武器。随着生命科学的飞速发展，疫苗已从传统的传染病预防而扩展致感染性疾病，从预防目的向预防兼治疗的目的过渡。如肝炎疫苗、流感疫苗、肺炎疫苗、流感嗜血杆菌疫苗和带状疱疹-水痘疫苗等，对老年人及合并慢性基础病生存期逐渐延长的病人尤其有益。禁忌证包括患有威胁生命的疾病；严重的过敏反应；影响疫苗产生保护性免疫的状况。而非禁忌证包括：轻、中度疾病，如低热、上呼吸道感染、感冒、中耳炎、轻与中度腹泻。抗生素治疗也不影响疫苗免疫反应。近年来，市场上出现了细菌溶解产物的口服制剂，如泛福舒，其是呼吸道感染常见7种细菌的冻干溶解物，可用于预防呼吸系统感染，使用方便简易。

第2节 抗菌药物的合理应用

抗菌药物是抗感染治疗最主要的武器。然而，由于老年人组织器官退化，肝肾功能减退，免疫功能降低，常合并有基础疾病等原因，结合其独特的药代动力学特点，在应用抗生素时，老年患者较普通成人患者更易发生药物毒副作用或过敏反应。因此，如何合理应用抗生素，使之既能有效及时控制感染，又能尽量减少毒副反应和耐药性发生，防止不必要的滥用，成为老年人抗感染治疗的关键。

【抗菌药物的应用原则】★★△△

（一）区分预防性用药和治疗性用药

预防性使用指未发生感染疾病，为预防而使用抗菌药物。①内科预防性应用指征包括霍乱、鼠疫等传染病高危（即与易感病原体密切接触后）人群；②结核潜伏感染者预防激活或再治疗；③防止原有感染的复发，如风湿热；④已感染但尚处在潜伏期；⑤免疫抑制患者的机会性感染。不宜常规预防用药包括病毒感染、昏迷、休克、穿刺等。外科清洁手术围术期一般不需要预防用药，仅用于一些特殊情况（高龄、出血量大、心脑重要脏器和人工置入物手术等）。治疗性抗菌药应限于治疗细菌性感染、支原体、衣原体、螺旋体、立克次体、原虫感染和真菌与分枝杆菌感染。

（二）区分经验治疗和目标性治疗

目标性治疗指对感染部位、病原菌及有效药物都已明确的感染病例抗菌治疗，是感染疾病用药的最高境界。但因急性重症感染治疗的时机很重要，病原学获得又需要一定的时间，实践中常常受限。经验治疗是大部分感染疾病（尚无病原学支持）初始抗菌治疗所采用的方法。特别在老年人群中，第一时间采取适度合理的抗炎治疗，对感染的发展和预后起至关重要的作用。应依据循证医学，采用国际或国内专业学会定期发布与感染诊断相应的治疗指南作为参考，选药应针对感染部位最常见的病原体，针对不同的宿主和不同的病情分级，参考本单位细菌药敏监测报告，选择能达到靶位的最佳抗菌药物。经验治疗的关键包括用药之前留取标本（血、尿、痰）、根据感染情况推测可能的病原菌及其耐药性。如呼吸道感染常见革兰阳性球菌、支原体；腹腔感染革兰阴性菌、厌氧菌多见，大肠埃希菌常是泌尿道感染的致病菌，皮肤软组织葡萄球菌多见，导管相关感染多见于铜绿假单胞菌、葡萄球菌、真菌等。初始经验治疗后2～3天应做疗效评价，根据病原学检查回报进一步调整治疗方案。

【临床常用的抗菌药物】★★△△

应了解抗菌药物的药理、药代动力学和药效学（PK/PD）。了解当前药物种类、作用机制、抗菌谱、给药方法、药物相互作用和不良反应等。选药以安全、有效、性价比合理为原则。临床常用的抗生素分类及特点如下。

（一）β- 内酰胺类

因具有共同的β- 内酰胺环结构而命名。属繁殖期杀菌药，此类药物靶位是细菌细胞壁黏肽合成的转糖苷酶和转肽酶，影响细胞壁黏肽交联，导致细菌自溶。细菌的转肽酶又称青霉素结合蛋白（PBPs），革兰阳性菌和革兰阴性菌有不同的PBP。β- 内酰胺类药物低毒安全，靶位独特，品种多样且互补的杀菌特性，被临床广泛的应用。但对无典型细胞壁的细菌（支原体、衣原体、军团菌等）、胞内菌和休眠态细菌不适用。β- 内酰胺类药代动力学属于时间依赖性杀菌，要求临床用药期间药物浓度始终在最小抑菌浓度（MIC）之上，药物剂量应分次给予。β- 内酰胺类按照药物的结构，分为青霉素类、头孢菌素类和其他类。

1. 青霉素类 依据抗菌谱，青霉素类又分为天然青霉素类如青霉素钾（针对革兰阳性菌），耐青霉素酶类如苯唑青霉素（针对甲氧西林敏感性金黄色葡萄球菌MRSA），合成青霉素类如氨苄青霉素（针对革兰阴性菌）和抗铜绿假单胞菌青霉素类（如羧苄青霉素）4类。

2. 头孢菌素类 为广谱类，对革兰阳性和阴性细菌都有效，分4代，1代如头孢唑林更倾向针对革兰阳性菌，2代如头孢呋辛和3代如头孢哌酮更倾向针对革兰阴性菌，3代又称为超广谱β- 内酰胺类，尤其对铜绿假单胞菌和其他革兰阴性菌有更强的抗菌活性。从第1代至第3代，抗球菌作用逐渐降低，抗杆菌作用逐渐增强，第4代如头孢吡肟兼有较强的抗球菌及杆菌的作用。

3. 碳青霉烯类 如亚胺培南、美罗培南，抗菌谱极广，对G^-杆菌、G^+球菌及厌氧菌，包括对其他抗生素耐药的铜绿假单胞菌、金黄色葡萄球菌、粪链球菌、脆弱拟杆菌均有极强的抗菌活力，对多数耐药菌的活性超过第三代头孢菌素。对各种β- 内酰胺酶高度稳定。

此外还包括单环β- 内酰胺类（氨曲南）、β- 内酰胺酶抑制药（舒巴坦、他唑巴坦）等。

（二）喹诺酮类

有氮（杂）双并环结构的药物，作用于细菌DNA解旋酶，干扰其复制而杀菌。氟喹诺酮指氮环6位 - 氟，能增强与DNA解旋酶的结合和膜穿透性，抗菌活性更强。对无典型细胞壁的细菌（支原体、衣原体、军团菌等）和胞内菌也有作用。喹诺酮类进展快，现已有几十种被临床使用。其药代动力学属于浓度依赖性杀菌，可以足量一次给予。随着喹诺酮类药物的发展，其抗菌活性也发生显著改变。早期氟喹诺酮类如诺氟沙星、环丙沙星和氧氟沙星主要针对革兰阴性菌。近期新氟喹诺酮类如左氧氟沙星、莫西沙星和吉米沙星则加强了抗革兰阳性球菌以及厌氧菌和非典型病原体的活性，因其在呼吸系统药物浓度较高，又称之为“呼吸喹诺酮类”。但环丙沙星仍是氟喹诺酮类药物中针对铜绿假单胞菌的首选药物。

（三）氨基糖苷类

包括链霉素、新霉素、卡那霉素、妥布霉素和庆大霉素等天然品和阿米卡星、奈替米星和依替米星等半合成药物。氨基糖苷类作用于细菌核糖体50S/30S亚基。使蛋白质合成受抑制。属静止期杀菌药，抗菌谱相似，针对需氧革兰阴性菌（包括铜绿假单胞菌）和革兰阳性菌(包括金黄色葡萄球菌)。对厌氧菌无效。其药代动力学属于浓度依赖性杀菌。与β- 内酰胺类联合时杀菌效果更好。使用氨基糖苷类应注意肾毒性、耳毒性和神经毒性作用。对老年人及肾病患者应注意调节剂量。新霉素、卡那霉素毒性大，已不用。

（四）大环内酯类

是一组结构相似，抗菌谱相同的多元乳糖环类药物，如红霉素和较新的克拉霉素、柔红霉素、地红霉素和阿奇霉素等。属窄谱速效抑菌药，药物作用的靶位为细菌核糖50S亚基，起抑制细菌蛋白合成的作用。对需氧和厌氧的革兰阳性球菌（除肠球菌外）和革兰阴性厌氧菌有抑菌作用，对衣原体、支原体、军团菌特别有效。新的大环内酯药物半衰期更长，胃肠副作用小，口服吸收良好。

（五）多糖肽类

是窄谱类，代表药物万古霉素，对包括多重耐药的金黄色葡萄球菌、溶血性链球菌、肺炎球菌、粪链球菌等G^+球菌有高度抗菌活性。药物与细菌细胞壁黏肽前体5肽末端的D-ala-D-ala结合，从而抑制转糖苷酶，影响细胞壁糖苷交联，导致细菌自溶。鉴于近年来耐甲氧西林金黄色葡萄球菌（MRSA）分离率增加，为控制多重耐药细菌传播，国际和国内采用限制使用该类药物的管理办法。

（六）其他

当前常用的抗生素还包括林可霉素类、四环素类、抗结核类、抗真菌类以及抗厌氧菌类药物。

目前的抗菌药物多为广谱，可覆盖大部分感染性疾病，推荐单独使用。①抗菌药物联合应用指征为病因未明的严重感染；②单一抗菌药物难以控制的混合感染；③单一抗菌药物不能控制的严重感染；④联合用药可显著增加抗菌作用（顽固感染）；⑤感染部位抗菌药物不易渗入（化脓性脑膜炎）；⑥较长期用药细菌易产生耐药。联合用药应选择不同作用机制有协同效果的药物。

临床工作中要依据感染的性质、病原菌种类和宿主的特点确定疗程。老年患者对药物的吸收能力有限，肝肾功能减退，药物清除率减少，半衰期延长，急症感染常需联合使用多种抗菌药物或同时服用多种其他类药物，应根据具体情况酌情减少抗生素使用剂量，避免使用毒性大的药物，减少药物间相互作用，制订个体化的治疗方案，并根据病情变化及时调整，避免多重耐药以及毒副作用的产生。

第3节　艰难梭菌腹泻

【定义】★★△

艰难梭菌腹泻（clostridium difficile diarrhoea，CDD）是一种常见的老年肠道疾病。为医院内感染性腹泻的主要病因。1978年艰难梭菌感染（clostridium difficile infection，CDI）首次识别作为抗菌药物相关性腹泻的病因。艰难梭菌为产孢子、产毒素、有芽胞的厌氧革兰阳性杆菌。在健康的婴儿肠道中为共生无害菌，但健康成人粪便中少见。老年多病患者肠道菌群中此菌再次出现。目前认为25%的抗生素相关性腹泻由艰难梭菌引起。10%～50%的老年残疾患者粪便中可检测出此菌，普遍认为发病与否和检出菌株是否携带毒素基因释放毒素有关。约25%的人类艰难梭菌不产生毒素。

【流行病学】★△

CDD主要经粪－口，在医院和保健机构传播。住院成人发生率高达20%～30%，远远高于非住院患者发生率3%。自20世纪90年代发病率逐渐增加，2000年后加拿大魁北克地区及英国等出现过暴发。其中患者多为老年人。死亡病例中CDI诊断占30%。重症中出现新的高产毒株NAP1- 027型，占分离株比例的30%。2010年以来，027型有所减少，代之以017型和078型，并在门诊病人或近期抗生素未使用者出现CDI。北美地区CDI中社区感染占50%，患者是以前低风险的人群。

【病因及发病机制】★△

艰难梭菌感染发生在肠道已有艰难梭菌定植并使用抗菌药物的个体，肠内菌群的平衡，从而导致艰难梭菌累积了大量的数量，产生大量的外毒素A和B。菌株产生的2种毒素（A和B），能破坏细胞骨架和细胞间连接，导致肠液漏出和肠道上皮细胞损伤。

【临床表现】★★△△

临床症状不一，从轻度腹泻到重度结肠炎、肠梗阻、中毒性巨结肠。腹泻定义为：持续水样便＞36小时，大便3次/日连续2天，或48小时内不成形便＞8次。超过72小时以上的腹泻或合并高热和血便的患者应高度重视。

【诊断】★★★△△

（一）临床诊断

有以上症状；能除外其他腹泻病因；既往6～8周内曾使用抗生素。血常规白细胞（WBC）可增高，有血液生化改变。少数重症患者无腹泻但呈现腹胀、肠梗阻和脓毒症，腹部X线或CT检查可见肠黏膜增厚，中毒巨结肠等异常。内镜可发现结肠炎或假膜形成。

（二）病原学诊断

大便毒素检测阳性，方法有多种。

1．细胞培养细胞毒素试验　为金标准，可检测大便中病原菌的细胞毒作用和针对抗毒素的中和作用，但耗时长，不作常规推荐。

2．ELISA方法　检测腹泻大便中的毒素A或毒素 B。特异性超过 90%。但假阳性较高。阴性预测值也超过 90%，因此如果临床高度怀疑 CDI，建议重复该试验 2～3 次。

3. 分子生物学方法（PCR 方法） 检测特异的毒素基因片段。

4. 厌氧细菌培养 用 1 种选择鉴别培养基能较快地筛选出细菌，敏感性强，但不能分辨菌株是否产毒素。

（三）重症 CDI 标准

包括出现腹胀或肠梗阻、中毒性巨结肠、穿孔、结肠切除和休克等危重情况。重症的特点是：T>38.3℃；周围血白细胞（WBC）>20×10^9/L；高龄或入住 ICU。内镜或病理诊断为假膜性结肠炎。

【治疗】★★★△△

（一）临床疑似病例

1. 及时停用全部非必要抗菌药物（成功达 20%～25%）。如果仍然需要治疗原发感染，应该选择很少引起抗生素相关性腹泻的药物，如氨基糖苷类、大环内酯类、磺胺类、万古霉素、四环素等。避免使用克林霉素、头孢菌素类、广谱青霉素类。

2. 补液和电解质等支持治疗。

3. 避免使用抑制肠蠕动的药物，否则会加重腹泻或导致中毒性巨结肠。

4. 以上策略无效时，再开始抗菌药物经验治疗，疗程 10～14 天。1 线药物为甲硝唑口服，500 mg q8h。次选万古霉素口服，125 mg q6h。预计 1 天退热，4～5 天症状改善。如效果不好应临床再评价。

（二）病原学治疗

1. 甲硝唑 作为首选，口服和静脉用药都有效。近年研究发现甲硝唑在稀便中的浓度与抑制艰难梭菌生长的浓度相近，因此重症患者推荐使用万古霉素。

2. 万古霉素 仅口服有效。当剂量 125 mg q6h 使用时，大便中的浓度大大超过抑制艰难梭菌生长的浓度。研究发现万古霉素剂量过大，如 500 mg q6h 使用时，可出现全身吸收，当肾功能受损时血中可测到药物水平。万古霉素剂量疗程可采用逐步递减的方法。

（三）重症治疗

推荐万古霉素 125 mg q6h 口服，联合甲硝唑 500 mg q8h IV；或万古霉素 500 mg 加入生理盐水 150 ml 中，q6h，保留灌肠 1 小时。重症者应细致监护，及时外科处理。出现暴发性结肠炎者，1%～5% 的患者需切除结肠。其他推荐包括使用利福平，免疫球蛋白等，但依据尚不充分。有用大便移植取得成功的病例，因可接受程度或安全性问题限制了推广。

（四）复发

超过 30%CDI 患者，在治愈首次停药后 1～3 周临床症状复发。可能来源于自身肠道致病菌株孢子的复活繁殖，或从外环境中再获得原有菌株或再感染新菌株而发生。复发者可再次给予抗菌治疗。由于大便中细菌排毒持续较长，对于已痊愈的病人，无须 28 天内重复大便检查毒素。

【预防】★△

合理使用抗菌药物，限制广谱抗生素的滥用，确有抗菌药物使用指征时，尽量口服给药；注意手卫生及个人防护，避免交叉感染。有研究表明质子泵抑制药可增加 CDI 风险，肠道益生菌或可预防 CDI 的发生。

第 4 节　老年尿路感染

【定义】

尿路感染（urinary tract infections，UTIs）简称尿感，是指各种病原微生物在尿路中生长、繁殖而引起的炎症性疾病。多见于老年人、免疫力低下及尿路畸形者。60 岁以上女性尿感发生率高达 10%～12%，50 岁以后男性因前列腺肥大导致尿感发生率升高，约为 7%。

【病因】★△

老年人尿路感染的增加与老龄的生理改变有关。如女性绝经期后雌激素分泌减少，阴道上皮萎缩，致病菌易阴道滋生；子宫下垂导致膀胱排空能力减退和会阴部污染。男性因前列腺增生易尿路梗阻，以及前列腺分泌物杀菌活性减弱。此外老年人有多种基础病，如糖尿病、心力衰竭等，可导致神经肌肉疾病使膀胱排空不全。长期卧床、褥疮感染、留置导尿管及泌尿系统侵入性操作等都是老年人易发生尿路感染的危险因素。

【无症状细菌尿】★★★△△

在老年人群中无菌性细菌尿（asymptomatic bacteriuria，ASB）发病率较高。据报道，65 岁以上女性发生率为 6%～16%，90 岁以上达 22%～43%；65 岁以上男性发生率 5%～21%；住院和养老院的女性和男性老人发生率更高，分别为 25%～50% 和 15%～35%。

ASB 诊断标准：无尿急、尿痛等尿路症状，但合并细菌尿。尿培养阳性标准：女性 2 次连续尿标本检测为相同细菌株，定量≥10^5 cfu/ml；男性 1 次尿检测细菌阳性，定量≥10^5 cfu/ml。

处理：不推荐抗菌治疗，不推荐为了筛查和治疗对无症状细菌尿的患者进行尿培养。美国感染学会对以下 4 种无症状细菌尿不建议筛查和治疗：糖尿病妇女；在社区或养老院居住的老人；脊髓损伤患者和长期插尿管者。仅在经尿道前列腺切除术前和对有黏膜出血进行尿路操作术前可进行筛查和预防。

【尿路感染】★★★△△

尿路感染根据感染发生部位可分为上尿路感染和下尿路感染，前者指肾盂肾炎，后者主要指膀胱炎及尿道炎。在因感染住院的 65 岁以上老年患者中，UTIs 是仅次于呼吸道感染的第二位原因。

诊断标准：社区老年人与其他年龄组相同，即：有尿路刺激症状（少尿、尿频、断续排尿、腹痛、发热）和尿常规检查 WBC≥5 个 / 高倍视野，并伴有尿培养（标本来源于中段尿或 4 小时以上的膀胱潴留尿）细菌尿（≥10^5 cfu/ml）。

有些养老院的老人，由于意识的原因，常不能区分是 ASB 还是 UTIs。在养老院评价 UTIs 的第一步是尿纸片试验，其阳性预测值为 100%。与细菌尿（≥10^5 cfu/ml）合并脓尿（尿常规镜下 WBC＞10 个 / 低倍视野）匹配的临床症状为排尿困难、意识障碍（不同程度的语无伦次）和尿液改变（肉眼血尿，气味等）。因此有排尿困难，同时有意识障碍或尿液改变，有 UTIs 诊断意义，可对 63% 的细菌尿合并脓尿有预测作用。

老年患者上尿路感染常伴有解剖结构的改变（尿路梗阻和神经性膀胱，长期留置导尿管），多见发热，昏睡、周围血象白细胞增高等，提示复杂性尿路感染或败血症，应住院治疗。如抗菌治疗后，仍寒战，高热，持续背痛或尿培养连续阳性，应除外尿路梗阻或肾周围脓肿，分别行超声检查、腹部平片、静脉肾盂造影、逆行肾盂造影等。此外，还应排除尿路结石、肿瘤、肾结核、膀胱过度活动症（表现尿急、尿频、夜尿或伴尿失禁，但尿常规无异常）及尿道综合征（常见于女性，有尿频、尿急、尿痛及排尿不适等尿路刺激症状，多次检查均无真性细菌尿）。

处理：社区老年人急性复杂性尿路感染，经验治疗选用三代头孢菌素，以针对常见的革兰阴性菌。待细菌培养及药敏试验结果回报后做评估决定下一步处理。疗程 10～14 天。如果存在革兰阳性菌感染风险（褥疮，合并肺炎，糖尿病等）但非耐甲氧西林金黄色葡萄球菌（MRSA）流行区，一般不推荐万古霉素。门诊单纯性尿路感染患者可口服甲氧苄氨嘧啶 - 磺胺甲基异噁唑（CoSMZ），氟喹诺酮类或阿莫西林等作为一线抗菌治疗，疗程 5～7 天。长期住院、既往有抗菌药物治疗以及反复尿路感染病史的 UTIs 患者，可能常多重耐药细菌感染，应参考细菌药敏结果选择抗菌药物。男性尿路感染（梗阻、结石、前列腺增生、导尿引起）因前列腺感染抗生素难渗入，疗程长，至少 2 周。

【尿管相关性尿路感染】★★△

尿管相关性尿路感染（catheter assosiated urinary tract infection，CA-UTI）的发生率高，单次尿管短期放置的发生率为 1%～5%，开放系统放置＞4 天时约 100%，无菌密闭系统放置＞7 天时约 25%。发生 CA-UTI 的原因为尿道口开放，病原菌常来源患者自身的肠道菌丛（肠杆菌科细菌为主）。尿管外壁起导游作用，细菌沿尿管内、外壁经尿道黏膜上行到膀胱。还可外源性交叉感染，病原菌在操作或收集尿液时获得。细菌在尿管表面可形成生物膜（biofilm），阻碍抗菌药物渗入增加了治疗困难。短期插尿管如无症状，常为单一细菌，不需要治疗。CA-UTI 诊断标准：有发热、血尿等症状，并伴有尿培养（从尿管壶腹部针吸获得的尿标本）细菌尿（≥10^2 cfu/ml）。需注意尿样本仅来自导尿发热的病人，尿标本取自尿管而非尿袋。

处理：尽可能拔除尿管。需要长期置尿管的老年患者，更换尿管后开始抗菌治疗可缩短发热时间和减少症状复发。抗菌治疗应覆盖所分离的细菌株。依据临床改善情况决定疗程，肾盂肾炎一般需要 14～21 天。治疗后不需要重复尿培养监护，依据症状的改善情况做判断。如再发热表明治疗失败，而仅细菌尿复发不代表失败，可能与定植有关。置导尿管患者不推荐长期抑菌治疗。也不推荐尿管和膀胱冲洗，除非有阻塞的情况，其弊端为干扰了闭式导尿系统，易感染。尿管排尿正常时，不需要常规尿培养。

【预防】★△

多饮水、勤排尿，养成良好的饮食及卫生习惯，可有效预防尿路感染；应尽量减少留置导尿，必要时明确指征；绝经后妇女阴道内使用雌三醇，可降低肠杆菌科细菌定植减少感染；积极治疗前列腺增生等易引起残余尿增多的疾病；患者已有细菌尿如需要行尿路侵入操作时，可以预防应用抗菌药物。

第5节 结 核 病

【定义】

结核病是由结核分枝杆菌感染引起的慢性传染病，结核菌可能侵犯人体的各组织器官，但主要侵犯肺脏，因此可将结核病分类为肺结核和肺外结核（结核性脑膜炎，脊椎结核等），老年人群由于免疫力低下，其患病率明显高于其他年龄组。美国2008年报道19%的新发患者是65岁以上老年人，我国2010年报道当年结核病死亡病例中，60岁以上患者占59%，其中61%为肺结核，33%为肺外结核。近年来，结核病在老年人群中又有抬头趋势，且有多种耐药菌的产生，结核病在老年患者中临床表现及X线片特点都不典型，误诊率及漏诊率较高。药物不良反应发生率高，治疗困难是老年结核患者病死率高的主要原因。

【病因】★△

约90%以上患结核病的老年人是潜伏感染的再激活。可能早年结核病流行时期已感染了结核杆菌，随老龄机体免疫功能及抵抗力减退，潜伏感染的结核再发，细胞介导免疫起了主要作用。营养不良、糖尿病和其他慢性疾病、肾上腺皮质激素使用等，都是结核病复燃和再感染的危险因素。

【临床表现】★★△△

老年结核病中以肺结核为主，播散性和粟粒性肺部病变有逐渐增多的趋势。典型的临床表现主要包括呼吸系统症状，如咳嗽咳痰2周以上或痰中带血、胸痛、咯血等，当合并有结核性胸膜炎胸腔积液时，可有明显的气短症状；全身症状有午后低热、盗汗、乏力、纳差、体重减轻等。老年患者诊断困难主要由于临床症状的不典型性，有的直到晚期才出现症状。提示诊断的线索如下。

1. 对于原因不明的低热或意识障碍、血沉增快、经多种抗菌药物治疗2～4周以上无效者，应高度警惕结核病的可能。老年患者发热、盗汗等全身中毒症状及咳痰和咯血等呼吸道症状都明显比年轻患者少见，常呈现乏力、气急、焦虑等。有的仅精神不爽及不明原因的消瘦，化验结果贫血、肝功能异常、低血钾、低钠、低白蛋白较常见，提示静默肺外结核或结核继发于其他基础病。

2. 老年肺结核患者的空洞形成比年轻患者少见。有的虽然有结核既往史和多种基础病，但肺上叶浸润少见，而多见肺中、下叶浸润。也可累及双叶或出现胸水。及时进行X线检查，实验室检查，必要时进行经支气管镜的灌洗和活检。如怀疑肺外结核病变，则争取病理学标本做组织学检查和培养。

3. 痰涂片和痰培养检测结核杆菌仍是病原检测的金标准，但鉴于耗时和阳性率低，未作为筛选实验广泛应用。结核菌素试验即应用结核纯化蛋白提取物（PPD）做皮内注射，PPD阳性的病人，表明有过感染，应结合胸片随诊评价（通常6～24个月）。老年人PPD阳性率比较低，甚至许多严重患者也为阴性。目前主张，PPD阴性者在1～3周后重复试验，如第二次阳性说明既往感染过结核；如第二次仍阴性，说明病人可能为未感染者；以后复查一旦阳性，应怀疑有新感染的可能性。近年发展的快速结核感染检测“酶联免疫斑点试验”（如T-SPOT.TB或QFT-2G），是利用体外干扰素释放实验，检测受试者体内是否存在针对结核特异抗原（ESAT-6，CFP-10，TB7.7）的效应T淋巴细胞，从而判断目前受试者是否感染结核杆菌（现症感染结核病和潜伏结核感染）。该试验因特异性、灵敏度及时效高而受重视。阳性结果表明存在结核感染，但是否为活动性结核，需结合临床症状及其他检测指标综合评价。

4. 老年不典型肺结核常需与肺癌相鉴别，纤维支气管镜检查可用于此，支气管结核镜下表现为黏膜充血、溃疡、糜烂、组织增生、形成瘢痕和支气管狭窄，可以在病灶处取活组织行病理学检查和结核分枝杆菌的培养，对于肺内结核病灶，亦可采集分泌物冲洗液标本行病原体检测。

【治疗】★★△

1. 遵循结核治疗的五大基本原则，早期、联合、适量、规律、全程。结核病确诊前，在排除肿瘤、炎症等情况下可开始试验性治疗，治疗反应有助于诊断。延误治疗可导致病情恶化，此种情况在老年病人更常见。

2. 老年结核病的化疗原则与其他年龄组相同，一般采用我国推荐的化疗方案是 $2H_3R_3Z_3E_3/4H_3R_3$（初始菌阳肺结核方案，异烟肼、利福平、吡嗪酰胺、乙胺丁醇 4 种药的 2 个月强化期和异烟肼、利福平 2 种药的 4 个月巩固期，下角数字表示每周服药次数，下同）或 $2H_3R_3Z_3/4H_3R_3$（初始菌阴肺结核方案）。结核中毒症状严重时，可在有效抗结核治疗的情况下加用糖皮质激素抗炎、抗毒治疗。

3. 抗结核药物具有肝肾毒性、耳毒性、神经毒性等副作用，加之老年患者机体代谢功能减弱、多病共存，同时服用多种药物，治疗时应注意制订个体化治疗方案，减药或减量，避免药物相互作用，严密观察病情变化，定期复查肝肾功能及影像学检查。

【预防】★△

对于有 PPD 试验阳性史，但无其他危险因素的老年患者不需要异烟肼预防性治疗。如果新近 PPD 试验有变化，或 T-SPOT.TB 试验结果阳性，不论年龄高低都应该药物预防。常用异烟肼口服 300 mg 每日 1 次，共用 6～9 个月；或异烟肼和利福平，每日顿服 3 个月；或利福喷汀和异烟肼每周 3 次，服 3 个月。治疗中应监测肝功能改变，如果出现可能的异烟肼毒性症状（如恶心、呕吐、不舒服）应停止服药并立即进行肝功能检查。如果转氨酶高，超过正常的 5 倍必须停药。如果血清转氨轻度升高，患者可以适当减量。

第 6 节 导管相关性血行感染

【定义】★★△△

随着医学的发展和医疗技术水平的提高，血管内置管已成为临床诊断和治疗不可或缺的手段，广泛应用于病人的血流动力学监测、静脉营养支持、血液净化、快速输液、化疗等。尽管这些导管提供了必要的血管通路，但也将患者置于局部和全身性感染并发症的危险之中，增加了感染的发生率。特别是导管相关性血行感染（catheter-related blood stream infections，CRBSI），已成为最为常见的一种医院内获得性感染。除 ICU 病房外，老年人群中的发生率也明显高于其他年龄组。目前，常用的血管内导管包括中心静脉导管（CVC）、经外周置入中心静脉导管（peripherally inserted central catheter，PICC）、外周静脉置管、动脉导管、肺动脉导管、血液透析滤过和介入治疗导管等。

导管相关性血行感染是指患者因置入血管内导管，而导致的血流感染，可表现为发热、寒战、感染性休克等临床症状，从导管和周围血培养中分离出相同的病原菌，并除外其他感染源。

【流行病学】★△

导管相关性血行感染的发生率与医院的规模与管理、病房的功能分类、置管的类型、医务人员的规范操作以及患者的年龄、病情等诸多因素有关。以 1000 导管留置日统计，美国的全国医疗卫生安全网（NHSN）2006 年的统计数据显示，重症监护病房内 CRBSI 发生率为（1.5～6.5）/1000 导管日。CRBSI 的发生延长了患者的住院时间，增加了医疗费用，严重者加速病情进展，甚至危及生命。

【发病机制】★★△△

CRBSI 的病原体主要来源于以下几个方面。

1. **穿刺点附近皮肤表面定植菌** 皮肤表面的细菌可以通过穿刺破损处进入血管内，并沿着导管到达导管的顶端，引起导管顶端的细菌定植，引起导管相关感染，是最常见的感染机制。

2. **导管接头细菌定植** 导管接头处被污染，使得细菌沿导管的内壁进入血管，或定植于导管外表面的细菌，沿皮下迁移至远端导管并进入血管。

3. **其他途径** 较少见，如操作者手上或头发上的细菌，在穿刺瞬间沿穿刺针进入皮下及血管；感染部位的血行播散及少见的输液污染等。

生物膜由依靠胞外产物而吸附于固体表面的微生物集落构成，是细菌对抗菌药物耐药的机制之一。扫描透射电子显微镜显示几乎所有的 CVC 中都有嵌入生物膜基质的微生物定植。从导管生物膜分离出的最常见的病原体为表皮葡萄球菌、金黄色葡萄球菌、白色念珠菌、铜绿假单胞菌、鲍曼不动杆菌、肺炎克雷伯菌和粪肠球菌等肠杆菌科细菌。

【临床表现】★△

根据患者感染的严重程度不同，患者可有一系列不特异的临床症状，轻者为穿刺部位的局部感染，如皮肤红肿、蜂窝织炎、皮肤脓肿、化脓性血管炎等；重者可表现为全身菌血症症状，如发热、寒战、低血压、意识障碍、休克等；血流感染波及全身还可能引起医院获得性感染性心内膜炎、骨髓炎及其他迁徙性感染的相关症状等。

【诊断】★★★△△

当留置有血管内导管的患者，出现不明原因的上述不典型症状时，排除了其他感染源的可能，应考虑导管相关性血流感染。诊断的金标准仍有赖于病原学检测。

目前国际上常用的诊断方法为Maki半定量/定量培养，留取导管尖端5 cm、细菌生长＞15 cfu（平板滚动法）或导管定量培养细菌生长＞100 cfu（震动或激光技术）考虑导管病原体定植，且至少1次经皮血培养和导管尖端培养出相同病原体才能确诊CRBSI。

此外，根据血培养定量，从导管和外周静脉同时抽血做定量血培养，两者菌落计数比（导管血：外周血）≥5：1，可诊断为CRBSI。根据血培养阳性时间差，从中心静脉导管和外周静脉同时抽血做定性血培养，中心静脉导管血培养阳性出现时间比外周血培养阳性至少早2小时，亦可诊断为CRBSI。

【治疗】★★△△

早期、合理控制导管相关性血流感染、防止病情恶化及复发、积极保护全身多脏器功能等措施，可有效提高治愈率，降低死亡风险。主要措施包括以下两方面。

（一）局部及导管处理

考虑外周静脉导管所致的CRBSI时，应立即拔除导管，并针对局部的疼痛、蜂窝织炎、皮肤脓肿等给予局部抗炎、对症处理。考虑中心静脉导管所致CRBSI时，应当综合分析导管感染的可能性、程度和性质、病人对静脉通路的依赖性、再次置管可能性和并发症等因素后再做出是否拔除或更换导管的决定。若CRBSI已明确诊断，且伴有严重的感染并发症，如化脓性血栓性静脉炎、感染性心内膜炎、化脓性骨髓炎等，经72小时抗菌治疗无效，应积极拔除中心静脉置管。对于确诊的CRBSI，若需保留导管，可应用针对病原体的高浓度抗生素封管，抗菌药物封管常与全身应用抗菌药物联合治疗CRBSI，国内外亦可见不少成功案例。

（二）合理使用抗菌药物

对于疑诊CRBSI的患者，在等待血培养结果的同时，应经行积极的初始经验性治疗。选择抗生素时需覆盖常见的致病菌，主要包括葡萄球菌及G^-杆菌。常用的抗生素有头孢菌素、万古霉素、碳青霉烯类等。此外，对于股静脉置管的患者、长期应用广谱抗生素的患者及高龄患者，经验性治疗还应覆盖念珠菌感染，可选用氟康唑、伏立康唑等。

对于明确致病菌的CRBSI，应选择合理的抗生素进行针对性抗感染治疗。具体可见本章第2节“抗菌药物的合理应用”。对于老年患者，应综合考虑患者的肝肾等全身多器官功能、合并症、药物副作用及不良反应、可能存在的耐药情况、经验治疗疗效、病情严重程度等多个方面，决定患者的用药种类及疗程。特别是对于重症高龄老年人，应采取降阶梯治疗方案，避免病情快速恶化，危及生命。

【预防】★★△△

对于多病共存的老年重症患者，常需长期静脉置管以维持营养支持及药物液路，是CRBSI的高发人群，积极的预防措施，可有效减少导管相关性血行感染的发生。主要包括以下几方面：①医院应进行规范化管理，并持续对医护人员进行导管相关操作的培训和质量控制；②严格依据指征行血管置管术，避免不必要的置管；③根据病情需要，选择合适的导管及穿刺部位；④在进行与导管相关的操作时，注重手卫生及相关器械的消毒，严格无菌操作，避免输液及封管时污染导管接口；⑤对导管穿刺口附近皮肤应严格消毒或备皮，并将导管良好固定，避免皮肤细菌引发感染等。

第7节　未明原因发热

【定义】★★★△△

未明原因发热（fever of unknown origin，FUO）由Petersdorf等于1961年提出，指体温大于38.3℃持续3周以上，且至少住院1周，仍未明确诊断的发热疾病。以后人们把FUO分为4类：经典类、医院内感染类、中性粒细胞缺乏类和HIV相关类。老年人（65岁以上）未明原因发热本属于经典类，但其临床表现、基础疾病情况及诊断策略有其自身特点，现划归第5类。老年人FUO的体温概念指单次口表温度>37.8℃，或持续>37.2℃，或高于基础体温1.1℃。其他还包括起病缓慢，症状不典型性，或已患多种疾病等。

【老年FUO的病因】★★△△

（一）感染

感染占老年未明原因发热的25%～35%，发展中国家的比例更高些。尤其居住养老护理机构的患者更易发生。常见的感染以不同表现方式出现，如潜伏期更长，感染部位更不清晰。无论是否既往有结核暴露或治疗史，每例都要排除结核（TB）。要考虑尿管插管、静脉插管、侵入性操作、植入人工装置（起搏器、人工关节）可能引起的相关感染。

（二）非感染性炎性疾病

非感染性炎性疾病占老年未明原因发热的21%～31%，包括风湿性和血管性疾病。巨细胞动脉炎（颞动脉炎）是其中最主要的疾病，约占65%，该病起病不明显，可能仅贫血和消瘦，诊断延误可导致病情进展致失明。风湿性多肌痛也是较常见的疾病。

（三）恶性肿瘤

恶性肿瘤占老年未明原因发热的12%～21%。发热可能与副瘤效应有关，也可能合并感染如感染性心内膜炎和肝脓肿等。淋巴瘤和血癌发热的比例更高，结肠癌、肾癌和动脉黏液瘤也较常见。

（四）药物

老年人的多药使用，药物热是未明原因发热的重要原因。一般在用药7～10天后出现，发热时其他的全身症状可能不明显，伴或不伴皮疹和嗜酸性粒细胞增多。药物热一般停药后48～72小时内发热缓解，如再次发热应再停药。肇事药物包括抗菌药物、非甾体抗炎药和心血管药物。

（五）其他

老年患者血栓性疾病、伪热、家族性和良性周期发热等少见，但作为新的表现形式值得注意。

【诊断注意事项】★★△

要充分获取既往病史，基础疾病（共发病）和近期医疗情况（包括药物）；需认真查体，避免遗漏疾病可能的“蛛丝马迹”；避免过度检查；经验性抗菌治疗前应留取病原体标本；观察病情变化，及时评估诊断并调整治疗方案。

（刘学军）

参考文献

[1] Gosney M, Harper A, Conroy S. Geriatric Medicine. Oxford University Press, 2012.

[2] Schaat H S, Collins A, Bekker A, et al. Tuberculosis at extremes of age, Respirology, 2010, 15: 747-763.

[3] Hui Z, Fei H, Wei C, et al. Estimates of tuberculosis mortality rates in China using the disease survelliance point system 2004—2010.Biomed Environ Sci, 2012, 25 (4): 483-485.

[4] Yoshikawa TT. Important infections in elderly persons. Geriatric Medicine, West J Med, 1981, 135: 441-445.

[5] Oberol L, Neki NS, Kaur R, et al. Changing trende of nosocomial infective in geriatric patients in tertiary care hospital.JIMSA, 2012, 25 (4): 233-234.

[6] Espino D.V.Common infectious in old adult.American-family Physicia, 2001, 63 (2): 237-268 .

[7] 宋诗铎．临床感染病学．天津：天津科学技术出版社，2004.

[8] 申正义．医院感染学．北京：中国科技医药出版社，中国医药临床医学专著系列（017），2007.

[9] Halter J, Quslarder J, Tinetti M, et al.Hazzard’s Geriatric Medicine and Gerontologuy.Sixth edition, 2009.

[10] Baron E J, Miller J M, Weinstein M P, et al. A guide to utilization of the microbiology labaratory for dignosis of infectious diseases: 2013 recommendations by the Infectious Diseases Society of America And the American society for Microbiology.CID, 2013, 57 (4): e22-121.

[11] 李骏，万献尧．血管内导管相关性血流感染诊治进展．中国呼吸与危重监护杂志，2012，11（4）：410-414.

第 40 章　老年肿瘤概论

【概述】★★★△△

由于全球卫生保健及生活条件的改善，全球人口正在经历老龄化的过程。癌症发生率的上升和人体的老化有着密切的关系，因此老年人比年轻人更容易发生肿瘤。有统计表明，60～79 岁男性和女性主要的死亡原因就是肿瘤。美国国立癌症研究所（National Cancer Institute，NCI）流行病学调查及最终结果（Surveillance，Epidemiology and End Results，SEER）分析，约 50% 以上新诊断恶性肿瘤及 70% 以上肿瘤相关死亡出现于 65 岁以上老年人群。预计到 2030 年，70% 左右的肿瘤会出现于 65 岁以上人群中。根据 2015 年我国肿瘤防办试点地区最新调查统计资料显示，我国男性及女性大部分新发肿瘤发病率及死亡率均在 60～74 岁明显升高（男性中除外肝癌，女性中除外乳腺癌、宫颈癌及甲状腺癌），其中尤以肺癌及胃癌为最常见肿瘤。人口老龄化及这些老人日渐延长的寿命使得老年肿瘤成为一个越来越普遍的问题，而如何根据老年人的生理特点、疾病特点和药代动力学特征，制订合理的治疗方案，达到延长老年肿瘤患者生存期、改善生活质量的目的，并为老年肿瘤患者提供合适且完整的医疗照顾成为医务工作者一个非常重要的议题，因此老年肿瘤学（Senior Adult Oncology）正迅速成为肿瘤学实践中最受人关注的领域。

第 1 节　老年肿瘤患者的特点

老年肿瘤患者有许多不同于年轻肿瘤患者的特性。

1．老年人的生理功能有不同程度的下降，由于衰老而引起的生理变化可以引起药物代谢动力学及药效动力学的变化，从而影响老年人对肿瘤治疗的耐受性。

2．各脏器功能的下降，伴发疾病较多。伴发疾病是指伴随肿瘤存在但与肿瘤病理及肿瘤进展无关的病症。当伴发病症影响到肿瘤患者的预期寿命时，可以直接影响老年肿瘤患者的治疗决策，需要对患者行个体化调整治疗。

3．老年肿瘤患者异质性较大。在遗传背景及身体经受的创伤均不同的前提下，每个个体老化的程度不同，具有相同年龄的人有不同的环境适应性，伴发疾病以及生活预期，许多情况如合并症、体力状况、心理状况、社会经济因素等都会对老年肿瘤患者的病程、预后产生影响，并可能改变治疗决策。

4．老年人所患肿瘤通常惰性居多，肿瘤侵袭性可能随着衰老而下降，治疗后的生存期可能较长。

5．老年肿瘤患者大多被临床试验排除在外，在新的肿瘤治疗临床试验中并未得到充分评估。因此循证医学数据并不多。目前临床研究已逐步放宽对年龄的限制，甚至开展一些专门针对老年肿瘤患者的临床研究，但对于年龄特别大以及体力状态较差者的研究仍较少。

因此，老年肿瘤患者诊疗前必须考虑一些特殊问题，如肿瘤的生物学行为，随年龄增长不断变化的治疗反应。而且，患者的生理状况，伴发疾病以及治疗意愿都会影响治疗的选择和耐受性。总之，这些年龄相关的一系列需特殊考虑的问题形成老年肿瘤治疗指南发展的基础，在治疗决策制定过程中必须进行充分的综合评估。

第 2 节　老年肿瘤患者的评估与决策

由于实际年龄本身并不能充分预估患者预期寿命、功能储备及出现治疗并发症的风险，我们不能仅仅因为高龄而限制老年肿瘤患者接受可能改善生活质量或延长生存的治疗，但由于老年患者各项机体功能有所下降，我们又要避免可以降低生活质量又不延长生存的治疗。因此合理地选择患者是安全有效治疗老年肿瘤的关键，而这其中的挑战在于评估预期的治疗获益是否优于预期寿命的缩短及治疗耐受性降低导致的风险。

东部肿瘤协作组（Eastern Cooperative Oncology Group，ECOG）或卡诺夫行为状态（Karnofsky Perfor-mance Status，KPS）评分是目前广泛应用于临床肿瘤专业的体力状况评估方法，其简便易行但无法对老年肿瘤患者治疗的耐受性以及预后做出评估。我们需要在前期通过一个完整且针对老年人的全面评估方法对老年肿瘤患者进行专业的评估，来确定他们的健康状况、患病、死亡以及对治疗毒性反应风险，为其提供完善、系统也更加个体化的治疗方案。理想的老年肿瘤评估方法应包括躯体、精神、社会以及肿瘤这几个方面，每位老年肿瘤患者都应该接受综合评估。

一、老年患者的评估工具 ★★★△△

（一）老年综合评估（comprehensive geriatric assessment，CGA）

目前尚无标准的老年肿瘤患者综合评估工具，美国国立综合癌症网络（National Comprehensive Cancer Network，NCCN）推荐使用 CGA。CGA 是 20 世纪 80 年代以后建立起来的一种老年患者健康状况综合评估方法，它通过对患者功能状态、可能影响肿瘤治疗的伴发疾病、复合用药情况、营养状态、认知功能、社会经济情况以及老年综合征等方面的评价来预估其功能年龄。

1. 功能状态　功能状态评估包括通过自诉可以完成的日常生活自理能力（activities of daily living，ADL）和日常生活用具使用能力（instrumental activities of daily living，IADL），以及通过体能检测完成的步速（gait speed）和快速站立和行走（timed up and go，TUG）试验。

2. 伴发疾病　老年肿瘤患者同时存在的一种或多种疾病。这些疾病本身可影响患者的疾病进程和预期寿命，以及抗肿瘤治疗的耐受性，并将最终改变肿瘤的预后。可增加肿瘤治疗风险的疾病包括心血管疾病、肾功能不全、神经系统病变、贫血、骨质疏松、肝脏疾病、听力或视力障碍、慢性感染、褥疮或溃疡等。伴发疾病引起的死亡风险可以根据其数量和严重程度通过多种评估模型进行评估，如成年人伴发疾病评估 -27（adult comorbidity evaluation-27，ACE-27）指数，卡尔森伴发疾病指数（Charlson comorbidity index，CCI），疾病累积分级量表（cumulative illness rating scale，CIRS）等。

3. 复合用药　情况因伴发疾病、肿瘤相关症状或治疗副反应等多种原因均可导致患者同时应用多种药物。多种药物同时应用可能引起药物代谢动力学及药效动力学的变化、改变药物相互作用并导致药物副反应增加。利用 Beers 标准和药物适宜性指数（medication appropriateness index，MAI）可以评估患者不合理用药情况。而老年人处方筛查工具（screening tool of older person's prescriptions，STOPP）和指导医生正确治疗筛查工具（screening tool to alert doctors to right treatment，START）是新近研发的软件，用于评估药物相互作用、重复用药及不合理用药。

4. 营养状态　营养缺陷或营养不良是老年患者一个普遍且严重的现状。简明营养评估（mini-nutritional assessment，MNA）是一个用于评估门诊老年患者营养状态的简单快捷的工具。

5. 认知功能　认知功能障碍者出现功能障碍、抑郁及死亡的风险会增加，并且在诊断、治疗过程中的依从性较差。认知功能障碍会影响患者决策制定中的判断力。一些药物如抗胆碱能药物、抗精神病药物、苯二氮䓬类、激素类及阿片类药物可以引起老年患者认知功能障碍，需警惕。

6. 社会经济情况　社会关系是老年肿瘤患者重要的预后指标。与社会隔离的孤独患者，其死亡的风险增高。老年肿瘤患者的生活条件、受照顾程度及经济情况均需要在评估时考虑。

7. 老年综合征　老年肿瘤患者较非肿瘤患者更

易出现此综合征。痴呆、谵妄、抑郁、忧虑、骨质疏松、中风、疲乏、虚弱等是老年肿瘤患者最常见的综合征。其中痴呆和谵妄又是引起认知功能障碍最长见原因。简明精神状态量表（Mini-Mental State Exam，MMSE），Blessed定向记忆注意测验（Blessed orientation-memory-concentration，BOMC），蒙特利尔认知评估（Montreal Cognitive Assessment，MoCA）可用于认知功能障碍的筛查。

CGA目前已获得欧美老年病和肿瘤学界的广泛认可，至今却尚未在我国肿瘤临床中得到广泛应用。

（二）其他评估工具

虽然CGA可以帮助医生为老年肿瘤患者制订合适的治疗计划并解决患者的问题，但CGA比较费时并且不一定适合所有患者。一些研究者为老年肿瘤患者开发了简单但全面的评估工具，也有研究者分两步，先通过虚弱工具筛查，确定哪些患者可以从CGA中获益后再进一步行CGA评估。

1. 肿瘤特异性老年评估（Cancer-Specific Geriatric Assessment，CSGA） 一个简单而全面的评估工具，包含功能状态、伴随疾病、复合用药、认知功能、心理状态、社会功能与支持以及营养状态7项。大部分患者无需帮助即可自己完成。

2. 筛查工具 用于筛查哪些患者可以从老年肿瘤组的多维评估中获益。简化的CGA（Abbreviated CGA，aCGA），G-8（Geriatric 8）量表是专门为老年肿瘤患者所研发的工具。

3. 老年肿瘤术前评估（Preoperative Assessment of Cancer in Elderly，PACE） 是为了确定老年患者接受外科干预治疗适应性而研发的一款工具，它可以与CGA、简明疲劳量表（brief fatigue inventory，BFI）、行为状态评分及美国麻醉医师协会（American Society Anesthesiologists，ASA）分级相结合对患者进行评估。

老年肿瘤患者综合评估具有重要意义。①有助于临床医师根据重要的预后因素，而不是患者的生理年龄来制订个体化的治疗方案；②有助于确定肿瘤治疗过程中哪类患者容易发生功能损伤或治疗毒副作用，并采取针对性的预防措施；③有助于参加临床试验的患者在主要特征方面标准化，控制相关的混杂因素。目前国内使用的多是国外开发翻译而成的量表，有些内容可能并不完全适用于中国国情，建立适合中国老年肿瘤患者综合状况评估工具是我国老年肿瘤学领域亟待解决的问题。

二、老年肿瘤患者的临床评估 ★★★△△

（一）CGA在老年肿瘤患者中应用

CGA临床评估的可行性在不同肿瘤患者的多项临床研究中得到了验证，研究也证实了CGA多种功能。

1. 更精确评估患者健康状况。
2. 优化调整治疗方案。
3. 预测药物或治疗方案的疗效和毒性反应。
4. 判断预后及生存时间，预估复发转移风险。

（二）老年肿瘤患者CGA分型

CGA通过对老年肿瘤患者的躯体、精神、社会等方面的评估将老年肿瘤患者分为3种类型。

1. 功能自主的患者 无ADL和IADL依赖，且没有合并症及老年综合征的患者，这类患者可以耐受同年轻患者一样的治疗。

2. 功能部分受损的患者 存在一项或以上的IADL依赖，但无ADL依赖；有不威胁生命的伴随疾病；轻度记忆力下降和抑郁；无老年综合征，这类患者需要给予个体化调整的治疗并提供适当的支持治疗。

3. 虚弱的患者 年龄≥85岁；存在一项或以上的ADL依赖；有一项或以上的老年综合征；存在3个或以上的3级合并症，或是一个4级合并症伴有持续存在的日常生活受限，这类患者只能接受支持治疗。

三、老年肿瘤患者的临床决策 ★★★△△△

（一）肿瘤发病风险

肿瘤发病风险一般是根据诊断分期、肿瘤恶性程度、复发和进展的风险来确定。经过最初的筛查和CGA，我们根据此风险高低给予不同的处理。

1. 对于生存期间因肿瘤所致的死亡或痛苦的低危患者，可以按照NCCN支持治疗指南控制症状并做相应支持治疗。

2. 对中危或高危患者需进一步评估，根据他们功能状态、决策能力、总体目标以及对推荐治疗的意愿再行治疗。这其中又以决策能力为前提进行分别处理。决策能力指患者对一些相关信息进行判断理解的能力。

（1）没有决策能力者：NCCN指南推荐与伦理委员会、社会活动者商议后再考虑治疗，或者给予相应姑息治疗。患者相关信息可以从患者委托书、之前的声明，生前遗嘱、代理人授权书或临床医生的记录中找到。

（2）有决策能力者：①对功能状态较好且无严重伴发疾病，可以考虑大部分的抗肿瘤治疗手段。在此情况下，如患者的治疗意愿与抗肿瘤治疗一致，可以在进一步评估治疗副反应风险后根据结果行相应抗肿瘤治疗；而如果治疗意愿并非如此，则可按照 NCCN 支持治疗指南控制症状并做相应支持治疗。②对功能状态好但有治疗禁忌者以及那些有主要功能障碍而无论是否有复杂伴发疾病者，应根据 NCCN 支持治疗指南进行处理。③对那些有中度功能障碍（如依赖于一项或多项日常生活用具、轻微伴发疾病、抑郁、轻度记忆障碍、轻度痴呆及照顾不周）的患者，需要给他们特殊的个体化治疗。

（二）临床处理原则

1. 手术治疗　国际老年肿瘤学会（International Society of Geriatric Oncology，SIOG）外科小组的报告显示，老年肿瘤患者中多种恶性肿瘤如乳腺癌、胃癌及肝癌的外科治疗效果与年轻患者没有显著的差别。

（1）术前评估：年龄不是首要考虑因素，患者的行为状态及伴发疾病是比年龄更为重要的评估因素，患者的生理状态也需要进行评估。PACE 可以帮助内科医生评估老年肿瘤患者是否适合手术治疗，如何预测术后并发症。

（2）注意事项：尽力预防或避免急诊手术，否则手术并发症风险增高；手术以后要考虑一些物理和 / 或专业的治疗促使患者恢复到术前的功能水平。

需要注意高龄是术后发生谵妄的危险因素之一。HELP（Hospitalized Elder Life Program）和 NICE（National Institute for Health and Clinical Excellence）指南为 70 岁以上住院患者预防及治疗谵妄提供了的意见。

2. 放射治疗

（1）放射治疗是一种高效、耐受性较好的治疗方法，且年龄并不是老年肿瘤患者的限制性因素。

（2）放疗需要考虑肿瘤的解剖位置以及放疗的剂量 / 分割次数。对于不能耐受传统放疗的患者，大分割放疗是另一个可行的治疗选择。但同步放化疗需要非常小心，为了减轻治疗的毒副反应，化疗药物剂量需进行适当的调整。

（3）对于放疗相关的黏膜炎，建议给予营养支持治疗及相应的止痛处理。

3. 化学治疗

（1）现状：几项回顾性研究显示 70 岁以上人群化疗的毒性反应并没有更加严重或持续更长时间，表明单纯年龄本身并不是肿瘤化疗的禁忌证。但这些研究也有不足之处：①仅仅很少一部分患者超过 80 岁；②较老年龄组患者是按照协作组研究方案入选标准经过高度选择的，较大多数老年患者更健康，不能代表一般老年人群；③许多治疗方案的剂量强度比目前所用的方案低，研究结果并不能推广到其他人群中。所以，对于乳腺癌、非小细胞肺癌（non-small cell lung cancer，NSCLC）及结肠癌这些常见肿瘤来讲，仔细地选择患者使其在化疗中最大获益是非常重要的。

（2）副反应：除了最常见并发症如骨髓抑制，黏膜炎，心、肾及神经毒性，老年患者化疗后也可导致认知、平衡、视力、听力及情绪的变化。这些所有的并发症可以增加谵妄和功能障碍的风险。为了获得化疗利益最大化，早期发现并纠正以及预防上述并发症，成为临床工作的一个重点。

（3）化疗副反应评估：随着年龄增长抗肿瘤治疗药物药代动力学和药效学会发生改变，正常组织更容易发生毒副反应。药代动力学方面会由于肾小球滤过率的下降以及水溶性药物分布体积的变化而改变。虽然肝脏对药物的代谢以及细胞色素 P450 酶活性会随着年龄变化，但这些对肿瘤治疗的影响还不清楚。肠道的吸收作用会随着年龄增长而降低，但对抗肿瘤药物的生物活性并不影响。药效学方面会随着 DNA 损伤后修复能力的下降而使正常组织发生毒副反应的风险增加，药效学的改变并不能预先评估到具体程度，因此药物剂量应当根据具体的毒副反应程度进行调整。高龄患者化疗风险评估量表（Chemotherapy risk assessment scale for high-age patient，CRASH）用于评估老年肿瘤患者开始新的化疗后严重不良反应的风险，在这个模型中，舒张压、IADL、乳酸脱氢酶及治疗方式是血液学毒性的最好预测因子，而行为状态、认知功能、营养状态及治疗方式是非血液学毒性的预测指标。另有研究者将 CGA 内容并入评估工具，用于评估老年肿瘤患者化疗后严重毒副反应的风险，发现有以下因素者更容易发生 3～5 级毒副反应：年龄≥72 岁、胃肠或泌尿系肿瘤、标准剂量化疗、多药化疗、贫血（血红蛋白男性＜110 g/L，女性＜100 g/L）、肌酐清除率＜34 ml/min、听力下降、近 6 个月内有中风、行动能力下降、需要服用多种药物、由于身体或情感因素导致的社会活动减少等。而伴随疾病、功能障碍、复合用药情况（每天超过 6 种用药）是发生严重毒性反应的独立预后因素。因此对于考虑化疗的患者，仔细地筛选病人是让其获益又避免严重副反应的前提。

4. 靶向治疗 我们目前处于肿瘤个体化治疗时代，特异性靶向肿瘤分子靶点的药物实现了真正意义上的个体化治疗。与传统化疗相比，老年患者靶向治疗有较好的有效率和较低的毒性，是很有前景的治疗方法。目前的靶向药物主要以针对某些信号转导途径的单克隆抗体或作用于肿瘤发生发展过程中特有基因突变、基因扩增等分子靶点的小分子激酶抑制药为主，另外尚有针对程序性死亡（PD-1，programmeddeath 1）及其配体（PD-L1）的抗体类药物，这些靶向药物的出现已明显改善了多种肿瘤的治疗效果。靶向药物治疗老年肿瘤患者的资料正在逐渐增多。

目前作用于表皮生长因子受体（epidermal growth factor receptor，EGFR）的小分子酪氨酸激酶抑制药（tyrosine kinase inhibitor，TKI）有第一代药物吉非替尼、厄洛替尼及埃克替尼，第二代药物如阿法替尼、达克替尼（dacotinib）以及第三代药物奥西替尼等。这些药物对具有 EGFR 敏感突变 NSCLC 患者的有效率可高达 60%～80%，明显高于传统化疗疗效，也明显延长了这些患者的无病生存期（progression free survival，PFS）及总生存期（overall survival，OS）。对于应用第一代 EGFR TKIs 耐药后的患者，如果基因状态不明，对于疾病进展缓慢者，可继续原 TKIs 治疗，待病情进展明显或引起症状时调整药物治疗；对于脑或骨转移进展其他病情稳定者，可给予局部治疗，如放射治疗或联合双膦酸盐药物同时继续原 TKIs 治疗；对于疾病快速进展者，停用原 TKIs 改用化疗加或不加其他靶向药物（如贝伐珠单抗）；如果经过基因检测存在 T790M 耐药突变，应用第三代药物奥西替尼的有效率可以达到 70% 以上，对于不存在 T790M 突变者，继续原 TKIs 并联合化疗亦可使患者获益。对于少见敏感突变者更推荐使用二代药物阿法替尼，达克替尼新的研究表明其一线治疗的 PFS 已明显优于一代药物，可达到接近 20 个月，这已接近三代药物奥西替尼一线应用的 PFS。克唑替尼可改善棘皮动物微管相关蛋白样 4（echinoderm microtubule-associated protein-like 4，EML4）- 间变性淋巴瘤激酶（anaplastic lymphoma kinase，ALK）（EML4-ALK）融合基因阳性晚期 NSCLC 患者的生存，二线及以上治疗其有效率在 60% 以上，一线治疗可达 74%，PFS 则为 8～11 个月。耐药后二代 ALK 抑制药研发迅速，目前已批准的药物有色瑞替尼和艾乐替尼，仍处于在研阶段的 Brigatinib 和 Lorlatinib 分别增加了对 EGFR 及 ROS1 靶点的抑制，更进一步提高了耐药后的解救治疗疗效，这些二代药物注意了透过血 - 脑屏障的脂溶性研发，对于 ALK 阳性 NSCLC 容易出现的脑转移有了更好的控制，ORR 可达到 75%，中位 PFS 可达到 15.6 个月。对于肺癌患者，除上述两个基因外，初始治疗前按照指南通过二代基因测序（next gene sequencing，NGS）进行多基因甚或更大 panel 基因检测为其寻找更多应用靶向药物的机会已逐渐被广泛应用于临床。

针对 EGFR 的单克隆抗体包括西妥昔单抗、帕尼单抗、尼妥珠单抗等，而赫赛汀、帕妥珠单抗为针对 EGFR-2/HER-2 的单克隆抗体。对于 K-RAS 基因野生型结直肠癌患者，西妥昔单抗、帕尼单抗联合化疗亦可提高化疗有效率并延长这些患者的 PFS 及 OS。而赫赛汀不单可提高 HER-2 扩增晚期乳腺癌患者化疗有效率，延长其 PFS 及 OS，也可延长 HER-2 扩增晚期胃癌患者的生存。手术后赫赛汀辅助治疗尚可降低 HER-2 扩增乳腺癌患者的复发及死亡风险。对于赫赛汀治疗失败的乳腺癌患者，可同时作用于 EGFR 和 HER-2 的双靶点小分子激酶抑制药拉帕替尼联合卡培他滨可作为有效解救治疗方案，而把抗微管药物 DM-1 与曲妥珠单抗偶联在一起的 T-DM1 解救治疗的疗效甚至优于拉帕替尼。

针对血管内皮生长因子（vascular endothelial growth factor，VEGF）的抗体药物为贝伐珠单抗。多项研究显示，贝伐珠单抗在 NSCLC、结直肠癌及黑色素瘤治疗中均延长了患者生存，而新的研究显示，其在妇科肿瘤及脑胶质瘤治疗中也得到了较好疗效。针对血管内皮生成因子受体（VEGFR）的雷莫芦单抗以及小分子抗血管生成药物阿帕替尼均在胃癌治疗中显示了较好的疗效。可同时作用于 VEGFA 和 VEGFB 的阿伯西普可延长结直肠癌患者的生存。

可同时作用于多个分子靶点的多靶点小分子激酶抑制药索拉菲尼可明显延长对化疗不敏感的肝脏、肾脏肿瘤患者的生存，而舒尼替尼、阿昔替尼、乐伐替尼、帕唑帕尼则是其他治疗肾癌可供选择的靶向药物。瑞格菲尼仍然是多种治疗失败后结直肠癌患者可以考虑的选择。

哺乳动物靶向雷帕霉素（mammalian target of rapamycin，mTOR）信号传导途径与其他多条信号传导途径均有交叉，对于 HER-2 阴性而受体阳性的乳腺癌患者在内分泌治疗失败后，mTOR 抑制药依维莫司联合依西美坦较单用依西美坦亦可明显延长 PFS。mTOR 抑制药依维莫司及替西罗莫司同样对肾癌有较好疗效。细胞周期蛋白激酶（cyclin D kinase，CDK）4/6 抑制药可以恢复细胞周期控制，阻断肿瘤细胞增殖。对于内分泌治疗失败 HER-2 阴性而受体阳性的乳腺癌患者，CDK 4/6 抑制药联合不同的内分泌药物（芳香化酶抑制药或氟维司群）均较单用内分泌治疗明显延长患者生存期，极大改善了这些患者的预后。

对于同样化疗不敏感的恶性黑色素瘤来讲，BRAF V600E 或 V600K 突变者可以从威罗菲尼或达拉菲尼治疗中获益，而针对细胞毒性 T 淋巴细胞相关抗原 4（cytotoxic T-lymphocyte–associated antigen 4，CTLA-4）的依匹单抗亦可改善患者生存。近几年越来越多的研究表明，针对程序性死亡（PD-1）及其配体（PD-L1）的单抗的免疫治疗不单可进一步明显改善恶性黑色素瘤患者的生存，对晚期 NSCLC、尿路上皮癌、肾癌、霍奇金淋巴瘤、头颈部鳞癌、肝癌及默克细胞癌等肿瘤也有相当好的疗效，免疫治疗已成为肿瘤治疗一个新的里程碑。

需要注意的是，目前需要有更多老年患者参加前瞻性临床试验来准确评估靶向药物在这些人群中的效果和耐受性，因为靶向药物也有其特殊和严重的毒副反应。比如，心血管并发症左心室功能障碍（left ventricular dysfunction，LVD）与 HER2 抑制药（曲妥珠单抗）有关，高血压、动脉栓塞与血管内皮生长因子受体贝伐珠单抗有关，而皮肤毒性（痤疮样皮疹）以及手足反应则是 EGFR 抑制药（如厄洛替尼、舒尼替尼、索拉菲尼、西妥昔单抗）的主要副反应。对于不能耐受化疗毒副反应的患者，在开始靶向药物治疗前需充分考虑其风险 / 获益比，靶向药物也需要根据患者情况个体化给药。

5. 治疗依从性　对治疗方案尤其口服药物的依从性是取得最大临床获益的根本前提。虽然年龄增大不是非依从性的本质，但老年人由于认知障碍、逐渐增多的伴发疾病、多种伴随用药、药物间相互作用可能性的增多、药物副反应对伴发疾病的影响、社会活动减少以及社会支持的不足等原因，对治疗非依从性的风险的确会有升高。

早期乳腺癌辅助内分泌治疗的停药或非依从性记录最多。在一项对 961 位年龄≥65 岁受体阳性早期乳腺癌患者的随访中发现，在完成 5 年内分泌治疗前停药的患者高达 49%。对早期乳腺癌老年患者的辅助化疗也有评估。在一项评估 161 位≥65 岁乳腺癌患者接受希罗达或标准化疗的 CALGB 49907 随机研究中，25% 的患者接受的治疗均低于 80% 的治疗计划，而其他研究显示，辅助化疗依从性差更多发生在≥65～75 岁者中。虽然 CALGB 49907 研究并没有显示非依从性组无复发生存降低，但更多的研究表明对治疗依从性差的患者临床结局会更差。在一项 8769 位Ⅰ～Ⅲ期早期乳腺癌内分泌治疗辅助内分泌随访中发现，早期停药或依从性差的患者是更高死亡率的独立预后因素，依从性差组的 10 年生存率明显低于坚持用药组（77.8% 对比 81.7%）。

治疗相关的副反应、治疗方案的复杂性、对治疗必要性理解的不足、对治疗不依从所致后果的严重性不了解是治疗依从性差的常见原因。在一项随机对照依西美坦和来曲唑辅助内分泌治疗的研究中发现，32.4% 的患者由于副反应在 2 年内停止了治疗，中位停药时间是治疗开始的 6 个月左右。新的调查表明，坚持服药对临床结局影响的科普教育、治疗相关副反应的更好处理都是提高患者依从性的重要因素。因此，在老年肿瘤患者治疗开始治疗尤其是口服药物治疗初始，对其治疗依从性的评估非常重要。密切监测患者依从性、降低治疗复杂性、对口服治疗获益与风险以及坚持治疗重要性的教育、对副反应充分恰当的处理、规律复查评估副反应都是降低非依从性提高治疗疗效的有效方法。

第 3 节　常见肿瘤老年相关问题的治疗

由于一些老年肿瘤的生物学特性不同于年轻人，尤其一些老年人治疗的耐受性有所下降，对老年肿瘤患者的化疗应当以患者疾病特点和行为状态为基础进行个体化治疗。与年龄相关的肿瘤特异性问题需要分别进行讨论处理。

一、乳腺癌★★★△△

老年乳腺癌具有受体阳性、HER-2 阴性的流行病学特点以及增殖缓慢的生物学特点而相对预后较好。但是，许多研究显示老年尤其 75 岁以上患者不会接受过高强度的治疗甚至标准治疗，老年患者对通常有效且耐受性好的内分泌治疗依从性不佳，因此，与分期相同年轻乳腺癌患者相比，早期乳腺癌的死亡率反而略高。

（一）腋窝淋巴结清扫（ALND，axillary lymph node dissection）

T_1/T_2 浸润性乳腺癌伴有少量前哨淋巴结（sentinel lymph node，SLN）受累的患者如接受保乳和全身治疗，与前哨淋巴结清扫相比，ALND 虽然可改善局部控制率并且提供详细的分期，但并没有改善无病生存期（disease free survival，DFS）及OS。目前对肿瘤生物学特性较好、术后辅助系统治疗不受影响或者有严重伴随疾病的老年乳腺癌患者不一定进行ALND。

未接受ALND、SLN活检或ALN放疗的患者同侧腋窝淋巴结复发风险增高，此复发风险在患者未接受标准的术后系统治疗时会进一步增高。

（二）放射治疗

研究表明，对经过选择的70岁以上Ⅰ期乳腺癌，如果受体阳性、切缘阴性、患者可以完成至少5年内分泌治疗，术后放疗与不放疗的10年生存率未见明显差别（分别为67%和66%），因此术后辅助放疗并非必须，但需要注意的是，随访12.6年时未放疗组局部复发率明显高于放疗组，分别为9%和2%。另一项PRIME Ⅱ期研究显示，对于65岁以上早期乳腺癌保乳术后患者，随访5年后未接受与接受局部放疗的局部复发率虽然有差别（分别为4.1%和1.3%，$P=0.0002$），但复发率并不高，且5年总生存没有差别，均为93.4%，因此术后放疗可以考虑不做。

（三）内分泌治疗

老年乳腺癌受体阳性比例增高，辅助内分泌治疗应用更为广泛。与年轻患者相比，Ⅰ～Ⅲ期老年女性乳腺癌从内分泌辅助治疗中的临床获益是相似的。

对于70岁以上早期乳腺癌患者，手术后加或不加内分泌治疗与直接内分泌治疗的总生存期虽然没有明显不同，但无疾病进展生存优于直接内分泌治疗。对于预计生存期超过5年的患者，选择手术治疗在疾病控制及生存方面均优于直接内分泌治疗。但对于不能手术的晚期患者，尤其对那些预计生存期不会超过5年的患者，内分泌治疗可作为首选治疗推荐之一。

（四）化疗

1. 不同年龄的疗效 因年龄不同导致的辅助化疗获益是否一致尚有争议。目前认为，参加辅助化疗协作组65岁以上老年乳腺癌患者的获益与年轻患者相似，但老年患者发生副反应及治疗相关死亡风险升高。需要注意的是，只有一部分经筛选的患者参加了临床研究，我们需要更多患者的研究数据。

2. 不同治疗方案的疗效 在针对65岁以上浸润性导管癌进行的癌症与白血病组B（cancer and leukemia group B，CALGB）49907研究中，环磷酰胺/甲氨蝶呤/氟尿嘧啶（CMF）或表柔比星/环磷酰胺的方案均优于单药卡培他滨。该研究的一项亚组分析表明，受体阴性肿瘤获益更明显（$P<0.001$）。一项随机的Ⅲ期ELDA研究显示，与CMF方案相比，多西他赛每周方案并没有改善65～79岁早期老年乳腺癌患者的DFS，并且引起的非血液学毒性严重，患者生活质量下降明显。而另一项研究显示，对年轻及年老的HER-2阴性早期乳腺癌患者，非蒽环为基础的多西他赛/环磷酰胺方案较表阿霉素/环磷酰胺方案有更好的DFS和OS。这项研究中，仅仅16%的患者是65岁以上老年患者，而他们在多西他赛/环磷酰胺组中粒细胞减少性发热及贫血的发生率更高一些。

（五）靶向治疗

在辅助治疗中，1年标准曲妥珠单抗的应用是HER-2阳性早期乳腺癌根治术后的标准方案。

2014年研究显示，拉帕替尼尚无在HER-2阳性早期乳腺癌辅助治疗中应用的适应证。

晚期HER-2阳性乳腺癌患者赫赛汀联合化疗可提高化疗有效率并延长无疾病进展生存及总生存期。对于赫赛汀治疗失败者，拉帕替尼联合卡培他滨可作为有效解救治疗方案，而T-DM1的疗效更优于拉帕替尼。在65岁以上HER-2阳性老年乳腺癌患者中，帕妥珠单抗联合赫赛汀及多西他赛的PFS优于赫赛汀及多西他赛，其中位PFS分别为21.6个月和10.4个月，需要注意的是由治疗引起的非血液学毒性（如腹泻、食欲下降、呕吐及乏力）导致的药物剂量下调在老年患者中有所增多。

对于HER-2阴性受体阳性的乳腺癌患者在内分泌治疗失败后，mTOR抑制药依维莫司联合内分泌治疗较单用内分泌可明显延长PFS，联合治疗可引起胃炎、肺炎、感染、皮疹及高脂血症等副反应，这些副反应在老年及年轻患者的表现相似，但仍需根据具体反应适时调整药物剂量避免严重副反应的发生。而CDK 4/6抑制药也在这些患者中显示了联合内分泌治疗远远优于单纯内分泌治疗的疗效，为这些晚期肿瘤患者提供了新的选择。但CDK 4/6抑制药骨髓抑制发生率较高，尤其引起白细胞及中性粒细胞下降的比例较高，在老年患者中应用需更加引起注意，及时或预防性调整药物剂量可降低副反应发生风险而不明显影响疗效。

曲妥珠单抗治疗主要担心的副反应是心脏毒性。年龄是蒽环类和曲妥珠单抗为基础的方案治疗后发生充血性心力衰竭的危险因素。老年患者曲妥珠单抗相关心脏毒性更大，需密切监测。对于70岁以上既往有心血管危险因素的患者，需要用药物干预以降低心脏毒性发生风险。

二、非小细胞肺癌★★★△△

（一）手术治疗

回顾性分析表明单纯年龄不是手术的禁忌证，在精细地选择患者后，70 岁以上老年非小细胞肺癌患者的死亡率和预后与年轻人相似。但手术时间延长会导致年龄大于等于 75 岁患者的并发症增加。

老年肺癌患者做肺切除死亡率较年轻者高，需倍加小心，而胸腔镜微创手术切除肺叶可缩短治疗时间、降低老年患者的并发症和围术期死亡率，值得推荐，甚至选择局限性楔形切除也是可行的，后者局部复发率虽然较高，但楔形切除术患者的总生存期与肺叶切除术的患者没有明显差异。

对于因伴发疾病不能或不愿手术的老年周围型肺癌患者，立体定向放射治疗和射频消融治疗可以作为 T_1 期原发肿瘤患者的合理替代方案。

（二）放射治疗

立体定向体部放疗（stereotactic body radiation therapy，SBRT）/ 立体定向消融放疗（stereotactic ablative radiotherapy，SABR）被推荐于因医学原因不能或主观拒绝手术治疗的周围型老年肺癌患者。前瞻性及人群为主的比较性研究显示，与年轻患者一样，在老年患者中 SBRT/SABR 的肿瘤控制率及患者的总生存率与肺叶切除手术相当，优于三维适形放疗。

（三）辅助化疗

完全性切除的老年 NSCLC 患者可以和年轻患者一样从辅助化疗中获得相似的生存。一项包含 5 项研究 4584 位患者以顺铂为基础的辅助化疗研究显示，老年患者可以和年轻者一样取得相似的生存获益而没有明显增加副反应。JBR.10 研究的回顾性分析表明以长春瑞滨 / 顺铂方案的辅助化疗可以改善 65 岁以上患者的生存，副反应可以接受。目前的证据支持健康的老年患者应用辅助化疗，但不足以对年龄大于 75 岁的患者做出结论。

（四）局部晚期患者的多学科综合治疗

多学科综合治疗（同步放化疗）对局部进展期老年患者是可行也有效的，但是，多学科综合治疗的毒副反应较大（如食管炎、肺炎及骨髓抑制），当患者行为状态较差时更为明显。一项同步放化疗的研究显示，同步每日一次放疗、同步每日两次放疗以及序贯化放疗三组的中位生存分别是 22.4 个月、16.4 月及 10.8 个月，短期的毒副反应在年老者中更明显。因此，选择合适的局部晚期老年 NSCLC 患者进行同步放化疗是可以获益的，但必须密切关注治疗的毒副反应并做好预防性处理。

（五）晚期患者的全身治疗

和年轻患者一样，与最佳支持治疗相比，化疗可以改善老年晚期肺癌患者的生活质量。在 ELVIS 研究中，长春瑞滨联合最佳支持治疗（best support care，BSC）在总生存和生活质量方面均优于 BSC。在两项不含铂而评估联合应用长春瑞滨和吉西他滨或单用化疗的两项研究中得到的结果却不一致，在 SICOG 研究中，联合组的生存优于长春瑞滨组，而 MILES 研究则显示联合治疗组毒副反应更加明显且生存并没有优于单用长春瑞滨或吉西他滨组。

越来越多的证据表明，双药化疗较单药化疗有更好的生存优势，不过老年患者毒副反应发生率亦较高。一项新的Ⅲ期研究，紫杉醇 / 卡铂的联合治疗的生存期优于单药长春瑞滨或吉西他滨，中位总生存分别为 10.3 个月和 6.2 个月，1 年生存率分别为 44.5% 和 25.4%，联合组副反应的风险也较单药组高。近些年，由于培美曲塞的副反应明显小于其他三代化疗药物，且维持治疗的证据得到临床越来越多的验证，在老年晚期 NSCLC 患者中应用得越来越广泛。

（六）靶向治疗

EGFR TKIs 和抗血管生成药物贝伐珠单抗在老年进展期 NSCLC 的作用已经得到了多次评估。

国际指南推荐将小分子 TKIs 作为 EGFR 敏感突变晚期 NSCLC 患者的一线治疗药物。对于该类老年患者，可采用一代药物吉非替尼、厄洛替尼或埃克替尼进行治疗，埃克替尼和吉非替尼似乎在毒性谱方面对患者更为有利，可以用于身体孱弱的患者。二代药物如阿法替尼的副反应相对较大，对于一些少见敏感突变者确需应用，需注意跟进副反应及时减量或预防性减量，在尽量保证疗效的同时又兼顾生活质量。随着三代药物奥西替尼一线治疗的 FLAURA 研究结果公布，其延长近一倍的 PFS 以及并不明显的副反应使得更多患者愿意接受这类新药的治疗。目前指南推荐对初治晚期 NSCLC 患者，另外至少尚需进行 ALK、ROS1、BRAF 基因检测及PD-L1免疫组化检测，如果有可能进一步做至少还包括RET、HER-2、c-MET及其14外显子跳跃突变在内更大panel基因检测（评估肿瘤突变负荷（tumor mutation burden，TMB）或有无其他可靶向药物的靶点），为这些患者寻找更多可能靶向治疗的机会。但不同药物在老年患者中应用的循证医学数据仍相对较少，具体仍需根据综合评估及实际副反应及时调整治疗。

几项Ⅲ期回顾性和前瞻性研究的亚组分析表明，对于晚期没有EGFR突变的NSCLC患者，二线或三线的吉非替尼或厄洛替尼治疗可以获益。但BR.21的亚组分析显示，两组人群治疗有效率、PFS及OS均相似，与年轻患者相比，老年患者Ⅲ级以上反应增多、提前停止治疗或停药间隔延长增多。间质性肺炎在老年患者的发生率及毒性相关停药率均较高，分别为5%和12%，而在中位年龄为62岁人群中，其相应比率分别为1%和5%。目前对于没有EGFR突变NSCLC患者的二线治疗，已取消TKIs的推荐，新的免疫治疗药物PD-1/PD-L1抑制药由于疗效明显优于标准的二线多西他赛治疗而被推荐应用，且基于越来越多临床研究显示这类药物在一线治疗中对优势人群（PD-L1表达≥50%或高TMB）单用或非优势人群联合化疗优于常规治疗的疗效，已被推荐用于更多的晚期NSCLC患者。免疫治疗整体副反应轻微，常见反应为乏力、发热，但亦需注意免疫相关性肺炎、肝炎、肠炎、肾炎、皮肤反应的发生并根据副反应程度及时处理，避免少见或罕见的严重不良反应发生。

需要特别注意的是，老年患者因伴发疾病而同时使用的药物可与TKIs发生相互作用，尤其那些通过细胞色素P450 3A4代谢的药物。

一项关于ECOG 4599 Ⅲ期研究的回顾性亚组分析以及近期SEER的医学分析表明，虽然与紫杉醇/卡铂方案相比，联合贝伐珠单抗有提高反应率（29%对17%，$P=0.067$）、延长PFS（5.9个月对4.9个月，$P=0.063$）的趋势，但老年人毒副反应明显增多（87%对61%，$P=0.001$），而总生存并没有改善（11.3个月对12.1个月，$P=0.4$）。对ECOG 4599及PointBreak研究中患者数据进行探索性的合并分析显示，在紫杉醇和卡铂中加入贝伐单抗的治疗方案可获得75岁以下各个年龄阶段的生存收益，但不包括75岁及以上患者，后者用这种方案治疗毒性也更大。

三、小细胞肺癌（small cell lung cancer，SCLC）★★★△△

局限期SCLC的推荐治疗为放化疗同步的联合治疗，广泛期SCLC的标准治疗为单纯化疗。目前的资料显示，老年小细胞肺癌患者可以从铂类药物联合依托泊苷的联合化疗中获得生存受益，不过，治疗相关的毒性反应亦较高。

（一）局限期SCLC放化疗同步治疗

一项评估顺铂/依托泊苷和每天1或2次胸部放疗治疗局限期SCLC患者的研究显示，70岁以上老年人和70岁以下年轻人的至局部失败时间、有效持续时间均相似。但70岁以上老年人血液学毒性（61%对84%，$P<0.01$）及其他致死性的毒性（1%对10%，$P=0.01$）明显升高，而70岁以下年轻者5年总生存率（22%对16%，$P=0.05$）则较高。另一项设计相同的研究报道的结果也相似：2年和5年的生存率没有明显不同（在70岁以下年轻者为48%和22%，而在70岁以上者为33%和17%，$P=0.14$），但重症肺炎（6%对0，$P=0.008$）及治疗相关死亡（5.6%对0.5%，$P=0.03$）在老年患者中较高。

（二）预防性脑放疗（prophylactic cranial irradiation，PCI）

研究显示，70岁以上对化疗有反应的广泛期SCLC患者可以从PCI中获益，改善总生存。而对化疗有较好反应的局限期SCLC，也可以从PCI获益，不同年龄患者获益没有不同。但需要注意的是，老年患者比年轻患者更容易出现副反应及神经毒性。对于需要PCI的患者，近几年越来越成熟的海马保护技术或可减少PCI带来治疗副反应。但对于行为状态差或神经认知功能异常的患者不推荐PCI。

（三）卡铂与顺铂

含有卡铂与顺铂的方案在临床疗效上是相当的，而毒性反应则不同。一项meta分析显示，含卡铂方案中性粒细胞减少、贫血及血小板减少的发生率高，而含顺铂方案恶心/呕吐、肾及神经毒性的发生率较高。从各亚组PFS分析，卡铂为基础方案优于顺铂为基础方案。

（四）减量

降低化疗药物剂量虽然可以提高患者耐受性，但却可导致老年患者疗效降低。在一项Ⅱ期临床研究中，顺铂/依托泊苷按两种不同剂量（减量和足量）治疗，结果发现两组总有效率分别为 39% 和 69%，1 年生存率分别为 12% 和 39%，减量组明显低于足量组，3～4 度骨髓毒性在足量组仍较明显。

四、结肠癌★★★△△

（一）手术

手术仍然是老年结直肠癌患者的主要治愈方式。年龄并不是早期和可切除结肠癌根治性手术的禁忌。对于肠癌肝转移可手术者，3 年的总生存率在年老者及年轻者分别为 57% 和 60%，70～75 岁、75～80 岁及 80 岁以上的总生存率分别为 58%、55% 及 54%。细心的术前准备、避免急诊手术更容易获得好的结果。一项回顾性分析显示，外科手术后的长期效果更多依赖于疾病分期、辅助或姑息性治疗的类型而非年龄。

（二）辅助治疗

1. 老年结肠癌患者同年轻患者一样可以从氟尿嘧啶为基础的化疗中获益，但老年患者血液学毒性风险较高。

2. 一项关于辅助化疗的集合分析显示，各年龄组从辅助化疗的获益是相似的。5 年的总生存率在辅助化疗组为 71%，而未接受化疗组则为 64%。然而，5 年后由于多重死亡原因，化疗的绝对受益有所缩小。

3. 采用新药进行辅助治疗的一项集合分析显示，与氟尿嘧啶/亚叶酸钙方案相比，含有奥沙利铂的辅助治疗并没有明显改善 70 岁以上老年患者的 DFS 和 OS。但一项回顾性分析表明，75 岁以上Ⅲ期老年结肠癌患者应用含有奥沙利铂的方案可较无奥沙利铂方案略微增加生存。由于缺乏随机前瞻性研究，70 岁以上老年患者辅助化疗是否要加用新药需个体化处理。

（三）转移性结肠癌

70 岁以上的老年患者及 70 岁以下的年轻患者从氟尿嘧啶为基础的化疗中的获益是一致的。

针对年老或虚弱患者进行的 MRC FOCUS2 研究显示，在氟尿嘧啶或卡培他滨基础上加用减量的奥沙利铂并没有明显改善 PFS（5.8 个月对 4.5 个月，$P=0.07$）。而以卡培他滨代替氟尿嘧啶可导致更多 3 级以上的副反应，且生活质量并没有改善。多项临床研究的荟萃分析显示，老年晚期结肠癌患者 FOLFOX 或 FOLFIRI 方案治疗，与年轻患者的毒性及疗效相似。

OPTIMOX1 研究显示，以奥沙利铂为基础“打打停停”的化疗方式对 76～80 岁的转移性结直肠癌患者的疗效和耐受性与标准剂量奥沙利铂方案相似，表明此“打打停停”的方法或氟尿嘧啶为基础的维持治疗方法对转移性老年结直肠癌患者非常合适。

（四）靶向治疗

抗血管生成药物贝伐珠单抗和针对 EGFR 的西妥昔单抗、帕尼单抗在老年转移性结直肠癌的治疗中也有所评价。

1. 贝伐珠单抗　贝伐单抗对于老年患者来说有较强的毒性，据Ⅱ期和Ⅲ期随机临床试验的合并分析，在标准化疗中加入贝伐单抗可以延长 65 岁以上，或 70 岁以上老年患者的 PFS 及 OS，虽然总的来说贝伐单抗耐受性好，但是对于 65 岁以上老年患者的动脉血栓事件有总的增加［风险比（Hazard Ratio, HR）=2.17；95% CI, 1.17 对 4.01；$P<0.01$］。AVEX 研究表明，对于 70 岁以上不适合奥沙利铂或伊力替康为基础进行化疗的老年患者，希罗达联合贝伐珠单抗有效且耐受性良好，中位 PFS 明显优于单药希罗达（9.1 月对比 5.1 月），但动脉血栓栓塞事件、出血、高血压在年老组发生率会升高。

2. 西妥昔单抗　Ⅱ期研究显示，西妥昔单抗一线单药治疗转移性结直肠癌不但安全而且具有中度活性。一些回顾性研究的资料表明，西妥昔单抗单药或联合伊立替康在经过反复治疗的转移性结直肠癌老年（70 岁以上）患者中有较好的安全性，其疗效与在年轻患者中的疗效相当。而一项西妥昔单抗联合卡培他滨在 KRAS 野生型患者的总有效率及 PFS 均较突变型患者明显增高且具统计学差异，但 OS 延长无统计学意义。西妥昔单抗联合标准一线化疗在 KRAS 野生型转移性结直肠癌患者中疗效和安全性分析发现，一线化疗加用西妥昔单抗显著提高 <70 岁患者的疗效终点，而年龄≥70 岁患者疗效得到提高但不具统计学意义，该研究结果与老年患者样本量偏少以及老年患者较多合并症有较大关系。

3. 帕尼单抗　一项Ⅲ期临床研究评估了帕尼单抗联合最佳支持治疗（best support care，BSC）对照 BSC 在转移性结直肠癌的活性，结果显示无论患者年龄大小，帕尼单抗对改善 PFS 均有较好疗效（小于 65 岁与大于 65 岁的风险比分别为 0.51 和 0.60），年老者与年轻者的 PFS、OS 及总体有效率均相似。

4. 基因突变检测　接受西妥昔单抗和帕尼单抗治疗的转移性结直肠癌患者中，可获得的数据均表明野生型 K-RAS、N-RAS 及 BRAF 与较高的反应率和较好的 PFS 相关。K-RAS、N-RAS 及 BRAF 基因突变检测可以帮助选择哪些患者可以从西妥昔单抗和帕尼单抗治疗中获益。

【总结】

肿瘤是 60～79 岁男性和女性主要的死亡原因。老年人对化疗耐受性有所降低，但部分肿瘤的生物学特性在老年人与年轻人间有所不同，因此高龄本身不应该成为被排除化疗的标准，尤其是这些治疗可能会改善患者生活质量或延长其生存时间。老年肿瘤患者的治疗应该以患者疾病本身特点、生理状态以及患者治疗意愿为基础，进行个体化处理。

用实际年龄来评估患者预期寿命、功能储备或治疗并发症的风险并不可靠。肿瘤治疗是否合适来自于对老年患者仔细的前期评估。CGA 可以用于评估老年肿瘤患者预期寿命以及肿瘤发病风险，通过得到的信息帮助医生制订合理的肿瘤治疗计划并根据患者的具体情况进行治疗。

（关 印）

参考文献

[1] Rao AV1, Hurria A, Kimmick G, et al. Geriatric oncology: past, present, future. J Oncol Pract, 2008 Ju, 4(4): 190-192.

[2] SiegelRL, Miller KD, Jemal A, et al. Cancer statistics, 2015. CA Cancer J Clin, 2015, 65: 25-29.

[3] Chen W, Zheng R, Baade PD, et al. Cancer statistics in China, 2015. CA Cancer J Clin, 2016, 66(2): 115-132.

[4] Howlader N, Noone AM, Krapcho M, Garshell J, Miller D, Altekruse SF, Kosary CL, Yu M, Ruhl J, Tatalovich Z, Mariotto A, Lewis DR, Chen HS, Feuer EJ, Cronin KA (eds). SEER Cancer Statistics Review, 1975—2011, National Cancer Institute. Bethesda, MD, http: //seer. cancer. gov/csr/1975_2011/, based on November 2013 SEER data submission, posted to the SEER web site, April 2014.

[5] Smith BD1, Smith GL, Hurria A, et al. Future of cancer incidence in the United States: burdens upon an aging, changing nation. J Clin Oncol, 2009, 10, 27(17): 2758-2765.

[6] ExtermannM. Geriatric oncology: an overview of progresses and challenges. Cancer Res Treat, 2010, 42(2): 61-68.

[7] Hurria A, Wildes T, Blair SL, et al. Senior adult oncology, version 2. 2014: clinical practice guidelines in oncology . J Natl Compr Canc Netw, 2014, 12(1): 82-126.

[8] National Comprehensive Cancer Network. NCCN Clinical PracticeGuidelines in Oncology: Older Adult Oncology, 2016.

[9] National Comprehensive Cancer Network. NCCN Clinical PracticeGuidelines in Oncology: Older Adult Oncology, V. 1. 2018.

[10] National Comprehensive Cancer Network. NCCN Clinical PracticeGuidelines in Oncology: Non-Small Cell Lung Cancer, V. 3. 2018.

第 41 章　老年多器官功能不全综合征

【定义】★★★△△

多器官功能不全综合征（multiple organ dysfunction syndrome，MODS）是 20 世纪 90 年代对多器官衰竭（multiple organ failure，MOF）命名的修订。1973 年，Tilney 等首先报道了“序贯性系统衰竭（sequential system failure）”。1975 年，Baue 称之为“进行性序贯性多器官衰竭（progressive or sequential systems failure multiple）”。1977 年，Eiseman 等首先使用“多器官衰竭”的命名。此后 MOF 的研究更加广泛而深入，MOF 和（或）多系统器官功能衰竭（multiple system organ failure，MSOF）的命名和诊断标准被广泛承认和接受。但是，MOF 诊断依据不仅包括某些脏器完全衰竭的临床表现及实验室指标，而且也包括仅有某些脏器实验室指标的异常，无异常临床表现者。再者，衰竭是一静态词，既表示量上的终结，又有程度上的不可逆性，不能全面反映 MOF 的临床特征和发生发展过程。1991 年美国胸科医生协会和危重病急救医学会在芝加哥集会，共同倡议将 MOF 和（或）MSOF 更名为 MODS。

20 世纪 80 年代后期，王士雯等在长期救治急重、复杂老年慢性病患者中，观察到不少老年人，可在某些诱因激惹下，相继发生多个脏器衰竭，提出了老年多器官衰竭（multiple organ failure in the elderly，MOFE）的命题。这与 MOF 有某些相似之处，但在其发病基础、临床过程、致病诱因等方面有其特征。

老年人多器官功能不全综合征（multiple organ dysfunction syndrome in the elderly，MODSE）是对 MOFE 命名的修订和完善。MOFE 是指老年人（≥60 岁）在器官老化和患有多种慢性疾病的基础上，由于某种诱因激发，在短时间内两个或两个以上器官序贯或同时发生衰竭。

【临床特点】★★★△△△

MODSE 是一组有别于成人 MODS 的临床综合征，器官老化和患有多种慢性疾病是 MODSE 发病的重要基础。

1. 老年人器官功能随着年龄的增长而衰退，部分器官因患慢性疾病，使其功能进一步减退，个别器官甚至长期处于功能不全的临界状态或已处于失代偿状态。

2. 多种慢性基础疾病并存是 MODSE 的重要特征。谭清武报道 169 例老年肺部感染并发多器官功能不全综合征，82.9% 的病例有 4 种以上慢性基础疾病，最多者有 11 种慢性基础疾病；列在前 4 位的慢性基础疾病依次是冠心病、高血压病、脑血管疾病和慢性阻塞性肺疾病。肺部感染并发 MODSE 首衰器官以肺居首位，其次为心、肾、外周循环、胃肠、中枢神经、肝、凝血功能。首衰器官与器官原有功能状态有关。原有器官功能受损的病例，首衰器官多为功能受损的器官，首先表现为受损器官功能的进一步恶化。年龄越大，器官功能衰退的程度就可能越大，越容易发生 MODSE，如同时伴有相应的慢性基础疾病。MODSE 容易发生在原有功能受损的系统、器官，例如罹患慢性支气管炎的老年患者，一旦感染急性发作，就容易出现呼吸功能障碍，导致低氧血症，进而发展为 MODSE。

3. MODSE 诱因明确。MODSE 常见的诱因是感染和慢性疾病急性发作。由于老年人器官功能的自然衰退，身体免疫力日渐降低，加上各种慢性疾病（如慢性支气管炎、肺气肿、糖尿病、高血压病、冠心病、脑卒中后遗症、慢性心力衰竭等）的影响，使老年人对致病微生物的抵御能力下降，各系统器官对各种创伤打击的承受能力也进一步降低。在众多 MODSE 的致病诱因中，感染尤其是肺部感染占 64%～74%，其他诱因包括心脑血管急症、消化道出血、败血症、手术、创伤、使用肾毒性药物等。老年患者脓毒症和MODS发生率高。据报道美国85岁以上老年人中每10万就有2500例患脓毒症，老年人比年轻人更容易罹患脓毒症。Martin等对美国国立医院的调查数据显示，在24年的研究阶段中，65岁以上老年人患脓毒症的概率是年轻人的13倍。我国齐海宇等在老年多器官功能不全综合征临床特点分析中报道老年患者脓毒症、重症脓毒症的发生率均显著高于非老年患者。老年人发生MODS的主要病因以感染和重要脏器基础疾病的恶化最常见。在各种原发病因中，老年组重症感染、休克的比例显著高于非老年组。

4. MODSE起病隐袭，发展相对缓慢。有作者报道，MODSE的发病时间（诱因刺激至MODSE发生的时间）约80%在1周以上，20%在2周以上。此外，由于老年患者多数伴有慢性疾病，治疗中必须顾忌各种手段对器官功能的影响，使治疗受到多方面的制约，疗程一般需时较长。即使经过及时积极的处理，也容易遗留无法治愈的器官功能障碍，和（或）原有的器官功能障碍程度加重，病程迁延，并可反复发作。MODSE临床分为三型，即单相型、双相型及多相型。

5. MODSE临床表现不典型。由于老年患者对多种致病因素的长期刺激（如低血流灌注、慢性炎症、感染等）产生了一定的耐受性或适应性，故当发生MODSE时，其临床表现与器官受损程度不平行，病理变化严重但临床表现可能较平缓。如慢性阻塞性肺病（chronic obstructive pulmonary diseases，COPD）患者由于呼吸中枢长期受二氧化碳的刺激而产生耐受性，当因感染导致呼吸功能障碍加重时，可能缺乏发热、呼吸急促等常见症状，病情越重，呼吸就可能显得越“平静”，如果判断不当，极易导致误诊误治。

6. MODSE病程相对较长，预后较差。老年患者的身体素质特征决定了MODSE的发生多数应密切监测尿量、血尿素氮、血清肌酐及电解质等变化，及时采取相应的处理措施。MODSE死亡的危险因素与年龄和衰竭器官的数量有关，年龄越大，衰竭器官数量越多，病死率越高。

【诊断标准】★★★△△△

2003年中国危重病急救医学会议通过的“老年多器官功能不全综合征（MODSE）诊断标准（试行草案，2003）”将MODSE分为器官功能衰竭前期和器官功能衰竭期（表41-1）。

表41-1 老年多器官功能不全综合征（MODSE）诊断标准

项目	器官功能衰竭前期	器官功能衰竭期
心	新发心律失常，心肌酶正常；劳力性气促，尚无明确心衰体征；肺毛细血管楔压增高（13～19 mmHg）	心搏量减少（射血分数≤40%）；肺毛细血管楔压增高（≥20 mmHg）；有明确的心衰症状和体征
肺	动脉血二氧化碳分压45～49 mmHg；动脉血氧饱和度<90%；pH7.3～7.35，或7.45～7.5；200 mmHg <氧合指数≤300 mmHg；不需用机械通气	动脉血二氧化碳分压≥50 mmHg；动脉血氧饱和度<80%；动脉pH<7.3；氧合指数≤200 mmHg；需用机械通气
肾	尿量21～40 ml/h，利尿药冲击后尿量可增加；肌酐177～265.2 μmol/L，尿钠20～40 mmol/L（或上述指标在原有基础上恶化超过20%），不需透析治疗	尿量<20 ml/h，利尿药效果差；肌酐>265.2 μmol/L，尿钠>40 mmol/L（或上述指标在原有基础上恶化超过20%）；需透析治疗
外周循环	尿量20～40 ml/h；平均动脉压50～60 mmHg或血压下降≥20%，但对血管活性药物治疗反应好；除外血容量不足	尿量<20 ml/h，肢体冷、有发绀；平均动脉压<50 mmHg，血压需要多种血管活性药物维持，对药物治疗反应差；除外血容量不足
肝脏	总胆红素35～102 μmol/L；谷丙转氨酶升高≤正常值2倍；或酶-胆分离	总胆红素≥103 μmol/L或谷丙转氨酶升高超出正常值2倍以上；肝性脑病
胃肠	明显腹胀、肠鸣音明显减弱；胆囊炎（非结石性）	高度腹部胀气，肠鸣音近于消失；应激性溃疡出血或穿孔、或坏死性肠炎，自发性胆囊穿孔
中枢神经	明显反应迟钝；有定向障碍；Glasgow评分9～12分	严重的弥散性神经系统损伤表现；对语言呼叫无反应；对痛刺激无反应；Glasgow评分≤8分
凝血功能	血小板（51～99）×10^9/L；纤维蛋白原≥2～4g/L；PT及TT延长量少于3秒；D-二聚体升高<2倍；无明显出血征象	血小板≤50×10^9/L，并进行性下降；纤维蛋白原<2 g/L；PT及TT延长3秒；D-二聚体升高≥2倍；全身出血明显
其他	年龄≥65岁	

说明：1. 在诱因刺激下数日内出现2个或者2个以上器官功能不全或衰竭，诊断为“多器官功能不全——衰竭前期/衰竭期”；
2. 如果2个或2个以上器官功能达到“器官功能衰竭前期”标准，其他器官功能正常，诊断为“多器官功能不全（衰竭前期）”；
3. 如果2个或2个以上器官功能达到“器官功能衰竭期”标准，其他器官功能正常或处于“器官功能衰竭前期”，诊断为“多器官功不全（衰竭期）”；
4. 上述诊断标准每项中异常值超过2条以上方可诊断

【预测】★★△

预测MODSE的发生、发展，并实施早期干预是降低MODSE发病率和死亡率、减少MODSE对老年人健康威胁的关键。国内外许多学者致力于寻找能特异性地预测MODSE发生或发展的指标。评分系统是主要预测方法。

有关评分系统对MODSE的预测研究多是对已经发生MODSE或尚未发生MODSE但病情危重的患者进行病情严重程度的评分和对预后的预测。这类评分系统大致可分为两类，一类是采用危重病评分系统对MODSE患者的病情进行评估和预测，如急性生理学及慢性健康状况评价（APACHE）系统。周国鹏等采用APACHE评价系统对75岁以上的重症病人进行预后评价，通过和实际病死率比较发现APACHEⅡ/Ⅲ评分系统能较好判断老年内科重症病人疾病严重程度和预测预后，有助于及时甄别MODSE高危病人。其中APACHEⅡ评分系统相对敏感度较高，计算简便。而APACHEⅢ系统的特异度较高，计算复杂，且对MODSE病死率有低估倾向。另一类评分系统是MODS评分系统，这类评分系统大多不是专门针对MODSE而设计的，但许多有关MODS评分系统预测病情严重程度和预后的研究文献中，其研究对象都涉及部分老年人，其适用范围不排除MODSE。如序贯器官衰竭评分系统（sequential organ failure assessment，SOFA）、Marshall MODS评分标准、1995年全国危重急救医学学术会议通过的"MODS病情分期诊断及严重程度评分标准"、王彦等提出的MODS/MSOF病情严重度评分系统、张世范等提出的"高原急性呼吸窘迫综合征（acute respiratory distress syndrome，ARDS）/MODS评分诊断标准"、张淑文等提出的"MODS诊断标准草案"等。但是，有关MODS研究的中外文献仅有少数涉及老年人，而专门对MODSE预测研究文献相对于MODS更少。解放军总医院因急性心肌梗死住院的800例老年患者中并发4个以上器官功能不全的MODS 27例，对比分析发现：性别、首发症状胸痛、呼吸困难、入院当天心率、血白细胞计数、血红蛋白水平、伴发贫血、并发休克、泵衰竭、室颤/室速、肺炎11个变量与并发MODS有关。Logistic回归分析显示，首发症状呼吸困难、入院当天心率、并发泵衰竭或肺炎是老年急性心肌梗死住院患者并发MODS的独立预测指标。3192例65岁以上老年心力衰竭患者病历资料的Logistic回归分析显示，增龄，急性心肌梗死、肺炎或消化道出血诱发的心力衰竭恶化是心力衰竭住院病人并发MODS的独立危险因素。

【治疗原则】★★★△△△

MODSE患者由于原有诸器官功能低下，免疫力下降，加上原患有多种慢性疾病，长期使用多种药物，又是多个器官在短时间内相继或同时衰竭，因此治疗难度较大。在治疗中常遇到多种棘手的矛盾。各种治疗手段既可产生积极的治疗效果，也可导致严重的不良反应。如呼吸衰竭时机械通气与血压下降，器官低灌注的矛盾；消化道出血止血药的应用与诱发心脑血管闭塞性病变的矛盾；使用广谱抗生素容易招致双重感染，也容易造成肝、肾功能损害，凡此种种。因此在MODSE的救治中要根据患者的具体情况，全面分析对比，权衡利弊得失，妥善处理，防止顾此失彼。总结我们多年抢救大量MODSE患者的经验教训，提出以下几项救治原则。

1. 积极有效地预防和治疗呼吸道感染，保护呼吸功能，是阻断MODSE重要的启动环节。

2. 积极治疗慢性基础疾病，防止器官功能不全进入失代偿期。

3. 支持功能不全的器官，阻断已被激活的病理途径，逆转已被激活的体液介质对各器官的不良影响。

4. 正确处理治疗中的多种矛盾，防止因治疗某一器官衰竭而影响其他器官功能。

5. 尽可能早地进行代谢支持，为恢复器官功能提供物质基础。

【整体治疗】★★★△△

一、控制感染

MODSE伴有感染时，应选用合适的抗生素及时予以控制。但此举不能替代必要的脓肿引流。外科手术会加重器官功能的不全，但只要感染被控制后，器官功能不全就能获得逆转。感染往往是MODSE发生的直接诱因，故应严格控制感染。老年人肺部感染症状不典型者多，不少人无咳嗽，无发热，血中白细胞不增高，可表现为食欲减退，精神淡漠、疲倦、嗜睡、头痛或神志不清，或首先表现为气喘、心跳加快等。易被误诊，得不到及时治疗。老年人抵抗力、体力、排痰能力均差，多数人有长期应用抗生素的历史，故一般常用的抗生素疗效不好。不少老年人常有多种疾病并存，如慢性支气管炎、肺心病、高血压、冠心病、糖尿病、肿瘤、胆囊炎等，在这些疾病基础上继发肺部感染，常常使临床症状错综复杂，故不易明确诊断。因此，当怀疑存在感染因素时，应根据感染发生的环境、部位，参考病人既往的健康状况和用药情况，推断可能的致病微生物，及时选择针对性强且对肝、肾毒性低的抗生素，使之既能杀灭可能的病原体，又能将抗生素的不良反应降到最低。及时进行痰和其他排泄物的病原学检查，尽早明确致病菌。合理选择致病菌敏感的抗生素。

广谱抗生素必须能覆盖革兰阳性、革兰阴性菌和厌氧菌。使用抗生素注射剂要足量，达到杀菌的血清浓度。许多研究发现，临床症状明显改善得益于抗生素的血清杀菌浓度而不是抗生素的数量。常规抗感染治疗而发热不退和（或）长时间血流动力学状态仍不稳定时，应考虑是否存在真菌感染，必要时加用抗真菌药物。

此外，如患者有肺部感染，应保持气道通畅、加强翻身叩背、促进排痰等。对需要导尿或保留尿管的患者，一定要严格无菌操作，防止泌尿系统感染发生。禁止滥用糖皮质激素类药物，更不能以此作为降低高温的措施。

二、代谢和营养的支持

代谢支持一词是由 Cerral 于 1980 年提出的，其含义是为机体提供适量的营养底物，以维持细胞代谢所需要而不是提供过多的营养底物以免增加器官的负荷而影响其代谢功能。机体在器官衰竭时的代谢改变主要表现为高代谢甚或超高代谢状态；其中有高血糖症，糖原异生，胰岛素作用降低，乳酸盐及丙酮酸盐值增加；血浆三酰甘油酯及脂肪酸值上升；脯氨酸、蛋氨酸、谷氨酸、鸟氨酸、苯丙氨酸、酪氨酸、色氨酸和丙氨酸值上升，支链氨基酸（branched-chain amino acid，BCAA）、亮氨酸、异亮氨酸、缬氨酸初期降低而后期上升，蛋白合成降低，蛋白分解增加；能量消耗增加，在器官衰竭时由葡萄糖和脂肪产生的能耗进一步减少，在晚期氧化燃料主要为氨基酸。根据上述改变的特点，代谢支持的重点在于支持器官的结构和功能，推进各种代谢通路，减少葡萄糖的负荷，增加脂肪和氨基酸的供应。营养代谢支持的目的是：供给细胞代谢所需要的能量营养底物，维持组织器官结构与功能，通过营养素的药理作用调理代谢紊乱，调节免疫功能，增强机体抗病能力，从而影响疾病的发展与转归。应该指出，营养支持并不能完全阻止和逆转病人危重应激的分解代谢状态和人体组织改变，病人对于补充的蛋白质保存能力很差，但合理的营养支持可以减少净蛋白的分解及增加合成改善潜在和已发生的营养不良状态，防止并发症的发生。

营养代谢支持的途径分为肠内或肠外，只要胃肠道有功能并安全，应尽量给予肠内营养，任何原因导致的胃肠道不能使用或应用不足，应考虑肠外营养或联合肠内营养。

三、清除炎性介质或阻断其生成

炎症反应原本是机体防御机制中的主要环节，如过度激活可导致炎症失控的恶果。近年来有关人士已注意到体液介质 - 细胞因子和氧自由基在 MOF 发生中的作用，由此派生出一些新的治疗方法，有的已开始用于临床，有的尚需进一步总结。

1. 抗内毒素治疗 半乳糖有直接抗内毒素作用，脂多糖抗体可迅速降低血浆内毒素浓度，HA-IA（centoxin）是一种人体 IgM 单克隆抗体，可以选择地结合内毒素的脂质 - A 部分，临床报道可明显降低脓毒症病人的病死率。

2. 介质抑制药 黄嘌呤氧化酶抑制药、肿瘤坏死因子（tumor necrosis factor，TNF）单克隆抗体以及消炎痛和布洛芬等非甾体抗炎药，可以减少前列腺素的合成，己酮可可碱能拮抗包括 TNF 在内的一些介质，抗脂多糖单克隆抗体也能抑制感染早期血循环中 TNF 的活性。

3. 免疫球蛋白 可提供针对广谱微生物的抗体，加强对细菌的调理作用以吞噬和杀灭细菌。脓毒症病人静脉注射 IgG 60 g，连续 2 天，可明显改善 MOF 症状，也有观点认为 IgM 的作用可能更优于 IgG。

4. 重组人活化蛋白 C 早期出版的全球评估用重组人活化蛋白 C 治疗重症脓毒症研究证明，重组人活化蛋白 C 治疗导致治疗组比安慰药组死亡率降低。使用重组人活化蛋白 C 死亡的相对风险降低 19.4%，死亡的绝对危险降低 6.1%。此后，使用重组人活化蛋白 C 的疗效和安全性进行了广泛的讨论。分析 PROWESS-SHOCK 临床试验结果后，该药物未能证明在严重败血症和感染性休克患者的 28 天的全因死亡率有统计学意义减少。使用重组人活化蛋白 C 治疗 28 天的全因死亡率 26.4%，安慰药组 24.2%。因此，重组人活化蛋白 C 2011 年 10 月 25 日撤出全球市场。

5. 山莨菪碱 山莨菪碱是一种抗胆碱类生物碱，可以调节微循环，改善肾血流，防止血细胞聚集，具有保护细胞膜，稳定溶酶体膜，抑制免疫复合物形成，发挥抗休克作用。大量动物及临床研究表明山莨菪碱应用得当可以改善微循环、降低 TNF-α 和白介素（interleukin，IL）-6 等多种炎性介质的作用，对 MODS 患者有利。

6. 连续性肾脏替代治疗（continuous renal replacement therapy，CRRT） 与 MOF 有关的细胞因子有 TNF-α 和 IL-1、IL-2、IL-6 及 IL-8 等。如能有效清除炎性细胞因子，阻断全身炎症反应综合征的形成，将有助于改善 MOF 患者的预后，采用连续性肾脏替代治疗可达到此目的。

【器官支持治疗】★★★△△

MODSE 治疗的复杂性在于某一器官衰竭或功能不全常导致其他器官或系统衰竭，没有一个器官或系统是孤立的。因某一器官的损伤可致其他器官损伤和功能不全。积极支持每一器官的功能以防止继发其他器官衰竭。

一、心血管系统

通常 MODSE 早期心输出量增加。因此，心脏比其他器官较少引起注意。MODSE 晚期患者的高血液动力学状态可突然变为低血液动力学状态。所以，应该在刚出现高循环动力状态时即给予循环支持。检测发现血浆肌钙蛋白 I 和脑钠素增高时即提示心脏损害，应给予功能保护：①纠正酸碱、电解质平衡紊乱；②适度应用强心药物：毛花苷 C（西地兰）0.1～0.2 mg，静脉注射，1 次 /8～12 小时。③血管活性药物应用：多巴胺，去甲肾上腺素，肾上腺素。④改善心肌代谢药物：曲美他嗪、磷酸肌酸钠等。最近人们认识到 MODSE 患者心输出量正常甚至增加并不意味着心脏功能可充分地提供足够的氧以满足机体代谢的需要。MODSE 患者的耗氧量直接与供氧有关。因此，保持充足的供氧，以保证组织的氧供。

1. 纠正酸碱、电解质平衡紊乱 脓毒症休克乳酸性酸中毒通常导致阴离子间隙性代谢性酸中毒。服用碳酸氢钠可能恶化细胞内酸中毒。没有被证明用碳酸氢钠校正酸血症可以改善血乳酸水平增加的危重病人的血流动力学。然而，pH 小于 7.20 或碳酸氢盐水平低于 9 mmol/L 的情况下，可使用碳酸氢钠治疗，虽然没有数据来支持这种做法。

2. 血管活性药物应用 当适当的液体复苏未能恢复血流动力学和组织灌注，开始给予血管活性药物治疗。代表药是多巴胺、去甲肾上腺素、肾上腺素。在威胁生命的低血压期间这些药物维持足够的血压以保持各器官的血流灌注压。在器官灌注的临床评价指标的基础上，保持足够的内脏和肾灌注所需的平均血压（平均动脉压 60 或 65 mmHg）。临床研究数据表明，去甲肾上腺素能逆转多巴胺反应迟钝患者的感染性休克。

多巴胺对血管床的影响因给药剂量不同而异。剂量低于 5 μg/（kg·min），扩张肾、肠系膜血管、冠状动脉血管床。剂量 5～10 μg/（kg·min），产生 β- 肾上腺素能效应，增加心肌收缩力和心率。10 μg/（kg·min）以上的剂量，产生 α- 肾上腺素能效应导致动脉血管收缩和血压升高。多巴胺增加感染性休克复苏后低血压患者的平均动脉压。主要是由于正性肌力作用使血压升高，对伴发心脏功能减退病人是有用的。不良影响是心动过速，增加肺分流，可能降低内脏灌注，增加肺动脉楔压。

肾上腺素能增加心脏指数、每搏输出量、平均动脉压、全身血管阻力和心率。这可能会增加氧消耗和减少内脏血流量。肾上腺素与全身和局部乳酸浓度升高有关。使用传统药物无反应的患者推荐肾上腺素。该药的不良影响，包括增加乳酸浓度，心肌缺血和心律失常的发生，减少内脏血流。

去甲肾上腺素是一种最弱的 β- 肾上腺素能激动药，强效的 α- 肾上腺素能受体激动药。它可以提高脓毒症患者液体复苏和多巴胺应用后仍处于低血压状态患者的血压。剂量范围从 0.2 到 1.35 μg/（kg·min）；大剂量为 3.3 μg/（kg·min），已经用于因为脓毒症可能发生的 α 受体下调。脓毒症患者，去甲肾上腺素输液后局部灌注指数（例如，尿流量和乳酸浓度）改进。最近的对照试验显示，多巴胺和去甲肾上腺素治疗的患者死亡率无显著差异；多巴胺的使用有更多的相关不良事件，其中大多数是心律失常。

二、肺

微血管通透性增加导致缺氧，肺泡膨胀不全增加肺内分流是 ARDS 患者基本的病生理变化。由于引起肺损伤的实际因素不清，治疗主要是针对预防高危患者发生 ARDS 和限制肺损伤。一旦发生 ARDS，治疗主要是支持。例如，多发伤患者预防性的治疗包括早期确实有效的处理，手术固定不稳定的骨折、在呼吸衰竭发生前机械辅助正压通气、早期营养代谢支持。确实有效的早期治疗外伤，通过限制微血管通透性的变化，可减少呼吸衰竭和 ARDS 的发生。机械通气和呼气末正压通气可预防肺泡膨胀不全和通过限制通气 / 血流比值失衡改善氧合。应该掌握好呼吸机的应用时机，即在出现低氧血症早期即给予吸氧，在呼吸衰竭发生前机械辅助正压通气，目的在于限制微血管通透性的变化，减少ARDS和呼吸衰竭的发生。早期征象：$PaCO_2$有升高趋势；加大吸氧浓度不能纠正低氧血症；呼吸频率超过30/min伴有出汗、心率进行性加快等表现。小潮气量通气策略已被用来减少机械通气引起的肺泡损伤。推荐的潮气量为6 ml/kg，呼气末正压通气以防止呼气末肺泡萎陷。

三、肾

由于正常情况下，肾血流量占心输出量的20%～30%。肾血流量减少，有利于保证更需氧器官（例如心脏、脑）的血流灌注。虽然短时间内肾血流减少可能对其他重要生命器官有益。但是，除非及时恢复有效肾血流量，否则将发生急性肾衰竭。因此，治疗的主要目标是重新恢复或保持有效肾血流，预防急性肾衰。多数MODSE合并的肾功能不全为肾前性，所以应保持肾动脉血流流量，特别在血压突然降低而不能维持肾血流量时，此时是否能保持已有衰老或损伤者的原有肾残存功能状态至关重要。应注意维持有效的循环血量、有效的胶体渗透压，维持酸碱电解质平衡。治疗的主要目标是重新恢复或保持有效肾血流，预防急性肾功能衰竭。治疗的第二个目标是逆转少尿肾衰竭为非少尿肾衰竭。因为少尿肾衰竭的病死率（50%）是非少尿肾衰竭（25%）的两倍。

预防和治疗急性肾衰竭的原则如下。

1. 预防肾衰竭 ①保持有效的肾血流灌注：补液、心血管支持、小剂量多巴胺应用。②保持供氧。③避免肾毒性损伤。

2. 变无尿肾衰竭为多尿肾衰竭 ①补液，使肺毛细血管楔压达15～18 cmH_2O；②应用大剂量甘露醇；③应用襻利尿药（速尿100～300 mg）；④应用小剂量多巴胺。

3. 肾衰的治疗 ①利尿；②持续的营养代谢支持；③根据肌酐清除率调整药物剂量；④有效地控制感染。

四、胃肠和肝

尽管目前尚无保持或改善肠道屏障功能的制剂，以下措施有利于改善肠道和肝功能：①保持有效的内脏和肝血流量，最佳的供氧和组织灌注。②治疗原发病：早期确实有效的外科清除坏死和损伤组织、脓肿切开引流，感染的抗生素治疗等。③营养代谢支持早期适当的营养支持旨在减轻营养底物的不足，防止细胞代谢紊乱，维持器官、组织的结构与功能，参与机体免疫功能的调控。后期营养支持可加速组织修复，促进病人康复。而肠内营养支持，不仅可为病人提供代谢能量来源，而且还可给予胃肠道以机械刺激，诱导肠黏膜代谢增强，增加肝和肠的血流量，保持肠黏膜屏障和网状内皮细胞系统的正常功能，减轻应激状态下肠黏膜萎缩，降低肠道通透性，改善黏膜的免疫功能，改善危重患者的内脏循环障碍，加速病人恢复。④预防应激性胃肠道出血。硫糖铝、抗酸药、H_2阻断药和质子泵抑制药等，调节胃液pH至接近中性；保护肠道屏障功能，应尽可能施行胃肠道营养支持，这样既可摄取热量、营养，也可避免肠道失用。防治菌群失调，即使在使用抗生素时也可以给予调节肠道菌群的药物。⑤保护肠道屏障功能。

五、凝血功能

当患者有凝血功能障碍时，可出现血液高凝状态，此时应该应用肝素抗凝。但后期也有继发出血的危险，可将肝素用量减少至1/4～1/2或短时间内停用肝素。将活化部分凝血酶原时间（APTT）维持在正常值上限至正常值的1.2倍，这样既可抗凝，又可防止出血。

六、神经系统功能

多种原因都会对MODSE患者的神经系统产生影响，所以，对MODSE患者应该注意观察其神志状态，出现意识障碍及时处理。有颅压增高征象者给予甘露醇、甘油果糖脱水。有脑供血不足给予改善脑循环药物，如钙通道阻滞药尼莫地平、桂利嗪等，也可用银杏叶制剂等药物。有其他脏器功能衰竭引起的脑病者，积极治疗原发脏器功能衰竭，保持内环境稳定。尤其要积极治疗和预防低蛋白血症、高碳酸血症、低血糖、低血容量等对神经系统功能的影响。

【预后】★★△

据美国1992年统计，MODSE死亡人数占整个ICU死亡人数的50%以上，MODSE已成为当今ICU老年患者第1位的死因。多器官功能不全综合征一旦发生，如不能及时阻断其病程，最终将发展为多器官衰竭死亡。其病死率与原发伤病的性质、患者的年龄、受累器官数目及严重程度以及病程长短关系密切。出现2个器官衰竭并持续24小时以上时，病死率为50%以上；3个或3个以上器官衰竭并持续48小时以上时，病死率高达 80%。从 SIRS，败血症，严重败血症到感染性休克，28 天的死亡率分别为 10%，20%，20%～40%，和 40%～60%。预后不良的因素是高龄，耐药菌感染，患者的免疫功能状态，发病前器官基础功能状态和序贯器官衰竭发展的速度及数量。发表在美国医学协会杂志上的一项多中心前瞻性研究报告指出，ICU 患者死亡率 56%。所有死亡患者中的 27% 发生在严重脓毒症发作的 2 天内，77% 的死亡发生在第一个 14 天。这项研究中的早期死亡的危险因素是较高的疾病严重程度评分，出现 2 个或更多的急性器官衰竭的败血症、休克和低血 pH（＜7.3）。国内齐海宇等采用多中心、前瞻性分析 462 例 MODSE 患者的临床资料，病死率为 65.8%。病死率随受累器官数目的增加而增高。死亡组年龄、器官功能不全数、APACHE Ⅱ 评分、$PaCO_2$ 及慢性阻塞性肺疾病、慢性心功能不全的发生率均高于存活组，而收缩压、舒张压、平均动脉压、PaO_2、氧合指数、Glasgow 评分均低于存活组。通过 Logistic 回归分析：年龄、平均动脉压、氧合指数、Glasgow 评分是 MODSE 死亡的危险因素。

（赵玉生）

参 考 文 献

[1] 王士雯，王今达，陈可冀，等. 老年多器官功能不全综合征（MODSE）诊断标准（试行草案，2003）. 中国危重病急救医学，2004，16(1)：1.

[2] 赖智慧，林垣. 老年多器官功能不全综合征患者连续 APACH EⅡ 评分的临床分析. 中华老年医学杂志，2001，20（2）：140-141.

[3] 周国鹏，宋以信，赵志杰. APACHE 评价系统对 75 岁以上老年重症病人预后评价价值. 中华内科杂志，2005，44（4）：251-253.

[4] 王今达，王宝恩. 多脏器功能失常综合征（MODS）病情分期诊断及严重程度评分标准. 中国危重急救医学，1995，7（6）：346-347.

[5] 王彦，王宝恩，张淑文. 急性感染并发 MODS 或 MSOF 患者病情严重度评分及预后预测的研究. 中国危重病急救医学，1999，11（12）：753-756.

[6] 张世范，张德海，刘惠萍. 多脏器功能障碍评分系统：一种适应于中度高原地区 ARDS/MODS 的诊断标准. 中国危重病急救医学，2005，17（4）：217-222.

[7] 司良毅，何坪，彭念寅. 血浆细胞因子水平与老年慢性心力衰竭患者多器官功能衰竭的关系. 中华老年多器官疾病杂志，2002，1（2）：97-100.

[8] 袁莉，肖晔，肖国民，等. 血清 C 反应蛋白对老年人急性心肌梗死并发多器官功能不全的早期预测价值. 中华老年多器官疾病杂志，2004，3（3）：218.

[9] 肖迅，杨宇，刘幼硕. 老年多器官功能衰竭患者血清甲状腺激素水平的变化及意义. 中国老年学杂志，2004，24（5）：400-401.

[10] Zhao Y, Li X, Xue Q, et al. Impact factors of multiple organ dysfunction syndromes complicating acute myocardial infarction in the elderly: multivariate logistic regression analysis. Critical Care, 2008, 12 (Suppl 2): 244.

[11] Li X, Zhao Y, Xue Q, et al. Prodectors for development of multiple organ dysfunction syndrome in elderly patients with acute myocardial infarction. J Geriatr Cardiol, 2008, 5 (4): 199-202.

[12] Dellinger RP, Levy MM, Rhodes A, et al. Surviving sepsis campaign: international guidelines for management of severe sepsis and septic shock: 2012. Crit Care Med, 2013, 41 (2): 580-637.

[13] De Backer D, Biston P, Devriendt J, et al. Comparison of dopamine and norepinephrine in the treatment of shock. N Engl J Med, 2010, 362 (9): 779-789.

[14] Ruf W. New players in the sepsis-protective activated protein C pathway. J Clin Invest, 2010, 120 (9): 3084-3087.

[15] Angus DC, van der Poll T. Severe sepsis and septic shock. N Engl J Med, 2013, 369 (9): 840-851.

第 42 章　其他老年疾病与异常

第 1 节　皮　肤　病

老年皮肤病是一组好发于老年人或具有不同于其他年龄段特点的皮肤病。前者如脂溢性角化病、老年白点、老年性血管瘤、面部基底细胞癌等，后者主要包括老年瘙痒症、皮肤干燥症、带状疱疹后遗神经痛、大疱性类天疱疮、药疹等。本节只讨论老年瘙痒症。

一、老年人皮肤的生理学和形态学改变★△

进入老年后，皮肤逐渐老化，主要是自然老化，在临床上表现为皮肤萎缩、干燥、脱屑。组织学的变化为皮肤厚度减少，萎缩，表皮 - 真皮连接变平，真皮乳头和表皮脚消失，使单位面积皮肤内真皮与表皮间的接触面积从 30 多岁开始至九十多岁时减小了 50% 以上，这使得相互间的物质交换减少，并且出现老年人皮肤受轻微挫伤后容易出现表皮真皮分离导致皮肤水疱发生。电镜下角质形成细胞之间的间隙增宽，基底膜带的致密板和锚状纤维复合物增厚，伸入真皮的基底细胞微绒毛大多消失。真皮层萎缩（体积缩小）大约减少 20%，血管减少、血管壁变厚、毛细血管襻缩短，汗腺、毛囊萎缩，汗腺约减少 15%，皮下脂肪减少。另外老年人角质层含水量较低，即皮肤的水合作用低于其他各年龄。

研究发现，不同部位表皮神经纤维的分布密度不同，不同年龄，一些部位的表皮神经纤维的分布也不同。随着年龄增大，面部神经纤维的分布逐渐减少，但 50 岁左右的受试者腹部和乳房部表皮神经纤维分布较年轻受试者无明显减少。这些可以解释不同部位的敏感性不同，而且随着年龄的增长敏感性降低。但已有的研究没有对不同年龄表皮感觉神经纤维分布进行定量分析。

老年瘙痒症好发于小腿等皮肤角质薄、含水量少的部位。检测皮肤水分常用的有两种办法，一是经皮水分丢失量（transepidermal water loss，TEWL）法，另一种是利用电容原理进行皮肤表面水分含量测定。前者是关于皮肤屏障的测试方法。蒸发测定仪（evaporimeter）具有湿度和温度传感器，可对皮肤表面水分蒸发的浓度梯度进行测量，其结果以经皮水分丢失量（TEWL）表示。TEWL 值的大小可灵敏地反映出角质层的完整性及皮肤的水屏障功能及皮肤的不显性失水。当皮肤本身有疾病或受到外界物理化学生物因素的刺激和损害时，TEWL 值升高。电容原理检测法是直观反映皮肤水分含量。

二、瘙痒概述

（一）瘙痒的定义及老年瘙痒症的历史★★△△

德国内科医师 Samuel Hafenreffer 早在 1660 年对瘙痒下了这样一个定义：瘙痒是引起搔抓欲望的一种皮肤黏膜感觉。其实此前 Hippocrates of Cos（前 460—前 377）就描述过外阴瘙痒、痒疹，以及老年瘙痒症。老年瘙痒症的历史至今已有两千多年了。19 世纪中叶，当医学从哲学和宗教模式转向科学模式后，瘙痒和瘙痒性疾病的描述急剧增加。然而，在 1938 年 Muller 出版的《人体生理学手册》医学著作中，人类五种基本躯体感觉（触觉、压觉、冷觉、热觉和痛觉）中没有痒觉。许多神经科的医生至今还认为瘙痒是人体对痛觉的一种误觉。但不论是医学研究者，医生，病人都可真切地感受到痒觉的存在，几乎百分百的人都经历过瘙痒的感觉。著名的经济学家于光远先生就写了一篇《说痒》的散文，把老年人瘙痒的感觉描述得极为细致入微。

多年来，人们对于瘙痒的了解大多来自对疼痛的研究，并认为强刺激引起痛，弱刺激引起痒。然而痒是皮肤黏膜特有的感觉，切除皮肤表皮后痒感消失，而疼痛仍然存在；瘙痒引起搔抓反应，而疼痛则引起肢体退缩反应；椎管内注射止痛的阿片类药物可以诱发瘙痒。这充分表明瘙痒与疼痛是两种绝然不同的感觉。因此，在 1990 年斯德哥尔摩召开的世界皮肤科大会上，与会专家一致同意将瘙痒从疼痛中独立出来。这使得近十几年来瘙痒的研究取得了飞速发展，并发现了传导痒觉的 C 神经纤维。

6 周以内的瘙痒称急性瘙痒，瘙痒持续 6 周或 6 周以上为慢性瘙痒。急性瘙痒是机体的防御反应，可能对机体有益。而慢性瘙痒则影响睡眠，影响生活与工作，加重心脑血管疾病病情甚至导致自杀。

（二）瘙痒发生的神经机制★△

许多关于瘙痒的病理生理的知识，来源于对疼痛研究的结果。而人们对疼痛研究的兴趣和投入远大于对瘙痒的研究。在一次国际瘙痒研究大会上，大会组织者 Osten Hagermark 形象地提出，瘙痒被人当成疼痛的“穷表兄”，而很少有人关注。

瘙痒发生在皮肤和黏膜浅层，瘙痒和疼痛具有许多共同的分子学和神经生物学发病机理。

痒和痛的关系一直是人们关注的焦点。曾有人推测痒觉和痛觉一样是由于表皮与真皮交界处的游离神经末梢受到刺激而产生的，并沿着相同的神经元传递，只是由于刺激阈值的强弱不同而引起痛觉和痒觉。外周感觉神经的无髓细纤维（C 纤维）的终末在表皮与真皮交界处形成游离神经末梢。这些游离神经末梢可能就是痒（痛）感受器。痒感受器呈点状分布，痒感觉信号沿 C 纤维通路至背根神经节进入脊髓，在胶质细胞轴突组成的 Lissauers 束上升 1 至 6 个节段，并在脊髓灰质后角的第二级神经元终止，再由后角细胞发出的轴突经灰质前联合交叉至对侧的腹外侧索，通过脊髓丘脑束上升至丘脑，再由丘脑传递到大脑皮质从而产生痒觉。痒和痛的确有许多相似之处。例如，痒和痛都是由无髓鞘的 C 纤维传导；皮肤的痒点（itch spots）和痛点重叠，对这些点弱刺激引起痒，强刺激引起痛；加压阻断手臂的血液循环，当该手臂触压觉消失仍保留痛觉时，痒觉也保留；痒和痛都是通过脊髓前外侧系统传到高位，切断前外侧束后，痒觉和痛觉同时消失；当皮肤的 A 纤维支配被损毁后，痒和痛都加剧。

然而许多研究表明，痒和痛具有明显的区别。首先，痒和痛发生的部位不同。痒只发生在皮肤和黏膜浅表层，而痛可发生在皮肤表面和皮下深层，甚至内脏器官。组织学检查发现，痒点区丰富的无髓鞘纤维分布在表皮的浅层内，而痛觉末梢则分布在表皮 - 真皮交界处和皮下深处。去除皮肤的表层，痒感消失，但痛觉仍然存在。热可以减轻瘙痒，却不能减轻疼痛甚至使疼痛增加。吗啡可以止痛，但却常常引起瘙痒。将组胺注射至皮肤表皮浅层引起瘙痒，注射至基底细胞层以下则引起疼痛。这充分说明痒和痛是既密切相关，又各有区别的两种感觉。

在瘙痒的神经生理学研究方面，出现了几种相异的假说。有人认为，存在中枢抑制回路，当其受损时，即使由正常神经纤维传入的兴奋点都可能导致瘙痒。而大面积皮肤搔抓可以激活此回路，阻止点兴奋的传导，从而抑制瘙痒。还有人认为，较低强度的刺激产生痒感，而较高强度刺激则会产生痛感（强度理论）。但这种理论并不能解释，为什么低浓度疼痛因子不产生痒感，高浓度致痒因子不产生痛感。因此，不能用刺激性感受器所接受的刺激频率和强度的不同来解释痛与痒产生的机制。

因此，瘙痒研究者一直在寻找产生和传导痒觉的特异纤维和感受器。最近，分别在人和猫的研究中发现痒觉是由特异性的神经元和神经纤维专门负责传导。这些纤维属 C 类神经纤维，不同于疼痛传导中的多样性刺激性感受器，其特点是传导速度慢，有着广泛的末梢分支，对机械和热刺激不敏感。然而，中枢神经系统是否存在专门负责痒觉的中枢呢？研究者们应用功能性正电子发射断层显像（PET），组胺皮内注射和组胺皮肤刺入诱发瘙痒，发现大脑多部位兴奋，并且痛与痒有多处重合，还发现左侧大脑半球占优势者的皮质前带、补充运动区和顶叶下部之间发生协同运动，这可解释瘙痒与搔抓欲望的必然联系。

（三）瘙痒的介质★△

瘙痒是一个复杂的感觉过程，其产生、传导以及参与的相关介质不完全明了。瘙痒的主要介质有胺类（如组胺、5- 羟色胺等）、脂类（如前列腺素、血小板激活因子）、蛋白质 / 多肽［如血管舒缓素、细胞因子（IL-2，IL-6，IL-31）］、蛋白水解酶（胰蛋白酶、番木瓜酶、黏液酶）、血管舒缓素 - 激肽（P 物质、降钙素相关基因肽、血管活性肠肽）、类鸦片肽（β- 内啡肽、亮氨酸脑磷脂、蛋氨酸脑磷脂）等。

将炎性介质注入皮内，根据炎症介质的作用机制可分为直接刺激痒觉 C- 纤维（组胺、木瓜酶、IL-2、乙酰胆碱、激肽释放酶）、通过组胺释放其作用（糜蛋白酶、胰蛋白酶、血管肠性肽、P 物质、5- 羟色胺）、致痒作用弱或没有致痒作用三类。

参与瘙痒的介质众多，它们在不同类型的瘙痒中各自发挥作用，且常常相互关联。

1. 组胺（Histamine，HA） 化学名为咪唑乙胺，1910 年被 Dale 和 Laidlaw 发现，并在不久后被认为是过敏性疾病如荨麻疹、哮喘、过敏性鼻炎的主要介质。

瘙痒的实验研究，实际上是以组胺作为一个研究工具开始的。组胺由组氨酸经组氨酸脱羧酶作用脱羧而成，主要存在于肥大细胞和嗜碱性粒细胞的颗粒中，在血小板、内皮细胞、脑组织以及交感神经节后纤维中少量存在。组胺是一种很强的生物活性物质，主要通过组胺受体起作用。组胺受体至少有4个亚型（H_1，H_2，H_3和H_4），组胺与相应的组胺受体结合后，可分别引起皮肤和黏膜毛细血管扩张（H_1）、血管通透性增加（H_1）、平滑肌收缩（H_1）、腺体分泌增加（H_2）等，导致皮肤红斑、风团及瘙痒。除H_1受体外，在小鼠实验中证实H_4受体也参与瘙痒介导，但究竟H_4受体在人体是否介导瘙痒还不清楚。许多因素可引起组胺释放而导致瘙痒，常见的有IgE抗体介导的抗原抗体反应、蜂毒、蛇毒、糜蛋白酶、胆盐、C3a、C5a、吗啡、可待因、内毒素以及某些物理因素如创伤、紫外线等。

2. 前列腺素 以前人们认为前列腺素是通过降低组胺的阈浓度来导致瘙痒，但目前研究表明其也可在结膜中作为瘙痒因子直接起作用。搔抓在引起表皮屏障功能障碍的同时，使受搔抓部位的皮肤中前列腺素（PGD2和PGE2）增加，并通过特异的前列腺素类DP1，EP3和EP4受体，从而加速被搔抓导致障碍的屏障功能恢复，这可能是瘙痒—搔抓—瘙痒加重—搔抓加剧恶性循环的原因之一。

3. 5-羟色胺（5-hydroxytryptamine，5-HT） 大约150多年前科学家发现在血清中有一种可引起平滑肌强烈收缩的物质，后来Page及其同事从血小板中分离出这种物质，取名为血清素（serotonin），这与当时意大利研究人员发现在肠黏膜中存在的可引起胃肠道平滑肌收缩的物质——“肠胺”为同一物质。5-HT由色氨酸羟化和脱羧而成。是尿毒症瘙痒的主要炎症介质。其作用于5-羟色胺3型受体，经膜去极化而兴奋皮肤感觉神经纤维引发瘙痒。由于人的肥大细胞中不含有5-羟色胺，不会同组胺一起释放，因而尿毒症患者使用抗组胺药无效。

4. 白介素2（Interleukin-2） IL-2是致炎因子，可引起轻微痒感。瘙痒可以发生在特应性皮炎的患者，也可发生在皮内注射IL-2的正常人，以及静脉滴注IL-2治疗的癌症患者。全身性使用环孢素，可迅速有效地减轻特应性皮炎的瘙痒。还有IL-6、IL-31等也参与瘙痒过程。

5. 肥大细胞递质（除组胺外） 如肥大细胞胃促胰酶或类胰蛋白酶可以引起瘙痒。肥大细胞被激活后释放类胰蛋白酶，后者可以激活C类神经纤维末梢的蛋白酶激活受体2（PAR-2），将信号传导到中枢而引发痒感。另外，C类神经纤维被激活会导致局部神经肽（如P物质）的释放。高浓度P物质可引起肥大细胞脱颗粒；低浓度P物质则激活肥大细胞上特异性受体NK1，使肥大细胞致敏释放肿瘤坏死因子作用于神经末梢伤害性感受器引发瘙痒。

6. 阿片样肽 小剂量吗啡硬膜外注射可引起瘙痒，其致痒作用不依赖前列腺素和肥大细胞脱颗粒。胆汁淤积症患者的瘙痒是由于内源性阿片样肽的累积而导致。

7. 乙酰胆碱 乙酰胆碱可以刺激C-纤维引起瘙痒，特应性皮炎患者皮内注射乙酰胆碱可导致瘙痒，但正常人则引起疼痛。

除上述外，还有许多关于瘙痒的介质，P物质、白三烯B_4、血小板活化因子等。究竟哪些介质参与了老年瘙痒症的发病过程，与引起老年瘙痒症的原因密切相关。只有针对包括炎性介质在内的瘙痒特性进行治疗，才有可能达到最佳的止痒效果。

（四）C神经纤维的神经受体及其在瘙痒中的作用★△

C神经纤维的神经受体与其相应的配体结合，在瘙痒的发生机制中起着重要作用，见表42-1。

表42-1 神经纤维的神经受体及其在瘙痒中的作用

受体	配体	作用
组胺受体：H_1至H_4	组胺	瘙痒（H_1和H_2受体）、神经源炎症（缓激肽）
内皮素受体：A和B	内皮素1，2，3	内皮素受体A：瘙痒，肥大C脱颗粒，炎症，增加TNF-α，IL-6，VEGF，TGF-β 内皮素受体B：抑制瘙痒
TRPV1	有害温度（＞42℃），辣椒素	冷，热，烧灼痛，烧灼痒
TRPV8	冷（8～28℃），薄荷脑，冰素	冷
TRPA1（AnkTM1）	有害性冷（＜17℃），绿芥末，山葵根，芥子	由冷导致的痛，烧灼
PAR-2	糜蛋白酶，胰蛋白酶	瘙痒，神经源炎症
阿片受体（μ和Δ）	内啡肽，脑内啡肽	抑制疼痛、瘙痒和神经源性炎症
大麻素受体 CB1和CB2	大麻酚类 CB1：花生四烯酸乙醇胺 CB2：PEA	抑制瘙痒、疼痛和神经源性炎症，释放阿片类物质

（五）慢性瘙痒分型★★★△△△

瘙痒是由很多原因所引起的一个症状，而不是一个疾病。以往将瘙痒病人分为两组，一组为体表原因和皮肤病引起，另一组为内部疾病引起。

根据发生瘙痒的原因不同以及瘙痒的外周和中枢可能机制，Twycross 等提出将瘙痒分为四个临床类型。

1. 皮肤源性瘙痒　是指由于炎症、感染、干燥或其他皮肤损伤导致的皮肤瘙痒，如荨麻疹及蚊虫叮咬引起的反应。

2. 神经病理性瘙痒　在痒觉传入途径中任何疾病所引起的瘙痒称为神经性瘙痒。如带状疱疹后遗神经反应。

3. 神经源性瘙痒　是指神经通路未受累的中枢性瘙痒。例如胆汁淤积引起的瘙痒就是由于阿片样神经肽作用于 μ- 阿片样受体所致。

4. 精神性瘙痒　由抑郁症、精神分裂症、寄生虫恐怖妄想症等引起的瘙痒。

这种分型一般是回顾性的，对临床医生在接诊瘙痒患者时帮助不大。为了更实用地指导临床医生对慢性瘙痒的诊治，Sonja Ständer 等学者 2007 年将慢性瘙痒分为如下类型，首先分为三大类，再根据临床体检和实验室及影像学检查分为不同类型。

（1）瘙痒伴发皮疹：皮肤病引起的瘙痒。

（2）瘙痒不伴发皮疹：系统性疾病引起的瘙痒；神经损害性瘙痒；药物性瘙痒；精神性瘙痒。

（3）瘙痒伴搔抓性皮疹。

上述不伴皮疹的瘙痒经搔抓后都可出现抓痕血痂、苔藓化等。

除上述类型外，还有上述两种以上同时存在时的混合型瘙痒，以及暂时查不出原因的不明原因的瘙痒。

三、老年瘙痒症★★★△△△

【老年瘙痒症定义】

老年瘙痒症（pruritus in the elderly）是一种发生于老年人，由多种原因引起的以皮肤瘙痒为主要表现的疾病，年龄越大发病率越高。目前有关瘙痒的病理生理学和分子学基础以及瘙痒的治疗已有研究报道，但老年瘙痒症因为没有明确的临床分型和诊断标准，病因难以确定，没有规范的治疗方案。以往，面对顽固的老年瘙痒症，有时临床医生只能“望痒兴叹”。近十多年来，人们对瘙痒的认识更加深入，对老年瘙痒症的诊断与治疗有了较明确的思路。

目前国内外还没有权威的老年瘙痒症定义。既往一般是指发生于 60 岁或 60 岁以上，无原发皮疹，仅有瘙痒，或伴有皮肤干燥、粗糙和鳞屑。但这种笼统的定义不利于对老年瘙痒症的临床诊治及研究。

在 *Dermatology in General Medicine* 中有一段详细的描述，认为老年瘙痒症与皮肤干燥、粗糙有关，热水浴、冬季湿度低室内温度高可加重瘙痒。即使没有任何体征有时瘙痒可能严重难忍。

在 *Textbook of Dermatology* 中认为老年瘙痒症是衰老的一个症状，70 岁以上的老人患病率 50% 以上，主要与皮肤干燥有关，也可能是某些潜在的皮肤病和系统性疾病的一种表现，在女性可能是更年期综合征的一种表现。

王光超教授主编的《皮肤病及性病学》老年性皮肤病一章，对老年瘙痒症下的定义是：老年瘙痒症是特指高龄老人无系统性疾病、皮肤干燥、萎缩所引起的的皮肤瘙痒。

张开明主编的《最新皮肤科学理论与实践》中，老年皮肤瘙痒症定义为：是因为皮肤老化萎缩、皮脂分泌减少，加上干燥、寒冷等刺激所引起的皮肤瘙痒。

几年前国际皮肤病学研究者一致认为，老年瘙痒症是指发生于老年人的任何原因引起的超过 6 周的慢性瘙痒。

【流行病学】

可能是由于没有明确的定义，也没有科学分型，难以进行老年瘙痒症的流行病学研究，目前缺乏大规模随机分层抽样的流行病学调查资料。许多教科书和文献报道关于老年瘙痒症患病率来源于特殊人群或门诊病人的统计分类。老年瘙痒症在老年人中很常见，许多老年人到皮肤科就诊时的主诉就是瘙痒，有时占就诊病人的 29%。在 *Dermatology in General Medicine* 中，老年瘙痒症患病率 70 岁以上为 50%。这表明老年瘙痒症确实是一个严重的老龄健康问题。

【老年瘙痒症临床表现及诊断】

60 或 60 岁以上的老年人出现全身或局部的瘙痒，伴原发皮疹如皮肤干燥、脱屑、红斑、丘疹、水疱、糜烂、渗液等，或没有明显皮疹，或仅有抓痕、皮肤粗厚及色素沉着，病程持续 6 周以上者，即可诊断为老年瘙痒症。其瘙痒可为阵发性或持续性，可发生在白天，也可发生在夜间，但多数为夜间瘙痒明显。由于瘙痒原因不同，瘙痒可发生于不同部位。这对老年瘙痒症的诊治提供一定的帮助。

老年瘙痒症的诊断要详细询问病史，包括瘙痒发生的病程、部位、诱因或加重因素，瘙痒程度（VAS评分），瘙痒的季节、全天还是晚上痒，是否搔抓，是否影响睡眠，有否皮疹，病人以前的瘙痒诊断，患者自己认为的瘙痒原因，相关的症状和体征，用药史和既往史。

还应进行相应的体格检查和实验室检查，一般包括血沉、血尿常规、肝肾功能（肝酶、胆红素、肌酐、尿素氮）、血清铁、转铁蛋白、T_4、TSH、大便潜血、大便寄生虫及虫卵检查、皮肤活检（普通、组化）、胸片、B超等。

如有必要，可进一部进行检查，包括IgE、IgM、ANA、AMA、BP180抗体、甲状旁腺激素、卟啉、胰蛋白酶、肥大细胞代谢产物、肌酐清除率、细菌和真菌检查、疥螨虫检查、过敏原检查、HIV排查、CT、MRI、内镜等。

【分类】

临床上一般将老年瘙痒症分为全身性瘙痒症和局限性瘙痒症。全身性瘙痒症常由皮肤干燥、寒冷干燥的气候、过度洗浴、药物、尿毒症等原因引起，神经精神因素引起的老年瘙痒症并不少见，称精神性瘙痒症。局限性瘙痒症根据瘙痒部位不同分为肛门瘙痒症、阴囊瘙痒症、女阴瘙痒症、头部瘙痒症、小腿瘙痒症等，多由局部皮肤病引起。吴志华教授等将全身性瘙痒症分为：老年瘙痒症、冬季瘙痒症、夏季瘙痒症和水源性瘙痒症。按照慢性瘙痒的最新分类，可将老年瘙痒症分为上述各类型。

最常见的老年瘙痒症为皮肤干燥引起的，发生部位多为下肢，尤其是小腿伸侧，还有大腿内侧、背部、腹部甚至全身。在我国北方，在湿度低的冬季、浴后尤其是热水浴、就寝时容易发病或加重。许多皮肤病可以引起老年人顽固持续的瘙痒，皮肤病性瘙痒可因不同的皮肤病具有其瘙痒特点。尿毒症性瘙痒患者多有皮肤干燥和色素沉着，瘙痒可发生在透析前或透析后。药物引起的瘙痒在临床上并不少见，约12%的药物性瘙痒不伴有皮疹，瘙痒可以发生在用药的第一天，也可发生在用药数周后。停用致痒药物后，瘙痒可以迅速消退，也可持续数周才消退。因此，在临床上，对那些无明显原因、瘙痒顽固的患者，必须详细询问病史，进行全面的体格检查和实验室检查，找出致痒原因。

【病因及发病机制】

老年瘙痒症的发病机制不明。可能与老年皮肤退行性改变，皮脂腺及汗腺分泌减少、皮肤干燥等引起皮肤感觉神经末梢功能异常所致，也可能与食物、药物或某些系统性疾病有关。

最常见的是皮肤干燥，许多人在洗澡后发生或加重瘙痒，这可能是因为不当或过度洗浴习惯，反复的水合作用和脱水作用使皮肤屏障功能受损。冬季环境湿度低也可能加重皮肤干燥。模拟特应性皮炎的小鼠动物模型研究显示，当小鼠处于干燥环境里，就会出现全身瘙痒，这是由于干燥的皮肤导致表皮神经纤维数目以及神经纤维传导活性显著增加。

其次是药物，尤其是利尿药。手术病人硬膜外应用吗啡止痛常常引起瘙痒。Bork列出了已报道的100多种引起瘙痒而不出现皮疹的药物。

另外，精神紧张、抑郁、焦虑和器质性脑疾病也是老年瘙痒症常见原因。这表明中枢神经系统或多或少参与老年瘙痒症的发病过程。

【引起老年瘙痒的系统性疾病和相关疾病】

大约30%的老年瘙痒症患者仅有瘙痒而无明显的皮肤病或系统性疾病。由系统性疾病引起的全身性瘙痒占10%～50%，瘙痒可能是老年人潜在重大系统性疾病的一个重要线索，当老年人出现顽固性瘙痒，经润肤止痒等治疗无效时，应考虑系统性原因。研究较多的有以下几种。

1. 胆汁淤积性瘙痒 虽然肝胆疾病引起的老年瘙痒症不多见，但慢性胆汁淤积的确可引起严重的瘙痒。全身瘙痒可能是原发性胆汁性肝硬化的早期表现。瘙痒也可以是药物所致的肝内胆汁淤积的早期症状。胆汁淤积引起瘙痒的机制还不清楚，早期认为与胆酸盐特别是与胆盐沉积于神经末梢有关。抗组胺H_1受体药物治疗慢性胆汁淤积引起的严重瘙痒症无明显效果，提示组胺可能不是胆汁淤积症瘙痒的主要介质。最近研究表明，内源性阿片肽在胆汁淤积性瘙痒中起重要作用。慢性胆汁淤积患者血浆阿片样肽水平常常增加，而且阿片样肽拮抗药可改善其瘙痒。

2. 尿毒症瘙痒 全身瘙痒是老年尿毒症的一个最常见且难治的皮肤表现。有研究表明尿毒症患者的瘙痒程度与其3年生存率显著相关，瘙痒越严重，死亡率越高。全身瘙痒占尿毒症的25%～30%，局部瘙痒以面部、颈部、胸背部、前臂常见。瘙痒多呈阵发性发作，可自行缓解。往往夏季加重。尿毒症瘙痒发生率在血透前约为 36%，血透后可达 60%～90%。慢性肾衰竭血透病人瘙痒发生率已由 20 世纪 80 年代的 60%～90% 下降到现在的 25%～30%，被认为与血透技术的改进，优质材料应用有关。

尿毒症瘙痒发生机制尚不完全清楚。皮肤干燥可能是尿毒症瘙痒的主要原因之一，见于 84.6% 尿毒症病人，病人的瘙痒与皮肤干燥的程度相关，应用润肤剂可明显减轻瘙痒。这可能是由于干燥的皮肤导致表皮神经纤维数目以及神经纤维传导活性显著增加。尿毒症血中阿片样物质增加，周围神经病变、皮肤中二价离子浓度增高（Ca^{2+}，Mg^{2+}，P^{2+}）、表皮中维生素 A 水平升高、继发性甲状旁腺功能亢进、血浆组胺 5- 羟色胺水平升高，以及透析过程中接触致敏物质（包括用于消毒的碘、高锰酸钾、消毒防腐药、环氧树脂、环氧乙烷及甲醛等）有关。

3. 恶性肿瘤 霍奇金淋巴瘤瘙痒发生率达 30%，可以在任何其他临床症状出现前就长期存在。全身性瘙痒也常常发生于蕈样肉芽肿而不伴任何皮肤表现、慢性白血病和真性红细胞增多症的患者。恶性肿瘤瘙痒的发病机制仍不清楚。

4. 水源性瘙痒（aquagenic pruritus，AP） AP 是一种罕见的瘙痒性疾病，在接触水后发生顽固的皮肤瘙痒，且无任何皮损，患者除有痒感外，还有刺痛或烧灼感。只有温水和热水才能诱发瘙痒，而痒感直接与皮肤的干燥程度成正比，冬季更严重。

AP 常发生于真性红细胞增多症的老年病人。水源性瘙痒的机制还不清楚。可能是与水接触后，经皮肤吸收的一种未知物，被吸收的物质或者皮肤内部的结构变化直接和间接地激活交感神经末梢释放乙酰胆碱，后者又引起组胺和其他肥大细胞介质释放。具有瘙痒而无皮炎体征是真性红细胞增多症患者常见的特征。该病的瘙痒实际上开始于热浴后，持续 15～60 分钟。其瘙痒的原因还不清楚。真性红细胞增多症患者的在接触水之前，血清组胺水平正常，接触水后血清组胺水平升高，提示组胺水平增加可能与真性红细胞增多症的瘙痒发作有关。5- 羟色胺拮抗药和阿司匹林抑制真性红细胞增多症的瘙痒，提示 5- 羟色胺和前列腺素可能是真性红细胞增多症的瘙痒介质。

5. 内分泌疾病的瘙痒 甲状腺功能亢进可伴有瘙痒和荨麻疹样皮疹。而甲状腺功能减退其皮肤干燥也可以出现瘙痒。糖尿病病人常出现局限性瘙痒，如肛门瘙痒、阴部瘙痒，但研究表明糖尿病病人瘙痒发生率并不比对照组高。

6. 神经精神性疾病 因精神因素，如精神紧张、情绪激动、抑郁焦虑、条件反射等引起或加重瘙痒也较常见。但精神性瘙痒的诊断要在排除其他原因之后才能确立，并且要和神经科医生协作诊治。

7. 药物性瘙痒 几乎所有的药物都可以引起瘙痒。如抗生素类、降糖降脂类、降压类、中药等。除了临床上我们见到的药疹，有些药物引起瘙痒时，不出现皮疹。药物引起瘙痒的机制有变态反应和非变态反应的。老年人常伴有多种系统疾病，同时服用药物种类很多，有的每天服用 10～30 种药物，发生药物性瘙痒的可能性大，因为没有皮疹诊断困难或容易被忽视，或虽然怀疑，也难以确定众多药物中哪种药物与瘙痒真正有关。

【治疗】★★★△△△

目前没有特异的抗瘙痒药物，也没有某一种药物对所有瘙痒都有效。确定引起瘙痒的潜在疾病并进行治疗非常重要。抗瘙痒治疗包括一般治疗、局部外用治疗、系统用药、光疗、心理治疗。

1. 一般治疗 瘙痒病人应该有充足睡眠。不吃辛辣食物。不用或少用碱性洗涤用品。不过度洗浴。保持室温凉爽、湿度适宜。穿宽松柔软内衣。及时修剪指甲。避免摩擦、挤压、搔抓患处。外用保湿润肤霜保护皮肤屏障功能。

2. 外用治疗 根据不同类型瘙痒可以选择外用保湿润肤霜、糖皮质激素（短期）、抗组胺药物、薄荷、樟脑制剂、他克莫司软膏、辣椒素软膏（慢性单纯性苔藓、水源性、钱币状湿疹、结节性痒疹）、炉甘石洗剂、3% 硼酸溶液、蓝科肤宁、中药制剂等。

3. 系统治疗 当一般治疗和局部外用治疗效果不佳时，可考虑选择系统治疗，包括抗组胺药物，复方甘草苷酸，葡萄糖酸钙，硫代硫酸钠，维生素 C，沙利度胺，抗抑郁药（多虑平），必要时给予糖皮质激素及免疫抑制药（如环孢素 A、硫唑嘌呤），抗惊厥药物（加巴喷丁、普瑞巴林），阿片受体拮抗药，中药等。

4. 光疗 有些炎性皮肤病，如银屑病、荨麻疹、结节性痒疹、皮肤 T 细胞淋巴瘤，以及一些非炎症性皮肤痒如尿毒症性瘙痒、水源性瘙痒，HIV 瘙痒、真性红细胞增多症瘙痒、PUO、老年瘙痒症等，光疗有效。常用光疗仪器为窄波 UVB（NB-UVB），也可用 BB-UVB、UVA1、PUVA。光疗治疗瘙痒的可能机制可能与抗炎 / 免疫抑制作用、减少表皮与真皮神经纤维、增加痒阈值等有关。

5. 心理治疗 顽固的慢性瘙痒对患者的生活和工作甚至心理会造成严重的影响，医生、家人或朋友从感情上的支持与帮助极为重要。可以帮助患者改变不良习惯（见一般治疗），避免搔抓，阻断因搔抓引起的恶性循环。

6. 几种慢性瘙痒治疗方案 尿毒症性瘙痒：要排除甲状旁腺功能亢进；优化透析方法；光疗；外用润肤霜和辣椒碱乳膏；口服加巴喷丁（100～300 mg 每次透析后）、普瑞巴林（75 mg，bid）；有条件者肾移植手术后瘙痒消失。

肝病/胆汁淤积性瘙痒：可以与肝胆病专家合作，考虑外科手术解决胆道梗阻；考来烯胺口服，4～16 g/d；利福平口服，300～600 mg/d；纳曲酮口服，25～50 mg/d；帕罗西汀 20 mg 或舍曲林 70～100 mg/d。

原因不明型瘙痒（PUO）：一般治疗（同前）；润肤剂；局部外用抗炎药（糖皮质激素、他克莫司）；口服镇静药或抗组胺药物；UVB；米氮平口服，7.5～15 mg，睡前服（夜间瘙痒、老年瘙痒）；加巴喷丁口服，1800 mg/d 或普瑞巴林 75～150 mg bid；纳曲酮，50 mg/d；要坚持不定期做进一步随访和检查，找出瘙痒原因。

（葛蒙梁）

参考文献

[1] Cunliffe WJ, Savin JA. The skin and the nervous system. In: Rook A, Wilkinson DS, Ebling FJG, et al, eds. Textbook of dermatology. Oxford: Blackwell Scientific, 1986: 2247-2255.

[2] Laurent Misery, Sonja Stander eds. Pruritus. Springer, 2010.

[3] 张开明，王刚，尹国华. 最新皮肤科学理论与实践. 北京：中国医药科技出版社，2001.

[4] 赵辨. 中国临床皮肤病学. 南京：江苏科技出版社，2009.

[5] Drzezga A, Darsow U, Treede RD, et al. Central activation by histamine-induced itch: analogiesto pain processing: a correlational analysis of O15 H2O position emission tomography studies. Pain, 2001, 92: 295-305.

[6] Beauregard S, Gilchrest BA. A survey of skin problems and skin care regimens in the elderly. Arch Dermatol, 1987, 123: 1638-1643.

[7] Fleischer AB Jr. Pruritus in the elderly: management by senior dermatologists. J Am Acad Dermatol. 1994 May; 30 (5 Pt 1): 811-812.

[8] Norman RA. Xerosis and pruritus in the elderly: recognition and management. Dermatol Ther, 2003, 16 (3): 254-259.

[9] Gilchrest BA. Pruritus: pathogenesis, therapy and significance in systemic disease states. Arch Int Med, 1982, 142: 101-5.

[10] Hobson W, Pemberton J. The health of the elderly at home. London: Butterworths, 1955: 53.

[11] Twycross R, Graves MW, Handwerker H, et al. Itch: scrathing more than the surface . QJM, 2003, 96: 7-26.

[12] une-P, Nilsen-T, Hanstad-IK, et al. The water barrier function of the skin in relation to the water content of stratum corneum, pH and skin lipids. The effect of alkaline soap and syndet on dry skin in elderly, non-atopic patients. Acta-Derm-Venereol, 1988, 68 (4): 277-283.

[13] 姚泰. 人体生理学. 3 版. 北京：人民卫生出版社，2001.

[14] Clinical and Laboratory Studies Stratum corneum changes in patients with senile pruritus C. C. Long, MBBS, MRCP, and R. Marks, FRCP, FRCPath Cardiff, Wales J AM ACAD DERMATOL, 1992, 27: 560-564.

[15] Elke Weisshaar. Meeting Report on 3rd International Workshop for the Study of Itch, Heidelberg, Germany September 25-27, 2005 Acta Derm Venereol, 2005, 85: 465-480.

[16] 王光超. 皮肤病及性病学. 北京：科学出版社，2002：869.

[17] 吴志华. 现代皮肤性病学. 广州：广东人民出版社，2001.

[18] Lerner EA. Chemical mediators of itching. In: Bernhard JD, ed. Itch: Mechanisms and Management of Pruritis. New York: McGraw-Hill, 1994: 23-25.

[19] Hagermark O. Itch mediators. Semin-Dermatol, 1995 Dec, 14 (4): 271-276.

[20] Lim HD, van-Rijn RM, Ling P. Evaluation of histamine H1-, H2-, and H3-receptor ligands at the human histamine H4 receptor: identification of 4-methylhistamine as the first potent and selective H4 receptor agonist. J-Pharmacol-Exp-Ther, 2005 Sep, 314 (3): 1310-1321.

[21] Repka-Ramirez MS, Baraniuk JN. Histamine in health and disease. Clin-Allergy-Immunol, 2002, 17: 1-25.

[22] Honma Y, Arai I, Hashimoto Y. Prostaglandin D2 and prostaglandin E2 accelerate the recovery of cutaneous barrier disruption induced by mechanical scratching in mice. Eur-J-Pharmacol, 2005 Jul 25, 518 (1): 56-62.

[23] Martin HA. Bradykinin potentiates the chemoresponsiveness of rat cutaneous C-fibre polymodal nociceptors to interleukin-2. Arch-Physiol-Biochem, 1996, 104 (2): 229-238.

[24] Darsow U, Scharein E, Bromm B. Skin testing of the pruritogenic activity of histamine and cytokines (interleukin-2 and tumour necrosis

factor-alpha)at the dermal-epidermal junction. Br-J-Dermatol, 1997 Sep, 137 (3): 415-417.

[25] Steinhoff, -M; Neisius, -U; Ikoma, -A. Proteinase-activated receptor-2 mediates itch: a novel pathway for pruritus in human skin. J-Neurosci, 2003 Jul 16, 23 (15): 6176-6180.

[26] Fjellner B, Hagermark O. Potentiation of histamine-induced itch and flare responses in human skin by the enkephalin analogue FK 33-824, -endorphin and morphine. Arch Dermatol Res, 1982, 274: 29.

[27] Jones EA, Bergasa-NV. The pruritus of cholestasis. Hepatology, 1999 Apr, 29 (4): 1003-1006.

[28] Heyer GR, Hornstein-OP. Recent studies of cutaneous nociception in atopic and non-atopic subjects. J-Dermatol, 1999 Feb, 26 (2): 77-86.

[29] Gilchrest BA. Skin and aging processes. Boca Raton, Fla: CRC Press, 1984.

[30] Yosipovitch, -G. Itching in the new millennium: highlights of the Second International Workshop for the Study of Itch, Toyoma, Japan. J-Am-Acad-Dermatol, 2004 Oct, 51 (4): 625-627.

[31] Bork C. Cutaneous side effects of drugs. Philadelphia: WB Saunders, 1988: 313-316.

[32] Musaph H. Psychodynamics in itching states. Int J Psychoanal, 1968, 49: 336-340.

[33] Whitlock FA. Pruritus generalized and localised. In: Whitlock FA, ed. Psychophysiological aspects of skin disease. London: WB Saunders, 1976: 110-129.

[34] Jeffrey D. Bernhard, MDWorcester. Meeting Report Itching in the Nineties; International Symposium on Itch: Basic and Clinical Aspects, Stockholm, Sweden, May 17-19, 1990, Massachusetts J AM ACAD DERMATOL, 1991, 24 (2): 309-310.

[35] Schmelz M, Schmidt R, Bickel A, et al. Specific C receptors for itch in human skin. J Neurosci, 1997, 17: 80003-80008.

[36] Zirwas MJ, Seraly MP. Pruritus of unknown origin: a retrospective study. J Am Acad Dermatol, 2001, 45: 892-896.

[37] Berger R, Gilchrest BA. Skin disorders. In: Duthie EH, Katz PR, eds. Practice of geriatrics. 3d ed. Philadelphia: Saunders, 1998: 467-472.

[38] Braverman IM. Skin manifestations of internal malignancy. Clin Geriatr Med, 2002, 18: 1-19.

[39] Ghent CN et al: Elevations in skin tissue levels of bile acids in human cholestasis: Relation to serum levels and to pruritus. Gastroenterology, 1977, 73: 1125.

[40] Kirby J et al. Pruritic effect of bile salts. Br Med J, 1974, 4: 693.

[41] Szepietowski JC, Schwartz-RA. Uremic pruritus. Int-J-Dermatol, 1998 Apr, 37 (4): 247-253.

[42] Mettang T, Pauli-Magnus C, Alscher DM. Uraemic pruritus-new perspectives and insights from recent trials. Nephrol Dial Transplant, 2002 Sep, 17 (9): 1558-1563.

[43] Urbonas A, Schwartz RA, Szepietowski JC. Uremic pruritus-an update. Am J Nephrol, 2001 Sep-Oct, 21 (5): 343-350.

[44] Hiramanek, -N. Itch: a symptom of occult disease. Aust-Fam-Physician, 2004 Jul, 33 (7): 495-499.

[45] Pujol RM, Gallardo F, Llistosella E. Invisible mycosis fungoides: a diagnostic challenge. J-Am-Acad-Dermatol, 2002 Aug; 47 (2 Suppl): S168-71.

[46] Smith, -K-J; Jacobson, -E; Hamza, -S. Unexplained hypereosinophilia and the need for cytogenetic and molecular genetic analyses. Arch-Dermatol, 2004 May, 140 (5): 584-588.

[47] Tefferi A. A contemporary approach to the diagnosis and management of polycythemia vera. Curr-Hematol-Rep, 2003 May, 2 (3): 237-241.

[48] du-Peloux-Menage-H; Greaves-MW. Aquagenic pruritus. Semin-Dermatol, 1995 Dec, 14 (4): 313-316.

[49] Moses S. Pruritus. Am-Fam-Physician, 2003 Sep 15, 68 (6): 1135-1142.

[50] Najdawi, -F; Fa'ouri, -M. Frequency and types of skin disorders and associated diabetes mellitus in elderly Jordanians. East-Mediterr-Health-J, 2002 Jul-Sep, 8 (4-5): 574-578.

[51] Krishnan, -A; Koo, -J. Psyche, opioids, and itch: therapeutic consequences. Dermatol-Ther, 2005 Jul-Aug, 18 (4): 314-322.

[52] Sonja Ständer, et al. Acta Derm Venereol, 2007, 87: 291-294.

第2节 视力障碍

随着人口老龄化的发展，老年人群的生活质量已日渐成为一个热点问题。老年人高水平的生活质量离不开良好的视觉功能，因此，积极预防和治疗老年人的眼病对提高生活质量至关重要。

大多数眼病会导致视觉器官的损伤和功能丧失，导致盲和视力损伤。不同年龄的人群中盲和视力损伤的患病率明显不同，老年人群患病率明显增高。据世界卫生组织的资料显示，在全球范围内，致盲的前五位病因分别是白内障、未矫正屈光不正、青光眼、年龄相关性黄斑变性及角膜混浊，而在这其中，白内障、青光眼及年龄相关性黄斑变性是老年人视力损伤最重要的病因。

白内障是指由于晶状体混浊导致的视力下降，其所导致的盲为可避免盲，即可以通过现有的知识和恰当的措施就能得到预防或控制。随着医疗技术的发展，白内障的手术治疗已越来越安全及成熟，很多因白内障导致视力下降的老年人经白内障手术治疗后都恢复了光明。

青光眼和年龄相关性黄斑变性属于不可避免盲，即指诊疗手段还不能够预防和治疗的眼病。但这并不意味着上述两种疾病的患者只有束手就擒直到视力丧失，目前的治疗方法已经能够很好地帮助患者延缓因上述疾病导致视力下降的过程。青光眼是由于眼压超过眼内组织特别是视神经所能耐受的强度，而引起视神经损害和视野缺损的一种严重眼病，近年来青光眼的药物治疗和手术治疗进展迅速，通过合理用药和手术将眼压控制在“靶眼压”下就能显著延缓疾病的进展。年龄相关性黄斑变性是老年人黄斑区的退行性疾病，这其中的湿性黄斑变性会引起患者产生中心暗点和视物变形等严重症状，长期以来对于这种疾病没有有效的药物治疗，然而，近10年来，年龄相关性黄斑变性的治疗因抗血管内皮生长因子的出现有了突飞猛进的发展，大部分患者经治疗后视功能有了明显改善。

除此之外，还有一种眼部退行性改变也会影响老年人的视功能和视觉质量下降，那就是老视，俗称“老花眼”。这是由睫状肌收缩功能下降引起的调节作用减退引起的看近困难，如果没有及时佩戴正确的眼镜，就会引起视疲劳，视物模糊甚至眼痛、头痛等症状。

老年性眼病严重影响了老年人的视功能从而影响了老年人的生活质量，正确的诊断、合理的治疗此类疾病将大大改善老年人的视觉功能，提高他们的生活质量，并还能为防盲治盲工作做出巨大的贡献。

一、白内障

【定义】★★★△△△

晶状体混浊导致视力下降就是白内障。流行病学上，晶状体混浊且矫正视力低于0.7者称为临床意义的白内障。

【流行病学】★★△

一般来说，随着年龄的增长，白内障的发病率逐渐增高，在世界范围内白内障是致盲的首要病因。现在世界上大约有2000万人是由于白内障而致盲，另有1亿白内障患者需要手术恢复视力。在大多数的非洲和亚洲国家，白内障致盲至少占盲人的一半。我国目前有白内障患者超过800万人，而且每年新增白内障患者80万左右。

【分类】★★△

目前，白内障无统一的分类，可按病因、发病时间、形态、部位等进行分类。老年人群中最常见的白内障类型是年龄相关性白内障，临床上常根据晶体混浊的部位不同分为以下三类。

1. 皮质性白内障 以晶体皮质灰白色混浊为主要特征，其发展过程可分为四期：初发期，未成熟期，成熟期，过熟期。初发期晶体皮质表现为楔形，羽毛状混浊，视力受限不明显。发展到未成熟期，部分患者可因皮质吸水膨胀而诱发青光眼。发展到过熟期时，由于皮质液化释放，可导致晶状体过敏性葡萄膜炎或晶状体溶解性青光眼。

2. 核性白内障 晶体混浊从晶状体中心部位即胚胎核位置开始出现密度增加，逐渐加重并缓慢向周围扩展，早期呈淡黄色，随着混浊加重，色泽渐加深如深黄色，深棕黄色，核的密度增大，屈光指数增加，病人常主诉老视减轻或近视增加，早期周边部皮质仍为透明，因此，在黑暗处瞳孔散大视力增加，而在强光下瞳孔缩小视力反而减退，故一般不等待皮质完全混浊即行手术。

3. 后囊下白内障　混浊位于晶状体的后囊膜下皮质，如果位于视轴区，早期即影响视力。若进一步发展，合并皮质和核混浊，最后成为完全性白内障。

【临床表现】★★★△△

1. 症状

（1）视力下降：典型的白内障的临床表现是无痛性渐进性视力下降，自觉得有一层毛玻璃挡在眼前。单眼或双眼发生，两眼发病可有先后。

（2）屈光改变：随着晶状体核混浊加重，屈光指数增加，折射力增强，患眼近视度数增加。晶状体核混浊不均，也可产生晶状体性散光。

（3）眩光：光线通过混浊的晶状体产生散射所致。

（4）复视或多视：视力进行性减退，由于晶状体皮质混浊导致晶状体不同部位屈光力不同，可有单眼复视或多视。

（5）色觉改变：混浊的晶状体吸收和阻断了蓝光端的光线，使患眼对这些光线的色觉敏感度下降。

2. 体征　晶状体混浊的形态和程度主要通过裂隙灯显微镜观察，可通过照相比对定量分析观察白内障进展情况。可在充分散瞳的条件下观察晶状体周边皮质混浊表现。

【诊断】★★★△△△

世界卫生组织从群体防盲，治盲角度出发，对晶状体发生变性和混浊，变为不透明，以至影响视力，而且矫正视力在0.7或以下者，方可诊断白内障。但从广义上讲，任何形式的晶状体混浊，即使中心视力正常，均可诊断白内障。

【治疗】★★△

1. 药物治疗　白内障药物治疗没有确切的效果，目前国内外都处于探索研究阶段。

2. 手术治疗　在手术技术及手术设备还没有发展成熟时，白内障的手术治疗方式极为有限，我国是世界上最早开始治疗白内障的国家之一，早在1500年前的唐代，由王焘编写的《外台秘要》里就记载可以使用“金针拨障”治疗，后来发展为白内障针拨术，即将混浊的晶状体用器械剥离悬韧带，将晶状体推入玻璃体腔内，术后佩戴高度数凸透镜矫正视力，但因这种手术方式易发生并发症，且伴随手术技术的进步，这种方法已不再采用。后来，白内障手术历经白内障囊内摘除术，白内障囊外摘除术至目前最为普遍使用的白内障超声乳化术和现在逐渐兴起飞秒激光辅助的白内障手术等几个阶段，手术时间及术后恢复时间大大缩短，视力预后也大为提高。

（1）白内障超声乳化术（phacoemulsification，phaco）：为近年国内蓬勃发展起来的新型白内障手术方式。白内障超声乳化技术是显微手术的重大成果，自1967年美国的Kelman医生发明了第一台超声乳化仪并用于临床，之后经过众多眼科专家40多年不断改进、完善，白内障超声乳化技术已成为世界公认的、先进而成熟的手术方式。超声乳化目前在发达国家已普及，我国自1992年开始引进并推广。使用超声波将晶状体核粉碎使其呈乳糜状，然后连同皮质一起吸出，术毕保留晶状体后囊膜，可同时植入后房型人工晶状体。老年性白内障发展到视力低于0.3，或白内障的程度和位置显著影响或干扰视觉功能，患者希望有好的视觉质量，即可行超声乳化白内障摘除手术。其优点是切口小，组织损伤少，手术时间短，视力恢复快。

（2）白内障囊外摘除术（extracapsular cataract extraction，ECCE）：切口较囊内摘除术小，将混浊的晶状体核娩出，吸出皮质，但留下晶状体后囊。后囊膜被保留，可同时植入后房型人工晶状体，术后可立即恢复视功能。

（3）白内障囊内摘除术（intracapsular cataract extraction，ICCE）：大切口切开角巩膜缘，牵开切口用冷冻头冻住晶状体，向外牵拉造成悬韧带的断裂，娩出晶体。摘除白内障后，眼球内就丧失了晶状体这一必不可少的结构，视物仍不清楚，需佩戴矫正眼镜或者植入前房型人工晶体。目前这种手术方式对于常规白内障已较少应用，但对于存在晶状体脱位的患者仍是一种治疗选择。

（4）飞秒激光辅助的白内障手术：目前流行的白内障超声乳化联合人工晶体植入手术虽然已经使患者术后视觉质量大大改善，但是其仍有术后散光，连续环形撕囊技术不佳致前囊不圆等问题。利用飞秒激光技术可以帮助解决这些问题，能更好地提升患者术后的视觉质量。

（5）人工晶体：自从英国医生Harold Ridley于1949年植入首例人工晶体起，植入人工晶体以矫正白内障患者术后无晶状体状态，实现生理性视功能恢复成为白内障手术的主要目标。人工晶体的发展相应经历了由后房型人工晶体至前房型人工晶体，再由前房型人工晶体发展为以聚甲基丙烯酸甲酯（polymethyl methacrylate，PMMA）为主导地位的后房型人工晶体。白内障超声乳化吸出术联合折叠人工晶体的植入已成为当今主要的白内障手术方式。

目前，临床上常用的人工晶体根据光学性能不同可分为多种不同类型，传统的人工晶体为无色的单焦点晶体，而目前已发展出多环衍射的多焦点人工晶体，可变色晶体，可调节晶体及三焦点晶体，不同类型的人工晶体可以满足不同人群的视觉需要。

现在的白内障手术除了能有效地治疗白内障这种常见的老年眼病外，还可以通过手术切口的选择，人工晶体的选择等作为一种屈光手术方法，在治疗白内障的同时，给患者带来更好的视觉体验。

二、青光眼

青光眼是一组威胁和损害视神经从而导致视功能受损，主要与病理性眼压升高有关的临床综合征或眼病。最典型的表现为视神经的凹陷性萎缩和视野特征性缺损、缩小。如不及时采取有效的治疗，最终导致无法逆转的失明。

根据引起青光眼的原因不同，可将其分为原发性和继发性青光眼两大类。原发性青光眼根据房角形态又可分为：闭角型和开角型青光眼。闭角型青光眼按照病程分为急性和慢性两类。而开角型青光眼则根据基线眼压分为高眼压性和正常眼压性青光眼。由于眼部或全身疾病导致的青光眼称为继发性青光眼，可为开角，也可为闭角。

（一）急性原发性闭角型青光眼

90% 以上的患者在 40 岁以后发病，女性常多于男性（4∶1）。患眼多为远视，具有小眼球、小角膜、浅前房，房角狭窄的解剖基础。随年龄增长，老年人晶状体逐渐增厚、变硬、前移，悬韧带更加松弛。一旦受过度劳累、情绪波动、暗光线环境及寒冷季节等刺激发生急性瞳孔阻滞，使房水排出受阻，眼压升高，导致急性闭角型青光眼的发作。

【临床表现】★★★△△

急性闭角型青光眼的临床过程分为六期：临床前期、前驱期、急性发作期、缓解期、慢性期、绝对期。临床前期多为一眼已发病患者的另一只眼。前驱期多表现为间断发作的眼胀头痛、视物模糊，休息后自然缓解，老年人多误认为是视疲劳。急性大发作期患眼混合充血明显，角膜水肿，前房极浅，瞳孔呈竖椭圆扩大、固定，眼压可到达 80 mmHg 以上，患者剧烈眼痛头痛，甚至伴有恶心呕吐。急性发作期如治疗及时，眼压完全恢复正常，房角重新开放，则称为缓解期；如经治疗眼压仍控制不好，并出现青光眼特征性视神经损害时称为慢性期；如未得到及时治疗导致视力丧失，并伴有角膜大泡性病变，虹膜新生血管时，称为绝对期。急性发作后患眼常可见“三联征”：角膜后色素性 KP，虹膜脱色素及节段性萎缩，晶状体前囊下皮质混浊（青光眼斑）。

【诊断】★★★△△△

急性闭角型青光眼：明显的周边虹膜膨隆、浅前房、窄房角、充血性急性发作和发作后“三联征”标志本病特点。老年患者青光眼急性发作时所引起的剧烈眼痛、头痛和严重的恶心呕吐、血压升高、心率减慢等症状常常被误诊为心脑血管意外，急性胃肠炎等内科疾病。应注意发作时是否有眼红、视力下降，应及时到眼科就诊。患者于眼科经眼压测量及裂隙灯检查排除急性结膜炎、急性虹膜睫状体炎等其他可引起眼红的疾病即可确诊。临床前期及前驱期临床不易发现，可利用激发试验帮助诊断：如暗室俯卧试验，患者于暗室内俯卧位或头低位 1～2 小时，眼压升高≥8 mmHg 时为阳性。扩瞳试验需应用短效散瞳药，可诱发急性青光眼大发作，临床需慎用。

【鉴别诊断】★△

1. 与急性虹膜睫状体炎鉴别 急性闭角型青光眼发作时前房浅，瞳孔半开大，眼压升高，而一般急性虹膜睫状体炎前房深度正常，瞳孔缩小并有后粘连，眼压一般正常。急性虹膜睫状体炎角膜后壁有较多灰白色 Kp，房水闪辉阳性，有浮游物，而急性闭角型青光眼角膜后壁可有少量棕色 Kp，房水闪辉可以阳性，但一般较轻。

2. 与全身其他系统疾病鉴别 急性闭角型青光眼急性发作时可被误诊为脑血管疾病或胃肠系统疾病，应该详细询问病史，做出必要的眼科检查就不难做出正确诊断。

【治疗】★★△

传统急性原发性闭角型青光眼治疗原则以手术治疗为主，药物治疗为辅。近年来随着检查、治疗手段的不断增加，治疗措施多根据患者眼压、房角关闭范围、年龄等多因素综合考虑。

1. 激光治疗 激光虹膜成形及打孔等治疗可以有效解除瞳孔阻滞，增加房角宽度，适用于急性闭角型青光眼的临床前期、前驱期，大发作后的缓解期，房角关闭小于 180 度的慢性期，再联合药物治疗往往可以稳定地控制眼压。对于急性发作眼的对侧眼以及有青光眼家族史患者的眼，也可以预防性行激光周边虹膜打孔治疗以降低急性发作的可能性。绝对期眼压仍高、症状难耐者可行睫状体光凝术破坏部分睫状体功能降低眼压。

2. 药物治疗　1）缩瞳药可使虹膜拉平、变薄，增加房角宽度，促进房水外流，各期均可应用。长期使用会导致瞳孔缩小、视物模糊、瞳孔后粘连等并发症，临床已不再推荐长期、大量使用。2）β受体阻滞药、α受体激动药、碳酸酐酶抑制药均可抑制房水生成而降低眼内压。但应该注意β受体阻滞药有减慢心率、诱发哮喘等副作用。3）前列腺素类药物通过增加房水葡萄膜巩膜通道引流降低眼内压，但依赖于房角的开放，通常应用于开角型青光眼。对于房角仍有开放或施行激光或手术后部分房角开放的慢性期患眼仍有效果。4）高渗剂（20%甘露醇、50%甘油盐水）和碳酸酐酶抑制药仅对于急性大发作期或慢性闭角型青光眼眼压≥40 mmHg需迅速降低眼内压时短期应用。但糖尿病患者、肾功能不全的老年患者高渗剂应慎用，磺胺过敏者碳酸酐酶抑制药禁忌。

3. 手术治疗　急、慢性闭角型青光眼房角粘连范围超过180度时需要行外引流手术，可以用小梁切除术来控制眼压。伴有一定程度白内障的老年患者同时行白内障摘除＋人工晶体植入术，既可增加前房深度及房角宽度还可大大降低小梁切除术后浅前房、白内障加重等并发症的发生。老年患者因晶体老化、膨胀，青光眼急性发作的危险性大大增高，及时行白内障摘除＋人工晶体植入术可以有效控制眼压并能减少甚至消除以后急性发作的可能性。绝对期眼压仍高、症状难耐者可行睫状体冷冻术或睫状体光凝术降低眼压。

（二）原发性开角型青光眼

原发性开角型青光眼（primay open angle glaucoma，POAG）存在高眼压性原发性开角型青光眼（high tension glaucoma，HTG）和正常眼压性原发性开角型青光眼（normal tension glaucoma，NTG）两个亚型，属多基因或多因素遗传病，双眼疾病。随年龄增长发病率不断增加，40岁以上为0.5%～1.0%，70～74岁可达到2%。HTG眼压升高原因主要由于小梁细胞异常丢失和功能下降、小梁融合及内皮小梁网细胞外基质异常堆积导致房水外流受阻所致。此外，可能存在神经系统对眼压调节失常的机制。NTG病因尚不清楚，一致公认视乳头缺血在NTG性视神经损害的作用，最新的研究发现跨筛板压力差增大在NTG的发病中扮演了重要的角色。

【临床表现】★★△

开角型青光眼发病隐蔽，进展缓慢，早期患者无症状或仅有视物模糊、眼胀、疲劳等现象，直至病程晚期视野显著缩小，出现夜盲甚至失明才有所发觉。HTG患眼早期眼压不稳定，随着病程发展，眼压升高。NTG峰值眼压始终不超过21 mmHg，但日曲线波动度大（多>8 mmHg）。开角型青光眼患眼视盘进行性盘沿丢失，视杯扩大变深，环形血管显露，筛孔显见。NTG视盘改变比HTG视盘更大、盘沿较薄，筛孔较大，多见颞下部视盘出血和切迹，常见“青光眼晕”。多数患眼早期出现颞上或颞下方弓形视神经纤维局限性萎缩，逐渐发展为楔形缺损。少数患眼表现为视神经纤维层弥漫性变薄，颜色变暗。随视神经纤维萎缩进展患眼开始出现5°～30°视野内的相对或绝对性旁中心暗点以及以水平线为界的上方或下方鼻侧阶梯。随病情发展，旁中心暗点与生理盲点相连成上方或下方的弓形暗点。病变晚期上、下弓形暗点在鼻侧水平线相连形成管状视野，或仅存颞侧小视岛。NTG患眼早期即可出现侵犯注视区5°范围内的致密旁中心暗点，较HTG更早累及中心视力，但视野损害进展相对缓慢。开角型青光眼患者前房正常或偏深。房角多为宽角、少数轻度窄角，但始终开放。NTG患者常常存在血压、血管和血液方面的异常及眼后节血流异常。

【诊断】★★△

1. HTG诊断要点　眼压升高>21 mmHg，具有典型的青光眼进行性视盘改变和/或伴有局限性视神经纤维层缺损，与之相应的青光眼性视野改变。房角开放，并排除其他可引起眼压升高的眼部及全身异常，即可诊断。

2. NTG诊断要点　具有典型的进行性青光眼性视神经改变和视野损害，且24小时眼压曲线峰值≤21 mmHg、波动度大时即可诊断正常眼压性青光眼。某些老年患者因颅内病变或颈动脉硬化或急性大失血等引起的“假性青光眼”与NTG有许多相似之处，如视盘苍白、凹陷扩大、神经纤维束性视野缺损、眼压正常，应注意区别，以免延误原发病的治疗。后者双眼发病，视盘凹陷多为局限性扩大、较深、眼压波动度常大于正常。前者有相关病变或病史。当原发病控制后，视神经损害停止发展。

【治疗】★★△

1. 降低眼内压　循证医学研究显示眼压是青光眼进展的独立危险因素。降低并维持稳定的靶眼压可以延缓或停止视野缺损的进展。靶眼压的制定具有个体化特点，需要考虑患者的基线眼压水平，视野缺损程度，预期寿命，其他危险因素（年龄、种族、家族史、高度近视、糖尿病等）。目前临床应用的降眼压手段包括药物、激光、手术。药物治疗仍然是开角型青光眼的首选治疗方法。各种作用机制的局部降眼压药均可选择，或单一或配合应用。前列腺素类药物具有降眼压幅度大、作用时间长、昼夜均有作用、全身副作用小等优点，已由国外的一线用药逐渐成为我国POAG的首选用药。

激光治疗目前发展迅速，现在，选择性激光小梁成形术（SLT）具有无创伤，可重复进行的特点，通常作为滤过手术前的补充治疗方法，70%～80%的患者可使眼压下降6～8 mmHg。缺点是降压效果不持久，一段时间后眼压又会升高。除了SLT外，微脉冲激光小梁成形术（MLT）也已经发展成为POAG激光治疗的一个新的治疗。

当药物或激光治疗都不能有效降低眼压及视野进展的患者应及时采取手术治疗。传统的手术治疗小梁切除术和近年来发展出的非穿透性手术均适合本病，术中联合使用抗瘢痕药物及调整缝线技术的应用大大提高了手术成功率。若眼压控制不佳或行多次手术者，可行青光眼引流阀植入术治疗，目前的引流阀有多种类型，包括Molteno，Baerveldt和Ahmed阀等，同时还有一些微小引流器如Express，iStent等装置以控制眼压。

尽管NTG患者基线眼压并不高，降低眼压仍是目前主要的治疗方向。应将原眼压水平降低25%～30%，或早期患者降至12 mmHg以下，当视野损害到注视区内者，眼压最好降至8～10 mmHg。前列腺素类和局部碳酸酐酶抑制药在夜间睡眠时仍起作用，被认为是最理想的药物。选择性激光小梁成形术（SLT）治疗也同样有效。当药物无法达到目标眼压时，非穿透性或传统小梁切除术可能获得更低更稳定的眼压水平。

2. 改善供血，视神经保护 对于眼压控制较好而视野损害仍发展，并有眼后节血流不畅，同时患有高血压动脉粥样硬化，外周血管疾病，糖尿病，高黏血症等适当地给予改善血循环药物是有益的。目前尚无明显有效的药物，有一些局部用药（贝特舒、阿法根），口服CCB类制剂（如尼莫地平、硝苯地平）以及银杏叶片能改善视乳头供血，保护视野的报道。维生素B_1、维生素B_{12}是传统的营养神经药物，也被用于青光眼视神经损害的辅助治疗。

三、年龄相关性黄斑变性

【定义】★★★△△

年龄相关性黄斑变性（age-related macular degeneration，AMD）又称老年黄斑变性，是眼底黄斑区的常见退行性疾病，它好发于50岁以上中老年人，常累及双眼。在疾病的不同阶段，它以玻璃膜疣，地图样萎缩，视网膜色素上皮（retinal pigment epithelium，RPE）脱离和黄斑区脉络膜新生血管为主要特征。年龄相关性黄斑变性是现在老年人致盲的重要病因。

【流行病学】★△

年龄相关性黄斑变性的患病率与年龄呈正相关，美国80至89岁人群的患病率（包括早期及晚期）为40%，其中新生血管性占5%，而90岁以上人群早期AMD的患病率为62%，新生血管性AMD为13%。年龄相关性黄斑变性与性别无明显关联。

我国40岁以上的一项调查发现，年龄相关性黄斑变性在40～49岁患病率为0.87%，50～59岁为5.05%，60～69岁为7.77%，70岁以上为15.33%。其中非渗出性占96.3%，渗出性占3.7%。

【病因】★△

年龄相关性黄斑变性的具体病因目前仍不明确，其发生、发展可能与以下因素有关：遗传、种族、生活习惯、全身疾病、环境及白内障手术。

【发病机制】★△

年龄相关性黄斑变性患者视网膜色素上皮功能异常，其对视细胞外节盘膜吞噬消化能力下降，结果使代谢产物沉积于Bruch膜，形成玻璃膜疣。玻璃膜疣的主要成分有脂质、淀粉样蛋白、补体及其他细胞成分。随着病情进展，Bruch膜断裂，在血管内皮生长因子（vascular endothelium growth factor，VEGF）的作用下，脉络膜毛细血管通过破裂的Bruch膜进入RPE下及视网膜神经上皮下，形成脉络膜新生血管。由于新生血管壁的结构异常，导致血管的渗漏和出血。

【临床表现】★★△

本病以有无新生血管形成分为干性及湿性两大类型。

1. 干性年龄相关性黄斑变性 可根据眼底表现的不同分为以下2期。

（1）早期（玻璃膜疣）：中心视力无变化或仅轻度下降，查体可见黄斑区玻璃膜疣形成。典型的玻璃膜疣眼底表现是局限性、近圆形的黄白色反光，不同患者玻璃膜疣的数量、大小、形状和分布不同。大部分玻璃膜疣直径在20～100 μm之间。

（2）晚期（地图样萎缩）：中心视力损害严重，眼底检查可见黄斑区大片边界清楚的色素上皮萎缩区，并伴随有玻璃膜疣，其下的深层脉络膜大血管清晰可见。

2. 湿性年龄相关性黄斑变性（新生血管性黄斑变性） 中心视力严重下降，可有突发中心暗点及视物变形。新生血管可表现为脉络膜新生血管（choroidal neovascularization，CNV）或视网膜血管瘤样增生（retinal angiomatous rroliferation，RAP），它们可以导致视网膜下积液，网膜内、网膜下或色素上皮下出血，RPE 脱离等表现从而引起典型的症状。新生血管性黄斑变性晚期会形成黄斑区纤维血管化或萎缩性瘢痕，导致中心视力永久受损。

【辅助检查】★★△

1. Amsler 表 对于患者而言，Amsler 表是一种简便的检查方法，即使是早期的干性黄斑变性也可以检出异常表现，适合患者自测及监测病情进展。

2. 眼底检查 常规眼底检查可以发现典型的玻璃膜疣、出血、渗出、RPE 脱离等改变，可以为后续检查提供依据。

3. 光学相干断层扫描（optical coherence tomography，OCT） OCT 是一种无创的黄斑区断层扫描，它通过对黄斑区视网膜结构的细致扫描可为黄斑变性的诊断提供详尽信息。结合眼底图像，OCT 可以明确病变的性质、范围及层次。目前，还能利用 OCT 进行眼底血管成像（Angio-OCT），作为一种无创的检查方法评价眼底各层血管的形态。

4. 自发荧光（auto fluorescence，AF） RPE 细胞内的脂褐质可以发出自发荧光，该检查通过观察脂褐质的自发荧光评价 RPE 细胞的代谢活动。地图样萎缩区常表现为暗区，提示其内 RPE 细胞功能丧失，而病损区周边则可表现为高自发荧光。

5. 荧光血管造影（fluorescence angiography，FA） 荧光血管造影常被用来确认有无活动性新生血管并确定病变的位置及新生血管的组成。它可作为判断抗新生血管治疗是否有效的依据。

6. 吲哚菁绿血管造影（indocyanine green angiography，ICGA） ICGA 可以提供清晰的脉络膜血管显影，它为诊断和治疗 AMD 提供指导。它可以帮助医生明确 CNV 的性质和范围，并且可以帮助鉴别其他脉络膜疾病如息肉样脉络膜血管病变（polypoidal choroidal vasculopathy，PCV）或中心性浆液性脉络膜视网膜病变（central serous choroidoretinopathy，CSC）。

【诊断与鉴别诊断】★★△

根据患者的症状及眼底表现，OCT 和造影检查，典型的 AMD 诊断并不困难。但一些不典型的 AMD 需要与一些其他累及 RPE 和脉络膜毛细血管的疾病鉴别。

【治疗】★★★△△

1. 干性 AMD 目前没有一种治疗方法可以阻止干性 AMD 的进展。补充维生素、饮食控制和吸烟可以延缓视力下降的进度。AREDS 研究发现，抗氧化剂和锌对延缓疾病进程及视力下降有益。抗氧化剂包括维生素 C、维生素 E 等。

2. 湿性 AMD 目前，治疗新生血管性 AMD 的标准方案是玻璃体腔内抗 VEGF 治疗，既往的一些治疗方法如激光光凝、光动力治疗、经瞳孔温热治疗以及手术治疗已较少在临床上使用。

（1）抗 VEGF 治疗：VEGF 是参与新生血管形成的重要细胞因子。玻璃体腔内抗 VEGF 治疗已被证实能够有效抑制新生血管形成并促进新生血管消退，规范化的抗 VEGF 治疗能够显著提高并保持湿性 AMD 患者的视力。目前在我国上市的抗 VEGF 药物——雷珠单抗（Lucentis）是 VEGF-A 抗体的 Fab 片段，通过向玻璃体腔内直接注射，药物可以与 VEGF 结合阻止其参与新生血管形成的过程。两个大型的随机临床对照试验——MARINA 和 ANCHOR 研究证实 Lucentis 可以提高新生血管性 AMD 患者的视力，因此 Lucentis 成为第一个被美国 FDA 批准的可以提高新生血管性 AMD 患者视力和抑制新生血管渗漏和生长的药物。

其他的抗 VEGF 治疗还包括哌加他尼（Macugen）——VEGF 一种亚型的适体（aptamer）及阿柏西普——VEGF 受体类似物。同时，超说明书用药的贝伐单抗（Bevacizumab）玻璃体腔内注射也被广泛的用于临床。

目前，由我国自主研发的抗 VEGF 药物——康柏西普已经被我国食品药品监督管理总局批准治疗湿性 AMD。这是一种 VEGF 受体与人免疫球蛋白 Fc 段基因重组的融合蛋白，它可以通过结合 VEGF，竞争性抑制 VEGF 与受体结合并组织 VEGF 家族受体的激活。

（2）维替泊芬光动力治疗（photodynamic therapy，PDT）：在抗 VEGF 治疗出现前，PDT 治疗被广泛用于湿性 AMD，它可以在治疗后早期提高患者视力。光动力治疗需要光敏剂——维替泊芬，它被注射到病人的血液中，当药物循环到视网膜时，用 689 nm

激光照射激发光敏剂，从而破坏异常的新生血管，而对正常的视网膜组织没有损伤。PDT 治疗能够有效的破坏新生血管，但 2 年内的随访发现它并不能维持患者的视力。因此在抗 VEGF 治疗出现后，PDT 治疗就逐渐被替代了。

【预防】★△

由于老年黄斑变性病因不明，因此没有特殊的预防方法阻止病变发生，根据目前的流行病学研究和基础研究，以下方法可以用于预防及配合治疗。

1. 配戴深色眼镜，减少光损伤。

2. 禁止吸烟，尽量少饮酒。

3. 少食高脂质物质，如动物内脏，减少患者老年性黄斑变性的危险因素。

（黄剑锋　陈　彤）

参考文献

[1] 张卯年. 老年眼病的防治. 北京：金盾出版社，1997：116-128.
[2] 刘家琪，李凤鸣. 实用眼科学. 北京：人民卫生出版社，1999：414-450.
[3] 周文炳. 临床青光眼. 北京：人民卫生出版社，2000.
[4] 张舒心. 青光眼治疗学. 北京：人民卫生出版社，2011.
[5] 闫鸿禄. 老年眼病学. 北京：人民卫生出版社，1996：248-289.
[6] 周文炳，王宁利，赖铭莹，等. 我国原发性闭角型青光眼的研究进展. 中华眼科杂志，2000，36（6）：475-478.
[7] 孟丽红. 老年人青光眼 51 例临床分析. 国际眼科杂志，2012，12（2）：373-375.
[8] 路琦，胡兵，毕宏生. 急性闭角型青光眼急性发作期首诊内科误诊 28 例分析. 国际眼科杂志，2010，10（1）：133-134.
[9] 贺翔鸽. 应用闭角型青光眼新的分类和定义指导临床治疗. 眼科，2007，16（1）：12-13.
[10] 宋旭东，王宁利，唐广贤，等. 超声乳化手术治疗原发性闭角型青光眼合并白内障的多中心试验. 医学研究杂志，2010，39（3）：17-21.
[11] 周历，盛豫，关娟，等. 选择不同术式治疗老年人急性闭角型青光眼 89 眼疗效分析. 医学临床研究，2012，29（1）：39-41.
[12] 彭波. 浅析治疗青光眼的主要药物及用药误区. 亚太传统医药，2011，11（7）：186-187.
[13] 吴晓红，陈艳艳. 曲伏前列腺素治疗残余性青光眼的疗效. 国际眼科杂志，2011，11（9）：1642-1643.
[14] 熊飞，叶秀玲，罗浩，等. 曲伏前列腺素治疗原发性青光眼的临床观察. 实用医学杂志，2010，26（15）：2825-2826.
[15] 孙霞，梁远波，李思珍，等. 慢性闭角型青光眼治疗方法的循证评价. 眼科，2007，16（4）：267-272.
[16] 任泽钦，李美玉. 正常眼压性青光眼的临床及其相关研究. 中华眼科杂志，2002，38（12）：766-768.
[17] 张健，郭丽，王丽华，等. 膨胀期白内障继发性青光眼的治疗. 中华眼科杂志，2001，37（5）：359-361.
[18] 王铮，杨建，刘小伟，等. 老年性白内障晶体膨胀继发青光眼的临床分析. 中华老年医学杂志，2001，20（3）：222-223.
[19] Klein R, Klein BE, Linton KL. Prevalence of ager-related maculopathy : The Beaver Dam Eye Study. Ophthalmology. 1992 Jun; 99 (6): 933-943.
[20] Klein R, Meuer SM, Knudtson MD, et al. The epidemiology of progression of pure geographic atrophy: the Beaver Dam Eye Study. Am J Ophthalmol. 2008 Nov; 146 (5): 692-699.
[21] 关国华，詹宇坚，黄仲委. 老年性黄斑变性流行病学调查（附 1091 例调查结果分析）. 中华眼底病杂志，1989，5：208.
[22] Tomany SC, Cruickshanks KJ, Klein R, et al. Sunlight and the 10-year incidence of age-related maculopahty: the Beaver Dam Study. Arch Ophthalmol. 2004 May; 122 (5): 750

第3节　听力减退

【定义】★★★△△△

随着年龄的增长，人体的许多组织和器官都在缓慢的老化，如神经细胞减少，神经递质及神经活性物质异常，神经纤维传导速度减慢，自由基代谢障碍，酶的活性下降，结缔组织变性等，在临床上则表现为记忆力衰退、毛发变白、牙齿脱落、肌肉萎缩以及血管硬化等衰老（aging）现象。人的听觉系统在敏感性、感知度以及对微小刺激的辨别力上都比其他感觉系统优越，当衰老累及听觉系统时便会出现听力减退，言语分辨率下降，这便是老年性耳聋（presbycusis）。老年性聋多先从高频开始发生，逐渐向低频音域扩展，当耳聋涉及主要言语频率后，便会引起听话困难。绝大多数老年性聋为感音神经性聋，混合性聋极少，其病程较长、发病隐匿，往往患者就诊时已出现明显的听功能障碍。

【流行病学】★★★△△

目前我国老年人口已经达到 1.3 亿，占总人口数的 11%，在老年人群中，老年性聋的发病率很高，据美国卫生中心统计（1975），65 岁以上的居民中，听力减退者占 72%；中国分别为 65～69 岁 1.6%，70～74 岁 3.2%，75～79 岁 7.5%，≥80 岁 14.9%。尽管历次统计结果不尽相同，发病年龄和进展速度也因人而异，但老年性聋却有着以下共同规律：①城市高于农村；②工业从业人员高于农业；③心血管疾病患者高于一般居民；④有慢性病灶的人高于普通健康居民；⑤嗜烟酗酒者发病较一般老人高。

【病因】★★★△△

目前认为，遗传因素、血液循环变化、骨质变化、代谢紊乱、环境噪声、饮食营养、生活条件、劳动强度、气候变化、慢性疾病、精神紧张等都会加速听觉系统的老化，引发老年性聋。

（一）遗传因素

据估计，40%～50% 的老年性聋与遗传有关。有人认为，身体的衰老是由于存在着衰老基因的缘故，它在生命的早期并未表达，直至生命后期才开始活化。近年来发现的老年性聋相关基因包括钙黏蛋白 $Cdh23^{ahl}$ 等位基因、钾离子通道蛋白 KCNQ4 基因、缝隙连接蛋白 GJB2 基因、转录因子 GRHL2/TFCP2L3 基因、抗氧化物酶及氧化磷酸化相关蛋白 NAT2 基因，以及 N- 乙酰转移酶 2 等。

（二）血液循环变化

Saxen 对 33 例老年性聋患者进行研究，发现除 13 例耳蜗神经节与 1 例听觉中枢神经退变外，其余 19 例都有内耳血管硬化。Fisch 等观察了 2～85 岁的 25 例颞骨切片和 PAS 染色标本，发现毛细血管管壁随年龄增加而逐渐增厚，血管纹逐渐变窄，内耳道血管外膜逐渐增厚，伴有胶原组织的增生和成纤维细胞的减少。上述血管壁及血管纹的病理改变，能影响耳蜗的营养与气体交换，妨碍内淋巴液的物质代谢及毒物清除，引起内耳供血不足、供氧下降，导致细胞缺血、缺氧，引起或加重听力下降。

（三）骨质变化

Krmpotic-Neumatic 等指出，随着年龄增长，内耳道底的筛孔状骨板出现钙质沉积和增生，使骨孔减少和缩小。从出生到成人，螺旋神经束的小骨孔骨膜层增厚约 10 倍，最终 100～140 个小孔缩减为 3 个，这些改变无疑会造成蜗神经的萎缩。而前庭区筛板和筛骨筛板的小孔也有类似的变化，可分别引起老人的平衡功能和嗅觉衰退。有研究表明，Peget 病、Down 综合征等患者在早年出现的老年性聋，与骨的病理变化或许有关。

（四）外源毒素、肌张力失调、代谢因素

Roseenhall 的研究认为，外源毒素如卡那霉素、链霉素、庆大霉素、奎宁、水杨酸对老年性聋的发生有一定促进关系。Huygen 等发现肌张力失调的患者可发生早老性聋。糖代谢异常亦是耳聋的诱因，Susan 等研究发现在老年人群中患有糖尿病的患者听功能明显下降，年龄增长可引起血流缓慢或阻塞，以致灌注不足局部缺血，而毛细胞和血管纹极易受缺血的影响。

（五）环境噪声

研究提示噪声暴露会影响老年性聋的发病，并使其发病年龄提前。与老年性聋发病相关的基因也可能是通过增加人体对噪声的敏感性而起作用的，在导致听力损失时噪声和老化可能有相互累加的作用。

总之，老年性聋病因复杂，是多环节、多因素共同作用的结果，涉及人体生理、病理、生化和分子等各个方面。不同病因或诱因作用的详细病理及分子生物学机制仍需不断探索研究，从而为老年性聋的对因治疗提供理论依据。

【病理及其分类】★★★△△△

老年性聋的病理改变主要在耳蜗及蜗后，其主要的病理变化可表现为：血管纹老化引起能量传递减少；基底膜增厚、钙化、透明变性；内、外毛细胞萎缩，支持细胞减少；螺旋韧带和血管纹萎缩；螺旋神经节细胞退变，耳蜗神经纤维变性。临床表现为高频听力下降，言语识别功能不良，脑干诱发电位的潜伏期延长、波峰变低或消失。

1993 年，Schuknecht Gacek 将老年性聋的外周

病变按病理表现分为四个类型：

（一）感音性老年性聋（sensory presbycusis）

相当于耳蜗上皮萎缩型。此型主要表现为高频听力下降，纯音听力图示从1000 Hz开始向高频区急剧下降，该类型的听力损失常常从中年开始出现，进展缓慢，言语识别率尚佳。病理表现为耳蜗底周末端数毫米（高频区）的螺旋器感觉上皮及其相关的神经萎缩。螺旋器退变为原发性，神经退变为继发性。

（二）神经性老年性聋（neural presbycusis）

相当于神经萎缩型。此型主要表现为言语识别能力明显下降，与纯音听阈变化程度不一致。因此依靠传统助听设备的声音放大作用难以满足需求，往往表现为“听得见却听不懂”的困惑。病理表现以耳蜗螺旋神经节和神经纤维的退行性变为主要特征。神经元的退变虽开始较早，但症状出现多在晚年，常在短短几年内听力快速下降。

（三）血管性老年性聋（stria presbycusis）

又称代谢性老年性聋。此型主要表现为全频程均等听力减退，纯音听力曲线呈平坦型，言语识别率尚好，常在年迈时出现缓进性老年性聋。血管性老年性聋常常有家族性的特点，其发生时间从30余岁到60余岁不等，进展缓慢。因此，患者佩戴助听设备后的效果好。早在1964年，Schuknecht就描述了血管纹萎缩和功能下降是老年性听力损失的一个普遍的病理改变，当血管纹总的损害面积超过30%时，就可以出现平坦型听力曲线。血管纹的萎缩通常发生在耳蜗中周和顶周，但是也可以发生在底周，因为内淋巴液在蜗管内是连续的，这些变化引起了内淋巴的生化性质改变，钾钠不平衡，生物电位紊乱，引起耳鸣及听觉功能障碍。Gratton进一步证明了微血管系统的变化与血管纹的萎缩有关系。而Schuknecht等认为基因因素是血管纹退化最主要的原因。

（四）耳蜗传导性老年性聋（cochlear conductive presbycusis）

或称机械性老年性聋。此型听力图呈斜坡型下降。耳聋常始于中年，进展缓慢。耳蜗及听神经均无明显病变，但基底膜因增厚、透明变性、弹性纤维减少等而变得僵硬，特别是在底周末端基底膜最狭窄处，尤为明显。Schuknecht认为，这是一种以基底膜弹性减退为特征的机械性或耳蜗传导性聋。除此耳蜗的病理变化外，临床上尚与中枢型老年性聋不可分离，此型为听觉皮质及听神经径路萎缩，呈渐进性听力下降，言语清晰度受严重干扰，记忆力衰退，常在情感刺激、精神激动或全身麻醉后，突然出现双耳全聋，脑干诱发电位的峰值降低或部分消失，言语识别率下降，纯音听力图呈进行性斜坡型或2000 Hz后的陡降型下降。常伴行走不稳，步履蹒跚。

在人类和动物中（C57大鼠除外）最常见的是血管性或代谢性老年性聋。除了年龄相关性因素，Na^+、K^+、ATP酶的缺失，也会引起血管纹从耳蜗顶回和底回开始变性，并向耳蜗中部区域延伸。血管纹和螺旋韧带在电化学梯度的产生以及耳蜗内液体和离子平衡的调节中起到重要作用。血管纹因其表面富有丰富血管而得名，同时具有很高的代谢率。理论上血管纹中血管数量的改变会引起耳蜗血流的变化，最后导致血管纹的变性。组织病理学研究也证明老年性聋存在血管纹的变性。通过对耳蜗侧壁血管对比染色并进行形态学分析发现老龄动物血管纹的毛细血管面积的减少。血管性病变首先在顶回和底回下部出现小的局灶性损伤，随着年龄增长，损伤区域逐渐扩大。其余血管纹区域则保持正常的微血管结构及耳蜗内电位。毛细血管的完全缺失会引起血管纹的萎缩。超微结构下发现基底膜明显增厚，免疫组化结果显示为层粘连蛋白沉积量增多及免疫球蛋白的异常聚集。因此，有足够的证据支持微血管结构改变的老年性聋的血管纹变性中起主要作用。

【临床表现】★★★△△△

（一）听力下降

不明原因的双侧感音神经性聋，起病隐匿，进行性加重，但进展速度通常甚为缓慢。一般双耳同时受累，亦可两耳先后起病，或一侧较重。听力损失大多以高频听力下降为主。患者常常对鸟鸣、电话铃声、门铃声等高频声响极不敏感。由于儿童的声音往往以高频为主并且说话速度快，因此，患有老年性聋的患者常听不懂小孩子的谈话。

（二）言语识别力降低

患者能听到声音，但分辨不清言语，重度及中重度老年性聋言语识别率与纯音听力改变不平衡。

（三）声音定向能力减弱

患者分辨不出声音来源，在嘈杂的环境下辨音困难，如当许多人同时谈话，或参加大型会议时，老年人常感听话困难。

（四）耳鸣

多数病例均有一定程度的耳鸣，开始为间歇性，仅于夜深人静时出现，以后逐渐加重，可持续多日。耳鸣多为高调性如蝉鸣、哨声、汽笛声等，有些为数种声音的混合；有些患者诉搏动性耳鸣，可能与合并的高血压、动脉硬化有关。对于不少老年患者来说，耳鸣的影响超过听力下降的影响，耳鸣严重困扰老年性聋患者的生活。

（五）眩晕

不是老年性聋的症状，但老年性聋病例可有眩晕，可能与前庭系老化或椎 - 基底动脉的老年性病变有关。一项研究表明，50% 的老年病患者表现为头晕、眼花的症状，其中 90% 的患者注意到他们的症状是“位置性的”，即随着头和身体的位置改变而出现症状，其中有 1/3 表现为真正的眩晕。

（六）其他

疾病晚期，由于听力下降，社交能力差，精神状态受到不同程度的影响，甚至出现孤独、压抑、反应迟钝等精神变化。

【辅助检查】★★★△△

（一）一般检查

老年人耳郭干瘪、皮肤粗糙，鼓膜浑浊、内陷或钙化，鼓膜下缘的半月状白色脂肪弓，均不能视作老年性聋的特征。

（二）听力检查

1. 纯音听力

（1）听力图曲线可有平坦、陡降、渐降、马鞍形、拱形、上坡形等，其中以平坦、陡降、渐降 3 型最常见。气导与骨导同度减退，少有气骨导间距。

（2）听力缓慢减退，无波动，并逐年加重，每经 10 年可有一次听力图的明显改变。

2. 阈上功能试验

（1）SISI（短增量敏感指数）测量的结果难以估计。

（2）重振测验结果不定，阳性者表示耳蜗听毛细胞受损，阴性者表示蜗后病变，如两种病变同时存在则阳性机会较多。

3. 言语测听　言语听力的减退程度比纯音听力大，言语识别率下降明显。

4. 脑干诱发电位　随着检测技术的发展，可以通过对脑干诱发电位的检测来评估人类听觉神经系统的衰老程度。多数研究表明，随着年龄的增加，ABR 的Ⅴ波振幅出现减退，潜伏期延长，反映了外周性听力下降而不是脑干的变化。即使听力很好的老年人，ABR 波形也会出现振幅减弱，提示耳蜗、听神经的病理改变及听觉活动同步化的减弱。而年轻人群则无论听力是否正常，其行为测听阈值都比 ABR 听阈高 10 dB 左右。而老年人的这一差异是 20 dB，这说明老年人 ABR 波形的振幅更低。

5. 对声音的辨向与定位能力减退，对噪声的敏感性增强

【诊断及鉴别诊断】★★★△△

（一）诊断

老年性聋的诊断一般并不困难，凡 65 岁以上而无其他原因的双侧进行性感音性聋均可诊断为老年性聋。但单凭年龄来诊断是不够正确的，有人甚至认为即使 70～80 岁老人耳聋，也只能在排除其他致聋原因后，才能确诊为老年性聋。诊断老年性聋常需分析其他同时存在的衰老体征。

（二）鉴别诊断

老年性聋应与下列听力障碍的疾病相鉴别。

1. 耳毒性聋（ototoxic deafness）　指误用某些药物或长期接触某些化学制品所致的耳聋。已知有耳毒性的药物有近百种，如：氨基糖苷类抗生素（链霉素、卡那霉素、庆大霉素）；水杨酸类止痛药；抗疟药（奎宁、氯喹）；某些抗肿瘤药（长春新碱、氮芥、顺铂、卡铂）；襻利尿药（呋塞米）；抗肝硬化制剂（保兰勃林）；铊化物制剂（反应停）。另外，铜、磷、砷、苯、一氧化碳、二硫化碳、四氯化碳、酒精、烟草等中毒也可致耳聋。这些药物与化学制品无论全身或局部以任何方式应用或接触，均有可能经血液循环、脑脊液或窗膜等途径直接或间接进入内耳损伤听器官。

药物对内耳的损伤除取决于药物的毒性、剂量、用药疗程外，与个体家族遗传性有关。临床表现为耳聋、耳鸣与眩晕、平衡紊乱共存。耳聋呈双耳对称性感音神经性，多由高频向中、低频发展。前庭受累程度两侧可有差别，与耳聋的程度亦不平行。症状多在用药中始发，更多在用药后出现，停药并不一定制止其进行。前庭症状多可逐渐被代偿而缓解。耳聋与耳鸣难完全恢复。

2. 感染性聋（deafness due to infective disease） 是指致病微生物（病毒、细菌、真菌、螺旋体、衣原体、支原体等）感染，直接或间接地引起内耳损伤，导致单耳或双耳不同程度的感音神经性聋，可伴有前庭功能障碍。其多由急、慢性中耳炎及其并发症引起，亦可由全身或邻近感染如腮腺炎、脑膜炎等引起。其临床特点为单侧或双侧进行性耳聋，伴有或不伴前庭受累症状。一般耳聋前常有感染病史。

3. 噪声性聋（noise induced deafness） 是由于长期遭受噪声刺激所引起的一种缓慢进行的感音神经性聋。主要表现为耳鸣、耳聋，纯音测听表现为 4 kHz 谷形切迹或高频衰减型，亦可出现头痛、失眠、易烦躁和记忆力减退等症状。其耳聋程度与噪声强度、暴露时间有关，其次与噪声频率、个体差异有关。早期典型的听力曲线为 4 kHz 处呈 V 形下降，随着病情加重，周围频率逐渐受累，在 3～6 kHz 或 2～8 kHz 之间的听力亦下降，听力曲线呈 U 形，晚期出现全频听力下降，但高频区仍甚于低频区，听力曲线呈下降型。

4. 自身免疫性聋（autoimmue deafness） 此类患者机体产生了抗内耳组织抗体或内耳组织抗原发生了改变，机体免疫系统对内耳组织产生异常免疫反应造成耳蜗感觉和神经结构的变化，导致感音神经性聋。既可表现为器官特异性（无其他器官受累）的原发性内耳损伤，又可有伴随某些系统性自身免疫病而出现的内耳受累症状。多发生于青壮年，主要为进行性、波动性听力减退，可以是蜗性，也可以是蜗后性，可双耳发病亦可单耳发病，双耳可同时或先后发病，一半以上伴有耳鸣，少数可出现面神经麻痹，可伴有眩晕，病程可持续数周、数月或数年。抗内耳组织的特异性抗体试验、白细胞移动抑制试验、淋巴细胞转化试验及其亚群分析等有助于诊断。患者常合并有其他自身免疫性疾病，环磷酰胺、泼尼松等免疫抑制药疗效较好，但停药后可复发，再次用药仍有效。

5. 特发性聋 指原因不明突然发生的感音神经性聋。目前认为本病发生与内耳供血障碍（内听动脉痉挛或栓塞）或病毒感染有关。临床上以单侧发病多见，患者多能准确叙述发病时间及情形，耳聋于数小时或数日内达高峰。一般在耳聋前先有高调耳鸣，半数病人可伴有眩晕、恶心、呕吐及耳周沉闷、麻木感等症状。听力损害多较严重，曲线呈高频陡降型或水平型。前庭功能正常或减低。有自愈倾向，但多数病例不能完全恢复。

6. 创伤性聋（traumatic deafness） 头颅闭合性创伤，若头部固定时，容易造成迷路震荡、内耳出血、内耳毛细胞及螺旋神经节细胞受损；当头部加速或减速运动时因脑与颅骨相对运动引起脑挫伤或听神经牵拉、挤压和撕裂伤；颞骨横行骨折，骨折线常跨越骨迷路或内听道使其内耳诸结构受损；潜水员上升出水过快，导致潜涵性聋（caisson deafness）；爆炸时强大的空气冲击波引起内耳和中耳各种组织结构的损伤。临床表现为双侧重度高频神经性聋或混合性聋，伴高调耳鸣或眩晕、平衡紊乱。症状多在数月后缓解，但难以完全恢复。

7. 全身系统性疾病引起的耳聋 某些全身及其他系统与器官的慢性疾病可引起感音神经性聋。常见的为高血压与动脉硬化。临床表现为双侧对称性感音神经性聋，以高频听力下降为主，可以缓慢进行性下降，也可以以突聋的形式出现。除此之外，慢性肾病、甲状腺功能低下、白血病、红细胞增多症、镰状细胞贫血、巨球蛋白血症、结节病、组织细胞病、多发性结节性动脉炎等多种疾病都可能导致感音神经性聋。

8. 其他 注意与梅尼埃病、耳硬化症、小脑桥脑角占位性疾病、多发性硬化症等相鉴别。

【预防与治疗】★★△△

（一）预防

老年性聋是自然规律在人体衰老中的一种表现，目前尚无适当的预防方法。但是减少一些有关的激发因素，可以有效推迟老年性聋的发生。如改善生活或工作环境，降低或消除噪声；节制脂肪摄入，少食用含饱和脂肪酸较多的动物脂肪；多食用易消化的含纤维素的蔬菜、水果等。可选择食用胡桃肉、芝麻、花生、白果、松子肉、深海鱼油等补肾健脑、开窍益聪的食物，有益于预防老年性聋。戒除不良习惯，忌烟戒酒，有助呼吸道健康和气体交换，延缓老化进程。此外，清除体内潜伏病灶，如龋牙、化脓性鼻窦炎、扁桃体炎、胆囊炎等，劳逸结合，清心寡欲，适当体育活动，避免精神紧张和情绪激动，不用或慎用耳毒性药物，对老年性聋具有一定的预防作用。

（二）治疗

1. 药物治疗及保健 老年性聋是听觉器官的退行性改变，具有不可逆性，目前尚无有效的治疗药物。治疗的目的是延缓老年性聋的进程。主要的治疗原则是处理可能与老年性聋相关的内科疾病如高、低血压，糖尿病，肥胖，高血脂，甲状腺功能低下，肾脏疾病等；适当使用能量合剂、血管扩张药、维生素 E 和维生素 D、微量元素（如锌、铁）等。另外，老年人应保持良好的生活方式，多吃新鲜蔬菜水果、绿茶以及适量红酒等；要注意戒烟、加强锻炼，避免噪声、耳毒性药物。

2. 使用助听设备　根据不同的听力障碍程度及要求可选择不同的助听器。如根据便利性及美观要求，可选择耳背式、耳甲腔式和耳道式助听器；根据听力下降的程度及听力图的类型，可选择具有不同增益强度、调节能力以及对环境噪声的处理能力的模拟助听器、数码编程助听器或数字式助听器。可是助听器仅仅对部分老年性聋患者有效。

对于无法耐受传统助听器耳内声回啸，或有慢性外、中耳感染或单侧全聋的老年人，可以考虑手术安装骨导助听器。骨锚式助听器是 20 世纪 80 年代出现的一种高科技的助听设备，属于植入式骨导助听器，它是一种带有声音处理器的助听装置，适用于某些慢性中耳疾病、各种原因的外耳道闭锁和某些原因导致的单侧耳聋患者，应用骨锚式助听器必须要有正常的内耳功能，内耳功能越好，使用骨锚式助听器的效果越好。

振动声桥也被称作“人工中耳”，它直接驱动中耳的植入部分，通过机械振动，直接把能量传递到传音结构（如听骨链或圆窗），对于有足够中耳空间的老年性聋患者是不错的选择，它对高频耳聋治疗效果明显。适用于无法佩戴助听器或者对助听器效果不满意的患者。它的“直接驱动、中耳植入”特性为助听领域定义了一个新类别。与传统助听器相比，振动声桥具有更好的音调清晰度，更佳的声音质量和更高的功能性增益，同时具有佩戴舒适，美观大方，没有堵耳效应等优势。

临床经验表明，绝大多数老年性聋患者经人工耳蜗植入后获得了良好的听力和言语识别率。提示对使用助听器无效、能耐受全麻手术、有条件接受术后康复训练的老年性聋患者，可以考虑进行耳蜗植入手术。

（任丽丽　周其友）

参 考 文 献

[1] Willott J, Lister J. The aging auditory system: anatomic and physiologic changes and implications for rehabilitation. Int J Audiol, 2003, 42: 2S3-2S10.

[2] Dalton DS, Cruickshanks KJ, Klein BE, Klein R, Wiley TL, Nondahl DM. The impact of hearing loss on quality of life in older adults. The Gerontologist, 2003, 43: 661-668.

[3] 朱玉华，翟所强，戴朴，等. 中国人群中 GJB2 基因变异与年龄相关性耳聋遗传易感性的关联性分析. 中华耳科学杂志，2009.

[4] Bovo R, Ciorba A, Martini A. Environmental and genetic factors in age-related hearing impairment. Aging Clin Exp Res, 2011, 23: 3-10.

[5] Saxén A. Inner ear in presbyacusis. Acta Otolaryngol, 1952, 41: 213-227.

[6] Fisch U, Esslen E. Total intratemporal exposure of the facial nerve: pathologic findings in Bell's palsy. Archives of Otolaryngology—Head & Neck Surgery, 1972, 95: 335.

[7] Krmpotić-Nemanić J, Draf W, Helms J. The Ear. In: Surgical Anatomy of Head and Neck: Springer, 1988: 185-225.

[8] Buchanan JM. The domain of constitutional economics. Constitutional political economy, 1990, 1: 1-18.

[9] Huygen PL, Verhagen WI, Noten JF. Auditory Abnormalities, Including'Precocious Presbyacusis', in Myotonic Dystrophy: Original Paper. Int J Audiol, 1994, 33: 73-84.

[10] Frisina ST, Mapes F, Kim S, Frisina DR, Frisina RD. Characterization of hearing loss in aged type II diabetics. Hear Res, 2006, 211: 103-113.

[11] Erway LC, Shiau Y-W, Davis RR, Krieg EF. Genetics of age-related hearing loss in mice. III. Susceptibility of inbred and F1 hybrid strains to noise-induced hearing loss. Hear Res, 1996, 93: 181-187.

[12] Ohlemiller KK, Wright JS, Heidbreder AF. Vulnerability to noise-induced hearing loss in ‘middle-aged’ and young adult mice: a dose–response approach in CBA, C57BL, and BALB inbred strains. Hear Res, 2000, 149: 239-247.

[13] Schuknecht HF, Gacek MR. Cochlear pathology in presbycusis. The Annals of otology, rhinology, and laryngology, 1993, 102: 1-16.

[14] 张程. 老年性聋病因分子水平研究进展. 国外医学·耳鼻咽喉科学分册，2000，24：210-213.

[15] Johnsson L, Hawkins Jr J. Sensory and neural degeneration with aging, as seen in microdissections of the human inner ear. The Annals of otology, rhinology, and laryngology, 1972, 81: 179.

[16] Schuknecht HF, Woellner RC. An experimental and clinical study of deafness from lesions of the cochlear nerve. The Journal of Laryngology & Otology, 1955, 69: 75-97.

[17] Schuknecht HF. Further observations on the pathology of presbycusis. Arch

Otolaryngol, 1964, 80: 369-382.
[18] 胡春梅，郑芸，王恺. 老年性听力损失的基础研究进展. 临床耳鼻咽喉科杂志，2006，19：907-909.
[19] Gratton M, Schulte B. Alterations in microvasculature are associated with atrophy of the stria vascularis in quiet-aged gerbils. Hear Res, 1995, 82: 44-52.
[20] Schulte BA, Schmiedt RA. Lateral wall Na, K-ATPase and endocochlear potentials decline with age in quiet-reared gerbils. Hear Res, 1992, 61: 35-46.
[21] Gratton M, Schmiedt R, Schulte B. Age-related decreases in endocochlear potential are associated with vascular abnormalities in the stria vascularis. Hear Res, 1996, 102: 181-190.
[22] Thomopoulos GN, Spicer SS, Gratton MA, Schulte BA. Age-related thickening of basement membrane in stria vascularis capillaries. Hear Res, 1997, 111: 31-41.
[23] Sakaguchi N, Spicer SS, Thomopoulos GN, Schulte BA. Increased laminin deposition in capillaries of the stria vascularis of quiet-aged gerbils. Hear Res, 1997, 105: 44-56.
[24] Sakaguchi N, Spicer SS, Thomopoulos GN, Schulte BA. Immunoglobulin deposition in thickened basement membranes of aging strial capillaries. Hear Res, 1997, 109: 83-91.
[25] Kelsall DC, Shallop JK, Burnelli T. Cochlear implantation in the elderly. Otol Neurotol, 1995, 16: 609-615.

第4节　常见口腔疾病

口腔疾病直接影响着老年人的全身健康与生活质量，已经成为威胁我国老年人身体健康的重要公共卫生问题，随着我国进入老龄化社会，该问题得到了医疗界的广泛重视。积极进行老年口腔疾病的防治和护理保健对老年人群保持身心健康、提高生活质量有重要意义。龋病是危害人类健康最普遍的口腔疾病，WHO 把龋病列为仅次于心血管疾病、癌症之后应重点防治的第三大非传染性疾病。牙周病也是一种常见病和多发病，WHO 将牙周组织的健康列为人类健康的十项标准之一。此外，老年口腔干燥征等一系列黏膜疾病也应引起重视。

一、龋病

【定义】★★★△△△

龋病是在以细菌为主的多种因素影响下，牙体硬组织发生慢性、进行性破坏的一种疾病。龋病如不及时治疗，可向牙体深部发展引起牙髓炎、根尖周围炎、颌骨炎症等。由于牙体组织的不断破坏，造成牙体缺损、牙列缺损、影响美观、咀嚼功能下降、影响消化功能和全身健康。龋病及其继发病作为病灶，尚可引起远隔器官的疾病。

【流行病学】★★★△△

老年人由于生理和病理因素，牙根面暴露的机会增加，加上唾液分泌的减少，成为牙根面龋发病的高峰期。由于根部牙骨质具有特殊的化学组成和解剖结构，一旦暴露于口腔后，机械和化学刺激使其比牙釉质更易受到损伤而发生龋坏。

牙根面龋的发病率与暴露的根面量呈直接的正比关系，随着年龄的增加而递增；下颌磨牙最易患根面龋，其次为上颌尖牙和下颌前磨牙，下颌切牙发病率较低。

【牙体组织的增龄性变化】★△

（一）牙釉质

由于唾液中矿物质的沉积，牙釉质表层的再矿化程度增高，牙釉质龋的发生相对减少。

（二）牙本质

弹性下降，牙本质小管变细，继发性牙本质增多，含水量减少，染色性差。

（三）牙髓

牙髓腔变小，牙髓组织发生变性、萎缩、牙髓神经萎缩变性、纤维化。

（四）牙骨质

牙颈部暴露，继发性牙骨质沉积，常与牙槽骨粘连。

【病因和发病机制】★★★△△△

龋病病因理论中的四联因素论已被广泛接受。四联因素是指致龋细菌、适宜的食物（糖）、易感宿主（牙齿和唾液）和时间。龋的发生必须具备致龋菌和致病的牙菌斑环境、具备细菌代谢的底物（糖）、在易感的牙面和牙齿上酸或致龋物质积聚到一定浓度并维持足够时间。

（一）细菌

细菌是龋发病的最关键因素，没有细菌就没有龋。致龋菌主要是指具有致龋能力的细菌，它们能产生有机酸、蛋白水解酶等有害物质，使釉质的无机物溶解、有机成分分解。与龋病发生关系密切的细菌是变形链球菌族，其次是乳杆菌、放线菌、韦荣球菌、奈瑟球菌等。牙菌斑是由细菌、唾液糖蛋白及细菌产生的细胞外多糖等基质构成的致密的薄膜状物，附着于牙齿的表面，由于菌斑的深层处于缺氧状态，利于厌氧菌代谢，产生大量的有机酸堆积在牙齿与菌斑的界面，不易被唾液稀释，致 pH 值下降，牙齿脱矿。

（二）食物

尤其糖是致龋的物质基础。糖的种类、黏度、进食糖的时间和频率影响其致龋作用。

（三）宿主

宿主因素中，牙的解剖形态、结构、排列及其成分等都与牙齿的抗龋能力相关；唾液是影响龋病发生的次要因素，它通过机械清洗作用、缓冲作用、矿物质成分（钙、磷、氟等）及抑菌物质（溶菌酶、免疫球蛋白等）减慢龋病的发展速度；唾液也是菌斑细菌营养的主要来源，有多种原因可造成老年人唾液流量的下降，如头颈部放疗术后、服用抗组胺药、抗抑郁药、抗焦虑药、降压药等。此外，口腔卫生习惯、饮食组成、微量元素、全身疾病、内分泌、遗传等也是影响因素。老年患者的生活自理能力差者，其日常口腔卫生维持能力差，患龋的风险增加。

（四）时间

任何疾病的发生、发展都含有时间的因素。从牙菌斑的形成到龋病的发生需要 6～12 个月，从初期龋到临床可查出龋洞一般需 1～2 年的时间。

对于老年人易患的牙根面龋，除了以上因素外，牙根面龋的发生与乳酸杆菌数量、菌斑指数、唾液缓冲能力、饮食习惯及暴露根面数有明确相关关系。正常根面与根龋表面的菌斑成分不同，根面菌斑中，无牙根面龋者变形链球菌流行率及比例低，内氏放线菌流行率及比例高；对于唾液中变形链球菌及乳酸杆菌，牙根面龋患者高于无龋者。

牙龈退缩与牙根暴露是牙根面龋发生的先决条件，细菌产酸导致牙骨质脱矿是根面龋的始动因素，根部有机质的破坏、降解是根面龋发展的关键。老年人由于牙龈生理性退缩或因牙周病导致牙根较早暴露，同时相邻两牙的接触点因长时间磨耗由点接触变成面接触，出现间隙发生食物嵌塞、根面堆积菌斑不易清除，另外，老年人口腔器官萎缩、自洁作用减退、唾液分泌量减少、口腔中修复体的存在以及全身因素也加重了菌斑的堆积。与此同时，牙根面龋具有再矿化的潜力，其再矿化受多种因子调节。

由于牙骨质有机基质含量远大于牙釉质，牙根面龋进展速度快于釉质龋。在牙根面龋的形成过程中，有机质降解是一个渐进和不可逆的过程，是牙根面龋发生的重要病理特征，主要涉及胶原蛋白和非胶原蛋白的水解、破坏。

【临床表现及诊断要点】★★★△△△

龋病的临床表现可以概括为患牙色、形、质的变化和患者感觉的变化。龋早期呈白垩色，进一步发展可见墨浸样的改变，提示龋已经位于牙本质深层。龋最显著的临床特征是形成了不能自体修复的、牙体组织实质性缺损。

龋病的常规检查方法包括问诊、视诊、探诊、叩诊、牙髓活力测验。通过 X 线影像检查、显微放射显影、光纤透照检查等，可以发现牙齿隐蔽部位的龋损。

早期龋损，可以没有临床症状。当龋损发展到牙本质层并出现龋洞时，患者才有冷、热、甜、酸刺激时的一过性敏感症状，刺激消失，症状随之消失。

龋的好发部位与牙菌斑聚集部位和发育薄弱部位有关，老年人易发根面龋。龋损围绕牙颈部，可有龋洞，也常见于牙根表面广泛的浅表损害。牙根面龋早期表现为界限清楚的一个或多个褪色小点，多位于釉牙骨质结合处。牙根面龋一般沿牙根表面水平方向扩展，与邻近较小的龋坏相融合，形成环绕整个牙根的环形损害。

【鉴别诊断】★★★△△△

（一）牙齿发育和矿化不良

牙齿发育和矿化不良表现为牙表面实质性的缺

损和色泽变化，一般呈不规则形，表面有光泽，质地坚硬，发生在咬合面并常累及牙尖。

（二）慢性牙髓炎

应通过冷热测、探诊和电活力测试仔细鉴别，必要时拍摄X线片观察根尖周组织情况。如临床有自发痛的经历则应诊断为慢性牙髓炎。

对于诊断不清或无法确定的病例，可先行间接盖髓治疗，随访观察。

【治疗】★★★△△

由于龋病是慢性、进行性的疾病，不能通过组织再生自行修复，因此龋洞须进行适当的干预治疗。龋的治疗计划，应及时终止龋病发展、防止对牙髓的损害、恢复牙齿的外观和功能。

对于未形成窝洞的浅龋，可通过去除病原物质、改变局部环境和再矿化的非修复性治疗处理，并定期复查。对于深龋则需要谨慎处理，除了仔细鉴别牙髓状态外，还要特别注意在治疗过程中保护牙髓。

在治疗的同时应对患者进行口腔卫生宣教，制定个体化的口腔保健措施，定期复查以了解评估患者的依从情况。定期检查是早期发现和早期治疗龋齿的重要途径。应根据老年人的特点开展综合口腔保健，帮助老年人养成良好的个人口腔卫生习惯，有效控制牙菌斑。合理安排膳食，指导老年人全身或局部使用氟制剂，增强牙齿防龋能力。

【预防与保健】★★★△△

龋病的预防包括三级预防：一级预防为针对病因的预防，通过去除病原和增强健康预防疾病的发生；二级预防是在疾病早期，通过人为干预，促进自身愈合，即早发现，早治疗，防止功能障碍；三级预防则是在龋病的阶段，通过有效的治疗和修复措施，恢复美观与功能，防止龋病的发展。

口腔卫生宣教，让患者了解菌斑的危害和自身的口腔卫生状况，指导患者有效控制菌斑。龋病只有在菌斑存在的环境中才能发生，有效地清除或控制牙菌斑是预防龋齿的主要环节。刷牙是主要的清除菌斑方法，指导患者采用正确的刷牙方法，养成使用牙线的习惯，以有效地清除邻面牙菌斑和嵌塞的食物碎屑。手动作不方便的高龄老人如偏瘫、Parkinson病患者，最好选择电动牙刷和冲牙器，因疾病而卧床者或某些昏迷患者或植物人，可由他人用棉签蘸化学抗菌剂擦洗牙面和口腔。

氟化物是临床证明有效的防龋制剂。对于活动义齿基牙等龋病易患部位，可进行局部涂氟处理。氯己定含漱液具有较强的将活动性根面龋转化为静止龋的特性，它能直接抑制变形链球菌、乳酸杆菌等。

牙龈萎缩是牙根面龋发生的重要危险因素，保持牙齿根面釉牙骨质界的完整性对预防牙根面龋尤为重要。为此，老年人应该戒除吸烟的习惯，治疗牙周疾病及影响牙周健康的全身疾病例如糖尿病等。

注意饮食结构，限制糖的摄入或改变糖的摄入方式，可以起到减少龋病发生的效果。同时要强调进食后刷牙或漱口的重要性，鼓励进食含纤维的食物，除了本身不具有致龋性之外，其纤维对牙面的摩擦作用利于清除牙面的菌斑和存留的糖。

二、牙周病

【定义】★★★△△△

牙周组织包括牙龈、牙周膜、牙槽骨和牙骨质四种组织，其中牙骨质虽属牙体组织的一部分，因它与牙槽骨一样，供牙周膜纤维附着，与牙周关系密切，也被认为是牙周组织的一部分。造成牙周组织损害和破坏的慢性疾病统称为牙周病。

【流行病学】★★△

牙周炎的患病率随年龄增高而递增。有关老年人牙周病的患病情况，由于调查对象年龄不同，所用指标不同，结果也不尽一致。2005年我国第3次全国口腔健康流行病学抽样调查，在东北地区调查了65～74岁的老年人2364例，以大于4 mm作为阈值，附着丧失的检出率为60.1%。

在性别方面，牙周状况女性略好于男性，这与女性口腔卫生状况较好有关，也与男性吸烟导致牙槽骨吸收、牙周状况较差有关。口腔卫生习惯良好及愿意接受口腔卫生知识的人群，牙周健康状况相对较好。采用不同的牙周指数进行流行病学调查，会有不同的结果。

【评价指标】★★△△

老年人常用牙周袋深度和附着丧失程度来评价牙周状况。

（一）牙周袋深度

正常牙龈紧贴于牙齿，两者之间有一个潜在间隙，叫作牙龈沟，深度1～3 mm。随着牙龈炎症加重，牙龈沟加深，当牙龈沟深度达到4 mm以上，我们称它为牙周袋，牙周袋深度 4～5 mm 者为浅牙周袋，牙周袋深度 6 mm 以上者为深牙周袋。

（二）牙周附着丧失

临床附着水平表示釉牙骨质界到临床牙周附着的垂直距离。而附着丧失的定义为一个或多个牙位出现 2 mm 以上的临床附着。

【牙周组织的增龄性变化】★△

牙龈结缔组织萎缩是增龄性变化的主要特征，可使全口牙龈缘和牙槽骨同时退缩、牙根暴露，在 60～70 岁时可退缩 1 mm 左右。牙周胶原合成的速率有年龄依赖性，即随年龄增加而降低，活性随年龄增加而逐渐下降。与全身骨骼系统一样，颌骨随年龄增长也发生增龄性变化，骨皮质变薄，多孔性结构增加，骨胶质减少，水分增多，骨内碳酸钙减少，骨密度降低，40 岁以后，骨量每 10 年丧失 5%～10%。当老年缺牙后，更多发生牙槽骨的失用性萎缩而引起骨量减少。

（一）牙龈组织的变化

随着年龄的增长，牙龈组织表现出点彩消失，水肿，牙龈组织变薄、萎缩、细胞数目减少。牙龈上皮细胞数目减少，角化层变薄，上皮下固有层结缔组织细胞数目亦减少，血管及血管吻合均减少，牙龈动脉有硬化、管壁增厚的表现，组织变脆，易受损伤。随着年龄的增长，牙龈及附着上皮均按一定的速度向根尖方向退缩，使牙龈缘及龈沟底的位置随年龄增长而向根方移动。

（二）牙周膜的变化

牙周膜的厚度随着年龄的增长而发生变化，是增厚还是变薄，尚存争议。增龄使牙周膜细胞及纤维数量均减少，牙周膜纤维出现玻璃样变、钙变等现象，有时也可出现类软骨组织。纤维间隙变宽，胶原纤维合成减少，牙周膜的血管也出现扩张或狭窄，甚至硬化。

（三）牙槽骨的变化

随着年龄的增长，牙槽骨的新生减缓，吸收增加，牙槽骨量减少，结构疏松，牙槽嵴的高度随年龄的增长而降低，密度也减小。骨质疏松的老年人，牙槽骨对局部刺激的抵抗力降低，可促进牙周病的发展。

（四）牙骨质的变化

牙骨质的年龄相关性变化主要表现为厚度渐增、营养缺乏使牙骨质变脆。

【病因】★★★△△△

（一）牙周病的始动因子——牙菌斑

牙菌斑生物膜是一种细菌性生物膜，为基质包裹的互相黏附、或黏附于牙面、牙间或修复体表面的软而未矿化的细菌性群体，不能被水冲去或漱掉。

菌斑细菌可通过抗原成分、各种酶、毒素及许多代谢产物或细菌本身侵入牙周组织，直接破坏牙周组织；其引发的宿主的免疫反应和炎症反应，可以间接地损害牙周组织。归纳起来可分为以下四大类：①菌体表面物质，如内毒素、脂磷壁酸、外膜蛋白；②致病有关的酶，如胶原酶、蛋白酶、透明质酸酶、链激酶；③毒素，如白细胞毒素、抗中性粒细胞因子；④代谢产物，如有机酸、吲哚、氨、毒胺等。

老年人机体免疫功能下降、口腔正常菌群失调、义齿修复增加了菌斑的聚集。老年人菌斑中以牙龈卟啉单胞菌、福赛拟杆菌、中间普氏菌、黏放线菌、齿垢密螺旋体和奋森密螺旋体多见。

（二）局部及全身促进因素

1. 牙石 牙石的多少与牙周病密切相关，老年人唾液黏稠，唾液中的矿物质易吸附于牙面形成牙石。

2. 食物嵌塞 咬合面过度磨耗、排溢沟消失，牙龈退缩、龈乳头变平、牙体缺损、修复体不完善，都易造成食物嵌塞，导致牙周组织受损。

3. 全身因素 老年人免疫功能降低是造成局部牙周破坏程度重和患病率高的原因；糖尿病和牙周病的关系密切，糖尿病是牙周病的危险因素之一，牙周病的有效治疗有利于糖尿病的控制；吸烟是老年人中常见的牙周病全身易感因素，也是重度牙周炎的高危因素。

【临床表现及诊断要点】★★★△△△

牙周病根据其临床、病理表现的不同，可分为病变局限于边缘龈、龈乳头的牙龈病和波及深层牙周组织的牙周炎两大类。

牙龈病只占老年人牙周病的很小一部分，其中又以慢性龈缘炎和药物性牙龈增生为常见。慢性龈缘炎的老年人常在刷牙或咬硬物时牙龈出血，或是晨起唾液中带血，这也是患者就诊的主要原因。有些可感到牙龈局部不适及口臭等症状。临床检查可见龈缘附近牙面有明显的菌斑、牙石堆积，牙龈充血、水肿，龈缘变厚，不再紧贴牙面，龈乳头变圆钝肥大，质地脆弱，探诊易出血。

药物性牙龈增生是指长期服用某些药物而引起牙龈的纤维性增生和体积增大。引起牙龈增生的药物主要有：钙通道阻断药如硝苯地平、维拉帕米、硫氮䓬酮等，免疫抑制药环孢菌素 A，抗癫痫药物苯妥英钠等。药物性牙龈增生主要表现为龈乳头呈球状、结节状，增生的牙龈表面可呈桑葚状或呈分叶状，增生的牙龈基底与正常牙龈之间可有明显的沟状界限。牙龈增生严重者，甚至可覆盖大部或全部牙冠，妨碍进食，影响美观和口腔卫生。药物性牙龈增生的牙龈组织一般呈淡粉红色，质地坚韧，略有弹性，不易出血，多数患者无自觉症状。

老年人临床上最常见的一类牙周炎是慢性牙周炎，其早期症状为刷牙或进食时出血或口内异味，晚期出现牙松动、咀嚼无力或疼痛，牙周反复脓肿等。牙周炎的临床特征是牙龈的慢性炎症、牙周袋形成、附着丧失、牙槽骨吸收，最后导致牙松动，丧失咀嚼功能。

基于附着丧失和骨吸收的范围，慢性牙周炎可分为局限型和广泛型。全口牙中有附着丧失和骨吸收的位点数≤30% 者为局限型，＞30% 则为广泛型。基于附着丧失和骨吸收的严重程度，慢性牙周炎可分为轻、中、重度。轻度者，牙龈有炎症和探诊出血，牙周袋≤4 mm，附着丧失 1～2 mm，X 线片显示牙槽骨吸收不超过根长的 1/3；中度者，牙周袋≤6 mm，附着丧失 3～4 mm，X 线片显示牙槽骨水平型或角型吸收超过根长的 1/3，但不超过根长的 1/2，牙齿可能有轻度松动，多根牙的根分叉区可能有轻度病变，牙龈有炎症和探诊出血，也可有脓；重度者，牙周袋＞6 mm，附着丧失≥5 mm，X 线片显示牙槽骨吸收超过根长的 1/2，多根牙有根分叉病变，牙齿松动，炎症较明显或可发生牙周脓肿。

【治疗】★★★△△△

（一）牙周病的治疗程序

牙周治疗通常分为四个阶段，但由于心理、生理上的衰老，全身系统病的增加，各种药物的服用，老年人的牙周治疗更应注重功能和整体。

1. 第一阶段 基础治疗阶段，本阶段的目的在于消除致病因素，控制炎症。包括：指导老年人自我控制牙菌斑的方法，如正确的刷牙方法和良好的卫生习惯等；施行洁治术、根面平整术以消除龈上和龈下的菌斑、牙石；消除牙菌斑滞留因素，如充填龋洞、改正不良修复体等；拔除无保留价值的或预后差的患牙；在炎症控制后进行必要的咬合调整；部分患者，可辅佐以局部和全身药物治疗；发现和尽可能纠正全身性或环境因素，如吸烟、用药情况、全身病的控制等。对于确诊的药物性牙龈增生，应停止使用引起牙龈增生的药物，病情不允许停药者宜更换药物或与其他药物交替使用以减轻副作用。

治疗结束后 4～6 周，应复诊评估疗效，确定下一阶段的治疗计划。如果仍有 5 mm 以上的牙周袋，且探诊仍有出血，或牙龈及骨形态不良、膜龈关系不正常时，通常需进行手术治疗。

2. 第二阶段 牙周手术治疗阶段，其目的是在直视下进行彻底的根面平整和清除感染组织；纠正牙龈及骨的外形，以利菌斑控制；促使牙周组织修复和再生，建立新的牙周附着关系；恢复美观和功能。

3. 第三阶段 修复治疗阶段，修复缺失牙，恢复牙周组织的功能。

4. 第四阶段 牙周支持治疗，此阶段也称维护期，它是牙周疗效得以长期保持的先决条件。在第一阶段治疗结束后，无论是否需要手术和修复治疗，维护期即应开始。其内容包括：定期复查，根据情况再次治疗或口腔卫生指导。

（二）牙周病的药物治疗

目前，抗菌药物大多作为洁治术和刮治术的辅助治疗手段，老年人由于药代动力学不同于年轻人，谨慎合理用药非常重要，且以局部给药为首选。

常用的全身抗菌药物包括：咪唑类衍生物、四环素族药物、大环内酯类抗生素等。

牙周局部用药的方法很多，包括含漱、涂布、局部冲洗以及牙周袋内缓释和控释药物的使用等。常用的含漱药物有：0.12% 氯己定、1% 过氧化氢液；涂布药物有碘伏、碘甘油、碘酚；常用的冲洗药物有 3% 过氧化氢液和 0.12% 氯己定液。常用的缓释抗菌制药有可吸收的 2% 的米诺环素软膏、25% 的甲硝唑凝胶和甲硝唑药棒。

【牙周病和全身疾病的关系】★★★△△

口腔疾病与全身系统性疾病的联系纽带是感染。作为慢性感染性疾病，牙周病可通过细菌定位转移、菌血症、细菌内毒素促炎性介质生成等多种途径影响全身健康，导致病灶感染，促进冠心病、糖尿病、肺部感染等疾病的发生发展。

（一）牙周病与病灶感染

病灶感染通常指局限性的、被感染的组织或器官内的微生物或其分解产物，包括毒素、类毒素等，通过血液循环或淋巴管途径，引起不与病灶直接相连的远隔组织发生器质性和功能性障碍，导致新的感染性疾病。口腔病灶主要为牙源性，牙周病成为口腔病灶的可能性要远高于牙髓 - 根尖周感染。

牙周病患牙作为病灶感染可能诱发多种疾病，如：亚急性感染性心内膜炎、风湿性关节炎或类风湿关节炎、眼病，如虹膜睫状体炎、球后视神经炎等。

从预防观点看：对与病灶有关的已发生的疾病应积极寻找和处理口腔病灶。

（二）牙周病与冠心病

目前认为牙周病与冠心病密切相关，且随着牙周病严重程度的增加，冠心病的风险关联度越高。冠心病的病变基础动脉粥样硬化与牙周炎的病理发生发展过程非常相似。

牙周炎患者的可疑致病菌破坏局部组织，可造成一过性且反复发作的菌血症。研究证实口腔卫生措施和治疗措施都能使牙周炎患者甚至健康个体出现菌血症。人血中的细菌包含口腔正常菌群如血链球菌、牙龈卟啉菌等。

（三）牙周病与糖尿病

糖尿病与牙周病的发病存在共同危险因素，且互为高危因素，糖尿病患者牙周炎发病率和严重程度都高于非糖尿病患者。有效控制牙周炎对糖尿病的治疗有重要意义，经完善的牙周治疗后糖尿病可得到适当控制与缓解。

（四）牙周病与骨质疏松症

骨质疏松症的患者颌骨骨质疏松的风险增大，发生牙周疾病的概率亦增大，而且骨质疏松症与牙周疾病和牙齿丧失常同时伴发。患有骨质疏松的绝经妇女接受激素替代疗法可以减少牙齿缺失，改善口腔健康。

（五）牙周病与幽门螺杆菌感染

近年来，研究人员进行的幽门螺杆菌与牙周炎相关性的临床研究发现，幽门螺杆菌增加了人们患牙周炎的风险，而且口腔牙周系统治疗能有效减少口腔内幽门螺杆菌的聚集，从而提高胃部幽门螺杆菌感染的清除率。

三、口腔干燥综合征

【定义】★★★△△△

口腔干燥综合征（Sjögren syndrome，SS）主要表现为口腔干燥、角膜干燥与结缔组织病。口干为本综合征最突出的症状，故临床上以此症状就诊率较高。本病分为原发性和继发性两类。原发性干燥综合征在老年人群中患病率为 3%～4%，本病以中老年（45 岁以上）女性多见。

【病因】★△

此病病因复杂，与多种因素有关。

（一）病毒因素

目前至少已有三种病毒如 EB 病毒、巨细胞病毒、HIV 病毒被认为与 SS 有关。

（二）免疫因素

口腔干燥综合征有复杂的体液免疫与细胞免疫异常。过度的体液免疫反应表现为血液中出现多种器官特异性和非特异性抗体，如抗涎腺导管上皮抗体、抗 SSA、抗 SSB、抗核抗体、抗 DNA 抗体等。

（三）遗传因素

尽管家族性 SS 的报道不多，但研究表明，SS 确实可在家族中出现。

【临床表现】★★△△

本病起病多隐匿，临床表现多样。

（一）局部表现

1．口腔表现　多数患者有口干表现，另一些患者虽然唾液流量减少，但无自觉症状。严重者因口腔黏膜、牙齿和舌发黏，以致在讲话时需频频饮水，进固体食物时必须伴水或流食送下。猖獗龋是本病的特征之一，约 50% 的患者出现多个难以控制发展的龋齿，表现为牙齿逐渐变黑，继而小片脱落，最终只留残根。还有部分患者会出现涎腺肿大、舌痛，舌干、裂、舌乳头萎缩以及口腔黏膜溃疡等症状。

2．干燥性角结膜炎　因泪腺分泌的黏蛋白减少而出现眼干涩、异物感、泪少等症状，严重者痛哭无泪。部分患者有眼睑缘反复化脓性感染、结膜炎、角膜炎等。

3．其他　浅表部位如鼻、硬腭、气管及其分支、消化道黏膜、阴道黏膜的外分泌腺体均可受累，使其分泌较少而出现相应症状。

（二）系统表现

除口、眼干燥表现外，患者还可出现全身症状，如乏力、低热等。约有2/3患者出现系统损害，如：皮疹、关节痛、呼吸循环系统损伤等。

【辅助检查】★★△△

（一）眼部检查

1. Schirmer（滤纸）试验（＋） 即滤纸浸湿长度≤5 mm/5 min。

2. 角膜染色（＋） 即滴盂加拉红、裂隙灯检查角膜，双眼各自的染点＞10个。

3. 泪膜破碎时间(＋) 即泪膜破碎时间≤10秒。

（二）口腔检查

1. 唾液流率（＋） 即15分钟内只收集到自然流出唾液≤1.5 ml。

2. 腮腺造影（＋） 即腮腺管不规则、狭窄或扩张，碘液淤积于腺体末端如葡萄状。

3. 唾液腺核素检查（＋） 即唾腺吸收、浓聚、排出核素功能差。

4. 唇腺活检组织学检查（＋） 即在4 mm^2组织内有50个淋巴细胞聚集则称为一个灶，凡是有淋巴细胞灶≥1者为（＋）。

（三）血清免疫学检查

1. 抗SSA抗体 是本病中最常见的自身抗体，见于70%的患者。

2. 抗SSB抗体 有称是本病的标记抗体，见于45%的患者。

3. 高免疫球蛋白血症 均为多克隆性，见于90%患者。

（四）周围血液检查

周围血检测可以发现血小板低下，或偶有的溶血性贫血。

（五）其他检查

如肺影像学、肝肾功能测定等可以发现有相应系统损害的患者。

【诊断】★★△

可以参照2002年干燥综合征国际分类（诊断）标准进行分类和诊断，具体有以下两点。

（一）原发性干燥综合征

无任何潜在疾病的情况下，有下述2条则可诊断。

1. 符合表42-2中4条或4条以上，但必须含有条目Ⅳ（组织学检查）和（或）条目Ⅵ（自身抗体）；

2. 条目Ⅲ、Ⅳ、Ⅴ、Ⅵ4条中任3条阳性。

（二）继发性干燥综合征

患者有潜在的疾病（如任一结缔组织病），而符合表42-2的Ⅰ和Ⅱ中任1条，同时符合条目Ⅲ、Ⅳ、Ⅴ中任2条。

（三）其他

必须除外颈、头面部放疗史、丙肝病毒感染、AIDS、淋巴瘤、结节病、GVH病，抗乙酰胆碱药的应用（如阿托品、莨菪碱、溴丙胺太林、颠茄等）。

【鉴别诊断】★★△△

（一）非自身免疫病的口干

由于老年人口腔黏膜的增龄性变化，非自身免疫病导致的口干也非常常见，应引起广大医务工作者重视。如老年性外分泌腺体功能下降、糖尿病性或药物性口干则有赖于病史及各个病的自身特点以鉴别。

表42-2 干燥综合征分类标准的项目

Ⅰ. 口腔症状（3项中有1项或1项以上）	Ⅱ. 眼部症状（3项中有1项或1项以上）	Ⅲ. 眼部体征（下述检查任1项或1项以上阳性）	Ⅳ. 组织学检查	Ⅴ. 涎腺受损（下述检查任1项或1项以上阳性）	Ⅵ. 自身抗体
每日感口干持续3个月以上	每日感到不能忍受的眼干持续3个月以上；	Schirmer Ⅰ试验（＋）；	下唇腺病理示淋巴细胞灶	唾液流率（＋）；	抗SSA或抗SSB（＋）（双扩散法）
成年后腮腺反复或持续肿大；	有反复的砂子进眼或砂磨感觉；	角膜染色（＋）		腮腺造影（＋）；	
吞咽干性食物时需用水帮助	每日需用人工泪液3次或3次以上			唾液腺同位素检查（＋）	

（二）系统性红斑狼疮

干燥综合征多见于中老年妇女，发热，尤其是高热的不多见，无颧部皮疹，口眼干明显，肾小管酸中毒为其常见而主要的肾损，高球蛋白血症明显，低补体血症少见。

（三）类风湿关节炎

干燥综合征极少有关节骨破坏、畸形和功能受限。类风湿关节炎者很少出现抗 SSA 和抗 SSB 抗体。

【治疗】★★△△

本病目前尚无根治方法。主要是采取措施改善症状，控制和延缓因免疫反应而引起的组织器官损害的进展以及继发性感染。

（一）改善症状

1．减轻口干症状　保持口腔清洁，勤漱口，减少龋齿和口腔继发感染的可能。为促进唾液分泌，可口服毛果芸香碱（10% 毛果芸香碱 12～16 ml；加蒸馏水至 200 ml，每次 10 ml，饭前半小时服）。为防止白色念珠菌感染，可用 2% 碳酸氢钠或制霉菌素含漱。可用生津止渴药类中成药。

2．干燥性角、结膜炎　可给予人工泪液滴眼，以减轻眼干症状，并预防角膜损伤。

3．肌肉、关节痛　可用非甾体类抗炎药以及羟氯喹。

（二）系统损害

对于合并系统损害的患者应以受损器官及其严重程度而进行相应治疗。必要时给予肾上腺皮质激素或免疫抑制药，如环磷酰胺、硫唑嘌呤等。

【自我调护】★★△△

应对患有本病和非自身免疫病口干的老年患者进行宣教，告知患者如何进行心理和生理的自我调护。

1．积极治疗原发病，如类风湿关节炎、糖尿病等。

2．避免食用辛辣刺激性食品，清淡饮食。多食富含维生素的蔬菜、水果。糖尿病患者宜注意糖分的摄入。

3．注意保持口腔卫生，必要时使用漱口水，尽量减少因口干而产生的龋齿。

4．了解自己服用的药物，对于其可能的副作用（如口干等）做到心中有数并积极应对。

5．精神乐观，劳逸结合，健康、规律生活。

（陆支越）

参考文献

[1] 高学军．临床龋病学．北京：北京大学医学出版社，2008.

[2] 孟焕新．临床牙周病学．2 版．北京：北京大学医学出版社，2014.

[3] 齐小秋．第三次全国口腔健康流行病学调查报告．北京：人民卫生出版社，2008.

[4] Corraini P, Baelum V, Pannuti CM. et al. Risk indicators for increased probing depth in an isolated population in Brazil. J of Periodont, 2008, 79: 1726-1734.

[5] Kularatne S, Ekanayake L. Root surface caries in older individuals from Sri Lanka. Caries Res, 2007, 41: 252-256.

[6] Park DS. Challenges of delivering oral health care to older adults. New York State Dent J, 2009, 75: 36-40.

[7] B oehm TK, Scannapieco FA. The epidemiology, consequences, and management of periodontal disease in older adults. J Am Dent Assoc, 2007, 138: S26-33.

[8] Scully C, Ettinger RL. The influence of systemic diseases on oral health care in older adults. J Am Dent Assoc, 2007, 138: S7-14.

[9] 周曾同，冯安心．口腔黏膜病学．北京：人民卫生出版社，2012.

[10] 凌均棨、陈智．口腔医学．口腔内科分册．北京：人民卫生出版社，2015.

[11] Jia CL, Jiang GS, et al. Effect of dental plaque control on infection of Helicobacter pylori in gastric mucosa. Tex Dent J, 2012, 129（10）: 1069-1073.

学习培训及学分申请办法

一、《国家级继续医学教育项目教材》经国家卫生和计划生育委员会（现更名为国家卫生健康委员会）科教司、全国继续医学教育委员会批准，由全国继续医学教育委员会、中华医学会联合主办，中华医学电子音像出版社编辑出版，面向全国医学领域不同学科、不同专业的临床医生，专门用于继续医学教育培训。

二、学员学习教材后，在规定时间（自出版日期起 1 年）内可向本教材编委会申请继续医学教育Ⅱ类学分证书，具体办法如下：

方法一：PC 激活

1. 访问“中华医学教育在线”网站 cmeonline.cma-cmc.com.cn，注册、登录。
2. 点击首页右侧“图书答题”按钮，或个人中心“线下图书”按钮。
3. 刮开本书封底防伪标涂层，输入序号激活图书。
4. 在个人中心“我的课程”栏目下，找到本书，按步骤进行考核，成绩必须合格才能申请证书。
5. 在“我的课程”—“已经完成”，或“我的学分”栏目下，申请证书。

方法二：手机激活

1. 微信扫描二维码 关注“中华医学教育在线”官方微信并注册。
2. 点开首页“图书答题”，刮开本书封底防伪标涂层，输入序号激活图书。
3. 在个人中心“我的课程”栏目下，找到本书，按步骤进行考核，成绩必须合格才能申请证书。
4. 登录 PC 端网站，在“我的课程”—“已经完成”，或“我的学分”栏目下，申请证书。

三、证书查询

在 PC 端帮助中心“证书查询”中输入证书编号进行查询。

《国家级继续医学教育项目教材》编委会